제2판

# 청소년 발달과 정신의학

Adolescent Development
and Psychiatry

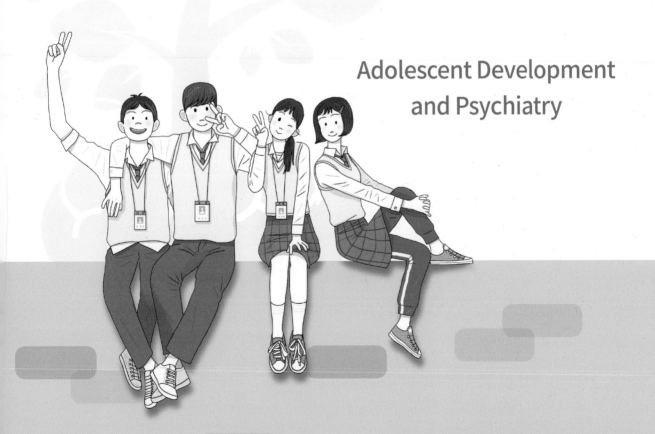

대한소아청소년정신의학회

제2판
# 청소년 발달과 정신의학

둘째판 1쇄 발행 | 2021년  11월 05일
둘째판 2쇄 인쇄 | 2023년  10월 16일
둘째판 2쇄 발행 | 2023년  10월 31일


지 은 이   대한소아청소년정신의학회
발 행 인   장주연
출 판 기 획   임경수
책 임 편 집   김수진
편집디자인   최정미
표지디자인   김재욱
일 러 스 트   김명곤
발 행 처   군자출판사(주)
　　　　　등록 제4-139호(1991. 6. 24)
　　　　　본사 (10881) **파주출판단지** 경기도 파주시 회동길 338(서패동 474-1)
　　　　　전화 (031) 943-1888     팩스 (031) 955-9545
　　　　　홈페이지 | www.koonja.co.kr

ISBN   979-11-5955-773-6
정가   50,000원

# 발간사

대한소아청소년정신의학회가 주관하여 청소년을 대상으로 하는 청소년정신의학 교과서를 2012년에 만들었는데 벌써 9년이 흘렀습니다. 그 동안 청소년에 관심을 가진 다양한 분야의 전문가에 의하여 새로운 자료가 많이 만들어졌습니다. 우리의 한글 교과서를 만드는 것은 외국 교과서를 번역하는 것과는 많이 다릅니다. 외국자료뿐만 아니라 우리 자료를 구하고 그것을 꿰어서 보배를 만드는 과정입니다. 이번 개정판은 초판의 뜻을 잇고 더욱 발전한 청소년 정신의학관련 지식을 모아 독자들이 쉽게 읽고 적용할 수 있도록 하였습니다.

2판은 초판의 6부 체계를 따르지만 청소년 발달과 정신건강의 차원에서 순서를 바꾸고 그간 발전된 부분을 소개하고자 장을 추가하고 집필진의 깊이와 넓이를 확장하려고 노력하여 몇 가지 특징을 갖습니다.

전반적인 청소년 발달을 익히고 문화에 따른 청소년 변화를 다루고 청소년의 정신건강(질환)에 대하여 알아보고 청소년의 문제를 평가하여 정신건강에 접근하고 청소년 정신건강을 지원하는 체계까지 아우르는 방식으로 기술하였습니다. 특히 청소년의 문화와 관련된 여러 장을 신설하여 초판에서 다루지 못한 부분을 다루고자 하였습니다.

두 번째로는 청소년정신질환을 미국정신의학협회(APA)에서 2013년에 개정한 정신질환 진단 및 통계 매뉴얼(DSM) 5판에 따라서 기술함으로써 초판이 최신의 미국진단분류체계를 따르지 못한 면을 개선하였습니다.

마지막으로 의학자만의 전문서적이 아닌 청소년 관련 전문가 모두가 읽고 사용할 수 있는 책이 되고자 하였습니다. 전문적 의학용어를 지향하고 쉬운 용어를 사용하고자 하였고 다수의 연관 전문가께서 집필을 맡아주셨습니다.

개정판을 빨리 마무리하려는 욕심으로 참여하신 필진을 채근하는 경우가 많았는데 끝까지 원고를 잘 마무리해주신 모든 저자께 감사드립니다.

2021년 11월

편찬위원장 **김봉석**

# 추천사

대한소아청소년정신의학회에서 2012년 청소년정신의학 초판을 발간하였습니다. 9년이 지난 2021년, 더욱 알찬 내용으로 2판이 나오게 되어 매우 기쁘게 생각합니다.

초판이 발간된 이후, 청소년 정신의학 분야에서는 많은 변화와 발전이 있었습니다. 디지털 기술의 발전으로 온라인 상담 및 digital therapeutics라는 새로운 분야가 출연했습니다. DSM-5가 나와 진단체계도 바뀌었습니다. 청소년 정신건강을 지키는 다양한 문화와 법체계에 변화가 있었습니다. '청소년 발달과 정신의학 2판'은 변화된 진단체계, 사회문화적, 의학적 발전을 반영하여 현시점에 맞도록 완성도를 높였습니다.

청소년기는 아동기와 성인기를 잇는 가교의 역할을 할 뿐 아니라 청소년 고유의 다양한 사회심리적인 특성이 있습니다. 같은 정신의학적 질환이라고 해도 청소년기 특유의 양상으로 인해 진단과 치료에 있어 특별한 접근이 필요할 수 있습니다. 청소년기의 정신건강을 바르게 이해하고 개입하려면 이 시기의 발달과 정신병리, 사회문화적인 영향에 대한 올바른 지식이 필요합니다. '청소년 발달과 정신의학 2판'은 청소년의 발달, 청소년에게 영향을 미치는 사회문화적 환경, 청소년기 정신병리의 특성에 대해 종합적으로 기술했습니다. 청소년기 문제를 평가하고 접근하는 방법에 대해서도 자세하게 정리하였습니다. 청소년의 정신건강을 증진하기 위해 학계와 정부는 많은 노력을 기울여 왔습니다. 그 결과 청소년 정신건강을 지원하는 국가 정책에도 많은 변화가 있었습니다. 청소년 정신건강을 지원하는 교육부, 여성가족부, 보건복지부, 법무부 지원체계에 대한 내용들이 망라되어 있습니다.

이 책이 나오기까지 희생과 노고를 마다하지 않으신 집필진들에게 깊은 감사를 드립니다.

이 책에는 청소년들의 정신건강 증진을 위해 오랫동안 부단히 애써 온 대한소아청소년정신의학회 회원들의 염원이 담겨 있습니다. 부디 이 책이 청소년들의 정신건강 증진에 기여하는 하나의 축이 되기를 기원합니다.

2021년 11월

대한소아청소년정신의학회 이사장 신동원

2012년 6월 청소년 정신건강 역의 전문가들의 뜻을 모아 '청소년정신의학' 1판이 발간된 이후 9년 만에 2판이 발간된 것에 대해 깊은 축하 말씀 드립니다. 지난한 긴 과정을 총지휘하여 저자들의 역량을 이끌어 내신 김봉석 편찬위원장님과 편집위원들께서 큰 수고하셨습니다.

'청소년 발달과 정신의학 2판'의 발간 취지가 정신의학계뿐 아니라 청소년 정신건강에 관심을 갖고 정신 건강 증진에 노력하는 여러 분야 전문가들에게 생물학–심리사회–문화–사회적 지지 체계 관점에서 청소년에 대한 통합적이고 포괄적인 이해를 돕기 위함으로 알고 있습니다. 이런 취지에 1판이 잘 부합하였듯이 최근 발표되고 있는 최신지견을 포함한 2판은 청소년 정신건강 전문가들에게 큰 도움을 줄 것이라 기대하는 바가 큽니다.

날로 늘어가는 청소년기의 어려움들은 이 시기의 독특한 특성들을 잘 이해하고 적절한 개입이 이루어진다면 오히려 청소년의 회복 탄력성을 증진시키고 만성화되는 정신 병리가 감소하여 건강한 성인으로 자랄 수 있는 기회로 바꿀 수 있음을 경험하시는 전문가들이 많으실 겁니다.

'청소년 발달과 정신의학 2판'은 청소년 정신건강에 관심을 갖고 있는 분들에게 어려움을 기회로 바꿀 수 있도록 충분한 지식과 정보를 드리고 활용할 수 있는 역할을 할 것이라 감히 말씀 드리며 여러분들에게 이 책을 권하는 바입니다.

2021년 11월
대한청소년정신의학회 이사장 정유숙

# 집필진

## 》 편찬위원장

김봉석 | 인제대학교 상계백병원 정신건강의학과


## 》 편집위원회

권용실 | 가톨릭대학교 의정부성모병원 정신건강의학과
김붕년 | 서울대학교병원 정신건강의학과 소아청소년정신분과
김재원 | 서울대학교병원 정신건강의학과
반건호 | 경희대학교병원 정신건강의학과
손정우 | 충북대학교병원 정신건강의학과
신동원 | 성균관대학교 강북삼성병원 정신건강의학과
정유숙 | 성균관대학교 삼성서울병원 정신건강의학과
홍현주 | 한림대학교 성심병원 정신건강의학과
황준원 | 강원대학교병원 정신건강의학과


## 》 간사

박민현 | 가톨릭대학교 은평성모병원 정신건강의학과

## ≫ 집필진 (가나다 순)

강윤형 │ 학생정신건강의학회

고영건 │ 고려대학교 심리학과

권용실 │ 가톨릭대학교 의정부성모병원 정신건강의학과

김동일 │ 서울대학교 교육학과

김봉석 │ 인제대학교 상계백병원 정신건강의학과

김붕년 │ 서울대학교병원 정신건강의학과 소아청소년정신분과

김예니 │ 동국대학교 일산병원 정신건강의학과

김은주 │ 연세대학교 강남세브란스병원 정신건강의학과

김의정 │ 이대목동병원 정신건강의학과

김재원 │ 서울대학교병원 정신건강의학과

김지훈 │ 양산부산대학교병원 정신건강의학과

김현수 │ 명지병원 정신건강의학과

박민현 │ 가톨릭대학교 은평성모병원 정신건강의학과

박은진 │ 인제대학교 일산백병원 정신건강의학과

박준성 │ 두드림 정신건강의학과의원

박태원 │ 전북대학교병원 정신건강의학과

반건호 │ 경희대학교병원 정신건강의학과

방수영 │ 노원을지대학교병원 정신건강의학과

배승민 │ 가천대 길병원 정신건강의학과

손정우 │ 충북대학교병원 정신건강의학과

송동호 │ 연세대학교 세브란스병원 소아청소년정신과

신동원 │ 성균관대학교 강북삼성병원 정신건강의학과

신원철 │ 연세소울 정신건강의학과의원

신윤미 │ 아주대학교병원 정신건강의학과

심세훈 │ 순천향대학교 천안병원 정신건강의학과

안동현 │ 한양대학교 의과대학 명예교수

유희정 │ 분당서울대학교병원 정신건강의학과

윤철경 │ G'L 학교밖청소년연구소

이문수 │ 고려대학교 구로병원 정신건강의학과

이소영 │ 순천향대학교 부천병원 정신건강의학과

이영식 │ 다보스병원 정신건강의학과

이유진 │ 서울대학교병원 정신건강의학과

이 정 │ 서울대학교병원 통합케어센터

이정섭 │ 인하대학교부속병원 정신건강의학과

이주영 │ 해솔정신건강의학과의원

이철순 │ 창원경상국립대학교병원 정신건강의학과

장형윤 │ 아주대학교병원 정신건강의학과

정선주 │ 정선주 정신건강의학과

정유숙 │ 성균관대학교 삼성서울병원 정신건강의학과

정재석 │ 서울아이정신건강의학과의원

천근아 │ 연세대학교 세브란스병원 소아정신과

최정원 │ 국립정신건강센터 소아청소년정신과

최지욱 │ 가톨릭대학교 대전성모병원 정신건강의학과

최태영 │ 대구가톨릭대학교병원 정신건강의학과

하지현 │ 건국대학교병원 정신건강의학과

한덕현 │ 중앙대학교병원 정신건강의학과

홍민하 │ 명지병원 정신건강의학과

홍순범 │ 서울대학교병원 정신건강의학과

홍현주 │ 한림대학교 성심병원 정신건강의학과

황준원 │ 강원대학교병원 정신건강의학과

# 목차

## IV  청소년 문제의 평가

## V  청소년 정신건강 문제 접근

## 청소년 정신건강 지원체계

# I 청소년 발달

# 청소년 심리 발달
## Psychological development in adolescence

반건호

## 1 서론

　1904년 Granville Stanley Hall이 출간한 'Adolescence; its psychology and its relations to physiology, anthropology, sociology, sex, crime, religion, and education'(Hall 1904)은 청소년기와 관련된 거의 모든 분야를 섭렵하였고, 특히 청소년들이 부모와의 갈등, 감정 기복, 위험행동 등 세 가지 영역에서 '질풍노도의 시기'를 경험한다고 기술하였다. Anna Freud 역시 청소년기는 근본적으로 평화로운 성장이 중단된 시기이며, 꾸준히 평정을 유지하는 청소년은 오히려 비정상적이라고 여겼다(Freud 1958). 그러나 이후 전향적 연구에서 청소년의 약 80% 정도는 크게 힘들이지 않고, 또는 스트레스 때문에 정서적 동요가 생길 수 있지만 극복해 나가고, 1/5 정도는 청소년기를 지나며 질풍노도의 영향을 받는다고 보고하였다(Offer와 Schonert–Reichl 1992). Hall (1904)은 청소년기를 질풍노도의 시기로 소개하였으나, '상상력 탄생시기', '인생 최고의 단계' 등 풍성하고 원기왕성한 성장 시기로도 기술하였다.

　Hall(1904)은 청소년기를 14–24세로 정의한 바 있으나, 청소년기의 정의는 사회문화적 기준에 따라 차이가 있다. 인지와 정서를 포함하는 심리적 기준으로는 17–21세까지, 중추신경계 발달을 포함한 생물학적 기준은 25세, 우리나라 청소년 기본법에서는 9–24세, 유엔 산하의 유니세프(UNICEF)는 19세까지다(반건호 등 2015). 청소년기의 시작은 사춘기 같은 생물학적 지표를 기준으로 정의할 수 있지만, 청소년기의 끝을 정의하기는 쉽지 않다. Blos(1967)는 이차 개별화 종결, 실존불안과 상실감을 감당할 만한 자아연속성 발달, 과거 외상 극복, 안정된 성

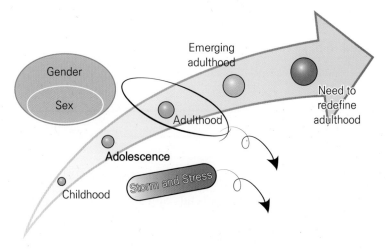

**그림 1-1.** Adolescence as a transition from childhood to emerging adulthood

출처: Geon Ho Bahn. Adolescence: The Developmental Theories from Granville Stanley Hall to Emerging Adulthood, Psychoanalysis 2020.

정체성 형성을 청소년기 종료 기준으로 제시하였다. 연령대별로 발달과제도 차이가 있다. 학자에 따라 연령대 분류에 차이가 있지만, 청소년 전기(11–13세), 초기청소년기(13–15세), 중기청소년기(15–17세), 후기청소년기(17–19세) 분류가 많이 활용된다(Colarusso 1992). 초기청소년기에는 부모로부터 신체적, 심리적 분리가 시작되며 부모보다 친구가 중요해진다. 중기에는 이성 친구를 향해 다가간다. 후기는 욕동과 성인으로서의 능력을 시험하고 숙달해 가면서, 자아, 초자아, 자아 이상에 대한 감각을 키워나간다.

　Keniston (1973)은 100명 이상의 대학생 및 졸업생 연령대 성인을 대상으로 15년간 추적관찰하며 정상 성인 발달 경과를 탐색하였다. 이 과정에서 일부 대상자가 사춘기는 지났는데 성인기 인격 전환이 충분치 않은 단계를 보였으며, 이를 발달 과정의 '새로운 단계'라고 언급한 바 있다. 훗날 모라토리움과 달리 청소년기가 지났으나 경제적 독립, 부모와 분가, 직장생활, 결혼 및 출산 등과 같은 성인기 생활에 진입하지 못한 십대 후반부터 삼십대 초반 성인들을 보고하였고, 이들을 emerging adulthood로 명명하였다(Arnett 2000). 최근 디지털 소통과 작업환경의 디지털화로 고용기회 감소, 결혼 및 출산 연령 증가 등 급변하는 사회환경으로 인하여 청소년기와 성인기 사이의 구조체계 붕괴와 재조직화를 반복하며 성인기로 진입이 지연되는 새로운 발달단계의 출현으로 간주한다(그림 1–1).

　이처럼 청소년을 대표하는 질풍노도 개념의 변화 외에도 신경생물학의 눈부신 발전과 급변하는 사회문화는 청소년에 관한 여러 분야에 영향을 미쳤다. 이번 장에서는 청소년기 심리발달, 인지발달, 임상 접점, COVID-19 범유행과 청소년기 정신건강 등의 주제를 다룬다.

## 2 청소년 심리 발달

급격한 신체적, 생리적, 인지적 변화에 따라, 자신의 신체상, 부모와 또래, 그리고 자기 상 (self-image)과의 관계에도 많은 변화가 초래된다. 이런 변화에 적응해야 하는 심리적 과제로는 1) 현실적 신체상 수립, 2) 부모로부터 독립과 자기 보호 및 조절 기능 습득, 3) 친구 사귀기, 4) 성적 충동 조절과 표현 능력 발달, 5) 정체성 확립 등이다(Martin 등 2017).

### 1) 신체상 변화에 대한 적응

사춘기를 전후해서 겪게 되는 2차 성징과 관련된 신체변화는 대체로 긍정적으로 받아들여지지만, 시행착오를 경험한다(유희정 2012). 청소년들은 또래와 신체 발달을 조심스럽게 비교하고, 부족하거나 부적절한 부분을 예민하게 알아차린다. 청소년들은 거울 앞에서 자신의 신체를 반복해서 살펴보고, 흠을 찾아내려 애쓰기도 한다. 때로는 여드름 같은 신체 문제를 매우 대단한 것으로 여긴다.

청소년에서 신체는 '자기(self)'의 표상이다(유희정 2012). 따라서 청소년들은 자신의 외모를 스스로 생각하는 이상적 형태로 가꾸기 위해 많은 시간과 돈과 에너지를 쏟는다. 남자 청소년들은 약하고, 의존적이고, 취약한 자아상 대신 체형과 근육을 통해 강한 남성상을 달성하기 위해 노력한다. 여자 청소년들은 화장, 의상, 머리 모양을 가지고 끊임없이 변화를 시도한다. 남녀 모두 자신들의 '사회적 자기'를 상징하는 다양한 스타일로 무수한 변신을 꾀하기도 하며, 때로는 문신이나 피어싱을 통해 자기와 자기의 신체를 표현한다.

자신의 신체와 외모에 대한 소녀들의 만족도는 청소년기를 지나면서 점점 낮아지는 경향이 있는데, 이는 조숙한 경우 더하다. 소녀들의 경우 이상적 신체상은 마른 체형과 관련되어 있는데, 여기에는 미디어의 영향이 크다(Lim과 Kim 2017). 국내 청소년 대상 연구에서 체중은 청소년의 우울감과 유의한 상관이 있었다(Lim과 Kim 2017). 여학생들은 실제 비만도와 상관없이 자신의 신체상을 왜곡 인식하고 우울감을 경험한다(황인철 등 2011). 이처럼 외모는 자존감 및 정서 상태와 의미있는 상관관계를 보이며, 이에 따라 건강하지 못한 식이 행동으로 연결될 가능성이 높다. 건강한 신체상을 수립하기 위해서는 이러한 변화를 수용하고 통합해가면서, 자신의 몸을 통해 지속적으로 자부심과 기쁨을 느낄 수 있어야 한다(Colarusso 1992).

## 2) 부모와의 관계

청소년들은 대부분 부모와의 관계를 안정되고 믿을만 하고 지속적인 것으로 생각하며, 실제로 청소년기에도 부모는 편안함, 도움, 조언을 제공할 수 있는 일차 대상이다(Offer와 Schonert-Reichl 1992). 하지만 청소년의 주관적 관점에서 보면 둘 사이의 정서적 관계는 중요한 전환점을 맞게 된다.

### (1) 부모의 탈이상화

청소년기는 부모와 함께 보내는 물리적 시간이 줄고, 같이 지내는 시간에도 정서적 관계가 전과 다르다(Colarusso 1992). 가장 두드러진 현상은 부모에 대한 탈이상화(deidealization)이다. 전에는 부모가 존경과 이상화의 대상이었다면, 이 시기의 청소년들은 부모의 단점에 대해 예민해지고, 때로는 왜곡된 또는 지나치게 완벽주의적 잣대로 부모를 판단하려 든다. 자율에 대한 갈망과 보살핌을 받고 싶은 욕구 사이에서 양가적이 되기도 하며, 부모에게 의존하고 있다는 느낌을 없애기 위해 부모를 얕잡아보고 비난하거나, 무관심하게 대하거나, 반항적인 태도를 보인다.

### (2) 부모와의 갈등

부모 자녀 사이의 마찰은 가족 생활의 고유 현상이며, 비록 얼마간 겹치기는 하지만 청소년과 부모는 서로 분리된 현실에서 살아간다(Laursen 등 1998). 특정 사건뿐 아니라, 가족 생활 전반에 걸쳐서 청소년은 부모의 영향을 과소평가하며, 부모는 자신들이 청소년에 미치는 영향을 과대평가하는 경향이 있다. 청소년들은 부모와의 관계에 갈등이 많은 것으로 보고하는 데 비해, 부모들은 자녀들이 생각하는 것보다 가족 결속과 적응력이 더 만족스럽다고 지각하기도 한다.

청소년과 부모의 갈등은 청소년기의 시작과 함께 증가한다(Laursen 등 1998). 초기 청소년기 부모-자녀 다툼을 유발하는 직접 요인은 친구관계, 외모, 학업, 자녀가 듣는 음악 볼륨, 컴퓨터 사용 시간 등 비교적 사소한 것들이다. 어머니들은 특히 딸들과 갈등이 많고, 아버지-아들 사이의 갈등은 중기 청소년기에 가장 격렬한 것으로 알려져 있다. 특히 남자 아이들이 사춘기에 가까워지면 자신에 대해서 설명을 덜 하게 되고 부모–자녀 간 의사소통이 단절된다. 소녀들의 성조숙, 청소년기 우울증, 약물 남용 같은 문제들이 이런 갈등의 가능성을 높인다. 중기 청소년기가 되면서 부모–자녀 간 갈등이 줄어드는데, 이는 단순히 부모와 청소년이 함께 지내는 시간이 줄어들고 친구들과 관계에 더 치중하기 때문일 수도 있다(Laursen 등 1998). 비록 갈등에 따르는 스트레스는 있지만, 대부분의 부모–자녀 관계는 견고하게 유지된다. 후기 청소년기로 갈수록 갈등의 근원은 이성 친구 문제, 통행 금지 시간 등으로 옮겨간다(Colarusso 1992). 대부분의 경우 후기 청소년기가 되면서 부모–자녀 관계의 변덕스러움과 갈등은 어느 정도 줄어들고 다시 균형을 찾게 되며, 청소년이 좀 더 자율성을 갖게 되고, 가족의 의사 결정 과정에 참여하는 등 보다 평등한 관계로 바뀐다.

표 1-1. The comparison of classic individuation theories with synchronized separation–individuation (SI)

| Items | Primary SI by Margaret Mahler(1963) | Secondary SI by Peter Blos(1967) | Tertiary SI by Calvin Colarusso(1990) | Synchronized SI by Moon and Bahn (2016) |
|---|---|---|---|---|
| SI subject | Infant | Adolescent | Adult | Adolescent (offspring)–Parents |
| SI from | Mother(caretaker) | Parents | Children, spouse, parents | Each other |
| Period | Infancy | Adolescence | Young and middle adulthood | From adolescence till late adulthood |
| Developmental tasks | Psychological birth from symbiosis, Establishment of object constancy | Reorganization of psychic structure, Independence from parents, Identity achievement | Making family, Experiencing parenthood, Accepting the aging, Transforming the relationship | Tolerating ambivalent tension in relation, Mutual recognition and respect |
| Process | Differentiation, Practicing, Rapprochement, Object constancy | Dialectic process between regressive and progressive positions | Ongoing process of separation from the offspring, spouse, and parents | Synchronized experience of ambivalence, Selective identification, Achieving dual individuation |

출처: Modified and cited from the article, The Concept of Synchronization in the Process of Separation–Individuation between a Parent and an Adolescent. Psychoanalysis 2016.

부모 자녀 갈등은 결국 자녀의 대등성과 주도권 경쟁에서 비롯되는 경우가 많다(Colarusso 1992). 청소년 자녀는 또래 집단이라는 새로운 안식처를 통해 자식으로서의 피학적 위치를 벗어날 수 있고, 부모자녀 관계에서 대등성을 획득함으로써 2차 분리개별화를 이룬다(Blos 1967). 부모 입장에서는 이 상황은 3차 분리개별화(Colarusso 1992)이다. 즉, 자녀 입장에서는 본인들이 개별화 주체이며 떠나 보낼 대상이 부모지만, 부모 입장에서 개별화 주체는 부모 자신들이며 떠나 보낼 대상이 자녀들이다(표 1-1). 부모자녀 간 선택적 동일시를 통해 동시적 개별화(synchronized individuation) 과정이 진행되면 서로의 연결감과 관계에 대한 통합적 시각을 유지하는 데 유리하다(문덕수와 반건호 2016).

## 3) 가족 외부의 대인관계 – '친구 사귀기'

청소년기에는 부모에 대한 의존이 점차 줄어들고, 점점 또래들로부터 우정을 찾고 조언과 지지를 얻으며 친밀감을 추구한다(반건호 등 2015). 부모들은 가족을 등한시하면서 친구들과 주로 어울리고자 하는 청소년들을 이해하지 못하거나 화를 내기도 한다. 더구나 자녀가 어울리는 또래들이 부모 눈에 좋지 않은 아이들로 보일 때 반대는 더 심해진다. 하지만 이와 같이 또래와 접촉을 유지하는 것은 단순히 당장 즐거움이나 함께 즐기는 활동 내용 자체 때문만이 아니라, 타인과 함께 있으면서 관계를 맺고, 비교하며, 발달하고 있는 자기를 시험해 보고자 하는 강렬한 욕구 때문이다. 청소년들이 종종 함께 참여한 활동에 대해 기술하는 것보다 누가 같이 있었고, 그들이 무엇을 했으며 무슨 말을 했고, 무엇을 입고 있었는지에 대해 더 자세히 이야기하는 것도 이 때문이다(유희정 2012).

이처럼 청소년들에게 중요한 것은 의사소통과 지지적이며 친밀한 우정이다(Martin 등 2017). 친구의 선택은 복합적 문제이다. 학교나 지역사회에는 수 많은 선택의 여지가 있지만 청소년이 어떤 친구를 선택하는가는 스스로를 어떤 사람으로 정의하는가의 문제와 닿아 있다. 청소년들은 주로 자신과 행동, 태도, 흥미, 정체성이 비슷한 또래를 친구로 선택한다. 때로는 자신에게 없는 특성을 가진 친구를 선택하게 되는 경우도 있다. 친구는 지지와 존중의 근원이 되기도 하고, 퇴행이나 비행을 시도할 때 공모자가 되기도 하며, 성적, 공격적 착취의 표적이나 투사의 대상이 되기도 한다. 청소년들은 부모의 충고에는 저항하면서도 친구들의 취향과 가치관에는 매우 순응적이다(유희정 2012). 특히 옷차림이나 유행, 비속어를 비롯한 언어 습관, 음악, 참여하는 Social Networking Service (SNS), 영화 등에 관해서는 더 그렇다. 또래들은 학업이나 사회적 행동에 대해 서로 긍정적 영향을 주며, 비행이나 물질 사용 등에 대해서 부정적 영향을 주고 받는다. 이렇게 주고 받는 영향은 강요나 순응주의의 결과라기보다는 선망하는 것을 모방하고 싶은 마음이나 공동체 의식의 발로이다.

중고등학교 시기를 거치면서 또래 집단의 크기와 성비에 변화가 온다(Colarusso 1992). 초기 청소년기는 주로 동성 집단이나 동성의 단짝과 시간을 보내다가, 점차 남녀가 섞인 또래집단을 선호한다. 초기 청소년기에는 관심이나 특성을 공유하는 큰 집단에 속해 있다가 후기로 갈수록 작고 친밀한 그룹을 선호하며, 이성친구와 어울리는 것을 선호한다.

청소년과 부모와의 관계는 또래 관계에도 중요한 영향을 미친다. 권위 있는(authoritative) 양육 방식은 또래로부터의 부정적 압력을 줄이는 경향이 있다. 반대로, 결속력이 약한 가정의 십대들은 부모보다 또래들로부터 더 큰 영향을 받는다. 양육 유형에 따라 청소년 뇌의 부위별 반응도 차이가 있다(Guyer 등 2015). 지지적이고 권위 있는 양육은 권위주의적(authoritarian) 양육에 비해 또래들의 부정적 피드백이나 따돌림으로 인한 사회적 불안과 스트레스로부터 청소년들에게 완충장벽으로 작용할 수 있음을 시사한다.

## 4) 성적 충동 조절과 표현

청소년들은 다른 이들에게 성적으로 끌림을 느끼고, 자신이 타인에게 성적 욕구의 대상이 되는 새로운 발달 경과를 경험한다(Colarusso 1992). 이런 주관적 경험이 어떻게 전개되고 어떤 개인적, 사회적 의미를 갖게 되는가 하는 것은 생리적, 문화적, 개인적 차원에서 매우 복잡한 과정이다. 성에 대한 관심과 성기를 가지고 노는 행동은 학령 전기에 뚜렷하게 나타나다가, 초등학교에 들어가면서 현저히 줄어들고 억제된다. 초기 사춘기에 성적 흥분과 관심은 호감이나 친밀감, 정서적으로 가까워지고자 하는 욕구와는 종종 독립적으로 일어난다. 어린 남자 청소년에게 성적 환상이나 자위행위 시 흥분의 대상은 실제 알고 있는 여성보다는 잡지 모델, 영화나 미디어에 나오는 여성들인 경우가 빈번하다. 초기 여자 청소년들은 실제 혹은 환상 속의 연애 관계에 강렬한 관심을 보이며, 누가 누구와 사귀는지 혹은 헤어졌는지에 관해 끊임없이 이야기를 나눈다. 또래 남자 청소년들은 종종 여자 청소년의 연애 상대로 그다지 유력하지 않다. 대신 소녀들은 아이돌 그룹의 멤버 등 미디어 스타들에게 관심이 쏠린다. 청소년기에 오르가즘까지 이르는 자위행위는 보통 의식적 성적 환상이나 이미지를 동반한다(Colarusso 1992). 성적 환상은 청소년 내적 심리의 강렬하고 중요한 부분이다. 이는 쾌감을 제공하고 다른 출구가 없는 상태에서 보상적으로 성적 소망을 충족시키기도 하지만, 자기만의 특유한 성적 드라마를 만들고 정교화하는 기회가 되기도 한다. 성적 환상은 청소년으로 하여금 자신의 생각 중에 어떤 것이 즐겁거나 불안을 유발하는지, 혹은 도덕적으로 받아들이기 어려운지, 어떤 것을 간절히 원하는지, 관능적 흥분과 충족을 이루기 위한 각자의 필요 조건이 무엇인지 탐색하고 알아차리게 돕는 기능이 있다.

청소년기에는 실제 성행동 역시 두드러진다. 우리나라 12–17세 청소년의 2006년부터 2017년 사이의 성경험률은 감소추세지만, 12세 연령층의 경험빈도는 오히려 늘었다(Jee와 Lee 2020). 2016년 해당 연령집단의 성관계 경험은 4.8%로 서구사회에 비해 낮다. 남학생이 여학생보다 높다. 조기 성경험은 원치 않는 임신, 성병, 우울증상 등의 위험률이 높고, 조기 성경험자는 흡연, 알코올 오남용, 약물사용장애 등에 연루될 가능성이 높다. 성관계 연령이 늦어질수록 장점이 많다는 기존 연구들을 고려하면 십대 후반이나 초기 성인기에 시작하는 것이 바람직하다(Jee와 Lee 2020).

성 행위가 수반되지 않더라도 '사랑에 빠지는 것'은 청소년 삶의 중요한 일부분이다(Colarusso 1992). 상호교환적 사랑을 얻고 싶은 욕구를 둘러싸고 가장 간절한 바람, 강렬한 즐거움, 고통스러운 좌절, 실망감 등을 경험하는데, 이는 청소년이 막 시작하는 단계의 '자기'를 정의하고 개별화 과정의 외로움을 더는 데 도움이 된다. 청소년의 중요한 발달 과제는, 이런 성적 갈망을 실제 대인관계에서 친밀감과 정서적 친근감을 얻고 궁극적으로는 다음 세대를 출산하고 양육하기 위한 안정된 관계를 형성하는 적응적 수단으로 만드는 것이다.

청소년 자녀의 성 발달은 부모에게 부러움, 놀람, 억압 등이 혼합된 다양한 감정을 불러일으킨다(Colarusso 1992). 부모들 자신이 중년의 위기를 겪고 있는 상태에서 딸이나 아들의 성적 급성장을 맞닥뜨려야 하는 경우도 많다. 옷차림, 친구, 데이트, 통행금지 등을 둘러싼 중기, 후기 청소년기의 부모–자녀간 갈등은 때로 사소해 보이지만 그 기저에는 자녀의 성 활동의 속도, 범위, 방향을 조절하고자 하는 시도가 자리하고 있다. 반면 어떤 부모들은 자녀의 성 발달을 지나치게 자신과 동일시하거나 대리 만족을 느낌으로써 성 활동으로의 전환을 공개적으로 부추기기도 한다.

## 5) 정체성 발달

'정체성'이라는 용어를 처음 제시한 인물은 정신분석가인 Victor Tausk (1879–1919)였다(Mann 2006). Tausk는 아이들이 자신에 대해 알게 되고 난 뒤, 성장하면서 평생 자신에 대해 새로운 면을 발견하고 경험한다고 기술하였다. 이후 Sigmund Freud의 구조이론을 바탕으로 정체성 개념은 점차 확대 발전하였다(Tabachnick 1965). 인간은 전 생애에 걸쳐 정서적, 사회적 발달을 계속한다는 Erikson의 후성유전학적 정체성 이론에 따르면 유아기와 청소년기는 정체성 형성과 강화에 결정적 시기이다(Erikson 1968). 아동기 정체성 형성은 유전정보와 부모의 기대에 의해 출생 전부터 시작된다(Mann 2006). 유전정보는 아이의 기질, 태아기 환경을 포함하며, 부모의 기대에는 부모 각자의 소망이나 갈등, 세대간 전해 내려오는 가족 전통 등도 포함된다. 영유아기의 대상항상성과 자기표상 형성이 정체성 형성에 관여한다. 초기 아동기의 오이디푸스 콤플렉스 과제를 거치면서 도덕, 가족개념 등을 구축하고, 잠복기에는 비교적 조용하지만 운동 및 인지 기능이 향상되면서 정체성의 일부를 형성한다. 정체성은 청소년기의 가장 중요한 발달과제이다. 청소년이 되면 이전에 가지고 있던 모든 동일성과 지속성에 의문이 생기고, 내부의 생리적 변화를 마주하게 되며, 이제까지 구축한 역할과 기술을 직업적 원형에 어떻게 접목시킬 것인가에 집중한다(Erikson 1968). 어린 시절의 내적 대상과의 정서적 완화(이탈)와 자율성 확대를 통해 이차 분리개별화 역시 정체성 형성에 기여한다(Blos 1967). 사회와 자신과의 활발해진 양방향 소통 관계는 정체성 형성에 기여하며, 부모와의 긍정적 동일시도 긍정적 변수로 작용한다.

Marcia (1980)는 청소년기 정체성을 네 가지로 분류하였다. 정체성 혼란(identity-diffused)은 청소년이 정체성 위기를 경험하거나 어떤 역할 수행을 할지 아직 경험하지 못한 경우이다. 정체성 조기폐쇄(identity-foreclosed)는 청소년이 탐색하는 과정 없이 어떤 역할, 특히 부모나 타인으로부터 부여된 역할을 받아들인다. 모라토리움(moratorium)은 청소년이 가치관과 역할을 정의하기 위해 활발한 투쟁을 하고 있는 경우이다. 정체성 성취(identity-achieved)는 청소년이 이런 위기를 해결한 경우이다.

청소년기 정체성발달은 사회문화적 환경변화로 인해 다양성을 띤다. 특히 최근 늘고 있는 이주민가정 청소년에 대해 관심이 필요하다. 우리나라 다문화가정 학생수는 2015년에는 82,536명으로 전체 학생수의 1.34%였고, 2019년 137,225명(2.24%)로 빠르게 늘고 있다(여성가족부 2019). 이주민가정의 경우 부모 중 한 명 또는 두 명이 해외에 살다 왔으므로 이주 전 나라에서 형성된 자기표상과 새로운 나라에서 적응하면서 생겨나는 새로운 자기 표상 사이에서 부모들도 갈등을 겪는다(Mann 2006). 새로운 언어는 배우고 적응해 나가지만, 문화정체성과 민족정체성을 새로 형성하기는 쉽지 않다. 새 나라에서 태어난 자녀 역시 집 밖 생활에서 형성되는 정체성과 가정에서의 정체성 차이를 감당해야 한다. 특히 청소년기에 이르면 부모와 2차 개별화 과정을 겪는 과정에서 문화적, 사회적 기준 차이로 인한 정체성 혼란을 경험할 수 있다.

## 3 청소년 인지 발달

청소년기 동안 인지기능은 양적, 질적으로 급격히 성장한다(유한익과 김건우 2008). 모든 청소년이 충분한 인지 기능 수준에 도달하는 것은 아니지만, 이 시기에 청소년은 Piaget의 형식적 조작기에 도달한다. 인지적 복잡성, 가능성에 대해 생각하는 능력, 정보처리 속도와 효율성 증가가 청소년 인지 능력의 특성이다. 추상적 사고 능력의 발달과 더불어, 청소년들은 지적, 심미적 분야를 탐닉한다.

인지기능의 발달은 청소년의 사회적 인지 및 도덕성 발달과 그 궤를 같이 한다(반건호 등 2015). 형식적 조작적 사고 수준에 도달하면서 사회적 상황에서 입장 바꾸기가 가능하고, 아동기의 자기중심성에서 벗어난다. 이에 따라 청소년은 다른 사람의 관점에서 사회적 상황이 어떻게 보이는지 심사숙고할 수 있게 된다. 복잡한 도덕적 추론도 가능해지면서 대인관계 지향, 사회적 질서의 유지로부터 사회적 계약과 일반적 권리에 대한 개념, 보편적 윤리 원칙에 대한 사고 등으로 확대된다(Martin 등 2017).

청소년들은 좀 더 나은 시간 감각을 갖게 되고, 죽음의 비가역성에 대해서도 좀 더 잘 깨닫게 된다(유희정 2012). 외부 세계에 대한 보다 광범위한 지식을 갖게 되며 도덕률의 다양성과 상대성에 대한 깊이도 달라진다. 이러한 "도덕적 각성"은 정치, 사상, 종교에 대한 강렬한 관심으로 이어진다. 동시에 청소년들은 도덕적 혼란 또는 일시적 아노미(anomie) 상태를 경험할 수 있으며, 이로 인해 일부 청소년들은 특정 종교나 사상에 열광적으로 빠져 들거나 허무주의적 태도를 취하기도 한다(Seltzer 1989).

인지 기능의 발전에도 불구하고 청소년들은 이성적 판단보다 감정이 앞서는 경우가 많다. 편도는 불안과 관련하여 공포의 형성, 유지, 표현을 지원하며, 전전두엽피질은 공포 표현의 조절과 소거를 조절한다(Young 등 2019). 청소년기 동안 편도를 포함한 변연계 회로 변화는 빠르게 진행되지만 전전두엽 회로는 서서히 발달하고, 그 결과, 인지 능력을 발휘하는 과정에서 정서적 영향을 더 받을 수 있다(반건호 2020).

# 3 임상과의 접점

## 1) 기분조절 문제와 스트레스

청소년기는 다른 연령대에 비해 기분이 극단적으로 오르락내리락, 급격히 요동치는 연령대이다(Arnett 1999). 특히 부정적 정서가 특징적이다. 사춘기 생물학적 요인 외 인지와 환경인자도 영향을 미친다. 추상적 사고 능력 발달로 주변 상황의 숨은 의미도 유추할 수 있게 되고, 학업부담, 부모 불화나 이혼 등 가정문제, 친구 사이에서 인기 없음 등 부정적 생활사건은 기분 변화 증가와 관련된다. 우리나라 중고등학생의 스트레스 인지율은 2019년 남녀 전체에서 39.9%이고, 여학생이 48.8%로 남학생(31.7%)보다 높다(여성가족부 2019). '최근 12개월 동안 2주 내내 일상생활을 중단할 정도로 슬프거나 절망감을 느낀 적이 있는가'라는 우울감 경험비율은 2018년 전체 중고생 중 28.2%(여학생 34.6%, 남학생 22.2%)이다. 이 비율은 해마다 높아지고 있으며, 고학년으로 올라가면서 높아진다.

우울감 같은 부정적 정서는 우울증 같은 정신장애 발생에도 영향을 미친다. 2009년부터 2016년 사이에 다섯 개 국내대학병원 정신건강의학과를 방문한 6-18세 자살사고 환자군에서 우울증 없는 군에 비해 있는 군이 5.47배 많았고, 여학생이 남학생보다 2.58배 높았다(Song 등 2020). 2010년부터 2015년 기간 동안 국민건강보험공단 정신장애 진단 유병률 분석에서 우울증을 포함한 기분장애와 불안장애, 신체화장애는 남녀 모두 12-18세 사이에 빠르게 증가하였다(Lee와 Bahn 2020).

## 2) 위험 행동(Risk-taking behaviors)

Hall (1904)은 자신의 저서에서 '질풍노도'를 나타내는 세 가지 영역 중 하나로 청소년의 위험행동을 제시하면서, "어느 정도 범죄성을 보이는 시기가 출현하는 것은 청소년기 남자애들에게는 정상"이라고 언급하였다. 최근 연구에서는 위험 행동을 "본인이나 타인에게 해가 될 가능성이 있는 행동"으로 정의하였으며, 청소년기는 다른 연령대에 비해 이런 행동 발생률이 가장 높다(Arnett 1999). 청소년기의 위험 행동은 이 시기 사망률과 밀접한 관련이 있다. 25세 이상 성인 사망 원인의 2/3는 심혈관질환이나 암에서 기인하는 것에 비해, 10-24세 사망의 3/4은 교통사고, 기타 사고에 의한 상해, 타살, 자살 등이다. 청소년기에는 부정적이고 파괴적 결과를 예상하거나 혹은 예상하지 못하는 상태에서 이런 행동을 하는 일이 흔하다. 청소년기 발달 과정에서 벌이는 위험행동과 범죄에 연루되는 경우를 구분하기는 쉽지 않다. 2009년부터 2018년 사이 우리나라 대검찰청 자료에서 전체 범죄대비 청소년 범죄 비율은 3.8–5.1% 수준이다(여성가족부 2019). 청소년의 성생활에서도 다른 연령층에 비해 위험행동 발생 가능성이 높다. 유럽의 20개 나라 조사에서 40%의 청소년들이 성관계시 콘돔 등 자기보호장치를 사용하지 않았다(Ramiro 등 2015). 이러한 행동으로 인해 후천면역결핍증후군 등의 성병 감염이나 원치 않는 임신 등의 후유증 위험률도 높아진다. 여러 가지 위험 행동이 동시에 나타나는 고위험군 청소년은 이런 행동이 조기에 시작되었고, 부모 돌봄 결여, 학대 경력, 학교 생활에 제대로 참여하지 않음, 또래 영향에 취약, 이웃 환경 불량, 역할 모델 없음, 우울증 등의 위험 요인을 동반한다.

청소년 위험 행동은 크게 네 가지로 분류한다(Gullone과 Moore 2000). 흥분감 추구를 위한 행동, 반항 행동, 부주의 결과로 오는 행동, 반사회적 위험행동 등이다. 일시적 시도와 지속적 위험 행동을 구분하는 것이 중요하다. 비록 많은 청소년들이 음주나 사소한 비행 같은 일종의 실험적 시도를 하지만, 이런 행동은 대부분 성인기까지 지속되지 않는다. 부모자녀 갈등이나 감정기복처럼 이 문제도 개인차가 크다(Arnett 1999). 일부 청소년의 경우 청소년기 이전 행동을 통해 예측할 수도 있다. 아동기 때 행동문제가 있었던 경우 청소년기에 위험행동에 연루될 가능성이 높아진다. 감각자극추구 및 충동성 같은 특징 역시 청소년기 위험행동과 관련 있다. 모든 청소년이 위험행동에 참여하지는 않지만 상당수 청소년은 때때로 한 가지 이상의 위험행동에 참여한다.

## 5 COVID-19 범유행(pandemic)과 청소년발달

특정 지역사회 스트레스원과 청소년 정신병리 사이의 관련성에 관한 연구는 많았으나, 2019년 12월 말에 시작된 COVID-19 범유행 사태로 인한 범세계적 장기 학교폐쇄 관련 연구는 거의 없다. 역사상 이처럼 장기화된 세계적 학교 폐쇄는 사례를 찾아 볼 수 없는 현상이기에, 그로 인한 청소년 발달에 미치는 영향을 짐작하기도 쉽지 않다. 전염성 질환의 전염예방을 위한 단기간 학교 폐쇄에 대한 기존 연구 결과 조차 찬반 논란이 있음을 감안하면, COVID-19 범유행 동안 학교 폐쇄에 따른 청소년 발달 영향에 대한 연구가 시급한 상황이다(Bahn 2020). COVID-19 범유행 초기부터 사회적 거리 두기의 일환으로 학교 폐쇄를 시행하였으나, 학교 폐쇄로 인한 질병 예방효과나 청소년 발달에 미치는 영향에 대한 근거 역시 충분치 않다. 이번 교과서 개정판을 준비하고 있는 현재도 COVID-19 범유행은 계속되고 있으므로, 범유행 사태가 종결된 후 청소년들의 심리발달을 예측하고 대비하는 연구가 시급하다. 이번 단락에서는 현재까지 발표된 COVID-19 범유행과 청소년 정신건강의 관련성에 대하여 검토하였다.

## 1) COVID-19 범유행이 청소년 정신건강에 미치는 영향

COVID-19 범유행은 전 세계 모든 소아청소년 정신건강에 부정적 영향을 끼친다는 보고가 늘고 있다. 범유행으로 인한 학교 폐쇄 전후의 청소년 정신건강 비교에서 90% 이상이 일상생활 조절에 부정적 영향을 받았다고 하였다(Luijten 등 2021). COVID-19 범유행 이전 평가보다 학교 폐쇄기간 동안 전반적 건강, 또래 관계, 불안, 우울증상, 분노, 수면관련 장애 등 모든 평가 분야에서 악화되었다. 불안과 수면관련 장애가 특히 심했다. 일부 연구에서는 학교 폐쇄로 친구에게 거부당하거나 학교폭력에 노출될 기회가 줄어서 오히려 학교폭력이나 왕따 등으로 인한 피해가 감소했다는 긍정적 효과를 보고하기도 하였다(Lee 등 2021). 이러한 부정적 효과에 대한 이유로는 첫째, 학교와 놀이터 폐쇄, 또래접촉 제한 등으로 아이들의 일상이 붕괴되었다. 특히 청소년기는 심리적 갈등이나 경험을 친구와 공유하고 도움을 받기도 하므로, 부모보다 또래와의 관계가 더 중요한 시기이다. 둘째, 학교 폐쇄로 가정에서 충분히 방법이나 효과가 검증되지 않은 원격학습을 하게 되었고, 그로 인해 학습능력 저하가 우려된다. 셋째, 미취학아동이나 초등학생의 경우, 인지발달 수준이 미숙하므로 COVID-19 범유행 사태를 충분히 이해하기 어렵다. 따라서 학교폐쇄라든가 사회적 거리 두기 같은 제한의 필요성을 납득하기도 어렵다. 이처럼 연령대에 따라 현재 상황에 대한 이해와 적응에 차이가 생길 수 있으며, 정신건강문제도 연령대별로 다른 양상을 보인다. 1-6세 집단에서는 적대적 반항행동문제가 가장 많았고 정서문제와 불안이 많았다(Schmidt 등 2021). 7-10세 군에서는 공격성, 불안 및 우울, 위축과 우울 순이었다. 11-19세 군에서는 불안과 우울 같은 정서문제가 가장 많고, 위축과 우울, 공격성 문제 순이다.

정신 및 사회건강 악화 관련 인자로는 편부모가정, 자녀가 셋 이상인 가족, 부모의 실직이나 수입감소 등 직업상태 문제 발생, 친척이나 친구가 COVID-19 감염된 경우 등이었다(Luijten 등 2021). COVID-19 범유행 관련 스트레스원 노출이 많을수록 소아청소년에서 내재화 및 외현화 증상이 늘었으며, 증상 발생 후 6개월 이상 지속된다(Rosen 등 2021). 저소득층, 협소한 주거환경 등도 부정적 예후의 예측인자이다(Schmidt 등 2021). COVID-19 범유행 전후의 인터넷 관련 정신적 스트레스 평가에서 스마트폰 Apps과 SNS 사용문제가 심리적 스트레스로 작용하였다(Chen 등 2020). 청소년 정신건강 퇴보 관련 자료의 메타분석에서 공통된 원인으로 꼽은 것은 인터넷 접속시간 및 SNS 사용 시간 증가였다(Maherali 등 2021).

## 2) COVID-19 범유행과 청소년 정신건강 대책

미취학아동이나 초등학교 저학년의 경우 대개 부모들의 보고를 토대로 아동들의 문제를 해석한다(Schmidt 등 2021). 아이들이 어린 경우 부모는 자녀들의 내재화 문제를 제대로 판단하지 못하기 때문에 외현화 문제를 더 보고하게 되고, 청소년들의 경우 스스로 판단하고 대처할 수 있게 되므로 내재화 문제를 더 보고하게 될 수도 있다. 이러한 결과를 토대로 생각할 수 있는 주제는 현재 COVID-19 범유행에 대한 부모의 태도와 표현이다. 아이가 어릴수록 자신의 판단력이 충분치 않아서 부모의 반응으로 상태를 판단하게 되므로, 부모는 자녀들 앞에서 현 상황에 대한 걱정이나 불안을 표현하지 않도록 권한다. 가족이 함께 보내는 시간이 많고, 함께 문제를 해결하는 것은 가족 결속력을 높이고 자기효율성을 높이고 사회적 지지 효과를 높일 수 있다(Schmidt 등 2021). 스트레스원 노출 시 가족은 보호인자이며, 정신건강에 긍정적 영향을 준다.

COVID-19 범유행 이후 학교 폐쇄로 인해 교사와 학생들은 충분히 검증되지 않은 온라인 수업에 의존하게 되었다. 유럽, 아시아, 북미의 8개 국가에서 초중고생 25,000여명을 대상으로 한 조사에서 대면 수업이 아닌 온라인 수업에서 긍정적 정서, 내적 학습 동기, 참여와 지속성 같은 능동적 학습행동 등을 촉진할 수 있는 요소는 효능감 경험이었다(Holzer 등 2021). 온라인 학습현장에서 부모와 교사는 아이의 효능감 경험을 증진할 수 있는 방안을 개발해야 한다.

운동 시간이 많을수록, 구조화된 일상이 유지될수록, 자연과 더불어 보내는 시간이 많을수록, 스크린 노출 시간이 적을수록 내재화 및 외현화 증상이 유의하게 감소하였다(Rosen 등 2021). 특히 학생들의 코로나 범유행 피해를 줄일 수 있는 방법 중 많은 연구에서 공통적으로 주장하는 것은 신체활동 참여 촉진이다(Lee 등 2021). 장기 학교폐쇄 후유증인 소아청소년 비만과 비알코올성 지방간질환(Kim 등 2021)과 비타민 D 결핍(Kang 등 2021)에도 스포츠 참여는 유의한 효과가 있다. 스포츠 활동은 청소년의 내적 건강 조절력이나 자기 개념 명료화에도 유의한 상관관계가 있으며, 이는 청소년의 안녕(wellness)에도 긍정적 효과가 있다(Lee 등 2021).

컴퓨터, SNS, 스마트폰, 인터넷게임 등은 청소년들의 온라인수업과 부모의 재택근무는 물론 여가와 오락을 담당하는 필수 정보 및 소통 기술(information and communication technology, ICT)이다. 단, 이들 ICT의 병적 사용 가능성 때문에 각별한 주의를 요한다. ICT의 일반적 사용 규칙으로 1) ICT 사용 계획표를 작성하고 지키기, 2) 식사와 수면 시간 일정하게 지키기, 3) 규칙적 운동, 4) ICT 기기 이외의 스트레스 해소법 찾아보기, 5) COVID-19 관련 정보 노출 시간 최소화하기 등을 실천한다(Király 등 2020). 특별히 더 관심을 가져야 할 내용으로 첫째, ICT 기기 노출시간 조율이 필요하다. 자녀들의 ICT 기기 사용 시간 제한도 필요하지만, 부모는 특히 자녀들에게 모범이 되어야 한다. 비디오게임이나 인터넷게임을 가족이 함께 하는 것도 도움이 된다. 둘째, 청소년의 정신건강을 증진시키는 게임을 활용하고 가족이 함께 할 수 있는 유용한 Apps을 찾아낸다. 예를 들어 'Pokémon GO'나 'Harry Potter: Wizards Unite' 같은 위치 기반 증강 현실 게임(location-based augmented reality game)은 청소년의 신체 활동 증진과 정신건강 상태 향상에 도움이 되었다(Ellis 등 2020). 셋째, 가능하다면 최대한 손목시계나 유선전화 등 아날로그 기기를 생활에서 사용하도록 한다.

## 📖 참고문헌

문덕수, 반건호. 부모와 청소년 간 분리개별화 과정의 동시성 개념. 정신분석 2016;27(2):35-41.

반건호. 청소년기: Granville Stanley Hall부터 Emerging adulthood까지. 정신분석 2020;31(4):63-9.

반건호, 유지은, 이연정, 한주희, 이아람, 홍민하. 청소년기의 끝은 언제인가? 정신분석 2015;26(1):3-17.

여성가족부. 청소년백서 2019. [cited 15 Dec 2020]. http://www.mogef.go.kr/mp/pcd/mp_pcd_s001d.do?mid=plc502&bbtSn=704776&fbclid=IwAR3CWnFd9EGf3UKwPVCdJ1-_mKB9nOwaGoplew4gWgoOQB_0KiuO4qLHddg.

유한익, 김건우. 청소년기 정상발달과 흔한 정신장애. 신경정신의학 2008;47(5):415-29.

유희정. 청소년기 심리발달, In 대한소아청소년정신의학회, 청소년정신의학. 서울:시그마프레스;2012. pp.3-15.

황인철, 이경식, 박동균, 정은영, 최충현, 조성진, 외. 한국청소년에서 자가비만 인식도와 정신건강과의 관련성. 소아청소년정신의학 2011;22:112-9.

Arnett JJ. Adolescent storm and stress, reconsidered. Am Psychol 1999;54(5):317-26.

Arnett JJ. Emerging adulthood. A theory of development from the late teens through the twenties. Am Psychol 2000;55(5):469-80.

Bahn GH. Coronavirus disease 2019, school closures, and children's mental health. J korean Acad Child Adolesc Psychiatry 2020;31(2):74-9.

Blos P. The second individuation process of adolescence. Psychoanal Study Child 1967;22(1):162-86.

Chen I-H, Chen C-Y, Pakpour AH, Griffiths MD, Lin C-Y. Internet-related behaviors and psychological distress among schoolchildren during COVID-19 school suspension. J Am Acad Child Adolesc Psychiatry 2020;59(10):1099-1102.e1.

Colarusso CA. Child and adult development: A psychoanalytic introduction for clinicians. 1992nd ed. New York, NY: Kluwer Academic/Plenum; 1992.

Colarusso CA. The third individuation. The effect of biological parenthood on separation-individuation processes in adulthood. Psychoanal Study Child 1990;45:179-94.

Ellis LA, Lee MD, Ijaz K, Smith J, Braithwaite J, Yin K. COVID-19 as "game changer" for the physical activity and mental well-being of augmented reality game players during the pandemic: Mixed methods survey study. J Med Internet Res 2020;22(12):e25117.

Erikson EH. Identity: Youth and crisis. New York, NY: WW Norton; 1968.

Freud A. Adolescence. Psychoanal Study Child; 1958.;13:255-78.

Gullone E, Moore S. Adolescent risk-taking and the five-factor model of personality. J Adolesc 2000;23(4):393-407.

Guyer AE, Jarcho JM, Pérez-Edgar K, Degnan KA, Pine DS, Fox NA, et al. Temperament and parenting styles in early childhood differentially influence neural response to peer evaluation in adolescence. J Abnorm Child Psychol 2015;43(5):863-74.

Hall GS. Adolescence its psychology and its relations to physiology, anthropology, sociology sex, crime, religion and education, New York: D Appleton & Company; 1904.

Holzer J, Korlat S, Haider C, Mayerhofer M, Pelikan E, Schober B, et al. Adolescent well-being and learning in times of COVID-19-A multi-country study of basic psychological need satisfaction, learning behavior, and the mediating roles of positive emotion and intrinsic motivation. PLoS One 2021;16(5):e0251352.

Jee Y, Lee G. Prevalence of sexual experience among Korean adolescent: age-period-cohort analysis. Epidemiol Health 2020;42:e2020008.

Kang HM, Jeong DC, Suh BK, Ahn MB. The impact of the Coronavirus disease-2019 pandemic on childhood obesity and vitamin D status. J Korean Med Sci 2021;36(3):e21.

Keniston K. Developmental aspects of psychological disturbances. J Am Acad Psychoanal 1973;1(1):23-38.

Kim ES, Kwon Y, Choe YH, Kim MJ. Author Correction: COVID-19-related school closing aggravate obesity and glucose intolerance in pediatric patients with obesity. Sci Rep 2021;11(1):14284.

Király O, Potenza MN, Stein DJ, King DL, Hodgins DC, Saunders JB, et al. Preventing prob—lematic internet use during the COVID-19 pandemic: Consensus guidance. Compr Psychia—try. 2020;100:152180.

Laursen B, Coy KC, Collins WA. Reconsidering changes in parent-child conflict across adoles—cence: A meta-analysis. Child Dev 1998;69:817-32.

Lee DJ, So W, Lee SM. The relationship between Korean adolescents' sports participation, inter—nal health locus of control, and wellness during COVID-19. Int J Environ Res Public Health 2021;18(6):2950.

Lee SY, Bahn GH. Patterns of the diagnosis prevalence of psychiatric disorders in the population aged 0-18 years based on the nationwide insurance sample data. J Korean Acad Child Ado—lesc psychiatry 2020;31(4):214-24.

Lim Y, Kim BS. Body mass index, body weight perception, and depressed mood in Korean ado—lescents. J Korean Acad Child Adolesc Psychiatry 2017;28(1):31-7.

Luijten MA, van Muilekom MM, Teela L, Polderman TJC, Terwee CB, Zijlmans J, et al. The impact of lockdown during the COPVID-19 pandemic on mental and social health of chil—dren and adolescents. Quality of Life Research. 2021.

Maherali S, Punjani N, Louie-Poon S, Rahim KA, Das JK, Salam RA, et al. Mental health of children and adolescents amidst COVID-19 and past pandemics: a rapid systematic review. Int J Environ Res Public Health 2021 March 26 [EPub ahead of print]

Mahler MS. Thoughts about development and individuation. Psychoanal Study Child 1963;18:307-324.

Mann M. The formation and development of individual and ethnic identity: insights from psy—chiatry and psychoanalytic theory. Am J Psychoanal 2006;66(3):211-224.

Marcia JE. Identity in adolescence. In: Adelson J (Ed.), Handbook of Adolescent Psychology. New York, NY: Wiley;1980,159-87.

Martin A, Bloch MH, Volkmar FR. Lewis' Child and Adolescent Psychiatry: a comprehensive textbook, 5thed.,NewYork:WoltersKluwer; 2017.

Moon D, Bahn GH. The concept of synchronization in the process of separation-individuation between a parent and an adolescent. Psychoanalysis 2016;27(2):35-41.

Offer D, Schonert-Reichl KA. Debunking the myths of adolescence: Findings from recent research. J Am Acad Child Adolesc Psychiatry 1992;31:1003-14.

Ramiro L, Windlin B, Reis M, Gabhainn SN, Jovic S, Matos MG, et al. Gendered trends in early and very early sex and condom use in 20 European countries from 2002 to 2010. Eur J

Public Health 2015;25, Supp 2:65-8.

Rosen ML, Rodman AM, Kasparek SW, Mayes M, Freeman MM, Langua LJ, et al. Promoting youth mental health during COVID-19: a longitudinal study spanning pre- and post-pan—demic. PsyArXiv March 26 2021.

Schmidt SJ, Barblan LP, Lory I, Landolt MA. Age-related effects of the COVID-19 pandemic on mental health of children and adolescents. European J of Psychotraumatology 2021;12:1901407.

Seltzer VC. Psychosocial worlds of the adolescent: public and private. New York: John Wiley and Sons;1989.

Song J, Kweon YS, Hong SH, Kim J, Chun KH, Bahn GH, et al. Characteristics of first visit pediatric patients with suicidal ideation and behavior: An 8-year retrospective chart review. J Korean Acad Child Adolesc Psychiatry 2020;31(4):185-92.

Tabachnick N. Three psychoanalytic views of identity. Int J Psychoanal 1965;46:467-73.

Young KS, Sandman CF, Craske MG. Positive and negative emotion regulation in adolescence: links to anxiety and depression. Brain Sci 2019;9:76.

# 청소년 뇌 신체 발달
## Physical & Brain Development in Adolescence

김붕년

청소년기는 신체적, 인지적, 사회적 성숙을 통해 아동기에서 성인기로 변화해가는 시기이다. 청소년기의 시작은 사춘기의 시작과 연관되며, 호르몬의 변화와 신체적 변화가 두드러지게 나타난다.

청소년기에는 사회적, 학업적인 환경에서도 큰 변화를 겪으며, 이 변화에 대한 적응을 위해서는 인지적-심리적 변환도 요구받는 시기이다. 이러한 인지-심리적 변화의 이면에는 뇌의 발달과 적응이 있다.

청소년기는 사춘기라는 극적인 변화의 시기로부터 시작된다고 알려져 있다. 사춘기란 어린이의 몸에서 어른의 몸으로 변하는 시기, 즉, 자신의 2세를 남길 수 있는 수정능력을 갖춘 신체로 변모하는 시기이다. 사춘기엔 우리 몸에 변화가 일어나는 동시에 우리가 느끼는 감정이나 생각에 변화가 오고, 가족이나 친구와의 관계도 예전과 틀려질 수 있다. 많은 청소년들은 이렇게 큰 변화들을 한꺼번에 받아들이는 것을 어렵게 느낄 수 있다.

사춘기 변화가 일어나는 시기는 남자아이들의 경우 보통 11살에서 12살에 시작되어 10대 후반이나 20대 초반까지 이어진다. 여자아이들의 경우는 보통 9살에서 11살 사이에 시작되어, 13-4세 경에 완성된다. 하지만, 이는 일반적인 얘기일 뿐, 사람마다 사춘기의 시작과 지속기간은 매우 다양하다. 어떤 소녀들은 사춘기를 5년 이상 겪기도 한다.

## 1 청소년기의 신체적 변화와 발달

### 1) 키의 성장과 변화

청소년기는 빠른 시간 안에 키가 크는 시기로 성장 급등기라고 한다. 성장 급등기에는 몇 달 안에 몇 센티미터씩 크는 경우도 있다.

보통 소년들은 14살에서 15살 사이에 키가 제일 많이 자라고 20세쯤 키가 멈춘다고 알려져 있다. 하지만 이것은 그냥 평균적인 나이일 뿐 개인차가 심한 편이다. 소녀들의 경우는 약 2세 정도가 빨리 성장 급등기가 온다(그림 2-1). 청소년 초기에 많이 자라고 남자는 청소년 후기까지 꾸준히 많이 자라는 양상을 보인다. 보통 중학교 시절에는 여학생들이 남학생들보다 크다가, 고등학교 때에 역전이 되는 경우가 많은 것이 이런 이유 때문이다.

키의 성장에 대한 통계를 보면, 아동기에는 일년에 5.0 센티미터 정도 자라다가, 청소년기의 성장기엔 일년에 10-12 센티미터씩 자라게 된다. 성장기가 끝날 때쯤엔 그 전보다 약 25센티미터가 더 자라날 수 있다(대한소아내분비학회 표 1).

키는 유전적인 영향을 많이 받는다. 가족이 대부분 크다면 자신의 키도 커질 확률이 높다. 예상 키를 구할 수 있는 수식을 소개하면 다음과 같다. 우선 부모님의 키를 인치로 알아보고, 5인치를 아빠의 키에서 빼고, 5인치를 엄마의 키에 더한다. 그 후 엄마의 키와 아빠의 키를 더

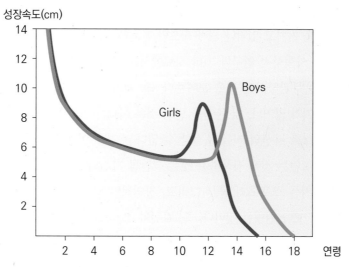

**그림 2-1. 소아청소년기의 키의 성장발달 속도**

출처: 대한내분비학 개정판(2004년)

해서 2로 나누면 대강의 예상 키가 나올 수 있다. 하지만, 이것은 유전적인 소인을 통해 예상 키를 대략 짐작한 것에 불과하고, 실제 키는 다른 환경적인 영향(수면, 운동, 영양 등)으로 편차가 생길 수 있다(미국의학협회 2009).

우리 몸의 어떤 부분은 다른 부분보다 일찍 자라기 시작하거나 빨리 자라게 된다. 특히, 사지의 말단 부위가 다른 부분에 비해서 더 빨리 자라는 경향이 있다. 어떤 친구들은 키는 크지 않았는데, 자신의 발만 갑자기 빨리 크고 있다는 걸 알고 놀라는 경우가 있다. 새 신발을 사고 난 후 얼마 안되어 금방 발이 너무 커져서 못 신는 경우도 있을 수도 있다. 손과 발의 뼈는 성장 급등기 시기에 제일 먼저 자라는 부위이다. 그 후 팔과 다리가 길어지며 마지막으로 척추가 늘어나게 된다. 그리고 성장 급등기 막바지에 들어서면서 가슴과 어깨가 넓어져 전형적인 성인형 몸매가 완성되는 것이다. 그러므로 이러한 성장 급등기 동안에 청소년들은 자신 몸의 신체가 제각각 다른 시기에 자라는 것이 가끔씩 이상하게 느껴질 수 있으며, 신체상에 대한 걱정이나 불안이 이로 인해 증폭될 수 있다(미국의학협회 2009). 청소년기에 신체형에 대한 각종 정신과적 증상이 가장 빈발하는 이유도 이와 연관된다. 하지만 대부분의 청소년들은 몸의 균형이 언젠가는 맞춰질 것임을 기대하게 되고, 자신의 새로운 몸의 변화에 적응하면서 큰 불안이나 장애 없이 지낸다.

최근 한국 사회를 떠들썩하게 했던 "180 cm 미만 남자는 패배자(loser)"라는 논란이 있었듯이, 우리 사회에서 남자들은 자신의 키에 대해 많은 압박감을 받고 있다. 남성들이 받는 키에 대한 압박감은 여성들이 받는 것보다 훨씬 심하다. 많은 소년들은 인기가 많아지기 위해 키가 더 커야 한다는 생각을 가지고 있거나 키가 작으면 결혼을 하지 못할 것이라는 불안한 생각을 갖기도 한다. 하지만, 사회학적 연구나 기타 자료에서는 키와 성공은 전혀 관련이 없으며, 성공적인 결혼도 키와는 무관하다는 것을 보여준다. 즉, 키가 크다고, 더 성공한 직업을 갖거나, 더 똑똑하거나, 더 인기가 많거나, 더 존경을 받는 것은 아니다(미국의학협회 2009). 그리고 확실한 것은 청소년 스스로 자신의 키를 조절할 수 없다는 것을 이해해야 한다는 것이다. 스스로 노력해서 조절할 수 없는 것에 집착하는 것은 그만큼 자신의 시간과 에너지를 낭비하는 것이다. 그 시간과 에너지를 스포츠와 공부 그리고, 창의적인 생각을 통해 인정받고, 성공할 수 있도록 노력하는 것이 보다 현명할 것이다. 즉, 자신이 스스로 조절할 수 있는 것들에 더 노력하도록 하는 것이 중요하다. 또래문화와 사회문화적인 환경도 청소년의 노력과 그에 따른 정당한 성취를 더 중요하게 인정하는 쪽으로 전환시켜 갈 필요가 있다.

참고로, 본 장에는 한국 소아청소년 성장도표 최신판 2017년 버전을 실어두었다. 성장도표는 우리나라 소아청소년의 신장, 체중 등 신체계측치의 분포를 보여주는 백분위 곡선으로 저신장, 저체중, 비만 등 소아청소년의 성장상태를 평가하는 지표로 활용되고 있다. 보건복지부와 대한소아과학회는 공동으로 1967년부터 약 10년마다 성장도표를 제정·발표하고 있으며, 2017년 12월 「2017 소아청소년 성장도표」를 제정·발표하였다. 2017 소아청소년 성장도표의 경우, 현재 개발된 성장도표 중 가장 표준에 가깝다고 평가받고 있는 WHO Growth Standards를 적용하였고, 「2007 소아청소년 표준 성장도표」의 제한점을 보완하여 재산출하였다(표 2–1).

## 2) 청소년기 신체의 건강한 성장을 위하여

청소년기 신체적 성장에서 중요한 것이 뼈의 건강성을 청소년기에 확립해야 한다는 점이다. 성인이나 노년기의 골다공증 등 뼈의 병리현상과 청소년기의 골밀도가 밀접한 관련이 있다는 사실이 여러 연구를 통해 반복 확인되었다(미국의학협회 2009). 즉, 어렸을 때 뼈를 튼튼하게 해 놓아야 나중에 뼈가 약해지는 문제를 피할 수 있는 것이다. 청소년기에 뼈를 튼튼하게 할 수 있는 가장 확실한 두 가지 방법은 균형 잡힌 건강한 음식, 특히 칼슘이 부족하지 않도록 먹는 것과 뼈를 튼튼하게 해주는 운동을 꾸준히 하는 것이다. 칼슘은 저지방 우유, 치즈, 요구르트 등의 유제품, 녹색 채소, 오렌지 주스, 두유, 빵, 시리얼 등에도 첨가되어 있다. 규칙적인 운동은 영양가 있는 음식을 섭취하는 것 못지않게 중요하다. 대부분의 청소년 성장에 대한 논문 및 골밀도 향상을 위한 논문에서, 하루에 적어도 한 시간씩 몸에 약간 땀이 날 정도로 움직여 주는 것이 중요하다고 보고한다(미국의학협회 2009). 농구, 조깅, 산책, 자전거 타기 등은 모두 좋은 운동이 될 수 있다. 여러 종류의 운동을 복합적으로 해보는 것이 보다 좋다. 운동에는 유산소운동, 근력운동, 유연성운동 등 크게 세 가지 종류가 구분할 수 있다. 이중 유산소운동은 조깅, 걷기, 자전거 타기 등이고, 근육 운동은 팔굽혀펴기, 윗몸 일으키기, 아령 들기 등이며, 유연성 운동은 스트레칭이 좋다. 특히 유연성 운동은 유산소운동 및 근력운동의 시작 전에 하는 것이 특히 좋은데, 이는 운동으로 인한 손상을 예방해 주는 효과가 있기 때문이다. 단 몇 분간의 스트레칭도 운동손상 예방효과가 있다.

청소년기의 운동은 아무리 강조해도 지나치지 않지만, 이를 가로막는 가장 큰 장애 중에 하나는 과도한 학습부담과 게임환경이다. 우리나라의 현실에서 엄청난 경쟁의 대학교 입시 중심의 중–고등 학교의 교육현실이 바뀌지 않는 한, 과도한 학습부담에서 청소년들이 벗어날 수 있기는 힘들 것이다. 그러나 게임환경은 지금 당장의 노력으로 바꿀 수 있는 부분이다. 청소년기 오락과 여가활동의 많은 부분이 과거 몸으로 움직이는 오락에서, 비디오게임, 온라인 게임

## 남자 3-18세 표준점수

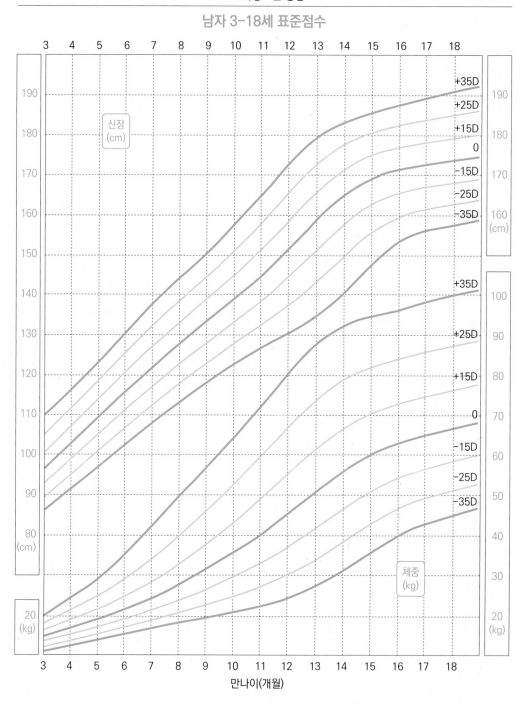

만나이(개월)

## 여자 3-18세 표준점수

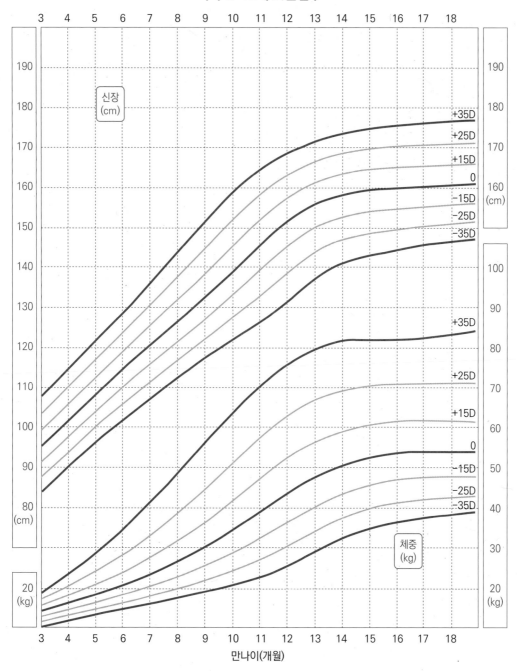

**표 2-1. 한국 소아-청소년의 평균 성장표**

출처: 대한민국 보건복지가족부산하 질병관리본부 자료 (2017년 발표)

등 앉아서 하는 오락으로 변해왔다. 이렇게 앉아서 하는 오락이 증가될 수록, 신체 활동량은 감소되어 왔다. 텔레비전을 보는 시간, 비디오 게임을 하는 시간, 채팅을 하는 시간, 인터넷 서핑을 하는 시간, 그냥 앉아있는 시간을 하루 한-두 시간만으로 제한하는 것이 좋으며, 이외의 시간은 숙제, 독서, 운동 같은 의미 있는 활동을 하는 시간으로 바꾸어 가야 할 것이다. 이는 나중에 다루게 될 청소년기 비만과도 밀접하게 관련된 문제이다. 우리나라 소아-청소년기 비만의 급증이 식생활의 변화보다는 오락과 놀이 문화의 변화에 더 영향을 받고 있다는 주장이 괜한 것은 아니다(미국의학협회 2009).

## 3) 운동 중독- 또 한쪽의 극단

청소년기에는 우리의 몸에 많은 변화들이 일어나는데, 그 중 하나가 근육의 증가와 이에 따른 신체적 힘의 폭발적 증가이다. 남성호르몬의 분비 증가는 근육성장의 생물학적 기초를 제공한다. 청소년기는 "몸"에 관한 관심이 증가하는 시기이므로, 자신의 몸을 가꾸려는 욕심이 지나치다 보면 운동 중독 증상으로 나타난다. 우리 사회에서 불고 있는 성인 혹은 노년의 "몸짱" 열풍이 청소년의 심성에도 많은 영향을 주는 것이 사실이다. 근육을 강화하는 훈련에만 너무 매달리다 보면, 청소년기에 역기, 아령 운동 등에 오랜 시간을 투자하여, 각종 근육을 키우는 훈련에 매달리는 경우도 생기게 된다. 그러나, 과도한 근육운동은 독이 될 수 있다. 갑작스럽게 시작하고 무거운 아령 등을 사용할 경우에는 근육 부상이 문제가 되며, 키 성장에도 방해가 될 수 있다. 청소년기처럼 신체가 성장하는 동안의 파워 리프팅이나 바디빌딩을 하는 것은 성장에 해가 된다는 보고들이 많다. 그리고 일부이지만, 먹는 약물(단백동화 스테로이드)을 복용하면서 근육을 키우는 것은 대단히 위험한 일이 될 수 있다. 단백 동화 스테로이드는 우리 몸의 호르몬 시스템을 망가뜨리고, 고환위축, 유방확대, 불임을 유발하고, 심하면 고혈압, 심장병, 암을 발병시킨다. 또한 여드름, 탈모, 기분 변화, 중독을 유발하고, 복용하다 멈추게 되면 우울증이나 자살위험성을 증가시킨다. 청소년들은 절대 단백 동화 스테로이드 같은 제품을 복용하면 안된다(미국의학협회 2009).

## 4) 청소년기 몸무게의 변화

사춘기 때엔 키가 크면서 몸무게도 변한다. 키와 마찬가지로 몸무게의 변화도 개인차가 매우 크고, 유전-환경 양쪽에서 영향을 받는 것으로 알려져 있다. 몸무게 자체의 변화도 중요하지만, 더 중요한 발달의 지표는 신체질량지수(Body Mass Index: BMI)이다. 아동기부터 성인기까지의 BMI 변화에 대한 그래프를 보면, 12세에서 17세 사이에 가장 큰 변화를 보인다는 것을 알 수 있다. 그러므로, 이 시기가 발달 평가가 가장 자주 되어야 할 시기이고, 비만 관리에 가장 신경을 써야 할 시기이기도 하다(그림 2-2, 그림 2-3).

사춘기가 되면 자신의 체형이 변한다는 것을 느끼게 된다. 가슴이 커지고 엉덩이가 커지며 예전보다 몸에 굴곡이 생기는 데, 이러한 변화들은 모두 적정량의 지방의 증가 및 체중의 증가가 전제가 되어야 한다. 그러므로, 많은 초기 청소년기 아이들 특히 소녀들이 체중 증가에 대해서 걱정을 많이 하지만 체중이 늘어나는 것은 아주 정상적이며 꼭 필요한 일이다.

자신의 체중은 자신의 몸매 형태와 유전적 특성에 의해 좌우된다. 가족, 특히 부모의 몸매의 형태를 닮아가는 경우가 많다. 정확한 나이에 따른 BMI 측정을 통해서 자신의 비만도를 확인하고, 음식 조절과 운동을 통해 체중감량을 시도할 수 있다. 이때 중요한 것은 BMI를 성인용으로 적용하게 되면, 전혀 엉뚱한 결과를 얻게 된다는 것이다. 정확한 연령별 표준 BMI에 대한 지식이 필요하다(소아청소년용 BMI 성장곡선). 그리고 중요한 고려 사항중에 하나는 성장기에는 체중이 늘어나는 것이 꼭 필요한 일이므로, 무리한 다이어트보다는 식단과 식습관을 바르게 하는 것을 통해 비만을 예방하는 시도를 하는 것이 보다 건강한 방법이라는 점이다.

실제 체중을 감량해야 할 필요를 느끼는 상황이라면 가능한 의사와의 상담을 통해, 체중 감량과 건강식이법 및 운동 조절법을 상의하는 것이 좋다. 많은 경우, 실제 체중이나 BMI가 표준범위에 속함에도 불구하고, 스스로를 비만이라고 규정짓고 무리한 다이어트를 하는 경우가 많으므로, 보다 객관적이고, 과학적 접근을 하는 것은 꼭 필요한 과정이라고 생각한다.

객관적인 평가를 통해 비만 혹은 과체중이 확인되면, 초기 접근은 운동량을 늘리는 것이 가장 좋다. 평소에 운동을 많이 하지 않았다면 한 번에 힘들게 하는 것보다 조금씩 운동량을 늘려나가는 것이 좋다. 하루에 한 시간 이상 운동하는 것을 목표로 잡는다. 앉아서 하는 오락 시간을 한 시간 이내로 줄이는 것도 포함한다. 운동량 증가만으로 불충분할 경우, 식단 조절이 추가된다. 저칼로리 식품을 많이 먹고 패스트푸드 같은 칼로리가 높고 영양가 없는 음식은 피하는 쪽으로 식단을 조절한다. 그리고, 체중감량을 위한 기간을 충분히 길게 유지하는 것이 좋다. 너무 빠른 시간 안에 체중을 감량하는 것은 건강에 나쁘고, 특히 성장 급등기인 청소년기에 살을 빼기 위해 밥을 먹지 않는 것은 매우 위험하다(미국의학협회 2009).

청소년기에는 다른 또래들과의 비교에 매우 민감한 시기이고, 특히 자신이 우상화하고있는 청소년 스타(아이돌)에 대한 맹목적인 추종도 많은 때이다. 이런 비교에 대한 민감성 증가가,

# CDC Growth Charts United States

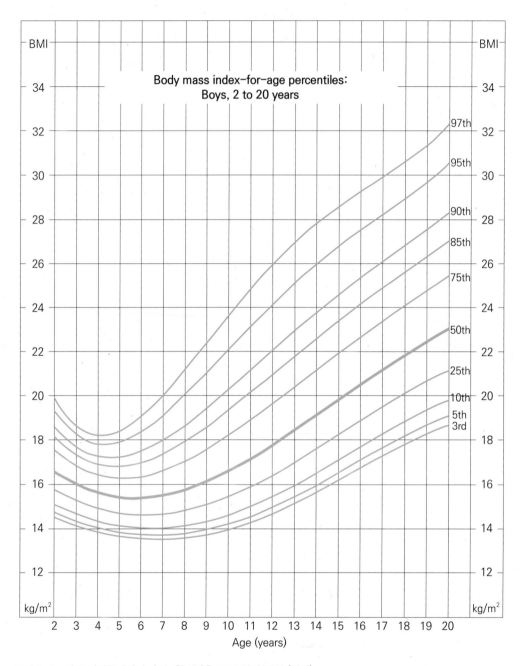

**Body mass index-for-age percentiles:**
**Boys, 2 to 20 years**

**그림 2-2. 미국 질병통제센터 소아-청소년용 BMI 성장 곡선 (남아)**

출처: 미국 질병통제센터 발표자료 (2010년 5월 발표)

# CDC Growth Charts United States

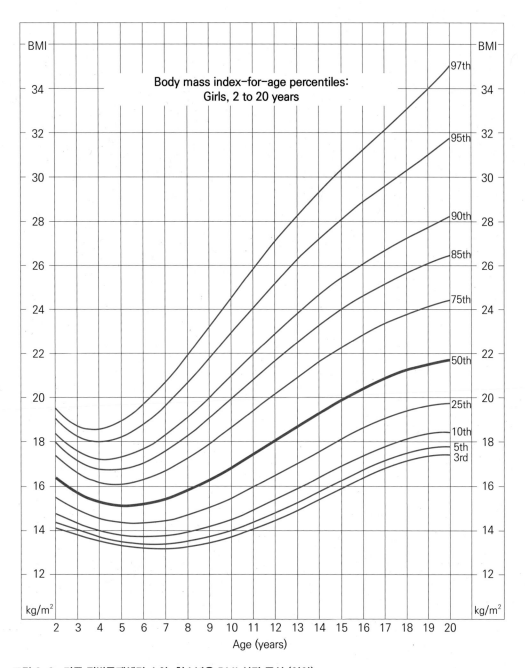

Body mass index–for–age percentiles:
Girls, 2 to 20 years

그림 2-3. 미국 질병통제센터 소아–청소년용 BMI 성장 곡선 (여아)

출처: 미국 질병통제센터 발표자료 (2010년 5월 발표)

자칫 자신의 몸에 대한 왜곡된 인식을 갖게 만들 수 있다. 다른 친구나 스타처럼 자신이 날씬하지 않거나 몸매가 좋지 않다고 걱정할 수 있다. 그러나 몸무게에 대한 지나친 걱정은 자신을 우울하게 만들 수 있고, 왜곡된 노력(구토, 다이어트 약물복용, 식사거절)을 하게 만든다.

청소년 스스로 자신의 외모 때문에 기분이 좋지 않을 때에 자신이 잘할 수 있는 것들, 예를 들어 피아노나 운동 등을 생각하면서 기분을 조절하려고 할 필요가 있다.

몸매나 외모에 대한 불만과 조절 욕구가 생활의 전반에 영향을 주게 되면 문제가 발생한다. 가끔씩 자신의 외모에 대해서 특정 부위가 마음에 들지 않는 것은 일반적인 현상일 수 있으나, 자신의 몸매가 거의 항상 마음에 들지 않는다면 그것은 병적인 문제와 연결될 수 있다. 청소년들 중에 일부는 살을 빼기 위해서 잘 먹지 않거나 음식을 마구 먹고 토하기도 하며, 완벽한 몸매를 만들기 위해 하루에 한 몇 시간씩 강박적으로 운동을 하기도 한다. 하지만 이런 행동들은 모두 자신의 몸을 건강하게 만들기 보다는 더욱 쇠약하게 만들며, 성장에 방해를 가져오고, 식이장애를 일으킬 수 있다.

이 교과서에 다시 다루게 되겠지만, 식이장애는 현대 청소년 정신건강문제 중 흔하면서도 중요한 질환으로 부각되었다. 특히 거식증의 경우에는 높은 사망률을 보이는 심각한 정신장애이다.

## 2 성 기관의 변화와 이차성징

청소년기의 신체적 변화의 가장 극적인 형태는 2차 성징의 발현이다. 성선자극호르몬(LH/FSH)의 분비증가로부터 시작된 성선의 성장은 성선 자체 내에서 남성호르몬과 여성호르몬의 분비증가를 가져오고, 증가된 성호르몬은 이차 성징의 발현을 가져온다. 2차 성징은 Tanner stage라는 다소 비특이적이기는 하지만 유용한 단계적 발현 양상을 일반적으로 보인다. Tanner stage는 음모, 성기발달, 유방발달 등을 기준으로 한다. 이중 음모는 성장기가 시작된 직후부터 성기 주변에 생기는 털이며, 겨드랑이털이나 얼굴의 수염에 비해서 일찍 자라난다. 예를 들면, 남-녀의 음모의 발달 단계는 다음과 같이 5단계로 표현된다(미국의학협회 2009; 그림 2-4, 그림 2-5).

1단계: 음모가 없다.

2단계: 일직선의 음모 털 몇 개가 자라난다.

3단계: 음모의 색의 더 진해지고 곱슬거린다.

4단계: 치골주위에 음모가 자라나며 더 두꺼워지고 거칠어 지며 세모 모양이다.

5단계: 더 두꺼워진 세모 모양의 음모가 되며 허벅지 안쪽이나 위쪽에 자라나기도 한다.

*소녀의 경우, 음모발달의 5단계가 가슴 발달의 5단계와 단계별로 꼭 같이 일어나지는 않는다. 예를 들어 가슴 발달이 4단계일 때 음모는 2 단계에 있을 수도 있다.

대부분의 소년들은 사춘기 때 자신의 몸이, 특히 성기 부분이 어떻게 변할지 가장 많이 궁금해한다. 남성의 성기는 고환과 음경으로 나누어지는데, 이 두 기관 모두 남성호르몬에 의해 사춘기 때부터 발육이 왕성해진다. 특히 고환은 사춘기 때부터 남성호르몬인 테스토스테론을 왕성하게 분비하여 2차 성징을 발현시키며, 또한 정자를 생산해내기 시작한다. 정자를 만들기 위해서 고환은 특별하게 보호되어 있는데, 특히 체온보다 낮은 온도로 보호될 필요가 있다. 그런 이유로, 고환이 위치하는 음낭은 몸 밖으로 나와있게 되는 것이다. 음경은 부드럽고 많은 혈관이 있는 스펀지 같은 조직으로 이루어져 있다. 음경 또한 남성호르몬의 영향으로 발육이 일어나며, 고환에서 만들어진 정자를 배출하는 데 중요한 역할을 한다. 이외에도 남성의 생식기관에는 수정관, 정삭, 부고환이 있다. 이들의 역할도 만들어진 정자를 안전하게 옮기는 역할을 하는 것이다. 음낭 안에 있는 두 개의 고환들은 혈관과 신경, 그리고 수정관으로 연결되는 정삭을 통해 이어져 있고, 두 개의 고환 위에는 각각 정자가 고환을 떠난 후 정자를 저장할 수 있는 공간인 부고환이 위치한다. 사정(정자가 몸 밖으로 배출되는 것)을 하기 전 정자는 부고환에서 수정관으로 이어져 정낭들을 떠나 전립선으로 옮겨지게 된다. 정낭과 전립선은 정자와 섞이게 되는 액체를 배출해내고, 이 액체를 정액이라 한다.

사춘기 초기에는 고환이 먼저 자란다. 이어서 음경이 자라는데, 이것은 성장기 2단계로 들어섰다는 것을 의미한다. 또한 이때부터는 키가 빠르게 자라는 성장 급등기가 시작될 것이라는 것을 의미하기도 한다. 성장기 3단계와 4단계에서도 고환과 음낭의 성장은 계속되고, 4단계에 들어서면서 음경은 넓어지고 길어지는데, 이 때는 키가 가장 빨리, 그리고 많이 자라는 때이기도 하다. 5번째 단계에 이르면 성장은 거의 멈추게 되고 어른의 몸 상태가 된다. 대개 이때가 14살에서 16살 사이가 된다. 그러나 물론 개인차도 있다(대한소아내분비학회 2004; 미국의학협회 2009).

청소년 여성의 경우에는 성 발달이 월경이라는 현상을 통해 전과 후가 시기적으로 분명하게 구분된다. 첫 월경이 시작되는 때는 매우 다양하다. 예측하는 것도 불가능하다. 대부분의

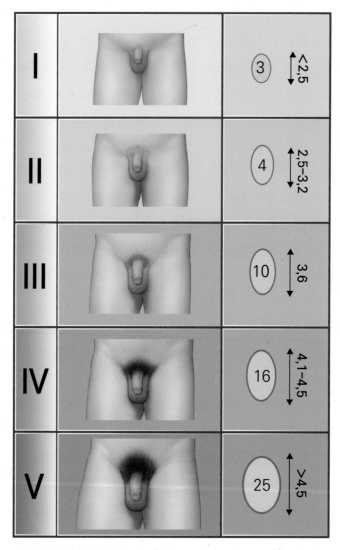

그림 2-4. **남아의 Tanner Stage**

출처: 미국의학협회, 김봉년역 (2009): 십대들의 성장다이어리. 소년편. 시그마북스

소녀들은 9살에서 15살 사이에 첫 월경을 시작한다. 보통 가슴이 커지기 시작한 후 2년 후에
첫 월경을 시작하는 경우가 많다. 월경시기도 유전적인 영향을 받으므로, 어머니의 월경연령
이 참고가 될 수 있다. 16살 이후에도 시작하지 않으면 상담이 필요하다(대한소아내분비학회
2004; 미국의학협회 2009).

월경의 시작은 여성의 수태가능성을 시사하는 것으로 중요한 성발달의 이정표가 된다. 월

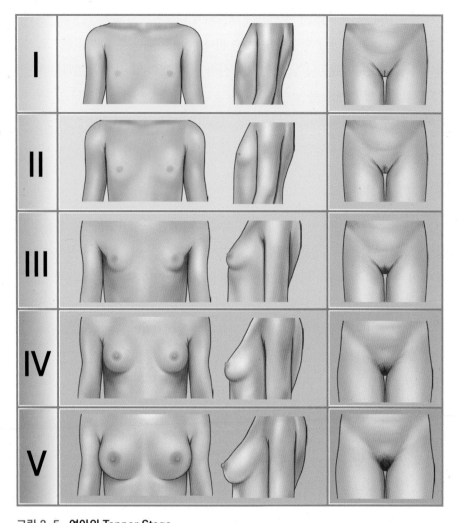

**그림 2-5. 여아의 Tanner Stage**

출처: 미국의학협회, 김붕년역(2009): 십대들의 성장다이어리. 소녀편. 시그마북스

경은 매달마다 자궁이 임신 가능성에 대비하는 준비를 하고 있음을 의미한다. 난소에서 배출된 난자와 남성의 정자가 만나 만들어지는 수정란이 착상될 수 있도록 하기 위해 자궁내막이 두꺼워지는 현상이 나타나고 있다는 것이기도 하다. 하지만 실제 수정이 이루어지지 않으면, 과다 형성된 내막이 필요없어지게 되므로, 그 부분이 융해되어 배출되는 것이 바로 월경이다. 월경은 대략 28일(범위: 21일에서 35일) 정도의 주기성을 갖는데, 이를 월경주기라 한다. 대부분 여성에 있어서, 월경이 시작되고 5일에서 7일 후 자궁 내막이 형성되며, 14일 정도 되었을

때 난자가 배출된다(배란). 난소에서 난자가 배출되어 나팔관까지 옮겨가는 데에는 약 5–7일이 걸리며 난소와 정자가 만나면 수정이 될 수 된다. 하지만 배란 후 5–7일 안으로 수정이 되지 않았다면 난자는 나팔관이나 난소 안에서 사라지고, 약 28일 정도 두꺼워진 자궁 내막은 융해가 되면서 생리혈 형태로 몸 밖으로 배출된다. 청소년기에 생리가 시작되고 2년 정도의 기간 동안에는 이 주기가 규칙적이지 않을 수도 있으며, 월경을 처음 시작했을 때에는 매월마다 생리 주기가 바뀔 수도 있다(대한소아내분비학회 2004; 미국의학협회 2009).

## 1) 청소년기 뇌 발달

청소년들은 사춘기와 신체적, 성적 변화에 대해서 다양한 느낌을 가진다. 청소년들의 목소리를 반영한 문헌보고들에 따르면, 대부분의 청소년들은 몸의 변화를 즐겁게 받아들인다. 이런 변화가 어른이 될 준비라고 인식하고, 자부심을 느끼는 경우도 많다. 이러한 신체적-성적 변화의 속도에 개인차이가 있으므로, 성장 속도에 따라서 느끼는 감정과 반응 또한 다양하다. 일반적으로 남자 청소년은 성장이 빠를수록 자부심이 높아지지만, 품행문제나 반항문제와 연관될 위험성은 증가한다. 반면, 여자 청소년은 성장 속도에 영향을 덜 받는 것으로 보고된다(대한소아내분비학회 2004; 미국의학협회 2009).

청소년기는 자아의식이 높아지고, 타인의 눈을 많이 의식하며, 남들과 비교를 많이 하는 시기이다. 부모와의 거리감이 아동기 때에 비해서 더 커지는 시기이기도 하며, 독립에 대한 요구와 의존하고픈 욕구 사이에서 방황하는 시기이다. 세상 속에서 자신의 위치에 대해서 고민하는 시기이며, 도덕적으로 완벽하기를 추구하기도 하고, 반대로 쾌락주의 속에서 난잡한 생활을 할 수도 있는 극단의 시기이다. 극단적인 선택을 할 위험성과 위험한 욕구를 쉽게 충동적으로 행동화할 가능성이 큰 시기인 만큼, 감정변화에 대한 세심한 이해와 존중이 더 많이 필요한 시기이고, 부모 역할의 변화가 필요한 때이다(Blakemore 등, 2010). 이러한 일련의 감정변화는 사춘기의 호르몬 변화, 특히 테스토스테론과 뇌 발달 간 긴밀한 상호작용이 있다(김붕년 2021). 하지만, 역시 위에서 언급한대로, 사회적 압력과 기대가 급변하면서 생기는 적응상의 어려움들도 청소년기의 감정변화에 큰 몫을 차지한다(Arnett와 Balle–Jensen 1993). 생물학적인 영향과 사회문화적 변화가 뇌의 발달에 영향을 함께 끼친다는 점도 청소년의 이해에 중요한 부분이 된다.

## 2) 청소년기 뇌 발달 및 행동변화 호르몬의 영향

성 스테로이드 호르몬인 에스트로겐과 테스토스테론, 그리고 아드레날린 등 성관련 호르몬은 청소년기 동안 분비량이 크게 증가된다. 이 호르몬들은 모두 신체 성장과 형태에 변화를 일으키는데 이는 2차 성징이라는 현상으로 설명된다. 성 호르몬은 또한 뇌와 행동에서 큰 변화를 일으키는 것으로 알려져 있으며, 이는 청소년기 뇌의 발달변화와 행동변화에 중요한 요인 중에 하나가 된다.

남성호르몬이라고 알려진, 테스토스테론은 인간의 일생에 두 번의 큰 영향을 미친다. 첫 번째는 출생 전후 시기인데, 이 시기에 뇌의 남성화(또는 탈 여성화)에 결정적인 영향을 미친다. 테스토스테론이 없으면, 뇌는 여성화된다. 두 번째 시기는 사춘기이다. 대뇌 기능에 잠재되어 있던 남성성을 활성화시키는 결과를 가져온다. 특히 대뇌의 기능 중 성적 행동과 사회적 행동을 강화하는 신경회로의 활성화에 기여한다고 알려져 있다(Blakemore 2008). 동물실험을 통해 확인된 바로는, 성호르몬이 세 개의 회로를 활성화하는 데, 첫 번째는 직접적으로 시상하부 회로에 작용하여, 생식행동을 촉진하는 부위를 활성화시키고, 두 번째로는 감각 및 감각 관련 영역을 활성화시켜서 성적인 대상이나 경쟁자를 찾는 활동을 활성화시킨다. 세 번째로는 nucleus accumbens와 연결된 도파민 회로 및 전전두엽 회로를 활성화하여 보상관련 행동을 강화하는 것으로 확인되었다. 이러한 일련의 대뇌 활성화는 동물의 테스토스테론 혈중 농도와 강한 연관이 있었다. 또한 DHEA, DHEAS 등 아드레날린 호르몬도 비슷한 역할을 하는 것으로 확인되었다(Sisk와 Foster 2004). 그런데, 최근 연구에는 이 경로 외에 편도핵과 주변부를 직접 자극하여 불안-공포-분노-공격성에 예민하게 만든다는 연구결과도 축적되어 가고 있다(김붕년 2021).

청소년기의 인간의 뇌 발달에 대해서는 회백질과 백질의 변화를 구분해서 보았으며, 호르몬의 변화나 사춘기적 신체변화를 측정하는 Tanner stage와의 관련성을 함께 탐색하였다. 뇌의 발달에 대한 연구는 대부분 MRI를 통해서 이루어졌다.

## 3) 회백질(灰白質: Gray matter)의 청소년기 발달

아동기에서 청소년기 동안의 회백질의 양(밀도, 체적 및 두께)는 위치에 따라 차이를 보이며, 비선형적인 변화를 보이는 것으로 보고되고 있다. 현재까지의 연구들을 종합하면, U자를 거꾸로 한 모양 즉 청소년기의 일정시기까지는 증가되면서 최고점에 달하고, 그 이후에는 서서히 지속적으로 감소하면서 성인기 수준에 다다르는 양상의 발달을 보인다(Giedd 등 1999; Shaw 등 2008). 최고점에 달하는 시기가 바로 청소년기인 것으로 알려져 있는데, 정확한 연령은 연구마다, 그리고, 뇌의 영역에 따라 약간의 차이가 있다. 뇌의 회백질을 구성하는 것은 신경세포체, 신경돌기, 그리고 신경세포를 지지하는 구조물들이다. 이 회백질의 체적이 증가된다는 것은 대부분 신경돌기의 성장이거나 시냅스 연결의 증가라고 생각된다. 청소년기 초기까지는 신경돌기의 성장과 연결증가로 인해서 회백질의 양이 증가하다가, 청소년기 중기를 지나면서 활성화되는 시냅스 가지치기를 통해서 다시 회백질의 양이 감소되어 성인기 수준까지 도달하는 것으로 알려져 있다(Shaw 등 2008). 가장 대표적인 연구로 알려져 있는 Giedd 등의 연구(1999)에서는 이러한 역-U자형 양상이 전두엽, 측두엽, 두정엽에서 나타나며 전두엽과 두정엽의 최고점은 12세 전후이고, 여성이 약 1년 정도 빨리 최고점에 도달하는 것으로 보고하였다. 이러한 최고점 도달의 양상이나 발달의 양상은 신체적인 사춘기 표현 양상이나 남녀 차이와 잘 일치하는 결과를 보여주고 있다. 그 이후에 나온 다른 연구(Shaw 등 2008)에서는 편도체의 경우에는 남성에서, 해마의 경우에는 여성에서만 뚜렷한 회백질의 증가를 보이는 것으로 보고하고 있다.

뇌의 발달과 성별 그리고, 청소년의 호르몬 변화를 함께 측정한 연구들에서는, 남성에서 남성호르몬의 혈중농도와 전체적인 회백질 양간에 유의한 양의 상관관계가 있는 것으로 보고하고 있다. 반면에 여성에서는 여성 호르몬과 전체 및 특정 부위의 회백질 양간에는 음의 상관관계가 있었다(Peper 등 2009). 회백질의 양, 성별, 청소년의 의 호르몬 변화를 측정한 다른 연구에서는 편도체의 체적은 남성호르몬 농도, Tanner stage와 양의 상관관계가 있는 반면에, 해마의 체적은 음의 상관관계가 있었다. 또한 성별에 따른 다른 효과가 나타났는데, 여성에서는 여성호르몬인 에스트로젠 수치와 내측두엽-편도-해마체적간에 양의 상관계를 보였으나, 남성에서는 남성호르몬과 두정엽간에는 음의 상관관계를 보였다(Neufang 등 2009). 그러나 이 일련의 소견들은 아직 예비적인 것으로 판단되며, 앞으로 후속 연구를 통해서 추가로 확인할 필요가 있다.

## 4) 백질(White matter)의 청소년기 발달

회백질과는 달리, 백질의 양은 아동기부터 청소년기를 거쳐 꾸준한 선형적인 증가를 보이는 것으로 여러 MRI연구에서 보고하고 있다(Giedd 등 1999). 증가양상은 성인기 초기까지 이어지다가 이후 안정화되어 일정한 수준을 유지한다. 남녀 모두 증가 소견을 보이나, 여성에 비해서 남성이 청소년기에 더 뚜렷한 성장 곡선을 그린다(Perrin 등 2008). 백질은 마이엘린이란 지방질로 쌓여져 있는 축색돌기(myelinated axon fiber)로 구성이 되어 있는데, 백질의 증가는 바로 axon을 둘러싸는 myelination의 증가를 반영하는 것이다. 양적 증가뿐만 아니라, MRI 측정치 중, fractional anisotropy (FA)도 함께 증가한다(Benes 등 1994). FA는 특정 뇌 부위에서의 물분자의 확산 방향성과 관련이 있다. FA가 증가한다는 것은 특정 부위와 부위사이의 회로가 더 정교하게 조직화된다는 것을 의미한다. 회로조직화를 반영하는 FA증가도 myelination증가와 관련이 된다. FA의 증가에서의 남-녀별 성차는 뚜렷하지 않다(Paus 2008). 백질 MRI 측정치 중 흥미있는 또 하나는 myelin-transfer ratio (MTR)이다. MTR은 백질의 myelin과 같은 거대분자에 대한 정보를 제공하는데, MTR의 경우는 남-녀별 성차가 뚜렷하다. 즉, 청소년기 동안에 여성의 MTR은 감소되지 않는 반면, 남성의 경우에는 약간 감소되는 양상을 보인다. MTR의 감소는 axon의 반지름이 증가되는 것과 연관이 있는 것으로 알려져 있어, 남성에서 더 유의한 axon 반지름 증가와 일치되는 소견이라고 할 수 있다(Perrin 등 2009).

이러한 백질의 변화도 성호르몬 등 청소년기의 변화와 연관되는가? 아직 매우 적은 숫자의 연구 밖에는 없으므로, 충분한 답변을 기대하기 어렵다. 2009년에 시행된 한 개의 연구에서 9세에서의 LH 농도와 백질 밀도 간에 양의 상관관계가 있음을 보고하였으나 성별의 차이는 부정하였다(Peper 등 2009). 그러나 다른 연구에서는 성별에 따른 차이가 있는 것으로 보고하였는데, 남성호르몬이 주요한 역할을 하는 것으로 확인하였다. 이 연구에서는 남성호르몬 생성 유전자의 발현정도와 백질양간에 유의한 양의 상관관계가 있음을 보고하였다(Perrin 등 2009). 또한 이 소견은 남성에서 더 뚜렷한 백질양의 증가를 청소년기에 보인다는 기존 연구결과의 생물학적 이유를 제공하였다는 점에서 의미가 깊다. 이상과 같이, 비교적 일관되게, 다양한 연구들이 뇌의 체적 변화와 성호르몬간의 연관성을 보고하고 있으며, 이러한 연관성이 청소년기 뇌발달에 대한 생물학적 토대를 제공하고 있다.

## 5) 청소년기 뇌 발달과 인지적 변화

아동기에서 청소년기로 이행하면서 추상적 사고능력, 가설검증능력, 역지사지 능력 등이 발전하며, 피아제는 이를 "형식적 조작기"라고 명명하였다. 그러나 청소년기 인지발달에 대한 실증적 행동학적 연구는 놀랄 만큼 부족하고, 특히 뇌 발달이나 호르몬의 영향 등 생물학적 기반에 대한 연구는 아직 거의 이루어지지 않았다고 할 만큼 일천하다(Blakemore 등 2010).

흥미로운 실증 연구 중에 한 가지는 "얼굴 인지에 대한 연구"이다. 이 연구는 일련의 사진들

속에서 같은 사람의 얼굴을 찾는 연구로서, 사춘기에 접어든 청소년에서 낮은 수행도를 나타 냈다. 80년대부터 약 20년 사이에 진행된 수 편의 연구들 대부분이 사춘기의 변화가 낮은 수행도와 연관됨을 일관되게 보고하였다(Carey 등 1980, McGivern 등 2002).

성호르몬이 인지능력에 미치는 영향은 청소년기와 성인기가 확연히 다르다는 연구보고가 많다. 예를 들면, 성인에서는 테스토스테론과 공격성간의 연관성이 뚜렷하지 않으나, 청소년기의 연구들에서는 일관된 양의 상관관계를 보인다(Archer 2006). 그러나 생각보다 단순하지는 않다. 남성 호르몬이 단순히 공격성만을 증가시키는 것이 아니라, 사회적으로 보다 높은 위치를 차지하려는 동기를 강화시키는 쪽으로 작용한다는 주장이 최근 설득력을 얻고 있다. 이러한 동기강화가 좌절될 때 공격성이 증폭된다는 것이다(Dahl과 Gunnar 2009).

청소년기의 인지적 특성과 성호르몬의 연관성과 관련하여, "감각추구성"이 관심을 끌고 있다. 특히 청소년기의 높은 감각추구성이 청소년들의 위험행동들(성적문란, 알코올 및 약물 남용, 위험한 운전과 스포츠)을 설명해주는 유용한 핵심개념이기에 더 큰 관심을 끌고 있는 것이다(Martin 등 2002). 감각추구성은 성호르몬 분비가 왕성해지기 시작하는 11세에서 14세까지 꾸준히 증가하는 양상을 보이며, 남-녀 모두에서 그러한 경향성을 보이는 것으로 조사되었다(Spear 2000). 좀 더 긴 추적 연구에서는 감각추구성이 역 U자형의 발달 과정을 보이는데, 가장 최고조에 이르는 시점이 역시 사춘기의 시작과 일치하는 시점이었다. 이러한 발달과정의 역 U자형 그래프 형태는 특히 남성에서 두드러졌다(Steinberg와 Monahan 2007).

## 6) 기능적인 뇌발달의 측정과 청소년기 호르몬 변화

적은 수의 기능적인 뇌영상연구 특히 fMRI연구가 청소년기의 호르몬 변화와 뇌기능적 변화와의 연관성에 대해 연구하였다. 기능적 뇌영상의 남녀차이가 청소년기에 발견된다 하더라도, 이것은 태생기 동안의 성호르몬의 영향, 성 관련 유전자들의 청소년기와는 무관한 독립적 영향, 성 특이적인 환경적 경험의 영향 등도 관여되므로, 사춘기를 전후로 한 청소년 성발달의 영향으로만 그 원인을 돌릴 수는 없을 것이다. 그러나 몇몇 연구에서는 남-녀 차이가 사춘기 성호르몬의 영향이라는 것을 시사하는 연구들이 있다. 특히, 사춘기시절과 비슷하게, 성호르몬의 분비가 큰 차이를 보이는 특정 내분비 장애들에 대한 연구에서 그러한 결과들이 확인되고 있다. 예를 들면, 가족성 남성호르몬 과다분비장애(사춘기 전부터 남성호르몬의 과다분비를 보임)를 가진 남자 청소년들만을 대상으로 한 연구에서는 공포에 질린 얼굴표정에 대해서 더 강한 생리적 반응과 더 뚜렷한 해마의 혈류증가를 보이는 것을 보고하였다(Mueller 등

2009). 또한 선천성 아드레날린 과다증을 가진 남녀청소년을 비교한 다른 연구에서는 여성환자그룹이 더 뚜렷한 공포-분노자극에 대한 편도핵의 과다 반응성을 나타냈다(Ernst 2007). 이러한 여성환자에서의 반응성은 남성 정상군과 비슷한 것으로 남성호르몬에의 과다노출이 이러한 인지적 특성과 뇌기능상의 성적 변화를 가져왔다는 것을 알 수 있었다.

청소년기는 욕망, 감정, 동기, 심리의 변화를 심하게 겪는 시기이다. 또한 행동과 사회적 적응 면에서도 많은 변화를 보이는 시기이다. 신체발달이나 뇌발달에 대한 최근 연구들은, 이 시기의 변화에 사춘기에 특이적인 생물학적 변화들이 중요한 영향력을 행사한다는 것을 보여주고 있다(김붕년 2021). 사춘기의 호르몬 변화와 뇌의 기질적 변화들 사이의 연관성은 아직 초보적이기는 하지만, 꽤 의미 있는 결과들이 축적되고 있다. 청소년기에 일어나는 신체적 성장의 배경이 되는 생물학적 변화, 특히 내분비적 변화들은 청소년기의 성적발달뿐만 아니라, 뇌의 발달, 인지적 변화, 행동 변화에 중요한 요소라는 점은 분명해 보인다. 향후에는 이러한 생물학적 변화를 일으키는 유전적 요소와 환경적 요소들에 대한 통찰력 있는 연구들이 계속되어야 할 것이다.

## 📖 참고문헌

대한소아내분비학회 교과서편찬위원회: 소아내분비학-개정판. 정상성장 및 정상사춘기. 광문출판사; 2009.

미국의학협회: 김붕년역: 십대들의 성장 다이어리, 소년편. 시그마북스; 2009.

보건복지부(질병관리청), 대한소아과학회(2017): 한국의 최신 성장도표: https://knhanes.kdca.go.kr/knhanes/sub08/sub08_02.do

10대의 뇌: 놀라운뇌, 불안한뇌, 아픈뇌: 김붕년. 코리아닷컴. 2021.

American Medical Association, Pfeifer KG. American medical association boy's guide to becoming a teen. 1st ed. Middleman AB, editor. London, England: Jossey-Bass; 2010.

American Medical Association, Gruenwald K. American medical association girl's guide to becoming a teen. Middleman AB, editor. London, England: Jossey-Bass; 2012.

Archer J. Testosterone and human aggression: an evaluation of the challenge hypothesis. Neurosci Biobehav Rev 2006;30(3):319-45.

Arnett J, Balle-Jensen L. Cultural bases of risk behavior: Danish adolescents. Child Dev 1993;64(6):1842-55.

Benes FM, Turtle M, Khan Y, Farol P. Myelination of a key relay zone in the hippocampal formation occurs in the human brain during childhood, adolescence, and adulthood. Arch Gen Psychiatry 1994;51(6):477-84.

Blakemore S-J. The social brain in adolescence. Nat Rev Neurosci 2008;9(4):267-77.

Blakemore S-J, Burnett S, Dahl RE. The role of puberty in the developing adolescent brain. Hum Brain Mapp 2010;31(6):926-33.

Carey S, Diamond R, Woods B. Development of face recognition: A maturational component? Dev Psychol 1980;16(4):257-69.

Dahl RE, Gunnar MR. Heightened stress responsiveness and emotional reactivity during pubertal maturation: implications for psychopathology. Dev Psychopathol 2009 Winter;21(1):1-6.

Ernst M, Maheu F, Schroth E, Hardin J, Golan L, Cameron J, et al. Amygdala function in adolescents with congenital adrenal hyperplasia: A model for the study of early steroid abnormalities. Neuropsychologia 2007;45(9):2104-13.

Giedd JN, Blumenthal J, Jeffries NO, Castellanos FX, Liu H, Zijdenbos A, et al. Brain development during childhood and adolescence: a longitudinal MRI study. Nat Neurosci 1999;2(10):861-3.

Martin CA, Kelly TH, Rayens MK, Brogli BR, Brenzel A, Smith WJ, et al. Sensation seeking, puberty, and nicotine, alcohol, and marijuana use in adolescence. J Am Acad Child Adolesc Psychiatry 2002;41(12):1495-502.

McGivern RF, Andersen J, Byrd D, Mutter KL, Reilly J. Cognitive efficiency on a match to sample task decreases at the onset of puberty in children. Brain Cogn 2002;50(1):73-89.

Mueller SC, Mandell D, Leschek EW, Pine DS, Merke DP, Ernst M. Early hyperandrogenism affects the development of hippocampal function: Preliminary evidence from a functional magnetic resonance imaging study of boys with familial male precocious puberty. J Child Adolesc Psychopharmacol 2009;19(1):41-50.

Neufang S, Specht K, Hausmann M, Güntürkün O, Herpertz-Dahlmann B, Fink GR, et al. Sex differences and the impact of steroid hormones on the developing human brain. Cereb Cortex 2009;19(2):464-73.

Paus T, Keshavan M, Giedd JN. Why do many psychiatric disorders emerge during adolescence? Nat Rev Neurosci 2008;9(12):947-57.

Perrin JS, Hervé P-Y, Leonard G, Perron M, Pike GB, Pitiot A, et al. Growth of white matter in the adolescent brain: role of testosterone and androgen receptor. J Neurosci 2008;28(38):9519-24.

Perrin JS, Leonard G, Perron M, Pike GB, Pitiot A, Richer L, et al. Sex differences in the growth of white matter during adolescence. Neuroimage 2009;45(4):1055-66.

Peper JS, Brouwer RM, Schnack HG, van Baal GC, van Leeuwen M, van den Berg SM, et al. Sex steroids and brain structure in pubertal boys and girls. Psychoneuroendocrinology 2009;34(3):332-42.

Shaw P, Kabani NJ, Lerch JP, Eckstrand K, Lenroot R, Gogtay N, et al. Neurodevelopmental trajectories of the human cerebral cortex. J Neurosci 2008;28(14):3586-94.

Sisk CL, Foster DL. The neural basis of puberty and adolescence. Nat Neurosci 2004;7(10):1040-7.

Spear LP. The adolescent brain and age-related behavioral manifestations. Neurosci Biobehav Rev 2000;24(4):417-63.

Steinberg L, Monahan KC. Age differences in resistance to peer influence. Dev Psychol 2007;43(6):1531-43.

# 청소년 문화(군대, 취업 포함)
## Culture in Adolescence

하지현

문화는 인간이 사람들과 모여 살면서 집단을 이루고 이를 세대 간에 전수하고, 집단 내에서 삶의 스타일을 공유하는 방식이다. 생활의 기준, 관습, 역할, 가치 등이 포함되어 한 사람의 판단과 행동에 영향을 준다. 문화는 대부분 자라고 생활하면서 자연스럽게 경험하고 익히는 것이며 명문화하기 어려운 것이 많다. 문화적 맥락안에서 대인관계의 특성, 개인의 행동의 본뜻을 비로소 파악할 수 있을 때가 있다. 문화적 맥락은 사람들이 살면서 상호작용하는 사회문화적 환경을 뜻한다. 자신이 속한 가정, 거주지역, 종교, 사회경제적 층위, 인종이나 국적 등은 사회문화적 맥락을 만들어내고, 개인의 감정반응, 판단, 행동의 개인차를 만든다. 개인은 자신이 속한 문화환경 안에서 성장하고 생활하며 문화적 정체성을 형성한다. 이를 통해 일반적 개인정체성의 한 부분을 구성하며 다양한 문화적 맥락에서 같은 준거 집단 안에 있다 하더라고 자신만의 가치, 믿음, 역사적 맥락, 자기표현 방식 등을 포함한 내재화된 자기정의를 하게 된다.

문화는 한 사람이 속한 거대집단에 모두 통용되는 일반적인 것과 더불어 연령, 성, 사회 내 직무 등으로 나뉘는 하위집단의 문화도 존재한다. 이를 통해 각 하위집단은 집단정체성을 확립해 나가고, 사회에서 그 하위집단에게 요구하는 역할 수행을 하는 데 도움을 받는다. 청소년 문화는 일정한 연령대의 집단이 공유하는 생활양식, 감정, 사고유형, 가치관을 통칭하는 것으로 일종의 하위문화로 분류할 수 있다. 하위문화적 관점에서 청소년 문화를 처음 조망한 영국의 버밍험 대학의 문화연구소에서는 전후 영국 사회의 노동자 계급 가정의 청소년들의 특징적 행동을 하위문화적 관점에서 개념화했다. 오랜 기간 영국의 노동자 계급이 유지하던 안정적 삶이 전후세대에서 흔들리자 청소년의 삶의 기반이 함께 흔들리면서 부모세대이자 권위적 지배집단에 대한 저항의식이 일종의 하위문화로서 청소년 문화를 형성하게 되었다. 그러나 이런 초기의 개념은 비판을 받았다. 미국의 경우 이런 계급적 관점보다 지역적, 인종적 구분이 청소년의 하위문화를 설명하는 데 중요한 요소라는 점이 예다. 그러나 현대에 이르러 단순히 청소년을 물리적 연령으로 구분하고, 이들에게만 존재하는 특정한 하위문화가 있다고 보기보다는, 정신적 발달단계의 특정 시기의 정신상태를 가진 이들의 특징적이고 독특한 생활 스타일로 규정한다. 같은 사회라 해도 청소년기 하위문화는 단일하고 동질적인 것이라기보다 일정 시기, 지역, 사회경제적 환경, 문화적 배경에 따라 역동적으로 이합집산을 다양한 특성과 삶의 스타일의 총화로 보는 것이 타당하다.

청소년기의 문화는 한국사회 전체 문화의 측면에서 보면 하위문화의 하나로 이해하는 것이 적절하다. 이는 시대의 변화를 민감하게 반영하여 변화한다. 청소년기 문화를 잘 이해하는 것은 그런 면에서 치료자 본인의 청소년기 경험을 회상하는 것으로는 부족할 여지가 있다. 보편적인 공통점은 있겠지만, 치료자 자신이 경험한 하위문화와 문화적 맥락이 지금 평가할 청소년을 충분히 이해하는 데 부족하거나 오해할 여지가 있다. 그런 면에서 실시간으로 변화하는 청소년기의 문화적 맥락과 특성을 치료자는 잘 파악하고 따라갈 필요가 있다. 한편 최근 20년간 한국에 이민과 거주노동자들이 증가했고 한국인 중에 장기간 외국 생활 후에 청소년기에 한국으로 돌아와 생활하는 청소년도 증가한 상태다. 그런 측면에서 미국이나 유럽등지에서 이미 활성화된 횡문화적 맥락에 대한 관점과 이해의 필요성이 새로이 대두된다.

## 1 문화적응(Acculturation)

문화적응은 한 하위문화 집단에 있는 사람이 다른 주도적 큰 집단에 속하거나 노출되는 상황에 그 사람의 행동이나 태도가 변화하는 과정을 의미한다. 농촌지역에서 성장한 청소년이 대도시로 이주하여 학교 생활에 적응하는 과정도 문화적응의 일환으로 이해할 수 있다. 외국에서 태어나 생활하던 청소년이 중고교 과정을 위해 한국의 일반학교로 진학할 때 생기는 일들도 같은 맥락에서 볼 수 있다. 성공적인 문화적응은 하위집단에 속한 청소년의 스트레스와 정신질환의 위험을 줄여준다(Martin 등 2017). 경우에 따라서는 기존에 알고 있던 신념, 가치 체계가 새로운 주도적 준거집단의 문화적 맥락과 충돌하면서 상당한 스트레스를 경험할 수 있다. 이때 해당 청소년은 새로운 문화에 동화하는 것에 저항하거나, 강한 소외감을 느끼는 것, 혹은 거절당하는 경험을 할 수 있다. 경우에 따라 무조건적 수용을 선택하기도 하는데, 청소년의 개인의 기질, 가정의 문화, 부모의 태도 등에 따라 상이할 수밖에 없다. 일반적으로 새로운 문화집단에 처음 노출되고 생활하기 시작하는 연령이 어릴수록 적응에 어려움은 적은 편이다. 이상적인 적응을 하게 되면 청소년은 자신이 원래 속해있는 가정을 기반으로 한 문화와 현재 생활하는 큰 준거집단의 문화를 모두 습득하여 유연성 있게 적용할 수 있게 된다. 청소년기의 발달과제가 '정체성 형성'이기에 "나는 누구인가", "나는 어디에 속한 존재인가"는 매우 중요한 물음이다. 이때 현재 생활하는 준거집단의 문화와 원소속 가정의 문화는 충돌을 일으키기 쉽고, 친구나 이성관계를 만들어 나가는 데 내적 갈등과 심리적 괴로움의 원인이 될 수 있다.

## 2 청소년기의 사회문화적 합의(Sociocultural Agreement)

청소년기는 성인기로 진입하기 전에 갖춰야 할 다양한 사회적 기술을 익히고, 사회규범을 습득할 시간을 주는 사회적 약속으로 유예기(moratorium)라 부르기도 한다. 그런 면에서 청소년기의 종결은 성인기의 진입을 의미하는 것으로 이를 위해서 사회문화적 합의가 필요하다(Bahn 등 2015). 어떤 것은 법령으로 규정하고, 또 어떤 부분은 암묵적 합의로 성인기 이행을 용인한다. 그래서 청소년기와 연관된 다양한 금지와 규칙은 문화적 맥락과 각 나라의 역사에 따라 상이할 수밖에 없다. 대표적인 예가 운전, 음주, 결혼, 투표이다.

한국은 만 18세 이상이 되면 운전면허 취득이 가능하나 미국은 만 16세로 다르다. 유럽의 슬로베니아, 아이슬란드는 16세, 독일, 영국, 이탈리아는 17세, 프랑스, 핀란드, 러시아는 18세로 국가별로 상이하다. 한국은 술을 합법적으로 구매하고 마실 수 있는 연령은 만 19세로 규정하고 있는데 대부분의 나라가 18세인 경우가 많고, 미국은 21세가 되어야 주류를 구매할 수 있다. 국교가 이슬람교인 나라는 대부분 금주를 법으로 규정하고 있다.

결혼을 할 수 있는 연령도 국가마다 다르다. 한국의 민법은 만 18세를 혼인적령(婚姻適齡)으로 규정한다. 과거 여성은 만 16세로 남성에 비해 어렸으나 민법을 개정하여 동일한 나이로 하였다. 미국, 캐나다, 독일 등은 한국과 동일하게 만 18세이고 남녀가 같은데 반해, 중국은 여성 20세, 남성 22세, 일본이 여성 16세, 남성 18세로 남녀의 차이를 두고 있다. 한편 일본의 경우 20세 미만이 결혼하고자 하면 부모의 동의를 얻어야 한다.

문화적으로는 법적 연령과 관계없이 결혼을 하고 나면 비로소 가족으로부터 성인으로 인정하는 경향이 크다. 2020년 통계청의 혼인이혼통계에 따르면 한국의 평균 혼인 연령은 남성 33.2세 여성 30.8세로 모두 30세가 넘었고 첫 아이 출산연령은 평균 32.3세이다. 청소년기의 종결을 결혼 및 출산을 기점으로 한다면 한국의 문화적 관점에서 종결이 늦어지고 있는 경향으로 해석할 수 있다.

선거권을 갖고 행사하는 것은 국가의 시민으로 주권을 행사한다는 의미다. 이는 국가에서 성인으로 인정하는 것이다. 한국은 만 18세가 되면 선거권을 갖고 일부 국가를 제외하고 대부분의 국가가 만 18세로 규정하고, 오스트리아나 브라질 등 6개국이 만 16세에 선거권을 부여한다. 한국의 선거권은 2005년의 개정으로 만 20세에서 19세로, 2019년부터 만 18세로 낮아졌다.

이와 같이 결혼, 선거, 음주와 같은 성인이 하는 행위는 사회문화적 합의가 필요하며, 국가별로 차이가 나고 규범의 밑바탕이 된다. 한국의 법 규정이 변화하듯이 사회의 변화에 맞춰서 연령은 달라질 수 있다. 청소년기의 종결이 성인의 시작이라면 연관된 상당한 규정은 이와 같이 사회문화적 합의를 필요로 한다.

## 3 성년식(成年式 Initiation)

익스트림 레저 스포츠의 하나인 번지점프는 남태평양 바누아투의 남성들이 높은 나무에서 끈을 묶고 땅을 향해 뛰어내려 담력과 남성다움을 인정받으려 했던 성인식의 일종에서 유래한 것이다. 이와 같이 많은 문화권에서는 법적으로 성인을 규정하는 연령이 없다 하더라도 어떤 의식을 통해 성인을 인정해 왔다. 소년에서 성인으로 넘어가는 통과의례를 하는 것은 수많은 문화권과 역사에서 발견할 수 있다. 일반적으로 육체적 고통을 주거나 위험한 상황에 놓이게 한 후 이를 견뎌내거나 임무를 완수하면 이때부터 성인으로 인정하거나 전사와 같은 특정 집단에 통합할 자격을 줘서 새로운 사회에 적응할 수 있게 한다. 대표적인 분리의례로는 할례

(割禮)가 있고 코의 격벽을 뚫는 것, 머리털을 일정한 형태로 자르는 것, 문신도 이에 포함된다. 한국에서는 조선시대부터 유교가 중심이 되면서 관혼상제중 맨 앞의 관례는 어른이 되었음을 알리는 의식으로 일반화 되었다. 15세에서 20세 사이의 남성이 땋아 내렸던 머리를 올려 복건(幅巾)·초립(草笠)·사모(紗帽)·탕건(宕巾)등을 씌워주는 의식이다. 관례 이후에는 성인으로 책임과 의무를 지켜야 했다(국립민속박물관).

성년식은 소년기에서 성인으로 넘어가는 성숙을 축하하고, 가족의 일원에서 사회의 일원으로 재탄생하는 것을 소속집단이 인정하는 것이다. 불교문화권에서는 단기간 출가를 경험하게 하고 힌두교에서는 드비자(Dvija)라는 종교적 재생의식을 하며, 유대교에서는 소녀는 12세에 '바트미츠바(batmitzvah)', 소년은 13세에 '바르 미츠바(Bar Mitzvah)'라는 의식을 치르고 성숙함을 인정한다.

청소년기에 성년식은 통과의례의 관점에서 재해석되어 사용되기도 한다. 어떤 집단에 속하기 위해 특정한 행동을 해야 하거나, 졸업식을 한 후 교복을 찢거나 밀가루를 뿌리는 행위도 문화적 측면에서 통과의례의 일종으로 해석할 수 있다. 청소년기에 동아리나 문제적 행위를 하는 집단에 소속하기 위해 비합법적인 행동을 하도록 강요하고, 이를 했을 때에만 집단의 일원으로 인정하는 것도 통과의례로서 의미를 갖는 행동이다.

## 4 청소년 고유문화의 필요성

청소년이 되면 부모와 교육기관에서 자신에게 필요한 요소가 제공되지 않는다는 생각을 하게 된다. 자신을 주변인으로 인식한다. 그 안에서 자신의 존재와 자신이 속한 공동체 안에서 위치에 대해 의문을 갖게 되고, 자신의 존재를 밝히고 표현하려는 본능적 충동을 갖는다. 그러면서 자신들만의 집단을 만들고 거기서 소속감을 느끼면서 복잡한 관계망을 경험하며 성인기로 접어들 수 있다. 자신의 존재감을 형성하기 위해 노력하는 중에 경험하는 존재적 불안, 혼란, 동요를 자기들의 문화로 만들어내는데, 이것이 하위문화의 일종을 형성한다(Prut 2000).

또래집단은 성인, 혹은 기존사회와 다소 동떨어진 자기들만의 규범을 만들어 기존집단과 자신의 공동체 집단을 구별지으려 한다. 그리고 이것이 집단적 자아이상을 형성하고, 그 안에서 안정감과 안전함을 경험한다. 또래집단 안에 소속되어 있기 위해 부모에 의해 기존에 내재화 되었던 가치에서는 허용하지 않는 행동이나 규범의 이탈을 할 수 있다. 그리고 또래집단 구성원들은 자기들만의 언어를 만들고, 같은 표식을 하고 다니거나, 옷을 입고 다니는 것으로 집단의 정체성을 동시에 추구한다. 경우에 따라 집단은 구성원들에게 규범을 따르도록 강요하고, 집단에 참여하기 위해서는 일종의 독특한 통과의례를 거치도록 한다. 이 과정을 거친 구성원들 사이의 결속력은 매우 강하다. 또래집단은 일반적으로 무계획적이고, 금지된 것을 추구하는 경향이 있다(Coleman 과 Hendry 1999).

한 집단이 정체성을 갖기 위해 자기들 집단 안에서만 통용되는 은어(隱語)나 약어, 속어를 만든다. 이는 청소년이 자신들의 집단문화를 형성하는 데도 유효하다. 최근 SNS 채팅, 단문메시지가 일반화되면서 약어와 속어, 의성어와 이모티콘의 사용이 증가하고 있다.

이는 시기별로 차이가 나서 세대 간 소통의 단절을 일으킬 수 있으나 다른 한편으로 같은 연령대와 문화적 동질감을 갖는 집단 안에서는 폐쇄적 소통이 가능하다는 기능적 장점을 갖는다. 익숙하지 않은 세대가 들었을 때에는 이해하기 어려운, 그러나 그들에게는 매우 일상적인 언어로 변용되어 그들 사이에서만 통하고 그 안에서 자기들 집단과 다른 세대집단사이에 보이지 않는 언어의 벽을 쌓아 안정감과 소속감을 경험하는 데 이용한다.

청소년들은 자기들 안에서만 통하는 은어를 만들어 통용하며 다른 집단과 배타적인 구역을 지어 구별 하려 노력한다. 이는 부모나 학교가 제공하는 기존의 영역과 집단적 구획과 구별되는 자신들의 집단정체성을 찾으려는 일종의 제2의 분리−개별화 과정의 하나라고 이해할 수 있다. 또래집단을 형성하고 유지하는 과정을 거치면서 청소년은 집단내의 또래들과 긴밀한 상호관계를 경험한다. 이 과정에 서로 지켜야할 예의를 배우고, 타인과 관계 속에 자신을 억제하는 자제력을 습득하고, 리더와 구성원들 사이의 권위체계, 집단내 자신의 위치와 역할을 익히는 것과 같은 사회화 과정의 학습을 한다. 그 과정에 집단의 응집감을 느끼며 집단의 힘이 청소년 개인의 자아이상에 내재화되면서 자아존중감이 강화되고, 정체성의 확립이 가속된다. 동아리, 스포츠 클럽, 친구들 사이의 또래집단, 종교 모임 등에 활발히 참여하면서 그 안의 가치체계와 행동양식을 빠른 속도로 흡수하여 자신의 가치체계에 포함시키고 통합한다. 또 또래집단이 추구하는 집단적 이상과 목표는 개인의 자아이상에 포함되면서 개인의 정체성에 내재화된다. 이때 친구나 리더는 역할모델이 되고 부모나 학교가 제시한 행동가치나 목표보다 강한 영향력을 갖는다.

청소년들이 그때까지 경험한 집단이 대부분 수직적, 종적, 이미 정해진 규범적 성격이 강한 반면, 또래집단은 상대적으로 수평적, 횡적, 개방적인 성격이 강하다. 자기들만의 규범을 형성해간다는 점에서 자유롭고 강한 애착을 갖게 된다. 또래집단 내에서 청소년들은 부모와 학교 및 기존의 관계에서 해소하지 못하는 부모나 기존세대와의 갈등, 자신의 정체성 혼란에 의한 정서적 불안과 고민을 내부에서 해소하는 경험을 한다. 이런 긍정적인 측면이 있는 반면 부정적인 측면도 있다. 개인이 여러 이유로 또래집단에서 배제되는 것, 또래집단에 어울리지 못하는 것, 혹은 또래집단의 괴롭힘의 대상이 되는 것은 청소년에게 심각한 고립감과 더불어 정신적으로 부정적인 영향을 준다. 이 시기의 부정적 경험은 정신병리로 진행하거나 성인기의 대인관계의 어려움으로 이어질 수 있다.

눈에 보이는 학교나 지역공동체 내의 또래집단뿐 아니라 청소년의 사이버 커뮤니티도 주목해야 한다. 성인이 상대적으로 사이버공간의 커뮤니티와 현실세계의 공동체를 잘 구별하는 데 반해, 공동체와 집단에 대한 경험을 두 곳 모두에서 함께 시작한 청소년의 경우 더욱 몰입하고 사이버 커뮤니티에서 일어나는 인간관계의 갈등, 소외, 압력 등이 현실의 삶에 영향을 미칠 가능성이 크다. 실제로 일부에서 현실 공간에서는 표면적으로 문제없어 보이지만 인스턴트 메신저, 사이버 커뮤니티의 게시판에서는 철저하게 소외를 시키는 '사이버 왕따'가 일어나고 있고, 이는 청소년의 심리에 실제 왕따에 버금가는 충격을 주고 있다. 사이버 공간의 괴롭힘은 24시간 일어날 수 있고, 물리적 거리두기 등의 대피와 회피가 불가능하고, 무한 복제로 매우 빨리 확산이 되며, 한 번 퍼진 사진이나 글을 나중에 100% 회수하거나 삭제하는 것이 어려운 점등이 현실적으로 큰 고통을 주는 원인이 된다. 괴롭힘의 피해자가 되어 전학을 가는 등 물리적 회피를 한다고 해도 SNS등 사이버 커뮤니티에서는 언제든지 접촉이 가능하기에 괴롭힘이 이어지는 일이 발생하기도 한다.

## 5 청소년기의 우정

청소년기의 우정은 이후 인생에 오랫동안 영향을 미친다. 정체성의 형성과정에서 타인의 역할은 크다. 기존 관계는 수직적 관계가 대부분이었다. 부모, 교사, 형제와 달리 친구는 수평적이고 대등하다. 친구관계를 통해 청소년은 대등한 위치에서 위계적이지 않은 상태에 정서적

교류를 하고, 아동기의 자기중심적 사고에서 벗어나 타인의 내면과 입장을 이해하여야 관계가 유지될 수 있다는 것을 익힌다. 정서적 만족을 위해 새롭고 질적으로 다른 대상을 원하며 부모로부터 정서적 독립을 추구한다. 이 목표를 친구와 만나 우정을 나누면서 발전시켜 나가는 것이다. 한편, 친구의 관계틀이 복잡해지면서 일대일의 관계가 일 대 다수의 관계로 발전하면서 복잡한 인간관계를 경험하고 실망과 기대, 부러움과 질투의 감정을 경험하고 익힌다. 이는 성인기의 원만한 사회생활의 대인관계와 이성관계의 기초가 된다. 청소년의 우정이 절적으로 양호하고 안정적이라면 이는 자아존중감과 밀접하며, 심리사회적 적응에 연관되어있다(Clark 과 Ayers 1993).

청소년기에는 부모와 다른 관심사가 생긴다. 이 시기에 공유할 대상을 찾고 관계를 맺고 유지하고 싶어하게 된다. 자신만의 개인적 생각을 공유하고 서로의 비밀을 만들고 친밀함을 경험하고 정서적으로 교감하기를 원하고 부모와 갈등을 해결하고 심리적 스트레스를 극복하는 데 서로 도움을 준다.

청소년기의 우정은 공동활동을 하면서 발달하며, 친구들 사이의 연대를 강화하고 촉진한다. 인간에 대한 기본적 신뢰를 경험하며, 선험적으로 친구들 사이에는 솔직하고 개방적이어야 한다고 믿는다. 진실성은 우정을 촉진하게 되고 진실성의 부재는 절교의 중요한 원인이 된다.

친구 사이의 우정만큼 중요한 것은 또래집단과 친구들 사이에서 인기를 얻는 것이다. 인기가 없는 청소년은 고립감을 느끼고 집단에서 소외된 느낌을 갖고 심리적 고통을 경험한다. 이때 인기있는 청소년은 친구가 가장 많고, 언제나 주목을 받고, 또래 중에 리더 역할을 하는 사람이다. 학교나 집단 안에서 사회적 관계의 중심적 역할을 하며 주변 또래의 동일시와 이상화의 대상이 되기도 한다. 그렇기에 청소년들은 이 시기에 많은 시간과 에너지를 또래들로부터 인기를 얻기 위한 노력을 하는 데 사용한다.

청소년기 문화에 인기와 관련한 특징적인 징후가 관찰되기 시작한다. 집단 내에서 인기를 얻기 위해 관계공격과 평판공격을 이용한다. 관계공격은 한 상대를 몰아세우기 위해 자기가 친밀한 관계를 맺고 있는 친구의 도움을 받아 함께 밀어붙이려 하고, 이를 친구로부터 확인받는 것이다. 이를 통해 자신의 인기와 신뢰도를 검증받는다. 평판공격은 특정 개인의 위상을 손상시키기 위해 거짓말이나 루머를 퍼뜨려 평판에 영향을 주는 행위를 해서 자신의 집단내의 위치를 안정시키고 경쟁자를 경쟁에서 배제시키려는 노력이다(Xie 등 2002).

인기를 위해서 그 외에 친구들의 관심사에 동조하는 것, 개인적으로 한 영역에서 빼어난 성취를 보이는 것, 다양한 집단활동에 활발히 참여하는 것, 키나 외모, 옷차림 등 신체적 매력을 갖는 것 등이 중요한 활동이 된다. 경우에 따라서는 기존의 규범을 과감히 부정하고 반문화적이고 일탈적인 행동을 하는 것도 인기를 얻는 요인이 된다.

이렇듯이 청소년기에 우정을 경험해보는 것은 청소년기의 문화생활의 중요한 목적 중 하나다. 그리고 이를 통해 사회성과 친밀한 인간관계의 기초를 다지며 성공적인 성인기 발달로 이어질 수 있다.

## 6 미디어와 청소년

미디어는 청소년의 문화와 가치체계에 영향을 많이 미친다. 학교나 가정보다 미디어를 통해 얻는 정보가 점차 많아지고, 더 신뢰한다. 특히 인터넷에서 생산되는 정보와 이를 통한 의사소통은 청소년의 가치체계와 판단에 많은 영향을 미친다. 미디어가 청소년의 성과 폭력성에 대해 미치는 영향에 대한 이론들이 있다. 미디어가 현대사회의 청소년 비행, 흉악범죄의 연령의 저하 등에 영향을 미친다는 주장이 있다. 청소년의 특성은 미디어를 통한 학습효과가 빠르고, 미디어에서 상세한 보도가 되면서 자연스럽게 방법을 익히고 호기심과 충동억제의 상대적인 어려움으로 쉽게 실행한다는 점이다. 그리고 성인들의 행동을 보고 그보다 수준이 낮다고 여기는 범행이나 일탈행동은 허용될 것이라는 역치하 인식을 하고, 죄의식이나 외부억제력의 억제가 정상적으로 작용하지 않는 현상이 벌어진다. 흉포한 이미지를 반복적으로 보면서 감각이 둔화되고, 가치기준의 역치가 저하되며 현실과 환상의 구별이 불분명하면서 현실을 자의적으로 해석해 행동하고, 또래집단 안에서 쉽게 범행방법이 전파되는 면도 영향을 준다.

미디어 컨텐츠 일부는 청소년에게 부정적 영향을 미칠 수 있어서 청소년보호위원회가 지정한 청소년보호법령에 따라 매체물의 제작, 발행자, 유통행위자, 매체물과 관련된 단체는 자율적으로 청소년유해표시를 하도록 하고 있다. 유해한 매체물은 1) 성적인 욕구를 자극하는 선정적이거나 음란한 것, 2) 포악성이나 범죄의 충동을 일으킬 수 있는 것, 3) 성폭력을 포함한 각종 형태의 폭력행사와 약물의 남용을 자극하거나 미화하는 것, 4) 건전한 인격과 시민의식의 형성을 저해하는 반사회적, 비윤리적인 것, 5) 기타 등으로 기준이 제시되어있다.

## 7 대중문화의 영향

　한편 청소년기에는 특정한 운동선수, 연예인, 배우에 열광을 하고, 경우에 따라 비합리적으로 숭배하고 따르는 모습이 관찰된다. 말러(Mahler)에 따르면 분리-개별화 과정에 부모나 학교 선생이 아닌 새로운 자아이상으로 동일시를 할 대상을 청소년은 원하게 되고, 이들이 그런 역할을 하게 되어 더욱 그들을 따르고 이상화하고, 동일시하는 과정에 몰입을 하게 된다. 대중문화에 몰입하여 우상을 만들고, 이들의 일거수 일투족에 관심을 갖고 쫓으며 이들의 가치관까지 배우고 따르는 일도 발생한다. 감수성이 예민하고 정체성 형성과 관련한 동력이 내재되어있기 때문에 청소년기에 접하는 대중문화는 향후 일생에 영향을 미쳐서 성인기 이후에도 청소년기에 접해서 호감을 갖게 된 대중문화 예술인은 중요한 영향을 미친다. 일부에서 지나치게 연예인의 사생활을 쫓거나, 선물을 하기 위해 돈을 모으고, 집을 나와 연예인의 숙소나 사무실 부근에서 기거하는 등 일상생활에 문제가 발생하는 청소년도 등장한다. 이에 대한 몰입이 지나쳐서 좋아하는 연예인의 사생활에 문제가 발생했을 때 집단행동을 하거나 비합리적인 부정을 하거나, 강한 실망을 표현하여 우울감, 자해, 공격적 행동 등으로 이어지는 사례가 발생하여 문제가 되기도 한다.

　인터넷 활용이 일반화되면서 청소년이 사회문제에 대해 자신의 의견을 표현할 수 있는 문턱이 상대적으로 낮아졌다. 과거에는 사회문제에 대한 토론은 성인들의 전유물로 치부되었고, 청소년은 발언권이 없거나, 발언권이 주어진다고 해도 결정권은 갖지 못한다고 사회에서 암묵적으로 미리 결정되어 있었다. 이런 측면으로 인해 청소년은 사회적 의사결정에서 소외되었다는 자기감각을 갖고 있다. 그러나 인터넷의 기초적 익명성은 청소년이 디지털 광장으로 상징화되는 포털 및 기타 뉴스 사이트의 게시판에서 자신의 정치적, 사회적 관점을 표현하는데 성인과 구별될 표식이 없는 상황을 만들었다. 또 과거의 사회적 의사결정의 구조가 일방향적 면이 강했다면 디지털 사회에서 사회적 판단의 과정은 전과 달리 쌍방향성, 적극적 참여와 의사표현, 직접성과 다양성, 감수성에 입각한 판단을 기초로 하고 있고, 빠른 반응성을 필요로 한다. 오프라인과 달리 온라인 토론은 시공간의 제약을 넘어 상대적으로 개방적이고 평등한 토론이 가능하다. 이런 특성은 예민한 감수성, 빠른 반응성을 갖고 있는 청소년들에게는 도리어 좋은 토양이 될 수 있다. 이는 이들이 좀더 쉽게 자신의 사회적 견해를 밝힐 수 있는 기회를 주며, 이로 인해 사회문제에 대해 전보다 더 많은 생각을 할 수 있게 되었다. 교육문제, 세대 간 갈등, 청소년의 하위문화에 대한 이해와 같이 청소년의 삶과 밀접한 연관이 있는 사안에도 적극적으로 참여를 하여 사회적 담론의 변화를 주려 시도한다. 더 나아가 일부 청소년 커뮤니티에서는 '촛불시위'와 같이 정치적인 주제에 대해서도 적극적으로 의견을 표현하고 일부에서는 오프라인 현실공간에서 행동으로 옮기는 사례도 관찰되었다.

그러나 일각에서는 디지털 참여는 자신이 사회적 사안에 대해서 참여를 하고 있다는 착각을 하게 할 뿐이라는 지적이 있다. 디지털에서의 사회적 참여는 매우 쉽다. 게시판에 글을 하나 올리거나, 다른 곳으로 복사해서 옮기는 것, 추천을 누르고 조회수를 올려주는 것, 적은 돈을 기부하는 것으로 충분하다. 인터넷의 익명성은 참여자가 받을 불이익이나 처벌에 대한 두려움을 줄여준다. 그래서 적극적으로 참여를 하게 된다. 그러나 이것이 참여자의 실질적인 의식과 행동을 바꾸고 적극적인 행동으로 변환시키는 데에는 많은 괴리가 있을 수 있다. 그래서 수만 명의 사람들이 참여하여 공론화된 사안을 현실공간에서 집회를 하는 상황이 되면 수백 명도 모이지 않는 일이 벌어질 수 있다. 그러므로 디지털 공간에서 청소년의 사회적 의견에 대한 참여가 실제로 이들의 사회화가 그만큼 빨리 진행되어있다고 단정을 하는 것에는 보수적인 태도를 갖는 것이 필요하다.

또한 온라인 상호작용은 대면적 상호작용에 비해 신뢰성과 진정성이 부족한 면이 있고 동조집단간의 상호작용이 감정적인 면과 결합하여 집단 극화(group polarization)를 쉽게 하게 되어, 극단적인 의견대립을 하게 되기 쉽다. 감수성이 예민하고 아직 감성적인 면이 이성적인 면보다 우세한 청소년기에 디지털 토론에 참여하게 되면 자칫 양쪽 의견의 균형적인 시각을 갖게 되기보다 한쪽 의견에만 경도되어 극단적 사고를 하게 될 위험성이 있다. 또한 이들의 참여특성은 논리적이고 이성적인 숙고 속에 나온다기보다 이미지 지향적이고 정서적인 판단에 기반하는 경향이 크고, 일상성에 기반한 가벼운 놀이문화적 측면이 크다는 것이 성인기의 사회적 참여와 차별점이다.

## 8 청소년기의 문화활동

청소년기에는 적극적으로 문화예술에 대한 관심이 많아지고 이를 수용하고, 활용하려는 욕구가 증가한다. 한국아동청소년데이터아카이브의 청소년통계에서 수집한 여가시간을 보면 2019년 기준, 하루 1–2시간의 여가시간을 보내는 중학생이 25.9%, 고등학생이 34.6%이고, 2–3시간은 중학생이 23.7%, 고등학생이 21.5%였다. 주중 여가활동은 컴퓨터 게임, 인터넷 검색이 79.2%로 가장 많았으며, 휴식(60.8%), TV시청(59.9%), 취미활동(32.5%), 문화예술관람(15.3%), 스포츠 활동(15.1%), 관광(3.3%)등이었다. 그리고 청소년들이 더 하고 싶은 욕구를 보인 것은 관광(52%), 문화예술관람(46.2%), 취미 활동(44.8%)으로 실제 하는 것과 차이가 있었다. 청소년이 가장 많이 하는 문화활동은 영화관람으로 92.7%가 경험했고, 연평균 7.7회 보았다. 스포츠가 24.7%(3.1회), 음악/연주회 26%(2.4회), 미술관 20%(2.3회) 등이었다 .

아동기에는 상대적으로 부모의 요구에 의해 문화활동에 참여하는 비율이 높았다면, 청소년기에는 자발적으로 문화활동을 하려는 욕구가 커진다. 그 원인으로는 첫째 인지기능의 발달로 추상적 사고능력이 가능해지면서 예술과 문화, 철학을 이해하고 사유할 수 있는 능력이 커지며, 이를 통해 지적, 정서적 즐거움을 느낄 수 있게 되었다는 것이다. 둘째, 제2의 분리-개별화 단계에 새로운 자아이상의 동일시 대상을 요구하게 된다. 이때 문화예술계, 스포츠계에서 탁월한 역량을 발휘하는 사람이 부모와 교사를 대신하여 동일시의 대상이 될 수 있다. 셋째 과도한 학업부담으로 인해 지속적으로 문화예술적 활동에 대한 결핍과 박탈감을 경험하여 이에 대한 반동형성으로 강한 욕망을 갖게 된다.

현재 청소년들의 문화활동에 사용할 여가시간은 상대적인 면은 있으나 충분하지 않은 편이라고 할 수 있다. 그리고 일반적으로 청소년들이 수행하는 문화활동과 더 하고 싶은 활동이 차이가 있다는 것은 욕구의 충족이 이루어지지 않고 있다는 면에서 주목할 필요가 있다.

## 9 병역의무

병역은 '한 나라의 군사력 구성과 유지를 위해 병력을 충원하기 위한 인적 부담'으로 정의하며 국가 안보를 위해 일정기간 국민에게 군사업무를 수행하도록 강제한다. 한국의 병역제도는 1949년 '병역법'이 제정된 후 지금까지 유지되고 있다. 복무기간은 한국전쟁과 정전 시기부터 36개월로 유지되다가 점차 줄어들어 2020년 6월 입대자부터 18개월로 단축되었다(김신숙 2020).

대한민국 국민인 남성은 만 18세가 되면 '병역준비역'이란 병역자원으로 등록되어 병역의 의무가 발생하고 통보를 받는다. 보통 19세에 병무청에서 실시하는 병역판정검사를 통해 병역 감당 여부를 통보받고 20세부터 입영할 수 있다. 입영은 최대 35세 이전까지 해야 하며 개인별로 24세까지는 학업, 취업 등으로 입영연기가 가능하나 24세 이후부터는 원칙적으로 대학원 등 학업사유를 제외하고는 입영연기가 허용되지 않는다.

병역을 일정기간 해야한다는 개념은 사회적 약속이다. 유럽에서 근대적 징병제도가 18세기에 시작되었고, 1880년 일본에서 서양의 징병제를 받아들여 3년간 의무복무를 하는 병역제도가 시작되었다. 20세기까지 대부분의 국가가 징병제를 유지하다 2차 세계대전 이후 1960년 영국을 시작으로 징병제를 폐지하고 많은 국가가 모병제로 전환했다. 현재 OECD 34개국 중 징병제를 유지하는 국가는 한국을 비롯해 터키, 이스라엘, 멕시코, 그리스, 오스트리아, 덴마크, 노르웨이, 핀란드, 에스토니아 등이다. 징집대상 병역자원인구가 많은 경우 나라에 따라 무작위 추첨방식을 활용하기도 한다. 중국, 이스라엘, 쿠바, 북한의 경우는 여성도 징병대상으로 규정되어 있다.

이와 같이 국가별로 사회문화, 역사, 지리적 맥락에 따라 병역제도는 상이하다. 누가 군대를 우선해서 가야하고, 복무기간은 어느 정도가 적당하고, 영내 집단생활을 해야하는지 등은 국가의 필요에 따라 달라질 수밖에 없다. 한국의 남성 청소년에게 18세부터 병역자원으로 징병검사를 받고 군복무의 의무를 해야하는 것은 중요한 문화적 통과의례이며 현실적 부담인 것이 사실이다.

흔히 '신검', '징병검사'로 불리는 징병 신체검사인 '병역판정검사'에서는 심리검사, 신체검사, 적성검사의 세 단계로 구성되며 7개의 신체등급으로 판정되며 적합자는 1~4급(4급: 보충역), 부적합자는 5~6급, 재검사가 7급이다. 학력에서 고등학교 중퇴이하는 원칙적으로 보충역에 해당하며 희망을 할 때 현역입영대상자가 된다.

어떤 점에서 한국의 남성은 18~20세 사이에 전원이 군복무 가능 수준에 맞춘 정신상태에 대한 선별검사를 받는다고 할 수 있다.

2019년 병무통계연보에 따르면 총 323,763명이 병역판정검사를 받아 현역 81.3%, 보충역 13.5%, 면제 0.3%, 재검대상 2%, 전시근로역 2.7%으로 분류되었다. 이중 5, 6, 7급으로 판정된 자원중 정신건강의학과적 진단을 받아 판정이 된 사람은 7,349명으로 44.1%로 가장 많은 수였다.

입대 후 일정기간 훈련소에서 훈련을 받는 과정에 적응이 어려운 경우 귀가조치 된다. 2019년 현역병 입영 후 귀가조치된 8,150명 중 정신과를 사유로 한 경우가 4,741명(58%)으로 가장 많은 비중이었다. 한편 훈련을 마친 후 정식으로 군복무를 시작한 후에 여러 가지 어려움이 생기는 경우 복무부적합 판정을 받고 조기 전역을 한다. 2019년 전역자 6,202명중 정신과를 원인으로 전역한 대상자는 4,922명으로 79%에 달한다. 이 시기를 잘 적응하는 데에는 기존의 정신병리 유무뿐 아니라 주로 어떤 방어기제를 사용하는지도 영향을 미친다(Nam 등 2019).

　의도적으로 병역의 의무를 회피하려는 행위는 처벌의 대상이 된다. 고의로 몸무게를 늘리거나 줄이는 행위, 학력 속이기, 고의로 하는 문신 이외에 정신질환을 가장하는 것이 흔한 방식이다. 병무청 특별사법경찰에 적발된 건수가 적지 않아 2019년에 75명에 달하고 최근 증가 추세에 있다. 병역법 제86조는 병역의무를 기피하거나 감면받기 위해 신체를 손상하거나 속임수를 쓴 사람은 1년 이상 5년 이하의 징역형으로 처벌하도록 규정하고 있다.

　청소년기부터 초기 성인기 사이에 병역 의무와 관련한 다양한 심리적 부담이 있으며, 단계별로 적응에 어려움이 생기거나, 이를 회피하기 위한 다양한 행동을 하는 것이 한국 사회에서 관찰되고 있다. 이 시기를 지나는 남성 청소년을 평가하고 진료할 때 병역과 관련한 사안은 중요한 인생주기의 요소로 봐야한다.

## 📖 참고문헌

김신숙. 한국의 병역제도. 서울: 메디치; 2020.

병무청. 병무통계연보. 서울: 병무청; 2019.

국립민속박물관. 한국 민속 대백과 사전. https://folkency.nfm.go.kr/kr/main

한국청소년정책연구원. 한국아동청소년데이터아카이브 https://www.nypi.re.kr/archive/mps; 2020.

Bahn GH, Ryu JE, Lee YJ, Han JH, Lee A, Hong M. When is the Endpoint of the Adolscence? Psychoanal 2015;26:3-17.

Clark ML, Ayers M. Friendship expectations and friendship evaluations: Reciprocity and gender effects. Youth Soc 1993;24(3):299-313.

Coleman JC. The Nature of Adolescence. 3e. 3rd ed. London, England: Routledge; 1999.

Martin A, Volkmar FR, Bloch MH, editors. Lewis's child and adolescent psychiatry: A comprehensive textbook. 5th ed. Philadelphia, PA: Lippincott Williams and Wilkins; 2017.

Nam J-W, Ha JH, Choi E, Park D-H, Ryu S-H. Mature defense mechanisms affect successful adjustment in young adulthood-adjustment to military service in South Korea. Psychiatry Investig 2019;16(7):484-90.

Pruitt D. Your Adolescent. New York, NY: HarperCollins; 2000.

Xie H, Swift DJ, Cairns BD, Cairns RB. Aggressive behaviors in social interaction and developmental adaptation: A narrative analysis of interpersonal conflicts during early adolescence. Soc Dev 2002;11(2):205-24.

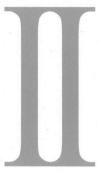

청/소/년 발/달/과
정/신/의/학

# II 변화하는 문화와 청소년

# 4

# 변화하는 가족
## The Changing Family

권용실

한국 사회는 유교 전통의 가족 개념이 오랫동안 강하게 자리 잡고 있어왔지만, 최근 수십 년 사이에 급격한 사회 및 경제 환경 변화와 함께 가족의 개념과 유형도 다양한 변화 과정에 있다. 고령화, 저출산, 비혼과 독신가구 증가, 높은 이혼율 등 인구학적 지표변화와 다문화가족, 북한이탈가족 같은 한국의 상황과 관련이 있는 가족 형태가 대두되었다. 변화하는 가족 문화와 가치관을 수용하고 적응해나가기 위하여 사회구성원뿐만 아니라 국가적인 관심과 정책적 지원이 함께 이루어져야 한다. 청소년기는 성인으로 성장하기 위한 신체적, 심리사회적 발달을 이루는 시기로서, 가족관계에서 아동기와 다르게 독립적인 주체로서 새로운 탐색이 이루어지는 시기이다. 가족과 부모는 친밀하고 안정적인 대인관계 경험을 제공하고 다양한 스트레스로부터 청소년을 보호하는 안전한 환경체계로서 건강한 청소년의 발달에 가장 핵심적인 자원이라고 할 수 있다. 본 장에서는 우리사회의 새로운 가족유형으로서 자리 잡은 다문화, 북한이탈 및 이혼 가족의 현황과 청소년 자녀의 적응과 발달 특성을 알아보고 정책적 지원 방안을 논의해보고자 한다.

# I. 다문화가족

## 1 다문화가족의 정의와 현황

### 1) 다문화가족의 정의

세계적으로 정치, 경제, 문화 교류가 활발해지고 인구 이동이 증가함에 따라 다양한 문화가 공존하는 다문화 시대에 진입하였다. 한국 사회도 2000년부터 국제결혼과 외국인 거주자가 급격히 늘어나면서 전통적인 단일 민족사회에서 다민족, 다문화 사회로 변모하고 있다. 다문화가족은 '서로 다른 민족, 문화적 배경을 가진 사람들로 구성되고, 여러 경로로 한 나라에 이주하여 형성된 다양한 가족 유형'으로 범위를 정하고 있다. 가족 단위의 이주가 대부분을 차지하는 외국의 경우와 다르게, 한국은 '출생으로 인한 대한민국 국적을 취득한 자와 결혼이민자 또는 결혼귀화자(다문화가족 지원법 2008)'로 다문화가족을 규정하였듯이 국제결혼가족이 중심이 되어왔다. 국제결혼의 급격한 증가로 다문화가족이 늘어나면서, 국가 지원정책의 방향도 이에 따라 다문화가족의 정의와 범위를 확장해왔다. 현재는 국제 결혼가족을 포함한 다양한 유형의 가족을 포괄적으로 다문화가족으로 간주하고 있다. 이와 비슷하게 다문화가족의 청소년 자녀에 대한 규정도 관련 정부기관에 따라 다소 차이를 보인다. 일반적으로 본인 또는 가족이 이주의 배경을 가지는 만 9세에서 24세 사이의 청소년을 '다문화청소년'으로 규정하고 있다. 한편, 교육부 다문화교육지원계획(2019)에는 '다문화학생'을 ① 국제결혼가정의 국내출생자녀, ② 국제결혼가정의 중도입국자녀, ③ 외국인가정의 자녀로 정하여, 국제결혼 외에 외국인 사이에서 태어난 청소년으로 넓게 정의함으로서 다양한 배경의 학생들이 교육지원을 받을 수 있도록 하였다. 여성가족부의 청소년복지 정책을 규정하는 청소년복지지원법(2012년 개정)에서는 다문화 청소년 용어 대신 '이주배경 청소년' 명칭을 사용하여 만 24세 이하의 다문화가족 청소년과 그 밖에 국적을 취득하지 않고 국내에 이주한 청소년들의 복지 지원을 강화하는 법적 기반을 규정하고 있다.

다문화가족은 점차 한국사회의 새로운 가족 유형으로 자연스럽게 받아들여지고 있다. 한국청소년정책연구원의 '2020 다문화청소년 종단연구'를 보면, 다문화가족이 증가하던 2000년 초반에 두드러졌던 차별적인 고정관념과 사회적 낙인들이 최근 들어 긍정적인 방향으로 사회적 인식이 개선되었다는 고무적인 결과를 보고하였다. 또한, 다문화자녀들의 전반적인 발달 상태도 이전보다 더 긍정적인 상태에 있다고 하였다.

## 2) 다문화가족의 현황

국내 '다문화가족'의 대부분을 차지하는 국제결혼은 2000년 초부터 증가하기 시작하였고, 최근까지 매년 2만-3만 건의 결혼이 이루어지고 있다. 2019년 외국인과 혼인은 23,643건으로 전년보다 4.2% 증가하였고, 이는 국내 전체 혼인 중에서 9.9%에 해당되는 수치이다(통계청). 인구주택 총조사에서 2019년 다문화 가구는 2018년보다 5.7% 증가한 353,803로, 전체 가구 중 1.7%에 해당된다. 다문화 대상 국가는 한국계 중국이 34.5%로 가장 많고 베트남 22.5%, 중국 18.9% 순서로 나타났다(통계청). 외국인 배우자는 한국계 중국인이 여전히 대다수를 차지하고 있으나, 태국, 베트남, 미얀마, 대만 등 동남아시아 국가들과 카자흐스탄 및 러시아 등 동유럽 국가들의 증가도 두드러져 다문화가족의 문화 배경은 더욱 다양화되는 추세를 보인다. 다문화가족의 사회 경제적 적응 상태도 다양한 국가 배경에 따라 차이가 많을 것이므로, 다문화 특성을 일원화하여 접근하는 것은 적절하지 않을 것이다. 다문화가족 자녀의 숫자도 국제결혼과 다문화가족의 증가와 함께 꾸준하게 늘어나고 있다. 2020 청소년통계(여성가족부)에 따르면 2019년 다문화학생은 13만 7천 명으로 전체 학생의 2.5%에 해당되며, 전체학생 숫자의 감소에 비하여 다문화 학생은 증가하는 추세를 보인다. 다문화자녀는 미취학 연령의 숫자가 가장 많으나 학령기 청소년과 국내출생 국제결혼 고등학생의 증가율이 높은 것으로 나타났다(교육부 2020). 이러한 추세에 따라 그동안 아동기의 다문화자녀에 집중되어 있던 지원 정책이 청소년 자녀를 포함하는 정책으로 확대되고 있다.

## 2 다문화가족의 특성

### 1) 다문화가족의 적응 현황

다문화가족은 대부분 국제결혼과 국내에서 출생한 자녀로 구성된 특성이 있으나, 이주배경 중도입국 자녀가 있는 가족과 취업을 이유로 국내 거주하는 외국인 자녀 비율도 늘어나고 있으므로 각각의 이주배경에 따라 자녀들의 발달과 적응상태는 많은 차이가 있을 것이다. 양계민 등(2020)은 다문화청소년의 교육과 노동시장에 대한 해외 선행연구를 분석한 자료에서 국가마다 이주의 역사와 배경 및 이주민 정책, 노동 및 교육체계의 차이가 커서 일관된 특성을 도출할 수 없으나, 국제적으로 이전보다 이주배경으로 인한 격차는 줄었지만 사회적 차별

인식이 여전히 존재하며, 특히 노동시장 진출에서 불이익이 높다고 하였다. 이러한 국제 이주 특성이 국내 현황과 일치하지 않겠으나, 학업과 진로 선책을 통한 사회진출을 준비하는 국내 다문화청소년도 유사한 불이익을 경험할 가능성이 있다.

2018년 다문화가족 실태조사(여성가족부 2020)의 국제 결혼 여성 가족 적응 현황에 의하면 배우자와 식습관, 의사소통 방식, 자녀양육 방식의 순서로 문화적 차이를 경험하였고, 배우자와 갈등을 겪은 비율이 61.5%로 높은 편이지만 참고 넘어가는 경우가 48.1%로 나타나 남편보다 나이 차이가 많은 경우가 대부분인 국제결혼 여성들이 가부장적인 가족 분위기를 수용하고, 적응하기 위한 노력을 하고 있음을 추정할 수 있다. 한편, 이전의 조사결과와 비교하였을 때 배우자와 관계 만족도가 약간 만족 수준으로 개선되고, 한국어 능력 향상과 외국인이라는 이유로 차별받는 경우가 다소 감소하며, 한국생활의 어려움이 없다는 정도가 증가한 수치를 보여 다문화가족의 한국생활 적응은 점차 개선되고 있음을 알 수 있다. 결혼이민자들이 경험하는 한국생활의 어려움은 경제적 문제가 가장 크고 언어와 자녀 양육문제가 여전히 높은 편이지만, 2018년 조사에서 외로움이 경제적 문제에 이어 두 번째로 높게 나타나고 친구 사귀기가 새로운 어려움으로 대두되는 경향을 보여 사회적 관계 형성과 정서적인 문제에 관심과 요구가 늘어나고 있음을 알 수 있다. 국내출생 자녀가 있는 국제결혼 다문화가족 유형에서 부모 간 연령 차이가 가장 크고 배우자에 대한 만족도와 경제형편도 더 낮고 국제결혼 여성의 자아존중감도 상대적으로 취약한 것으로 나타났다.

## 2) 다문화가족의 양육스타일과 청소년 자녀 부모와 관계

다문화가족의 고민 중 우선순위는 자녀 교육에 대한 부분이다. 국제 결혼을 통하여 한국에서 생활하는 다문화가족 여성은 국내의 높은 학습열과 모국과 다른 교육 가치관 및 양육방식 차이로 인하여 한국 가족들과 갈등을 경험한다. 외국인 어머니가 모국과 한국문화가 서로 혼재된 교육을 적용할 때 자녀는 이중적인 문화 가치관에 의한 어려움을 가질 우려가 있다. 그렇지만 대부분 다문화가족 어머니는 자녀 교육에 높은 관심을 가지고 한국의 보통 가족과 비슷하게 자녀를 돌보는 데 시간을 많이 할애하며 자녀교육의 결정권을 가지는 등 긍정적으로 역할을 유지하고 있다(이재분 등 2008). 청소년들도 부모가 평균 이상으로 자신들을 감독하고, 적절한 돌봄을 받고 있으며, 부모에 대한 자긍심도 높아 가족에 대한 친밀감이 비교적 잘 유지되고 있다고 긍정적으로 보고 하였다(양계민 등 2020).

## 3 다문화청소년 적응과 도전

### 1) 청소년기 발달과 적응

한국사회는 전통적으로 단일민족 혈통의 정체성을 강조해왔고 다문화 배경의 사회에 익숙하지 않아 상대적으로 다른 문화 배경과 다문화가족에 대한 사회적 이해와 공감이 아직 충분하지 않다. 다문화청소년의 적응에 대한 초반의 연구들은 부정적인 적응상태를 우려하는 내용이 많았다. 국내 출생 다문화자녀는 자아정체감을 확립하는 청소년기에 이르면, 부모의 국가 배경에 따라 인종 및 종교 등에서 가족 환경과 가족외부의 사회 문화 가치관 차이를 인식하게 된다. 또래들과 소통의 어려움, 양부모의 서로 다른 가치관과 생활 방식 중에서 어떤 것을 따라야 할지 선택하는 데 고민을 하면서 자신을 어디에도 속하지, 어디에도 속하지 못하는 주변인으로 받아들이면 건강한 정체감 발달에 부정적으로 작용할 수 있다(홍영숙 2007). 최근 조사들은 다문화청소년들의 가족, 친구, 이웃과 관계가 양호하고, 현재 생활에 만족하고 미래의 모습도 긍정적으로 인식하고 있으며, 다문화에 대한 자긍심과 자아존중감이 증가하는 등 긍정적인 적응 상태가 증가하는 것으로 나타났다(여성가족부 2019). 다문화청소년은 대부분 한국 출생이지만, 다양한 형태의 이주 증가와 함께 이주배경 중도 입국 청소년에 대한 관심이 높아지고 있다. 이들은 결혼이주 여성이 재혼을 하여 국내에 입국할때 함께 들어온 청소년자녀이거나 외국인노동자의 자녀들로 청소년기에 한국사회에 입국하게 된 다문화가족의 새로운 유형이다. 이들은 다문화청소년이 일반적으로 겪게 되는 적응과정 외에도 모국에서 습득한 문화 가치관 및 민족 정체성을 가지고 살아오다 한국으로 이주하게 되어 한국어 구사력 부족, 결핍된 양육환경, 문화적 차이에 따른 부적응 문제 등을 겪으면서 자기표현의 어려움과 사회적인 위축감으로 자아정체성 형성에 혼란이 가중될 수 있다(김송렬 2020).

### 2) 다문화 정체성 형성에 영향을 주는 요인들

다문화가족 부모들은 자녀가 한국생활에 잘 적응하도록 많은 노력과 관심을 기울이지만 자신의 모국 문화 정체성을 어느 정도 가르칠 것인지 기준을 정하는 데 어려움이 있다. 아동기에는 또래와 차이를 잘 인식하지 못하지만 청소년이 되면 자연스럽게 자신이 소수 민족에 속하고 한국의 주류 또래집단과 다르다는 것을 인식하게 되어 이제까지 동일시하던 또래집단과 분리되어 어느 집단으로 소속감을 가지게 될 지 고민하게 된다(양계민 등 2009).

이주민의 정체성과 심리 상태를 조사한 외국 연구에서 모국 정체감과 이주국 정체감을 모두 가지고 있을 때 청소년의 자아존중감과 주관적 안녕감이 좋아진다는 결과를 참조한다면, 다문화청소년들이 이중정체감을 잘 형성하도록 도울 필요가 있다. 국내 다문화청소년들은 성장하면서 한국인 정체성과 다문화 정체성이 함께 높아지는 경향을 보이고 있어 두 문화를 융합할 수 있는 자신들만의 독특한 다문화적 정체성을 장점으로 받아들이고 안정적인 정체성을 형성해 나갈 것으로 기대할 수 있다(양계민 등 2009 ; 양계민 등 2020). 자신을 한국인으로 생각하는 것보다 한국인과 외국인이라는 이중 정체감을 높게 가지고 있는 청소년들은 주변에서 자신을 한국인이 아닌 외국인으로 평가할 때 심리적 안녕감이 낮아지는 경향이 있어, 또래와 학교 및 사회의 다문화에 대한 평판에 영향을 많이 받는다(금명자 등 2006 ; 이영주 2009). 또한 청소년 자녀가 외국인 부모의 모국에 대하여 어떠한 반응을 보이는지는 그 나라의 경제적 상태와 역사적 배경에 따라 차이가 있다. 부모 나라가 국제적으로 위상이 낮은 국가인 경우에는 청소년 자녀들은 다문화 정체성에 대한 자부심이 낮아져 부모 나라의 언어와 문화를 멀리하고 친구들에게 부모가 외국인이라는 사실을 알리지 않으려고 한다(이재분 등 2008). 다문화 알리기와 같은 지역사회 프로그램을 개발하고 참여함으로서 자녀가 모국의 언어와 문화에 긍지를 가질 수 있도록 긍정적인 경험을 하는 것이 경제적 역사적 배경에 대한 편견을 줄이고 자긍심을 가지는 데 도움이 될 것이다.

## 4 다문화청소년의 심리사회적 적응

### 1) 학습과 학교적응

최근 패널조사에서 다문화청소년들이 학교공부에 어려움을 느끼는 정도가 또래관계 문제보다 더 높게 나타났다(양계민 등 2020). 한국에서 태어난 자녀들은 일상생활에 필요한 언어 사용에 지장이 없으나 일부 청소년에서 어려운 어휘, 읽기나 복잡한 지시문 등을 이해하고 사회문화적 배경 지식이 필요한 과목을 힘들어 할 수 있다. 외국인 부모의 한국어 능력이 자녀의 학습 성취에 영향을 주게 되므로 한국어가 서툰 어머니의 영향으로 어려서 한국말을 배우고 한국 문화를 다양하게 접할 기회가 적은 것이 원인이 될 수 있다(설동훈 등 2005 ; 양계민 등 2009). 학년이 올라가면서 성취동기는 높아지는 반면에 학업 만족도가 낮아져, 특히 중학교와 고등학교 진학하는 시점에 학업의 어려움은 많아지고 학업에 대해 물어볼 사람이 없고 학교 밖에서도 도움을 주는 어른이 별로 없다고 생각하고 있다. 이러한 이유로 다문화청소년의 상급학교 진학률이 일반 청소년보다 낮은 편이라고 추정할 수 있다(여성가족부 2019). 다문화 가족의 환경으로 볼 때 주변 친척과 지인으로부터 진로선택과정에서 실질적인 도움을 받기 어려울 가능성이 많으므로, 다문화청소년들이 진학과 진로를 결정하는 시점에 학업지원 상담을 강화하는 것이 필요하다.

## 2) 또래관계

다문화청소년 패널 조사에서 응답 청소년의 80% 이상이 또래관계에 '별 어려움이 없다'고 응답하여, 또래 친구관계는 무난하게 유지되는 것으로 보인다(양계민 등 2020). 또래관계의 어려움에 대한 항목을 살펴보면, 초등학생과 중학생 시기에는 외모놀림에 대한 어려움이 가장 높고 고등학생 시기에는 마음을 나눌 친한 친구가 없는 것을 주된 어려움이라고 하였다. 일반 학생이 또래관계에서 놀림 받는 이유는 보통 개인 특성에 의한 요인이 큰 반면 다문화자녀는 부모 중 한 사람이 '외국인'이고, '외모가 다르다'는 가족 요인으로 놀림 받는 경우가 많음을 알 수 있다. 다문화자녀들이 어려서부터 사람들의 시선과 외모에 대한 놀림을 받을 때 무시하거나 참고 지내면서 겉으로는 원만하고 조용하게 지내지만 내면에 또래관계에서 소외감을 감추고 있을 가능성이 있다. 평소 고민 상담을 친구와 하는 국내 청소년은 48.1%인데 비하여, 13세 이상 다문화청소년들은 33.2%로 낮은 경향을 보여(여성가족부 2019), 다문화청소년의 또래 관계가 활발하지 않음을 짐작할 수 있다. 국내에서 성장한 경우보다 외국에서 어린시기를 보낸 다문화자녀들이 차별을 경험한 비율이 2배 이상으로 나타나 이주배경에 따라 또래관계 어려움에 차이를 보인다.

## 3) 정신건강

우리나라는 그동안 다문화자녀의 대다수가 아동기에 있었기 때문에 주로 초등학생을 대상으로 연구들이 진행되어 왔고, 청소년 정신건강에 대한 관심은 다문화자녀들이 청소년으로 성장한 최근 수년 사이에 증가하였다. 초등학생 다문화자녀는 일반가족의 자녀보다 불안과 우울이 높고 자아탄력성 등이 낮으나(박주희와 남지숙 2010), 대체적으로 긍정적인 적응 상태를 보인다. 외국인 부모의 적응 스트레스, 가치체계 및 사회경제적 상태는 가정마다 다양하므로 청소년의 정신건강 문제의 특성과 경과에 대한 일원화된 견해를 가지는 것은 적절하지 않다. 청소년기에는 학교, 가족, 친구 등의 환경 요인보다 자아정체감, 자신감 부족, 학업 스트레스 같은 개인적 요인에 더 영향을 받을 수 있다(이영주 2009). 2011년부터 2019년까지 다문화 청소년 전향적 패널조사를 통하여 심리사회 적응 지표를 추적한 결과에서(양계민 등 2020), 우울평가문항의 4점 기준에서 1.6에서 1.8점으로 변화를 보여 전반적으로 우울감은 낮으나 청 소년기에 이를수록 약간 증가하고, 사회적인 위축도 우울과 유사하게 연령이 올라가면서 높아 지는 경향이 나타났다. 또한 고등학생 연령으로 올라갈수록 삶의 만족도가 낮아지고 있어, 이 러한 추세가 청소년의 일반적인 정신건강 문제에 해당되는지 또는 다문화청소년의 특성에 해 당되는지 명확하지 않으나 정신건강 어려움이 증가하는 것에 대하여 학교와 지역사회에서의 지지적인 역할이 강화될 필요가 있음을 시사한다.

## 5 다문화청소년 지원체계와 전략

한국에 거주하는 외국인이 증가하면서 다문화 사회의 인식개선과 통합을 위한 국가와 사 회적인 노력들이 꾸준히 강화되고 있다. 최근 10여년 사이에 다문화가족 지원에 대하여 부처 별 지원 대상과 내용을 규정하는 법적 근거가 마련되기 시작하였다. 다문화청소년 지원은 교 육부와 여성가족부에서 주로 관여하고 있다. 다문화가족지원법(2008)에 따라 다문화가족지원 센터가 전국적으로 설치되어 여러 영역의 지원 프로그램들을 운영하고 있다. 교육부의 다문화 자녀 교육 지원정책은 2006년 수립되기 시작하여, '다문화교육 지원계획(2020년)'에서 교육기 회 보장 및 교육격차 해소와 다양한 문화가 공존하는 성숙한 교육환경 구축을 목표로 맞춤형 전략을 강화하고 있다. 여성가족부는 다문화가족지원법을 기반으로 5년마다 다문화가족정책 기본계획을 수립해오고 있다. 제3차 다문화가족정책 계획(2018년–2022년)은 모두가 존중받는 차별 없는 다문화 사회 구현, 다문화가족의 사회·경제적 참여 확대, 다문화가족 자녀의 건강 한 성장 도모를 목표로 정하였다.

한편, 다문화청소년에 특화된 심리 및 정서 지원 프로그램은 '다문화 거점 Wee 센터' 시범 운영 등으로 국한되어 있고 그 외 전문적인 정신건강 지원은 거의 마련되어 있지 않다. 실제 다문화청소년을 일반 청소년과 분리하여 정서 및 심리지원 하는 것이 효과적인지에 대한 논란 이 있다. 특화된 프로그램이 다문화청소년으로 하여금 자신들이 잠재적인 문제가 있는 취약 한 상태라는 부정적인 정체감을 유발할 가능성이 있기 때문이다. 그렇지만 이주배경 중도입국 청소년 유형과 같이 국내생활 정착이 우선적으로 필요한 청소년들에 대하여 다문화 대안학교

외에도 심리 적응과 정신건강 증진을 돕는 전담 상담지원 인력 및 프로그램 등 다문화 배경에 맞는 특화된 지원 정책들은 강화될 필요가 있다(김송렬 2020).

다문화청소년의 잠재능력 개발과 국제 역량을 육성하기 위한 '글로벌브릿지' 사업, 이주배경을 반영한 진로교육, 청소년 안전망 사업 등은 안정적인 성장을 위한 지원과 안전망 강화를 돕고 사회의 일원으로 소속감과 정체감 강화에 긍정적인 효과를 줄 것으로 기대할 수 있다. 이러한 정책 지원 사업들이 성공적인 결과를 얻으려면, 정부부처 주도의 체계적이고 효율적인 추진력과 사회구성원과 민간단체를 중심으로 다문화 배경의 다양성을 이해하고 수용하는 활동과 노력이 병행되어야 한다.

# II. 북한이탈(탈북) 가족

## 1 북한이탈 주민의 정의와 현황

### 1) 북한이탈주민의 정의

'북한이탈주민(탈북민)'은 '북한이탈주민의 보호 및 정착지원에 관한 법률 제2조의 제1호(북한 정착 지원법)에 의하면 '군사분계선 이북에 주소, 직계가족, 배우자, 직장 등을 두고 있는 사람으로서 북한을 벗어난 후 외국국적을 취득하지 아니한 자'로 규정하고 있다. 최근에는 공식적으로 '북한이탈주민' 명칭을 사용하지만, 그동안 명칭 규정과 지원정책의 변화가 있어왔다. 대부분 정치적인 이유로 탈북을 하던 1990년 초반까지는 '귀순자, 귀순용사'로 간주하여 국가유공자로서 지위를 얻었고, 1993년 '귀순북한동포보호법'이 제정되면서 귀순북한동포의 개념으로 달라졌다. 이후 '북한이탈주민의 보호 및 정착지원에 관한 법률(1997년)'에 따라 귀순의 개념이 북한이탈로 대체되고 '탈북자', '새터민' 명칭과 함께 현재에는 이들의 자립과, 자활 능력 확립을 위한 지원을 하고 있다(통일부).

청소년도 이와 비슷하게 여러 명칭으로 불리워졌다. 초반의 '새터민 청소년' 명칭에서 현재는 '북한이탈청소년', '탈북청소년'으로 바뀌었다. 법적 규정은 북한이탈 주민 중에서 청소년기에 해당하는 사람으로, '교육지원 대상이 되는 초·중·고등학생'과 '청소년기본법이 규정하는 만 24세까지의 연령'을 포함한다. 명칭으로 인한 부정적인 편견을 줄이기 위하여 중립적인 의미의 '북한배경 청소년'으로 바꾸자는 제안이 있다. 보통은 주관 부처별 지원정책 방향과 탈북청소년 입국 배경을 고려하여, '탈북학생', '이주배경청소년', '다문화가정자녀' 등을 혼용해서 사용하는 편이다. 북한이탈청소년은 출생지와 입국 경로에 따라 북한 출생, 제3국 출생, 남한출생 및 무연고 탈북청소년 등으로 구분되어 이에 따라 국가가 제공하는 법적 지원 범위가 다르게 적용되고 있어, 다양한 입국 배경과 사회문화 환경에 놓여있는 이들을 동일한 명칭과 집단으로 일원화 하기보다는 구성원의 다양성을 고려한 정책적 접근이 필요하다.

## 2) 북한이탈주민의 현황

국내 거주하는 북한이탈주민은 2020년까지 기준으로 대략 33,752명으로 조사되었다(남북하나재단 2021). 성별로는 2000년대 이전까지 남성이 전체의 약 90%를 차지하였고, 이후부터는 북한이탈 여성의 숫자가 급격히 증가하여 현재는 여성의 숫자가 남성보다 약 3배 많다(통일부). 연령별 빈도는 40대가 28.9%로 가장 많고 30대, 50대의 순서로 나타났다. 24세 미만 청소년은 전체 주민의 20% 정도인데 점차 청소년의 비율은 증가하고 있다. 가족 단위의 탈북 입국이 늘어나면서 아동청소년 자녀의 증가 추세는 앞으로도 꾸준하게 지속될 것으로 예상되므로 이에 따라 교육과 한국사회에 정착을 위한 지원 정책들이 다양화되고 있다. 최근 수년 사이에 중국 등 제 3국 출생 탈북배경 청소년의 숫자가 증가하여 2016년 이후부터는 북한 출생보다 더 많아졌다. 제3국 출생 배경의 경우에는 탈북청소년보다 연령이 어리고 한국어보다 중국어 등 출생국가 언어를 사용하고 있어 초기 적응 과정의 어려움이 더 클 것이다(김정원 등 2018). 이들의 상당수가 중국을 거쳐 입국하는데 그 과정에서 부모와 분리와 재결합 및 부모 재혼 같은 가족 구조의 불안정을 경험할 확률이 높고, 어려서 성장한 중국 문화에 익숙하여 남한과 북한 및 출생국인 중국을 포함하는 다중정체성의 특성이 적응과정에 영향을 줄 수 있다.

탈북의 동기와 입국 현황은 북한의 시기별 상황과 관련이 있다. 1990년대 초반까지는 북한 체제에 대한 불만 등 정치적 목적이 많았지만, 1990년 중반 이후 고난의 행군 즉, 식량난 등 경제적인 이유로 인한 입국이 급격히 증가하여 2003-2011년 기간에는 한해 입국이 2,000명-3,000명에 이르렀다. 2012년 이후부터는 연간 1,300명 정도로 감소 추세를 보였고 2020년 입국인원은 코로나 등의 상황에 의하여 229명으로 급격히 줄었다(통일부 2021). 탈북 동기는 식량 부족 등 경제적인 요인(22.8%)과 북한체제의 감시와 통제가 싫어서(20.5%)가 가장 크지만, 가족에게 더 나은 생활환경을 주려고(13.1%), 먼저 탈북한 가족을 찾거나 함께 살기 위하여(19.0%), 돈을 더 많이 벌고 싶어서(9.8%)와 같이 복합적이고 다양한 요인들이 관여하고 있다 (남북하나재단, 2021).

## 2 북한이탈가족의 특성

### 1) 북한이탈가족의 적응 현황

북한이탈주민이 우리 사회 정착을 하려면 국가에서 정한 일정한 절차를 거치도록 되어 있다. 초기 정착준비 시기에는 입국 후 국가로부터 보호결정을 받고 하나원에서 12주간의 사회적응 교육과 주거알선과 정착 장려금 등 초기 정착을 위한 지원을 받는다. 다음은 거주지에서 5년 동안의 보호기간이다. 이 시기는 거주지로 전입을 하고 생계 의료, 급여 등 사회적 안전망 확립, 취업과 교육지원을 받게 되며 보호담당관이 취업과 신변 등을 보호해준다. 이후 민간참여 시기에는 북한이탈주민지원센터를 중심으로 민간자원 참여를 통하여 사회적응에 도움을 받을 수 있는 상담체계 등이 포함되어 있다(통일부).

매년 시행하는 북한이탈주민의 실태조사를 보면, 북한이탈주민들은 전반적으로 생활적응을 긍정적인 수준으로 평가하고 있다(남북하나재단, 2021). 2020년 조사에서, 남한생활에 대하여 76.4%가 만족한다고 응답하여 생활 만족도는 비교적 높은 편이며 매년 만족도가 증가하는 것으로 나타났다. 생활에 만족하는 이유로는 자유로운 삶을 살 수 있고, 일한 만큼의 소득을 얻을 수 있으며, 북한보다 경제적인 여유가 있어서의 순서로 높았다. 2019년 조사에 비하여 일한 만큼의 소득과 경제적인 여유를 남한생활에 만족하는 이유로 응답한 비율이 다소 증가한 것으로 볼 때, 경제적인 요인이 생활 만족도에 미치는 비중이 더 커지고 있음을 알 수 있다. 또한 응답자의 43.9%가 현재 사회경제적 성취에 만족하고 약 70%에서 자신과 자녀들의 사회경제적 지위가 개선될 것이라고 하였는데, 이러한 수치는 일반 국민의 응답과 비교하였을 때에도 높은 편으로 북한이탈주민들은 남한생활을 긍정적이고 희망적으로 평가하고 있다고 추정할 수 있다. 이와 비슷하게 10대 탈북청소년도 응답자의 66%가 가정경제 형편을 보통이라고 하였고, 보통으로 평가한 비율이 매년 증가하는 추세를 보여(남북하나재단, 2021), 경제적인 상태에 어느 정도 안정감을 유지하는 것으로 보인다. 그렇지만 일반 국민과 비교할 때 생계 급여율이 매우 높고, 월평균 임금도 낮아 실제적인 경제 상태가 좋다고 할 수는 없다(김정원 등, 2018). 남한 생활에 불만족인 부분은 가족과 떨어져 사는 것, 경쟁이 너무 치열하고, 북한이탈주민에 대한 차별과 편견의 순서로 높았는데, 차별을 받는 이유가 말투, 생활방식, 태도 등 문화적 소통방식이 다르기 때문이라고 하여, 탈북에 대한 사회적인 이해와 수용을 바탕으로 차별을 없애는 인식개선이 필요하다.

북한이탈청소년은 부모님과 생활 적응 면에서 91.3%가 만족한다고 하였다. 부모님과 활동은 주로 식사를 함께 하거나 학교생활에 관한 대화를 하는 시간이 대부분이었고, 일반 청소년과 비교할 때 고민을 말하거나 취미활동을 같이 하는 빈도는 낮았다(남북하나재단 2021). 가족이 자신을 믿어주고 성장을 돕는 지지적 역할을 하고 있으나, 자녀인 자신들이 뒤처지지 않을까 부모의 불안이 높고 부모자신의 적응 문제로 힘들어할 때 위로하는 역할도 해야 하며 가정 경제에 도움을 주어야 하는 책임감을 경험하는 경우도 많다(김정원 등 2018). 청소년이 현재 생활에 적응하고 안녕감을 유지하는 데 가족의 역할은 매우 중요하다. 가족과 함께 입국하여 함께 정착시기를 겪어왔거나, 먼저 온 가족과 재결합하기 위하여 뒤늦게 남한 생활을 시작하는 경우 등 다양한 상황들 모두 가족 관계에 영향을 줄 것으로 예상되므로, 가족 내 문제가 표면화 되지 않는 정착 초기단계부터 어려움을 파악하고 해결할 수 있도록 교육과 상담 프로그램이 적극적으로 제공될 필요가 있다.

청소년들은 어려움이 있을 때 대부분 가족에게 도움이 가장 많이 받고 있다고 생각하고 있으며 가족 외에 도움을 받는 어른은 학교 교사로 한정되어 있어(남북하나재단 2021), 가족과 학교를 벗어난 사회적 지지체계가 취약한 것으로 보인다. 아마도 탈북 배경으로 인하여 남한에 친척이 거의 없고 거주 지역에서 이웃과 친숙한 관계를 형성할 시간이 충분하지 않기 때문일 것이다. 가족의 기능과 지지 역할을 보완할 방안으로 일대일 멘토링, 종교 단체의 역할 강화 등 지역사회 지원체계와 연결을 강화할 수 있다면 정서적 뿐만 아니라 청소년들이 자연스럽게 지역 사회와 친숙해지는 계기를 만들 수 있을 것이다. 부모가 먼저 남한에 들어오고 북한의 자녀가 나중에 입국하여 가족이 재결합한 경우, 청소년은 남한생활에 적응해야 하고 남한 생활에 익숙해진 달라진 가족 분위기에 새롭게 적응해야 하는 스트레스가 있을 수 있다. 이와 반대로 여전히 북한의 생활 관습을 유지하는 부모와 갈등이 생기는 경우도 있다. 자녀 교육에 관심이 많은 부모는 자녀가 빨리 한국사회에 적응하여 자리 잡기를 기대하지만, 이를 뒷받침하기 위하여 사교육이나 다양한 활동 경험을 제공할 정보와 경제력은 부족하기 때문에 청소년 스스로 성취해나가야 한다는 부담이 부모와 청소년 자녀 사이에 갈등의 요인이 되기도 한다.

# 3 북한이탈청소년 적응과 도전

## 1) 청소년기 발달과 적응

북한이탈청소년들이 남한생활 이전에 살아온 경험들은 개인마다 다르겠지만, 아동 청소년 시기를 북한 배경에서 성장하면서 한국과 이질적인 사회 문화, 경제 및 교육 체계의 영향을 받았다는 점에서는 공통점이 있다. 정착 초기에 변화의 기간을 지나면 청소년들은 대부분 진로와 경제적인 안정 및 남한사회의 시민으로 살아가기 위한 긍정적인 노력을 시작한다. 적응 초기부터 경험하게 되는 낙인감은 건강한 자아정체성을 확립하는 과정에 부정적으로 작용할 수 있다. 입국 후 하나원에 입소하면서 탈북인이라는 신분이 공식화되기 시작하며, 지역사회에서 복지카드와 지원을 받을 때 수급자로 가난하다는 인식을 가지게 되면 이중으로 낙인감을 겪을 수 있다(이현숙과 유해숙 2015). 게다가 사회적인 시선이 자신들은 능력이 없고, 아는 것이 없고, 항상 도와줘야 하고, 시간 개념이 없다는 등 탈북인에 대한 부정적인 시각이 많다고 느낄 때, 열등감으로 감정과 정서를 표현하기 어려워 자신을 잘 드러내지 못하고 주저하게 되며, 주변에 자신이 탈북인 이라는 것을 숨기게 된다. 그 외에도 제3국 출생 배경과 북한출생 청소년에 대한 국가의 지원이 고등학교 졸업 후에는 다른 기준으로 적용되는 점들도 탈북배경 청소년 집단 내에서 차별적인 인식을 강화하게 만드는 요인으로 작용할 수 있다. 이러한 정체성의 고민은 한국에서 오랜 기간 생활을 하여도 줄어들지 않고 지속되기도 한다. 자신이 이미 한국인이 되었다고 생각하지만 완전히 한국인으로 받아들여지지 않는 이중적인 정체성에 혼란을 경험할 수 있다(김정원 등, 2018). 이러한 어려움에도 불구하고, 많은 청소년들은 노력을 통하여 성취할 수 있는 남한 환경을 긍정적으로 받아들이고 자신이 지나온 삶을 통합적으로 바라보고 그 안에서 자신의 강점을 놓치지 않으려고 애쓰며 낯설고 어렵게 느껴지는 남한사회에서 미래를 긍정적으로 준비하려는 노력하는 등 긍정적인 측면을 유지하고 있다(좌동훈 등 2016). 나아가 대학진학과 사회 진출을 준비하는 후기 청소년기에 도달했을 때 한국의 분단 상황을 직접 체험한 경험을 기반으로 '통일의 주역'으로서 우리 사회에서 자신의 역할을 미래를 준비하는 사회 기여적인 정체성을 확립하기도 한다(문희정과 손은령 2018). 청소년들은 남한사회에 빨리 적응하기를 원하는 주변의 기대에 부응해야 한다는 부담감으로 인하여, 북한의 생활방식에서 벗어나고 탈북과 정착 과정에의 어려움을 잊어버려야 한다는 조급함이 생겨 자신의 부적응적인 문제를 간과할 가능성이 있다. 도전과 시행착오를 통하여 자신의 정체성을 확립할 충분한 여유를 갖지 못하고 준비가 되지 않은 상태에서 독립과 사회생활을 시작하는 시기에 정서적인 혼란과 위축을 경험하게 될 수 있다. 자신의 역량을 발견하고 스스로 성장할 수 있는 기틀을 마련해주려면, 북한이탈청소년 스스로 잠재력에 대한 신뢰를 바탕으로 개인의 필요에 맞는 서비스 자원을 언제든지 선택할 수 있는 지원 체계를 수립하는 것이 필요할 것이다(좌동훈 등, 2016)

## 2) 학습과 학교적응

북한이탈청소년은 대부분 학업을 중단한 상태로 남한 생활을 시작하게 되며, 입국 전 학업 기간도 개인별 차이가 크다. 10대 탈북 청소년 조사에서(남북하나재단, 2021) 학령기임에도 26.4%가 북한에서 학교에 다닌 적이 없고, 제 3국을 거쳐 입국한 청소년의 경우는 이보다 훨씬 높은 76.1%에서 학교생활 경험이 없어 남한에서 학력 격차로 인한 어려움이 적지 않을 것으로 예측할 수 있다.

북한이탈청소년의 학업 지원은 정착 시기별로 입국초기, 전환기, 정착기 교육의 3단계로 시행된다. 하나원에서 생활하는 3개월은 예비학교 과정의 기초학습과 심리적응에 초점을 둔 교육을 받는다. 이후 학력인정 심의를 거쳐 연령과 학력에 맞는 학교로 진학을 하게되며, 일반학교 적응이 어려운 학생은 전환기 교육에 해당하는 한겨레 중고등 학교에서 학업보충과 적응교육을 받고 이후에 일반학교로 전학 준비를 하게 된다(김정원 등 2015). 대안학교는 정서 및 적응 프로그램 비중이 많고 탈북청소년들과 함께 생활하는 교사의 집중적인 보호가 제공되는 교육 환경이라는 장점이 있지만, 진로 학습에 요구가 높은 청소년들은 학업 집중도가 좋은 일반학교에서 교육 받기를 선호하므로 일반학교와 대안학교 과정을 정할 때 개인이 상황과 요구를 충분히 고려한 결정을 할 수 있도록 안내가 필요하다(좌동훈 등 2016).

현재 학교생활에 대하여 북한이탈청소년의 81.6%가 만족감을 가지고 있어(남북하나재단, 2021) 학교 적응은 안정적으로 유지되고 있다. 그렇지만 학교 수업을 따라가는 것이 학교생활의 가장 큰 어려움이라고 응답한 비율이 가장 높게 나타났는데, 이는 앞서 언급하였듯이 남한에 입국하기까지 학습 공백 기간과 남한의 교육 내용과 높은 학구열 등으로 인한 학력 차이가 발생하기 때문일 것이다. 청소년들은 교과목의 내용을 이해하고 과제를 하는 것이 힘들어 학습지원에 대한 요구가 매우 높으며 자신의 학교 성적이 낮다고 인지하고(남북하나재단, 2021), 점차 학습동기와 학업 효능감이 낮아지게 되어 학교 중도 탈락률이 학교 급이 올라갈수록 증가하는 경향을 보인다. 초기 정착 단계에 집중되어 있는 교육지원 정책을 중장기적인 관점으로 확대하여 개별 학습 지원과 전공 선택에 대한 고민이 증가하는 고등학교 졸업 이후

대학입시와 진로 개발 등의 지원 프로그램을 유지해야 할 필요가 있다(좌동훈 등 2016). 학업 성취에 가장 중요한 한국어 교육은 중국 및 제3국 출생 청소년들에게는 기초적이고 언어 구사능력을 증진시키는 내용이 중심이 되겠지만, 북한 출신의 경우는 문화의 차이로 인한 의사소통 문제와 학습 한국어 이해 부족을 해결하는 것이 우선되어야 하므로 탈북 배경에 따른 맞춤형 학습을 다양화하여야 균등한 성장의 기회를 제공할 수 있을 것이다. 북한이탈청소년들은 노력과 학업 성취를 통한 전문 교육, 안정적인 직업을 얻는 것이 우리사회에 안정적으로 정착할 수 있는 중요한 통로라고 생각하고 있으므로 학업에 대한 부담은 더욱 높을 것이다. 그러므로 학교를 중도에 벗어나게 될 때 제도권의 지원과 학업으로의 복귀가 쉽지 않은 상황에 놓이게 되어 미래의 희망이 단절된 두려움을 경험하게 할 수 있으므로, 다양화된 대안교육 지원의 확대가 필요하다.

### 3) 또래관계

모든 청소년들의 또래관계 중요성과 마찬가지로, 또래들과 좋은 관계를 맺어 친밀함에 대한 자신감을 얻고, 차별받는 상황에 대해서는 적극적으로 거부 의사를 표현하고 대응할 수 있는 태도 등 대인 관계의 적응적인 성취 경험들은 북한이탈청소년들이 성인이 되어서 관계에 대한 두려움을 극복하여 다양한 사람들과 관계를 맺는 자신감을 획득하는 데 무엇보다 중요하다(김지혜 등 2019). 대부분의 청소년들은 학교 또래들이 자신을 잘 이해해주고 힘들 때 위로가 되어주며 자신들도 친구와 잘 어울리고 있어 친구관계를 긍정적으로 인식하고 있다(남북하나재단, 2021). 이들은 친구를 많이 사귀고 싶어 하지만 남한 청소년 문화에 익숙하지 않아 의사소통이 원활하지 않고 친구를 사귈 기회가 학교를 제외하고 실제로 많지 않다. 남한의 친구들과 잘 지내기 위하여, 속으로는 공감을 하지 못하여도 겉으로는 그들과 비슷하게 행동하여 다르지 않다는 것을 보여주며 불필요한 오해를 받지 않기 위해 속마음을 드러내지 않는 방식으로 관계를 유지하지만(마은희 2015), 친구들이 자신들에게 마음을 열지 않는다는 느낌을 받게 되면 어떻게 관계를 풀어나가야 할지 어려움을 겪는다. 북한이탈청소년 집단 내에서도 먼저 입국한 선배들과 갈등들이(좌동훈 등 2016) 친밀한 또래관계 경험에 부정적으로 작용할 수 있다. 남한의 개인주의적인 생활방식은 자유로움을 주기도 하지만 또래집단에서 소외감을 강화시키는 요인으로 작용할 수 있으므로 탈북 선배의 멘토링이나 지역사회 문화 동아리 활동 등에 참여할 기회가 또래관계 경험을 긍정적으로 만드는 데 도움이 될 것이다.

## 4) 정신건강

북한이탈주민이 북한 생활과 탈북과정 및 남한에 정착하는 일련의 과정에서 복잡한 삶의 위기를 경험하게 되며 이러한 스트레스들이 정신건강에 부정적으로 작용할 가능성이 크다는 것은 알려져 있다. 탈북 배경 스트레스는 북한에서 어떠한 경험을 하고 탈북의 계기가 무엇이었는지, 도피과정에서 겪은 위기, 남한에서 생활하는 기간의 어려움 및 가족의 이별과 재회 등 매우 다양한 요인들이 해당되므로, 관련된 정신건강 문제들도 다각적인 관점으로 파악할 필요가 있다. 그동안의 연구를 통하여 북한이탈주민들이 우울, 불안, 외상후스트레스장애 등에 취약하고, 연령이 높을수록 새로운 사회에서 겪는 좌절과 이동으로 인한 상실이 크게 되므로 정신건강이 문제가 더 많아지는 특성들이 있다고 알려져 있다(홍창형 등 2005 ; 조영아 등 2006). 북한이탈청소년도 성인과 비슷한 경로로 입국을 하게 되므로 성인과 유사한 스트레스와 정신건강 문제를 가지고 있을 것으로 추정할 수 있으나 실제 북한이탈청소년의 정신건강 연구들이 많지 않아 특정한 결론을 내리기 어렵다. 대안학교 재학 중인 15-24세의 북한이탈청소년 조사에서 자살 사고 20.2%, 자살 계획 7.7% 및 자살 시도 경험을 보고한 경우가 8.6%으로 나타나 자살위험이 일반 청소년보다 높으며 우울 증상이 자살사고에 영향이 미치는 경향이 있는 것으로 나타났다(임동균 등 2017). 김희경과 신현균(2015)은 북한이탈청소년이 남한 청소년보다 외상후스트레스장애와 정신증 정도가 유의하게 높지만, 우울, 불안, 신체화, 대인예민성, 외상후스트레스장애와 같은 내재화 문제를 외현화 문제보다 더 많이 경험하는 정도는 남한 청소년과 비슷하다고 하였다.

청소년들은 자발적으로 남한에 입국하기보다는 부모와 가족에 의하여 비자발적으로 들어오는 경우가 많다. 충분한 준비 없이 자신이 성장해 온 익숙한 환경에서 벗어나 여러 변화를 겪어야 하는 스트레스와 입국 경로에서 예상하지 못한 폭력적인 상황에 노출된 경우에는 트라우마를 지닌 채 한국에서 생활하게 될 것이다. 북한이탈청소년들은 심리적인 어려움을 표현하는 것이 익숙하지 않고 정신건강에 대한 이해가 낮은 편이므로, 자신의 문제를 잘 인지하지 못하여 이로 인한 부적응이 오래 지속될 수 있다. 또한 입국 전 장기간 부모와 떨어져 지내면서 가족의 돌봄을 충분히 받지 못하였다면, 불안정한 애착과 심리적 불안이 가족과 재결합한 후 청소년기에 급격하게 부적응 상태로 드러날 수 있다(김지수 등 2018). 부모의 우울증상이 자녀의 우울감, 학교적응 및 사회적 관계에 전반적인 영향을 미치므로, 청소년 정신건강에 개입할 때 가족과 부모의 정신건강 상태 평가가 함께 이루어지는 것이 바람직하다(유지애 2020).

청소년들마다 다른 정착 경험을 가지고 있기 때문에 정신건강 문제의 내용과 개입 방식은 개별적으로 파악하여야 할 필요가 있다. 그러므로 정착 초기부터 정신건강 교육을 통하여 청소년 스스로 심리 문제를 인식하고 도움을 요청할 수 있도록 하는 전략과 정착 초기에 집중된 심리지원 체계를 확대하여 그들의 문화 배경을 이해하는 상담 및 정신건강 전문가와 항시 연결될 수 있는 구체적인 전략이 필요하다.

## 4 북한이탈청소년의 지원체계와 전략

북한이탈주민은 '북한이탈주민지원의 보호 및 정착지원에 관한 법률'에 기반하여 초기 정착금, 사회보장, 거주지 보호와 주거지원 등 기본적인 지원을 받는다. 청소년들은 이외에도 교육과 남한사회 적응을 목표로 '다문화가족지원법', '청소년복지 지원법', '초·중등교육법'에 의하여 통일부, 교육부 및 여성가족부에서 설립한 산하 기관을 중심으로 통합적인 지원을 받게 된다(통일부). 주요 전담 기관과 역할을 살펴보면(좌동훈 등 2016), 통일부 산하 남북하나재단은 초기 적응을 돕고 있으며 청소년을 위한 교육개발 및 지원으로 통일미래 인재육성, 청소년 교육 및 적응지원, 정착지원 전문 인력 양성을 목표로 사업을 추진하고 있다. 여성가족부 사업은 중도입국 청소년을 지원하는 이주배경청소년 지원재단의 무지개청소년 지원센터에서 담당하는데 북한에서 직접 탈북한 경우보다는 제3국 출생 청소년에 대한 지원이 더 우선적이다. 학업을 지속해야 하는 청소년에게 가장 중요한 교육지원은 입국 초 대안교육 형식으로 초기 적응을 돕고, 이후 본격적인 교육은 지역사회에 정착 후 학교에 진학하면서 이루어진다. 교육부 산하 한국교육개발원에 속한 탈북청소년교육지원센터에서 기본적인 학습권 보장과 다양성 존중 및 역량 강화를 위한 정책들을 시행하고 있다. 이러한 청소년 지원 정책들이 다부처, 다기관 사업으로 진행되므로 사업별 중복이 되거나 사각지대가 발생 할 수 있다는 제한점을 보완하기 위하여 정책을 조정하고 협력할 수 있는 통합기구 운영의 필요성이 언급되고 있다(좌동훈 등 2016). 그 외에도 제3국 출생 청소년들을 위한 지원 근거가 충분하지 않아 상대적인 불이익이 발생할 가능성이 있는 상황을 볼 때, 다양화되는 북한이탈청소년들의 개별상황에 맞게 지원 정책을 융통성있게 추진할 수 있도록 법적 근거가 마련되는 것도 중요할 것이다. 무엇보다 북한이탈청소년들이 주도적인 사회인으로서, 통일을 대비한 인재로서 성장할 수 있도록 다양성에 대한 우리 사회의 긍정적인 인식개선 노력이 중요할 것으로 생각된다.

# Ⅲ. 이혼 가족

## 1 국내 이혼 현황과 적응과정

### 1) 이혼 현황

결혼과 가족에 대한 우리 사회의 인식은 많은 변화의 과정에 있다. 최근 국민 사회조사에서 결혼을 하지 않고 함께 살 수 있다로 응답한 경우가 전체의 59.7%로 2012년 45.9%에 비교하여 증가하였고(통계청), 혼인이 2020년 213,502명으로 2019년 혼인 239,157명보다 10.6% 감소하였으며, 1980년 혼인건수가 약 40만 3천건을 정점으로 현재까지 감소 추세를 보이는 등 여러 지표들이 결혼에 대한 인식 변화를 설명하고 있다. 이에 반해 이혼율은 1990년대부터 2003년까지 증가하는 추세에 있다가 이후부터 감소하여 2016년 이후에는 이혼율에 큰 변동이 없는 상태이다. 2020년 이혼건수는 106,500명으로 이혼 부부의 약 42%에서 미성년 자녀가 있는 것으로 조사되었다(통계청). 연령별로는 40대 부부 이혼율이 가장 높고, 자녀 중에서 중학생 이상인 청소년이 과반수를 넘어(김은지 등 2018), 청소년기 자녀들이 불안정한 이혼 환경의 영향에 많이 노출되어 있음을 알 수 있다. 이혼 자녀들은 대부분 부모 중 한 사람과 생활하지만 조부모와 같이 사는 경우도 꾸준하게 증가하고 있다(통계청).

### 2) 청소년 자녀의 적응과정

이혼은 한 번의 사건이 아니라 이혼 전후 일정기간 지속된 부부 갈등에 의한 가족 기능과 구조가 영구적으로 변하는 복합적인 가족 과정이라고 할 수 있다. 가족마다 이혼하는 상황들은 다양하고 자녀가 부모 이혼을 받아들이는 정도에 있어서도 개인차가 크겠지만, 부모 이혼은 성장기 자녀가 겪는 가장 큰 역경에 속하므로 부정적인 영향을 줄 가능성이 높다(Amato 2001). 부모 갈등으로 오랫동안 불안정한 환경에서 언어 및 신체적 폭력장면에 노출된 경우에는 심리적 충격과 불안정, 슬픔, 두려움과 분노감이 더 크고 부정적 감정들을 극복할 능력이 낮아지게 될 것이다(김기화와 양성은 2015). 부모는 자녀가 이혼으로 고통받지 않고 잘 생활하게 하려고 노력하지만 현실적으로 부모 자신도 이혼 시점에는 소진되고 부모 자신의 분노와 혼란에 휩싸여 자녀의 심리상태를 파악하고 돌보는 것에 소홀해진다. 청소년 자녀는 부모 이혼에 자신이 할 수 있는 것이 없다는 무력감과 책임감을 경험하며, 부모 이혼을 이성적으로는 이해하고 받아들이지만 정서적인 불안정을 통제하기 어려워 슬픔과 분노를 과도하게 표출하거나, 이와 반대로 부모를 힘들지 않게 하려고 자신의 감정을 표현하지 않고 내면화한다. 또한 부모를 대하는 태도가 자주 바뀌어 부모에게 갑자기 심한 화를 내기도 하며 청소년 자신이 헤어진 부모 사이에 갇혀있다는 생각에 슬픔과 불안감에 압도당하게 되면 청소년기에 관심을 기울여야 할 긍정적인 활동에 흥미를 잃고 침체될 수 있다(Bryner 2000). 독립성 획득에 민감한 청소년들은 비양육 부모와 멀어져 부모를 잃어버렸다는 상실감과 생활환경의 변화 등 어려움에 직면할 때, 실제 심리적 적응의 준비가 되어있지 않음에도 불구하고, 부모의 도움을 받지 않고 혼자 힘으로 이겨나갈 수 있다고 받아들인다. 비양육 부모의 빈자리를 대신하는 역할을 하도록 주변에서 과도하게 기대를 하는 경우에 자녀들이 일찍 어른스러워진다. 이혼으로 인하여 하고 싶은 활동을 가정에서 지원해 주지 못하면 일부 청소년은 이를 견디지 못하고 충동적인 문제 행동을 드러낼 수 있다(Bryner 2000).

박한샘과 연문희(2004)는 국내의 이혼가족 자녀들의 심리적 적응과정을 조사하여 외국과는 다르게 한국에 독특한 '억눌림' 현상이 있다고 하였다. 억눌림의 심리적 기제를 이혼이 비교적 보편화된 서구사회와 다르게 이혼가족을 부족하고 문제가 많은 결손가족으로 여기는 부정적인 사회 인식, 이혼을 부끄럽게 생각하는 부모의 태도, 자녀가 이혼을 수치심으로 내면화시키는 과정으로 설명하였다. 수치심이 내면화된 자녀들은 성장하면서 부모 이혼을 남에게 숨기는 것에 익숙해지게 되어 그 외 자신의 욕구와 감정도 억압하고 부인하게 되는 행동 패턴을 나타낸다. 또한 양부모와 살고 있는 '정상가족' 또래들과 '이혼가정'의 자신을 비교하여 부러움과 박탈감으로 슬픔과 우울을 내재화 하게 된다(김기화와 양성은 2015).

부모 이혼은 가장 심각한 가족관계 상실을 가져오는 사건으로 볼 수 있으므로 적응해나가는 과정을 상실에 따르는 애도반응 측면에서 접근하기도 한다. 즉, 자녀들은 이혼 초기에 현실을 부정, 회피하고 저항하지만 점차 부모 이혼을 수용하는 단계를 지나 독립된 건강한 자아를 재정립 해나간다. 애도 적응과정이 순조롭게 이루어지려면 부모는 자녀에게 결별의 이유나 이혼 후 겪게 될 생활 변화에 대한 설명을 해주어 이혼의 현실을 받아들이고 마음의 준비를 할 수 있도록 도와주고 청소년 자녀가 결정해야 할 사안에 참여할 수 있도록 해주는 것이 필요하다. 이러한 과정이 충분하게 고려되지 않으면 청소년들은 자신이 인격체로 존중받지 못하였다는 생각과 분노로 적응 과정에서 어려움이 심화될 수 있다(박한샘과 연문희 2004).

### 3) 청소년 자녀의 적응에 영향을 미치는 요인들

이혼가족 자녀들이 양부모 가족의 자녀들에 비하여 심리사회적 적응 상태가 좋지 않다는 연구들은 관련 요인들과 작용기전을 다음과 같이 제시하였다(Amato와 Keith 1991 ; Amato 2001 ; Roustit 등 2006). Amato와 Keith(1991)는 1970년대와 1980년대 발표된 이혼에 관한 수십 편의 논문들을 메타 분석하여 이혼이 자녀에게 부정으로 영향을 주는 요인들을 세 가지 이론적 범주로 설명하였다. 첫 번째는 부모 부재론(parental absence perspective)으로 자녀의 성장과 사회화에 가족과 부모 역할의 중요성을 강조한 관점이다. 이혼으로 한 부모 부재가 발생한 가족은 자녀에게 적합한 환경을 제공하지 못하기 때문에 부정적인 영향을 준다는 것이다. 부모 부재론은 이혼 자녀들이 비양육 부모와 만나는 기회가 줄어들고 직업과 자녀 양육을 혼자 감당하는 양육 부모와도 이전보다 함께 있는 시간이 적어지게 되면 양쪽 부모로부터 돌봄을 못 받는 상황이 되므로 심리행동 문제가 나타날 가능성이 높아지고, 부모로부터 긍정적인 역할 모델을 배울 기회가 줄어들어 원만한 성인으로 성장하는 데 지장을 받게 되는 발달 경로를 설명하고 있다. 두 번째는 경제적 결핍론(economic disadvantage)이다. 어머니가 주 양육자인 가족은 경제적인 어려움이 더 많을 것이므로 이로 인하여 자녀에게 여러 가지 문제가 나타날 수 있다는 설명이다. 경제적인 문제로 자녀에게 용돈이나 학습에 필요한 지원을 잘 못해주고, 주거 환경이 열악해지는 상황이 되면, 청소년 자녀는 자존감이 낮아지고 반항적 행동과 일탈행동이 늘어나는 경우가 해당될 것이다. 세 번째는 가족 갈등론(family conflict perspective)으로, 이혼 과정에서 나타나는 부모 갈등과 적대감이 자녀들에게 과도한 스트레스와 심리적 불안정을 유발하고 부모의 역량을 약화시키는 주요 원인으로 설명한다. 자녀들도 적대적인 부모 사이에서 어느 쪽 부모를 따라야 할지 고민하다 보면 부모를 신뢰하기 힘들고 점차 부모를 멀리하게 된다. 가족 갈등론은 청소년 자녀에게 문제가 나타나는 것은 이혼사건 자체보다 이혼 전부터 지속되어온 부모 사이, 부모 자녀 사이의 관계 갈등과 심리적 역동이 더 부정적으로 작용하기 때문이라고 설명하고 있다. 이러한 요인들을 종합해보면, 자녀의 적응에 부모의 부적절한 양육태도가 미치는 영향이 가장 크고, 사회경제적인 상태의 저하, 이혼 전부터 지속된 부모 갈등, 역기능적인 가족 간 의사소통, 가족환경변화 등이 해당된다.

## 4) 부모-자녀 관계 변화

이혼 후 자녀 양육권을 부모 중 누가 맡게 되는지에 따라 성별에 따른 자녀의 발달과 적응에 차이가 있겠지만, 그 외에도 양육자와 비양육자의 양육 돌봄 정도, 자녀와 관계, 사회경제적인 안정성 등 여러 요인들이 복합적으로 작용할 것이다. 최근에 아버지가 자녀를 양육하는 빈도가 늘어나고 있으나, 여전히 어머니와 같이 사는 자녀가 더 많다(김은지 등 2018). 그런 경우 비양육자인 아버지가 긍정적이고 적극적으로 양육에 관여하게 되면 자녀의 정서적 적응과 심리적 안녕감이 증진될 수 있으므로 동거하지 않는 비양육자 아버지 역할은 중요하다(Amato 와 Keith 1991 ; Shin 등 2009). 이혼 후 자녀가 아버지와 접촉하는 횟수는 국내외 모두 예상보다 매우 적다. 국내 이혼 자녀들이 비양육부모와 정기적으로 만나는 경우가 9.5%에 불과하고, 전혀 연락하지 않는 경우가 53.1%로 높으며, 배우자에게 자녀 양육비를 한 번도 받은 적이 없는 경우가 73.1%로 나타나(김은지 등 2018), 대부분의 비양육 부모가 자녀의 생활에 현실적으로 관여하지 않고 있어 자녀들은 이혼의 상실감과 부모에게 거절 받은 상처가 지속될 것이다(Bryner 2000). 양육자인 어머니가 이혼 후에도 해결되지 않은 갈등과 스트레스를 자녀에게 드러내는 경우에 청소년 자녀는 어머니의 감정에 동화되어 현실과 다르게 비양육부모인 아버지와 더 멀어지고 불편한 관계로 생각하고 아버지가 자신을 잘 받아주지 않는 것 같아 위축되고 자존감이 낮아진다(Tanner 2009). 어머니가 경제적인 이유로 일을 시작하게 되면, 이전만큼 자녀와 함께 하는 시간이 줄어들게 되므로 결과적으로 자녀의 행동문제 등이 드러날 가능성이 증가할 것이다(Supremo, 2020). 이혼에 따른 부성(fatherhood) 결핍이 아버지 사망에 의한 효과보다 자녀의 발달에 더 부정적 영향을 줄 수 있는데, 불가항력적인 죽음과는 달리 이혼은 부모에 의한 인위적인 관계 단절에 해당되므로 자녀에게 심각한 심리적 외상으로 남아있기 때문이겠다. 아버지 부재는 자녀 성별에 따라 다른 효과를 나타낸다. 보통 아들이 딸에 비하여 가족 내 아버지 역할 모델 부재의 영향을 많이 받아 성역할(sex-role)과 성정체성(gender-identity) 발달, 학업 수행, 심리 사회적 적응 및 자기 조절에 더 어려움을 겪을 것으로 예상된다(Cabrera 등 2000). 일부 남자 청소년은 현실에서 교류가 없는 아버지를 이상화(idealize)하고 동일시하여 아버지를 닮아가려는 노력을 하기도 한다(Tanner 2009).

아버지와 생활하는 자녀는 경제적인 면에서 어머니와 지내는 것보다 어려움은 덜 경험할 가능성이 있으나, 어머니 부재로 모성이 제공해 줄 수 있는 정서적인 지지와 돌봄 부족을 겪게 된다(김기화와 양성은, 2015). 양육자인 아버지가 이혼 후 가사 일과 자녀의 생활 관리에 미숙하고 양육에 대한 자신감이 낮아 일관성 있는 양육 태도를 유지하지 못하게 되면(임경택과 김병오 2015), 이혼 전부터 아버지와 친밀감이 적고 의사소통에 익숙하지 않았던 청소년들은 자신의 어려움을 표현하지 않고 도움 요청을 하지 않게 되어 부적응 문제가 악화될 수 있다(Shin 등 2009). 시간이 지나면서 아버지의 양육 기술이 개선되고 가사일을 효율적으로 처리할 수 있게 되면, 아버지가 어머니보다는 양육을 잘 못할 것이라는 사회적 편견을 극복하고 자녀와 이해와 소통이 증가하는 긍정적인 변화가 나타난다(임경택과 김병오 2015).

이혼으로 불안정해진 부모–자녀 관계를 안정적으로 재정립하려면 부모의 노력이 필요하다. 부모 자신과 마찬가지로 자녀도 변화한 환경에 적응할 시간이 필요하다는 점을 이해하고 빨리 일상생활에 적응하도록 강요하지 않아야 한다. 부모 자신의 갈등과 부모로서 책임감을 청소년 자녀에게 돌리지 말아야 하고 부모 부재를 대신할 어른처럼 행동을 하도록 부담을 주지 않는 분위기를 제공해야 한다. 부모의 부재로 인한 공백을 자녀가 대신하거나, 이전에 하지 않았던 가사일 부담과 어린 동생을 돌보는 역할로 인하여 청소년 자녀가 자신만의 활동시간을 빼앗기지 않는지 등에 관심을 가질 필요가 있다(Bryner 2000). 부모 자신이 안정적인 생활을 회복하는 것도 청소년 자녀의 안녕감을 유지하는 데 필요하므로, 부모의 역할을 보완해 줄 조부모와 친척의 지원과 학교와 또래들의 지지 등 자원을 확보하도록 환경을 개선하는 노력 또한 병행되는 것이 좋다.

## 2 이혼의 영향

### 1) 청소년 자녀의 정신건강

이혼율이 급격히 증가하여 사회적인 문제로 대두되기 시작한 1970년 후반기부터 여러 연구들은 이혼 가정 자녀들이 스트레스가 많고 적응문제의 위험성이 높다는 정신건강 측면에서 부정적인 결과들을 발표하였다(Amato와 Keith 1991; Wallerstein 1991; Amato 2001). Amato와 Keith (1991, 2001)는 1960년부터 1980년대 발표된 논문 93편과 1990년대 발표 논문 67편을 메타분석 결과를 종합하여 이혼가족의 자녀들이 양부모가족 자녀들에 비하여 ① 학업 성취 ② 행동문제 ③ 정서적 적응 ④ 자존감과 자기 효능감 ⑤ 또래관계 ⑥ 부모 자녀관계 등 전반적인 심리사회 적응이 낮다고 하였다. 이와는 반대로 자녀들이 정서 문제로 우울과 불안감을 흔히 경험하지만 양부모가족 자녀와 비교하여 유의한 차이가 없다는 결과들도 있다(김남숙 1993; 홍순혜 2003). 최근에는 이혼이 양부모 가족과 비교하여 정신건강에 부정적으로 작용할 것이라는 이분법적인 시각에서 벗어나, 정서적인 문제를 개인과 가족의 여러 상황들과 관련된 다양한 요인과 경로에 의한 것으로 이해하려는 접근이 더 많아지고 있다. 그러므로 청소년 자녀를 평가할 때 가족 환경의 복합적인 관련성을 잘 살펴보는 것이 중요하다. 이혼한 부모의 불편한 관계 사이에 있으면서 부모의 부정적인 메시지를 전달하는 전달자가 되거나 상대방 부모의 동태를 살피는 감시자의 역할을 하는 환경에 놓이면 자녀들은 부모나 다른 사람에게 감정과 생각을 드러내지 않으려하고 정서적인 위축과 우울감을 가지게 될 것이다.

이혼 부모에게 부정적인 마음이 해결되지 않을 때 청소년기에는 또래 집단과 더 밀착되어 행동화(acting-out)와 일탈 행동이 증가하게 되므로 음주, 흡연 및 약물 오남용과 십대 임신 및 성적 행동, 학습 능력 저하 등 청소년기 문제행동이 일찍 더 심각한 상태로 나타날 수 있다 (Kelly 2000; Tanner 2009).

## 2) 장기적인 영향

이혼이 자녀의 발달에 미치는 장기적인 영향을 조사하려면 이혼 전 가족갈등, 폭력 및 양육과 관련된 문제들과 이혼 후 자녀 생활에 영향을 미치는 기질적, 심리적, 환경적, 경제적 요인들의 상호 작용을 고려한 체계적인 연구가 필요하다. 다양한 요인들의 상호작용과 자녀의 정신 병리와 인과 관계를 밝혀내는 것은 쉽지 않다. 이혼을 일시적인 위기상황으로 본다면, 이혼 자녀의 적응 문제가 단기간에 국한되고 장기적으로는 가족 갈등이 해결되므로 자녀에게 긍정적으로 작용할 것으로 예측할 수 있다. 한편 Wallerstein (1991)은 이혼의 장기적 영향을 알아보기 위하여 자신의 15년간 장기 추적 연구들과 다른 연구들의 장기간 추적 연구 결과들을 분석하여, 많은 이혼 자녀들이 이혼 후 수년이 지나도 지속적으로 심리사회적인 어려움을 경험하고 있으며 청소년과 초기 성인기에 이르러서도 친밀하고 신뢰성 있는 대인 관계를 형성하는 것을 어려워하고 불안감을 높게 느낀다고 하였다. 아동기에는 부모자녀 관계와 부정적인 경험이 억제되어 나타나지 않지만, 청소년이 되었을 때 정서 문제와 사회적인 성취가 낮아지고 이성을 사귀고 결혼을 결정하는 성인기에 버림받지 모른다는 불안감과 실패에 대한 두려움이 지속될 수 있다.

이혼 자녀에게 정신병리가 나타날 위험성은 일반가족의 자녀보다 두세 배 높으나, 많은 자녀들은 이혼의 상처를 극복하고 긍정적인 적응 상태로 회복된다는 점도 간과하지 말아야 한다(Amato와 Keith 1991; Amato 2000; Kelly 2000).

## 3 이혼 자녀의 중재와 개입 체계

자녀들은 부모 이혼을 자신의 삶에서 중요한 한쪽 부모의 상실과 부모-자녀 관계가 손상되는 사건으로 받아들인다. Roustit 등(2006)은 청소년 자녀가 상실감을 받아들이고 적응하기 위하여 단계적인 중재가 필요하다고 하였다. 이혼 초기는 부모 결별을 애도하는 시기이므로 자녀들은 고통과 부정적 감정들을 조절하는 데 어려움을 보인다. 치료자는 청소년들이 자신의 감정을 통합하고 낮아진 자존감을 회복할 수 있도록 수용과 정서적 지지를 제공해 주어야 한다. 다음 단계에는 이혼 후 달라진 부모 역할과 가족 기능이 재구조화 되도록 돕는다. 이 시기에 자녀가 편안하게 비양육부모를 만날 수 있도록 허용하는 분위기가 가족 간 의사소통과 가족 응집력을 회복시키고 청소년이 가족 안에서 고립감을 느끼지 않고 정체감을 획득해 나가는 데 중요하다는 점을 부모가 인식하고 실천하도록 교육한다. 마지막은 부모 자녀 사이에 사랑과 권위가 회복되도록 돕는 단계이다. 심리적 지원과 함께 자녀에게 필요한 경제적, 정책적 지원을 파악하여 연계해주는 치료자의 역할이 필요하다.

부모와 자녀들에게 제공되는 이혼 교육 프로그램(divorce education program)이 이혼 가족의 갈등을 줄이고, 자녀의 부적응 문제를 예방하며, 부모 효능감을 증진시켜 안정적인 가족 환경을 만들도록 돕는 데 효과가 있다(Kelly 2000). 교육프로그램은 부적응이 가장 심한 이혼 초기에 시행될수록, 가족 갈등이 심한 가족일수록 높은 효과를 나타낼 수 있다.

국내의 경우 이혼가족에 대한 지원은 이혼의 법절차 과정인 가정법원에서 이혼 신청 부부에게 협의이혼 숙려기간 제도, 필수적 자녀양육안내의 이수, 상담의 권고 등 부부갈등을 줄이고 미성년 자녀의 복지를 지원하기 위한 제도 제도 등이 포함된다(정용신 2020). 이러한 제도는 전문상담이나 부모교육을 강제적으로 권고할 법적 근거가 없고, 자녀의 적응과 정서적 안정에 중요한 요인에 해당하는 양육비 부담과 면접교섭권 등이 부모 협의와 법원의 직권으로 결정되지만 실제 이행을 강제할 수 있는 제도적 장치가 충분히 뒷받침되지 않는 등 제한점이 많아 실제 시행될 수 있도록 법 개정이 필요하다는 의견이 늘어나고 있다(정용신 2020). 대법원 산하 '부모교육공동 연구회'와 법관, 변호사, 정신건강의학과 전문의, 아동상담가 등 다학제 전문가들이 창립한 '아동권익보호학회'에서 부모 교육제도와 자녀를 위한 후견 프로그램을 정착시키기 위한 활동들을 하고 있다. 현재 시행되는 교육 프로그램들은 정보 제공과 이혼 전 개입에 초점을 두고 있다. 부모와 자녀의 복지와 전문적인 정신건강 지원이 지속되려면 지역의 건강가정지원센터와 청소년상담복지센터 등 공공 기관과 정신건강 전문가의 연계를 통하여 양육 지원, 전문적인 상담 및 청소년 자녀의 필요에 부합하는 서비스 지원으로 연결되어야 한다. 그리고 이혼을 '결손'으로 보는 사회문화적인 편견을 개선하려는 노력과 청소년 자녀의 권리를 우선적으로 보장하도록 법제도의 보완도 함께 이루어져야 할 것이다.

# IV. 결론

급격한 사회 가치관의 변화와 탈가족이 증가하는 현시대에 청소년들은 부모와 갈등이 늘어나고 부모의 영향에 벗어나려고 하며 또래문화에 더 쉽게 영향을 받는 것처럼 보인다. 그렇지만 청소년 자녀가 안정적인 정체감을 획득하여 건강한 사회인으로 성장하는 데 가장 기본적인 자원은 가족이 제공하는 정서적인 애착과 안전한 생활의 보호환경이라는 것은 변함이 없다. 본 장에서는 국내 사회 환경과 가족 가치관의 변화 및 분단의 특수한 상황과 관련이 있는 가족 유형으로서 다문화가족, 북한이탈가족 및 이혼가족의 특성을 다각적으로 살펴보고 청소년 자녀는 어떻게 적응하고 있는지 국내외 자료들을 검토하여 정리하였다. 이러한 가족의 구성원으로 살아가는 청소년들은 현실적인 어려움과 부정적인 시각에도 불구하고 긍정적인 적응을 위한 노력을 기울이고 있음을 알 수 있었다. 이들의 겪는 어려움을 해결하려면 개인적인 상황에 대한 접근과 이해가 필요하지만, 사회적으로 취약하기 쉬운 가족 상황을 극복하도록 돕기 위한 국가 정책적인 지원 전략이 더 강화될 필요가 있고, 무엇보다 특수한 가족 상황에 놓인 청소년에 대한 부정적인 편견을 줄임으로서 차별받지 않는 사회 분위기를 만드는 것은 우리가 해결해야 할 우선적인 과제일 것이다.

## 참고문헌

교육부. 2020년 다문화교육 지원계획. 2020.

김기화, 양성은. 자녀가 경험한 부모 이혼과 부자가족으로의 적응에 대한 질적 연구. Fam Environ Res 2015;54(1):83-95.

김남숙. 부모의 이혼이 청소년 자녀에게 미치는 영향: 서울시내 중학생을 대상으로. 중앙대학교 대학원 석사학위논문; 1993.

김송렬. 이주배경 중도입국 청소년 정체성형성과정에 대한 연구: 이주민 밀집지역의 영향을 중심으로. 고려대학교 사회복지학 박사학위논문; 2020.

김은지, 최인희, 송효진, 배호중, 최진희. 2018 한부모 가족 실태조사(연구보고 2018-61). 한국여성정책연구원. 2018.

김정원, 김지수, 강구섭, 연보라. 탈북 청소년 교육백서. 한국교육개발원. 2015.

김정원, 김지수, 김지혜, 김진희, 조정아, 김윤영, 외. 2주기 탈북청소년 교육 종단연구(Ⅲ) (연구보고 RR 2018-04). 한국 교육개발원. 2018.

김지수, 김선, 김희정. 탈북청소년 교육정책에 대한 고찰. 교육사회학연구 2018;28(4):31-55.

김지혜, 김정원, 김지수, 이동엽, 조정아, 김윤영, 외. 2주기 탈북청소년 교육종단연구(IV)(연구보고 RR 2019-10). 한국 교육개발원. 2019.

김희경, 신현균. 탈북 청소년과 남한 청소년의 정신건강 문제 비교. 한국심리학회지 여성 2015;20(3):347-67.

금명자, 이영선, 김수리, 손재환, 이현숙. 다문화가정 청소년(혼혈청소년)연구: 사회적응 실태조사 및 고정관념조사. 한국청소년상담원, 2006.

남북하나재단. 2020 북한이탈주민사회통합조사. 2021.

남북하나재단. 2020 북한이탈주민실태조사. 2021.

남북하나재단. 2020 탈북청소년실태조사. 2021.

마은희. 탈북청소년의 남한사회 적응에 대한 연구. 한국교원대학교교육대학원 석사학위논문, 2015.

문희정, 손은령. 한 탈북청소년의 대학적응경험. 교육문화연구 2018;24-6:721-44.

박주희, 남지숙. 다문화아동의 언어발달과 심리사회적 적응. 한국청소년연구. 2010;21(2):129-52.

박한샘, 연문희. 부모 이혼 후 자녀의 적응과정에 관한 연구. 청소년상담연구. 2004;12:11-29.

설동훈, 김윤태, 김현미, 윤홍식, 이혜경, 임경택, 외. 국제결혼 이주여성 실태조사 및 보건·복지 지원 정책방안. 보건복지부. 2005.

양계민, 조혜영, 이수정, 미래한국사회 다문화역량강화를 위한 아동·청소년 중장기 정책방안 연구 I: 다문화가정 청소년의 역량개발을 중심으로. 한국청소년정책연구원, 2009.

양계민, 장윤선. 정윤미. 2020 다문화청소년 종단연구: 총괄보고서(연구보고 20-R13). 한국청소년 정책연구원, 2020.

여성가족부. 2020 청소년 통계. 2020.

여성가족부. 2018년 전국다문화가족실태조사 연구. 2019.

유지애. 탈북청소년 부모의 우울이 자녀의 학교적응에 미치는 영향: 자녀의 우울과 사회적 관계의 이중매개효과와 개인적 특성요인에 따른 다집단 분석을 중심으로 서울시립대학교 대학원 박사학위논문; 2020.

이영주. 다문화가족 청소년의 심리사회적 적응에 영향을 미치는 위험요인에 관한 연구.
한국가족복지학 2009;14:103-19.

이재분, 강순원, 김혜원, 이혜영, 서유미. 다문화가정 자녀교육 실태연구 – 국제 결혼 가정을 중심으로-(연구보고 RR 2008-12). 한국 교육개발원; 2008.

이현숙, 유해숙. 탈북청소년의 낙인과 대응. 민족연구 2015;62:179-201.

임경택, 김병오. 이혼 남성의 자녀양육경험 연구. 상담학연구 2015;16(4):523-45.

임동균, 박수빈, 김승현, 임우영, 전진용. 탈북청소년의 정신병리와 자살과의 연관성. 정신신체의학 2017;25(2):95-100.

정용신. 이혼절차에서 미성년자녀를 보호하기 위한 법원의 제반 조치들. 가정법연구 2020; 34(2):97-140.

조영아, 전우택, 유시은, 엄진섭. 제24장 우울 예측요인. In 웰컴 투 코리아—북조선 사람들의 남한 살이— 정병호, 정진경, 전우택 eds. 한양대학교 출판부; 2006.

좌동훈, 이민영, 지소연. 탈북청소년 지원체계화 방안연구 – 탈북청소년 역량진단을 중심으로. 한국 청소년 정책연구원, 2016.

통계청 국가통계 포털 [cited 2021, Apr 15 ]. Available from URL: https://kosis.kr/index/index.do

통일부. [cited 2021, Apr 5 ]. Available from URL ttps://www.unikorea.go.kr/unikorea/business/NKDefectorsPolicy/status/lately/.

행정안전부. 2019년 지방자치단체 외국인주민 현황. [cited 2021, Apr 05]. Available from URL: https://www.mois.go.kr/frt/bbs/type001/commonSelectBoardArticle.do?bbsId=BBSMSTR_000000000014&nttId=80781.

홍순혜. 부모의 이혼이 청소년자녀의 심리사회적 적응에 미치는 영향: 양육부모의 경제수준 및 양육행동의 매개효과를 중심으로. 한국아동복지학 2003;17:151-77.

홍영숙. 다문화가정이 봉착하는 자녀교육의 문제와 시사점, 광주교육대학교 석사학위논문; 2007.

홍창형, 전우택, 이창호, 김동기, 한무영, 민성길. 북한이탈주민들의 외상경험과 외상후 스트레스 장애와의 관계. J Korean Neurupsychiatry Association 2005;44(6):714-20.

Amato PR, Keith B. Parental divorce and the well—being of children: a meta—analysis. Psychol Bull 1991;110(1):26-46.

Amato PR. Children of divorce in the 1990s: an update of the Amato and Keith (1991) meta—analysis. J Fam Psychol 2001;15(3):355-70.

Bryner CL Jr. Children of divorce. J Am Board Fam Pract 2001;14(3):201-10.

Cabrera NJ, Tamis—LeMonda CS, Bradley RH, Hofferth S, Lamb ME. Fatherhood in the twenty—first century. Child Dev 2000;71(1):127-36.

Kelly JB. Children's adjustment in conflicted marriage and divorce: a decade review of research. J Am Acad Child Adolesc Psychiatry 2000;39(8):963-73.

Roustit C, Chaix B, Chauvin P. Family breakup and adolescents' psychosocial maladjustment: public health implications of family disruptions. Pediatrics 2007;120(4):e984-91.

Shin SH, Choi H, Kim MJ, Kim YH. Comparing adolescents' adjustment and family resilience in divorced families depending on the types of primary caregiver: Comparing adolescents' adjustment and family resilience in divorced families. J Clin Nurs 2010;19(11-12):1695-706.

Spremo M. Children and divorce. Psychiatr Danub 2020;32(Suppl 3):353-9.

Lane Tanner J. SEPARATION, DIVORCE, AND REMARRIAGE. In: Developmental—Behavioral Pediatrics. Elsevier; 2009. p. 125-33.

Wallerstein JS. The long—term effects of divorce on children: a review. J Am Acad Child Adolesc Psychiatry 1991;30(3):349-60.

# CHAPTER

# 5

# 학교 문화체계
## School Culture

박은진

## 1 서론

대부분의 청소년들은 학교에서 가장 많은 시간을 보낸다. 학교는 청소년의 성장과 발달에 중요한 역할을 하며 학업수행뿐 아니라, 대인관계와 사회생활의 중심이 되는 공간이다(Williams 등 2020). 학교는 안전, 동기부여, 관계형성, 긍정적 지지와 같은 보호역할을 하기도 하고, 동시에 경직된 조직과 규정, 엄격한 규율 등으로 부정적 영향을 끼치기도 한다(Laszlo 등 2019). 청소년들의 사회적, 정서적 성장을 위한 많은 부분이 학교와 연관되어 있다(Galanti 등 2016). 청소년기의 정신건강은 학업 성취도, 건강한 라이프스타일의 확립, 성인기의 다양한 사회경제적 위험인자와도 연관되어 학교의 중요성은 더욱 크다고 할 수 있다(Kessler 등 2005; Hawton 등 2005).

학교라는 공간에서 보내는 시간만큼 청소년들은 학교의 분위기, 환경, 문화에 영향을 많이 받는다. 학교의 환경과 문화는 사회변화와 더불어 지속적으로 영향을 받는 부분도 있으나, 반면에 외부환경의 변화와 다르게 경직된 부분도 있다. 학교에서의 경험은 성인기 적응에도 영향을 미치는데, 특히 청소년기 정신건강은 학교에서의 경험과 관련이 많다(Weare와 Nind 2011). 학업뿐만 아니라 또래관계, 교사와의 관계, 따돌림 등 다양한 경험들이 청소년의 정서와 심리에 영향을 줄 수 있다(Oberle 등 2018). 또한 학교는 청소년의 고민, 걱정, 사회적 행동들이 가장 많이 드러나는 공간이기도 하다.

최근에는 학교밖 청소년들이 증가하고, 정규 교과과정 대신에 대안교육을 선택하는 등 다양한 방식의 교육을 선택하는 경우가 늘고 있다(한승영 등 2018). 학교에서도 학습뿐만 아니라 정서행동의 건강에 대해서도 관심이 증가하고, 이를 지원하기 위한 프로그램, 제도들도 마련되는 추세이다(김진아 등 2015; O'Reilly 등 2018).

학교는 학생과 교사가 주요한 구성원이지만 학부모의 영향도 큰 편이다. 학교의 문화는 이전에는 교사들의 수업과 관련한 분위기, 흐름을 드러내었다면 최근에는 학생들 간의 관계, 문제해결 방식과 더불어 학생과 교사의 관계, 그리고 학교 자체와 지역사회의 관계까지 확대되기도 하였다. 학교가 청소년의 발달에 중요한 만큼 학교 환경과 문화의 특성이 청소년기 정신건강에도 주요한 영향을 미친다.

## ② 학교 문화와 청소년의 건강

### 1) 학교 문화

일반적인 조직과 달리 학교는 특수성이 있다. 학교는 교육공간이기에 배움과 가르침을 통한 관계와 분위기가 핵심적이다. 학교 문화를 다룰 때 교육이 이루어지는 공간이라는 특수성을 우선적으로 고려해야 한다(최돈형 1999). 학교문화의 정의는 다양할 수 있는데 박삼철(2003)은 조직문화의 개념 구조를 재구성하여 학교 문화를 정의하였다. 학교의 가치와 실제적인 가치관의 역동적 상호작용으로 변화되어 가는 과정을 학교 문화로 정의하고 있다. 그동안 학교 문화에 대한 연구들은 주로 교사들이 인식하는 업무와 관련하여 의사소통, 직무관계, 수업 문화에 대한 내용들이 많았다(정우영 2005; 소연희 2018). 즉 학교 내 조직문화와 의사소통의 관점에 대한 연구들이 주를 이루었다. 최근에는 학교 문화를 학생이 인식한 문화로 보는 견해가 증가하고 있다. 학생이 경험하는 패턴을 학교 문화로 보고, 학교 규범, 가치, 관계, 조직의 구성을 반영하는 것이 학교생활의 특성을 반영한다고 보았다(Farrans와 Selman 2014). 학교 문화를 형성하고 영향을 끼치는 주체는 교사뿐만 아니라 학생, 학부모, 학교를 둘러싼 다양한 환경들이 있다. 이러한 부분들이 서로 영향을 미치며 학교 문화를 형성하게 된다. 교육이라는 본연의 목적과 더불어 구성원들의 상호작용, 여러 환경변화와 관련된 영향들이 복합적으로 작용한다고 볼 수 있다. 더불어 교사나 학생 집단마다 특유의 가치 패턴과 규범이 있을 수 있다.

학교문화는 학교개혁의 성과와도 관련성이 있지만(김민조와 이현명 2015), 학생들의 또래관계, 정신건강 등 많은 부분에 영향을 끼친다. 김이경 등(2016)은 학교 문화 인식이 학교폭력 대응행동의 적극성을 예측할 수 있다고도 하였다. 이는 개인특성이나 학교특성보다 학교 문화에 대한 인식 자체가 청소년의 정서행동에 중요한 영향을 미칠 수 있음을 보여주는 것이다.

## 2) 학교 문화의 유형

학교 문화는 다양한 유형으로 분류될 수 있다(정준교 2000; 임성택 등 2013; 김정현 등 2019). 학교 문화가 학업지향적인지, 협력지향적인지, 자율성을 중요시 하는지 등에 따라 학생들이 받는 영향은 다르다. 김정현 등(2019)은 학생이 인식하는 학교문화에 초점을 맞추어 협력지향(학생 간 협력 혹은 교사-학생 간 협력적 관계를 강조하는 문화), 학업지향(과업이나 성과를 중시하는 차원이나 내용), 혁신지향(교사와 학생의 다양하고 창의적인 생각과 태도를 강조하는 문화), 자율지향(교장-교사, 혹은 교사들 간의 관계구조에 학생을 포함시키는 문화)으로 구분하기도 하였다. 주로 교사와 학생의 관계, 학업의 중요성을 기준으로 분류한 것이다. 청소년의 성장을 돕는 학교 문화의 특성은 협력적이며, 개인의 특성과 행동에 민감하게 반응하며, 획일적이지 않은 접근 방식을 보이는 문화이다(LaRusso 등 2008).

김정현 등(2019)이 시행한 학교 문화에 대한 학생들의 인식 차이 연구에서 개인의 요인이 학교 문화인식과 관련이 있었다. 개인의 인식에는 학생의 자기주도성, 교사전문성, 학업성취도에 대한 주관적인 평가가 포함되었다. 청소년이 교사의 전문성과 학교 교육활동에 대해 긍정적으로 받아들일수록 문화 인식의 수준이 높았다. 또한 자기 주도성이나 학업성취수준 등 개인 역량이 뛰어난 학생이 학교문화를 더욱 긍정적으로 인식하고 있었다. 저자들은 학생 개인의 역량이 문화인식에 차이를 보인다면 학생 모두에게 적절한 기회가 제공되고 있는지에 대한 고민이 필요하고, 학교 내 집단별 문화에도 관심을 기울여야 한다는 제언을 하였다.

## 3) 학교 환경과 청소년

학교는 하나의 사회이다. 교실 역시 작은 사회이다. 학교의 분위기가 협동적이면 청소년들은 자연스럽게 조직이 어떻게 작동하는지를 배우게 되고 이런 배움과 경험은 성인기 사회생활에도 영향을 끼치게 된다. 그러나 학교에서, 수업에서 갈등이 발생하고 이런 갈등이 해결이 되지 않을 때는 특정 수업을 힘들어하고, 회피하게 되고, 결국은 학교 등교를 거부하는 모습까지 나타날 수 있다. 냉담하고 적대적인 분위기의 수업이나 반응들이 이어지는 곳에서 청소년들이 심리적으로 안정적인 학습과 관계의 확장을 이어가기는 어렵다(Loukas 등 2004).

또래관계에서 형성되는 문화는 청소년들의 적응과 성장에 많은 영향을 미친다. 학교에서 경험한 따돌림, 괴롭힘은 청소년들의 정신건강에 부정적인 영향을 미치게 되며, 심한 경우 학교 중도 포기로 이어질 수 있다. 이는 대인관계 전반에 대한 불신, 자신에 대한 자존감 등에도 부정적 영향을 끼친다(Roach 2018; Long 등 2020).

## 3 다양한 학교 문화와 청소년의 정신건강

### 1) 학교환경과 청소년의 정신건강

학교는 청소년들이 정신건강 서비스를 이용하게 되는 가장 일반적인 통로이다(Langley 등 2010). 학교의 환경변화는 청소년의 정신건강 증진과 치료 효과와도 연관될 수 있다(Walter 등 20011). 청소년들이 학교생활에 대한 만족감이 낮을 경우 흡연, 음주 등의 비율이 높다는 연구 결과가 있고, 흡연과 학교 폭력, 괴롭힘에 대한 압력과 영향이 학교마다 다를 수 있으며, 교사와의 관계에서 지지 정도가 높을수록 학생의 음주 문제가 적다는 연구 결과도 있었다(Moore 등 2018; Dimitrova 등 2020). 학교에 고민상담 전문가(교사)를 배치하는 것이 청소년의 따돌림, 괴롭힘에 대한 두려움을 감소시킬 수 있는 중요한 요인이라는 결과를 고려하면(손병덕 2020), 위기 발생 시 청소년을 보호하고 부정적 결과를 예방하는 측면에서 학교 내 환경이 얼마나 중요한지를 알 수 있다. 특히 학교 내 치료자원과 서비스의 연결성 역시 청소년의 심리적 안정에 영향을 미칠 수 있다.

최근에는 학생들이 겪는 정서행동 문제에 대한 학교 기반의 개입이 증가하고 있다. 한국에서는 정서행동특성검사를 통해 청소년들의 정서적 어려움을 파악하고 어려움을 경험하는 청소년들을 위한 다양한 서비스를 진행하고 있다. WEE 프로젝트를 통해 학교단위에는 Wee 클래스를, 교육청 단위에는 Wee 스쿨을 설치하고 상담전문가를 배치하여 학생들의 적응을 돕고 있다. 더불어 대안교육 프로그램을 통해 학교부적응 청소년들이 학업 중도 포기로 이어지지 않게 돕고 있다. 이런 변화들은 청소년들이 위기를 극복하고, 적응기능을 높일 수 있는 긍정적 기회를 제공한다. 학교를 중단한 청소년들도 학업을 지속하고 자아실현을 할 수 있도록 학교 밖 청소년 지원사업도 진행되고 있다(김진아 등 2015; 하경희 등 2016).

청소년의 건강한 성장 발달에 정서행동에 대한 이해와 지원은 필수적이다. 한국에서도 2000년대부터 지역사회를 중심으로 학생 정신건강에 대한 관심이 높아지면서 2009년부터 교육부에서 전국의 모든 학교를 대상으로 정서행동특성검사를 실시하여 조기에 어려움을 가진 학생을 발견하여 지원하고 있으며, 학교–지역사회 정신건강 협력모델을 통해 개입의 연속성을 확장해나가고 있다. 김진아 등(2015)이 분석한 결과를 보면, 사업을 통해 학교 내 정신건강에 대한 인식과 중요성에 대한 관심이 증가하는 긍정적 효과가 있었다. 하경희 등(2016)은 학생 정신건강 지역협력모델이 학교 정신건강 인식에 미치는 영향을 분석하였고, 학교 사업담당교사와 담임교사의 학교 정신건강인식이 유의미하게 증가하였으며 학생 역시도 정신건강에 대한 인식도가 증가하는 긍정적 결과를 보고하였다. 특히 학교 정신건강 증진을 위해 교사의 역량강화의 중요성을 강조하였다. 결국은 이러한 사업들이 학교 내 정신건강의 중요성을 자연스럽게 받아들이는 문화형성에 기여할 수 있다고 본다.

청소년들의 정서행동 문제와 정신건강 문제를 효과적으로 개입하기 위해서는 청소년을 둘러싼 환경이 모두 고려되어야 한다. 개인적 특성뿐만 아니라 가족, 학교, 지역사회 등 다양한 영역에서의 통합적이고 체계적인 이해와 접근이 중요하다(Leaf 등 1996). 특히 학교는 학생의 건강과 행동에 영향을 주는 중요한 환경이다. 전 세계적으로 학교 기반의 정신건강서비스가 다양하게 시도되고 확장되는 이유이기도 하다(Weist 등 2005). 교육부에서 진행하고 있는 학생정서행동특성검사의 인식도 조사에서 부모와 교사집단 모두에서 검사의 필요성과 만족도에서 긍정적 결과를 보였다(김인태 등 2017). 특히 검사의 필요성에 대한 부모의 요구가 높았는데 학교 내 청소년들의 정서행동 건강에 대한 관심이 전반적으로 증가한 결과로 볼 수 있다.

청소년의 학교생활 적응과 학교문화의 매개효과를 검증한 연구에서 청소년의 위기요인은 학교 문화와 학교 생활적응 여부와 상관관계가 있었다(구본용과 김계정 2014). 특히 교사와의 갈등, 낮은 자존감, 인터넷 게임 중독은 학교 문화와 관련이 있었다. 이 연구에서 학교 문화는 규범적 기대, 학생과 교사의 관계, 학생사이의 관계, 교육의 기회 등으로 이루어진 것으로 긍정적 인식이 높을 경우 학교 문화에 대한 만족도가 높았다. 학생들의 위기 상황은 정신건강, 음주, 흡연, 가출, 인터넷 중독, 낮은 학업성취, 학업중단, 낮은 자존감 등 다양한 요소를 포함하였다. 학교 문화를 긍정적으로 인식하는 것이 위기요인의 감소와 관련되어 있고, 위기요인이 있을 경우 학교생활적응에 부정적인 영향을 미쳤다.

청소년의 자아존중감, 자기효능감이 높을수록 학업 동기나 학업성적에 긍정적 영향을 미치고, 학교생활 적응도 잘하였다(김유미 2009; 성선진 2010). 학교생활 적응을 유의하게 예측한 변인 중에는 교육 기회 요인도 있었다. 교육 기회 요인은 학교가 교육의 기회를 얼마나 학생들에게 제공하느냐를 나타내는 변인으로 점수가 높을수록 학교문화에 대해 긍정적이고 교육의 만족도가 높음을 의미한다. 이는 학교의 프로그램, 교육 정책, 학생 지원 서비스 등 학생중심 교육의 충족 여부가 학교문화의 중요한 요인이라는 연구와 맥락을 같이 한다(Schoen 과 Teddlie 2008). 환경의 변화가 빠른 만큼 학교 문화 체계도 변화에 발맞추어 청소년들의 성장과 발달에 긍정적 영향을 줄 수 있는 시스템으로의 발전이 지속적으로 필요하다.

## 2) 학교 환경의 변화 방향

최근에는 대안교육 과정을 선택하는 경우가 증가하고 있다. 위탁형 대안교육기관을 선택한 학생들의 내러티브를 분석한 연구에서 따돌림이나 교사와의 갈등으로 인해 부적응을 보였던 학생들이 전학이나 자퇴가 아니라 대안교육을 선택한 이후 심리적 안정, 학업에 대한 부담감 감소 등 긍정적 경험을 보고하였다(김광수와 박해정 2018). 학교에서 부정적 대인관계 경험을 하고 환경을 지지적이지 않다고 인지하는 경우 다른 방식의 교육 프로그램 제공이 학업중단을 예방하고, 적응을 향상시킬 수 있음을 보여주고 있다.

대안교육은 학업중단 위기학생의 중도탈락을 예방하기 위해 일반학교와 다른 교육과정(대안교육)으로 운영되는데 공교육 내에서 운영하는 대안학교와 위탁을 시행하는 위탁교육기관, 미인가이지만 다양한 프로그램을 통해 학생의 학업을 돕는 기관이 여러 형태로 존재한다. 인가 대안학교의 경우는 학력인정을 받는 곳이며, 위탁형 대안학교는 원적학교에 학적을 두고 대안학교에서 출석하면서 교과를 이수하게 되는 학교를 말한다. 비인가 대안학교의 경우는 학력인증을 받을 수 없어 검정고시를 통해 학력을 인증받고, 학교마다 다양한 내용으로 교육프로그램을 구성한다. 2020년 기준 대안학교 현황을 보면 교육부에서 운영하는 대안학교는 총 45개, 대안교육 특성화중학교는 17교, 대안교육 특성화고등학교는 25교가 운영되고 있다. 이외에 다양한 대안교육 위탁기관과 미인가 대안학교가 운영되고 있다. 대안교육 기관에서는 보통교과 과정과 대안교과 과정을 운영하며, 대안교과 과정은 각 학교의 교육철학에 따라 여러 내용으로 구성될 수 있다. 각 교육청 단위에서 대안교육지원센터를 운영하며 학업중단 위기의 학생들에게 다양한 기회를 제공하고 있다.

일반 중·고등학교 청소년과 대안교육 특성화 중·고등학교 청소년을 대상으로 설문조사를 시행하여 질문, 발표, 토의 참여의 적극성, 교사 및 친구와의 대화 즐거움 정도, 의사소통에 대한 효능감을 조사하고, 일반학교 경험이 있는 대안학교 교사를 포커스그룹 인터뷰한 연구에서, 대안학교 청소년은 수업대화에서 일반학교 청소년보다 적극적으로 참여하고 친구, 교사와의 대화에서도 더 즐거움을 느낀다는 결과가 있었다(권은선 2019). 학교의 특성에 따른 분위기, 문화에 대한 추가적인 연구가 필요하리라 본다.

학교 문화와 분위기는 학생의 정신건강뿐만 아니라 공동체 일원으로서의 역할에도 영향을 줄 수 있다. 한 예로 인권친화적인 학교 문화는 청소년의 시민의식에도 긍정적 영향을 미친다 (김현경과 김신영 2015). 공동체의식, 참여의식, 책임의식, 인권의식 등 여러 요소들로 이루어진 시민 의식 향상을 위한 교육이 타인을 배려하고 관용을 경험하는 기회가 될 수 있다. 차별을 지양하고, 합리적인 규정으로 학생들을 존중하는 학교의 문화는 청소년들에게 내면화될 수 있고 시민의식에도 긍정적 영향을 끼친다고 분석하였다. 과도한 경쟁, 입시에 대한 압박으로 힘든 청소년에게 이러한 교육을 통한 문화형성은 중요하다. 학교는 하나의 사회이면서 결국은 공동체로서 운영되는 공간이기 때문이다. 동등한 기회와 공정한 대우를 받을 수 있는 환경, 갈등을 평화적으로 해결하는 경험이 누적될수록 청소년들의 공동체에 대한 인식, 타인에 대한 이해와 배려가 깊어질 수 있다.

지역사회 연대감, 사회정의감, 평등의식, 준법의식에 대한 감수성을 높이면서 학생들이 학교 운영에 참여하면서 의견을 표현하고 개진하는 과정들이 청소년들에게 긍정적으로 영향을 줄 수 있다. 학생들의 인권태도와 시민의식을 키울 수 있는 적극적인 분위기 형성이 필요하다. 더불어 개성과 창의성을 향상시킬 수 있는 학교 문화의 변화가 지속적으로 강조되고 있다(정준교 2000).

### 3) 학교 문화의 핵심: 안전, 연결, 관계

Singla 등(2020)은 학교 분위기나 환경(school climate)이 정신건강 문제의 치료효과를 매개한다고 하였다. 지지적인 환경, 교사와 친구들의 지원, 소속감, 학교 활동에 적극적으로 참여하는 경우 우울증상의 비율이 낮았고, 학교폭력의 경험, 폭력의 가해 경험도 적었다. 학교는 청소년의 건강과 웰빙에 직접적 영향을 주는 사회적 환경으로 지지적인 분위기를 유지하는 것이 중요함을 다시 확인할 수 있다.

2013년에서 2016년 동안 4년간 한국 학생들의 정신건강과 관련 인자들에 대한 연구를 보면, 4년 동안 학생정서행동특성검사 점수를 기준으로 비교하였을 때 점진적으로 정신건강의 수준이 향상되었다(Park 등 2019). 전학, 학업 중단, 학생당 예산, 학교의 상담 횟수 등이 초기의 검사 수치와 관련이 있었고 학교 상담의 횟수가 높을수록 검사척도의 변화 정도가 컸다. 연구결과를 고려할 때, 학교 환경의 안정성과 학교 기반 정신건강 서비스의 적극적인 제공이 청소년의 정신건강에 긍정적인 영향을 준다는 것을 확인할 수 있다.

청소년기는 생물학적으로도 뇌의 발달이 민감한 시기이다. 지지적인 환경에서 사회적 성장과 학업적 성장이 긍정적으로 일어나게 된다. 반면에 적대적 환경에서 생활한다면 청소년들은 사회적 위협에 더 민감하게 되고, 정서적 성장에 부정적인 결과를 초래할 수 있다. 폭력과 같은 위협뿐만 아니라 차별, 따돌림 등도 부정적 감정과 소외감, 공격성을 유발할 수 있다(Hoskin 2013). 이 시기에 학교에서 차별, 사회적 배제와 같은 적대적 환경에 처하게 되었을 경우 뇌의 신경 반응성을 측정한 결과를 보면 뇌피질의 반응성이 변화하였고 가족의 지지가 있을 경우 이런 변화는 감소하였다(Roberta 등 2018).

학교 문화와 정신건강 측면에서 볼 때 학교를 안전하다고 청소년이 인식하는지의 여부는 매우 중요하다. 안전에 대한 믿음은 청소년의 정신건강 문제와도 밀접한 관련이 있었다(Nijs 등 2014). Pfledderer 등(2019)은 학교 환경을 안전하다고 인식하는 정도가 청소년의 자살 사고를 예측한다는 연구 결과를 발표하기도 하였다. Yablon (2019)은 학교 안전과 학교와의 연결감에 대한 연구에서, 트라우마를 경험한 학생에게서 이 두 요인이 회복탄력성을 증진시키는 인자라고 보고하였다. 테러와 같은 강력한 트라우마를 경험한 청소년의 경우 학교가 안전하다고 느낄 때 외상후스트레스 증후군의 증상이 적었다. 학교에서의 경험이 트라우마를 경험한 학생이 회복과 연관될 수 있음을 보여준다(Yablon 2019).

학교에서 안전하다고 느끼는 것과 더불어 또래의 지지, 연결감은 학생들의 안녕감을 예측하는 중요한 보호인자이다(Lester와 Cross 2015). 특히 초기 청소년기에 학교에서 경험한 긍정적인 관계는 안정적인 정신건강을 위해 매우 중요하였다. 또한 우호적인 사회적 관계가 형성되는 환경은 학창시절 뿐만 아니라 미래의 정신건강에도 긍정적인 영향을 미쳤다(Oberle 등 2018). 청소년기에 학교와의 연결감이 높은 경우 성인이 되어서 정신건강의 보호요인으로 작용하였다. 즉 성인기의 정서적 스트레스가 적었으며, 자살사고나 신체적 폭력의 피해나 가해의 위험이 적었다. 또한 약물오남용 등의 위험성도 적었다(Weatherson 등 2018; Steiner 등 2019).

부모님이나 친구 등 다양한 관계에서의 사회적 지지는 초기 청소년기에 긍정적 영향을 미친다. 긍정적인 친구관계나 교사와의 관계가 청소년의 정서적 건강을 향상시킬 수 있다(LaRusso 등 2008; Saab와 Klinger 2010). 만약 친구들에게서 지지 정도가 약하더라도 어머니의 사회적 지지가 이를 보완하는 경향을 보였고 남학생에게서는 특히 아버지의 지지가 보완적 효과를 보였다(Lyell 등 2020). 부모와의 애착관계는 청소년 정신건강에 중요한 부분이다. 만약 부모와의 애착이 불안정하거나 지지적인 관계가 아닐 경우라도, 청소년이 학교에서 연결감을 경험한다면, 정신건강에 어려움이 발생하더라도 회복탄력성이 증가할 수 있다(Oldfield 등

2018). 반면에 비행 행동을 보이는 친구가 있을 경우 정신건강에는 부정적 영향을 주었다(김현수 2015). 가정과 학교에서 경험하는 관계가 얼마나 지지적인지, 그리고 상호보완적인 대인관계가 있는지에 따라 청소년의 정신건강은 많은 영향을 받는다.

정리하면 학교의 분위기가 안전하고 공정하다고 느낀다면, 청소년은 정서적으로 긍정적인 영향을 받으며(Kuperminc 등 1997), 연결되어 있다는 느낌(connectedness)과 소속감을 학교에서 경험하는 것이 정신건강 증진에 중요하였다(Loukas와 Robinson 2004; Shochet 등 2008). 학교의 문화를 구성하는 요소는 다양하고 지속적으로 변화한다. 그러나 청소년의 건강한 성장에 학교는 여전히 중요한 공간이다. 특히 학교에서 형성되는 문화와 환경이 청소년의 정신건강에 많은 영향을 미친다는 것을 인지하고 정신건강의 인식을 높이고 안전, 연결감, 긍정적 관계를 증진시킬 수 있는 문화가 형성되는 것이 필요하다.

## 📖 참고문헌

구본용, 김계정. 청소년의 위기요인과 학교생활적응 관계에서 학교문화의 매개효과. 청소년상담연구 2014;22(2): 459-80.

권은선. 대안학교와 일반학교의 수업대화에서의 언어문화에 대한 비교 연구. 국어교육학 연구 2019;54(1):5-38.

김광수, 박해정. 학교중단 위기 학생의 위탁형 대안교육기관 적응 경험에 대한 내러티브 탐구. 예술인 문사회융합멀티미디어논문지 2018;8(1): 381-90.

김유미. 교사가 지각한 학교문화와 교사 수업행동과의 관계. 이화여자대학교 교육대학원 석사학위논문. 2009.

김이경, 한유경, 민수빈. 학교문화가 학생들의 학교폭력 대응행동에 미치는 영향 분석. 교육행정학연구 2016:97-118.

김인태, 방은주, 김가경, 홍현주. 부모와 교사의 평정에 기반한 학생정서·행동특성검사에 대한 인식 조사. 소아청소년정신의학 2017;28(4):260-7.

김진아, 하경희, 홍현주, 김희영. 2013 학생 정신건강 지역협력모델 구축·지원 사업. 소아청소년정신의학 2015;26(2):94-103.

김현경, 김신영. 인권친화적 학교문화가 청소년의 시민의식에 미치는 영향. 시민교육연구 2015;47(2):29-52.

성선진. 청소년의 학교생활 적응 관련요인의 인과적 관계 분석. 충북대학교 대학원 박사학위논문. 2020.

손병덕. 지역사회환경 및 학교 환경이 청소년의 따돌림 괴롭힘 염려에 미치는 영향연구. 한국범죄학 2020;14(3):127.

정준교. 학교문화유형과 학생청소년의 심리사회적 특성의 관계: 개성, 창의성, 학업성적, 징계경험을 중심으로. 한국청소년연구 2000;6:143-82.

조명근, 한송이, 구남욱. 혁신학교가 학생-교사의 관계를 매개로 학생들의 정신건강에 미치는 종단적 영향력 탐색. 교육학연구 2017;55(2): 23-51.

하경희, 김진아, 김우식, 홍현주, 김선연. 학생 정신건강 지역협력모델이 학교 정신건강 인식에 미치는 영향. 소아청소년정신의학 2016;27(2): 100-8.

한승영, 김지수, 나영주. 대안교육의 국내외 사례를 통한 발전방안 연구. 한국감성과학회 춘계학술대회, 2019(0):81.

홍현주, 하경희, 김진아, 김우식, 오은지. 한국에서의 학교 기반 정신건강사업의 효과적 요인에 대한 연구. 정신건강과 사회복지 2016;44(2):140-66.

Dimitrova E, Kotzeva T, Alexandrova-Karamanova A. Psychosocial school environment and health risk behaviours of adolescents in Bulgaria: results from multilevel analysis. Int J Public Health 2020;65(8):1331-44.

Galanti MR, Hultin H, Dalman C, Engström K, Ferrer-Wreder L, Forsell Y, et al. School environment and mental health in early adolescence – a longitudinal study in Sweden (KUPOL). BMC Psychiatry [Internet]. 2016;16(1). Available from: http://dx.doi.org/10.1186/s12888-016-0919-1

Green H, McGinnity A, Meltzer H, Ford T, Goodman R. Mental health of children and young people in great Britain 2004. Gordonsville, VA: Palgrave Macmillan; 2005.

Hoskin, A. W. Experiencing prejudice and violence among Latinos: A general strain the—ory approach. Western Criminology Review 2013;14:25-38.

Kessler RC, Berglund P, Demler O, Jin R, Merikangas KR, Walters EE. Lifetime prevalence and age-of-onset distributions of DSM-IV disorders in the National Comorbidity Survey Replication. Arch Gen Psychiatry 2005;62(6):593-602.

Kim HH-S. School context, friendship ties and adolescent mental health: A multilevel analysis of the Korean Youth Panel Survey (KYPS). Soc Sci Med 2015;145:209-16.

Kuperminc GP, Leadbeater BJ, Emmons C, Blatt SJ. Perceived school climate and difficulties in the social adjustment of middle school students. Appl Dev Sci 1997;1(2):76-88.

Langley AK, Nadeem E, Kataoka SH, Stein BD, Jaycox LH. Evidence-based mental health programs in schools: Barriers and facilitators of successful implementation. School Ment Health. 2010;2(3):105-13.

LaRusso MD, Romer D, Selman RL. Teachers as builders of respectful school climates: Implications for adolescent drug use norms and depressive symptoms in high school. J

Youth Adolesc 2008;37(4):386-98.

László KD, Andersson F, Galanti MR. School climate and mental health among Swedish adolescents: a multilevel longitudinal study. BMC Public Health 2019;19(1):1695.

Leaf PJ, Alegria M, Cohen P, Goodman SH, Horwitz SM, Hoven CW, et al. Mental health service use in the community and schools: Results from the four-community MECA study. J Am Acad Child Adolesc Psychiatry 1996;35(7):889-97.

Lester L, Cross D. The relationship between school climate and mental and emotional wellbeing over the transition from primary to secondary school. Psychol Well Being 2015;5(1):9.

Long E, Gardani M, McCann M, Sweeting H, Tranmer M, Moore L. Mental health disorders and adolescent peer relationships. Soc Sci Med 2020;253(112973):112973.

Loukas A, Robinson S. Examining the moderating role of perceived school climate in early adolescent adjustment. J Res Adolesc 2004;14(2):209-33.

Lyell KM, Coyle S, Malecki CK, Santuzzi AM. Parent and peer social support compensation and internalizing problems in adolescence. J Sch Psychol 2020;83:25-49.

Moore GF, Cox R, Evans RE, Hallingberg B, Hawkins J, Littlecott HJ, et al. School, peer and family relationships and adolescent substance use, subjective wellbeing and mental health symptoms in Wales: A cross sectional study. Child Indic Res 2018;11(6):1951-65.

Nijs MM, Bun CJE, Tempelaar WM, de Wit NJ, Burger H, Plevier CM, et al. Perceived school safety is strongly associated with adolescent mental health problems. Community Ment Health J 2014;50(2):127-34.

Oberle E, Guhn M, Gadermann AM, Thomson K, Schonert-Reichl KA. Positive mental health and supportive school environments: A population-level longitudinal study of dispositional optimism and school relationships in early adolescence. Soc Sci Med 2018;214:154-61.

Oldfield J, Stevenson A, Ortiz E, Haley B. Promoting or suppressing resilience to mental health outcomes in at risk young people: The role of parental and peer attachment and school connectedness. J Adolesc 2018;64:13-22.

O'Reilly M, Svirydzenka N, Adams S, Dogra N. Review of mental health promotion interventions in schools. Soc Psychiatry Psychiatr Epidemiol 2018;53(7):647-62.

Park S, Lee D, Jung S, Hong HJ. Four-year trajectory of Korean youth mental health and impacts of school environment and school counselling: a observational study using national schools database. BMJ Open 2019;9(11):e027578.

Pfledderer CD, Burns RD, Brusseau TA. School environment, physical activity, and sleep as predictors of suicidal ideation in adolescents: Evidence from a national survey. J Adolesc 2019;74:83-90.

Roach A. Supportive Peer Relationships and Mental Health in Adolescence: An Integrative

Review. Issues Ment Health Nurs 2018;39(9):723-37.

Saab H, Klinger D. School differences in adolescent health and wellbeing: findings from the Canadian Health Behaviour in School-aged Children Study. Soc Sci Med 2010;70(6):850- 8.

Schoen, L. T. & Teddie, C. S. A new model of school culture: a response to a call for conceptual clarity. School Effectiveness and School Improvement 2008;19(2):129-53.

Schriber RA, Rogers CR, Ferrer E, Conger RD, Robins RW, Hastings PD, Guyer AE. Do Hostile School Environments Promote Social Deviance by Shaping Neural Responses to Social Exclusion? J Res Adolesc 2018;28(1):103-20.

Shochet IM, Homel R, Cockshaw WD, Montgomery DT. How do school connectedness and attachment to parents interrelate in predicting adolescent depressive symptoms? J Clin Child Adolesc Psychol 2008;37(3):676-81.

Singla DR, Shinde S, Patton G, Patel V. The Mediating Effect of School Climate on Adolescent Mental Health: Findings From a Randomized Controlled Trial of a School-Wide Interven—tion. J Adolesc Health 2020;27:S1054-139X(20)30583-8.

Steiner RJ, Sheremenko G, Lesesne C, Dittus PJ, Sieving RE, Ethier KA. Adolescent Connected—ness and Adult Health Outcomes. Pediatrics 2019;144(1):e20183766.

Walter, H. J., Gouze, K., Cicchetti, C., Arend, R., Mehta, T., Schimidt, J., and Skvarla, M., A pilot demonstration of comprehensive mental health service in inner-city public schools. Journal of School Health 2011;81:185-93.

Weatherson KA, O'Neill M, Lau EY, Qian W, Leatherdale ST, Faulkner GEJ. The Protective Effects of School Connectedness on Substance Use and Physical Activity. J Adolesc Health 2018;63(6):724-31.

Weist MD, Sander MA, Walrath C, Link B, Nabors L, Adelsheim S, et al. Developing principles for best practice in expanded school mental health. J Youth Adolesc 2005;34:7-13.

Williams I, Vaisey A, Patton G, Sanci L. The effectiveness, feasibility and scalability of the school platform in adolescent mental healthcare. Curr Opin Psychiatry 2020;33(4):391-6.

Yablon YB. School safety and school connectedness as resilience factors for students facing ter—ror. Sch Psychol 2019;34(2):129-37.

# 6

# Z세대의 놀이 및 인터넷 미디어 문화
## The play and internet media culture for Z generation

한덕현

## 1 Z세대의 정의(Definition of Z generation)

### 1) Z세대의 정의 및 특징(Definition and characteristics of Z generation)

#### (1) Z세대의 특징(Characteristics of Z generationn)

Z세대는 1990년대 중반에서 2000년대 초반에 걸쳐 태어난 젊은 세대를 지칭하는 말로서, 어릴 때부터 디지털 환경에서 자란 '디지털 원주민 세대'라는 특징이 있다. Z세대는 2000년 초반 정보기술 붐과 함께 유년 시절부터 디지털 환경에 노출된 세대답게 신기술에 민감할 뿐만 아니라 이를 소비 활동에도 적극적으로 활용하고 있으며, 미래 소비의 주역이자 기업문화를 바꾸는 젊은 집단으로 떠오르고 있다.

Z세대는 당장 소비시장의 '큰 손'은 아니어도 '큰 입'이 되어 많은 영향을 미치고 있다. 또한, 콘텐츠 생산을 주도하지는 않지만, 소셜미디어(Social Media) 활동이 활발하고 그에 대한 호불호가 뚜렷해 온라인 콘텐츠 및 여론을 주도하고 있다. 앞으로 전 세계 소비를 주도하는 세대는 Z세대로 이동해 나갈 것으로 보이며, 온·오프라인 시장 내 이들이 가지는 파워는 점차 확대될 것으로 예상한다. 이는 곧 소비 패턴의 변화로도 직결되고 있다.

스마트폰을 쥐고 자란 Z세대는 디지털 문화에 익숙해 '포노 사피엔스(스마트폰을 자유롭게 사용하는 인류)'라는 별명을 얻을 만큼 소셜미디어 활용이 몸에 배어있다. 2017년도 닐슨 코리안클릭 조사 결과에 따르면 'Z세대의 미디어 이용시간'은 모바일이 70%로 압도적이며, TV는 22%, 컴퓨터는 7%에 그친다. 이렇듯 Z세대는 인터넷과 IT 기기 사용에 익숙하고 소셜 네트워

표 6-1. 세대별 구분 및 특징

| 구분 | 베이비붐세대 | X세대 | 밀레니얼(Y)세대 | Z세대 |
|---|---|---|---|---|
| 연도 | 1950-1964년 | 1965-1979년 | 1980-1994년 | 1995년 이후 |
| 미디어 | 아날로그 중심<br>(인쇄 매체 위주) | 디지털 이주민<br>(TV·라디오 위주) | 디지털 유목민<br>(PC 위주) | 디지털 네이티브<br>(모바일 위주) |
| 성향 | 전후 세대·이념적 | 물질주의 경쟁사회 | 세계화 경험주의 | 현실주의 윤리중심 |

크 서비스(SNS)를 통한 인간관계 형성에 능통하며 SNS를 통해 적극적으로 정보를 습득하는 특징을 가지고 있다. 따라서, Z세대는 기존 세대와는 차별화된 미디어 수용 가능성을 지닌 세대라고 정의할 수 있을 것이다(삼정KPMG, 2019).

## (2) Z세대의 특징(Characteristics of Z generation)

### ▶ '나' 중심의 사고방식

현재 세계적 추세인 저출산 문화 방식에 따라 한 자녀 가정이 증가하고 행복과 자기만족에 무게 중심을 두는 사람들이 늘어나면서, '나'를 중시하며 나만의 개성과 스타일에 주안점을 두는 성향이 젊은 세대에게 강하게 나타나고 있다.

또한, Z세대의 부모 세대가 80년대 후반의 해외여행 자율화에 맞물림에 따라 여행 경험을 쌓으며 여가와 레저를 일만큼 중시하는 문화가 부상했다. 어릴 때부터 해외여행을 가던 Z세대에게 여행은 높은 가치를 지닌 요소가 되었으며, 해외여행을 부담 없이 떠날 수 있는 저비용 항공사가 등장한 것도 Z세대가 주도하는 여행 문화의 일부분이라고 볼 수 있을 것이다.

자신만의 개성을 드러내는 것이 중요하고, 각자의 취향에 대한 존중이 그 어느 때보다 당연한 시대가 도래했다. 밀레니얼 세대 혹은 Z세대에 가까워질수록 개인적인 성향이 강하고, 남과 비슷한 것보다 자신의 개성이 돋보이도록 발산하려는 경향이 이전 세대 대비 뚜렷하게 나타나고 있다.

### ▶ 가치 중심적-소비

Z세대는 SNS로 전 세계 사람들과 연결되고 소통하는 경험을 매일 하고 있으며, 손가락 하나만으로 전 세계의 다양한 제품을 구입할 수 있는 디지털 커머스 환경에도 익숙해 디지털 사회의 첨병으로서의 촉각을 지니고 있다. 기업의 제품과 서비스에 대해 즉각적인 반응을 보이

는 세대가 바로 Z세대이다. 소비자의 연령이 낮아질수록 즉각적 반응의 속도 또한 더욱 빨라진다. 즉각적인 반응은 소비자 개인에게 머물지 않고, 소셜미디어와 더욱 빨라지는 통신망을 타고 반응이 집단화되어 폭발적으로 나타난다.

또한, 지구 온난화와 기후변화·환경오염과 미세먼지 심화 등을 일상 속에서 체감하는 Z세대는 환경 이슈에 민감하다. 정의란 무엇인지, 올바름이란 어떤 것인지를 생각하며 인종차별 및 성평등과 같은 사회 문제에 관심이 많고 불공정한 일에 대해서는 자신들의 미디어로 공유하면서 바로 잡고 싶어 한다. 기업의 상품을 살펴볼 때에도 기업의 진정성·진실성·도덕성을 구매 기준 중 하나로 여긴다. 즉, 의식 있는 소비 성향을 강하게 보인다. 실제 미국의 마케팅 분석 기관 콘 커뮤니케이션(Cone Communication)이 Z세대 1,000명을 대상으로 설문을 진행한 결과, 89%가 사회·환경적 이슈에 동참하는 기업의 상품을 구매하길 원하며 65%는 실제 구매할 때 기업의 CSR 노력을 고려한다고 답했다(삼정KPMG 2019).

## (3) Z세대와 소셜미디어 문화(Z generation and Social media)

### ① 소셜미디어 개념 및 특징(Concept and characteristics of social media)

최근 들어, 소셜미디어가 사회적 화두로 떠오르고 있다. 소셜미디어에 대한 정의 역시 문화만큼 간단하지만은 않다. 일상적으로 소셜미디어는 소셜네트워크 서비스(Social Networking Service)의 약자인 SNS라는 용어와 혼용되어 사용되고 있으나, 엄밀히 구분하면 소셜미디어가 각종 SNS를 포괄하는 개념이다. 소셜미디어라는 용어의 공식적인 대두는 2004년 미국의 가이드와이어 그룹(Guidewire Group)의 창업자가 한 컨퍼런스에서 소셜미디어가 원활한 상호교류를 통해 참여를 촉진시켜 주는 역할을 할 것이라고 말한 것에서 시작했다(황유선 2012).

김대호 외(2012)는 소셜미디어의 의미를 다음과 같이 규정하고 있다: "소셜미디어의 등장은 단순한 인터넷을 바탕으로 한 커뮤니케이션 도구라는 개념을 벗어나 이용자 간의 상호작용을 통해 새로운 소통의 패러다임을 정립하고 있다는 의미를 가지고 있다. IT의 발전은 소셜미디어의 성장을 이끌고 있으며, 이에 맞춰 소셜미디어의 개념 정의도 새롭게 내려지고 있다. 황용석(2013)은 소셜미디어에 대한 보편타당한 개념을 적용하여 이용자들 간에 네트워크를 통해 이용자가 적극적으로 참여해 정보와 지식을 생산·공유·소비하는 서비스로 소셜미디어를 정의하고 있다.

소셜미디어는 참여·공유·개방이란, 웹 2.0의 핵심가치를 실현하는 매체로 Z세대의 삶에 불가분의 관계를 형성하고 있다. 김대호 외(2014)는 소셜미디어의 특성으로 ① 맥락적 사고와 결합하여 사회적 이슈를 생성 및 전파하는 기능, ② 미디어 간의 상호 매개를 통한 사회적 의미를 재창조하는 기능, ③ 네트워크 객체 간의 관계를 무한히 확장하여 사회를 움직이는 기능, ④ 인적 네트워크의 확장을 통한 경험 공유 기반의 확대 기능, ⑤ 집단의 힘으로 성과의·양적·질적 성장을 가능케 하는 기능 등을 강조하였다. 이 같은 특성들을 활용하여 공론장으로서의 소셜미디어는 Z세대를 비판적·적극적 사회구성원으로서 사회적 이슈에 대해 참여하는 통로를 제공한다. 기부문화 확산·교류·소통의 확대도 소셜미디어를 통한 긍정적 효과 중 하나이다. 이 같은 Z세대의 긍정적 소셜미디어 이용은 사회자본의 증진·집단지성의 발현·성숙하고 비판적인 시민의식의 고양을 불러올 수 있다.

### ② Z세대의 소셜미디어 활용(Social media use of Z generation)

2015년 한국청소년정책연구원에서 '청소년 문화 및 소셜미디어 이용'에 관한 청소년 대상 설문 조사에 따르면, Z세대는 소셜미디어의 활용 범위를 ① 진로 탐색 및 개발 영역, ② 여가활동, ③ 팬덤문화, ④ 관계 맺음 등으로 정리할 수 있다(한국청소년정책연구원, 2015).

#### ▶ 진로 탐색 및 개발 영역에서의 소셜미디어의 역할

개인이 속한 사회와의 상호작용을 통해 한 개인이 어떤 것을 경험하고 학습했느냐에 따라 진로선택의 향방이 달라질 수 있다. 정보통신기술의 발달로 Z세대는 이전 세대와는 비교할수 없는 폭넓은 경험을 하며, 국내외 각처의 다양한 사람들과 소통을 할 수 있는 환경에서 살고 있다. 예를 들어, 소셜미디어를 통해 자신이 선망하는 해외의 석학이나 국제기구, 유명인과 직간접적 소통을 하는 경험은 Z세대의 경력개발과 진로선택에 커다란 도움이 될 수 있다.

Z세대는 소셜미디어를 다양한 사람들의 말과 행동을 보고 그 속에서 닮고 싶은 점을 찾아보는 방법으로 활용하고 있으며, 관심 분야에 대한 정보를 광범위하게 수집하고 있는 것으로 나타났다. 설문 조사 참여자 상당수는 소셜미디어를 활용하여 자신의 관심 분야에서 먼저 활동하는 선배나 동료들과 소통하며 관련 정보를 얻고 있었다. 또한, 특정 소셜미디어를 통해 자신의 작품이나 성과물을 게시하거나 타인의 게시물을 감상 및 활용하며 꿈을 키우는 경우도 있었다.

더 나아가 Z세대는 이미 기업가적인 역량을 발휘하여 디지털 세상에서 새로운 지로를 개척하고 있는 것으로 나타났다. IBM 기업가치 연구소에서 Z세대 15,600명을 대상으로 진행한 설문결과에 따르면, 개인적으로 지출하는 비용을 어떻게 마련하는지에 대한 질문에, '용돈을 받고 있다'는 59% 외에도 22%는 온라인에서 돈을 벌고 있으며 16%는 '스스로 벌어 생활한다'라고 밝혔다(IBM 기업가치연구소, 2017).

### ▶ 여가활동에 미치는 소셜미디어의 역할

여가문화에 있어서 Z세대는 '여가 관련 유용한 정보제공', '일상으로 피곤해진 뇌의 휴식' 등 제한된 시간과 경비로 나름의 여가생활을 즐길 수 있도록 해주는 소셜미디어의 기능을 강조했다. 또한, 여가문화 관련 콘텐츠의 일방적인 소비자가 아닌 생산자로도 역할을 할 수 있어 자기표현과 정보 공유 등을 통해 성취감을 맛볼 수 있는 점이 타 매체에서 찾아볼 수 없는 장점이라고 주장했다. 이는 개인 미디어가 증가하면서, Z세대는 자신만의 콘텐츠를 만드는 장벽은 더 낮아지고 방법은 더 다양해진 것으로 볼 수 있다.

### ▶ 팬덤문화에 대한 소셜미디어의 역할

오늘날 보편적으로 이용하는 팬덤문화는 대중스타와 문화산업의 일방적인 영향력에 반응하는 수동적이고 종속된 존재가 아닌, 특정 대중스타를 만들고 대중스타의 이미지를 생산하는 적극적이고 주체적인 역할을 수행하는 Z세대가 있다. Z세대는 소셜미디어를 활용하는 팬덤문화 안에서 콘텐츠를 생산(과 소비를 함께 하는 프로슈머(prosumer)의 역할을 하고 있다. 소셜미디어의 발달과 확산은 대중스타에 관한 자료 공유와 의견교환 등을 통해 팬들 간 그리고 팬과 대중 스타 간의 긴밀한 관계를 가능하게 했다.

Z세대 스스로도 자신들의 팬덤문화를 바라보는 기성세대의 시선이 부정적일 수 있음을 인지하고 있다. 그러나 최근 들어 소셜미디어의 활용으로 Z세대 스스로가 긍정적인 팬덤문화를 만들어가고 있으며, 소셜미디어가 학업 및 취업준비와 일상으로 인한 스트레스를 해소할 수 있는 탈출구로서, 그리고 뜻 맞는 친구들과 커뮤니케이션을 통해 관심사를 함께 나누는 창구로서의 역할을 하는 등 긍정적인 측면이 더 많다는 주장이다. 예를 들면, 팬들이 소셜미디어를 통해 소통하며 뜻을 모아 자신들이 좋아하는 대중스타의 이름을 따 기부나 선행을 함께하는 것은 대중에게 해당 연예인의 긍정적인 이미지를 심는 동시에 전반적인 팬덤문화에도 긍정적인 영향을 미친다는 주장이다.

설문 참여자들의 대부분은 소셜미디어가 팬들 간의 관계는 물론 팬과 대중스타 간의 관계도 친밀하게 해줄 수 있는 소통창구의 역할을 하기에 오늘날 팬덤문화에서 소셜미디어가 차지하는 비중이 상당히 크다는 주장을 했다.

▶ 소셜미디어를 통한 관계 맺음

관계의 확장성이라는 소셜미디어의 긍정적 효과는 참여자 대부분이 인정하고 있었다. 이같은 장점을 살려 글로벌시대를 살아가는 젊은 세대가 자민족 중심에서 벗어나 지구촌의 구성원으로서 개방적 사고방식을 갖는 데 도움이 된다는 주장이 제기되고 있다. 또한, 소셜미디어를 통한 새로운 관계 맺음에서도 관계의 결속이 가능하다는 주장도 있다. 외형적인 모습 등 비본질적인 것에 현혹 또는 제약을 받아 관계를 맺는 것이 아닌, 본질적인 이슈나 고민에 대한 커뮤니케이션을 통해서 보다 허심탄회한 이야기가 오갈 수 있으며 관계의 결속도 이뤄질 수 있다는 것이다.

이처럼, Z세대는 능동적으로 소셜미디어를 소비하며 SNS를 통한 소통이나 엔터테인먼트 관련 애플리케이션의 이용에도 적극적이며, 이들 세대의 미디어 기기의 이용 목적이나 활용 방식은 미디어 콘텐츠 소비·소통·정보 습득·구매 등 일상생활 전반에 걸쳐 더욱 다양해질 것으로 전망되고 있다.

③ 소셜미디어의 동향(Trend of social media)

▶ 쇼핑 서비스 강화

Z세대는 유년 시절부터 디지털 환경에 노출되었기 때문에 신기술에 민감하며 이를 소비 활동에도 적극적으로 활용하고 있다. 이들의 온라인 구매 비중은 50%를 넘는 것으로 확인되고 있다(Kim 2017). 콘텐츠 수용도가 높은 Z세대의 등장과 함께 마케팅에서 SNS를 활용하는 기업의 수가 증가하였고, 인스타그램을 활용하는 비율도 점점 증가하고 있다. 이는 글로벌 100대 브랜드 중 65%는 인스타그램을 이용하고 있다는 것과(김우빈, 2019) SNS에서 활동하고 있는 패션관련 인플루언서들이 가장 많이 채택하는 채널 또한 인스타그램이라는 점에서 확인할 수 있다.

이렇듯 Z세대에서 소비를 주도하고 있는 소셜미디어 업계에서도 사회 트렌드 변화에 따라 소셜미디어 플랫폼에 커머스를 붙이는 형태로 확장을 본격적으로 추진하고 있는 분위기다. 대표적으로 페이스북·유튜브·틱톡 등 주요 소셜미디어 플레이어들이 온라인 쇼핑 시장 공략에 박차를 가하고 있다. 페이스북의 경우 페이스북 이용자 누구나 무료로 온라인 상점을 열수 있는 서비스인 '페이스북 샵스', 유튜브도 '쇼핑 익스텐션'이라는 서비스를 도입한 것을 예로볼 수 있다. '쇼핑 익스텐션'은 유튜브 광고 영상 하단에 위치한 'SHOP NOW(지금 쇼핑하기)' 버튼을 클릭하면 해당 광고 상품 정보와 가격 등의 정보가 카달로그 형식으로 펼쳐지는 형태이다. 여기에 더해 Z세대의 열렬한 지지 아래 있는 틱톡(TikTok)도 인플루언서의 콘텐츠에서 바로 제품을 구매할 수 있는 플랫폼으로 연결하는 기능인 'Shop now' 버튼을 시범적으로 제공한다는 방침을 밝히면서 시장의 경쟁을 더욱 치열하게 만들고 있다(DMCREPORT 2020).

### ▶ 동영상 콘텐츠 운영 강화

2018년 Wyzowl이 발표한 'The State of Video Marketing 2019'에 따르면, 전 세계 마케터의 87%는 한 해 마케팅 도구로써 동영상을 활용할 계획이라고 밝혔다. 이러한 성장세의 키플레이어는 주요 소셜미디어 매체로 지목되는데, 조사에 따르면 동영상 마케터들이 한 해 집행 예정에 있는 매체로는 유튜브가 88%로 가장 높고, 다음으로 페이스북(78%), 인스타그램(67%), 링크드인(51%), 트위터(43%)등의 순서로 나타났다. 한편, 소비자를 대상으로 진행한 설문에서는 전체 응답자의 72%가 모바일로만 동영상을 시청하거나, 대부분 모바일로 시청, 또는 모바일과 PC를 비슷한 비중으로 활용하는 것으로 분석되었다. 다시 말해, PC 위주로 활용하는 비중은 18%에 불과해 모바일 기반의 소셜미디어 동영상 시장이 확실한 우위를 점했다.

이를 반영하듯 근래 몇 년 동안 모바일 콘텐츠 소비자를 배려한 세로형 동영상이 인기를 끌고 있다. 최근에는 동영상 제작까지 모바일 환경에서의 접근성이 향상되는 중인데, 대표적으로 인스타그램 스토리와 같이, 길이는 짧지만 부담 없이 찍어 올릴 수 있는 인스턴트 숏폼(Short-Form)동영상을 예로 들 수 있다. 실제로 인스타그램 공식 블로그에 따르면, 오늘날 인스타그램 스토리 DAU (Daily Active Users, 하루 동안 제품을 이용한 순 사용자의 수)는 5억 명에 달한다. 아울러, 모바일이라는 기기의 특성상 제작 환경에 대한 제약이 낮아져 언제 어디서나 방송을 켤 수 있는 라이브 동영상 스트리밍에 대한 투자가 업계 전반적으로 늘고 있다(DMCREPORT 2019).

이와 같은 소셜미디어 업계에서의 변화는 Z세대의 숏폼 콘텐츠(Short-Form Contents)의 선호도가 높아지고 있는 트렌드를 반영한다고 볼 수 있다. 2019년도 디지털광고 미디어랩인 메조미디어의 조사에 따르면 연령대가 낮을수록 1분 미만의 숏폼 콘텐츠 동영상을 선호하며 10-20대의 선호하는 동영상 시청 길이는 15분 내외로 조사되었다.

## (4) 소셜미디어의 종류(Type of social media)

닐슨 코리안클릭 2020년 1분기 보고서에 따르면, 10·20대가 가장 많이 이용하는 소셜미디어 플랫폼은 페이스북과 인스타그램으로 조사되었다. 아울러 전 연령대 중, 10대만이 트위터

**표 6-2. 국내 소셜미디어 연령별 월 평균 이용자수**

| 구분 | 10대 | 20대 | 30대 | 40대 | 50대 |
|---|---|---|---|---|---|
| 1위 | (221만 명) | (493만 명) | (440만 명) | (502만 명) | (544만 명) |
| 2위 | (191만 명) | (386만 명) | (319만 명) | (298만 명) | (297만 명) |
| 3위 | (86만 명) | (178만 명) | (268만 명) | (266만 명) | (177만 명) |

※ 월 평균 이용자 수는 2020년 1분기(1~3월) 내 월별로 발생한 이용자 수의 산술평균값임
※ 출처: 닐슨코리아클릭, 2020년 1분기 보고서

가 상위 3순위 내에 랭크된 특징을 보인다.

### ① 페이스북과 인스타그램(Facebook and Instagram)

#### (i) 현황

페이스북을 포함한 플랫폼 기업들의 주요 지표 중 하나는 MAU (Monthly Active User, 월간 활성 사용자 수)다. 2019년 페이스북 글로벌 MAU는 24.5억 명에 달한다. 글로벌인구 77억 명 중 32%가 페이스북을 사용하는 것이다.

페이스북은 가족 앱이라고 불리는 인스타그램과 글로벌 최대 메신저인 왓츠앱페이스북 메신저(FB Messenger) 모두 동사가 보유하고 있는 플랫폼이다. 가장 최근 공개된 플랫폼별 MAU는 인스타그램 10억 명(2018년)·왓츠앱 20억 명(2020년)·페이스북 메신저 13억 명(2017년) 수준으로 현재는 더 증가했을 것으로 추정된다(DMCREPORT, 2020).

(ii) 주요 이슈

▶ 인스타그램 스토리-숏폼비디어 '릴스'

인스타그램은 2016년 처음으로 24시간 내 게시물이 사라지는 특성을 지닌 스토리(Story) 기능이 추가하였다. 이 기능의 원조인 스냅챗의 카피캣에서 시작했지만 결과는 성공적이었다. 현재 인스타그램·왓츠앱·페이스북 메신저 등 스토리 기능을 활용하는 플랫폼들의 개별 DAU는 5억 명에 이른다. 이는 스냅챗의 가장 최근 DAU인 2.2억 명을 상회하는 숫자다.

한편 인스타그램은 최근 트렌드를 반영해 15초 숏폼 비디오 공유 플랫폼인 '릴스'의 서비스 지역 확대에 박차를 가하고 있다. 이는 인도에서 퇴출당하고 미국 등에서 고전하고 있는 틱톡을 정조준한 행보로 분석되며 7월 인도를 시작으로 8월 초에는 미국 등에서 출시될 예정이다. 현재, 미국 Z세대들은 틱톡 탄압에 반대하는 입장이지만, 실제로 틱톡이 금지된다면 그 대체재로 릴스를 선택할 가능성이 매우 높다는 분석이 지배적이다. 하지만 이전에도 페이스북 그룹은 틱톡과 유사한 '라쏘'라는 서비스를 출시했다가 초라한 결말을 맞은 경험이 있는데 이번 릴스는 과연 시기적절하게 틱톡의 새로운 대항마로 성장할 수 있을지 귀추가 주목된다.

(iii) 인스타그램-쇼퍼블 콘텐츠 운영 강화

인스타그램은 인플루언서 마케팅 측면에서 높은 주목도를 받고 있다. 실제 마케터 대상으

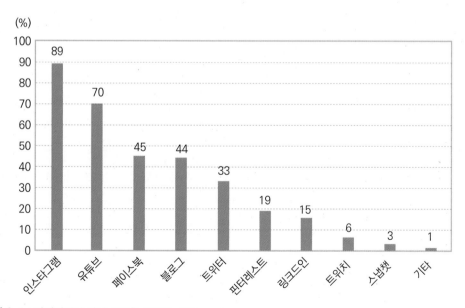

그림 6-1. 마케팅에서 가장 중요한 플랫폼 순위

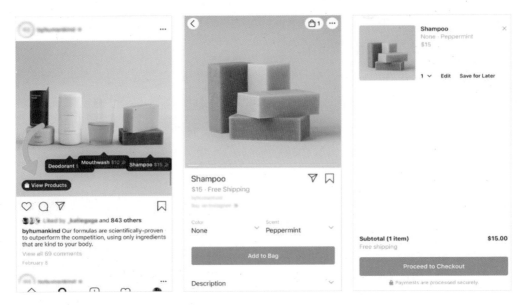

**그림 6-2. 인스타그램 쇼핑 태그와 일부 사이트 연결을 통한 구매**

로 인플루언서 마케팅에서 가장 중요한 플랫폼을 꼽는 리서치에서 89%라는 압도적인 지지로 인스타그램이 1위를 차지했다(Mediokix 2019). 이는 인스타그램에서 상품의 정보에 대한 확인과 구매가 높은 비율로 일어나기 때문이다.

도입된 기능 중 가장 중요한 것은 쇼핑 태그(Shopping Tag)와 체크아웃(Check Out)이다. 쇼핑 태그는 2016년 미국에 처음 도입된 이후 2018년 전 세계로 확대되었다. 게시물의 태그를 클릭하면 제품명과 가격을 확인할 수 있고, 제품 구매를 원할 시 외부 웹사이트로 연결되는 기능이다. 2019년 3월 도입된 체크아웃 기능은 앱 내부에서 직접 결제를 지원한다. 이는, 외부 사이트로 연결되는 과정을 간소화해 구매 전환율을 높이겠다는 의도다. 또한, 최종소비자의 데이터도 추가로 획득할 수 있다. 현재 미국 지역에서 일부 브랜드 아디다스·나이키·버버리 등을 대상으로 시범 운영 중이다. 구체적인 확장 계획은 공개되지 않았으나 2020년을 기점으로 본격적인 이용 가능 국가의 확대가 전망 된다.

이에 더해, 소셜미디어 플랫폼 중에서도 쇼퍼블 콘텐츠운영에 가장 적극적인 행보를 보여온 인스타그램이 2020년 5월 '기프트카드'·'음식 주문하기' 기능을 추가하며 커머스에 더욱 특화된 플랫폼으로 진화하고 있다. 코로나 19로 비대면 및 배달 소비가 증가했지만, 소상공인 및 자영업자들은 어려움을 겪고 있는 환경에 주목해 이들이 인스타그램을 온라인 판매 채널로 적극적으로 활용하도록 지원하면서 이용자의 참여를 높일 수 있는 차별적인 서비스를 출시했다.

### (iv) 페이스북-페이스북 워치

페이스북 워치는 동영상 플랫폼 인기 급증 추세에 편승하기 위해 2017년 8월 도입된 기능이다(한국기준 2018년 8월). 대표적인 기능은 뉴스피드에 공유되는 동영상을 한 곳에 모아 놓으며 추가적인 검색을 가능하게 하는 것이다. 기존의 수동적인 라이브러리형 동영상 플랫폼 대비 공감·설문·메시지·시청(Watch Party, 워치파티)·발견·그룹 등 SNS 고유 기능 결합으로 연결성을 강화했다(삼성증권 2020).

### (v) 페이스북-페이스북 샵스

세계 최대 규모를 유지하고 있는 점을 기반으로 페이스북은 소셜미디어 서비스를 넘어 비즈니스 플랫폼으로의 도약을 노리고 있다. 이를 위해 지난 5월 페이스북 샵스를 출시하며 세계 이커머스 시장 공략에 박차를 가하고 있다.

페이스북 샵스의 특징은 무료로 상점을 개설하고 제품을 직접 홍보하거나 판매할 수 있기 때문에, 소상공인을 비롯한 모든 기업이 부담 없이 이용할 수 있다는 장점이 있다. 이렇듯 파격적인 '무료'정책을 시행한 것은 페이스북 샵스에서 서드 파티(3rd party)판매를 통해 이용자들에게 쇼핑경험을 제공함으로써 페이스북 생태계를 더욱 벗어나지 못하게 '락인(lock-in)'하려는 의도와 더불어, 이용자들의 구매행동 데이터를 광고와 연계하려는 목적으로 보인다. 즉, 이번 페이스북 샵스의 출시목적은 '판매를 통한 수익화'가 아닌, 주요수익원인 '광고매출 확대'에 있음을 알 수 있다(DMCREPORT 2020).

### ② 유튜브(YouTube)
### (i) 현황

유튜브는 명실상부한 세계 최대 동영상 플랫폼이다. 2019년 MAU는 20억 명 수준으로 전세계 인터넷 사용자의 45%를 차지 한다. 91개국에서 80개의 언어로 서비스되고 있으며, 하루 시청시간만 10억 시간에 달한다. 특히 주목해야 하는 것은 생성되는 정보의 양이다. 1분마다 약 500시간의 콘텐츠가 새로 만들어지는 정보의 블랙홀이다. 이는 기존의 검색 엔진을 대체하고 TV 방송국 등 레거시 미디어들을 종속시키는 유튜브의 원천이다.

현재 유튜브는 디지털 광고 시장의 대세가 되고 있다. 이유는 명확하다. 현재 디지털 광고 시장의 핵심 키워드인 모바일과 동영상을 동시에 지배하기 때문이다. 2018년 기준 미국의 모바일 광고 점유율은 약 65%로 이미 데스크탑을 추월한 지 오래다. 2018년 광고 카테고리 중 유일하게 비중이 상승했다(2017년 13%에서 2018년 15%). 전 세계 모바일 트래픽의 약 37%를 차지하는 유튜브의 고성장이 기대되는 환경이다. 또한, 향후 연간 30% 이상의 성장이 지속될 것으로 전망된다(삼성증권 2020).

## (ii) 주요 이슈
### ▶ 쇼핑 기능의 확장

글로벌 시장의 월간 활성 이용자 20억 명인 유튜브도 이커머스 시장에 뛰어들었다. 유튜브 쇼핑 익스텐션 베타 서비스는 광고 영상 하단에 'SHOP NOW(지금 쇼핑하기)' 버튼을 삽입해 쉽게 상품을 구매할 수 있는 서비스이다.

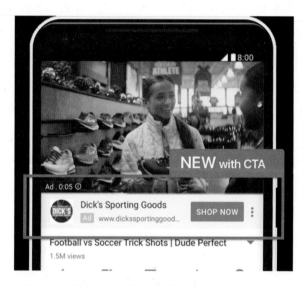

**그림 6-3. 유튜브 지금쇼핑하기 기능**

현재는 유튜브 광고를 보다가 더 알아보기를 클릭하면 관련 사이트로 이동하는 정도에 그쳤지만, 쇼핑 익스텐션을 통해서는 상품에 대한 정보를 한 화면에서 직관적으로 확인할 수 있으며 클릭 한 번으로 판매 페이지로 넘어가기 때문에 상품 구매 유도 효과의 상승이 기대되는 부분이 있다(DMCREPORT 2019).

▶ 이용자 중심의 기능 도입

한편 길이가 긴 영상을 시청하는 이용자들이 원하는 부분으로 바로 이동할 수 있도록 하는 'Video Chapter(비디오 챕터)' 기능을 도입해 이용자 편리성을 더욱 개선했다. 기존에는 길이가 긴 영상을 시청하기 위해서는 일일이 영상을 스크롤해야 하는 번거로운 과정을 거쳤다면 챕터 기능을 통해 손쉽게 원하는 부분을 찾을 수 있어 이용자들의 시청률 및 참여도를 끌어올릴 수 있을 것으로 분석된다. 이렇듯 유튜브는 현재 전 세계 동영상 플랫폼 중에서 최강자로 자리를 잡은 상황에서도 기존 이용자들의 이탈을 방지하고 신규 이용자들을 유치하기 위해 이용자 중심의 새로운 기능을 도입하려는 전략을 펼치고 있다(DMCREPORT 2020).

▶ 라이브 스트리밍 기능 강화

유튜브에서 라이브 스트리밍의 중요성이 커질 것으로 예상된다. 오리지널 콘텐츠 이상으로 플랫폼 오리지널리티를 확보할 수 있는 방법이기 때문이다. 이러한 이유로 유튜브는 많은 부분에서 레거시 미디어를 대체했으나 라이브 스트리밍 기능을 계속해서 강화해 나갈 것으로 전망된다. 이에 더해, 향후 고성장이 예상되는 클라우드 게이밍·e스포츠 시장에서의 주도권을 가져가기 위해서 라이브 스트리밍 시장으로의 진출에 빠르게 움직이고 있다. 2018년 4분기 유튜브 게이밍을 유튜브 내의 메인 카테고리로 통합했으며, 그 효과는 기대 이상이었다. 2019년 기준 유튜브 게이밍의 총 시청시간은 전년 대비 46% 상승하며 폭발적인 증가세를 보였다. 최근 액티비전 블리자드의 독점 라이브 스트리밍 파트너쉽(오버워치), 콜오브듀티 체결도 주목할 점이다. 블리자드는 게임 스트리밍 플랫폼 합산 시청시간에서 3위를 차지할 만큼 영향력 있는 콘텐츠를 보유 중이다. 특히 오버워치의 경우 2017년 트위치(Twitch)가 독점 계약을 맺은 이후 메인 콘텐츠의 자리를 지켜왔다는 점에서 충격이 클 것으로 보이며, 이미 트위치의 역성장에 반해 유튜브 게이밍의 성장률은 고성장세를 보이고 있다(삼성증권 2020).

③ 틱톡(TikTok)

(ⅰ) 현황

중국 IT 기업 바이트댄스가 2016년 출시한 틱톡은 15초 내외의 개성 넘치는 스토리에 음악을 입힌 영상으로 단숨에 10·20대를 사로잡았다. 시장조사기관 Sensor Tower에 따르면 틱톡의 다운로드 수는 2020년 6월에 8,700만 회를 돌파하며 전년보다 52.5% 급증했다. 시장조사기관 Quest Mobile에 따르면, 2020년 6월 중국 숏폼 영상 서비스의 MAU는 약 8억 5,200만 명에 달한다. 이는 일반 동영상 스트리밍 앱의 MAU 8억 5,700만 명에 육박하는 수준이다. 틱톡이 글로벌사업에 뛰어든 지 2년 만에 기록한 성과다.

'15초 영상 혁명'이라는 평을 받는 틱톡이 부상한 배경에는 숏폼 영상의 인기가 자리 잡고 있다. 2015년을 기점으로 중국의 스마트폰 보급률이 증가하며 모바일 기반의 온라인 사용자가 많아졌고, 파편화된 온라인 콘텐츠 수요 확산 추세 등에 따라 틱톡을 비롯한 각종 숏폼 영상 서비스가 대거 등장했다. 숏폼 영상 서비스는 모바일 라이프에 익숙하고 개성적인 자아를 표현하려는 성향이 강한 디지털 네이티브를 단숨에 포섭하며 급성장했다(Media Issue & Trend 2020).

### (ii) 기능

틱톡은 간결하고 직관적인 화면 구성을 바탕으로 스마트폰 친화적 서비스를 제공하고 있다. 먼저, 세로형 동영상 포맷을 사용하고 있어 모바일로 영상을 시청하는 이용자들에게 최적화된 환경을 제공한다. 앱 구동 시에는 추천 영상이 바로 재생되며 화면을 위아래로 슬라이드 되어 다른 동영상으로 손쉽게 넘어갈 수 있다.

틱톡의 콘텐츠는 15초 분량의 댄스와 코믹 영상이 주를 이룬다. 콘텐츠에 내용이나 의미가 있다고 보긴 어렵다. 이용자들이 영상을 통해 유행하는 춤을 따라하고, 자기 자신을 표현하며 '재미있는' 콘텐츠를 제작하고 공유하는 것이 전부다. 순수한 흥미 유발을 목표로 한 틱톡에는 전 세계적으로 매일 수백만 건의 동영상이 업로드되고 있다. 틱톡의 가장 큰 차별점은 기능적인 부분에 있다. 동영상 편집과 관련하여 다양한 국가의 최신 인기 음악을 영상의 배경음악으로 삽입할 수 있도록 지원한다. 이때 배경음악의 사용에는 별도의 이용료가 발생하지 않는다. 사용자의 스마트폰 안에 저장된 음원 파일을 업로드하여 배경음악으로 사용할 수도 있는데, 사용자가 직접 업로드한 음원은 다른 사용자가 사용하는 것도 가능하다. 그 외 영상의 속도·컬러, 배경 이미지·스티커 등을 제어하거나 수정 및 추가하는 기능도 틱톡 앱 내에서 모두 지원 한다.

영상 시청과 관련해서는, 화면 우측의 아이콘들을 통해 영상 제작자 프로필 확인·좋아요·댓글창·콘텐츠 공유·동일 배경음악 사용자 탐색 등의 기능을 지원한다. 영상 제작 프로필을 누르면, 해당 영상 제작자의 다른 영상을 확인할 수 있으며, 팔로우 하는 것도 가능하다. 그 외 영상 제작자의 유튜브나 인스타그램 계정 링크로 연결되는 기능도 지원한다. 또한, 틱톡은 단순히 앱 내에서 영상을 시청하는 것 외에도 해당 영상을 다운로드하여, 인터넷 연결 없이 사용자의 스마트폰에서 볼 수 있는 기능을 제공한다(Media Issue & Trend 2020).

### (iii) 주요 이슈

시장조사업체 이마케터에 따르면, 특히 Z세대를 목표로 하는 브랜드의 경우, 틱톡에 대한 광고 만족도가 높다고 한다. 광고주들은 일반적인 사용자들과 마찬가지로 춤과 노래를 삽입한 숏폼 영상을 통해 광고를 하고 있다. 또한, 광고 동영상에 영감받은 사용자들이 이와 유사한 동영상을 제작하고, 동일한 해시태그로 공유를 유도하는 이른바 '해시태그 챌린지' 형태가 주요 방식으로 자리하고 있다. 이를 통해 광고주들은 실제로는 광고지만, 광고처럼 보이지 않는 영상으로 더욱 높은 마케팅 성과를 이룰 수 있다.

최근 틱톡은 마케팅 채널로서 경쟁력을 갖추기 위한 움직임을 보이고 있다. 브랜드의 마케팅 캠페인별 최적의 인플루언서를 매칭해주는 전용 서비스인 'Creator Marketplace'서비스를 선보인다. 이미 한국을 비롯해 미국·일본 들 10여 개의 시장에서 'TikTok Creator Marketplace (TCM)' 서비스를 동시 런칭했으며, 글로벌 플랫폼의 장점을 살려 세계 각국의 틱톡 크리에이터와 다양한 브랜드들이 효율적으로 협력할 수 있도록 한층 강화된 매칭 서비스를 제공할 계획이다(Media Issue & Trend 2020).

### ④ 트위터(Twitter)

### (i) 현황

트위터의 2020년 2분기 실적에 따르면 하루 한 번 이상 트위터에 접속해 광고를 본 이용자 수는 1억 8,600만 명으로 역대 최고치를 기록했으며 이는 지난해 동기 대비 34%나 증가한 수치이다. 이에 대해 트위터 측은 외부적으로 코로나 19 관련 정보성 트윗을 찾는 신규 이용자들이 늘어났기 때문으로 분석하며 내부적으로는 개인과 관련성 높은 콘텐츠를 제공하는 등 사용성 개선에 따른 결과라고 설명한다(DMCREPORT 2020).

### (ii) 주요 이슈

트위터는 더욱 이용자 맞춤형 서비스에 주력하고 있다. 올해 초 트위터 실시간 트렌드 섹션 최상단에 6초 길이의 동영상 광고가 노출되는 스포트라이트 서비스를 한국을 포함한 12개 국가로 확대 적용하며 이용자 접점이 높은 실시간 트렌드 탭을 기반으로 광고 사업을 강화하고 있다.

또한, 2020년 3월 브라질에서 시작해 이탈리아 인도에서 '플릿(Fleets)' 기능을 시범 운영하며, 이를 통해 얻은 사용자 경험을 토대로 UX 서비스를 개선하고, 6월에는 유저 인터페이스 개선을 위한 디자인 테스트를 시행했다. 이 밖에도 트위터는 음성 트윗·예약 전송 트윗 등 이용자가 보다 편리하게 트위터의 기능들을 사용할 수 있도록 다양한 서비스를 연달아 추가하고 있다(DMCREPORT 2020).

## 2 Z세대의 새로운 흐름(New trend of Z generation)

### 1) 크리에이터(Creater)의 등장

크리에이터(Creater)는 1인 창작자·BJ·유튜버·인플루언서 등 다양한 용어로 불리지만 자신이 좋아하고 관심 있는 영상 콘텐츠를 창작하며 수익을 내는 창작 활동을 하는 사람을 '크리에이터'라고 지칭할 수 있겠다. 크리에이터는 콘텐츠 기획과 제작, 그리고 유통이나 송출에 이르기까지 개인이 혼자서 운영하는 특징을 지닌다. 크리에이터의 세부 직무로는 기획·제작(촬영 및 편집)·진행(연기 및 녹음), 소통·마케팅·경영·관리·번역·통역 등으로 분류될 수 있다. 콘텐츠 기획과 제작·편집 전 과정에 참여하는 크리에이터가 중심이 되어 주도권을 가지고 플랫폼과 거래하고, 자신의 콘텐츠를 여러 플랫폼을 통해 동시에 유통함으로써 특정 플랫폼에 종속되지 않는다는 점이 방송 콘텐츠 제작자들과 다르다고 볼 수 있다. 이 시장이 확대됨과 더불어 관련된 일자리도 늘어날 가능성이 높다.

영상 제작에 있어, 전문적인 영상 스튜디오를 이용할 수 있는 기회가 제한적이어서 전문적인 영상을 만들 수 있는 제작시설 및 접근성이 높은 스튜디오는 예약이 어려운 현실이다. 크리에이터를 대상으로 진행한 설문 조사 결과에 따르면, 구독자 수가 10만 미만인 크리에이터의 경우 수익이 저조해 직업으로서의 안정성을 갖지 못하고 있었다. 수익 확대를 위해서는 구독자 확장이 필수적인데, 콘텐츠 마케팅에 있어 어려움을 크게 느끼는 것으로 나타났다. 크리에이터들은 콘텐츠를 지속적으로 제작하기 위해서는 정부의 제작비 지원이 필요하다고 보았으며, 제작비를 지원받은 경험이 있는 크리에이터의 경우 고품질 영상을 제작했다는 점에서 만족도도 컸다.

또한, 크리에이터들은 해외 진출에 대한 필요성에 대해 대부분 공감하였고, 자막 번역에 어려움을 겪고 있었다. 다중 채널 네트워크 및 소속사에 속하지 않은 크리에이터들은 무료로 사용할 수 있는 음원 및 폰트 확보에 어려움을 겪고 있었다(문화체육관광부 2018).

## 2) 다중 채널 네트워크(Multi-Channel Network: MCN)

### (1) MCN 기업(Multi-Channel Network Business)

최근, 일반인들이 크리에이터가 되면서 이들을 발굴하고 관리하며 이들의 콘텐츠를 배급하는 MCN이 등장하였다. MCN (Multi-Channel Network)이란 "1인 콘텐츠 창작자들을 발굴·지원하고 이들을 종합적으로 관리하는 인터넷 방송 서비스"로 정의할 수 있다. MCN은 온라인 동영상 서비스를 무대로 활동하는 개인 콘텐츠 제작자들을 관리하는 일종의 매니지먼트 기업을 의미한다. 크리에이터들은 MCN에 콘텐츠 저작권 관리를 위임하고 MCN은 이들에게 동영상 콘텐츠 제작을 위한 장비·서비스 플랫폼 등을 제공하며 광고주 접촉 및 프로모션 비즈니스를 지원한다. 콘텐츠 기획을 도와주거나 수익 관리 등을 대행해주기도 한다. MCN은 인터넷 동영상 서비스가 활성화되면서 등장한 새로운 제작/유통 방식이라 할 수 있다(KOCCA 2015).

MCN은 광고 판매·크로스 프로모션·채널 제휴·브랜드 협업 등을 위한 이른바 중개회사로서, MCN과 크리에이터는 수익금을 일정 비율로 배분해서 공유한다(한영주 2018). MCN은 디지털 콘텐츠를 이용하는 이용자에게 얻는 데이터를 분석함으로써 보다 정밀한 타겟형 콘텐츠를 기획하고, 브랜드와의 협업 가능성을 높이는 결과를 도출한다. MCN의 역할 중 가장 중요한 부분은 크리에이터와의 관계로서, 소속 크리에이터에 대한 관리 및 지원이 주요한 업무로 인식되고 있다. MCN의 기본적인 역할은 다음과 같다(이승윤과 안정기 2018).

첫째, 재능 있는 크리에이터들을 조기에 발굴하고, 컨설팅 및 협찬 등 초반에 자리를 잡는 데 필요한 제반 사항을 지원한다.

둘째, 크리에이터들이 지속적으로 활동할 수 있도록 매니지먼트하고 양질의 콘텐츠 생산을 장려하는 창작 생태계를 지원하고 이들의 채널이 매력적으로 성장할 수 있도록 다양한 측면에서 조언한다.

셋째, 크리에이터들의 채널을 광고주에게 팔릴 수 있도록 광고 영업을 하고, 브랜디드 콘텐츠를 제작하여 수익화할 수 있게 한다.

넷째, 다양한 플랫폼에 크리에이터의 콘텐츠를 유통시켜 수익을 늘려나가게 지원한다.

다섯째, 오프라인 행사와 같은 부가 사업을 공동 진행하는 등 신규 비즈니스 모델을 발굴한다.

크리에이터와 함께 얼마나 다양한 부가 사업을 얼마나 할 수 있는가에 따라 MCN의 역량이 결정된다.

## (2) MCN 기업의 유형(Type of Multi-Channel Network Business)

최근, 콘텐츠 차원에서 봤을 때 MCN은 전문화된 특정 MCN 장르의 콘텐츠를 제작하는 기업과 종합 장르의 MCN 콘텐츠를 제작하는 기업으로 나뉜다. 종합 MCN 기업은 다이아TV·트레져헌터·비디오빌리지·샌드박스네트워크·글랜스TV 등이 있으며, 업계 리딩 그룹으로의 입지를 차지하고 있다. 특정 장르에 특화된 MCN 기업은 대표적으로 뷰티·패션 분야가 많으며, 레페리·우먼스톡·아르크·크리커스·이제웹피아·좋은현상·누누미디어·아이즈 와이드 등이 있다. 게임 전문 MCN 기업은 게임코치·콩두컴퍼니 등이 있으며, 키즈 관련 전문 MCN 기업은 캐리소프트·대교영상본부·스포츠 관련 콘텐츠 제작회사로는 위드플레이어, 일상 콘텐츠로는 쉐어하우스 등이 있다(미디어미래연구소 2017).

## 3 게임의 종류(Genre of Game)

### 1) 게임 플랫폼(Game Platform)

### (1) 게임 플랫폼의 종류(Type of game platform)

게임이 구동되는 하드웨어 형태를 지칭하는 말로, 주로 사용하고 있는 플랫폼 용어는 PC 게임·모바일 게임·콘솔 게임·아케이드 게임 네 가지로 나눌 수 있다. 콘솔 게임은 TV나 모니터에 게임 전용 기기(콘솔)를 연결하여 이용하거나 휴대용 게임 전용 기기로 이용하는 게임으로 플레이스테이션 시리즈·닌텐도의 스위치 등이 대표적이다. 아케이드 게임의 경우 오락실과 같은 게임장에서 제공되는 게임의 형태를 의미한다(한국콘텐츠진흥원 2020).

### (2) 게임의 장르(Genre of game)

게임을 내용에 따라 분류하면 A. 역할수행게임, B. 액션(Action) 게임, C. 스포츠(Sports) 게임, D. 전략(Strategy) 게임, E. 시뮬레이션(Simulation) 게임, F. 어드벤처(Adventure) 게임, G. 캐주얼(Casual) 게임, H. 웹(Web) 게임이 있다(한국콘텐츠진흥원 2020).

① 역할수행게임(Role playing game)

게임 이용자가 게임상에서 특정한 역할을 맡아 주어진 목표를 달성하는 형태의 게임으로, 이용자가 조작하는 캐릭터가 게임 세계 내의 다양한 문제들을 해결하면서 '성장'한다는 점이 주된 특징이다.

• MMORPG (Massively Multiplayer Online Role Playing Game, 다중접속역할수행 게임): 네트워크를 통해 게임의 가상 세계에서 다른 여러 사람의 캐릭터와 협동하거나 경쟁을 벌이는 롤플레잉 게임으로 국내 온라인 게임의 주력 장르로, 사례로는 〈리니지〉 등을 들 수 있다.

• MORPG (Multiplayer Online Role Playing Game): MMORPG처럼 거대한 필드가 존재하기보다는 하나의 스테이지를 혼자 플레이하거나 타 플레이어와의 협동으로 진행하여 스테이지를 완료하는 종류의 게임으로 지속적인 플레이를 요구하는 MMORPG에 비해 짧고 간단하게 즐길 수 있다.

② 액션 게임(Action game)

상대방과 격투를 벌이는 등의 내용을 담고 있는 게임이며, 두뇌 플레이보다는 눈과 손의 순간적인 반사신경이 게임을 진행하는 핵심 역량이다. 순간적인 몰입과 긴박감 유지가 게임 수행에서 가장 중요하다고 할 수 있다.

• FPS (First Person Shooter, 1인칭 슈팅 게임): 총 등의 도구를 활용하여 적과 교전하는 게임이다. 1인칭 시점을 사용함으로써 긴장감을 유지시키면서 정확한 조준과 빠른 반사 신경을 요구하며, MMORPG와 더불어 국내 온라인 게임의 대표 장르라고 할 수 있다[1인칭 시점의 FPS와 비슷한 형태이지만 3인칭 시점을 사용한 게임은 TPS (Third Person Shooter)라고 부름].

• 슈팅(Shooting): 오락실 등에서 흔히 볼 수 있는 비행기 게임. 종·횡으로 스크롤되는 화면에서 다수의 적과 싸우는 형태이다.

• 대전: 상대 캐릭터와 일대일 격투 상황을 표현한 게임으로 〈스트리트파이터〉, 〈철권〉 등의 시리즈가 유명하다.

### ③ 스포츠 게임(Sports game)

실제 운동 종목을 게임을 통해 즐길 수 있도록 구현한 형태이다. 축구, 야구, 농구 등 다양한 형태의 게임이 존재한다.

### ④ 전략 게임(Strategy game)

논리적 사고를 바탕으로 전투와 같은 모의상황에서 나름의 전략을 가지고 겨루는 게임이다. 진행 형태에 따라 턴(Turn) 방식과 실시간 방식으로 나눌 수 있다. 턴제 전략 게임(Turn-based Strategy, TBS)은 턴마다 자신의 유닛을 활용해 명령을 내리는 방식으로 진행되며, 대표적인 예로는 〈삼국지〉가 있다. 실시간 전략 게임(Real-time Strategy, RTS)은 건물과 유닛의 생산, 제어 및 파괴가 주된 내용으로 〈스타크래프트〉가 대표적이다.

### ⑤ 시뮬레이션 게임(Simulation game)

현존하거나 존재할 가능성이 높은 사물 및 사건을 대상으로 하여 이를 가상 체험하는 내용을 담고 있는 게임이다. 실생활의 논리 및 물리적 법칙의 영향을 받는다. 세부적으로 시뮬레이션하는 대상에 따라 건설, 경영, 교통, 육성 등의 다양한 하위 장르를 가진다

### ⑥ 어드벤처 게임(Adventure game)

미리 완성되어 있는 게임 시나리오를 따라 주인공의 모험을 그리는 게임 형태다. 주인공은 가상 세계 속에서 여러 사건과 퍼즐들을 만나게 되고 이를 해결하는 과정을 통해 최종 목표에 도달하게 되는 방식이다.

### ⑦ 캐주얼 게임(Casual game)

난이도가 쉽고, 비교적 간단하게 플레이할 수 있는 형태의 게임을 통칭하는 용어로 사용된다. 앞서 언급된 모든 장르의 내용을 소재로 할 수 있으며, 일반적으로 저연령층과 여성들을 중심으로 인기를 끌고 있다.

### ⑧ 웹 게임(Web game)

웹 브라우저로 즐기는 게임이며 편의상 웹 게임이라고 줄여서 부른다. 웹 게임은 인터넷만 연결되어 있으면 웹브라우저를 통해서 쉽게 이용할 수 있고, 게임의 구조도 일반적인 PC 게임

소프트웨어에 비해 간단해서 컴퓨터 사양의 제약을 크게 받지 않는다.

## 4 Z세대 인터넷 미디어 문화의 부작용
### (Adverse effects of internet media on Z generation)

### 1) 불법적 사용으로의 연계(Link to illegal issues)

소셜미디어 시장이 성장을 거듭하는 만큼 소셜미디어가 끼치는 사회적 영향력도 갈수록 높아지고 있다. 대표적으로 가짜 뉴스와 테러/혐오 등 극단주의 콘텐츠의 확산과 개인정보보호 이슈와 관련한 책임론이 급부상하고 있다. 대표적인 이슈를 유형별로 구분해 개념화해보면 1) 명백한 조작정보, 2) 음모론과 유언비어, 3) 혐오차별을 부추기는 표현 4) 기만 콘텐츠 그리고 5) 정보보안으로 나눌 수 있다(한국전파진흥협회, 2020).

#### ① 명백한 조작 정보(Manipulating information and data)

한국에서 실제로 널리 퍼진 허위정보는 '정치적 현안'과 밀접한 관련이 있다. 정치적 양극화가 심각한 정치 환경이 개인맞춤형으로 콘텐츠를 접할 수 있는 유튜브 공간을 만나 정치 성향에 따른 극단적 콘텐츠 소비가 이뤄지고 있으며, 성인뿐만 아니라 청소년에게도 많은 영향을 끼치고 있다.

#### ② 음모론과 유언비어(Conspiracy and Rumor)

음모론은 사회가 불안한 틈을 타 음모를 제기하며 혼란을 부추기는 유형이다. 음모론과 유언비어 역시 정치적인 목적을 갖기도 하는데, 사안을 명백히 조작했다기보다는 의문을 제기하거나 주장을 전한다는 점에서 차이가 있다.

#### ③ 혐오·차별을 부추기는 표현(Hate and discrimination)

혐오·차별 표현은 사회적 소수자나 약자를 향한 차별적이고 경멸적인 표현을 말한다. 혐오표현이 단순 비하나 욕설과 다르게 문제가 큰 이유는 실제 사회적 차별과 폭력으로 이어질 가능성이 높기 때문이다. 정치적인 의도와 맞물린 음모론과 조작정보 유형과 중첩되는 경우도 적지 않다.

BBC와 영국 전략대화연구소가 지난 1월부터 페이스북에 올라온 코로나19 관련 게시물을 분석한 결과 '이민자'·'이슬람교'·'유대교'·'LGBT' 등 특정 집단을 지목하는 표현이 대거 등장했다. 배척 대상이 되어온 종교 및 성소수자를 향한 혐오 표현으로 이어졌음을 보여주는 대목이다.

### ④ 기만 콘텐츠(False contents)

정보 자체가 허위는 아니지만 '몰래카메라' 콘셉트의 콘텐츠가 사회적으로 논란이 됐다. 예를 들면, 부산의 한 유튜브 크리에이터는 유명해지고 싶다는 이유로 지하철에서 코로나19 감염자 행세를 하고 이를 동영상으로 제작했다. 그는 지하철에서 갑자기 기침을 심하게 내면서 소리를 지르며 "나는 우한에서 왔다. 폐렴이다. 모두 나에게서 떨어져라"라고 소리쳤다. 그는 거리 한복판에서 자신을 감염자라고 말하면서 쓰러지는 영상을 올리기도 했다.

### ⑤ 정보보안 이슈(Information security issue)

2020년 업계에서 뜨거운 감자로 떠오르고 있는 틱톡 규제 논란은 정보보안 문제를 재조명하고 있다. 숏폼 동영상계 왕좌의 자리를 차지한 틱톡이 최근 인도를 시작으로 미국, 호주 등에서 사용이 금지될 위기에 처했다. 각국이 내세우는 이용 금지 이유는 '신뢰할 수 없는 개인정보보호'와 '보안'의 문제이며, 실제로 지난 6월 애플 iOS 14 업데이트 과정에서 틱톡이 이용자가 입력한 내용이 임시 저장되는 클립보드에 무단 접근한 사실이 포착된 바 있다.

인도의 경우 중국 간 국경에서 생긴 무력충돌을 계기로 지난 6월 29일 틱톡을 포함한 중국발 앱 59개를 금지 시켰으며 미국도 화웨이제재 이후 미·중 무역 전쟁이 심화되는 가운데 최근 틱톡을 금지하는 방안을 검토하고 있어 사실상 중국 정부를 대신해 틱톡을 공격한 것이라는 해석이 다수이다. 하지만 모닝컨설팅의 여론조사 결과에 따르면 미국 성인의 33%가 틱톡 금지에 반대하고 있으며 특히 18-29세의 밀레니얼, Z세대가 가장 강력한 저항층으로 조사되는 점에 주목할 필요가 있다(DMCREPORT 2020).

1인 미디어 산업 동향 Vol. 1, 한국전파진흥협회 미디어 산업 보고서 시즌4. 2020.

2019 소셜 미디어 트렌드. 서비스 진화와 마케팅 활용 CJ ENM, MezzoMedia. 2019.

2019 소셜 미디어 현황 및 전망. DMCREPORT. 2019.

2020 대한민국 게임백서. 한국콘텐츠진흥원. 2020.

2020 소셜 미디어 현황 및 전망. DMCREPORT. 2020.

Z세대의 등장과 기업에 주는 시사점. 대한상의 브리. 제103호. 2019.

강민정, 정은주, 조해윤. Z세대가 즐기는 유튜브 채널의 몰입 요인과 특징. 한국콘텐츠학회논문지 20. Vol.20 No. 2. 2020.

개인미디어콘텐츠 육성방안 연구. 문화체육관광부. 2018.

김대호 외 (2012). 소셜미디어. 서울: 커뮤니케이션북스.

김우빈, 추호정. SNS 패션 인플루언서 진정성이 팔로워 행동의도에 미치는 영향 : 팬쉽의 매 개효 과를 중심으로. 한국의류학회 2019; 43(1), 17–33.

디지털 미디어 트렌드 설문조사. 소비자의 가치 중시 경향 및 COVID−19에 따른 구독 서비스 시장 의 변화. Deloitte Insights. 2020.

디지털 플랫폼 新 지형도. KAA Journal, July+August 2020.

미디어미래연구소 (2017). 『1인 방송미디어의 사업화를 위한 전통미디어와 상생 방안 연구』(방송통 신 정책연구 16−융합−68). 미래창조과학부.

미래의 직업 프리랜서(I) − 1인 미디어 콘텐츠 크리에이터. 한국노동연구원. 연구보고서 2018−16. 2018.

밀레니얼세대와 Z세대의 미디어 이용. KISDI STAT Report Vol. 19−04. 2019.

박세린, 버질 아블로의 크리에이터 활동에 나타난 Z세대특성 연구. 국민대학교. 석사학위논문. 2019.

박혜숙. "신세대 특성과 라이프 스타일 연구 –Z세대를 중심으로". 아시아문화학술원논문지 인문사회 21. 제7권, 제6호. 756−8. 2016.

삼정KPMG 경제연구원. 新소비 세대와의·식·주 라이프 트렌드 변화. Vol. 66. 2019

유일무이한 Z세대. 쇼핑 주도권을 키워가는 오늘날의 최연소 소비자 집단에 대해 무엇을 알아야 하 는가?. IBM 기업가치 연구소. 2017.

이승윤. 안정기. 평범한 사람들의 비범한 영향력. 2018.

전 세계적 인기몰이 중인 '틱톡(TikTok)'의 향후 전망 분석 트렌드 리포트 01·4. Media Issue & Trend. 2019.

중국 숏폼 영상 서비스의 경쟁구도와 이슈. 트렌드 리포트 03. Media Issue & Trend.Vol.34. 2020.

채희주, 이진숙. Z세대의 SNS마켓에서의 소비자사회화 경험에 대한 현상학적 연구: 인스타마켓을 중심으로. Korean Journal of Human Ecology2020. Vol. 29. No. 2. 199−216

한국청소년정책연구원. 청소년문화 활성화를 위한 소셜 미디어 활용 연구. 연구보고 15−R03. 2015.

한영주. 모바일을 활용한 1인 방송 사용자에 관한 연구: 이용동기, 채택, 확산에 미치는 요인을 중심으로. 인하대학교 대학원 언론정보학박사학위 논문. 2018.

황용석. 온라인 저널리즘. 서울: 커뮤니케이션북스;2013.

황유선. 소셜미디어란 무엇인가. 소셜미디어연구포럼. 소셜미디어의 이해. 서울: 미래인;2012.19−38.

Alphabet. 삼성증권. 해외투자 2.0 Global Research. 2020.

Facebook. 삼성증권. 해외투자 2.0 Global Research. 2020.

Kang, M., Lee, C., Lee, D., & Lee, Y. Identifying Characteristics and Types of Genera—tion Z according to the Behavior of Smartphone Camera Use. Archives of Design Research.2020;33(3).155−75.

Kim, W. The effects of SNS fashion influencer's authenticity and fanship. Unpublished master's thesis. Seoul National University, Seoul: 2017.

KOCCA. 방송영상 웹콘텐츠 현황 및 활성화 방안(연구보고서 15−36). 한국콘텐츠진흥원. 2015.

# 청소년과 또래문화
## Adolescent Peer Culture

이영식, 최태영

## 1 서론

아동기에서 청소년기로의 전환은 많은 신체적, 인지적, 사회적 변화를 가져온다. 부모로부터 정서적 지지를 받고 부모와 함께 많은 시간을 보내던 아동기를 지나 청소년기에 접어들면 부모로부터 독립을 시도하게 된다. 이와 더불어 자기 자신과 비슷한 또래와 더 많은 시간을 보내게 되며 또래의 기대나 의견에 더 많은 관심을 기울이게 된다(Berndt 1996). 청소년기에는 추상적인 개념들을 조작할 수 있게 되어 심리적 추론이 가능해지며 타인의 관점을 일반화하여 생각할 수 있게 된다(Selman 1980). 이러한 사회적 인지의 발달은 또래를 그들의 입장에서 공감하며 이해할 수 있도록 하며, 또래의 의도를 이전보다 잘 파악할 수 있게 한다. 이에 따라 또래와의 상호 이해가 증가하고 관계는 더 깊어지게 된다. 청소년기는 안정적인 정체성 형성에 중요한 시기인데, 청소년기의 또래관계는 서로가 정체성 발달의 역할모델(role model)을 제공함으로써 정체성 형성에 영향을 줄 수 있다(Ragelienė 2016).

청소년기 이전의 친구 관계는 단순한 놀이 상대이거나 서로의 필요와 욕구를 충족시키기 위한 상호 합의된 관계에 기반하며, 우정보다는 부모와 자녀 간의 수직적 관계가 개인의 관계에서 차지하는 비중이 높았었다. 하지만 청소년기가 되면 그들은 또래와의 교류를 통해 동등 지위적 수평적 관계를 형성하고, 단순한 놀이 상대로서가 아닌 심리적 친밀감(intimacy)을 나누는 상대로 발전하게 되는데 이러한 관계는 또래들이 각자의 가치와 신념에 대하여 상호간의 이해 및 신뢰, 서로에 대한 의리(loyalty)를 통해 뒷받침될 수 있다(Buhrmester 1996). 즉 또래

**표 7-1. Havighurst가 제시한 청소년기의 발달과업(Havighurst 1972)**

| | |
|---|---|
| 1 | 자신의 신체를 수용하고 신체를 효과적으로 사용 |
| 2 | 남성과 여성의 성역할 형성 |
| 3 | 동성 및 이성의 친구와 새롭고 보다 성숙한 관계를 형성 |
| 4 | 부모와 다른 성인들에서의 정서적 독립 |
| 5 | 경제적 독립에 대한 필요성을 느낌 |
| 6 | 직업에 대한 준비 |
| 7 | 유능한 시민으로서 갖추어야 할 지적 기능과 개념의 획득 |
| 8 | 사회적으로 책임 있는 행동을 원하고 수행 |
| 9 | 결혼과 가정생활에 대한 준비 |
| 10 | 행동의 지표로서 가치관과 윤리체계를 습득 |

와의 관계가 양적으로 증가할 뿐 아니라 질적인 수준에서도 변화가 생기게 된다. 이러한 또래관계의 형성 및 또래와의 상호작용은 인지 및 사회화의 발달에 도움을 주고 이는 추후 성인기의 사회적, 심리적 적응에 많은 영향을 미치게 된다(Hartup 1983).

Havighurst는 청소년기의 발달과업을 제시하였는데(표 7-1), 그 중 '동성 및 이성과의 성숙한 또래관계 형성'이 발달과업 중 하나로, 이는 청소년기의 또래관계를 성숙한 인간으로 성장하기 위해 꼭 필요한 과업으로 생각했다고 볼 수 있다(Havighurst 1972). 청소년은 또래들과 관계를 형성하고 상호작용을 하며 서로 간에 영향을 주고받게 되면서 그들 나름의 문화와 행동양식을 형성해 나간다. 이번 장에서는 청소년기에 형성되는 또래관계와 문화 및 또래문화가 청소년에게 미칠 수 있는 영향에 대해 알아보고자 한다.

## 2 또래관계

### 1) 또래집단의 형성

또래 상호작용 방식은 중기 아동기 이후부터 청소년기에 이르기까지 변화를 겪는다. 이 시기에는 집단에 소속되는 것에 대해 강한 욕구를 보이며, 또래집단(peer group)을 이루어 함께 관심사를 공유하거나 행동하기도 한다. Hartup(1983)은 또래집단의 특징으로 집단 내 구성원들이 정기적으로 상호작용을 하며 구성원들이 해야 할 행동에 대한 규준을 만들고, 집단에 강한 소속감을 느끼며 위계조직을 형성함으로써 집단에서 공유한 목표를 달성하기 위해 노력한다고 하였다(Hartup 1983).

## 2) 또래집단의 종류

또래집단은 구성원의 구조 및 특성에 따라 파벌(clique)과 무리(crowd)로 분류할 수 있다. 파벌은 청소년기의 또래집단에서 중요한 구조이며 대부분의 청소년기에서 경험하는 집단이다 (Hartup 1993). 파벌은 초기 청소년기에 주로 형성되며, 보통 4-8명으로 구성되어 있다. 파벌의 구성원들은 사회적 배경이나 가치관이 서로 유사한 부분이 많고 정서적으로 친밀한 관계를 가지고 있다. 구성원들은 다른 사람들에게 말하지 못했던 고민을 서로 이야기하기도 하고 비밀을 공유하며 자기 자신을 드러내는데, 이 같은 경향은 여자 청소년에게 더 흔하다(Henrich 등 2000). 또한 파벌의 구성원들은 복장이나 말투, 행동에 대한 규칙을 정해 강한 소속감을 표현하기도 한다. 초기 청소년기에는 주로 동성끼리 파벌을 형성하나 중기 청소년기 이후에는 이성이 함께 있는 파벌도 흔해진다(Dunphy 1963)(그림 7-1).

그리고 파벌 몇 개가 모여 무리라고 하는 또래집단을 형성하기도 하는데, 이들은 무리만의 기본적인 이미지와 평판을 가지고 있어 다른 무리와 구별될 수 있으며[(예; 운동선수(jocks), 두 뇌(brains), 마약(druggies)], 무리 사이에서도 지위와 계층이 형성되기도 한다(Brown과 Lohr 1987). 무리 간 지위에 대한 구분은 초기에서 중기 청소년들에게는 상호작용에 있어 중요한 역할을 담당하는데, 일반적으로 사회적 또는 운동 능력으로 인정받는 청소년이 포함된 무리는 지위가 높은 경향이 있으며, 청소년들이 생각하는 일반적 규범과 상충되는 특성을 가진 무리는 지위가 낮은 경향이 있다(Sussman 등 2007). 이러한 무리 간의 지위는 후기 청소년기 무렵에는 서서히 사라지게 되며, 청소년이 개인적인 가치와 목표에 정착함으로써 더 이상 복장이나 활동을 통해 자신이 누구인지 알릴 필요성을 느끼지 않게 됨에 따라 무리의 중요성은 감소한다(Collins와 Steinberg 2006).

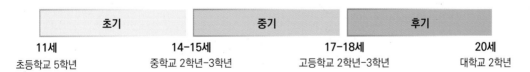

| 초기 | 중기 | 후기 |
|---|---|---|
| 11세 | 14-15세 | 17-18세 | 20세 |
| 초등학교 5학년 | 중학교 2학년-3학년 | 고등학교 2학년-3학년 | 대학교 2학년 |

그림 7-1. **본문에서 청소년기의 분류 기준**

### 3) 또래관계의 기능

또래 친구는 청소년에게 친밀감과 애정을 제공해줄 수 있고, 정서적인 불안이 있을 때 청소년 개인이 겪는 불안의 해소를 도와줄 수 있는 정서적 지지의 역할을 한다(Brown 등 1986). 청소년들은 자아정체성을 아직 확립하지 못한 상태에서 자신에 대한 걱정이 많고 불안정한 모습을 보이며, 성인에 비해 고독을 더 느끼는 경향이 있는데 이러한 상황에서 집단 내에 속해 있다는 소속감은 청소년 개인에게 안정감을 줄 수 있다. 또한 또래집단 내에서의 갈등을 겪고 해결하는 경험과 집단 내 사회적인 지위를 형성하는 과정을 통해 다른 곳에서 경험하기 힘든 사회화(socialization) 기회를 제공한다(Hartup 1993). 그리고 또래집단 안에서 친구들과 여러 가지 정보를 공유하고 다양한 자극을 주고받으며 역할모델 및 피드백을 주고받는 기능을 하기도 한다(Brown 등 1986). 한편, 중기 청소년기로 진입하면서 형성되는 이성 파벌은 청소년들이 일대일로 이성교제를 하지 않으면서도 함께 상호작용을 하며 이성에 대해 알 수 있는 기회를 제공하는 역할도 한다(Feiring 1996).

### 4) 또래압력

청소년기에는 또래집단으로부터 좋은 평판과 인정받는 것을 중요한 요소로 생각한다. 따라서 청소년기에는 또래가 청소년 개인의 행동에 강력한 영향을 줄 수 있으며, '개인적으로 원하든 원하지 않든 상관없이 비슷한 나이의 사람들이 개인에게 무엇인가를 하거나 하지 말라고 권유 또는 촉구하는 것'을 또래압력(peer pressure)으로 정의할 수 있다(Clasen과 Brown 1985). Steinberg에 따르면, 부모는 청소년의 기본적인 삶의 가치나 교육 계획에 많은 영향을 미치고, 또래들은 좀더 단기적이며 일상적인 부분에 영향을 미친다고 하였다(Steinberg 2001). 청소년 일부는 자신의 목표나 사정을 고려하지 않고 또래들이 원하는 역할을 쉽게 맡을 수 있지만 그렇다고 모든 청소년들이 또래가 요구하는 것을 맹목적으로 실행하지는 않는다. 미국의 중고생을 대상으로 한 연구에 따르면, 청소년들은 복장이나 사회활동 참여 등과 같은 또래 문화 참여 측면에서 또래 압력을 많이 받았으며 비행에 대한 압력이 있기는 했으나 그 정도는 낮았다고 하였다(Brown 등 1986).

# 3 우정

## 1) 청소년 시기에 따른 우정의 형성과 변화

청소년은 비슷한 연령의 또래와 우정을 맺으며 친구관계를 통해서 소속감을 느끼고 강렬한 정서적 교감을 나눈다. 초기 청소년기에는 타인의 감정, 생각, 행동에 대한 추론이 미숙하여 친구에 대한 불만과 함께 서로 다투고 화해하는 과정을 반복하기도 한다. 이러한 경험과 더불어 인지의 발달은 자신과 타인에 대한 성숙한 이해의 바탕이 된다(O'Mahoney 1989). 초기 청소년기에서 중기 청소년기까지는 또래와의 상호작용과 또래압력이 활발한 시기이다. 또래와 비슷한 외모와 흥미 등에 더욱 집착하게 되고 동조 현상이 가장 높은 시기이며, 다른 친구들이 자신을 거부하고 소외될지 모른다는 불안감도 중기 청소년기에 절정을 이룬다. 후기 청소년기에 이르면 자아정체성이 어느 정도 형성되고, 추상적 인지가 발달하면서 또래집단 압력의 정당성 여부를 판단할 수 있게 된다(Brown 등 1986). 이에 따라 또래집단에의 동조 현상이 이전에 비해 감소하게 되며, 우정의 질에 더 집중함에 따라 친구의 수도 감소하게 된다(Hartup 과 Stevens 1999). 한편 중기 청소년기 이후에는 이성인 또래와 친밀한 관계를 형성하게 되며 이성 교제를 하는 경우도 증가한다. 후기 청소년은 의미있는 친밀한 관계의 대상으로 이성친구를 선택하는 경향이 높으며, 대학생을 대상으로 한 연구에 따르면, 이성과의 관계의 질이 행복감을 예측하는 인자로 작용하였다고 한다(Moore와 Leung 2002).

## 2) 친구 사이의 유사성

물리적으로 가깝더라도 모두가 친한 친구가 되는 것은 아니다. 친구 사이는 여러가지 비슷한 점(similarity)이 많다. 연령, 성별, 사회적 계층이 비슷하며 인종의 일치도 성인기에 비해 청소년기에 더 높다고 알려져 있다. 그 중에서도 성별이 가장 많이 일치한다(Hartup 1983). 친구끼리 행동의 유사성도 관찰되는데 특히 흡연이나 음주 같은 일탈 행동뿐 아니라, 학업적 열망과 성취 또한 영향을 미치는 것으로 알려졌다(Tolson과 Urberg 1993). 이러한 결과는 친사회적, 규범적으로 행동하는 청소년은 친구에게 긍정적 영향을 줄 수 있는 반면, 그렇지 않은 경우에는 부정적으로 기여할 가능성도 있음을 시사한다. 이러한 친구 사이의 유사성은 이미 자신과 유사한 특징을 가진 타인을 선택하여 친구가 된 것인지, 또는 서로 다른 성향의 개개인이 친구가 되어 상호작용을 통해 비슷하게 성장하게 된 것인지, 두 과정이 친구 형성에 어떤 정도로 영향을 미치는지가 지속적인 관심사로 작용하였다. Cohen과 Kandel의 연구에 따르면, 비슷한 배경과 취향, 가치, 관심이 서로를 친구로 선택하도록 유도하고 친구 관계가 형성되면서 이러한 유사성이 확인되면 친구끼리 서로 더욱 유사하게 사회화되며 성장할 가능성이 있다고 하였다(Cohen 1977; Kandel 1978). 하지만 이후 친구의 태도나 행동이 나와 다르다고 느끼면 청소년은 그 친구에 맞춰 태도를 바꾸거나, 친구와 이별을 하고 본인과 유사성을 가진 또 다른 친구를 찾을 수도 있다.

### 3) 우정의 안정성

초기 청소년기를 전후하여 우정의 안정성(stability)과 호혜성(reciprocity)에 대한 개념이 확립되면서, 친구 관계가 1년 이상 안정적으로 지속되는 비율이 높아진다(Epstein 1983). 이처럼 일반적으로 청소년기의 우정은 학령기의 우정보다 상대적으로 안정적이다. 친구 사이의 우정이 형성되면 처음에는 이 우정이 평생 지속될 것처럼 생각하지만, 여러가지 이유로 청소년의 우정은 해체될 수 있다. 우정의 해체 요인에는 여러가지가 있는데, 정서적 어려움을 겪는 청소년의 경우 우정이 쉽게 불안정해지거나 친구를 사귀지 못해 우정관계 자체가 형성되지 못할 수 있다(Borelli와 Prinstein 2006). 또한 친구 사이의 공통 주제가 사라지거나 중요한 주제에 있어 각자 이질적인 태도를 보일 경우에도 우정의 해체로 이어질 수 있다(Bukowski 등 1987). 전학이나 졸업, 상급학교로의 입학 등 외부요인도 우정의 안정성에 영향을 미칠 수 있다 (Shaver 등 1985).

### 4) 우정의 질

우정의 질(quality)과 관련된 요소는 친사회적 행동(prosocial behavior), 친밀감 같은 긍정적 요소 및 갈등과 경쟁 등의 부정적인 요소가 있다(Berndt 2002). 여자 청소년은 남자 청소년보다 친구 사이의 친밀감과 애착 관계가 더 높고, 자기에 대한 공개를 더 많이 하며, 친구에 대한 신뢰감의 표현과 의사소통을 더 많이 한다고 알려져 있다(Claes 1992). 반면 남자 청소년은 여자 청소년에 비해 중기 청소년기까지 개인적인 친밀감보다는 또래집단 내에서의 관계를 더 중요하게 생각한다(서동인 1992). 양질의 우정은 청소년의 자존감 향상 및 사회적 적응 개선, 스트레스에 대한 대처 능력을 높이는 등 긍정적인 영향을 미칠 수 있다(Hartup과 Stevens 1999).

## 4 인기

청소년들은 정도의 차이는 있으나 남녀 모두 또래집단에 수용되고 인기 있는 청소년이 되고 싶어한다. 사회측정적 인기(sociometric popularity)는 다른 사람들이 한 개인을 얼마나 좋아하는지와 관련이 있다. 싫어하는 사람이 거의 없고 누구나 좋아하는 사람, 즉 호감도가 높은 사람은 사회측정적 인기가 많은 사람이라고 할 수 있다. 이러한 인기는 친사회적 행동과 관련이 깊은데, 친사회적 행동은 다른 사람에게 이득을 주려는 모든 행동을 뜻하며, 운이 없는 사람과 무언가를 공유하거나 위로하기, 구해주기, 협력, 칭찬하기 등이 포함된다(Eisenberg 등 2007). 친사회적 방식으로 행동을 하는 사람은 타인에 대한 공감력이 높고 긍정적 대인관계를 형성하는 등 사회적으로 잘 적응된 모습을 보인다.

하지만 청소년에게 인기란 반드시 '사회측정적 인기'가 높은 사람을 의미하지는 않는다. 지각된 인기(perceived popularity)는 또래집단에서 인기가 있는지 여부에 대해 평가를 하는 것으로, 또래집단 안에서의 사회적 지위 및 영향력이 있는지와 관련이 있다(Lease 등 2002). 또래에게 인기가 많은 청소년은 주도적인 리더이며 또래집단에서 중심적인 역할을 한다. 청소년기의 지각된 인기는 친사회적 행동과 더불어 공격성 및 지배력과 연관이 높으며, 타인을 잘 다루고 통제하는 능력이 있는 청소년이 지각된 인기가 높은 것으로 알려져 있다(Merten 1997). 인기가 높은 청소년 중 일부는 자신의 인기와 지위를 유지하기 위해 이러한 능력을 사용하곤 하는데, 관계공격과 평판공격이 인기를 유지하는 수단이 될 수 있다(Xie 등 2002). 관계공격(relational aggression)은 자신과 친밀한 친구를 이용하여 다른 상대를 몰아세우는 행동이고, 평판공격(reputational aggression)은 상대의 위상을 손상시키기 위해 상대에 대한 거짓말이나 루머를 퍼뜨리는 것이다. 또한 학업이나 스포츠 등에서의 성취도가 높아 또래로부터 인정을 받고, 신체적 매력이 있는 청소년은 인기가 높은 경향이 있다(Boyatzis 등 1998).

## 5 집단 괴롭힘과 사이버 괴롭힘: 또래 관계의 부정적 영향

### 1) 집단 괴롭힘과 왕따

집단 괴롭힘(bullying)은 청소년들 사이에서 발생하는 전 세계적인 현상으로, Olweus(1994)는 이를 힘의 불균형으로 이루어지는 공격적인 행동 중 하나의 형태로서, 한 학생이 반복적,

지속적으로 한 명 또는 그 이상의 학생들로부터 부정적인 행동을 당하는 것으로 정의하였다 (Olweus 1994). 일반적으로 집단 괴롭힘은 의도성, 지속성, 힘의 불균형 요소를 포함한다고 알려져 있으며, 언어 폭력부터 신체적 폭행에 이르기까지 다양한 행동으로 나타날 수 있다 (Tanaka 2001). 그 중 관계적 괴롭힘(relational bullying)은 간접적인 괴롭힘 행위로 특정 피해 자에 대한 루머를 퍼트리거나, 적극적으로 무시하고 배제하는 행동을 의미한다(Crick과 Grot-peter 1995). 집단 괴롭힘은 중학생 시기에 가장 많이 발생하며 고등학생 시기 이후에는 점차 감소한다.

한편, 일본에서는 청소년들이 집단으로 한 청소년을 육체적, 정신적으로 괴롭히고 따돌리 는 행동을 '이지메(イジメ)'라고 하였는데, 1990년대 후반부터 국내에서도 청소년들 사이에서 이 와 같은 '집단 괴롭힘' 또는 '집단 따돌림' 현상의 심각성이 대두됨에 따라 언론을 통해 이러한 문제가 널리 알려지기 시작했다. 이후 청소년들 사이에서 '아주 심하게 따돌린다'는 뜻의 '왕따 돌림'이라는 은어가 '왕따'라는 줄임말로 바뀌어 사용되었고, 현재 '왕따'는 국내에서 '불링', '이 지메'와 비슷한 뜻을 가진 용어로 널리 사용되고 있다. 곽금주(2008)는 한국의 왕따는 집단 성, 지속성, 일반성의 특성이 있다고 하였는데, 집단성은 왕따에 동조하는 집단까지 왕따의 가해행위로 규정하면 가해자들은 집단의 형태를 보인다는 것이다. 왕따 행위에서는 주동자 뿐 아니라 동조자와 방관자들이 존재하는 경우가 많은데, 이들은 자신들도 왕따를 당할까봐 가해자에 동조하기도 한다. 지속성은 피해자들이 장기간 지속적으로 왕따를 당한다는 것인 데, 이는 우리나라에서는 1년 내내 한 교실에서 거의 이동 수업 없이 생활하기 때문에 지속성 이 더 유지되는 것으로 보았다. 또한 비행학생뿐 아니라 학교생활을 잘하는 청소년들도 왕따 가해에 동참하는 등 일반성이 두드러짐을 특성으로 제시하였다(곽금주 2008).

집단 괴롭힘의 가해자(bullies)는 외현적이며 물리적 또는 관계적 공격을 하는 성향이 높고 공감능력이 낮은 개인적 특성을 보인다(Van Noorden 등 2015). 피해자는 두 집단으로 나눌 수 있는데 수줍음을 많이 타고 조용하며 자신에 대한 부정적 인식과 낮은 자존감을 가진 수 동적인 피해자(passive victim) 집단이 있는 반면, 적대적인 태도로 또래들과 잘 어울리지 못 하고 흥분을 잘하며 성공하지 못할 반격 행동으로 인해 집단 괴롭힘의 피해자가 되는 도발적 피해자(provocative victim) 집단도 있다(Schwartz 등 1997). 이러한 도발적 피해자 집단은 다 시 집단 괴롭힘 가해자가 될 가능성이 높으며, 이들은 동반된 정신병리가 많은 것으로 알려져 있다(Wolke 등 2000).

집단 괴롭힘의 피해자는 자신감 결여를 보이고 등교를 거부하기도 하며 우울장애, 불안장애, 자살 사고 및 자살시도 등 정신병리를 동반하는 경우가 많다. 또한 성인이 된 이후에도 이러한 정신병리와 더불어 사회적 관계 부족, 경제적 어려움, 성인기 이후의 교육에도 영향을 미치는 것으로 나타나고 있다(Hawker와 Boulton 2000).

## 2) 사이버 괴롭힘(사이버불링)

스마트폰의 급속한 보급 및 SNS(Social Network Service)의 발달과 확산은 사회 전반 및 청소년들의 문화 또한 바꾸어 놓았다. 기술의 발달은 많은 긍정적인 측면을 가져왔지만, 사이버 괴롭힘이라는 부정적인 측면도 함께 가져오게 되었다. 사이버 괴롭힘(사이버불링; Cyberbullying)은 사이버 공간에서 다른 사람에게 의도적, 반복적으로 위해를 가하는 행위로 정의할 수 있다(Hinduja와 Patchin 2010). 국내에서도 사이버 괴롭힘 피해의 심각성이 제기되자, 2012년 3월 학교폭력 예방 및 대책에 관한 법률을 개정하면서 '사이버 따돌림'을 학교폭력의 유형에 포함시켰다. 교육부에서 시행한 2020년 학교폭력 실태조사에 따르면 전반적인 학교 폭력 피해는 감소하는 양상이나, 피해 유형 중 집단 따돌림과 사이버폭력은 증가하는 추세로 나타났다(교육부 2020). 또한 카카오톡이나 페이스북 메신저 등의 인스턴트 메시지에서 사이버폭력의 가해 또는 피해가 가장 많이 발생하였으며 그 다음이 온라인 게임, SNS 순이었다(한국정보화진흥원 2019).

사이버 괴롭힘은 대부분 의도적인 행동이며, 피해자에게 모욕감과 두려움을 유발한다는 점에서 매우 치명적이라고 할 수 있다. 또한 오프라인에서의 괴롭힘과도 다른 점이 있는데 우선 디지털 매체를 통해 이뤄지기 때문에 시공간의 제약 없이 언제 어디서든 괴롭힘이 지속될 수 있으며, 오프라인과 달리 괴롭힘의 대상이나 내용이 순식간에 퍼질 가능성이 있다는 것이다(Menesini 등 2012). 또한 한번의 마우스 클릭으로 사이버 괴롭힘의 내용을 접할 수 있기 때문에 많은 사람들이 이에 관여할 가능성이 크며 사진이나 글이 온라인 상에 게재된 후에는 관련 내용이 지속적으로 남을 수 있다는 두려움이 존재한다(Gámez-Guadix 등 2016).

사이버 괴롭힘의 수법도 매우 다양하고 빠르게 변모하고 있다. 카카오톡 메신저에서의 '떼카(카카오톡 단체 채팅방에 피해자를 초대한 후 단체로 욕설과 비난을 하는 행위)', '카톡감옥(피해자가 단체 채팅방을 나가면 채팅방에 끊임없이 초대하여 괴롭히는 행위)', '방폭(피해자를 단체 채팅방에 초대한 후 한번에 나가버려 피해자만 남겨놓는 행위)' 행동은 대표적인 카카오톡을 이용한 사이버 괴롭힘의 예이다. 스마트폰의 핫스팟 기능을 이용하여 피해자의 데이터를 뺏는 '와이파이 셔틀'이나 기프티콘을 강제로 주도록 하는 '기프티콘 셔틀' 등은 직접적으로 금전적 피해를 주는 사이버 괴롭힘의 수법이다. 또한 최근에는 피해 청소년을 직접 거론하지 않고 초성이나 간접적인 상황을 설명하여 피해자를 추정할 수 있게 비방하는 글이나 영상을 SNS에 올리는 '저격글'과 '저격 영상', 피해자의 얼굴과 나체 사진 등을 합성 및 유포하는 '지인 능욕' 등이 발생하고 있다(이승현 등 2015).

청소년 사이버 괴롭힘의 경우 교실 내의 괴롭힘이 그대로 사이버 공간에서 재현되는 경우가 많아, 피해자가 가해자를 추정하기가 쉬울 뿐더러 가해자가 본인임을 드러내고 가해하는 경우도 많다(이승현 등 2015). 또한 어떤 가해 청소년은 인기와 관심을 갈구하기 위해 다른 청소년을 비난하거나 루머를 퍼뜨리는 수단으로 사이버 괴롭힘을 이용하는 경향도 있다(김신아 등 2017). 청소년들은 성인과 달리 별다른 악의 없이 단지 재미삼아 사이버 괴롭힘 행동을 하는 경우가 많으며, 사이버 괴롭힘의 청소년 피해자 또한 별일 아니라고 생각해서 피해에 대응하지 않는 경우가 많다.

사이버 괴롭힘 또한 전통적인 집단 따돌림과 마찬가지로 정신건강과 밀접한 관련이 있는데 사이버 괴롭힘의 가해자 및 피해자 모두 또래 공격을 경험하지 않은 청소년에 비해 자살 사고 및 자살 시도를 할 가능성이 높으며(Hinduja와 Patchin 2010), 사이버 괴롭힘이 전통적인 집단 괴롭힘보다 자살사고와 더 밀접한 관련이 있다는 연구 결과도 있다(Van Geel 등 2014). 또한 사이버 괴롭힘의 피해자들은 우울, 불안, 물질사용 등과 관련이 있는 것으로 나타나고 있다(Wang 등 2011).

## 6 은둔형 외톨이: 또래 집단에서 소외된 청소년들

청소년 시기에는 또래와 어울리고 관심을 받고 싶어하는 욕구가 증가한다. 그러나 일부 청소년들은 사회, 학교, 가정 등 대인 관계에 심한 염증을 느끼고, 스스로를 아예 사회로부터 격리하여 방 안에서 수 개월의 시간을 보내기도 한다. 이러한 현상을 일본에서는 1990년대부터 '히키코모리(引き籠もり)'로 명명하였으며(Saito 1998), 2000년대 초 한국에서도 이와 유사한 현상이 발견되어 '은둔형 외톨이'라 명명하고 관련된 연구가 진행되었다(이규미 등 2001). 이시형(2001)은 외톨이에서 따로 왕따 외톨이를 구분하여 정의하였는데, 외톨이는 일반적으로 스스로 집단으로부터 고립되고 사회적 위축을 보이는 반면, 왕따 외톨이는 집단 괴롭힘을 당하면서 사회적 위축을 보이게 되는 청소년이라고 하였다. 이처럼 또래 관계와 은둔형 외톨이 사이

에는 밀접한 연관이 있다고 할 수 있다. 일본에서의 연구 결과에 따르면, 히키코모리의 약 56%에서 이지메 경험이 있는 것으로 나타났으며(Tanaka 2001), 유년기 애착 형성의 문제가 학교에서의 왕따 경험들의 원인이 되고 이는 사회적 철수, 등교 거부, 자살 등을 유발할 수 있다고 하였다(Krieg와 Dickie 2013).

처음으로 '히키코모리'라는 용어를 사용한 일본의 정신과 의사 사이토 다마키는 다음과 같은 진단 기준을 제시하였다. 1) 6개월 이상 집 안에 틀어박혀 있는 상태 2) 사회 생활을 전혀 하지 않음 3) 다른 정신 질환이 없을 것 4) 기능의 저하, 개인에게 심각한 고통을 초래하는 상태(Saito 1998). 그러나 국내에서는 이 것과는 별개의 진단 기준을 만들어 사용해 왔는데, 은둔형 외톨이의 국내 진단 기준은 다음과 같다. 1) 3개월 이상 집 밖 출입을 삼갈 것 2) 대인 관계 상황을 기피하고 사회 생활을 하지 않음 3) 조현병이나 양극성 장애 등에서 정신병적인 증상을 보이는 상태를 제외할 것 4) 기능의 저하, 개인에게 심각한 고통을 초래하는 상태(이시형 2005). 두 진단 기준의 가장 큰 차이는 6개월과 3개월의 차이이다. 일본에서는 6개월 이하로 은둔하더라도 곧 사회로 복귀하는 히키코모리가 있으나, 국내에서는 3개월 이상 은둔하는 경

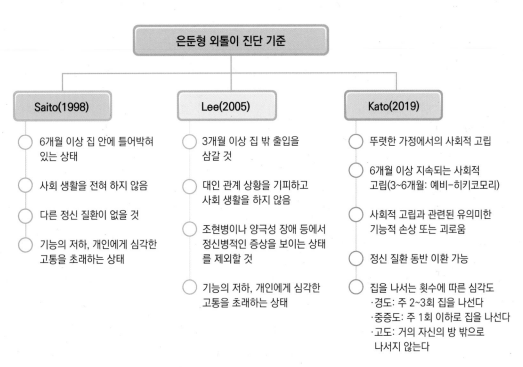

그림 7-2. 은둔형 외톨이(히키코모리) 진단기준의 변화

우가 드물며 3개월의 무단 결석은 유급이 되기 때문에 3개월이 은둔형 외톨이의 진단 기준이 되었다. 또 다른 진단 기준의 차이는 우울증 등의 정신 질환의 포함 유무이다. 국내에서는 정신병적 양상을 보이지 않으면 은둔형 외톨이로 볼 수 있다고 하였는데, 이는 많은 수의 은둔형 외톨이들이 다른 정신 질환에 동반 이환되며, 처음에는 그렇지 않은 것으로 보였던 은둔형 외톨이도 지나고 보면 정신 질환을 가지고 있었던 것으로 드러나 은둔형 외톨이가 정신 질환과 밀접한 연관이 있다고 보았기 때문이다. 일본에서도 2010년대 들어서 히키코모리가 새로운 정신 질환이라고 보기 보다는, 심각한 사회적 고립을 보이는 다양한 정신 질환의 표현형으로 보거나(Tateno 등 2012), 다른 정신 질환의 위장 진단(disguised diagnosis)으로 보는 시각(Teo 2010)이 대두되었다. 이러한 흐름에서 최근 Kato 등은 새로운 진단 기준(그림 7-2)을 제시하였는데, 이 진단 기준에서 가장 큰 변화는, 은둔형 외톨이가 사회적인 관계를 피하고 전혀 하지 않는 조건이 제외된 것과 이전과는 다르게 모든 정신 질환들이 은둔형 외톨이에 동반 이환할 수 있다고 본 것이다(Kato 등 2020).

한편, 국내에서는 청소년에서의 사회적 철수와 은둔형 외톨이에 대한 선별과 실태 조사를 위하여 부모 작성용 은둔형 외톨이 선별 도구가 개발(백형태 등 2011)되었으며, 대구 소재의 고등학생 300명을 대상으로 하여 은둔형 외톨이에 대한 연구가 진행되었다(이윤지 등 2015). 이 연구에 따르면, 한국 청소년에서 사회적 위축 성향이 높을수록 우울, 불안, 사회적 회피를 포함한 정서와 사회심리학적 상태에 악영향을 줄 가능성이 높아지는 것으로 확인되었다. 또한 이영식(2013)은 심각한 사회적 고립의 치료를 위해 가정방문을 통한 치료를 제안하였으며, 가정방문치료는 단기 치료로도 기능 수준의 향상 등 뛰어난 효과를 거둘 수 있음을 확인하였다. 이처럼 은둔형 외톨이에 대한 국내의 연구가 진행됨에 따라, 해외 연구자와의 공동 협업 연구를 통해 사회적 고립 현상이 전 세계적으로 발생하고 있다는 것이 밝혀졌으며(Kato 등 2012), 각국의 사회적 고립 현상을 비교하는 연구가 시작되었다(Teo 등 2015).

최근 국내에서 발표된 은둔형 외톨이 실태조사(홍진표 2019)에 따르면, 총 1,700명의 조사 응답자 중 은둔형 외톨이는 16명(0.9%)이었으며 은둔형 외톨이 위험군은 44명(2.6%)이었다. 은둔 시작 연령은 24.5세로 일본과 마찬가지로 초기 성인기에 시작되는 경우가 많았다. 은둔형 외톨이와 은둔형 외톨이 고위험군은 정상군에 비해 우울, 불안, 자살성 등 정신건강의학과적 문제를 가지고 있는 비율이 높았으며 전반적인 삶의 만족도도 낮은 것으로 나타났다. 특히 은둔형 외톨이는 메신저나 SNS와 같이 타인과 상호작용을 필요로 하는 인터넷보다는 게임이나 웹 서핑과 같이 혼자서 할 수 있는 인터넷 사용을 주로 사용하였다. 최근 해외의 연구에서는 은둔형 외톨이들이 굳이 집 밖으로 나가지 않아도 인터넷을 통해서 사회적인 상호작용을 하고 외로움을 해소할 수 있다고 하였다(Kato 등 2019). 그러나 본 조사에서는 은둔형 외톨이들이 여전히 정상군에 비해 사이버 공간에서도 사회적 상호작용을 적게 하는 것으로 나타나 상기 연구 결과에 대해서는 추후 논의가 지속적으로 필요할 것으로 보인다.

## 📖 참고문헌

곽금주. 한국의 왕따와 예방프로그램. 한국심리학회지: 문화 및 사회문제 2008;14:255-72.

교육부. 2020년 학교폭력 실태조사 결과 발표 보도자료(2021.1.21). 세종, 교육부 2021.https://www.moe.go.kr/boardCnts/view.do?boardID=294&boardSeq=83315&lev=0&searchType=null&statusYN=W&page=1&s=moe&m=020402&opType=N에서 검색

김신아, 방은혜, 한윤선. 청소년 사이버불링 가해행동 예측요인 탐색을 위한 국내연구 메타분석. 한국콘텐츠학회논문지 2017;17:18-33.

백형태, 김붕년, 신민섭, 안동현, 이영식. 부모 작성용 은둔형 외톨이 선별 도구 개발. 소아청소년정신의학 2011;22:262-70.

서동인. 청소년의 친구관계. 한국청소년연구 1992;5-17.

이규미, 구자경, 김은정, 이시형. 외톨이 청소년의 심리사회적 특성에 관한 연구. 한국심리학회지: 상담 및 심리치료 2001;13:147-62.

이승현, 강지현, 이원상. 청소년 사이버폭력의 유형분석 및 대응방안 연구. 형사정책연구원 연구총서 2015;1-481.

이시형. 은둔형외톨이 등 사회부적응 청소년 지원방안. [국립중앙도서관 연계] 보건복지부 발간자료 2005.

이윤지, 서민재, 최태영. 한국 청소년에서 사회적 은둔의 정신병리적 특성. 신경정신의학 2015;54:549-55.

한국정보화진흥원. 2019년 사이버폭력 실태조사 보고서. 대구, 한국정보화진흥원 2019.

홍진표. 은둔형 외톨이 실태 조사 보고서. 보건복지부 정신건강기술개발사업단 2019.

Berndt T. Friendship quality affects adolescents' self-esteem and social behavior. The company they keep: Friendship during childhood and adolescence New York: Cambridge University Press;1996:346-65.

Berndt TJ. Friendship quality and social development. Current directions in psychological science 2002;11:7-10.

Borelli JL, Prinstein MJ. Reciprocal, longitudinal associations among adolescents' negative feedback—seeking, depressive symptoms, and peer relations. Journal of abnormal child psychology 2006;34:154—64.

Boyatzis CJ, Baloff P, Durieux C. Effects of perceived attractiveness and academic success on early adolescent peer popularity. The journal of genetic psychology 1998;159:337—44.

Brown BB, Eicher SA, Petrie S. The importance of peer group ("crowd") affiliation in adolescence. Journal of adolescence 1986;9:73—96.

Brown BB, Lohr MJ, McClenahan EL. Early adolescents' perceptions of peer pressure. The Journal of Early Adolescence 1986;6:139—54.

Brown BB, Lohr MJ. Peer—group affiliation and adolescent self—esteem: An integration of ego—identity and symbolic—interaction theories. Journal of personality and social psychology 1987;52:47.

Buhrmester D. Need fulfillment, interpersonal competence, and the developmental contexts of early adolescent friendship. 1998.

Bukowski WM, Newcomb AF, Hoza B. Friendship conceptions among early adolescents: A longitudinal study of stability and change. The Journal of Early Adolescence 1987;7:143—52.

Claes ME. Friendship and personal adjustment during adolescence. Journal of adolescence 1992;15:39—55.

Clasen DR, Brown BB. The multidimensionality of peer pressure in adolescence. Journal of youth and adolescence 1985;14:451—68.

Coleman JC. Relationships in adolescence. 1974.

Collins WA, Steinberg L. Adolescent development in interpersonal context. Handbook of child psychology 6th ed. New York: Wiley;2007;3. p 1003—1067.

Crick NR, Grotpeter JK. Relational aggression, gender, and social—psychological adjustment. Child development 1995;66:710—22.

Dunphy DC. The social structure of urban adolescent peer groups. Sociometry 1963:230—46.

Eisenberg N, Fabes RA, Spinrad TL. Prosocial development. Handbook of child psychology 6th ed. New York: Wiley;2007;3.

Epstein JL. Examining theories of adolescent friendships. Friends in school: Elsevier; 1983:39—61.

Feiring C. Concept of romance in 15—year—old adolescents. Journal of Research on Adolescence 1996.

Gámez—Guadix M, Borrajo E, Almendros C. Risky online behaviors among adolescents: Longitudinal relations among problematic Internet use, cyberbullying perpetration, and meeting strangers online. Journal of Behavioral Addictions 2016;5:100—7.

Hartup WW, Stevens N. Friendships and adaptation across the life span. Current directions in psychological science 1999;8:76—9.

Hartup WW. Adolescents and their friends. New directions for child and adolescent development 1993;1993:3—22.

Hartup WW. Peer relations. Handbook of child psychology: formerly Carmichael's Manual of child psychology. New York : Wiley;1983.

Havighurst RJ. Developmental Tasks and Education. 3rd ed. New York. 1972.

Hawker DS, Boulton MJ. Twenty years' research on peer victimization and psychosocial maladjustment: A meta—analytic review of cross—sectional studies. Journal of child psychology and psychiatry 2000;41:441—55.

Henrich CC, Kuperminc GP, Sack A, Blatt SJ, Leadbeater BJ. Characteristics and homogeneity of early adolescent friendship groups: A comparison of male and female clique and non-clique members. Applied Developmental Science 2000;4:15—26.

Hinduja S, Patchin JW. Bullying, cyberbullying, and suicide. Archives of suicide research 2010;14:206—21.

Hinduja S, Patchin JW. Cyberbullying fact sheet: Identification, prevention, and response. Cyberbullying Research Center Retrieved January 2010;30:2011.

Kandel DB. Homophily, selection, and socialization in adolescent friendships. American journal of Sociology 1978;84:427—36.

Kato TA, Kanba S, Teo AR. Defining pathological social withdrawal: proposed diagnostic criteria for hikikomori. World Psychiatry 2020;19:116—7.

Kato TA, Kanba S, Teo AR. Hikikomori: Multidimensional understanding, assessment, and future international perspectives. Psychiatry and clinical neurosciences, 2019;73,8: 427—40.

Kato TA, Tateno M, Shinfuku N, Fujisawa D, Teo AR, Sartorius N, et al. Does the 'hikikomori' syndrome of social withdrawal exist outside Japan? A preliminary international investigation. Soc Psychiatry Psychiatr Epidemiol 2012;47:1061—75.

Kim YS, Koh YJ, Leventhal B. School bullying and suicidal risk in Korean middle school students. Pediatrics 2005;115:357—63.

Krieg A, Dickie JR. Attachment and hikikomori: A psychosocial developmental model. International Journal of Social Psychiatry 2013;59:61—72.

Lease AM, Kennedy CA, Axelrod JL. Children's social constructions of popularity. Social development 2002;11:87—109.

Lee YS, Lee JY, Choi TY, Choi JT. Home visitation program for detecting, evaluating and treating socially withdrawn youth in Korea. Psychiatry Clin Neurosci. 2013;67(4):193—202

Menesini E, Nocentini A, Palladino BE, Frisén A, Berne S, Ortega—Ruiz R, et al. Cyberbullying definition among adolescents: A comparison across six European countries. Cyberpsychology, Behavior, and Social Networking 2012;15:455−63.

Merten DE. The meaning of meanness: Popularity, competition, and conflict among junior high school girls. Sociology of Education 1997:175−91.

Moore S, Leung C. Young people's romantic attachment styles and their associations with well−being. Journal of adolescence 2002;25:243−55.

O'mahony JF. Development of thinking about things and people: Social and nonsocial cognition during adolescence. The Journal of genetic psychology 1989;150:217−24.

Olweus D. Bullying at school. Aggressive behavior: Springer; 1994:97−130.

Rageliené T. Links of adolescents identity development and relationship with peers: A systematic literature review. Journal of the Canadian Academy of Child and Adolescent Psychiatry 2016;25:97.

Saito T. Shakaiteki hikikomori [Social withdrawal]. Tokyo: PHP Kenkyuujyo 1998.

Schwartz D, Dodge KA, Pettit GS, Bates JE. The early socialization of aggressive victims of bullying. Child development 1997;68:665−75.

Selman RL. The growth of interpersonal understanding: Developmental and clinical analyses: Academy Press; 1980.

Shaver P, Furman W, Buhrmester D. Transition to college: Network changes, social skills, and loneliness. 1985.

Steinberg L. We know some things: Parent−adolescent relationships in retrospect and prospect. Journal of research on adolescence 2001;11:1−19.

Sussman S, Pokhrel P, Ashmore RD, Brown BB. Adolescent peer group identification and characteristics: A review of the literature. Addictive behaviors 2007;32:1602−27.

Tanaka T. The Identity Formation of the Victim of 'Shunning'. School Psychology International 2001;22:463−76.

Tateno M, Park TW, Kato TA, Umene−Nakano W, Saito T. Hikikomori as a possible clinical term in psychiatry: a questionnaire survey. BMC Psychiatry 2012;12:169.

Teo AR, Fetters MD, Stufflebam K, Tateno M, Balhara Y, Choi TY, et al. Identification of the hikikomori syndrome of social withdrawal: psychosocial features and treatment preferences in four countries. International Journal of Social Psychiatry 2015;61:64−72.

Teo AR. A new form of social withdrawal in Japan: a review of hikikomori. Int J Soc Psychiatry 2010;56:178−85.

Tolson JM, Urberg KA. Similarity between adolescent best friends. Journal of Adolescent Research 1993;8:274−88.

Van Geel M, Vedder P, Tanilon J. Relationship between peer victimization, cyberbullying, and suicide in children and adolescents: a meta−analysis. JAMA pediatrics 2014;168:435−42.

Van Noorden TH, Haselager GJ, Cillessen AH, Bukowski WM. Empathy and involvement in bullying in children and adolescents: A systematic review. Journal of youth and adolescence 2015;44:637−57.

Wang J, Nansel TR, Iannotti RJ. Cyber and traditional bullying: Differential association with depression. Journal of adolescent health 2011;48:415−7.

Wolke D, Woods S, Bloomfield L, Karstadt L. The association between direct and relational bullying and behaviour problems among primary school children. Journal of Child Psychology and Psychiatry 2000;41:989−1002.

Xie H, Swift DJ, Cairns BD, Cairns RB. Aggressive behaviors in social interaction and developmental adaptation: A narrative analysis of interpersonal conflicts during early adolescence. Social Development 2002;11:205−24.

# 8 성정체성

## Gender and Sexual minority adolescence

이주영

한 사람이 누구인지 스스로 설명하는 정체성은 그 사람이 태어난 이후로, 어쩌면 태어나기 전부터의 모든 발달 과정에서 만들어져 가는 것이다. 특히 청소년기에 이르러 신체적으로나 인지적으로 변화가 크게 일어나면서 정체성에 대한 인식이 급격하게 변하기도 하지만, 한편으로는 구체적으로 자리를 잡아가기도 한다. 성정체성에 대해서는 적어도 두 가지로 구별하여 표현하는데, 1) 자신의 생물학적인 혹은 신체적인 조건과는 관계없이 성별에 대한 인식을 나타내는 성별 정체성(gender identity)과 2) 자신이 어느 성별에 사랑을 느끼고 성적으로 끌리는지에 대해서 인지하는 성적정체성(sexual identity)이 두 가지이다. 생물학적인 성별은 염색체, 태아의 발생과정에서의 변화, 신체적 구조 등이 포함되지만, 성별 정체성과 성적 정체성은 이와는 별개로 형성될 수 있다. 성정체성을 형성하는 과정에 영향을 미치는 것은 좁게는 가정에서의 경험부터 넓게는 지역사회, 그가 속하여 영향을 받는 문화에 이르기까지 광범위하며, 이속에서 한 개인은 다양한 성 역할, 놀이 등을 경험하면서 성정체성을 만들어간다.

청소년은 사춘기에 2차 성징이 나타나며 신체적으로 급격한 변화를 경험하게 되고, 인지적으로는 더 고차원적인 사고가 가능하게 되며 이를 바탕으로 다양한 사회적 경험을 해석하면서 자기만의 가치관을 만들어간다. 이 과정에서 성정체성을 비롯한 자신만의 정체성을 형성한다. 이러한 과정은 성소수자인 청소년들도 다르지 않지만, 이와 더불어 다수의 청소년들은 겪지 않은 혼란을 겪으며 여러 정신적 어려움이 수반되는 경우가 많다.

성소수자(sexual or gender minority)라는 용어는 시스젠더(cisgender) 이성애자(heterosexual)가 아닌 사람을 통칭할 때 사용된다. 자신의 지정성별(assigned gender at birth, 태어났을

때 지정된 성별)과 일치하는 성별정체성(시스젠더, cisgender)을 가지면서 이성애자인 사람을 제외한, 이와 다른 성별정체성이나 성적정체성을 가진 사람을 뜻한다.

한국에서 청소년 성소수자가 얼마나 되는지에 대한 조사는 많지 않다. 2005년의 연구(이영식 등 2005)에서는 자신을 동성애자, 양성애자, 트랜스젠더(transgender) 등을 포함한 성소수자라고 한 청소년이 9.4%였고 2013년 조사(이명화 등 2013)에서는 정체성 고민을 하는 비율이 약 5.3%로 나타났다. 이를 바탕으로 우리나라도 5.3-9.4%의 청소년이 자신의 성정체성을 고민하거나 스스로 성소수자라고 생각한다고 볼 수 있다.

비교적 적지 않은 비율로 추정되는 성소수자 청소년들이 존재하지만 자신의 정체성에 대해서 쉽게 정보를 접하기는 쉽지 않아 주로 인터넷을 통해 가장 많이 정보를 얻는다. 인터넷을 통해 성정체성과 관련하여 왜곡되지 않은 정보를 얻기도 하지만, 왜곡된 정보를 얻게 되어 성소수자에 대해서 혐오하게 되기도 한다. 사회적으로 또는 또래 집단에서 성소수자 청소년들은 성소수자에 대한 혐오적인 표현이나 태도를 경험하면서 점차 자신에 대해 드러내는 것을 꺼리게 되고, 타의에 의해 알려지는 것에 대해서도 매우 걱정을 하게 된다. 자신이 성소수자임이 알려지는 경우 혐오적인 대우를 받거나 폭력의 피해자가 될 수 있다는 것, 고립될 수 있다는 것이 예상되기 때문이다. 실제 언어적, 신체적 폭력, 왕따, 괴롭힘 등을 당하기도 하며, 우울증, 불안장애 등 정신건강에 있어서도 많은 어려움을 겪는다. 정신건강 전문가들은 성소수자 청소년들에 관심을 가지고 이들의 어려움에 대해 알고 도와줄 수 있어야 한다.

## 1 역사와 현황

한국에서 항상 존재해 왔지만 '보이지 않던' 성소수자가 본격적으로 가시화된 것은 1990년대 동성애자 인권단체가 만들어지면서부터이다. 최초 동성애자 인권단체인 '친구사이'와 '끼리끼리'가 만들어졌고, 비슷한 시기에 일부 대학교에서도 동아리가 생기면서 활동을 시작하였다. 이후 성소수자 관련 다양한 단체들이 만들어졌고, 성소수자 연예인의 커밍아웃, 광고 출연으로 더욱 가시화되었다.

성소수자 청소년에 대한 인식은 2003년 성소수자인 청소년이 스스로 목숨을 끊는 사건이 보도되면서였다. 이를 기점으로 '띵동'과 같은 성소수자 청소년을 위한 단체가 만들어지고, 성소수자 자녀를 둔 부모들의 모임인 '성소수자 부모모임'도 있다. 이러한 지지 단체들은 성소수자 가시화를 위한 활동, 인권 향상을 위한 활동, 인식 개선을 위한 활동을 하고 있다.

많은 단체들이 노력을 기울이고 있지만, 여러 나라와 비교를 해보았을 때 아직도 제도적으로 부족한 점이 많다. 2019년 유엔(UN)에서 보고한 무지개 지수(ILGA- Europe Rainbow Map (Index) May 2019의 틀과 ILGA-Europe Rainbow Map (http://rainbow-europe.org)에 설명된 기준에 따라 한국의 성적지향, 성별정체성 관련 제도의 유무를 표로 정리하고 지수를 계산한 것)를 보면, 8.08%로 많이 낮다. 2018년의 11.7%에 비해 오히려 감소하였으며 이 지수가 현재, 우리나라보다 낮은 나라는 아르메니아, 터키, 아제르바이잔이고, 상위국가는 몰타, 벨기에, 룩셈부르크 등이다(그림 8-1). 유엔 아동권리위원회에서 2019년 9월 18일부터 19일까지 한국 정부가 제출한 제5, 6차 정기보고서에 대해서 2020년 10월 24일 배포한 최종 권고를 통해, 성소수자 아동청소년에 대한 차별의 심각성에 우려를 표했고, 성적지향(sexual orientation)에 기반한 차별 사례가 지속되고 있으며 한국 정부도 성소수자 아동청소년에 대한 정책

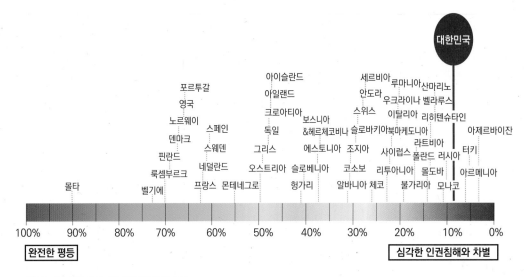

**그림 8-1. 2019년 한국의 무지개 지수**

출처: 한국의LGBTI 인권현황 2019, SOGI법정책연구회 연간보고서

* 무지개 지수: ILGA- Europe Rainbow Map (Index) May 2019의 틀과 ILGA-Europe Rainbow Map(http://rainbow-europe.org)에 설명된 기준에 따라 한국의 성적지향, 성별정체성 관련 제도의 유무를 표로 정리하고 얼마나 성소수자의 권리를 보장하고 있는지 지수를 계산하여 나타낸 것임. 100%는 완전한 평등을 뜻하고 0%로 갈수록 성소수자에 대한 차별이 심한 것을 의미함. 기준은 크게 6가지 영역인데, 평등(equality)과 차별하지 않음(non-discrimination), 가족(family), 증오 범죄(hate crime)과 증오 표현(hate speech), 법적 성별 인지(legal gender recognition), 신체 자기 결정권(bodily integrity), 사회적 공간(civil(social) space), 그리고 보호(asylum)이다.

이 적절하지 않다고 인정했다고 밝혔다. 이에 대하여 유엔 아동권리위원회는 성적지향과 성별정체성에 기반한 차별을 금지하는 내용을 담아 신속히 차별금지법을 채택하도록 권고하였다(SOGI법정책연구회, 한국LGBTI 인권현황 2019). 이러한 권고와 함께 동성결혼이 합법화된 이후의 조사(Julia Raifman 등 2017)를 보면, 동성결혼을 제도적으로 인정함에 따라 청소년의 자살률이 감소하였다는 연구 결과는 제도가 정신 건강에 강한 영향을 줄 수 있다는 것을 이야기하고 있어 이에 대한 중요성도 인지해야 한다.

정신건강의학계에서도 역사적으로 성소수자에 대한 관점에 변화를 보였다. 과거에는 동성애(homosexuality)를 병리적 진단으로 규정하였고 치료를 해야 할 대상으로 보았다. 그러나 동성애가 더 이상 병리적인 증상이 아니고, 이성애자로 바꾸려는 시도가 의미없으며 심지어 정신건강에 해를 줄 수 있다는 것을 정신건강 전문가들은 알게 된다. 1987년 개정된 미국의 정신질환 진단 및 통계 매뉴얼(DSM)에서 '달리 분류되지 않는 성정체성 장애'로 바뀌면서 동성애를 병리적 진단에 포함하지 않았다. 2013년의 다섯 번째 개정판(DSM-5)에서는 '성별불쾌증(gender dysphoria)'라는 새로운 진단명이 만들어졌다. 이는 지정성별과 다른 성별정체성을 가진 것을 병리화한다기 보다는 자신의 지정성별에 대한 심한 불쾌증에 초점을 맞춘 것이다. 아직 한국에서 적용되고 있지 않으나, 2018년에 국제보건기구에서 개정한 질병 및 관련 건강 문제의 국제통계분류 11판(International Classification of Disease-11, ICD-11)에서도 이전의 '성정체성장애(gender identity disorder)'라는 진단은 배제되고, '성건강과 관련된 상태(conditions related to sexual health)'라는 범위 안에 '성별불일치(gender incongruence)'라는 상태를 기술하는 것으로 바뀌어 다양한 성정체성을 비병리화 하는 방향으로 변화되었다.

## 2 개념

성소수자(sexual or gender minority)는 이성애자(heterosexual)인 시스젠더를 제외한 모든 성별 정체성 혹은 성적 지향 등에 있어서 사회에서 소수인 집단을 통틀어 지칭하는 용어이다. 성정체성을 설명할 때는 여러 가지 영역이 포함되는데, 성별정체성, 성적정체성 혹은 성적지향 등으로 표현된다.

성별정체성(gender identity)은 자신이 인지하는 성별을 말하는데, 사회문화적으로 요구되는 성별에 대한 태도나 행동으로 여성성, 남성성 등으로 표현되는 특징들의 총체를 말한다. 성별 정체성이 시스젠더라면 자신의 지정성별과 자신의 정체성이라고 받아들이는 사회문화적 성역할(gender role)이 일치하는 사람이다. 논바이너리(non-binary)는 자신의 성별정체성을 두 가지 성별(남성과 여성) 중 어느 하나로 생각하지 않는 사람이다. 트렌스젠더는 자신의 지정성별과 자신의 정체성이라고 받아들이는 사회문화적 성역할이 반대인 사람이다. 또한 어려서는 논컨포미티(nonconformity), 즉 자신이 어떤 성별정체성인지 정하지 않다가, 성인이 되면서 트랜스젠더, 시스젠더 혹은 또 다른 정체성 등으로 명명하기도 한다. 이것은 생물학적(신체적)으로 여성인지 남성인지 혹은 간성(intersex)인지 하는 것과 구별된다. 생물학적으로 가지고 태어나는 성(sex, biological sex)은 유전자와 그 발생에 의해 가지게 되는 성을 뜻한다. 간성(intersex)은 염색체, 생식샘, 성호르몬, 성기 등이 여성이나 남성의 이분법적인 신체 정의로 설명되지 않는 특징을 가진 경우를 뜻한다. 출생 시 보통 외부 성기의 모양으로 성별을 지정하면서 발견되지 않는 경우는 사춘기 이후나 성인이 되어 알게 되는 경우도 있다. 출생 시 지정된 성별에는 맞지 않으나 지정된 성별로 살아가는 경우도 있고, 그렇지 않은 경우도 있다. 통상적으로 생물학적 성(biological sex)을 지정성별과 같은 의미로 쓰기는 하지만, 간성(intersex)만 보아도 일치하지 않는 경우이기 때문에 엄밀히 말하면 같은 의미라 볼 수는 없다.

성적정체성(sexual identity)은 자신의 생물학적인 성별에 대한 인식과 함께 자신이 어떠한 성별에 이끌리는지 자각하고 받아들이는 것을 뜻한다. 자신과 다른 성별에 이끌리는지 혹은 같은 성별에 이끌리는지 또는 모두 다 이끌리는지 등에 대해서 인식하는 것을 말한다. 성적지향(sexual orientation)은 자신이 어떤 성별에 이끌리는지의 방향성을 뜻하는 용어인데, 성욕의 표현이나 관심도가 어떤 사람에게 더 끌리는지가 포함한다. 동성애자(homosexual)는 성적지향이 자신과 성별이 같은 사람이라는 뜻이며, 같은 성별에 끌림을 느끼고, 성적 표현이나 관심도 가진다. 양성애자(bisexual)는 여성과 남성 둘 다에게 끌림을 느끼고, 성적 표현이나 관심을 가지는 사람이며, 무성애자(asexual)는 어떤 성별에게도 그러한 관심이나 끌림을 느끼지 않는 사람이다. 자신의 성적지향이 동성이라면 보통은 성적정체성이 동성애자라고 하겠지만, 그렇게 정체화하지 않는 사람도 있어서 성적정체성과 성적지향이 항상 같지는 않다.

최근에는 자신이 인지하는 성정체성을 더 정확하게 표현하기 위해서, 성별정체성과 성적지향을 이분법적으로 표현하지 않고 스펙트럼(spectrum)의 어느 한 지점으로 표현하거나 유동적인 것으로 이야기하기도 한다. 성적 행위와 성적지향이 일치하지 않을 수 있다. 성적 행위를 동성과 하는 사람을 동성애자로 단정할 수 없고, 성적 행위를 이성과 했다고 해서 이성애자라고 단정할 수 없다.

성적지향 혹은 성적정체성이 생물학적으로 정해지는 것인지 환경적인 영향으로 정해지는 것인지에 대한 연구가 많이 진행되어 왔지만, 여전히 정해지지 않았다. 그러나 이와 별개로, 현재까지 진행된 바로는 스스로 선택(개인의 선택)하여 이성애자 혹은 동성애자가 되는 것이 아니고, 대부분이 어떤 이유인지 명확히는 밝혀지지 않았으나 어렸을 때(학령전기) 대부분 정해진다는 것이다. 자신의 성적지향을 청소년기에 선택할 수 있는 것이 아니라는 뜻이다.

## 3 성정체성에 대한 가설들(Psychobiological Theories)

염색체, 호르몬의 발현 여부와 정도는 생물학적인 성별과 성기관(sex organ)의 발달, 이차성징의 발현 등에 영향을 미친다. 따라서 이와 관련이 밀접한 성별정체성과 성적지향에 염색체, 성호르몬 등이 연관성이 있을 것이라는 가설을 바탕으로 현재까지도 다양한 연구가 이루어지고 있다. 그러나 현재까지 분명하게 밝혀진 바는 없다.

초파리 유전자 연구(Yamamoto D 2007)에서는 동성과의 성행동과 연관성이 있는 fru 유전자가 발견되었고, 유전자 fru가 tra 관련 유전자로 바뀌면, 초파리의 성적 지향과 행동, 성적 역할(sex role)에 영향을 준다는 발표도 있었다.

유전 연구로 남성 일란성 쌍생아 연구에서 조기에 분리되어 성장했을 때 둘 다 동성애자일 확률은 일반 인구 집단에 비해서 일치율이 높았다는 보고가 있었다(Francisco J. Sanchez와 Eric Vilain 2009). 그러나 다양한 쌍생아 연구해서 결과는 다양하게 나타났다. 또한 X 염색체에서 Xq28 부위가 남성 동성애 쌍생아 40쌍 중 33쌍이 일치한다고 하였고, 이후 비슷한 연구에서도 같은 결과를 나타내기도 하였으나 여성 동성애 쌍생아 연구에서는 일치하지 않았다. 따라서 일관성이 있다고 보기에는 어려움이 있다.

성소수자들이 과거를 회상하거나 주변에 의해 관찰된 성 역할 비순응 행동이나 일부 쌍생아 연구에서의 일치율을 보았을 때 유전적인 요인이 있을 것이라 추측되지만 여전히 분명하지 않다.

호르몬 연구에서도 결과는 역시 일관되지 않았다. 이성애자와 동성애자 남성들을 대상으로 성선자극호르몬(gonadotropin)과 테스토스테론 수치를 비교하였으나 차이가 없었으며 여성에서도 마찬가지였다. 트랜스젠더의 호르몬 연구에서도 역시 일관된 결과가 나오지 않았다(Francisco J. Sanchez와 Eric Vilain 2009). 태내에서 노출된 성호르몬 차이에 대해서는 기니

피그를 대상으로 한 연구가 있다. 이 연구의 경우 자연의 상태가 아니라, 호르몬 노출 정도를 인위적으로 차이가 나도록 설계하였는데, 호르몬 노출 정도의 차이에 따라 성적 행동(sex role)의 차이가 있었다. 사람의 경우 선천적으로 성선 발달에 이상이 있는 집단(부분 안드로겐 불감성 증후군(partial androgen insensitivity syndrome), 완전 안드로겐 불감성 증후군(complete androgen insensitivity syndrome), 선천성 부신 과형성증(congenital adrenal hyperplasia)을 대상으로 관찰을 하였는데, 염색체 성별이 아닌 지정 성별을 기준으로 했을 때 성적 지향이 이성애, 동성애 혹은 양성애로 다양했다. 염색체 성별이 여성인 경우에는 남성인 경우보다 동성애나 양성애 비율이 높았는데, 매우 한정된 집단을 관찰한 경우라서 호르몬이 성적 지향(sexual orientation)에 결정적인 영향을 준다고 단정 짓기는 어렵다(Hines M 등 2004 ; Johannsen TH 등 2006; Meyer−Bahlburg HFL 등 2008).

다각도에서 연구가 이루어지고 있다고는 하나 여전히 성별정체성과 성적지향이 유전자, 호르몬 등 생물학적인 요인이 얼마나 영향을 미치는지 알 수 없다. 또한 발달(인생)은 생물학적인 요인과 복잡한 환경적인 요인이 영향을 서로 주고받기 때문에 어느 부분에서 어떤 영향이 작용하는지도 명확히 알 수 없다(Melissa Hines 2011).

## 4 성소수자 성정체성의 발달

우리는 자신을 구성하는 다양한 면이 있지만, 통합된 하나의 존재로 느끼며 살아간다. 자신의 성별, 신체적 특징, 성적지향, 외모, 종교 등 서로 다른 많은 부분들이 통합되어 우리는 자신만의 존재를 느끼는데, 이러한 과정의 결과가 바로 정체성의 통합(identity consolidation)이다.

청소년기 동안에 사람은 성소수자이든 아니든 정체성을 확립해 가며, 성정체성 형성도 마찬가지다. 청소년들은 사춘기에 접어들면서 이전보다는 더 분명히 어떤 대상에 대해서 성적으로 끌림을 느끼고, 성적 욕구도 느끼며 이에 따라 여러 가지 성적 탐색과 행동을 거쳐 성정체성을 확립해간다.

성소수자 청소년들도 그렇지 않은 청소년들과 마찬가지로 청소년기에 자존감, 정체성 형성, 친밀감의 발달, 건강한 사회적 관계 형성, 정신적 신체적 건강을 이루고자 하는 욕구를 가진다. 대체로 청소년기 혹은 그 이전에 성적 느낌을 갖는 것이 보편적이지만 성소수자 청소년의 경우에는 초기 청소년기에 자신의 성적지향을 깨닫는 경우가 많다. 동성애의 경우 국내에서 이루어진 한 조사에 따르면 여성의 경우 동성에게 애착의 감정을 인식하는 최소의 시기가 평균 14-16세 사이, 남성의 경우 평균 12-14세 사이였으며 동성과 성행동을 최초로 경험하는 시기는 여성의 경우 평균 20-22세, 남성의 경우 평균 14-15세로 남성 동성애자의 경우가 여성보다 조금씩 빠른 것으로 나타났다(강병철과 김지혜 2008). 스스로가 성적지향이 동성이라고 깨닫고 인정하는 때가 대부분 청소년기에 접어들면서이지만 생물학적으로 남성이냐 여성이냐에 따라 약간의 차이가 있다. 생물학적으로 남성의 경우에는 스스로 받아들이기 이전에 성관계 경험을 먼저 하는 경우가 많고, 여성의 경우에는 스스로 정체화를 먼저 한 후에 성관계를 하는 경향이 더 많다. 트랜스젠더의 경우는 자신의 성별정체성을 인지한 평균 나이는 12세이고 이것을 수용한 시기는 평균 20.2세였다(손인서 등 2017). 성소수자 청소년들은 자신의 성별정체성이나 성적지향이 주변의 또래들과는 다르다는 것을 인식한다 하더라도 가족, 친구들이 자신의 이러한 정체성에 대해서 어떻게 반응할지 확신하지 못하는 경우가 많고, 이와 관련된 멘토를 만나기도 쉽지 않으며, 사회적 낙인과 편견 등으로 트라우마를 겪게 되기도 한다. 또한 또래에 비해 학교를 중도 포기하게 되거나 우울증이나 자살 시도 등 여러 정신건강 문제를 겪게 되기가 쉽다.

대부분 청소년은 일관된(변하지 않는) 성별정체성 혹은 성적지향을 가진다. 그러나 성적지향으로 예상할 수 있는 성적 행동이 아닌 행동을 하기도 한다. 즉, 동성끼리 성적 행동을 하였다 하더라도 그 당사자들이 반드시 동성애자가 아닐 수 있다는 뜻이다. 어떠한 성적지향을 가졌다 하더라도 아무런 성적 경험이 없이 성인이 되기도 한다.

성소수자 성인의 경우 성장 과정을 회상할 때, 성 역할 행동에 있어서 다른 또래들과는 다르게 비전형적이거나 순응적이지 않았다고 기억을 많이 하고, 그들의 부모들도 자녀들에 대해서 비슷하게 기억하기도 한다. 이러한 비순응적인 행동을 하는 경우 또래나 가족들로부터 혹은 정신건강 전문가들에게까지도 적대감이나 편견을 경험하기도 하며 폭력의 희생자가 되어 여러 정신건강 문제 등이 발생하기도 한다(성소수자부모모임 2018, http://www.aglp.org/gap/).

성소수자의 성정체성 발달 과정에서 반드시 발생하는 과정이 있는데 바로 커밍아웃(coming out)이다. 이것은 성소수자가 자신의 성정체성에 대해 인지하고 타인에게 이야기하는 것을 뜻한다. 이 용어는 '옷장 밖으로 나온다'(coming out of the closet)라는 말의 줄임말이다. 커밍아웃은 1) 스스로에게 커밍아웃하는 것과 2) 타인에게 커밍아웃하는 것, 이 두 가지로 나뉜다. 자신이 뭔가 이성애자 혹은 시스젠더와는 다르다는 것을 알고 동성애자 혹은 트랜스젠더 등으로 인식하고 받아들이는 것이 스스로에게 커밍아웃하는 것이다. 이 과정은 청소년기가 되기 전에 이루어지기도 하고 성인이 된 이후에 발생하기도 한다. 타인에게 자신의 정체성을 말하는 것은 대부분 자신이 정체화한 후에 이루어진다. 이 과정은 한꺼번에 끝나는 경우는 거의 없고 계속 진행된다. 보통 자신이 가장 믿을 수 있는 사람에게 먼저 이야기하고, 이후 조금씩 자신이 감당할 수 있을 만한 시기에, 감당할 수 있을 만한 집단에 이야기한다. 주로 가장 친한 친구에게 먼저 이야기하고 다음으로 자매나 형제, 모, 부의 순서이다. 타인을 향한 커밍아웃을 하느냐 마느냐는 성소수자에게 매 순간 어디서 무엇을 하든 고민이 많이 될 수 밖에 없는 주제이다. 성소수자의 정체성 발달 과정은 스스로에게 정체성을 커밍아웃하고 이후 타인에게도 커밍아웃해 나가는 과정이라고 해도 과언이 아니다(Petros Levounis 등 2012).

초기에 동성애의 성정체성 발달단계로 제시된 모델은 주로 일직선 적인 발달 모델이었다. Troiden이 제시한 발달은 4단계이다(Andres Martin 등 2018). 첫 번째가 학령기의 민감화(sensitization) 단계로 자신이 또래들과는 다른 느낌을 경험하고 주어진 성 역할이 잘 맞지 않다고 느끼는 단계이다. 두 번째는 정체성 혼란(identity confusion) 단계로 동성에게 끌림을 가지고 성 행동을 하면서 자신이 동성애자가 아닌지 생각하는 단계이다. 이 시기 청소년들은 이성애 집단에서 인정받기 위해서(자신이 동성에게 끌림을 느끼더라도) 이성과 성 관계를 가지기도 한다. 세 번째가 정체성 가정(identity assumption) 단계이다. 이 시기는 점차적으로 다른 동성애자들과 교류를 하게 되면서 스스로를 동성애자로 정체화하는 시기인데 낙인에 취약하다. 네 번째는 몰입(commitment) 단계이다. 동성애자로서 사랑을 느끼는 심리적인 면과 성적인 면이 조화를 이루고 더 이상 자신을 이성애자로 봐주길 바라지 않는다. 그러나 최근 들어서는 일직선적인 발달보다는 다차원적으로 발달이 이루어진다고 본다. Klein은 성적 끌림, 성행동, 성적 환상, 감정적 선호, 사회적 선호, 자기 정체성, 동성애적/이성애적 삶의 방식이라는 7가지 요인으로 구성된 다면적 모델을 제시하기도 하였다(Andres Martin 등 2018). 성정체성 발달이 단계적으로 가면서도 항상 순서대로 가는 것이 아니고 성정체성은 다양한 측면으로 이루어진다.

트랜스젠더나 논바이너리의 성별정체성 형성은 초반에 자신의 생물학적 성과 자신이 인식하기 시작하는 성별의 차이를 인지하면서 내적인 고민과 갈등을 겪다가 점차 나름의 방식대로 정체성을 형성해 간다. 이 과정은 동성애자의 내적 갈등을 거쳐 통합에 이르는 성정체성 형성 과정과 비슷한 면이 있다. 트랜스젠더 청소년들의 성별정체성 형성은 여타의 청소년에서 이루어지는 정체성 형성과 비슷하다. 청소년기 이전의 시기부터 트랜스젠더로서의 정체성을 느껴온 청소년의 경우는 청소년기에 그것을 인식한 경우보다 조금 더 쉽게 성별정체성을 형성한다.

아동기 때 논바이너리였거나 트렌스젠더 정체성을 가지고 있었더라도 청소년기가 되면서 자신의 정체성이 변하기도 하고 그대로 가기도 한다. 정체성이 변한다고 해서 불안정해지는 것이라고 생각할 필요는 없으며, 더 고민을 하고 깊이 생각하며 확실해져 가는 과정인 경우가 대부분이다. 논바이너리였지만, 자신을 시스젠더로 깨닫게 되기도 하고 혹은 트렌스젠더로 정체화 하기도 한다.

Brill과 Kennay는 이들의 성별정체성 형성 과정을 6단계로 이야기하였다(Stephanie Brill과 Lisa Kenney 2016). 첫 번째 단계가 부조화(dissonance)로 이 시기에는 자신이 인지한 정체감에 대해 혼란스러워서 그 감정을 해결하기 위해서 자해, 자살시도, 문란한 성행동, 우울, 사회적 위축 등이 나타나기도 한다. 두 번째는 비교(comparison)단계로 타인이 자신을 어떻게 보는지 생각하게 된다. 남들이 기대하는 성별의 행동과 자신이 하거나 생각하는 행동이 달라서 맞추기 힘들어한다. 이로 인해 이 시기에 트렌스젠더나 논바이너리는 자신의 성별정체성에 대해서 분명하게 인식하여 내적 갈등이 심해진다. 자신의 정체성에 대해 알아채기를 어려워 하면서 주변에서 가장 받아들여지기 쉬운 대안적 정체성으로 스스로를 인식하기도 하는데, 자신을 동성애자 혹은 양성애자 등으로 인식하기도 한다. 나중에 자신이 트렌스젠더 혹은 논바이너리라는 것을 깨닫고 극도의 불안감을 느끼며 식이장애, 우울증, 자해 등을 하기도 한다. 세 번째가 인내 혹은 포용(tolerance)의 단계인데 자신의 성별정체성에 대해서 진정으로 자각하는 시기이다. 스스로에 대해서 '나는 트렌스젠더인 것 같다, 나는 내 성별이 뭔지 잘 모르겠지만, 지정성별은 아닌 것 같다'고 생각하고 말한다. 이 시기에 여러 가지 성별 표현을 시도해 보면서 무엇인지 탐색하고 이전의 자기 모습을 지워나가는 과정을 겪는다. 이 시기에 자신과 비슷한 경험을 한 사람들을 찾기 위해 인터넷을 많이 이용하고, 지지와 확인을 받으면서 안심을 하게 되기도 한다. 이 시기의 가장 큰 특징은 고립감과 이방인이 된 듯한 느낌이 커진다는 것이다. 자기 성별정체성에 대한 확인 압력과 사회적으로 기대되는 성 역할로 행동하도록 압력이 커지면서 더욱더 스스로를 고립시키고 내적으로 성별을 탐색하게 된다. 따라서 불쾌감, 우울, 식이장애, 자해, 자살 위험이 계속 높은 시기이다. 네 번째 단계가 수용(acceptance)인데 자신의 성별정체성을 정상화(normalization)하는 시기이다. 다른 트렌스젠더나 논바이너리와 교류하고, 내적으로 안정되고 자유로움을 느끼며 스스로 힘을 키운다. 자신의 성별정체성이 확립되고 나면 어느 정도까지 신체적 조건을 맞추느냐는 각자 다르다. 그렇게 정체성을 찾은 것으로 만족할 수도 있고, 어떤 사람들은 스타일 변화를 하기도 하며, 이름이나 자신을 지칭할 때 사용하는 대명사를 바꾸거나 호르몬 치료나 외과적 수술을 하기도 한다. 이 시기는 수년 동안 지속되며 이후의 단계인 자긍심과 통합의 단계와 함께 진행되기도 한다. 여전히 주로 생활하는 집단의 특성에 따라 정신적으로 힘들 수 있다. 다섯 번째 단계가 자긍심(pride)으로 긍정적인 정체성 확립으로 변하는 시기이다. 이 시기에 내적으로 형성된 정체성이 비슷한 사람들과 연결성을 가지면서 외연화되는 시기이다. 성별과 관련된 차별에 대항하는 운동에 참여하기도 하면서 사회정의를 위해 역할을 한다. 트랜스젠더와 논바이너리는 새롭게 명명된 성별의 사람들과 관계를 맺고 살아가는 법을 배운다. 여섯 번째 단계는 통합(consolidation)이다. 이 시기에 자신의 다른 정체성 요소들—종교, 가족 등—과 성별정체성이 통합이 이루어지는 시기로 오랜 시간에 걸쳐 복잡다단하게 자신을 이루는 여러 가지 정체성들이 통합된다. 가족을 비롯한 주변 사람들이 보기에 더욱 안정되고 평화로워 보이며 이 시기의 가장 큰 특징은 스스로 확신과 저력을 느낄 수 있게 된다는 것이다.

어려서부터 자신의 성별은 지정성별과 다르다고 생각해 온 트랜스젠더 청소년들은 사춘기에 2차 성징이 나타나면서 극도의 혼란을 경험한다. 2차 성징이 나타나기 전에는 외관상 성별 차이가 크게 느껴지지 않을 수 있으나, 나타난 이후로는 확연하게 신체적 변화가 발생하기 때문에, 자신이 정말 '아니다'라는 것을 직면하게 되기 때문이다. 이로 인한 우울, 불안, 자살사고나 시도, 자해 등의 정신건강 문제는 오랫동안 지속되기도 한다. 다른 나라에서는 사춘기 이전의 트랜스젠더 혹은 논컨포미티 아동에게 자신의 정체성에 대해서 충분히 생각할 수 있게 하고 2차 성징으로 인한 영구적 신체 변화를 늦추기 위해 호르몬 치료를 하기도 하는데, 이에 대해서 찬반 논란은 있다(Claudia Lament 2014).

성소수자 청소년들의 정체성 형성 과정에서 우울, 식이장애, 자해, 자살 등의 정신건강 문제가 특히 더 심각한데, 이러한 위험을 줄일 수 있는 가장 좋은 조건 중의 하나는 이들을 있는 그대로 인정하고 지지해주는 성인(부모나 주변 어른들)의 존재일 것이다. 자신과 비슷한 사람이 있다는 것을 아는 것만으로도 이미 청소년들은 안도감을 느낄 수 있으므로 각종 온라인 정보를 찾아보게 되고 자신이 '존재'한다는 것을 확인한다. 그만큼 사회적 낙인과 편견으로 성인이 되어서도 정체성을 쉽게 드러내기 어려워 자기 주변에서 찾기 어렵다는 뜻이다. 자신과 같지 않더라도 자신을 있는 그대로 인정해주는 믿을 수 있는 성인이 옆에 있다는 것은 매우 큰 심리적 자원이 된다. 이것만으로도 성소수자 청소년들은 희망감도 느끼고 자기 확신을 가진다.

성별 일치(gender congruence)는 자신의 성별정체성을 받아들이고, 자신이 신체적으로나 사회적으로 자신의 성별을 표현하는 방식에 만족할 때 이루어진다. 자신이 시스젠더, 트렌스젠더 혹은 논바이너리이든 상관없이 성별 일치는 스스로에 대한 내적 감정과 외적 표현의 통합되는 정도와 관련된다.

## 5 성소수자 청소년들의 정신건강

청소년들은 성소수자이든 아니든 급격한 신체적, 정신적 변화, 성인기를 앞두고 있는 시기적 특징 등으로 스트레스가 많고 변화가 많은 시기로 여러 고민들을 하고 어려움을 겪는다. 성소수자 청소년들의 경우에는 이러한 공통적인 고민들에 더하여 정체성과 관련된 내외적 어려움을 더 겪기 때문에 정신건강에 있어서 더 취약하다.

동성애와 양성애자 청소년들을 대상으로 한 연구에 따르면 평균적인 청소년 집단에 비해서 동성애 혹은 양성애 청소년들이 우울증 비율이 3배 더 높았다. 지난 1년 동안 약 20%에서 자살 시도를 하였고, 반 정도에서 자살을 생각했다고 답했다. 성소수자가 아닌 청소년들이 16.6%였던 것에 비하면 약 3배 정도 높은 수치이다. 같은 연구진들이 실시한 2000년도 연구에서는 술이나 물질 사용 위험도 그렇지 않은 청소년에 비해서 높았다(Lucassen M 등 2014).

그 외 미국이나 여러 다른 나라 연구에서도 일관되게 성소수자 청소년들은 이성애자 청소년들에 비해서 우울장애, 자해, 자살 사고와 그 행동의 비율이 높은 것으로 조사되었다(Stephe T. Russell과 Jessica N. Fish 2016).

우리나라에서 실시한 135명의 성소수자 청소년들을 대상으로 한 연구(강병철과 김지혜 2008)에서도 비슷한 경향을 보였다. 우울 점수가 평균적으로 0.97인 것에 비해 성소수자 청소년들은 1.30으로 높았다. 자살에 대해 생각을 해본 적이 있는 경우가 77.4%에 달했고, 최근 죽고 싶다는 생각을 한 비율은 59.4%, 내 삶이 자살로 끝날 것이라고 생각해 본 경우는 53.4%, 자살 시도를 한 경우는 47.4%였다. 이는 청소년 집단에서 자살이나 자해 시도를 한 경우가 10%인 것에 비해 4배가 넘는 수준으로 매우 높다는 것을 알 수 있다. 2016년 청소년 건강행태 온라인조사 자료를 바탕으로 한 자살 생각 연구(권미영 2020)에서도 성적지향이 이성애가 아닌 경우가 이성애인 경우보다 높은 것으로 나타났다. 물질 이용 빈도에서도 역시 외국의 연구와 비슷했는데, 청소년 집단의 음주율이 36.6%, 흡연율이 8.6%인데 비해 성소수자 청소년 집단에서 음주율이 82.2%로 두 배 이상 높았고, 흡연율도 51.9%로 6배 이상 높았다(강병철과 김지혜 2008).

성소수자 청소년들의 정신건강 문제 발생에 영향을 미치는 요인은 청소년 집단의 정신건강에 영향을 미치는 일반적인 스트레스 이외에도 특수한 외적 요인과 내적 요인이 있다.

외부적 요인으로는 성소수자에 대한 낙인, 편견과 차별 등으로 인해 발생하는 폭력과 배제다. 이는 청소년기뿐만 아니라 더 어린 시기부터 성인이 된 이후에도 일상생활을 하면서 경험을 하기 때문에, 그 영향이 매우 크고 만성적이라고 할 수 있다. 정신건강에 직접적인 원인이 된다고 확립되지는 않았으나, 성소수자라는 이유로 또래 집단에서의 소외, 거부의 경험, 괴롭힘을 당한 경험들은 우울증, 자살 시도, 물질 오남용, 위험한 성행동에의 노출과 연관성이 있다(Birkett M 등 2015). 국내 성소수자들을 대상으로 한 질적 연구(김진이 2017)에서, 자신이 성소수자임을 가족들에게 이야기했을 때 가족들이 거부적이거나 회피적인 태도를 보이는 경우 우울, 불안, 두려움, 트라우마, 무력감, 낮은 자존감, 자살 시도 등과 같은 심리적으로 부정적인 영향을 많이 받았다. 성소수자 성인이 자신의 학령기와 청소년기를 회상하는 내용을 바탕으로 한 연구(http://www.aglp.org/gap/)에서도 성소수자들은 과거 신체적, 성적 학대, 신체적, 정서적 방임 등의 경험이 많았다. 반대로 성정체성에 대해 주변에서 알게 되었을 때 긍정적인 반응을 경험한 경우 안정감을 느꼈다고 응답하여 주변의 반응이 성소수자의 정신건강에 영향을 미친다는 것을 알 수 있다. 성소수자 청소년들의 경우 자신의 정체성을 인식한 나이가 어릴수록 폭력에 노출되는 경향이 더 컸으며 생물학적 남성이 성 역할 비순응 행동을 하는 경우에 생물학적으로 여성이 그러는 경우보다 더 부정적인 경험을 많이 한다고 하였다.

정신건강에 부정적 영향을 미치는 내적 요인은 성소수자에 대한 부정적 시선을 내면화하는, 즉 내재화된 자기혐오(internalized homophobia or transphobia)이다. 성소수자에게 내재화된 자기혐오는 인생의 각 단계마다 자신이 처한 상황, 어떤 경험을 하는지 그리고 경험을 어떻게 해석할 것인지에 영향을 미치기 때문에 정신건강에 지속적으로 매우 부정적인 영향을 미친다. 성소수자 청소년들은 자신의 정체성을 인식하거나 혹은 그 전부터 자신의 또래들, 미디어, 종교적 가르침 혹은 가족으로부터 성소수자에 대해서 부정적인 메시지들을 듣는다. 이런 메시지들을 통해 성소수자를 혐오하고 부정적으로 바라보는 관점을 내재화하여 자신의 것으로 동일시하게 되면서 스스로 자신의 정체성에 대해서 부정, 혹은 혐오하게 된다. 트랜스젠더나 넌컨포미티인 청소년들의 경우는 사회문화적으로 요구하는 '진짜 남자 혹은 진짜 여자'가 아니라는 자신의 정체성으로 인해 자신을 받아들이기가 더 어렵다. 따라서 더욱더 스스로를 혐오하고 수치심을 느끼며 우울장애, 불안장애 물질 오남용, 자해, 식이장애, 자살 시도 등의 어려움을 가지게 될 확률이 높아진다(Michael E. Newcomb과 Brian Mustanski 2010; 이호림 2014; Stenphanie Brill과 Lisa Kenney 2016).

성소수자 청소년의 건강한 성장에 긍정적인 영향을 주는 요인은 개인적인 차원, 주변의 가까운 사람들의 차원, 사회적 차원에서 제안된다. 개인적으로 청소년 성소수자가 자존감이 높고, 자신에 대한 수용, 뚜렷한 정체성을 가지고 있을수록 더 신체적, 정신적으로 건강하게 성장할 가능성이 크다. 가족이나 주변 동기들이 성소수자에 대한 허용적인 태도를 보이고 대상자에도 편견 없이 대할수록 성소수자 청소년들이 더 건강하게 성장한다. 가족이나 주변 사람들의 공감과 이해가 직접적으로 연관성이 있다고는 할 수 없다 하더라도 그들로부터 부정적 경험을 한 성소수자 청소년의 경우 정신건강이 좋지 않을 확률이 높다는 것을 볼 때 간접적으로 알 수 있다(강병철과 하경희 2012; Stenphanie Brill과 Lisa Kenney 2016; Michell Marie Johns 등 2018). 앞서 언급한 개인적 차원, 주변 사람들의 차원과 마찬가지로 사회적 차원에서 다양성이 인정되고 차별이 적을수록 성소수자는 자신이 앞으로 성인이 되어 살아갈 사회에 대한 안정감을 느끼게 되기 때문에 더 건강하게 성장할 수 있다. 동성결혼을 허용하는 사회에서 청소년의 자살 시도율이 감소했다는 연구 결과는 성소수자 친화적인 제도의 마련이 청소년의 정신건강에도 영향을 줄 수 있다는 것을 보여주는 단적인 예이다(Julia Raifman 등 2017).

## 6 성소수자 청소년 면담에 필요한 자세(Evaluation and Intervention)

성소수자 청소년을 면담할 때나 치료할 때 어떻게 해야 한다는 근거가 확립된 방법은 현재로서는 없다. 일반적으로 처음 청소년과 상담을 하고 필요한 평가를 하고 이후 진단과 함께 치료 계획을 세우고 치료를 해 간다는 것은 일반적 방침이며, 이때 치료자와 도움을 받으러 온 청소년과의 신뢰 형성과 유지가 기본적으로 요구된다. 이러한 방침과 신뢰 형성의 중요성은 성소수자 청소년들의 경우에도 예외는 아니다. 신뢰 형성과 치료적 환경 조성을 위해, 성소수자 청소년들을 대할 때 권유되는 자세에 대해 국내에는 정립된 지침이 없으며, 다음의 내용은 미국 소아청소년정신의학회에서 제안한 성소수자 소아청소년 진료를 위한 진료지침과 미국의 GAP (Group for the Advancement of Psychiatry)의 LGBT Issues Committee에서 권고하는 내용을 참고하였다(Adelson SL 2012).

치료자(면담자)는 면담할 때 수용적인 태도(affirmative attitude)를 취해야 한다. 특히 성소수자일 경우에는 더욱 그렇다. 성소수자인 경우 자신의 소수자성으로 인하여 진료나 상담시 거부적인 태도나 편견이 느껴지는 태도를 실제 경험하기도 하므로 이에 대한 두려움으로 방문을 망설이기도 한다. 이것 자체만으로도 '불건강'의 상태가 되거나 그 상태가 오래 지속될 가능성이 높아지므로 편견 없이 수용적인 태도로 대하는 것이 매우 중요하다. 수용적인 태도 혹은 비차별적 태도는 면담을 위해 방문하기 초기 진입 단계인 전화 응대나 접수를 담당하는 직무를 담당한 사람들도 갖추고 있어야 이용자는 불편감 없이 방문을 할 수 있기 때문에 필요한 자세이다. 또한 면담자는 청소년이 자신의 성별정체성이나 성적지향에 대해서 명확하게 정체화하지 않은 상황에 있을 수 있는데, 이때도 섣불리 단정을 지어서 이야기하지 않고, 청소년 자신이 잘 탐색하고 찾아갈 수 있도록 지지적이고 수용적인 태도로 도와주어야 한다.

또한 비밀 보장이 매우 중요하다. 모든 진료나 상담에서도 마찬가지인데, 성소수자 청소년인 경우는 더욱 중요하다. 이는 아직도 성소수자에 대한 사회적 분위기가 대체로 부정적이고 수용적이지 않아 정신적, 신체적으로 피해를 받을 가능성이 높기 때문이다. 따라서 면담자는 대상자가 최대한 안정감을 느낄 수 있도록 비밀 보장에 신경써야 하며, 대상자 스스로 주변에 자신이 성소수자임을 알릴 것인지 결정하고, 어떻게 하면 안전하면서 일상과 건강을 해치지 않고 그 과정을 겪어갈 수 있을지 함께 고민하고 도와줄 수 있어야 한다. 필요하다면 가족이나 학교 선생님 등, 대상자가 알리고자 하는 사람들을 면담자가 만나서 도움을 주어야 할 수도 있다.

치료자(면담자)는 일반적으로 초기 면담을 할 때 발달을 포함하여 포괄적으로 평가를 해야 한다. 성별정체성과 성적지향과 관련해서도 알아보아야 한다. 성적인 감정, 성 경험, 자신의 성적지향, 성 역할에 대한 질문을 하게 될 텐데, 중요한 것은 면담자의 태도와 사용하는 용어에 있어서 최대한 가치중립적이어야 한다. 성소수자인지에 상관없이 이것은 모든 청소년들에게 필요한 평가이며 위험이 있다면 개입도 이루어져야 하는데, 면담자가 가치중립적 표현을 사용한다면, 성소수자의 경우에 훨씬 차별을 받지 않는 분위기라는 것을 느낄 수 있어 편안하게 면담에 응할 수 있다. 예를 들면, 생물학적으로 남성인 경우 '여자친구 있어요?'라는 질문보다는 '연애를 하나요?' 혹은 '서로 사랑을 느끼는 사람이 있나요?'라는 표현이 중립적인 표현이다. 이와 더불어 성생활에 대한 평가와 필요한 경우 안전한 성생활에 대한 교육도 이루어져야 한다. 성관계를 위한 즉석 만남 채팅을 하는지, 포르노를 보는지, 술을 마시지는 않는지, 보호(콘돔, 피임약 등)하지 않은 성관계를 했는지에 대해 물어보아야 하고, 대상자가 잘 모르는 경우 성 매개 질환에 대한 올바른 정보를 제공하고 필요하다고 판단되는 경우 검사를 받도록 안

내해야 하며, 안전한 성 행동에 대한 교육을 할 수 있어야 한다. 이 외에도 학교, 또래 집단 등 대상자가 속한 집단이나 주변인으로부터 괴롭힘을 당하지는 않는지, 자해, 식이 장애, 자살 사고 등에 대한 평가와 필요한 경우 개입을 할 수 있어야 한다.

진료나 상담을 위해 온 청소년이 자신이 성소수자임을 초반에 이야기할 수도 있고 그렇지 않을 수도 있다. 면담자가 언젠가 그 청소년이 성소수자임을 알게 되었을 때 섣불리 어떠할 것 이라고 단정을 지어 생각하거나 이야기하는 것도 조심할 필요가 있다. 예를 들어, 남성 혹은 여성 동성애자라고 해서 다른 성별과 성관계를 가지지 않았을 거라거나, 이성애자라고 해서 같은 성별과 성관계를 해보지 않았을 것이라고 단정 지어서도 안된다. 또한 면담 내용상 성 역 할 비순응 행동이 보인다고 해서 성소수자로 단정 지어서도 안되며, 트랜스젠더라고 해서 모 두 수술을 다 받기를 바란다고 생각해서도 안된다. 트랜스젠더라도 자신의 신체에 변화를 주 지 않는 경우에서부터 수술까지 시행을 원하는 등 신체에 대한 트랜지션(transition)은 원하는 바가 다를 수 있다.

진료나 상담 시 성소수자와 관련된 가족 역동을 파악해야 한다. 가족이 어떤 종교인지 어 떤 가치를 중요시 하는지, 성소수자와 관련되어 어떠한 태도를 취하는지 알아야 한다. 또한 가족은 면담을 하러 온 청소년(자녀)으로부터 성소수자라고 이야기를 듣고 왔을 수도 있다. 그 경우 가족은 그 청소년에게 무엇을 알고 어떻게 대해야 하는지 도움을 받고 싶어 할 수도 있다. 한편, 가족으로부터 자신의 정체성을 부정당하고 가족으로서 부끄럽게 생각할 수도 있 고, 폭력을 당하거나 '고쳐야 한다'고 강요받는 상황에 있으면서 면담에 온 청소년이 면담자에 게 도움을 요청할 수도 있다. 청소년이 학대 상황에 있다면 적절히 보호를 받을 수 있도록 도 와야 하고, 면담자는 가족에게 성소수자와 관련된 교육을 하고 잘못된 정보를 알고 있다면 시 정해 주어야 하며, 가족으로서 원만한 관계를 유지하거나 갈등을 극복할 수 있도록 도와주어 야 한다.

또한, 대상자가 지지를 받고 있는 자원이 있는지 알아보고, 면담자가 그들에게 풍부한 정보 를 제공해주고 지지와 연대를 할 수 있는 집단을 소개해 줄 수도 있어야 한다. 우리나라에도 현재 여러 관련 단체들이 있다. 알려진 단체를 소개하자면, 군관련 성소수자 네트워크, 대학 청년성소수자모임연대-QUV, 비온뒤무지개재단, 성소수자 가족구성권 보장을 위한 네트워 크, 성소수자부모모임, 언니네네트워크, 청소년 성소수자 위기지원센터 띵동, 친구사이, 트렌 스젠더인권단체 조각보, 한국레즈비언상담소, 한국성소수자연구회, 한국성적소수자문화인권 센터, 행동하는 성소수자인권연대 등이 있다.

면담자는 성적지향을 바꾸려는 치료는 근거가 없으며, 이것은 치료를 통해서 바뀌지 않는 다는 것과 바꾸려는 시도가 오히려 청소년의 정신 건강을 해칠 수 있다는 것을 알아야 한다. 성인을 대상으로 한 동성애와 관련된 전환치료는 성적지향을 변경하지 못하는 것으로 증명되었고, 이러한 치료를 한 경우 자존감을 낮추고 자기 비하가 심해졌으며, 우울, 불안, 물질 남용, 자살 시도율이 높아지는 것으로 나타났다. 또한 편견과 낙인으로 적절히 지지를 받지도 못하게 되는 것으로 나타났다. 동성애를 사전에 못하게 하려는 시도도 아무런 근거가 없다. 이러한 시도는 오히려 가족 내에서 거부당할 확률을 높이고, 자살 시도나 자살 생각으로부터 보호적 요인으로 작용하는 자신감, 연결감(connectedness) 등을 낮춘다. 이는 성별정체성에서도 마찬가지이다(Jack L. Turban 2019). 미국 소아청소년정신의학회에서는 2018년 성별정체성과 성적지향을 바꾸려는 전환치료(conversion therapy)나 개입에 반대한다는 성명을 발표하였다. 미국 정신분석학회에서는 2019년 공식적으로 동성애와 트렌스젠더 성별정체성을 병리적으로 생각해왔던 것에 대해서 사과의 성명을 발표하였다. 몇몇 나라에서는 제도적으로도 전환치료 금지법을 마련하고 있다. 영국은 전환치료를 전면 금지하였고(연합뉴스 2018년 7월 3일 기사), 독일도 미성년자를 대상으로 하는 전환치료를 금지하는 법안이 통과되었으며(연합뉴스 2020년 5월 8일 기사), 미국에서도 16개 주와 콜롬비아 특별구에서 미성년자 대상의 전환치료를 금지하고 있다(뉴시스 2019년 5월 30일 기사).

성정체성은 정체성의 중요한 요소 중 하나이다. 이것은 한 개인이 평생 생물학적인 영향, 가족, 문화 등 여러 환경적 영향을 받으면서 형성되어간다. 자신의 정체성이 받아들여지지 않는 가족과 사회에서 살아간다면 발달은 정체되거나 왜곡된다. 소외나 괴롭힘을 당하고 차별당하는 경험들은 정신건강에 악영향을 주어 우울, 불안, 자살 등과 같은 심각한 불건강을 초래한다. 강한 회복력과 가족의 지지는 이러한 어려움을 극복할 수 있게 해주는 동력이 되고, 어떤 사람들은 어려움을 겪으면서 회복력을 획득하기도 한다. 그러나 성소수자 청소년들은 가족, 또래 집단 등 그가 속한 사회에서 여전히 사회적 편견과 낙인으로 어려움을 겪고 있다.

정신건강 전문가들은 성소수자 청소년이 개인적으로 발달 중 어떤 과정을 겪고 있는지, 환경적(가정, 또래 집단, 사회문화적 배경 등)으로 어떤 상황에 처해 있는지 이해하고 그의 가족이 이를 이해하고 받아들일 수 있게 도와야 한다. 정신건강 전문가들은 청소년이 성정체성을 스스로 통합할 수 있도록 도울 수 있는 위치에 있다. 따라서 정신건강 전문가들은 궁극적으로 성소수자 청소년들이 편견과 낙인으로 인해 겪는 어려움을 최소화하고 정서적으로도 안정적으로 성장하여 통합된 정체성을 형성할 수 있도록 도와야 한다.

# 참고문헌

강병철,김지혜. 청소년 성소수자의 생활실태조사. 서울특별시:한국청소년개발원;2008. p13-17, 28-32, 79-81.

강병철, 하경희. 청소년 성소수자의 긍정적 성정체성 형성과정에 관한 질적연구. 청소년학연구 2012;19(2):99-128.

권미영. 고등학생의 성적지향이 자살생 각에 미치는 영향. 한국보건간호학회지 2020;4:87-98.

김진이. 가족의 거부로 인한 성소수자의 정신건강에 관한 연구:합의적 질적연구(COR). 한국심리학 회지:문화 및 사회문제 2017;23(4):605-34.

김정선. 독일 의회, 18세 이하 "동성애 치료" 금지 법안 가결 [Internet]. 연합뉴스. 2020 [cited 2021 Oct 13]. Available from: https://www.yna.co.kr/view/AKR20200508118200009

박인영. 영국 "동성애 전환치료" 전면금지…"소수자 권익향상 도모" [Internet]. 연합뉴스. 2018 [cited 2021 Oct 13]. Available from: https://www.yna.co.kr/view/AKR20180703123800009

성소수자부모모임. 커밍아웃스토리. 대구:한티재;2018.

손인서, 이혜민, 박주영, 김승섭. 트랜스젠더의 의료적 트랜지션과 의료서비스 이용: 사회적 낙인과 의료적 주변화. 한국사회학 2017;51(2):155-89.

이명화, 이목소희, 신혜선, 함경진, 황윤주, 정태경 외. 2013 서울시청소년성문화연구조사. 서울특 별시:아하서울시립청소년성문화센터;2013.92-3.

이영식, 전창무, 김소연, 고복자. 성주체성 문제 혹은 동성애적 성향을 보이는 청소년들의 자아 존 중 감과 성 개방성. 소아청소년정신의학 2005;16(2):231-8.

이호림. 소수자 스트레스가 한국 성소수자(LGB)의 정신건강에 미치는 영향. 서울특별시:서울대학 교 사회복지학과 석사학위논문;2014. p16-8.

SOGI법정책연구회. 한국 LGBTI 인권현황 2019. 서울특별시:SOGI법정책연구회;2020.19.

NEWSIS. 美 동성애자 전환치료 금지 잇따라…'유해·신빙성 無' [Internet]. Newsis.com. 2019 [cited 2021 Oct 13]. Available from: https://newsis.com/view/?id=NISX20190530_0000666394

AACAP. Conversion Therapy [Internet]. Aacap.org. [cited 2021 Oct 13]. Available from: https://www.aacap.org/AACAP/Policy_Statements/2018/Conversion_Therapy.aspx

Adelson SL. Practice parameter on gay, lesbian, or bisexual sexual orientation, gender noncon—formity, and gender discordance in children and adolescents. J Am Acad Child Adolesc Psy—chiatry 2012;51(9):957-74.

American Psychological Association. Sexual orientatinon and homosexuality: Answers to your questions for a better understanding. (https://www.apa.org/topics/lgbt/orientation).

Andres Martin, Michael H. Bloch, Fred R. Volkmar. Lewis's Child and Adolescnece Psychitry. 5th ed. Philadelphia:Wolters Kluwer;2018. p141, 957-74.

Birkett M, Mewcomb ME, Mustanski B. Does it get better? A longitudinal analysis of psycho—logical distress and victimization in lesbian, gay, bisexual, transgender, and questioning youth. J Adoles Health 2015;56(3):280–5.

Best Practice Highlights for treating diverse patient populations [Internet]. Psychiatry.org. [cited 2021 Oct 13]. Available from: https://www.psychiatry.org/psychiatrists/cultural–competency/ education/best–practice–highlights

Claudia Lament. Transgender children: Conundrums and Controversies–An Introduction to the Section. Psychoanalytic Study of the Child 2014;68:13–27.

Francisco J. Sanchez, Eric Vilain. The Biology of Sexual Orientation and Gender Identity. Hor—mones. Brain and Behavior 2009;3:1911–29.

Hines M, Brook C, and Conway GS. Androgen and psychosexual development: Core gender identity, sexual orientation, and recalled childhood gender role behavior in women and men with congenital adrenal hyperplasia (CAH). Journal of Sex Research 2004;41:75–81.

Johannsen TH, Ripa CPL, Mortensen EL, Main KM. Quality of life in 70 women with disorders of sex development. European Journal of Endocrinology 2006;155:877–85.

Julia Raifman, Ellen Moscoe, Bryn Austin, Margaret McConnell. Difference–in–Differences Analysis of the Association Between State Same–Sex Marriage Policies and Adolescent Sui—cide Attempts. JAMA Pediatr 2017;171(4):350–6.

Lucassen,M., Clark, T., Moselen, E., Robinson, E., Adolescent Health Research Group. Youth' 12 The Health and Wellbeing of Secondary School Students in New Zealand: Results for Young People Attracted to the Same Sex or Both Sexes. Auckland:The University of Auck—land;2014. p22–4.

Melissa Hines. Gender Development and the Human Brain. Ann Rev Neurosci 2011;35(1):69–88.

Meyer–Bahlburg HFL, Dolezal C, Baker SW, New MI. Sexual orientation in women with classi—cal or non–classical congenital adrenal hyperplasia as a function of degree of prenatal androgen excess. Archives of Sexual Behavior 2008;37:85–99.

Michael E. Newcomb, Brian Mustanski. Internalized homophobia and internalizaing mental health problems: A meta–analytic review. Clin Psychol Rev 2010;30(8):1019–29.

Michell Marie Johns, Oscar Beltran, Heather L. Armstrong, Paula E. Jayne, Lisa C. Barrios. Protective Factors Among Transgender and Gender Variant Youth: A Systematic Review by Socioecological Level. J. Primary Prevent 2018;39:263–301.

News: APsaA issues overdue apology to LGBTQ community [Internet]. Apsa.org. [cited 2021 Oct 13]. Available from: https://apsa.org/content/news–apsaa–issues–overdue–apology–lgbtq– community.

Petros Levounis, Jack Drescher, Mary E. Barber. The LGBT Casebook. Virginia: American

Psy—chiatric Publishing;2012.3—14.

Stephanie Brill and Lisa Kenney. The Transgender Teen. New Jersey:CLEiS;2016. p91—113, 159—202.

Stephe T. Russell, Jessica N. Fish. Mental Health in Lesbian, Gay, Bisexual, and Transgender(LGBT) Youth. Annu Rev Clin Psychol 2016;12:465—87.(https://www.gap—lgbtq.org/)

Jack L. Turban, Noor Beckwith, Sari L. Reisner, Alex S. Keuroghlian. Association Between Recalled Exposure to Gender Identity Conversion Efforts and Psychological Distress and Suicide Attempts Among Transgender Adults. JAMA Psychiatry 2020;77(1):68—76.

Yamamoto D. The neural and genetic substrates of sexual behavior in Drosophila. Adj Genet 2007;59:39—66.

# 9 청소년 활동
## Youth Work and Practice

김현수

청소년에게 사회는 현재의 무대이면서 동시에 미래의 무대이다. 아동에서 청소년기로 나아가면서 아이들이 마주할 세계는 더 확대된다. 청소년기에 들어서면 가정이라는 울타리를 벗어나 사회로 향하는 방향성이 확고해지고, 가정보다 사회 영역에서의 다양한 주제들이 더 중요한 가치로 변화하게 된다. 과거의 청소년은 사회 활동과 참여를 위한 준비자, 예비자로서의 인식이 지배적이었다면, 최근 청소년에 대한 사회 속의 인식은 참여자, 활동자로서 바뀌었다.

청소년들이 하나의 주체로서 자신의 권리와 의무를 가진 사회일원임을 밝히는 사회적 작업으로서 시도된 것이 '청소년 헌장'이었다.

## 1 청소년 활동의 권리를 보장하는 상징

▶ '청소년 헌장' : 청소년은 자기 삶의 주인이다!

UN은 일찍이 1985년을 '국제 청소년의 해'로 지정하고, 다른 많은 나라들에게도 참여를 권했다. 1985년의 의미는 청소년으로 이루어진 유엔봉사단(UN Volunteers: UNV)이 창설된 15주기가 되는 해였고, 당시 UN 봉사단은 21세기의 주역이 될 청소년들의 사회 발전과 평화 운동의 참여를 더 넓히고 이를 세계의 평화에 기여하도록 하는 의미를 확산하고 싶었다. 우리나라도 이런 UN의 영향을 받아 1980년대 중반까지 미비하고 부족했던 청소년 관련 법률이나 제도를 정비하기 시작했다. 1987년 청소년의 활동을 지원하는 「청소년육성법」이 제정되었고,

이를 계기로 사회 전체적으로 청소년을 새롭게 인식하는 기회를 도모하기 위하여 '어린이 헌장'과 같은 '청소년 헌장'을 만들자는 취지가 제안되었다. 이를 정부와 민간 청소년단체가 합의를 이루어 1990년 국무총리가 참여하는 성대한 선포식과 함께 최초로 '청소년 헌장'이 제정되었다. 이후 1998년 현재의 개정 청소년 헌장이 다시 만들어진 이유는 첫 번째, 1990년 제정된 청소년 헌장이 미래를 반영하는 내용이 다소 미흡하다는 평가와 두 번째, '청소년 헌장' 제정에 청소년들의 참여를 더 확대하여 청소년 주체성이 강화된 헌장을 만들자는 것이었다. 그래서 청소년개발원을 중심으로 더 많은 청소년들이 참여하여 개정된 청소년 헌장이 만들어졌다. 이 두 헌장 서문의 도입 부분을 비교하였다.

- 1990년 최초 청소년 헌장의 전문 도입부 : "청소년은 새 시대의 주역이다. 뜨거운 정열을 가슴에 품고 자연과 학문을 사랑하며 한마음으로 굳게 뭉쳐 조국 발전의 일꾼이 되어 세계와 우주로 힘차게 나아가 인류의 자유와 행복을 이룩한다."

- 1998년 개정 청소년 헌장 도입 : "청소년은 자기 삶의 주인이다. 청소년은 인격체로써 존중받을 권리와 시민으로서 미래를 열어 갈 권리를 가진다. 청소년은 스스로 생각하고 선택하며 활동하는 삶의 주체로서 자율과 참여의 기회를 누린다."

---

## 청소년헌장 (1998.10.22. 개정) (여성가족부 1998)

청소년은 자기 삶의 주인이다. 청소년은 인격체로써 존중받을 권리와 시민으로서 미래를 열어 갈 권리를 가진다. 청소년은 스스로 생각하고 선택하며 활동하는 삶의 주체로서 자율과 참여의 기회를 누린다. 청소년은 생명의 가치를 존중하며 정의로운 공동체의 성원으로 책임있는 삶을 살아간다. 가정·학교·사회 그리고 국가는 위의 정신에 따라 청소년의 인간다운 삶을 보장하고 청소년 스스로 행복을 가꾸며 살아갈 수 있도록 여건과 환경을 조성한다.

### 청소년의 권리
1. 청소년은 생존에 필요한 기본적인 영양·주거·의료·교육 등을 보장받아 정신적·신체적으로 균

형있게 성장할 권리를 가진다.

1. 청소년은 출신·성별·종교·학력·연령·지역 등의 차이와 신체적·정신적 장애 등을 이유로 차별받지 않을 권리를 가진다.

1. 청소년은 물리적 폭력뿐만 아니라 공포와 억압을 포함하는 정신적인 폭력으로부터 보호받을 권리를 가진다.

1. 청소년은 사적인 삶의 영역을 침해받지 않을 권리를 가진다.

1. 청소년은 자신의 생각과 느낌을 자유롭게 펼칠 권리를 가진다.

1. 청소년은 자유로운 의사에 따라 건전한 모임을 만들고 올바른 신념에 따라 활동할 권리를 가진다.

1. 청소년은 배움을 통해 진리를 추구하고 자아를 실현할 권리를 가진다.

1. 청소년은 일할 권리와 직업을 선택할 권리를 가진다.

1. 청소년은 여가를 누릴 권리를 가진다.

1. 청소년은 건전하고 다양한 문화·예술 활동에 자유롭게 참여할 권리를 가진다.

1. 청소년은 다양한 매체를 통하여 자신의 삶에 필요한 정보에 접근할 권리를 가진다.

1. 청소년은 자신의 삶과 관련된 정책결정 과정에 민주적 절차에 따라 참여할 권리를 가진다.


## 청소년의 책임

1. 청소년은 자신의 삶을 소중히 여기며 자신이 선택한 삶에 책임을 진다.

1. 청소년은 앞 세대가 물려준 지혜를 시대에 맞게 되살려 다음 세대에 물려줄 책임이 있다.

1. 청소년은 가정·학교·사회·국가·인류공동체의 성원으로서 자기와 다른 삶의 방식도 존중할 줄 알아야 한다.

1. 청소년은 삶의 터전인 자연을 소중히 여기고 모든 생명들과 더불어 살아간다.

1. 청소년의 통일 시대의 주역으로서 평화롭게 공존하는 방법을 익힌다.

1. 청소년의 남녀 평등의 가치를 배우고 이를 모든 생활에서 실천한다.

1. 청소년은 가정에서 책임을 다하며 조화롭고 평등한 가족문화를 만들어 간다.

1. 청소년은 서로에게 정신적·신체적 폭력을 행사하지 않는다.

1. 청소년은 장애인을 비롯한 소외받기 쉬운 사람들과 더불어 살아간다.

청소년 헌장 제정 이후 청소년들이 자기 삶의 주인으로 자신을 인식하는 권리참여의 확장이 있었는가를 우리는 점검하면서 청소년들의 사회활동에 대한 새로운 관점을 주시하고 추구해가야 한다.

## 2 청소년 활동의 사회적 합의와 국가 지원의 방향

▶ '청소년정책 기본계획' : 국가는 5년마다 청소년 활동의 방향과 내용을 어떻게 정하고 있는가?

청소년들의 다양한 사회활동 참여와 지원은 「청소년기본법」으로 출발하고, 그 구체적 내용은 5년 단위로 평가하고 새로 기획되는 '청소년정책 기본계획'에 의거해 채워진다. 우리나라는 1991년 「청소년기본법」이 제정되었고, 1992년부터 적용되면서 청소년 수련활동 및 청소년 시설 확대가 공식적으로 추진되기 시작했다. 그리고 이 법에 의거해 1993년부터 청소년 육성 5개년 기본계획 수립이 시작되어 최근 6차에 이르는 청소년정책 기본계획에 의거한 정책이 추진되고 있다. 각각의 시기에 따른 청소년 정책 기본계획의 핵심적 특징을 살펴보면 다음과 같다(권일남 등 2012; 관계부처 합동 2018).

청소년정책연구원을 중심으로 청소년정책 기본계획이 마련되며, 각각의 청소년정책은 여러

표 9-1. 청소년정책 기본 계획 시행연도 및 핵심 특징

| 1차 청소년정책 기본계획 | 1993년-1997년 | 청소년 정책의 독자적 영역의 확보와 청소년 시설 등 인프라 확충에 주력 |
|---|---|---|
| 2차 청소년정책 기본계획 | 1998년-2002년 | 청소년의 주체성, 동반자적 지위 강화와 권리 부여, 청소년 삶의 질 향상을 위한 정책적 전환 |
| 3차 청소년정책 기본계획 | 2003년-2007년 | 청소년의 참여, 소통, 체험 강조 그리고 청소년의 보호와 복지의 부각 |
| 4차 청소년정책 기본계획 | 2008년-2012년 | 수련과 활동을 넘어선 '역량' 개념 도입, 역량 중심의 활동에 기반한 사회활동으로 전환 시도 |
| 5차 청소년정책 기본계획 | 2013년-2017년 | 청소년 활동 인프라 확대, 학교 밖 청소년지원 등 맞춤형 청소년 지원 강화에 주력 |
| 6차 청소년정책 기본계획 | 2018년-2022년 | 청소년 참여 및 주도성 확대, 청소년 자립 지원 강화에 주력. 청소년 여가권 강조 및 다양한 청소년 연령층으로 사업 확대 강조 |

활동을 수행하면서, 평가되고 조정된다. 청소년들의 개인적 상황과 사회적 상황을 고려하며, 가정, 학교, 지역사회의 필요와 현안에 부합되는 정책을 추구하도록 반영된다. 현재의 주무부처인 여성가족부를 중심으로 정책이 추진되지만, 관계된 모든 부처가 합동으로 정책을 추진해 나가며 여타 다른 청소년 관련 조치나 제도, 법률 등은 「청소년기본법」과 청소년정책 기본계획을 따르도록 하고 있다(김기헌 2018).

이런 청소년정책 기본계획을 통해 이루고자 하는 것을 성과지표로 정하여 그 목표를 달성하고 있는가를 점검하고 있다. 기본계획의 변화에 따라 성과지표는 달라질 수 있는데, 현재 그 성과지표로 제시되고 있는 것은 다음과 같은 항목이다(관계부처 합동 2018).

- 최상위 목표 : 삶의 만족도, 주관적 행복감
- 청소년 참여 및 권리증진 영역의 목표 : 청소년 참여 보장 수준, 청소년 인권 존중 정도, 청소년 인권교육 경험률
- 청소년 주도의 활동 활성화 : 단체활동 참여율, 청소년 수련활동 인증 건수
  청소년 자립 및 보호지원 강화 : 학교 밖 청소년 자립 인원, 니트(NEET) 비율, 아동·청소년빈곤율, 스마트폰 과의존율, 아르바이트 부당처우 경험률

**표 9-2. 제6차 청소년정책 기본계획 성과지표, 관계부처합동(2018)**

| 영역 | 주요지표명 | 현재('14~'17) | 목표('22) |
|---|---|---|---|
| 최상위 지표 | 삶의 만족도 | 6.3점 | 6.9점 |
| | 주관적 행복감 | 82점 | 100점 |
| 청소년 참여 및 권리증진 | 청소년 참여 보장 수준 | 60.7% | 65.0% |
| | 청소년 인권 존중 정도 | 77.3% | 80% |
| | 청소년 인권교육 경험률 | 66.6% | 75.0% |
| 청소년 주도의 활동 활성화 | 단체 활동 참여율 | 31.9% | 37.0% |
| | 청소년 수련활동 인증 건수 | 4,159 | 4,221 |
| 청소년 자립 및 보호지원 강화 | 학교 밖 청소년 자립 인원 | 16,000명 | 21,000명 |
| | 니트(NEET) 비율 | 18% | 15% |
| | 아동·청소년 빈곤율 | 7.1% | 5% |
| | 스마트폰 과의존율 | 30.3%('17) | 28% |
| | 아르바이트 부당처우 경험률 | 19.6%('16) | 15% |

출처: 관계부처 합동(2018)

아래 인용한 표는 정부가 발표한 2022년까지의 성과지표 목표치로 국민에게 공개된 것이다. 청소년정책 기본계획의 목표를 이해하기 위해 예로 제시해본다. 정책을 충실히 수행해서 청소년 활동에 청소년들이 활발히, 주도적으로 참여하고 이를 정부가 잘 지원하게 되면 청소년이 행복해지고 삶의 만족도가 높아질 것으로 기대하고 있다.

## 3 '청소년 활동'의 다양한 정의

▶ '청소년 활동' : 공공정책을 통해 제공되는 '청소년 활동'은 무엇을 말하는가?

'청소년 활동'에 대한 법률적 정의를 비롯하여 청소년의 삶에 대한 지원 방향을 법은 이렇게 정의하고 있다.

### 「청소년 기본법」

### 제2조(기본이념)

① 이 법은 청소년이 사회구성원으로서 정당한 대우와 권익을 보장받음과 아울러 스스로 생각하고 자유롭게 활동할 수 있도록 하며 보다 나은 삶을 누리고 유해한 환경으로부터 보호될 수 있도록 함으로써 국가와 사회가 필요로 하는 건전한 민주시민으로 자랄 수 있도록 하는 것을 기본이념으로 한다.
② 제1항의 기본이념을 구현하기 위한 장기적·종합적 청소년정책을 추진할 때에는 다음 각 호의 사항을 그 추진 방향으로 한다. 〈개정 2015·2·3〉
1. 청소년의 참여 보장
2. 창의성과 자율성을 바탕으로 한 청소년의 능동적 삶의 실현
3. 청소년의 성장여건과 사회환경의 개선
4. 민주·복지·통일조국에 대비하는 청소년의 자질 향상 [전문개정 2014·3·24]

제3조(정의) 이 법에서 사용하는 용어의 뜻은 다음과 같다.

1. "청소년"이란 9세 이상 24세 이하인 사람을 말한다. 다만, 다른 법률에서 청소년에 대한 적용을 다르게 할 필요가 있는 경우에는 따로 정할 수 있다.
2. "청소년육성"이란 청소년활동을 지원하고 청소년의 복지를 증진하며 근로 청소년을 보호하는 한편, 사회 여건과 환경을 청소년에게 유익하도록 개선하고 청소년을 보호하여 청소년에 대한 교육

을 보완함으로써 청소년의 균형 있는 성장을 돕는 것을 말한다.

3. "청소년활동"이란 청소년의 균형 있는 성장을 위하여 필요한 활동과 이러한 활동을 소재로 하는 수련활동·교류활동·문화활동등 다양한 형태의 활동을 말한다.

4. "청소년복지"란 청소년이 정상적인 삶을 누릴 수 있는 기본적인 여건을 조성하고 조화롭게 성장·발달할 수 있도록 제공되는 사회적·경제적 지원을 말한다.

5. "청소년보호"란 청소년의 건전한 성장에 유해한 물질·물건·장소·행위 등 각종 청소년 유해 환경을 규제하거나 청소년의 접촉 또는 접근을 제한하는 것을 말한다.

6. "청소년시설"이란 청소년활동·청소년복지 및 청소년보호에 제공되는 시설을 말한다.

7. "청소년지도자"란 다음 각 목의 사람을 말한다.
   가. 제21조에 따른 청소년지도사
   나. 제22조에 따른 청소년상담사
   다. 청소년시설, 청소년단체 및 청소년 관련 기관에서 청소년육성에 필요한 업무에 종사하는 사람

8. "청소년단체"란 청소년육성을 주된 목적으로 설립된 법인이나 대통령령으로 정하는 단체를 말한다. [전문개정 2014·3·24]

이 법에서 청소년 활동은 〈"청소년활동"이란 청소년의 균형 있는 성장을 위하여 필요한 활동과 이러한 활동을 소재로 하는 수련활동·교류활동·문화활동등 다양한 형태의 활동을 말한다.〉로 되어 있어 협의의 엄밀한 의미로는 청소년의 균형성장을 위한 수련활동, 교류활동, 문화활동을 기본으로 한다. 그리고 「청소년활동진흥법」 제2조를 보면 수련활동, 교류활동, 문화활동을 조금 더 상세하게 정의하고 있다.

제2조(정의) 이 법에서 사용하는 용어의 뜻은 다음과 같다.

1. "청소년활동"이란 「청소년기본법」 제3조제3호에 따른 청소년활동을 말한다.

2. "청소년활동시설"이란 청소년수련활동, 청소년교류활동, 청소년문화활동 등 청소년활동에 제공되는 시설로서 제10조에 따른 시설을 말한다.

3. "청소년수련활동"이란 청소년이 청소년활동에 자발적으로 참여하여 청소년 시기에 필요한 기량과 품성을 함양하는 교육적 활동으로서 「청소년기본법」 제3조제7호에 따른 청소년지도자(이하 "청소년지도자"라 한다)와 함께 청소년수련거리에 참여하여 배움을 실천하는 체험활동을 말한다.

4. "청소년교류활동"이란 청소년이 지역 간, 남북 간, 국가 간의 다양한 교류를 통하여 공동체의식 등을 함양하는 체험활동을 말한다.

5. "청소년문화활동"이란 청소년이 예술활동, 스포츠활동, 동아리활동, 봉사활동 등을 통하여 문화

적 감성과 더불어 살아가는 능력을 함양하는 체험활동을 말한다.

6. "청소년수련거리"란 청소년수련활동에 필요한 프로그램과 이와 관련되는 사업을 말한다.

법에 의거해 국가가 제공하는 청소년들의 활동 분류는 현재 이렇게 규정되고 있다. 이 협의의 분류에 의거한 청소년 활동은 실제 현장에서는 더 다양하게 분화되고 있다. 청소년 활동을 실제로 인증하고 관장하는 한국 청소년활동 진흥원(이하 진흥원)의 청소년활동 찾기를 보면 다음과 같은 방식으로 청소년 활동이 분류되어 있다(청소년활동진흥원, 2021).

**표 9-3. 청소년 활동 찾기에서의 분야 메뉴**

| ☑ 전체 | □ 건강/스포츠 | □ 모험개척 | □ 역사탐방 | □ 봉사협력 | □ 교류 |
|---|---|---|---|---|---|
| □ 과학정보 | □ 진로탐구 | □ 자기개발 | □ 문화예술 | □ 환경보존 | □ 기타 |

출처: 청소년 활동 정보서비스 e 청소년, 청소년활동진흥원

국가 혹은 공공의 인증된 청소년 수련시설이나 이용시설 혹은 학교, 청소년 비영리법인 등 등에서 진행되는 활동을 풍부하게 찾아보고자 할 때는 진흥원에서의 활동 찾기를 적극적으로 활용해보는 것이 큰 도움이 된다. 현재 진흥원은 청소년 활동 인증제에 기반한 인증 활동만 운영하는 것이 아니라 다양하고 광범위한 청소년 활동의 허브로 기능하고 있다.

또한 진흥원의 청소년 활동영역을 홈페이지에서 내용적으로 열거하면 아래와 같다.

특정한 시기에 대응하는 활동부터 자유학기제 시기에 맞는 활동, 자원봉사활동, 국제교류활동, 수련활동 인증, 정책참여, 문화예술 교육지원, 동아리지원 그리고 청소년들이 주체가 되어 지원해야 하는 청소년 프로그램 등이 있다.

별도로 정부가 시행하는 공공적 활동에서 큰 영역을 차지하는 청소년 관련 활동은 '청소년

**표 9-4. 청소년 활동 정보서비스 e 청소년 홈페이지의 주요메뉴**

| | | | |
|---|---|---|---|
| • 청소년활동찾기 | • 코로나19대응 청소년활동 | • 자유학기제 활동찾기 | • 청소년 자원봉사 Dovol |
| • 국제청소년성취포상제 | • 청소년자기도전포상제 | • 청소년 수련활동 인증제 | • 청소년수련활동 신고제 |
| • 청소년국제교류 | • 청소년정책참여 | • 청소년방과후아카데미 | • 청소년지도사 종합정보 |
| • 청소년프로그램 공모사업 | • 청소년어울림·동아리지원사업 | • 문화예술교육지원사업 | • 청소년활동 참여후기 |

출처: 청소년활동진흥원

방과후 아카데미'이다. '청소년 방과후 아카데미'는 여성가족부와 지방자치단체가 공적 서비스를 담당하는 청소년 수련시설(청소년수련관, 청소년문화의집 등)을 기반으로 방과후 돌봄이 필요한 청소년(초등 4학년–중등 3학년)들에게 방과후 학습지원, 전문체험 활동, 학습 프로그램, 생활지원 등 종합서비스를 제공하는 사업이다. 2005년 9월부터 46개소를 설치 운영하면서 시작했고 그 이후 2006년 전국적으로 확대하여 현재 330개소 청소년수련관, 청소년문화의집 등의 공공시설에서 '청소년 방과후 아카데미'가 운영되고 있다(2021. 3월초 기준). 아래 그림은 '청소년 방과후 아카데미'의 사업 소개 도식이다(한국청소년활동진흥원 2021).

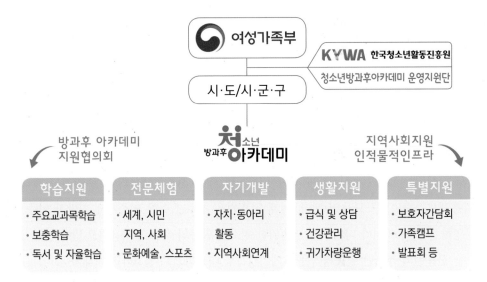

**그림 9-1. 청소년방과후 아카데미 소개**

출처: 청소년 방과후 아카데미 홈페이지 (https://www.youth.go.kr/yaca/about/about.do)

실제 정부와 인증된 청소년 공공기관 및 시설에서의 '청소년 활동'은 지금 소개한 바와 같다. 하지만 일반적으로 사용되는 '청소년 활동'의 개념과 정의는 공통분모를 갖기 어려울 정도로 다양하다. 대체적으로 '청소년 활동'의 개념을 청소년 수련시설에서의 활동을 제외하고 본다면, 대중적으로 통용되는 '청소년 활동'의 의미는 세 가지로 축약할 수 있다고 본다. 첫째, 청소년 발달과업을 수행하는 활동이라는 점, 둘째는 청소년의 자발적 참여와 주도적 활동, 셋째는 청소년 스스로 체험할 수 있는 활동이라는 점이다. '청소년 활동'은 '청소년기의 발달과업을 수행하기 위해 자발적, 주도적으로 참여하는 체험활동'이라고 말할 수 있다. 발달과업의 수행은 궁극적인 목표이며, 자발적인 참여는 수단 또는 방법이고, 체험활동은 내용이라고 할 수 있다(권일남 2011).

## 4 '청소년 활동'이 만들어주는 가치

▶ '사회적 가치' : 청소년 활동을 통해 어떤 가치를 얻는가?

청소년기 다양한 활동을 국가가 정하고 여러 지원을 하는 이유는 청소년 활동이 지니는 특별한 사회적 가치 때문이다. 청소년기의 활동은 신체 성장, 심리적 안정과 인격 발달, 인지 발달, 사회성 발달에 중요한 기여를 한다. 또한 기초적 발달뿐 아니라 보다 종합적이고 포괄적인 차원에서 청소년들의 역량을 향상시킨다.

한국청소년정책연구원 청소년정책분석평가센터에 따르면 '청소년 활동'은 학교에서의 교육과 유사한 비중의 가치가 있다고 보고했다. 더불어 청소년 삶의 질을 향상시키고 행복한 삶을 지각하는데 청소년들의 참여, 체험형 활동의 기여가 높기 때문에 청소년정책 기본계획의 많은 내용은 청소년들의 다양한 활동을 강조하고 있다(한국청소년정책연구원 2018).

최용환 등(2020)은 청소년들의 다양한 활동이 사회적 가치와 어떻게 연관되는가를 청소년, 청소년 실무자 및 전문가 등을 대상으로 연구한 결과, 청소년 활동은 청소년 자신의 경험에 따라 청소년들의 '인권', '안전', '사회통합', '윤리평등', '의사결정' 등의 가치영역과의 연관관계는 유의미하게 높아졌다. 이 효과는 특히 다른 요인들보다 순수한 청소년 활동 그 자체의 영향이 제일 컸다는 점에서 의미가 있다고 했다. 그러나 청소년활동이 표방해온 '상생협력과 공동체' 의식에서의 연관성은 불확실했다. 그리고 청소년 활동에 따른 '노동인권'과 '지역경제균형'의 사회적 가치변화도 큰 의미가 없게 나왔다.

현재까지의 '청소년 활동'을 통해 인권이나 안전, 의사결정참여와 같은 가치는 상대적으로 실현되고 있으나, 환경, 상생과 협력, 노동인권, 지역경제의 균형 가치는 그 중요성에 비해 현재 실현에 어려움이 큰 것이 현실이다. 이런 영역에서 실행되는 교육이나 활동 프로그램은 거의 존재하지 않았으며, 해당 가치에 대한 청소년의 인식도 미미한 수준이었다. 예를 들어 환경 문제에 대한 한국 청소년들의 인식은 OECD 평균보다 낮은 상태이며(OECD 2018: 김혜자 2019), 교내외 활동으로 환경 및 환경 지속가능성에 대한 교육을 제공하는 학교의 비율도 다

표 9-5. 청소년 활동과 사회적 가치

| 청소년 활동을 통해<br>상대적으로 성취되고 있는 사회적 가치 | 청소년 활동의 부족과 함께<br>상대적으로 부족한 사회적 가치 |
|---|---|
| 인권<br>안전<br>사회통합<br>윤리평등<br>의사결정 | 상생협력과 공동체<br>노동인권<br>지역경제 균형<br>환경 |

른 OECD 국가에 비해 낮았으며, 청소년이 참여하는 환경 관련 '청소년 활동'의 경험이 적었다(OECD 2018). 정부의 다른 연구에서도 환경, 상생과 협력, 노동인권을 개선 가치로 지목되었다(기획재정부 2020). 따라서 '청소년 활동'에 대한 정책 제안을 통하여 부족한 가치를 성취할 수 있는 것이 중요한 과제로 대두되고 있다.

## 5 청소년 사회활동과 개인과 미래 사회의 준비

▶ '역량' : 사회활동을 통해 어떤 역량을 기를 수 있는가?

청소년기의 다양한 활동은 사회적 가치 획득에 기여한다는 것을 넘어 청소년 개인의 능력에 어떤 도움을 줄 수 있는가? 2000년대 들어서 청소년들의 활동을 진작하고 의미를 두는 방식에 변화가 시작되었다. 특히 OECD의 영향이 컸다. OECD는 2030 미래 교육에 대한 프로젝트 작업에서 학생들의 역량(competency)개념을 도입했다. 청소년들에게 현재와 미래의 삶을 잘 살아가기 위해서 핵심역량을 갖추도록 하자는 것이 중요하다는 것이었다. 여러 가지 좋은 청소년기의 활동을 모두 하면 좋겠지만 그것은 불가능하다. 그러므로 꼭 해야 하는 것이 무엇인 줄을 알아내고 또 그런 것들을 효과적으로 하는 것이 중요하다는 개념이다. 우리나라에서도 이를 받아들여 청소년 활동과 역량 개념을 연결시키는 것은 4차 청소년정책 기본계획에서부터 시작되었다.

## 1) 역량의 도입과 목표의 변화

OECD가 역량 개념을 도입한 것은 DeSeCo (Definition and Selection of Key Competencies)프로젝트에서부터였다. OECD는 1997년부터 2003년까지 DeSeCo 프로젝트를 통해 역량을 학교교육의 새로운 비전으로 제시하고, '핵심역량'(key competencies)을 제시한 바 있다. 그리고 최종 목표는 성공적 삶으로 제안했으며, 인생의 핵심역량 3가지를 자율적으로 행동하기, 이질적 집단과 상호작용하기, 도구를 상호적으로 사용하기로 정했었다. 그런데 OECD가 이 DeSeCo 프로젝트의 핵심역량과 최종 목표로 제시되었던 것을 어린이, 청소년 영역, 교육 영역에서 수정했다. 수정의 배경은 OECD 각국의 공통적 문제로 교육문제가 대두되었고, 2030 프로젝트를 착수하면서 새로운 비전을 필요로 했기 때문이다(OECD 2019). 그래서 OECD 교육 2030 프로젝트에서는 교육의 목적과 방법에 있어서 근본적인 성찰과 함께 학생들이 미래 사회를 살기 위해 필요로 하는 핵심역량을 다시 개념화했다. 2018년에 초등학교에 입학한 학생들이 성인이 되는 2030년이라는 구체적인 미래를 설정하고, 새로운 교육 목표를 개인과 사회의 '웰빙'(well-being), '행복'으로 제시한다. 이때의 '웰빙'은 직업과 소득, 주거 등과 같은 물질적이고 경제적인 자원에 대한 소유도 포함하지만, 이 프로젝트에서는 건강, 시민으로서의 참여, 사회적 연계, 교육, 안전, 삶의 만족도, 환경 등 삶의 질과 관련된 요소들을 아우른다. 그리고 2030년경에는 이전과 다른 삶을 살아갈 수 밖에 없을 것으로 예측했다. 이전과 다른 삶의 배경을 다음과 같이 예측했다(OECD 2018).

첫 번째는 환경의 변화는 기후의 측면에서 크게 올 것이다. 그래서 학생들이 살아갈 미래 사회에서는 기후 변화와 천연 자원 고갈에 적응하고 변화하는 삶을 살아야 한다.

두 번째는 과학의 발달이 인공지능, 데이터 기술 등 다양한 예측 불가능한 혁신을 통해 산업구조를 크게 변화시킬 것이다. 그래서 삶이 달라질 것이다.

세 번째는 사회적으로 고령화, 양극화, 고립화 등이 진행되면서, 생활 수준의 변화가 크고, 불평등이 확대되어 있을 가능성이 높다.

이런 이유로 청소년들이 미래에 살아갈 핵심능력은 달라질 수 밖에 없다고 본 것이다.

## 2) 청소년의 활동은 어떤 새로운 핵심역량에 초점을 맞추어야 하는가?

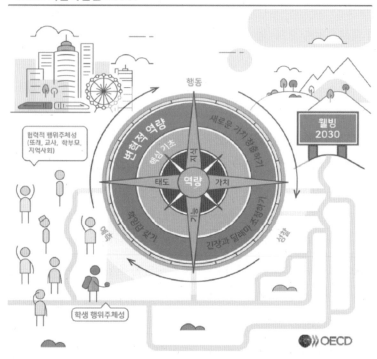

**그림 9-2. OECD 교육 2030 홈페이지의 그림**

한글 번역그림은 황은희 등(2019)

OECD의 교육 2030 프로젝트에서는 2030년이라는 미래를 초점을 맞추고 이 시대에 필요한 역량의 의미를 재설정하고자 했다. 학생들의 사회활동은 새로운 역량의 개념에 연결되어야 하는데, 이 프로젝트에서 '역량'이란 '복잡한 요구를 충족시키기 위해 지식, 기능, 태도와 가치를 동원하는 능력'(이상은 외 2018)을 의미한다. 역량은 지식, 기능, 태도 및 가치를 포함하는 총체적 개념이다. 역량은 단지 기능을 말하는 것이 아니다. OECD는 학습나침반 2030를 발표하면서 핵심역량의 개념과 주변 요인들간의 관계를 그림으로 표현했다.

이 그림에서 핵심 역량은 변혁적 역량이라는 개념으로 바뀌었다. 웰빙이라는 목표를 향하여, 예측하고(Anticipate), 행동하고(Act), 성찰하면서(Relfection), 지식, 기능, 가치, 태도의 기본 역량에 기초해서 변혁적 역량을 발휘해나가는 설정을 제안하였다. 이 과정에서 청소년들의 사회 활동은 핵심역량을 갖출 수 있도록 지원되어야 하는데, 미래의 핵심역량에 해당되는 변혁적 역량은 '새로운 가치 창출하기, 긴장과 딜레마 조정하기, 책임감 갖기'로 구성할 것을 주장하였다. 그리고 이 과정을 이끌어가기 위해서는 학생의 행위주체성과 학생에게 협력해주는 집단의 행위주체성이 필요하다고 했다.

새롭게 제시된 3가지 변혁 역량은 모두 새로운 시대의 변화와 복잡성을 반영한 것으로 불확실한 미래 시대에 다양한 능력으로 새로운 가치를 창출할 수 있어야 하고, 상호의존과 네트워크에 기반해 생활이 이루어질 미래 사회에서 긴장과 딜레마, 갈등을 조정하는 능력은 더 핵심적이 될 것이며, 이 과정에서 자신, 타인, 사회에 대한 책임감이 강조되는 덕목이 될 것으로 생각했다(최수진 2019). 그러므로 청소년들의 사회 활동에서의 역량에 대한 이해와 활동의 목표에 대한 구체적인 하위 기준들, 내용들의 변화가 필요하다. 핵심역량의 변천과 하위 3가지 중요 가치에 대한 간략한 정리를 아래 표에 해두었다.

**표 9-6. OECD 청소년 핵심역량의 변화**

| DeSeCo의 핵심역량 | 2030 교육프로젝트 학습나침반에서의 핵심역량 |
|---|---|
| 목표: 성공 | 목표: 웰빙 |
| 핵심역량 3가지 | 핵심역량에서 변혁적 역량으로 변경, 3가지 변혁 역량 |
| 자율적으로 행동하기<br>이질적 집단과 상호작용하기<br>도구를 상호적으로 사용하기 | 새로운 가치 창출하기<br>긴장과 딜레마 조정하기<br>책임감 갖기 |

청소년들이 미래사회를 적응적으로 살기 위한 핵심역량개발 방향은 변천의 과정에 있고 이를 위해서 학교, 지역사회, 다양한 청소년들이 무엇을 어떻게 제공할 것인가는 추후 또다른 변화와 모색이 필요한 상태이다.

## 6 청소년 사회활동에서 가장 중요한 기본적 보장

▶ '참여' : 청소년 사회활동에 청소년은 충분히 참여하고 있는가?

청소년 활동에서 가장 강조되는 것은 청소년의 활동 참여이다. 수준 높은 활동내용이나 좋은 이용시설이 마련되어도 청소년들이 여러 이유로 참여를 하지 못한다면 무용지물인 셈이다.

그래서 청소년정책 기본계획 등에서도 여러 차례 청소년 참여를 청소년 기본권 보장이라는 측면에서 강조하고 있으나 실제로 청소년들의 참여는 높지 않다.

유엔아동권리협약(CRC)에서는 청소년 참여를 청소년에게 주어진 문제에 대한 표현할 수 있는 자유(freedom of expression)라고 하며 다양한 영역에서의 청소년 참여를 보장하자고 제안하고 있다(UN 1989). 청소년 참여란 '청소년들이 그들의 삶에 영향을 미치는 의사결정에 참여하고 청소년들이 관심을 가지는 문제에 대하여 행동을 취할 수 있도록 권한을 주는 활동들'이라고 할 수 있다(김경준 등 2004).

또한 청소년 참여는 청소년들에게 다양한 기능적 도움을 제공한다. 청소년 활동을 참여하는 것은 청소년들의 발달과제 수행이라는 측면에서도 필수적으로 중요할 뿐 아니라 청소년들의 핵심역량을 형성하여 삶을 살아나가는 데도 중요하다. 뿐만 아니라 청소년 활동은 사회적 가치를 체험하게 하여 국가의 중요한 인재로 육성될 수 있는 기회 제공의 현장이다. 활발한 청소년활동에 대한 참여를 통하여 청소년들이 경험하고 성장할 수 있는 기회는 더욱 많이 주어진다(이혜숙과 이영주 2017). 아래는 청소년 활동 참여의 기능을 정리한 내용이다(김헌태 등 2006).

표 9-7. 청소년 활동 참여의 기능

| 공동체를 위한 참여기능 | 투입적 기능 | 청소년 참여는 공동체에 새로운 주체가 참여하는 투입적 기능을 한다 |
| | 통제적 기능 | 청소년 참여는 청소년들을 통한 새로운 사회적 기준을 통해 사회에 통제적 기능을 제공한다 |
| | 통합적 기능 | 청소년의 참여는 사회 전구성원의 통합에 기여한다. |
| 청소년을 위한 참여기능 | 본질적 기능 | 활동을 통해 청소년은 자신의 가치와 존엄을 높이고 청소년의 중요성을 인식하게 해준다. |
| | 시민교육적 기능 | 활동을 통해 청소년은 민주주의 경험과 시민 민주주의를 운영과 지켜내는 역할을 배운다. |
| | 인권보장의 기능 | 활동을 통해 청소년은 권한을 확보하고 존중을 경험하며 사회에서의 인권을 강화하는 것을 배운다. |

청소년 참여가 실질적인가, 그렇지 못한가에 대한 논쟁이 지속되고, 권한을 가진 청소년들의 주체적 참여를 보장할 것을 촉구받고 있다. 현재 우리나라의 공공 청소년 정책상 청소년의 참여제도는 다음과 같다.

**표 9-8.  출처 나의 참여메이트, 청소년 참여활동 안내서**

## 청소년참여기구를 통한 사회참여 활동

청소년특별회의에 관심있는 청소년은 청소년참여포탈(http://www.youth.go.kr/ywith),
청소년참여위원회 활동을 원하는 청소년은 지역(시·군·구)홈페이지, 청소년운영위원회에 참여하고 싶은 청소년은
내가 살고 있는 지역의 청소년수련관 및 문화의집 등 청소년시설 홈페이지를 확인해주시기 바랍니다.

| 구분 | 정책제안 범위 | 내용 | 법적근거 |
|---|---|---|---|
| 청소년<br>특별회의 | 범정부적 | 청소년과 청소년분야의 전문가가 함께 참여하여 청소년 정책 과제를 발굴하고 제안하는 전국단위 회의체 | 청소년 기본법<br>제12조 |
| 청소년<br>참여위원회 | 시·도, 시·군·구 | 국가 및 지방자치 단체가 청소년 관련정책 수립과 시행과정에 청소년의 의견을 수렴하고 참여를 촉진하기 위해 운영하는 기구 | 청소년 기본법<br>제5조의2 |
| 청소년<br>운영위원회 | 청소년수련시설<br>(청소년수련관,<br>청소년문화의집) | 청소년수련시설(청소년수련관, 청소년문화의집 등) 시설 및 사업, 프로그램운영과 관련한 의사결정과정체 청소년이 참여하는 기구 | 청소년활동 진흥법<br>제4조 |

출처: 청소년활동진흥원 2020

청소년들이 청소년 기관의 운영에 참여하는 제도는 수립되어 있고 청소년 운영위원회들에 대한 소수의 참여는 지속되고 있으나 보다 더 권한을 행사할 수 있는 청소년 참여는 현재 생각보다 어려운 상태이다. 이와 더불어 지속적으로 청소년들이 참여가 저조한 것이 큰 문제로 오랫동안 지적되어 왔다.

청소년들의 활동 참여가 저조한 것에 대해서는 입시 중심의 교육, 과다한 사교육 시간, 청소년 참여에 대한 이해 부족, 청소년 활동에 대한 홍보부족, 성인 중심의 기관 운영 등이 그 원인으로 지적되고 있다. 청소년 활동참여에 대한 인식이 개선되지 않는 것과 실질적인 참여가 가능하도록 하는 시간의 확보도 부족하다. 청소년의 참여를 활성화할 수 있는 전략도 필요하고, 필수적 참여를 확보하는 시행령이나 조례가 필요하기도 하다(이혜숙과 이영주 2019).

## 7 민간단체에서의 청소년 활동

▶ 자율적 청소년 활동은 어떻게 시민사회에 참여하고 있는가? :
인권, 참정권 활동 그리고 기후행동

우리나라의 청소년 민간단체는 활성화 되어 있다고 보기는 어렵다는 것이 주견해이다. 청소년 참여가 어려운 일반적인 이유와 그 맥락을 같이한다고 생각한다(이혜숙과 이영주 2019). 그렇지만 우리나라에서도 청소년 인권(예: 아수나로 등), 청소년 참정권(예: 촛불 청소년인권법제정연대 등) 그리고 최근 청소년들의 기후행동(예; 청소년 기후행동)과 같은 단체들의 활동이 언론을 통해 소개되기도 했다. 청소년들의 참정권은 우리나라도 주변 나라와 비슷하게 2019년 만 18세가 되었고, 이 과정에서 촛불 청소년 인권법 제정 연대라는 단체가 활동을 했다고 보고되고 있다.

이 외에도 청소년들의 아이디어를 지역사회에 활용하고자 하는 지역사회 청소년 공모 프로그램도 민간 단체에 소속한 청소년들에게 사회활동 참여의 기회를 만들어준다. 그리고 청소년들의 동아리 활동을 지원하는 지방자치체도 많다. 지역사회에서 시민단체들이 청소년들을 위한 공부방, 사랑방 등을 운영하고 있으나 대부분 규모는 작고 불안정한 경우도 많다고 한다. 하지만 다수의 청소년들에게 식사부터 가정에 대한 지원까지 다양한 기능을 해서 특정 계층 청소년들에게 중요기능을 유지하는 경우도 있다(김영한과 조달현 2013).

청소년들의 참여에 기반한 사회활동은 오래전부터 주창되어온 과제다. 그렇지만 많은 청소년들에게 사회활동은 접근하기 어려운 그림의 떡인 경우가 많다. 청소년들이 실질적인 주도성과 책임감을 갖고 활동할 수 있도록 앞으로도 보장해야 할 것은 많다. 번지르르한 개혁과 높은 기준의 법령이나 선언 등이 청소년들에게 효과적으로 이해되지 않는다. 하루바삐 청소년의 활동에 확고한 지원과 보장이 있어야할 것이다.

## 📖 참고문헌

권일남. 청소년 활동 개념 재정립에 관한 연구, 서울, 한국청소년정책연구원, 2011.
권일남, 김태균, 최진이, 이상경. 청소년활동론 (역량개발중심), 서울, 학지사, 2012. p12-16.
관계부처 합동. 제6차 청소년정책 기본계획, 서울, 2018.

국가법령정보센터 청소년 기본법

국가법령정보센터 청소년활동진흥법

기회재정부. 사회적 가치 실현을 위한 공공부문의 추진전략(보도자료), 서울. 2020.

김경준. 글로벌시대 청소년의 사회참여 실태와 지원방안, 한국청소년개발원, 2004.

김기헌. 6차 청소년정책 기본계획의 전망과 과제, 서울, 2018. Available from http://webzine.ncyok. or.kr/bbs/board.php?bo_table=a1&wr_id=11

김영현, 조달현. 전국 청소년단체 실태 조사 및 발전방안 연구, 한국청소년정책연구원, 서울, 2013.

김헌태, 김영인, 고원, 허동원. 2020 미래사회와 청소년 연구 I(참여와 인권분야), 국가청소년위원회, 서울, 2006.

김혜자. 학교 환경교육과 학생들의 환경문제 인식. 교육정책포럼 315, 서울, 2019, p.39.

여성가족부, 청소년 현장, 1998.

이상은, 김은영, 김소아, 유혜진, 최수진, 소경희. OECD 교육 2030 참여 연구: 역량의 교육 정책적 적용 과제 탐색. 한국교육개발원, 2018.

이혜숙, 이영주. 서울시 청소년 참여활성화 방안, 서울연구원, 2017.

이혜숙, 이영주. 서울 청소년 참여실태와 참여 활성화 추진 전략, 서울 연구원, 서울, 2019.

최수진. OECD 교육 2030 참여연구, 한국교육개발원, 서울, 2019.

최용환, 성유리, 박윤수, 김보경. 청소년 활동의 사회적 가치 제고 방안 연구, 서울, 한국청소년정책연구원, 2020.

한국청소년정책연구원 청소년정책분석평가센터. 청소년정책 분석평가 최종결과보고서. 서울, 한국청 소년정책연구원, 2018.

한국청소년활동진흥원, 청소년 방과후 아카데미 사업 소개, 2021. Available from https://www. youth.go.kr/yaca/about/about.do

한국청소년활동진흥원, 한국 청소년 활동 찾기, 2021. Available from https://www.youth.go.kr/ youth/act/actSearch/allActSearchLst.yt?sCurSearchFlag=Y

한국청소년활동진흥원. 홈페이지, 2021. Available from https://www.kywa.or.kr/main/main.jsp

황은희, 최수진, 임종헌, 박희진, 이재덕, 김성기, 이길재, 김훈호. 교육 혁신 사례 분석을 통한 미래교육 실천 과제, 한국교육개발원, 서울, 2019.

Oecd. Education at a glance 2018: OECD indicators. Paris Cedex, France: Organization for Economic Co-operation and Development (OECD); 2018.

OECD. The Future of Education and Skills: Education 2030. Position Paper; 2018.

OECD. OECD Future of Education and Skill 2030: Concept note OECD Learning Framework: Learning Compass 2030 [Internet]. 2019. Available from: https://www.oecd.org/ education/2030-project/teaching-and-learning/learning/learning-compass-2030/OECD_ Learning_Compass_2030_concept_note.pdf

UN. COMMITTEE ON THE RIGHTS OF THE CHILD. 1989.

# 10 학교 밖 청소년
## Ouf of School Youth

윤철경

   유치원부터 대학까지 세계적으로 높은 취학률을 보이는 한국에서 학교를 떠난다는 것은 그 자체로 개인의 삶에 큰 위기가 아닐 수 없다. 학령기 연령에 학교를 떠나 청소년들의 삶이 조금씩 드러나고 있다. 오랜 세월 우리 사회가 학교를 떠난 개인이 어떠한 삶을 살게 되는지, 그들이 왜 학교를 떠나는지에 대해 무관심 했었지만 10여 년 전부터 이에 대한 연구가 본격적으로 추진되어 왔다. 입시위주 학교교육체제가 변화되지 않는 한, 청소년들의 학교이탈은 늘어만 갈 것이다. 학교를 아예 나온 청소년뿐 아니라 몸만 학교에 두고 마음은 이미 떠나 있는 청소년들이 학교에 가득하다. 90년대 후반부터 '학교붕괴', '한국교육의 위기'에 대한 논의가 시작되었지만 학교현장은 별로 달라진 게 없다. 90년대에 대학을 다닌 X세대는 학교붕괴, 신세대 담론을 일으킨 주역이다. 이들은 기성세대의 눈에 예의 없고 철부지 같고 책임감 없어 보이는 이 세대가 우리 사회의 중추를 이루고 있다. 새로운 문화의 담지자였던 이 세대가 이제 밀레니얼 세대를 맞아 '낀 세대'로 자리 매김 되기까지 학교체제에는 별 다른 변화가 일어나지 않았다. 학교 밖 청소년이 '사회부적응자' 라기 보다 변화하는 학생에 적응하지 못하는 '학교체제'의 희생자일 수 있다.

# 1 학교 밖 청소년 현황과 규모 추정

## 1) 학교 밖 청소년 현황

### (1) 학업중단율

학교 밖 청소년이란 ① 초등학교, 중학교 또는 이와 동일한 과정을 교육하는 학교에 입학한 후 3개월 이상 결석하거나 취학의무를 유예한 청소년, ② 고등학교 또는 이와 동일한 과정을 교육하는 학교에서 제적.퇴학처분을 받거나 자퇴한 청소년, ③ 고등학교 또는 이와 동일한 과정을 교육하는 학교에 진학하지 않은 청소년(학교 밖 청소년 지원에 관한 법률 제2조)으로 정의된다.

교육통계상 가장 유사한 개념은 '학업중단'이므로 학업중단자 수와 학업중단율을 통해 현황을 살펴볼 수 있다.

〈그림 10-1〉은 한국교육개발원(KEDI)이 발표한 연도별, 학교급별 학업중단율이다. 추이를 보면 의무교육 단계인 초등학교와 중학교의 학업중단율은 1990년도 이후로는 1% 이하 수준으로 유지되었다. 고등학교의 경우, 전반적으로 초등학교 및 중학교보다 높은 학업중단율을

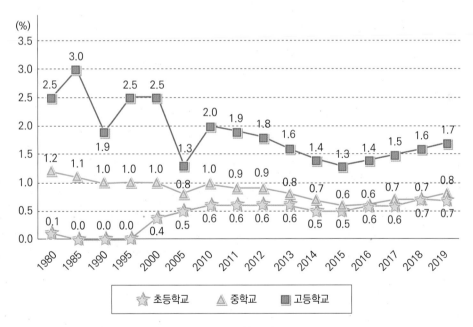

그림 10-1. **연도별 학교급별 학업중단율(1980~2019, 학년도)**

출처: 교육통계분석자료집:유초등통계통계간행물, 교육통계서비스(kedi.re.kr)
p.65

보이고 1985년도에는 3%까지 이르렀으나, 2010년도 이후로는 2% 이하 수준을 유지하고 있는 것으로 나타났다. 중고등학교의 경우 2015년도 까지는 대체로 감소하였으나 2015년 이후 증가세를 보이고 있다. 초등학교의 경우 1995년 이후 학업중단율이 지속적으로 증가세를 보이고 있다. 2019년도 전체 학업중단자 수는 52,261명이며 학업중단율은 초등학교 0.7%(18,366명), 중학교 0.8%(10,001명), 고등학교 1.7%(23,894 명)인 것으로 조사되었다(한국교육개발원 교육통계 서비스 2020).

## (2) 학업중단 시기

〈그림 10-2〉는 학년별 학업중단율을 나타낸 것이다. 고등학생 1학년의 학업중단율이 2.9%로 압도적으로 높으며 그 다음이 2학년(1.8%) 때이다. 고등학생 3학년과 초등학교 6학년의 학업중단율은 0.4%로 제일 낮다. 학교급별·학년별 학업중단 경향을 살펴보면 초등학생 1학년, 중학생 1학년, 고등학생 1학년과 같이 시작하는 학년에서 가장 높고 초등학생 6학년, 중학생 3학년, 고등학생 3학년처럼 마지막 학년에서 가장 낮다.

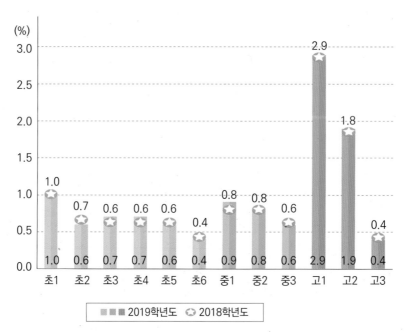

**그림 10-2. 학년별 학업중단율(2018~2019, 학년도)**

출처: 교육통계분석자료집·유초등통계(2020)통계간행물, 교육통계서비스(kedi.re.kr)
p.65

## (3) 학업중단 사유

〈표 10-1〉은 교육통계상 학업중단 사유이다. 의무교육단계인 초, 중학교에서는 유예, 면제로만 중단사유가 구분되고 있다. 초등학교는 면제가 더 많다면 중학교는 유예가 더 많다. 〈표 10-2〉 고등학교단계에서는 중단사유가 좀 더 세분화 되고 있다. 고등학교단계에서는 자퇴에 의한 학업중단이 압도적이며 그 다음은 퇴학, 제적 순이다. 연간 5-6백명은 비자발적 학업중단을 하고 있다.

**표 10-1. 초, 중학교 학업중단사유(2019, 학년도)**

| 학교급 | 전체 | 유예 | 면제 |
|---|---|---|---|
| 초 | 18,366 | 7,628 | 10,738 |
| 중 | 10,001 | 7,404 | 2,597 |

출처: 교육통계분석자료집:유초등통계(2020) p.71

**표 10-2. 고등학교 학업중단사유(2019, 학년도)**

| | 전체 | 자퇴 | 퇴학 | 제적 | 유예 | 면제 |
|---|---|---|---|---|---|---|
| 고 | 23,894 | 23,224 | 545 | 42 | 71 | 12 |

출처: 교육통계분석자료집:유초등통계(2020) p.71

# 2) 학교 밖 청소년 규모 추정

## (1) 학령기(만 7세~18세) 학교 밖 청소년 규모

매년 발생하는 학업중단자 중 복교하는 일부를 빼고는 학교 밖에 머물며 삶을 살아간다. 이렇게 학교 밖에서 생활하고 있는 학업중단자 수를 추정하면 일부 복교도 하지만 학령기 연령임에도 불구하고 학교 밖에 머무는 청소년의 수는 〈표 10-3〉과 같다. 학교 밖 청소년 규모 추정과정은 해당 연구보고서에 자세히 서술되어 있으며 〈표 10-3〉은 그 결과를 간단히 나타낸 것이다. 청소년 인구, 학생 수의 감소로 학교 밖 청소년 수는 2012년 약 45만 명에서 2016년 약 39만 명으로 감소하였다. 해당 연령 중 출입국 숫자까지 고려하면 국내에 거주하고 있는 학교 밖 청소년 수는 2016년 12월 31일 기준 약 34만 명이다. 약 34만 명의 청소년이 학교에 다녀야 할 시기에 학교 밖에서 생활하고 있다. 학교 밖 청소년의 연령별 규모를 추정한 결과에 따르면 초등학생 연령비 9.7%, 중학생 연령비 20.7%, 고등학교 연령비가 69.6%이며 그 숫자는 초등학생 연령 학교 밖 청소년은 약 3만 명, 중학생 연령은 6만 4천여 명, 고등학생 연령은 21

표 10-3. 만7세~18세 학교 밖 청소년 규모 (단위: 명, %)

| 구분 | 인구 | | | | |
|---|---|---|---|---|---|
| | 2012.12.31<br>기준* | 2013.12.31<br>기준* | 2014.12.31<br>기준 | 2015.12.31<br>기준 | 2016.12.31<br>기준 |
| 학교 밖 청소년 수 | 453,743 | 442,598 | 428,663 | 405,849 | 389,633 |
| 국내 거주 학교 밖<br>청소년 수 | 368,661 | 370,302 | 352,876 | 350,466 | 339,875 |

출처: 윤철경 외 (2018) p. 268.

만 5천여 명으로 추정되고 있다(윤철경 등 2018).

## (2) 학령기 이후(만 19~24세) 학교 밖 청소년 규모

「청소년기본법」에 따른 청소년의 연령은 만 24세까지 이다. 〈표 10-4〉는 학령기 이후 학교 밖 청소년의 규모를 추정한 결과에 따르면 약 35만 6천명(2016. 12. 31. 기준)으로 학령기 청소년 규모를 초과하고 있다(윤철경 등 2018).

표 10-4. 만 19~24세 학교 밖 청소년 규모 (단위: 명)

| 구 분 | 2014.12.31. 기준 | 2015.12.31. 기준 | 2016.12.31. 기준 |
|---|---|---|---|
| 만 19-24세 학교 밖 청소년 수 | 378,527 | 370,906 | 356,470 |

출처: 윤철경 외 (2018) p. 265.

## 2 학교 밖 청소년의 이해: 실태조사 결과

### 1) 학업중단 현황

### (1) 학업중단 시기

학교 밖 청소년 중 70% 이상이 고등학교 시기에 학교를 그만두며, 17% 정도는 중학교 시기에 중단하고 있다. 중·고등학교 모두 1학년에 많이 중단하는데 학교환경의 변화가 일정부분 학업중단에 영향을 미치고 있는 것으로 보인다(윤철경 등 2013).

## (2) 학업중단 사유

<그림 10-3>에 따르면 청소년들이 학업을 중단하는 이유는 '학교에 다니는 게 의미가 없어서'이다. 현 교육체제에서는 본인들이 원하는 배움을 얻을 수 없다고 생각한다. 학교 성적이 잘 안 나와서, 학교 분위기가 맞지 않아서, 공부하기 싫어서, 때로는 학교가 멀고, 전학은 잘 안되어서 그만 둔다 등 학교 자체에서 이유를 찾는 경우가 대부분이다. '원하는 것을 배우려고', '특기를 살리려고', '검정고시 준비' 또는 ' 이민, 또는 해외유학' 등 적극적인 사유로 응답한 경우도 역시 현 교육체제에서 원하는 것을 얻을 수 없다는 생각에서 비롯된다.

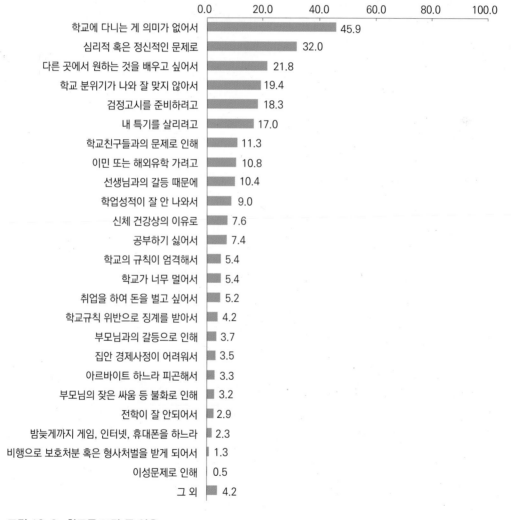

그림 10-3. **학교를 그만 둔 이유**

출처: 윤철경 외(2019) p.46

심리, 정신적 문제, 선생님이나 친구와의 관계문제, 가정경제나 불화 문제로 중단하는 경우도 있지만 주요한 중단 사유는 학교를 다녀야 하는 의미가 없기 때문이다(윤철경 등 2019).

### (3) 학업중단 횟수

학업중단 횟수는 1회가 대다수이지만 2회 이상 중단하는 경우도 10.8% 정도이다. 학교부적응이나 품행문제 중단자 중에 2회 이상인 경우가 더 많다. 비행청소년 중에 학업중단과 복교, 재 학업중단 양상이 보인다.

과반수 이상은 '학교를 졸업하고 싶어서(53.2%)' 복교하지만 '부모님이 원해서(20.8%)', '집에 있기 심심해서(11.7%)' 복교하는 경우도 있다. 학교 복교는 대체로 이전에 다니던 학교가 아닌 다른 학교로 복학하는 경향인데 그 이유는 '선생님이나 친구, 또는 공부에 적응하는 것이 힘들 것 같기 때문이다(윤철경 등 2013).

### (4) 학업중단 시 상담자와 제공 받는 정보

〈표 10-5〉에 따르면 학업중단 결정 당시 상담자는 주로 부모님이며 친구나 학교선생님과 상담하는 경우가 그 다음이고 아무도 없는 경우는 9% 정도이다(윤철경 등 2019). 〈그림 10-4〉에 따르면 학업중단 시 학교로부터 가장 많이 받는 정보는 학업중단숙려제(60.2%)이다* (윤철경 등 2019). 학업중단 시 학업중단숙려제에 참여하는 청소년은 약 30%를 조금 넘는다. 연령이 높거나 최근에 들어올수록 참여율이 높아지는 경향이다. 무업형 청소년일수록 참여율이 더 낮다(윤철경 등 2019).

**표 10-5. 학업중단 시 상담자**

| 구분 | 부모님 | | 친구 | | 학교 선생님 | | 학교 상담 선생님 | | 형제 자매 | | 상담 기관 | | 선후배 | | 친척 | | 성직자 | | 기타 | | 아무도 없었음 | |
|---|---|---|---|---|---|---|---|---|---|---|---|---|---|---|---|---|---|---|---|---|---|---|
| | n | % | n | % | n | % | n | % | n | % | n | % | n | % | n | % | n | % | n | % | n | % |
| 전체 | 632 | 83.9 | 347 | 46.1 | 293 | 38.9 | 175 | 23.2 | 109 | 14.5 | 62 | 8.2 | 47 | 6.2 | 40 | 5.3 | 19 | 2.5 | 37 | 4.9 | 68 | 9.0 |

출처: 윤철경 외 2019, p. 46

---

* 학업중단숙려제란 학업중단 결정 전에 상담 등에 참여하며 2주 이상 시간을 갖고 더 고민해보도록 하는 제도이다.

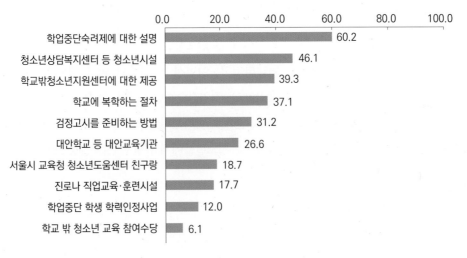

**그림 10-4. 학업중단 제공 받은 정보**

출처: 윤철경 등 2019 p. 48

## (5) 학업 중단 후 이용시설

〈그림 10-5〉 학교를 중단한 이후 청소년들이 이용하는 지역사회시설이나 프로그램을 살펴보면 가장 많이 이용하는 시설은 '꿈드림센터' 이다. 학생 신분증이 없는 학교 밖 청소년에게는 '청소년증'도 매우 유용하다(윤철경 등 2019: 135).

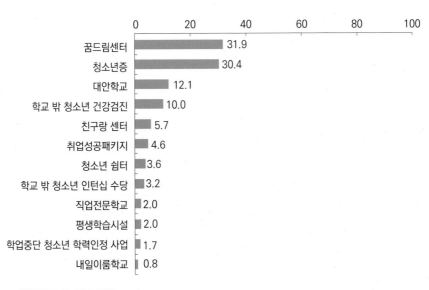

**그림 10-5. 학업중단 후 이용시설**

출처: 윤철경 등 2019 p. 135

### (6) 학업중단 시 필요한 도움

학업중단 시 청소년이 가장 필요로 하는 도움은 진로상담이다. 〈그림 10-6〉에 따르면 과반수 정도는 '진로상담(48.3%)'이라고 응답하였고, 이어서 '학업중단 이후 생활의 정보제공(36.7%)', '심리상담(22.2%)', '일자리 소개(21.9%)', 직업기술훈련/또래와 함께 하는 유익한 활동(15.6%), 경제적 지원(15.0%), 대안교육(5.9%) 순으로 나타났다. 학업 중단 후 자신의 진로에 대한 상담을 필요로 하는 청소년이 많아 학교 밖 청소년들에게 유용한 진로설정 프로그램 개발이 필요하다(윤철경 등 2013).

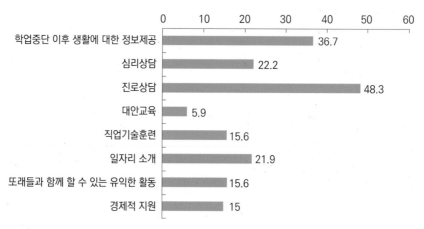

**그림 10-6. 학업중단 시 필요했던 도움**

출처: 윤철경 외 2013 p. 152.

## 2) 학교 밖 청소년의 특징

윤철경 등(2013)은 학교 밖 청소년의 특성을 파악하기 위해 학생, 일반 학교 밖 청소년을 비교하였다.

### (1) 학교 밖 청소년의 심리정서

학교 밖 청소년의 심리정서적 특징에 대해 충동조절 능력 부족, 높은 공격성, 대인관계 기술 부족, 미래에 대한 기대 수준이 낮음이 지적되고 있다(김희진 등 2020). 학교 밖 청소년의 심리정서에 대한 실태조사결과를 보았을 때 일반 학교 밖 청소년과 학생 청소년의 자아존중감, 자아탄력성, 우울감, 문제행동 경험, 게임중독 수준 등 개인적 특성을 비교했을 때 통계적으로 차이가 나는 것은 게임중독 뿐이었다. 일반 학교 밖 청소년이 학생보다 게임중독 수준이 더 높게 나타났다. 자아존중감, 자아탄력성은 학생이 더 높고, 우울감은 일반 학교 밖 청소년이 더 높은 것으로 나타났다(윤철경 2013). 학교 밖 청소년은 학업 중단 이후 시간이 지남에 따라 자아존중감, 자아탄력성, 우울감, 충동성에서 큰 변화는 없었다.

### (2) 학교밖 청소년의 문제행동

다양한 문제행동 경험을 경향치로 볼 때, 흡연, 음주 비율은 일반 학교 밖 청소년이 훨씬 높았지만, 돈이나 물건 훔치기, 다른 사람 심하게 때리기, 음란물 보기, 공공기물 파손 등의 문제행동 비율은 학생 청소년이 더 높았다. 이는 학교 밖 청소년이 학교라는 사회적 장을 떠나면서 동료들과 어울려 저지르는 비행이 줄었기 때문이다(윤철경 2013).

### (3) 학교 밖 청소년의 환경적 특성

부모의 정서적·경제적 지원, 친한 친구 수, 이전 학교생활에서 학교 교사와의 관계, 학교 친구와의 관계, 학교규정 위반 경험 등에서 학생과 학교 밖 청소년 간에 차이가 나는 것은 친한 친구 수, 학습 부적응, 학교규정 위반 경험이었다. 학교 밖 청소년은 학생 청소년 보다 친한 친구 수가 많고 학습부적응 수준이 높았으며, 지각, 무단결석, 두발복장 위반, 숙제 안하기, 수업 빼먹기 등의 학교규정 위반 경험이 많았다. 특히, 월 1회 이상의 무단결석이나 수업 빼먹기는 일반 학생들에게서는 거의 나타나지 않는 규정 위반사항이었다.

부모의 정서적·경제적 지원 수준, 학교 교사와의 관계, 학교 친구와의 관계 등에서 학생 청소년이 학교 밖 청소년보다 더 긍정적인 경향을 보였다(윤철경 2013).

## 3) 비행 학교 밖 청소년의 특징

윤철경 등(2013)은 비행 학교 밖 청소년의 특성을 파악하기 위해 일반 학교 밖 청소년과 보호관찰 중인 학교 밖 청소년을 비교하였다.

### (1) 보호관찰 학교 밖 청소년의 학업중단 현황

일반 학교 밖 청소년(이하 일반)과 보호관찰 학교 밖 청소년(이하 보호관찰)의 학업중단 관련 특징을 비교하였을 때 우선 학업중단 시기에서 일반 학교 밖 청소년은 고등학교 때 학업을 중단한 경우가 많은 반면 보호관찰 청소년은 중학교(43.2%)로 나타났고 학업중단 이유로 일반

학교 밖 청소년은 '학교에 가야할 필요성을 못 느껴서(17.7%)', '내 특기나 소질을 살리려고 (10.5%)'가 상대적으로 많은 반면, 보호관찰 청소년은 '공부하기 싫어서(17.4%)', '선생님이 싫어서(8.9%)'라는 응답이 많았다.

## (2) 보호관찰 학교 밖 청소년의 복교 경험

복교 경험은 일반 학교 밖 청소년 10.3%, 보호관찰 학교 밖 청소년 30.8%로 나타나 보호관찰 학교 밖 청소년이 약 3배 높은 학교 복귀율을 보였다. 복교 이유는 양 집단 모두 '학교를 졸업하고 싶어서(53.2%)'가 가장 많았고, '부모님이 원해서(20.0%)', '집에 있기 심심해서(7.7%)' 순이었다.

학업중단 시 일반 학교 밖 청소년은 부모의 지지하에 대안을 갖고 이뤄지는 경우가 많은데 반해 보호관찰 청소년은 부모의 반대 하에 충동적으로 이뤄지는 경우가 많아 복교율이 높은 반면 재중단율 또한 높다.

## (3) 학업중단 결정시 상담경험

학업중단 결정 시 일반, 보호관찰 학교 밖 청소년 모두 부모님과의 상담(일반 79.3%, 보호관찰 63.2%), 친구나 선후배(일반 48.1%, 보호관찰 47.4%) 순으로 상담 비중이 높지만 일반 청소년은 그 다음이 학교교사(36.3%)인데 반해 보호관찰 청소년은 '아무도 없음(17.4%)'이었다.

## (4) 학업중단 시 부모님과 교사의 태도

학업중단 시 부모님의 태도를 보면 일반 청소년보다 보호관찰 청소년의 부모가 더 반대하였다(일반 47.5%, 보호관찰 63.7%). 반면 교사들은 보호관찰 청소년보다 일반 청소년들의 학업중단을 더 반대하였고(일반 54.6%, 보호관찰 39.5%). 보호관찰 청소년들에게는 더 무관심한 반응을 보였다(일반 18.6%, 보호관찰 29.5%).

## (5) 보호관찰 학교 밖 청소년의 심리정서적 특성

보호관찰 청소년은 일반 학교 밖 청소년에 비해 자아탄력성이 더 높으며 자아 존중감, 우울감이나 충동성에서는 별 차이가 없었다.

## (6) 보호관찰 학교 밖 청소년의 문제행동 경험

비행의 가해와 피해 경험을 살펴보면 일반 청소년이든, 보호관찰 청소년이든 학업중단 이후 흡연과 음주를 제외한 대부분의 문제행동이 감소하는 경향을 보인다. 양 집단을 비교할 때 대부분의 문제행동은 보호관찰 학교 밖 청소년 집단에게서 더 높게 나타나며, 자살시도 경험만큼은 일반 학교 밖 청소년에서 더 높은 것으로 나타났다.

## (7) 보호관찰 학교 밖 청소년의 환경적 특성

보호관찰 청소년과 일반 학교 밖 청소년 사이에 부모의 정서적·경제적 지원과 정서적 학대 면에서는 차이가 없으나, 보호관찰 청소년 중에서 부모의 방임과 신체적 학대가 더 높았다. 또래애착 정도는 양 집단 간 차이가 없었으며 보호관찰 청소년 중에는 친한 친구와 학업중단 이후 새롭게 사귄 친구 수가 더 적었고 친한 친구 중에서 학업중단자가 더 많았으며 비행성향도 더 높았다. 학교생활에서는 친구관계 외에는 교사와의 관계, 학습부적응, 학교규정 위반경험에서 일반 청소년보다 더 부정적 경향을 보였다.

## (8) 보호관찰 학교 밖 청소년의 중단 이후 생활

보호관찰 청소년은 일반 학교 밖 청소년보다 학업중단 이후 무위도식, 아르바이트/취업, 복학, 병원 입원 경험이 더 많았다. 이에 비해 일반 학교 밖 청소년은 대안학교, 검정고시, 직업 기술훈련, 취미/동아리 활동, 상담이나 정신과 치료 경험이 비교적 많았다. 이러한 생활 차이뿐 아니라 주거 공간도 유의미한 차이를 보이는데, 보호관찰 청소년의 경우 절반 가까이 소년분류심사원 생활을 경험하였고, 가출 후 친구 집이나 PC방 혹은 가출팸 생활, 보호시설/ 쉼터 생활 경험률이 확연하게 많았다.

보호관찰 청소년은 일반 학교 밖 청소년에 비해 새로 사귀는 친구가 적었으며, 각 지역사회 기관에서 성인 멘토를 만난 경험은 대부분 10% 미만으로 많아야 15% 내외였다. 보호관찰 학교 밖 청소년의 경우 61.3%가 보호관찰소에서 성인 멘토를 만났다고 응답하였는데, 이는 보호관찰을 받는 특성 때문으로 볼 수 있으며, 전반적으로 보호관찰 학교 밖 청소년이 대인관계 형성에 취약하다는 것을 알 수 있다.

학업중단 이후 일상생활 시간을 보면 보호관찰 청소년들은 학업시간이 비교적 적고 근무시간은 더 길다. 또한 여가시간에 보호관찰 청소년들은 친구들과 돌아다니며 보내는 시간이 길다. 반면 일반 학교 밖 청소년은 혼자 보내는 시간이 많다.

식생활 습관을 보면 보호관찰 학교 밖 청소년은 결식률이 높고 컵라면 등 인스턴트식품 섭취율이 압도적으로 높다.

### (9) 보호관찰 학교 밖 청소년의 학업중단에 대한 태도

보호관찰 학교 밖 청소년은 학교에 다니지 않는 것을 친구나 친척에게 더 알리고 싶어 하지 않으며(일반 48.9%, 보호관찰 69.5%), 학교와 같이 소속된 곳이 없어서 더 불안해 하는 경향이다. (일반 27.1%, 보호관찰 37.4%). 현재 생활 만족도, 원하는 것을 할 수 있어서 행복하다는 응답이 더 낮았고 학교를 다니지 않는 것에 대한 후회는 더 많았다.

### (10) 보호관찰 학교 밖 청소년의 생애사건 경험

보호관찰 학교 밖 청소년은 일반 학교 밖 청소년보다 친부모님의 별거(일반 24.5%, 보호관찰 37.4%), 이혼(일반 29.3%, 보호관찰 49.5%), 친아버지의 재혼 또는 새어머니가 들어오신 경우(일반 6.1%, 보호관찰 11.6%) 등 가족구성의 변화를 더 많이 겪었다. 이에 비해 일반 학교 밖 청소년들은 학교 교사로부터의 치욕적인 대우나 구타나 전학 경험이 더 많다.

## 3 학교 밖 청소년의 이행경로와 이행경로별 특성

### 1) 학업 중단 후 이행경로와 분포

학업 중단 이후 학교 밖 청소년들을 추적 조사한 한국청소년정책연구원의 "학업중단 청소년 패널 조사(2013-2015)"에 따르면, 학교 밖 청소년들의 이행경로는 크게 학업형, 직업형, 무업형, 비행형, 은둔형 등으로 구분할 수 있다. 학업형은 검정고시나 대입 준비, 복교, 대안학교나 대학 재학 중인 학교 밖 청소년 유형이다. 직업형은 직업기술을 배우거나 아르바이트, 취업을 한 경우이며 무업형은 특별한 목표 없이 아무 것도 하지 않는 유형이다. 비행형은 가출, 보호관찰, 보호시설이나 소년원 입소 등의 경험이 있는 경우이다. 은둔형은 사회적 관계를 맺지 않고 집에서 나오지 않는 유형이다. 해당 패널에서 2012년 6월 이후 학업을 중단한 청소년을 3년간 추적한 결과 학업형 청소년의 비율이 50.4%로 가장 많았고, 뒤를 이어 직업형 32.4%, 무업형, 11.1%, 비행형 6.0%의 순인 것으로 조사되었다. 은둔외톨이형 학교 밖 청소년에 대한 접근은 불가능하여 조사대상에 포함되지 않았다. 학업 중단 후 3년간의 이행경로를 분석했을 때 10명 중 절반 정도는 학업형, 3명 정도는 직업형, 1명 정도는 무업형, 0.6명 정도는 비행형으로 분류되었다. 10명 중 8명 정도는 학업이든 직업이든 자신의 진로를 찾아나가고 있지만 2명 정도는 학업 중단 후 3년 후에도 여전히 방황하고 있었다(윤철경 등 2015).

## 2) 이행경로에 영향을 미치는 요인

학업중단 후 이행경로에 영향을 미치는 요인은 학업중단 사유, 정보 제공받은 경험, 자아존중감, 중단 후 성인의 도움을 받은 지역기관 등이었다.

### (1) 학업중단 사유

구체적으로 무업형이 될 확률은 개인 사정보다는 공부하기 싫다거나 학교에 갈 필요를 못 느낀다거나 친구나 선생님이 싫거나 등의 사유로 학교를 중단할수록 더 높았다.

### (2) 자아존중감

자아존중감이 높을수록 직업형 경로를 밟을 가능성이 크며 낮을수록 학업형 경로를 밟을 확률이 크게 나타났다. 자아존중감이 높은 청소년들은 자기 나름대로 진로를 개척해 나가는 모습을 보여주고 있지만 자아존중감이 낮은 청소년들을 학습형태를 달리하여 학업을 지속하는 경향을 나타냈다.

### (3) 성인의 도움을 받는 지역기관의 유형

학업중단 시 청소년시설에 대한 정보를 제공받았거나 청소년시설에서 어른의 도움을 받은 경험이 많을수록 학업형이 될 확률이 높았다. 직업훈련기관에서 어른의 도움을 받은 경험이 많을수록 직업형이 될 확률이 높았다. 반면 지역사회 복지시설에서 도움을 받은 경험이 많을수록 무업형에 속할 확률이 높았다(윤철경 등 2015: 316).

## 3) 학교 밖 청소년의 이행경로별 특성

### (1) 무업형 청소년

무업형 청소년은 개인적 심리정서면에서 자아탄력성이 낮고 시간이 지남에 따라 더 낮아졌으며 게임중독, 스마트폰 중독, 사회적 낙인감, 비행경험이 가장 높았다. 환경적 특성에서도 부모의 방임수준이 가장 높았고 시간이 지나면서 더 증가하였으며 친구의 비행성향도 가장 높았다. 이 집단은 학업중단 시부터 학습부적응이 가장 높은 집단이며 학교규범 위반경험도 가장 많았다. 진로정보 탐색, 진로결정, 교육기대 수준 및 미래에 대한 낙관적 태도도 가장 낮았으며 시간이 지날수록 더 낮아지는 양상을 보였다. 학업중단 후 하고 싶은 일은 '실컷 놀고 싶은 것'이었으며 중단 사유도 '공부하기 싫어서'가 가장 많았다. 무업형 청소년에 대해서는 심리·정서적 접근과 더불어 문제행동 지도, 친구관계 지도, 진로지도 등의 측면에서 시간을 두고 단계적으로 진행하며 여러 요소를 통합적으로 다룰 필요가 있다(윤철경 등 2015: 319).

### (2) 직업형 청소년

직업형 청소년은 심리·정서적인 면이나 가치관 등에서 상당히 건강하다. 자아탄력성이 가장 높고 게임중독·스마트폰 중독 수준도 낮다. 사회적 낙인감도 감소하였다. 부정적인 점은 비행경험이 중단 직후 감소하다 다시 증가했다는 점이다. 이들 집단은 타 집단에 비해 부모님의 경제적 지원이 낮아 '돈을 벌고 싶다'는 욕구가 강했고 주요 중단사유는 '학교를 갈 필요성을 못 느껴서'이다. 진로정보탐색활동도 타 집단에 비해 왕성하며, 교육기대수준도 비교적 높은 편이다. 직업훈련을 받는 학업중단 청소년의 비율이 낮은 것을 고려하면 이들은 비숙련 노동자로 경제활동에 참여하고 있을 것으로 보인다. 이들의 근로경험이 어떠한 것인 지에 대한 집중적인 탐색이 필요하며 이들이 학교에 재학 중일 때, 또는 학교 밖에 나와서라도 더 나은 진로를 탐색할 수 있도록 진로직업교육이 강화되어야 한다(윤철경 등 2015: 319).

### (3) 학업형 청소년

학업형 청소년은 자아탄력성이 직업형 청소년보다 낮다는 것을 제외하고는 세 집단 중 모든 측면에서 가장 긍정적이다. 게임중독·스마트폰 중독 수준이 낮고 비행경험도 낮으며 친구의 비행성향도 가장 낮다. 환경적으로 볼 때 부모의 방임수준도 가장 낮다. 학교규범 위반 수준도 낮고 중단 후 하고 싶은 일이 '검정고시로 졸업장을 빨리 얻고 싶었다'는 것이며 '학교를 갈 필요성을 못 느껴서 그만두었다. 진로탐색활동도 가장 활발하였고 진로결정 비율, 교육기대수준도 가장 높았다. 미래에 대해 낙관적이며 학력 중시 태도도 세 집단 중 가장 높았다(윤철경 등 2015: 319-20).

### (4) 비행형 청소년

비행형(보호관찰) 청소년은 일반 학교 밖 청소년과 비교해 심리적으로는 더 건강했다. 자아

존중감·자아탄력성이 높고 충동성은 더 낮았다. 게임중독과 스마트폰 중독수준도 더 낮았다. 하지만 중단 이후 충동성이 급격히 증가하여 일반 학교 밖 청소년에 비해 높아졌으며 스마트폰 중독 수준도 급증하여 일반 학교 밖 청소년과 유사해졌다. 환경적 특성에 있어서 부모의 정서적·경제적 지원 수준에는 차이가 없었지만 부모의 방임과 학대 수준은 일반 학교 밖 청소년보다 높았다. 하지만 중단 이후 부모의 학대가 감소했다고 인식하고 있었다. 친구관계에 있어서는 일반 학교 밖 청소년보다 친구 수는 많지만 비행성향이 높았다.

비행형 청소년의 일상생활은 일반 학교 밖 청소년보다 잠을 더 자고 아르바이트에 시간을 더 쏟으며 친구들과 노는 시간이 더 많았다. 그러다 시간이 지남에 따라 수면시간은 급감하고 친구들과 노는 시간도 감소하였다. 또한 아침, 점심, 저녁 식사의 결식과 인스턴트식품의 섭취가 일반 학교 밖 청소년에 비해 많아 식습관에서 취약한 모습을 보였다. 또래들과 어울리는 동아리나 인터넷 카페 참여경험은 낮은 반면 아르바이트 경험은 더 많았다. 흡연과 음주율 등 지위비행이 중비행보다 더 많았고 시간이 지남에 따라 점차 증가하였다. 반면, 폭력 등 중비행은 감소했다. 진로와 관련해서는 진로 결정률이 낮았고 자신의 진로계획 달성에 대해서도 더 회의적이었다.

비행청소년의 비행중단에는 부모와의 정서적 애착과 일상생활 유형이 영향을 미치는 것으로 나타났다. 즉, 일상생활에서 개인공부나 아르바이트를 많이 할수록, 친구들과 어울리지 않고 혼자 지내는 생활유형일수록, 비행 중단에 영향을 미치고 있었다. 반면 충동성, 가족의 이사 횟수, 친구의 비행성향, 보호관찰관의 변경 등은 중비행과 비행의 지속에 영향을 미치는 요인으로 분석되었다. 가족해체사건의 경험률이나 미래에 대한 성공기대감과 게임중독수준, 아르바이트를 하는 시간, 친구들과 몰려다니거나 혼자서 지내는 시간이 음주, 흡연, 음란물보기 등의 지위비행에 영향을 미치는 것으로 분석되었으며 지위비행은 중비행에 영향을 미치는 것으로 분석되었다(전영실 외 2015: 180-2).

비행청소년의 탈비행을 위해서는 정서적 애착을 강화시키는 것과 일상생활에 대한 지도를 강화할 필요가 있다. 진로지도와 더불어 수면, 식사지도, 규칙적인 일상생활과 친구관계 지도가 필요하다. 또한 부모와 부족한 정서적 애착을 강화시키거나 대체·보완하는 것이 필요하다(윤철경 등 2015: 319-21).

## 4) 학교 밖 청소년의 이행경로에 따른 진로태도 변화

학업중단 후 시간 경과에 따라 학업, 직업, 무업의 행로에 서게 된 청소년들이 이후 자신의 진로에 대해 어떠한 태도 변화를 겪게 되는 지가 궁금하다. 윤철경 등(2018)은 이를 살펴보기 위해 학교 밖 청소년의 유형에 따라 진로정보탐색활동수준, 진로정보 부족 정도, 미래 진로에 대한 불안감 수준, 진로 성취를 위한 경제적 지원의 어려움 정도, 진로계획 달성에 대한 확신 여부, 자신의 미래에 대한 낙관적 전망 정도, 사회적 낙인감 정도가 어떻게 변화하는 지를 살펴보았다. 하지만 진로정보탐색활동수준을 제외한 진로정보 부족 정도, 미래 진로에 대한 불안감 수준, 진로 성취를 위한 경제적 지원의 어려움 정도, 진로계획 달성에 대한 확신 여부, 자신의 미래에 대한 낙관적 전망 정도, 사회적 낙인감 정도는 그 이후 3년 동안 큰 변화가 없었다. 학교를 그만 둔 청소년들은 시간이 경과함에 따라 긍정적으로 변화하지 못했고 정체되어 있었다. 이행경로별로 볼 때 무업형 청소년의 초기치는 학업형, 직업형 청소년의 초기치에 비해 더 좋지 않았다. 시간이 경과해도 개선되지 않고 초기치의 갭이 그대로 이어졌다. 다만 진로정보 탐색활동에 있어서는 학업형과 무업형 청소년 간 초기치 갭이 그대로 지속되었지만 직업형과 무업형 청소년 간에는 직업형 청소년들이 진로정보탐색활동을 줄여나가서 변화가 있었다. 이는 직업형 청소년은 진로에 대해 구체적인 계획을 갖고 있기 때문으로 진로정보탐색활동을 줄여나가는 것으로 추정된다. 특징적인 것은 학업형 청소년들은 시간이 지남에 따라 무업형이나 직업형에 비해 상대적으로 사회적 낙인감이 증가하는 것으로 나타났다. 이는 학업형 청소년의 비교대상이 정규학교 재학생일 경우가 많기 때문일 것으로 추측된다.

학업중단 이후 5년의 시간이 경과하였지만 진로와 자립을 위한 태도와 활동이 학업중단 초기와 마찬가지로 변화가 없다는 것은 학교 밖 청소년에 대한 정책이 청소년의 진로와 자립역량 향상에 더 초점을 둘 필요가 있음을 말해준다(윤철경 등 2018).

## 4 학교 밖 청소년 지원정책 현황

본격적인 학교 밖 청소년 지원정책의 출발은 2013년 하반기부터이다. 여성가족부는 교육부와 공동으로 '학업중단예방 및 학교 밖 청소년 지원방안'을 수립, 시행하였으며 2014년에는 '학교 밖 청소년 지원에 관한 법률'을 제정하였고 2015년에는 범정부 '학교 밖 청소년 지원대책'을 수립하여 실시하기 시작했다.

여성가족부 학교 밖 청소년 지원정책의 핵심을 학교 밖 청소년지원센터(일명 꿈드림)의 설치이다. 2020년 말 기준 광역자치단체와 기초자치단체에 220개가 설치되어 학교 밖 청소년에 대한 전담지원기관의 역할을 하고 있다(여성가족부 홈페이지 정책자료실−청소년, 2020)

지원대상은 9~24세 학교 밖 청소년으로 ① 초·중학교 3개월 이상 결석, 취학의무를 유예한 청소년 ② 고등학교 제적·퇴학 처분을 받거나 자퇴한 청소년 ③ 고등학교 미진학 청소년 ④ 학업중단 숙려 대상 등 잠재적 학교 밖 청소년 포함으로 규정하고 있다.

학교 밖 청소년 지원센터는 학교 밖 청소년 발굴하 전문상담부터 학업·취업 지원 및 사후관리까지 하도록 되어 있다.

구체적 지원내용에 대해 학업지원은 '학습동아리, 멘토링, 검정고시, 대학입시설명회 등 학력취득 및 상급학교 진학지원', 취업지원은 '적성검사, 직업탐색, 직업체험을 거쳐 명확한 진로설정 후 직업역량강화 프로그램, 내일이룸학교 등 연계 취업지원', 건강지원은 '건강검진을 통해 학교 밖 청소년의 건강한 성장지원'을 제시하고 있다.

이에 대한 지원체계는 〈그림 10−7〉과 같다.

여성가족부외에 학교 밖 청소년에 관여하는 부서는 교육부, 고용노동부 등이 있다. 교육부는 의무교육단계 미취학·학업중단학생 학습지원 사업, 학업중단예방을 위해 학업중단 숙려제

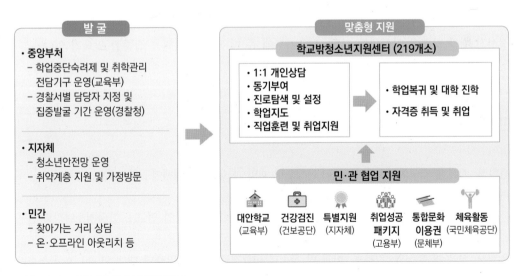

그림 10-7. 학교 밖 청소년 지원체계

출처: 청소년, 주제별 정책자료,정책 자료실,정책정보, 여성가족부−학교 밖 청소년 지원(mogef.go.kr)(2021.6)

사업을 실시하고 있다. 고용노동부는 취업성공패키지 등 취업지원 사업을 실시하고 있다.

2013년 이래 학교 밖 청소년에 대한 정책적 관심이 증대함에 따라 학교 밖 청소년에 대한 관심과 지원도 확대되어 왔다. 아직 10년도 경과하지 않은 상황이라 학교 밖 청소년 발굴과 맞춤형 지원까지 정합성 있는 정책으로 실현되고 있다고 보기는 어렵다.

학교 밖 청소년의 심리정서적 특징 상 학생 청소년과 통계적으로 유의한 수준에서 차이나는 것은 게임중독이다. 학교 밖 청소년은 학교보다 집에서 보내는 시간이 늘어나다 보니 게임중독 수준이 더 높으며 경향치로 볼 때 학생 청소년에 비해 자아존중감, 자아탄력성이 낮고 우울감은 더 높다(윤철경 2013). 학업 중단 이후 시간이 지남에 따라 별로 달라지지 않는다. 진로에 대한 태도 역시 마찬가지이다. 미래 진로에 대한 불안감, 진로계획 달성에 대한 확신 여부, 자신의 미래에 대한 낙관적 전망, 사회적 낙인감이 학업중단 이후 그대로 이어졌다.

학교 밖 청소년은 단일한 집단이 아니고 상당히 다양한 욕구를 가진 개인이다. 학교를 중단한 이후 심리적·정서적 어려움을 극복하는 과정을 거친 후 자신들의 학업을 이어나가는 청소년이 절반을 넘는다. 30% 정도는 아르바이트를 하거나 직업훈련을 받고 있다. 학교 밖 청소년의 20% 정도를 차지하는 무업, 비행형 청소년에 대해서는 보다 초점화된 지원이 필요하다. 무엇보다 무업형 청소년 중에는 은둔형 외톨이로 발전할 가능성이 있는 청소년도 있다. 이를 예방하기 위해서는 적극적인 발굴과 더불어 심리·정서적 지원, 치료적 접근이 필요하다. 비행 청소년들은 이들에 비하면 발굴 확률도 높고 에너지 수준도 높다. 이들의 탈비행을 위해서는 정서적 애착 강화와 일상생활 지원, 진로지도에 좀 더 정책적 지원을 집중할 필요가 있다.

📖 **참고문헌**

김희진, 백혜정. 학교밖청소년지원센터 운영모형 개발. 한국청소년정책연구원. 2020.
여성가족부(2021)
윤철경 유성렬 김신영 임지연. 학업중단 청소년 패널조사 및 지원방안 연구 I. 한국청소년정책 연구원. 2013.
윤철경, 성윤숙, 유성렬, 김강호. 학교 밖 청소년 이행경로에 따른 맞춤형 대책 연구 I. 한국청소년정책연구원. 2013.
윤철경 장근영 서정아 이동훈. 학교 밖 청소년 지역사회 지원 모델 개발 연구: 질적 패널조사를 중심으로 Ⅰ. 한국청소년정책연구원. 2018.

윤철경 최인재 김승경 김성은. 서울 학교밖청소년 실태조사. 서울특별시. 2019.

정부 관계부처 합동. 학업중단 예방 및 학교 밖 청소년의 자립역량 강화: 학교 밖 청소년 지원 대책.

「학교 밖 청소년 지원에 관한 법률」(법률 제15354호, 2018. 1. 16., 일부개정)

한국교육개발원. 교육통계분석자료집: 유.초.중등교육통계편. 2018.

한효정. 2019년 2월 학업중단현황통계 .2019 https://kess.kedi.re.kr/post/6678743?itemCode=03&menuId=m_02_03_03&words=%ED%95%99%EC%97%85%EC%A4%91%EB%8B%A8

청소년〉주제별 정책자료〉정책 자료실〉정책정보〉여성가족부 – 학교 밖 청소년 지원 (mogef. go.kr) (2021.6). 2018.

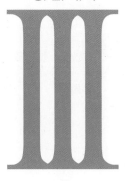

청/소/년 발/달/과
정/신/의/학

# Ⅲ 청소년기의 위기 상황들

# 지적장애, 자폐스펙트럼장애 및 의사소통장애

## Intellectual disability, autism spectrum disorder, and communication disorders

유희정

## I. 지적장애 Intellectual disability

### 1 정의

DSM-5에서 지적장애는 지적능력(추론하기, 문제해결, 계획하기, 추상적 사고, 판단능력, 학습, 경험을 통한 학습)의 결함이 있으면서, 적응능력의 결함으로 인해 의사소통, 사회생활에의 참여, 독립적인 생활에 저해를 가져오는 것으로 정의한다. 그리고 이런 결함들은 발달시기에 시작되어야 하는 것으로 규정하고 있다.

### 2 역학

지적장애의 유병률은 지적기능만을 기준으로 했을 때, 지적 기능의 척도가 되는 지능지수(IQ) 범위를 각각 70과 75로 했을 때, 그리고 적응능력을 함께 평가했을 때에 따라 크게 차이가 있다. IQ 70 미만의 지적능력만을 기준으로 했을 때는 대체로 2.5% 전후라고 생각하나, 연령의 증가에 따라 적응능력이 발달하는 것을 감안하면 대체로 1% 전후로 이보다 낮은 유병률을 보인다. 발달시기 중에 발병하는 특성상 지적장애는 한 번 진단받고 나면 사라지기 어려우므로, 유병률은 축적되는 경향이 있고, 발달시기가 끝날 때 즈음에 가장 많은 비율을 보이게 된다. 최근에 핀란드의 전국적인 레지스트리 표본에서 조사한 결과는 17.5세에 약 1.2%의 유병률을 보고하였다(Westerinen 등 2017). 우리나라의 장애인 통계에서 2019년 기준 지적장애로 등록된 인구는 총 212,936명이며, 이중 12-24세는 약 25.5%에 해당하는 54,475명(남자 34,086명, 여자 20,389명)이다(보건복지부 2019). 기존의 역학 연구들에서는 대체로 남자가 여자보다 1.3-1.9배 많은 것으로 알려져 있다.

## 3 원인

지적장애는 분명한 기질적 원인이 드러난 경우와 그렇지 않은 경우로 크게 구분할 수 있다. 기질적 원인 가운데 가장 잘 알려진 것은 유전적 증후군을 비롯한 유전자 변이에 의한 것(예: 다운증후군, 결절성 경화증, 취약 X 염색체 증후군, 프래더 윌리 증후군, 앵겔만 증후군 등)과 태아기나 신생아기 독성물질에 노출(예: 태아 알코올 증후군), 그리고 주산기의 합병증(예: 저산소증, 조산, 저체중아, 뇌손상 등)에 의한 것이다. 최근에 genome wide CNV 분석이나 whole exome sequencing 등 정교한 유전자 분석 기술이 발전하면서 지적장애에서 유전자 변이가 점점 더 많이 발견되지만, 실제로 이들 변이가 지적장애의 직접적인 원인이 되는지에 대해서는 더 많은 연구가 필요하다. 그 외에 낮은 사회경제적 상태 등이 지적장애의 비기질적 원인들이 보고되어 왔으나 결과에 일관성이 부족하고, 해석에 주의를 요한다.

## 4 임상 특성 및 증례

청소년기의 임상적인 특성은 지적장애의 심각도에 따라 차이가 있다. 경도 지적장애(지능지수 50-69에 해당)를 가진 사람들은 대체로 초등학교 5-6학년 정도 수준의 언어와 학습능력을 획득할 수 있는 것으로 알려져 있다. 청소년기에 이들은 계획하기, 구조화하기, 추상적 사고 능력 등 실행기능(executive functioning)의 제한으로 인해 가장 많은 곤란을 겪는다. 사회적인 상황에서 타인의 의사소통이나 사회적 규칙에 대한 이해가 부족하고, 사회적 행동 역시 다소 미숙하거나 부적절한 경우가 많이 있어 또래관계에 잘 통합되지 못하고, 때로는 관계적 폭력에 노출되거나 타인의 이득을 위해 이용당하기도 한다. 성적인 행동과 관계의 맥락을 이해하는 판단력의 부족으로 성적인 착취의 희생자가 되는 경우도 있다. 중등도의 지적장애(지능지수 35–49에 해당)의 경우는 도움에 의해 초등학교 저학년 수준의 학습능력을 습득할 수 있고, 적절한 훈련에 의해 독립적인 일상생활에 필요한 기술들을 일부 획득할 수 있다. 청소년기에는 학습과 일상생활의 어려움 외에도 사회적인 상황에서의 판단능력 부족과 비적응적인 행동이 특히 문제가 된다. 고도(지능지수 20–34) 및 최고도(지능지수 20 미만) 지적장애를 가진 성인들은 청소년기에도 생활 전반에 걸쳐 주변의 도움을 필요로 하는 경우가 대부분이다. 또한 이들은 다양한 종류의 자해행동이 심해지는 경우가 많다(Patel 등 2020).

 **증례**

19세의 여성이 직장에서 적응이 어렵다고 병원에 왔다. 직업 훈련 과정을 거쳐 보호작업장에서 물건을 조립하는 일을 하고 있는데, 주변 사람들을 자꾸 참견하고, 그런 행동을 상대방이 싫어하면 화를 내는 것이 가장 어려운 점이라고 하였다. 주변 동료들과의 갈등이 심해지자, 사흘 전에는 지도하는 선생님이 환자를 불러 다른 타이르면서 다음 주부터는 다른 부서로 이동하자고 권했더니 갑자기 울고 불안해하고, 작업장을 이탈하려고 했다고 한다. 발달력상 어릴 때부터 언어발달이 늦어서 만 3세까지 거의 단어로만 말할 수 있었고, 운동발달도 늦어서 2세가 거의 되어서야 걸었다고 하였다. 학교에 들어가서는 또래들을 매우 좋아했지만 또래들은 게임 기술도 잘 익히지 못하고 아기 같다고 집단에 잘 끼워 주지 않았고, 거의 매일 교무실에 있는 선생님 옆에 가서 놀고 싶어 했다고 한다. 학습을 어려워하여 초등학교 3학년이 되어서 1학년 수준으로 책을 읽을 수 있었고, 수학 연산은 아직까지도 어려워한다고 한다. 현재는 오래 반복적인 훈련을 통해 혼자서 옷을 입고, 준비물을 챙겨 버스를 타고 직장에 출퇴근하는 정도의 반복적인 일은 독립적으로 할 수 있는 상태라고 하였다. 표준화된 지능검사 결과 전체지능지수 50으로 평가되었다.

## 5  진단

DSM-5에서는 지적장애의 진단 기준으로, 발달시기에 시작되어 개념, 사회성, 실행능력의 지적기능과 적응기능 모두에 결함이 있는 상태로 정의하였으며, 다음 세 가지 조건을 충족할 것을 요구한다(American Psychiatric Association 2013). 첫째, 장애가 임상적 평가 및 개별화, 표준화된 지능검사에서 확인되어야 한다. 둘째, 적응기능의 장애로 인해 개인의 독립과 사회적 책무에 대한 발달학적, 사회문화적 기준을 충족하지 못한다. 적응기능의 결함으로 인해 지속적인 도움 없이는 다양한 환경(가정, 학교, 일터, 공동체 등)에서 한 가지 영역 이상의 일상생활(의사소통, 사회참여, 독립적인 생활)에 지장이 있다. 셋째, 지적 결함과 적응능력의 제한은 발달시기 동안에 시작되어야 한다. 장애의 정도에 따라 경도, 중등도, 고도 및 최고도로 구분한다. 진단을 위해서는 병력청취와 신체검사, 가족력에 대한 평가, 표준화된 지능검사를 통한 지능지수의 확인, 학교와 가정에서의 행동에 대한 정보를 얻어야 한다. 원인 파악과 감별진단을 위해 세포유전학 검사, 대사 검사, 뇌영상 및 뇌파검사를 필요로 하는 경우도 있다.

## 6  감별진단과 동반질환

지적장애를 가진 사람들의 38-49%에서 아동기와 청소년기에 정신과적인 동반질환을 갖고 있는 것으로 알려져 있다. 대표적인 것으로는 주의력결핍과잉행동장애(ADHD, 약 40%), 불안장애(7-34%), 행동장애(3-21%) 우울증(3-5%)이 나타난다(Buckley 등 2020). 아동기 때는 주의력결핍과잉행동장애가 자주 보이는 반면 청소년기에는 강박 장애와 정서 관련된 장애들이 높은 빈도를 보이는 것으로 보고되었다(Munir 2016). 장애의 정도가 심할수록 자해행동이나 충동적이 행동이 흔하다. 지적장애 진단을 받은 578명의 5-19세 대상자들을 14년 동안 전향적으로 추적한 연구에서는 동반질환 기준을 충족하는 사람들의 유병률이 청소년기 후기에 41%에서 31%로 감소했다고 보고하였는데, 이는 연령과 관계없이 아동기의 동반질환들이 성인기까지 지속된다는 것을 시사한다(Einfeld 등 2006). 그 외에 지적장애의 원인이 될 수도 있는 유전자 및 염색체 증후군, 대사증후군, 태아 알코올 증후군을 비롯하여 뇌전증 및 기질적인 뇌의 장애들을 동반하는 경우가 많으므로 진단에 주의를 요한다. 지적장애는 다른 종류의 신경발달장애, 특히 자폐스펙트럼장애나 의사소통장애, 특정학습장애와의 감별이 필요하다.

## 7 치료

지적장애를 가진 청소년을 돕기 위해서는, 청소년이 갖고 있는 인지적인 기능 수준이 어떠하든 이를 잘 활용할 수 있게 훈련해야 한다. 특수교육의 도움이 필수적이며, 다분야 전문가가 참여하는 포괄적인 프로그램을 학교와 지역사회에 잘 통합하여 적용하는 것이 중요하다. 정신과적 공존질환이 문제가 되는 시기인 만큼 이를 적극적으로 발견하고 치료하는 것도 치료의 중요한 일부분이 된다. 공격적인 행동, 자해, 우울증, 불안장애, 주의력결핍과잉행동장애, 뇌전증 등이 병발되어 있을 때 약물치료를 고려할 수 있다. 사춘기 이후의 성적인 변화들에 대해 알고 적절히 대처할 수 있도록 교육하는 것도 중요하다. 치료의 궁극적인 목표는 지적장애를 가진 청소년이 성인기가 되었을 때 독립적인 삶을 살아갈 수 있도록 돕는 것이므로 이를 미리 준비하기 위해 자조기능을 훈련하고, 일을 하는 데 필요한 기본적인 직업 기술들, 의사소통 및 사회성 기술을 일찍부터 훈련할 필요가 있다.

## 8 경과와 예후

지적장애는 평생 지속되지만 장애의 심각한 정도에 따라 예후의 차이가 있다. 대부분의 지적장애를 가진 성인들은 친인척들과 함께 생활을 하며 지속적인 개입이 요구되지만(Woodman 등 2014), 경도 지적장애인의 경우에는 성인기에 적절한 지원을 통해 적응행동에 필요한 의사소통 및 사회성 기술들을 학습하여 자립적 생활을 할 수 있다(Lee 등 2021). 우리나라의 경우, 지적장애를 가진 이들의 취업률은 22.9%로 미국(46%), 호주(42%), 캐나다(32.7%) 및 영국(32%) 보다 낮은 경향이 있다(Lysaght 등 2015; 한국통계진흥원 2019). 전 생애에 걸쳐 경과를 전향적으로 추적한 연구가 많지는 않지만, 호주에서 시행된 대규모 연구에 의하면 지적장애의 심각도에 따라 기대 수명이 각각 74세, 67.6세, 58.6세로 인구 대비 낮은 것으로 측정되었다(Bittles 등 2002). 이러한 현상에는 지적장애와 동반되는 정신질환뿐만 아니라 과체중과 같은 신체적 상태와 생활양식 요인들도 영향을 주는 것으로 추측된다(Tyrer 등 2019).

# II. 자폐스펙트럼장애 Autism spectrum disorder

## 1 정의

자폐스펙트럼장애는 사회적 의사소통 및 사회적 상호작용의 결함, 그리고 제한적이고 반복적인 행동과 관심 두 가지 영역의 장애를 주된 특성으로 한다. DSM-5에서는 이런 특성들이 어린 시절부터 시작될 것을 진단기준에서 요구하고 있다. 자폐스펙트럼장애는 보통 2세 전후에 진단이 가능하고, 발달이 일어나면서 세부적인 행동양상들은 계속 변화하지만, 청소년기와 성인기에까지 그 근본적인 특성은 그대로 유지된다. 특히 청소년기에서 성인기로 이행하는 전환기는 자폐스펙트럼장애를 가진 사람들에게 발달적으로 중요한 시점이므로, 이 장에서는 청소년뿐 아니라 초기 성인기에 나타나는 자폐스펙트럼장애의 특성과 개입 원칙도 포함하여 기술하도록 하겠다.

## 2 역학

자폐스펙트럼장애의 유병률은 점차 증가되고 있는 추세이다. 최근 미국의 질병통제예방센터(Center for Disease Control and Prevention, CDC)에서는 54명 중의 1명이 자폐스펙트럼장애를 갖고 있다고 보고되었다(Maenner 등 2020). 유병률의 차이는 역학연구마다 1-2.6%로 다양하지만 공통적으로 남자에서 여자보다 4배 가량 많다. 40-50%에서는 정상지능을 갖고 있고, 약 30%에서는 지적장애를 동반한다(Baio 등 2018).

## 3 원인

자폐스펙트럼장애는 유전적인 소인이 매우 높은 뇌발달장애이다. 1,000여개 이상의 유전자가 발생에 관여한다고 알려져 있고, 이들이 복합적으로 작용하여 발병하는 복잡 유전질환(complex trait)이다. 환경적 요인들은 아직 확실히 밝혀지지는 않았지만 부모 특히 아버지의 나이가 많은 것, 주산기의 뇌손상, 환경 독성물질 등 다양한 요인들이 제시되고 있다. 즉, 유전자-환경의 상호작용이 뇌신경세포와 시냅스의 구조 형성, 분화, 뇌피질망의 발달과 성숙 등 뇌발달의 전 과정에 영향을 주어 발생한다고 설명하고 있다.

## ④ 임상 특성 및 증례

청소년기가 되기까지 언어 및 지능에서 상당한 발달이 일어난다. 일반적인 청소년들과 마찬가지로, 자폐스펙트럼장애를 가진 청소년들 역시 생물학적, 인지적, 사회적, 정서적으로 다양하고 급격한 변화를 겪는다. 이 가운데 몇 가지는 일반적인 청소년들에 비해 자폐스펙트럼장애를 가진 청소년들에게서 임상적으로 더 주의깊게 살펴야 하는 문제들이다.

### ▶ 성적인 발달(sexuality)

당연하게도, 자폐스펙트럼장애를 가진 청소년이나 성인들도 그렇지 않은 사람들과 마찬가지로 성적인 것에 관심이 있고, 성적인 행동을 하며, 연인관계를 맺고 싶어 한다. 다만, 타인의 관점이나 비언어적 의사소통을 직관적으로 읽을 수 있는 능력이 부족하기 때문에, 실제로 연인관계를 맺고 유지하는 사람들은 많지 않고, 때로는 복잡한 문제들을 야기하는 경우도 많다. 공공장소에서의 성적인 행동화, 성도착적 행동, 성적 정체성에 대한 불쾌감, 과한 성적인 행동, 반대로 성적인 관심이나 행동이 없는 것(asexuality) 등 비전형적인 성적 발달이 종종 나타난다. 성적인 지향성에 있어서, 자폐스펙트럼장애를 가진 사람들은 스스로를 동성애자나 양성애자라고 보고하는 빈도(15-35%)가 전형적인 사람들보다 더 높다는 연구들이 많다(Turner 등 2017). 자폐스펙트럼장애를 가진 청소년과 성인에게 성에 관한 교육이 필요하지만, 근거에 기반한 성교육 프로그램은 드물다.

### ▶ 대인관계에서의 폭력

자폐스펙트럼장애를 가진 청소년은 학교폭력 등 대인관계 폭력의 당사자가 되는 경우가 많다. 청소년만을 대상으로 하는 독립적인 연구는 많지 않지만, 대체로 자폐스펙트럼장애를 가진 소아, 청소년들의 40-80%에서 신체적, 언어적, 관계적 폭력을 받은 적이 있다고 보고하고 있는데, 이는 같은 연령의 일반적인 또래나 주의력결핍과잉행동장애, 지적장애 등 다른 신경발달장애를 가진 소아, 청소년보다도 대체로 더 높다(Maïano 등 2015). 뿐만 아이라 이들은 학교폭력의 가해자가 되는 빈도도 10-18%로 일반적인 소아, 청소년보다 높다고 보고되었다.

### ▶ 비만과 과체중

자폐스펙트럼장애를 갖는 청소년들은 일반적인 청소년에 비해서 비만의 위험이 더 높은 것으로 보고되고 있다. 최근의 메타분석에서는 자폐스펙트럼장애 청소년의 비만률이 약 22%로, 일반 청소년에 비해 40% 이상 더 높은 것으로 보고된 바 있고, 과체중과 비만은 발달 지연이 있거나 증상이 심할수록, 나이가 많아질수록 더 심한 경향이 있으며, 신체적 질병이나 정신과적 공존질환과 관련이 있는 것으로 알려져 있다(Kahathuduwa 등 2019; Levy 등 2019).

### ▶ 뇌전증

초기 청소년기는 5세 이전과 더불어 자폐스펙트럼장애에서 뇌전증이 가장 많이 발생하는 시기 가운데 하나이다. 자폐스펙트럼장애를 가진 사람의 약 5-40%에서 뇌전증이 동반되며, 지적장애를 동반한 경우 그 빈도가 더 높다(Tuchman와 Rapin 2002). 뇌전증의 발생과 함께 임상 증상이 악화되거나 퇴행이 일어나는 경우가 많다.

**증례**

15세 남학생이 기분의 기복, 짜증, 게임 몰입, 등교거부로 병원에 왔다. 이 청소년은 어린 시절부터 학업성적이 별로 좋지 않고, 친구가 별로 없이 조용히 고립되어 지내 왔으나, 학교에는 비교적 성실하게 등교해 왔다고 하였다. 그러나 3개월 전 전학을 하게 된 이후부터 기분의 기복과 사소한 일에 짜증이 심하고, 무기력해 하고, 밤새도록 컴퓨터 게임을 하다가 아침에 못 일어나고 등교를 거부하기 시작했다. 비슷한 시기부터 가슴과 폐가 아프다고 하고, 숨쉬기 힘들다고 하는 일도 잦았다. 청소년과 면담 시에는 자신의 주관적인 어려움을 조리있게 표현하기 어려워하고, "그냥 귀찮고 학교에 가기 싫어서 빠졌다"고 하였다. 청소년은 치료자의 눈을 빤히 쳐다보는 듯한 눈맞춤을 했고, 낮고 고저가 별로 없는 작은 목소리로 대화하였으며, 표정에 감정이 별로 드러나지 않는 것처럼 보였다. 기분 변동에 대해 질문하자, "주기변동 그래프로 보면, 기분은 일종의 함수로 볼 수 있을 것 같아요. 그런데 지금은 함수의 상수가 무엇인지 모르겠어요"라고 답했고, 대화에서 유난히 문어체를 많이 사용하였다. 발달력을 조사해 보니, 어린 시절부터 자연스러운 눈맞춤이 어렵고, 특별히 필요한 것이 있는 상황 이외에는 타인에게 잘 접근하기 어려웠다고 한다. 언어가 지연되어 3세 이후에 간단한 문장을 만들기 시작했으며, 보호자는 청소년의 언어가 유창해진 이후에도 타인의 정서를 읽어내기 어렵고, 읽거나 들은 이야기의 흐름을 이해하지 못한다고 느꼈다. 어릴 때부터 지하철 노선도 와 엘리베이터를 매우 좋아했으며, 지하철의 방송 소리를 호선 별로 구분할 수 있었고, 큰 건물에 가면 엘리베이터를 타러 가고 싶어 해서 계획대로 일정을 진행하기 어려웠다고 한다.

## 5 진단

DSM-5에서는 자폐스펙트럼장애의 진단 기준으로 다음과 같은 요건들을 제시하고 있다. 첫째, 다양한 맥락에 걸친 사회적 의사소통과 사회적 상호교류의 장애로, 현재 혹은 발달력 상에서 사회정서적인 상호교환성의 결핍, 사회적 상호작용에 사용되는 비언어적 의사소통 행의 결핍, 부모 이외의 사람과 발달연령에 맞는 적절한 관계를 형성하고 유지하지 못하는 문제가 나타난다. 둘째, 행동, 관심, 활동이 한정되고, 반복적이고, 상동적인 양상이 나타난다. 그리고 이러한 증상들이 어린 시절부터 나타나며, 매일의 기능을 제한하고 장애를 유발해야 한다(American Psychiatric Association 2013).

청소년기나 초기 성인기에도 자폐스펙트럼장애의 진단 기준은 영유아기, 아동기와 동일하다. 진단 절차에서도 아동의 경우와 동일하게 발달력, 현재 나타나는 증상의 평가, 언어 및 지능, 기능수준의 확인, 공존증상의 진단과 감별진단, 기질적 문제 확인 등이 필요하다. 청소년기나 초기 성인기에 처음 진단을 받는 경우는, 현재의 행동 특성뿐 아니라 과거 발달력에서 나타났던 자폐스펙트럼장애 관련 행동을 정확히 평가하는 것에 특히 주의를 기울일 필요가 있다. 자폐스펙트럼장애의 진단에 사용하는 보호자 면담 도구인 자폐증 진단 면담 – 개정판(autism diagnostic interview – revised, 이하 ADI-R)에서는 만 4-5세 사이에 가장 증상이 심했던 시기, 또는 평가 대상자가 살아 오는 동안 가장 심했던 시기에 관해 질문하는 항목들이 있는데, 이를 활용하면 발달력상에 나타났던 자폐스펙트럼장애 관련 증상들에 대해 상세히 평가할 수 있다(LeCouteur 등 2003). 하지만 평가 대상자의 나이가 많을수록 보호자가 제공하는 정보가 정확하지 않을 수 있으므로, 과거의 의무기록이나 학교로부터의 정보, 치료 기록 등을 참고해야 하는 경우가 많다.

특히 후기 청소년기나 초기 성인기에 진단받게 되는 경우에는 전형적인 자폐스펙트럼장애 증상이 덜 뚜렷할 수 있고, 불안이나 우울을 비롯한 공존증상에 의해 진단이 더 복잡해질 수 있다. 영국의 National Institute for Health and Care Excellence (NICE 2012)에서는 초기 성인기에 자폐스펙트럼장애를 진단할 때 1) 타인과의 상호작용이 제한되어 있음, 즉 무관심하거나, 냉담하거나, 부적절함, 2) 상호작용의 목적이 자신의 필요를 충족시키는 것에 제한됨, 3) 너무 순진하거나 일방적인 상호작용, 4) 타인이 상호작용을 시도하려고 할 때 반응이 제한적임, 5) 다양한 사회적인 상황에서 행동을 맥락에 맞게 변화시키지 못함, 6) 대인관계에서 공감 표현을 잘 하지 못함, 7) 융통성 없는 루틴을 고집하고 변화에 저항함, 8) 반복적인 행동이나 활동이 현저함 등을 중요하게 고려할 것을 권고하고 있다.

청소년기가 되면, 당사자에게 진단에 관해 언제, 어떻게, 어느 정도까지 알려줄 것인지가 임상적인 관심사 중 하나일 수 있다. 특히 기능이 좋은 청소년일수록 사회적 관계에서 겪는 어려움이나 갈등, 외로움, 자신이 또래들과 어떤 차이를 갖고 있다는 점을 더 잘 인식하게 되므로, 임상가나 보호자 모두가 당사자에게 진단을 알려주는 것에 대해 고민하게 되는 경우가 많다. 이에 대한 체계적인 연구는 매우 드물고, 모두에게 합당한 방식은 존재하지 않지만, 자폐스펙트럼장애에 대한 경험이 많은 임상가들은 대체로 다음과 같은 점들에 주의를 기울이도록 권하고 있다. 첫째, 시기와 방법은 부모가 결정하되, 부모와 임상가 사이에 이를 미리 상세히 논의할 것. 둘째, 부모 또는 임상가가 할 수도 있지만, 부모 스스로가 할 경우에는 진단을 알려준 이후의 반응을 다루기 위한 만남을 계획할 것. 셋째, 진단을 알려준 이후에 오히려 자신이 겪어 온 어려움에 대해 명료하게 이해하고 치료적인 개입에 더 잘 참여하게 도우며, 분명한 진단을 알게 되었다는 것에 대해 안정감을 높이는 긍정적인 반응을 보이는 경우가 많지만 불안이나 분노, 낙인 등의 부정적인 반응이 있을 가능성에 대해서도 대비할 것 등이다. 시기에 대해서는 아동 또는 청소년이 자신의 특성에 대해 어느 정도 궁금해 하기 시작할 때가 가장 적절하다는 의견이 많다(Eckerd 2019).

## 6 감별진단과 동반질환

자폐스펙트럼장애에서 동반질환은 매우 흔하며, 청소년기에도 예외는 아니다. 동반질환이 있을 경우 치료 효과를 경감시키는 경향이 있는데, 어떤 동반질환들은 약물치료나 인지행동치료에 상당히 잘 반응하므로, 이를 잘 평가하여 치료하는 것은 임상적으로 매우 중요하다. 자폐스펙트럼장애에서 동반질환의 분포와 임상적 중요성은 연령에 따라 차이가 있다. 영유아기에 가장 흔하고 문제가 되는 동반질환은 의사소통장애와 지적장애이며, 아동기에 흔한 동반질환은 주의력결핍과잉행동장애, 행동장애, 불안장애 순이다(Leyfer 등 2006 ; de Bruin 등 2007 ; Simonoff 등 2008; Sinzig 등 2009). 청소년기에도 주의력결핍과잉행동장애는 동반질환으로 자주 관찰되며 연령의 증가와 자폐스펙트럼장애 증상의 심각도에 따라 더 높은 빈도로 나타난다(Gordon-Lipkin 등 2018). 이때 주의력결핍과잉행동장애를 동반질환으로 있는 아동 및 청소년들은 다른 불안장애 혹은 정서장애에 취약하다는 연구 결과들도 있다.

성인기로의 전환기를 맞는 자폐스펙트럼장애인들은 특히 정신건강 문제에 더 취약하다. 초기 성인기의 동반질환은 주의력결핍과잉행동장애, 불안장애, 그리고 기분장애 순으로 흔하다고 보고되고 있다(Ghaziuddin 등 2002; Ghaziuddin과 Zafar 2008; Sterling 등 2008; Hofvander 등 2009; Joshi 등 2013; Croen 등 2015; Roy 등 2015). 특히 지능과 적응기능의 격차가 클수록 정신건강문제에 취약하다는 점에도 주목할 필요가 있다(Kraper 등 2017).

특히 청소년기에는 우울증을 비롯한 기분장애의 병발에 주의를 기울여야 한다. 자폐스펙트럼장애에서 우울증의 정확한 유병률은 평가 대상과 방식의 다양성, 지적장애나 의사소통장애를 함께 가진 사람들에게서 증상을 정확히 평가하기 어려운 문제 등으로 인해 정확히 측정하기는 어렵지만 일반인구 또는 지적장애만 단독으로 갖고 있는 사람들에서보다는 더 많이 나타나는 것으로 알려져 있다(Mayes 등 2011). 우울증은 소아, 청소년보다는 성인으로 갈수록 더 많고, 평균 이상의 지능을 가진 사람들에서 더 많으며, 보호자의 보고보다는 자기보고에서 유병률이 더 높게 보고되는 경향이 있다(Hudson 등 2019). 자폐스펙트럼장애에 병발한 우울증은 우울한 기분, 즐거움의 상실, 부정적인 사고 등 전형적인 증상으로 나타나기도 하지만, 자극과민성(irritability)의 증가, 개인 특유의 관심사에 대한 흥미가 줄거나 오히려 강해지는 것 혹은 좀 더 어두운 내용으로 변하는 것, 반복적인 행동의 증가, 불안이나 강박, 동일함에 대한 집착의 증가, 기능의 퇴행 등으로 나타나는 경우도 많으므로 진단에 주의를 요한다(Pezzimenti 등 2019). 자폐스펙트럼장애에 우울증이 병발하는 경우 자살사고와 시도가 일반인구보다 더 높으므로 적극적으로 발견하고 치료할 필요가 있다(Cassidy와 Rodgers 2017).

불안장애는 자폐스펙트럼장애에서 매우 빈번하게 병발하지만 흔히 간과되기 쉬운 문제 중

하나다. 자폐스펙트럼장애를 가진 소아, 청소년의 약 40%에서 범불안장애, 사회불안장애, 강박장애 등의 불안장애가 공존하는 것으로 알려져 있다(Wood 등 2009; Gotham 등 2013). 불안장애도 우울증과 마찬가지로 나이가 많을수록 높아지는 경향이 있고, 지능이 정상인 사람들에서 더 많은 것으로 알려져 있다. 자폐스펙트럼장애에서 불안증상은 사회적 관계에서의 어려움과 적응능력의 저하에 대한 스스로의 인식이 높아지는 것에서 기인하기도 하며, 상동행동이나 반복적인 행동과의 관련성을 보고하기도 한다(Vasa와 Mazurek 2015; Kim 등 2021). 대인관계에서의 괴롭힘 역시 불안장애의 중요한 위험요인이 된다(Weiss 등 2015). 불안장애 역시 자폐스펙트럼장애 청소년의 삶의 질을 낮출 뿐 아니라, 사회적 상황에의 노출을 줄임으로써 사회성 기술을 발달시킬 수 있는 기회를 현저히 박탈하고, 반복적 행동에의 몰두를 증가시키는 결과를 초래하므로 적극적으로 치료할 필요가 있다.

일반적으로 자폐스펙트럼장애는 지적장애, 의사소통장애, 주의력결핍과잉행동장애를 비롯한 다른 신경발달장애와의 감별이 중요하지만, 특히 청소년기 또는 성인기에 처음 진단받는 경우에는 만성 기분장애, 강박장애, 사회불안장애, 조현병, 회피성 또는 조현형 성격장애 등 이 시기에 발생할 수 있는 다른 정신건강문제들과도 감별이 필요하다. 이를 위해서는 사회적 의사소통 능력과 반복적인 행동의 지속성에 대한 발달력과 종적인 궤적을 면밀히 확인하고 어린 시절의 행동에 대한 정확한 정보를 얻는 것이 가장 중요하다.

## 7 치료

청소년기에 자폐스펙트럼장애의 치료 원칙은 개별적인 특성에 따라 부족한 기술을 훈련하고, 강점을 찾아 키워주며, 공존질환을 적극적으로 치료해야 한다는 측면에서는 아동기의 치료와 크게 다르지 않다. 하지만 청소년기에는 치료의 중요성도 간과할 수는 없지만, 청소년기 특유의 발달에 주의를 기울이고, 이들이 살아가고 있는 환경에 잘 적응하도록 일상생활과 학교생활의 기능을 돕는 것도 중요하다. 첫째, 실행능력의 장애로 인해 계획세우기, 우선순위 정하기, 시간 배분하기, 해야 할 일을 조직화하기, 자기조절 등에 어려움을 겪는 경우가 많고, 인지적인 융통성이 부족하므로, 이를 보완하고 훈련하기 위한 교육 시스템과 가정에서의 지원이 필요하다(Rosenthal 등 2013). 둘째, 사춘기의 시작과 이에 따른 신체적인 변화를 이해하고 대비하도록 돕기 위해서는 일반적인 또래들보다 조금 일찍 이에 대해 설명해주고, 다른 사람들과 함께 이야기할 수 있는 주제와 그러지 말아야 할 일들을 구분하도록 교육하는 것이 중요하다. 셋째, 개인의 위생과 관련된 활동을 수행하거나 사회적으로 적절한 옷차림을 선택하는 것에 어려움을 가진 상태로 청소년기에 이르는 경우가 많으므로, 이에 대한 교육과 도움도 필요하다. 넷째, 또래들 사이에서 고립되지 않도록 관심사를 공유할 수 있는 또래집단을 찾고 관계를 맺고 유지할 수 있게 지원하는 것이 필요하다.

의사소통이 가능하고 경계선 이상의 지능을 가진 청소년들에게는 사회기술이나 인지행동치료의 원리를 활용한 치료들이 유용할 수 있다. 사회성 기술 훈련은 대화기술, 타인의 관점에서 생각하기, 다른 사람들의 비언어적인 의사소통 이해하기, 또래를 사귀고 관계를 유지하기, 대인관계에서 일어나는 갈등 해결하기 등에 필요한 기술을 가르치는 훈련이다. 근거가 확립된 사회성 기술훈련의 예시로는 Program for Education and Enrichment of Relational Skills (PEERS®)가 있다(Laugeson와 Frankel 2010; 유희정 등 2013). PEERS는 12–18세의 청소년들을 대상으로 하는 집단 사회성치료로, 청소년과 부모집단으로 나누어 총 14회기에 걸쳐 사회성 기술을 훈련한다. 프로그램의 목표는 청소년의 관심사를 기반으로 공통의 관심사를 가진 친구를 찾고 관계를 유지하며, 또래관계에서 일어나는 놀림과 괴롭힘, 논쟁 등 부정적인 경험에 대응하는 방법을 가르치는 것이다. 프로그램의 핵심 전략은, 자폐스펙트럼장애를 가진 청소년이 갖고 있는 흥미와 관심사를 대인관계를 형성하는 데 일종의 강점으로 활용하는 것이고, 전형적으로 발달하는 청소년들이 실제 사회적 관계에서 사용하는 기술들을 매우 구체적으로 교육하고, 부모를 통해 일반화할 수 있는 방법을 제시하는 것이다. 인지행동치료는 자폐스펙트럼장애 청소년에게 동반된 불안장애에 가장 많은 근거가 확립되었다. 우울증의 치료에 대한 유용성은 좀 더 많은 연구가 필요하다.

공존질환이 삶의 질에 미치는 영향이 중요한 시기이므로 목표증상에 맞는 약물치료의 역할 역시 중요하다. 아동기와 마찬가지로 청소년기에도 감각예민성, 공격성과 충동성, 정서조절의 문제, 우울장애와 불안장애, 강박장애, 주의력결핍과잉행동장애, 틱, 수면장애 등의 공존질환에 약물치료의 효과가 확립되어 있다. 심리사회적 치료에 잘 반응하지 않는 경우, 증상의 빠른 해결이 필요한 경우, 증상으로 인한 일상생활이나 학업의 저해가 유의미하게 있을 때 약물치료를 시도해 볼 수 있다.

청소년기에서 성인기로 이행하는 전환기에는 특히 많은 어려움과 도전이 수반되는 시기이기도 하다. 그 전까지 가족의 보호와 비교적 구조적인 교육 시스템 안에서 대체로 잘 적응하던 청소년들도 고등학교를 졸업하고 나면 독립적인 의사결정, 비구조화된 대학교육에 적응하기, 일자리 찾기, 일상생활 관리, 대인관계, 재정 관리, 여가시간 보내기 등 일상의 다양한 측면에서 새로운 국면을 맞게 된다. 이 시기에는 성인들의 실행기능과 사회에의 적응을 돕고, 자신에게 잘 맞는 일을 찾고, 독립적인 생활을 영위하는 데 필요한 기술들을 훈련하고 지원할 필요가 있다.

## 8 경과와 예후

청소년기에는 아동기에 비해 감각예민성이나 과잉행동, 비적응적 행동, 반복적인 행동이 줄어들고, 일상생활 기능에 필요한 적응능력이 더 발달하는 것으로 보인다(Anderson 등 2010, Chowdhury 등 2010). 자폐스펙트럼장애의 증상이 청소년기와 초기 성인기를 거치면서 어떻게 변하는지에 대한 전향적 추적 연구는 많지 않다. 대체로 자폐스펙트럼장애의 진단은 청소년기까지 그대로 유지되는 것으로 생각되며, 최근의 연구들에서는 어린 시절에 진단 받은 청소년의 20% 미만에서만 진단이 전형적인 자폐증에서 좀 더 광범위한 자폐스펙트럼장애로 달라졌다고 보고하고 있다(Beileninik 등 2017). 과거에 출판된 전향적 추적연구들에서는 자폐스펙트럼장애의 성인기 경과가 대체로 좋지 않은 것으로 보고하고 있다. 즉, 성인이 된 자폐스펙트럼장애인 5명 중 한 명만 독립적인 삶을 살고, 의미 있는 우정관계를 맺으며, 고용상태를 유지하는 것으로 알려졌다. 또한 대체로 50% 이상 감독이 주어지는 시설에 거주해야 할 정도로 독립적인 기능이 부족한 정도에서, 시설 거주가 필요하지는 않으나 일상생활에 상당한 도움을 필요로 하는 수준 사이에 해당하는 것으로 보고되어 왔다(Steinhausen 등 2016).

하지만 증상이나 기능 영역별로 면밀하게 살펴보면, 핵심증상 이외의 영역에서는 연령이 증가하면서 상당히 많은 변화를 보이며, 변화의 정도에 개인차가 매우 크다. 최근의 한 전향적 추적 연구에서는 후기 아동기에서 성인기로 갈수록 자폐스펙트럼장애의 증상 심각도는 비슷하게 유지되는 반면 지능지수로 측정한 인지기능은 유의미하게 증가했다고 보고하였다(Simonoff 등 2020). 성인기에 독립적으로 살아가기 위해서는 의사소통, 사회성 기술, 일상생활기술 등 적응기술을 필요로 한다. 자폐스펙트럼장애를 가진 사람들은 적응기술의 어려움을 갖는 경우가 흔하고, 이것은 특히 후기청소년기에서 성인기로의 전환기에 문제가 된다. 그런데 이런 적응능력은 지능지수와는 독립적인 것으로 생각되며, 평균 수준의 지능을 가진 자폐스펙트럼장애인에 비해 지적장애를 가진 사람들의 적응기능이 상대적으로 더 양호하다는 연구도 있다(Kanne 등 2011; Matthews 등 2015). 최근에 미국에서 발표된 장기적인 전향적 추적연구에서는, 고기능 및 저기능 자폐스펙트럼장애 모두에서 아동, 청소년기에 일상생활기능은 점진적으로 호전되지만, 고등학교 졸업과 함께 호전 추세가 감소함을 보고하였다(Clark 등 2021). 이는 자폐스펙트럼장애를 가진 사람들의 기능이 지속적으로 발전하기는 하지만 개인차가 매우 크고, 개인 내에서도 영역별로 발달 속도와 양상이 매우 다양하다는 것을 의미한다.

# Ⅲ. 의사소통장애 Communication disorders

## 1 정의

의사소통장애는 언어의 표현과 이해, 말소리의 명료성, 유창성, 그리고 사회적 상황에서의 사용에 제한이 있는 것으로 정의한다. DSM-5에서는 이를 각각 언어장애, 말소리장애, 유년기 발생 유창성장애(말더듬), 사회적(화용) 의사소통장애로 지칭한다.

## 2 역학

의사소통장애의 유병률은 연구방법에 따라 큰 차이가 있어 정확하지 않은 경향이 있다. 학령전기 아동 가운데 7-15%에서 표현성 또는 수용성 언어발달의 장애가 있는 것으로 알려졌지만, 이들 가운데 어느 정도가 청소년기 혹은 그 이후까지 지속되는지는 분명치 않다. 말소리장애나 말더듬의 경우에도 청소년기가 되면서 점차 호전되는 것으로 알려져 있지만, 청소년기나 성인기의 유병률은 불분명하다. DSM-5에서 처음 제안된 사회적의사소통장애의 경우에도 아직 정확한 유병률의 통계자료는 거의 없다.

## 3 원인

의사소통장애는 생물, 심리, 사회적으로 복합적인 원인을 갖고 있는 것으로 알려져 있다.

유전적인 소인, 언어와 관련된 대뇌의 구조결함, 실행기능의 문제 등이 광범위하게 관여한다는 연구들이 있다.

## 4 진단 및 임상 특성

언어장애는 언어를 이해 또는 표현하는 기능의 결핍에 의해 구어나 수어, 기타 다른 방식을 통한 언어의 획득과 사용에 어려움이 있는 것을 의미한다. 어휘력이 잘 발달하지 않는 것, 문법과 형태의 규칙에 따라 문장을 형성하고 단어를 배열하는 능력이 제한되어 있는 것, 어휘를 사용하고 문장을 연결하여 주제나 사건을 설명하거나 대화를 하는 능력에 결함이 있는 것 모두를 포함한다. 증상이 발달 초기 단계부터 시작되어야 하며, 표준화된 언어검사상에서 언어 능력이 나이에 비해 측정 가능한 수준으로 현저히 낮고, 이것이 효과적인 의사소통, 학업의 수행, 대인관계를 맺는 것에 영향을 주어야 한다.

사회적 의사소통장애는 언어의 여러 가지 요소들 가운데 언어의 사회적 맥락을 이해하거나 대인관계 맥락에서 사용하는 데 어려움이 있는 장애를 말한다. 즉, 인사하기, 정보공유 등을 포함하여 사회적인 의도를 가지고 사회적 상황에 적절하게 의사소통을 사용하는 것의 어려움. 상황이나 듣는 이의 요구, 사회적 위계에 따라 의사소통 방식을 바꾸는 능력의 결함, 대화나 이야기하기의 사회적인 규칙을 따르기 어려움, 명백하게 이야기되지 않거나 모호한 의미를 담은 언어, 은유, 관용구, 유머 등을 이해하기 어려운 것이 임상 특성이다. DSM-4-TR의 전반적 발달장애 가운데 달리 분류되지 않는 전반적 발달장애(pervasive developmental disorder not otherwise specified, PDD NOS) 범주의 애매함에 대한 우려로 인해 새로 제안된 진단이다. 사회적 의사소통의 결함이 있으면서 반복적 행동이나 제한적 관심사가 없는 경우에 과거에는 PDD NOS로 진단이 가능했다면, DSM-5 기준에서는 이들에게 사회적의사소통장애의 진단을 내릴 수 있다. 하지만 여기 해당되는 진단을 받은 사람들이 청소년기나 성인기에 어떤 임상적인 특성을 갖는지, 자폐스펙트럼장애나 다른 의사소통장애에 비해 예후는 어떤지, 치료 원칙의 차이는 무엇인지 아직 많은 연구가 필요하다.

말소리장애는 말소리를 만들어내는(조음) 기능의 지속적인 장애로 인해 명료한 음성이나 전달하고자 하는 내용의 언어적 소통에 저해가 되는 상태를 의미한다. 유년기 발생 유창성장애(말더듬)는 개인의 연령이나 언어 숙련도에 부적절한 말의 유창성의 장애로 말과 음절을 반복하는 것, 자음 소리의 연장, 단어의 분절, 말 머뭇거림, 문제가 있는 단어를 피하기 위해 말을 대치하는 것, 단어에 과도한 신체적 긴장을 동반하는 것, 단음절의 단어 반복 등이 있으면서 의사소통을 저해할 때 진단할 수 있다.

## 5 감별진단 및 동반질환

의사소통장애에는 지적장애나 주의력결핍과잉행동장애, 불안장애 및 품행장애 등의 행동장애가 흔히 동반된다(Pinborough-Zimmerman 등 2007). 모든 의사소통장애는 청력장애나 뇌의 기질적인 원인에 대한 감별이 우선 이루어져야 하며, 말소리나 유창성장애에서는 특히 뇌손상, 구개열 등 발성 기관의 장애, 감각장애, 운동장애를 감별해야 한다. 지적장애와 자폐스펙트럼장애와의 감별이 필요한데, 특히 사회적의사소통장애와 자폐스펙트럼장애의 감별은 매우 중요하다.

## 6 치료

의사소통장애에서 조기 개입은 매우 중요하다. 발달 맥락에서의 언어치료 및 기능적인 언어치료를 통해 상당히 호전되지만, 청소년기까지 지속되어 온 의사소통장애를 효과적으로 치료할 수 있다는 근거는 별로 없다. 동반질환에 대한 접근, 부모교육, 특수교육의 복합적인 도움을 요한다.

## 7 경과와 예후

6세 이전까지 또래 수준의 언어를 습득하는 경우에는 비교적 예후가 좋지만, 언어장애가 학령기에도 계속되는 경우에는 청소년까지 지속되는 경우가 많다. 말소리장애의 경우, 경도의 장애는 약 75%에서 6세까지 자연히 회복되고, 8-9세에 상당히 호전되며, 이후까지 일부 오류가 잔존하는 경우는 약 5%정도인 것으로 알려졌다. 반면 중증의 말소리장애는 예후가 좋지 않으며 성인기까지 지속되는 경향이 있고, 수용성 언어의 장애가 동반되는 경우가 많다고 알려져 있다(Shriberg 1994). 5세 때 의사소통장애로 진단을 받은 아동들과 전형적인 발달을 하는 아동들을 20년 동안 추적 관찰한 결과, 언어 및 읽기 이해와 동작성 지능, 가족의 사회 경제적 상태, 의사소통장애 혹은 지적장애에 대한 가족력 등의 복합적인 요소들이 예후에 영향을 미치는 것으로 보고되었다(Johnson 등 2010).

## 참고문헌

보건복지부. 장애인등록현황. 2019. [cited 2021 Apr 8]. Available from URL: https://www. mohw. go.kr/react/jb/sjb030301vw.jsp

유희정, 반건호, 조인희, 서전성, 김은경, 전상신, 외. 부모와 함께하는 자폐스펙트럼장애 청소년 사회기술훈련 (PEERS®). 서울:시그마프레스; 2013.

한국통계진흥원. 장애인경제활동실태조사 2019년 정기통계품질진단 결과보고서. [cited 2021 Apr 6]. Available from URL: http://kostat.go.kr/portal/korea/kor_pi/8/6/1/index.board

American Psychiatric Association. Diagnostic and statistical manual of mental disorders, 5th ed. Arlington, VA: American Psychiatric Publishing; 2013.

Anderson DK, Maye MP, Lord C. Changes in Maladaptive Behaviors From Midchildhood to Young Adulthood in Autism Spectrum Disorder. Am J Intellect Dev Disabil 2011;116:381–97.

Baio J, Wiggins L, Christensen DL, Maenner MJ, Daniels J, Warren Z, et al. Prevalence of autism spectrum disorder among children aged 8 years –Autism and developmental disabilities monitoring network, 11 sites, United States, 2014. MMWR Surveill Summ 2018;67:1–23.

Bieleninik Ł, Posserud MB, Geretsegger M, Thompson G, Elefant C, Gold C. Tracing the temporal stability of autism spectrum diagnosis and severity as measured by the Autism Diagnostic Observation Schedule: A systematic review and meta–analysis. PLoS One 2017;12:e0183160.

Bittles AH, Petterson BA, Sullivan SG, Hussain R, Glasson EJ, Montgomery PH. The influence of intellectual disability on life expectancy. J Gerontol 2002;57:M470–M472.

Buckley N, Glasson EJ, Chen W, Epstein A, Leonard H, Skoss R, et al. Prevalence estimates of mental health problems in children and adolescents with intellectual disability: A systematic review and meta–analysis. Aust NZJ Psychiatry 2020;54:970–984.

Cassidy S, Rodgers J. Understanding and prevention of suicide in autism. Lancet Psychiatry 2017;6:e11.

Chowdhury M, Benson BA, Hillier A. Changes in Restricted Repetitive Behaviors with age: A study of high-functioning adults with Autism Spectrum Disorders. Res Autism Spectr Disord 2010;4:210-6.

Clarke EB, McCauley JB, Lord C. Post-high school daily living skills in autism spectrum disorder. J Am Acad Child Psy In Press2021.

Croen LA, Zerbo O, Qian Y, Massolo ML, Rich S, Sidney S, et al. The health status of adults on the autism spectrum. Autism 2015;19:814-23.

de Bruin EI, Ferdinand RF, Meester S, de Nijs PF, Verheij F. High rates of psychiatric co-morbidity in PDD-NOS. J Autism Dev Disord 2007;37:877-86.

Eckerd M. Disclosure of ASD Diagnosis to Children and Adolescents. J Health Serv Psychol 2019;45:17-22.

Einfeld SL, Piccinin AM, Mackinnon A, Hofer SM, Taffe J, Gray KM, et al. Psychopathology in young people with intellectual disability. JAMA 2006;296:1981-89.

Ghaziuddin M, Ghaziuddin N, Greden J. Depression in persons with autism: Implications for research and clinical care. J Autism Dev Disord 2002;32:299-306.

Ghaziuddin M, Zafar S. Psychiatric comorbidity of adults with autism spectrum disorders. Clin Neuropsychiatry 2008;5:9-12.

Gordon-Lipkin E, Marvin AR, Law JK, Lipkin PH. Anxiety and mood disorder in children with autism spectrum disorder and ADHD. Pediatrics 2018;141:e20171377.

Gotham K, Bishop SL, Hus V, Huerta M, Lund S, Buja A, et al. Exploring the relationship between anxiety and insistence on sameness in autism spectrum disorders. Autism Res 2013;6:33-41.

Hofvander B, Delorme R, Chaste P, Nydén A, Wentz E, Ståhlberg O, et al. Psychiatric and psychosocial problems in adults with normal-intelligence autism spectrum disorders. BMC Psychiatry 2009;9:35-44.

Hudson CC, Hall L, Harkness KL. Prevalence of Depressive Disorders in Individuals with Autism Spectrum Disorder: a Meta-Analysis. J Abnorm Child Psychol 2019;47:165-75.

Johnson CJ, Beitchman JH, Brownlie EB. Twenty-year follow-up of children with and without speech-language impairments: family, educational, occupational, and quality of life outcomes. Am J Speech Lang Pathol 2010;19:51-65.

Joshi G, Wozniak J, Petty C, Martelon MK, Fried R, Bolfek A, et al. Psychiatric comorbidity and functioning in a clinically referred population of adults with autism spectrum disorders: A comparative study. J Autism Dev Disord 2013;43: 1314-25.

Kahathuduwa CN, West BD, Blume J, Dharavath N, Moustaid-Moussa N, Mastergeorge A. The risk of overweight and obesity in children with autism spectrum disorders: A systematic review and meta-analysis. Obes Rev 2019;20:1667-79.

Kanne SM, Gerber AJ, Quirmbach LM, Sparrow SS, Cicchetti DV, Saulnier CA. The role of adaptive behavior in autism spectrum disorders: implications for functional outcome. J Autism Dev Disord. 2011;41:1007-18.

Kim SY, Kim YA, Song DY, Bong G, Kim JM, Kim JH, et al. State and trait anxiety of adolescents with autism spectrum disorders. Psychiatry Investig 2021;18:257-65.

Kraper CK, Kenworthy L, Popal H, Martin A, Wallace GL. The Gap Between Adaptive Behavior and Intelligence in Autism Persists into Young Adulthood and is Linked to Psychiatric Co-morbidities. J Autism Dev Disord 2017;47:3007-17.

Laugeson EA, Frankel F. Social skills for teenagers with developmental and autism spectrum disorders: The PEERS treatment manual. New York: Routledge;2010.

LeCouteur A, Lord C, Rutter M. Autism Diagnostic Interview-Revised. Los Angeles, CA: Western Psychological Services; 2003.

Lee K, Cascella M, Marwaha R. Intellectual disability. [cited 2021 Apr 6]. Available from URL: https://www.ncbi.nlm.nih.gov/books/NBK547654/

Levy SE, Pinto-Martin JA, Bradley CB, Chittams J, Johnson SL, Pandey J, et al. Relationship of weight outcomes, co-occurring conditions, and severity of autism spectrum disorder in the study to explore early development. J Pediatr 2019;205:202-9.

Leyfer OT, Folstein SE, Bacalman S, Davis NO, Dinh E, Morgan, J, et al. Comorbid psychiatric disorders in children with autism: Interview development and rates of disorders. J Autism Dev Disord 2006;36:849-61.

Lysaght R, Šiška J, Koenig O. International Employment Statistics. J Policy Pract Intellect Disabil 2015;12:112-9.

Maenner MJ, Shaw KA, Baio J, Washington A, Patrick M, DiRienzo M, et al. Prevalence of autism spectrum disorder among children aged 8 years – Autism and developmental disabilities monitoring network, 11 sites, United States, 2016. MMWR Surveiill Summ 2020;69:1-12.

Maïano C, Normand CL, Salvas MC, Moullec G, Aimé A. Prevalence of School Bullying Among Youth with Autism Spectrum Disorders: A Systematic Review and Meta-Analysis. Autism Res 2016;9:601-15.

Matthews NL, Smith CJ, Pollard E, Ober-Reynolds S, Kirwan J, Malligo A. Adaptive Functioning in Autism Spectrum Disorder During the Transition to Adulthood. J Autism Dev Disord 2015;45:2349-60.

Mayes SD, Calhoun SL, Murray MJ, Ahuja M, Smith LA. Anxiety, depression, and irritability in children with autism relative to other neuropsychiatric disorders and typical development. Res Autism Spectr Disord 2011;5:474-85.

Munir KM. The co-occurrence of mental disorders in children and adolescents with intellectual disability/intellectual developmental disorder. Curr Opin Psychiatry 2016;9, 95-102.

National Institute for Health and Care Excellence. Autism spectrum disorder in adults: diagnosis and management. [cited 2021 Apr 6]. Available from URL: https://www.nice.org.uk/guidance/cg142

Patel DR, Cabral MD, Ho A, Merrick J. A clinical primer on intellectual disability. Transl Pediatr. 2020;9:S23-S35.

Pezzimenti F, Han GT, Vasa RA, Gotham K. Depression in Youth with Autism Spectrum Disorder. Child Adolesc Psychiatr Clin N Am 2019;28:397-409.

Pinborough-Zimmerman J, Satterfield R, Miller J, Bilder D, Hossain S, McMahon W. Communication disorders: prevalence and comorbid intellectual disability, autism, and emotional/behavioral disorders. Am J Speech Lang Pathol 2007;16:359-67.

Rosenthal M, Wallace GL, Lawson R, Wills MC, Dixon E, Yerys BE, et al. Impairments in real-world executive function increase from childhood to adolescence in autism spectrum disorders. Neuropsychology 2013;27:13-8.

Roy M, Prox-Vagedes V, Ohlmeier MD, Dillo W. Beyond childhood: Psychiatric comorbidities and social background of adults with asperger syndrome. Psychiatr Danub 2015;27:50-9.

Shriberg LD. Five subtypes of developmental phonological disorders. Clin Commun Disord 1994;4:38-53.

Simonoff E, Pickles A, Charman T, Chandler S, Loucas T, Baird G. Psychiatric disorders in children with autism spectrum disorders: Prevalence, comorbidity, and associated factors in a population-derived sample. J Am Acad Child Psy 2008;47:921-9.

Simonoff E, Kent R, Stringer D, Lord C, Briskman J, Lukito S, et al. Trajectories in symptoms of autism and cognitive ability in autism from childhood to adult life: Findings from a longitudinal epidemiological cohort. J Am Acad Child Adoles Psychiatry 2020;59:1342-52.

Sinzig J, Walter D, Doepfner M. Attention deficit/hyperactivity disorder in children and adolescents with autism spectrum disorder symptom or syndrome? J Atten Disord 2009;13: 117-26.

Steinhausen HC, Mohr JC, Lauritsen MB. A systematic review and meta-analysis of the long-term overall outcome of autism spectrum disorders in adolescence and adulthood. Acta Psychiatr Scand. 2016;133:445-52.

Sterling L, Dawson G, Estes A, Greenson J. Characteristics associated with presence of depressive symptoms in adults with autism spectrum disorder. J Autism Dev Disord 2008;38:1011–18.

Tuchman R, Rapin I. Epilepsy in autism. Lancet Neurol 2002;1:352–8.

Turner D, Briken P, Schöttle D. Autism–spectrum disorders in adolescence and adulthood. Curr Opin Psychiatry 2017;30:409–16.

Tyrer F, Dunkley AJ, Singh J, Kristunas C, Khunti K, Bhaumik S, et al. Multimorbidity and lifestyle factors among adults with intellectual disabilities: a cross–sectional analysis of a UK cohort. J Intellect Disabil 2019;63:255–65.

Vasa RA, Mazurek MO. An update on anxiety in youth with autism spectrum disorders. Curr Opin Psychiatry 2015;28:83–90.

Weiss JA, Cappadocia MC, Tint A, Pepler D. Bullying Victimization, Parenting Stress, and Anxiety among Adolescents and Young Adults with Autism Spectrum Disorder. Autism Res 2015;8:727–37.

Westerinen H, Kaski M, Virta LJ, Kautiainen H, Pitkälä KH, Iivanainen M. The nationwide register–based prevalence of intellectual disability during childhood and adolescence. J Intellect Disabil 2017; 61: 802–9

Wood JJ, Drahota A, Sze K, Har K, Chiu A, Langer DA. Cognitive behavioral therapy for anxiety in children with autism spectrum disorders: a randomized, controlled trial. J Child Psychol Psychiatry 2009;50:224–34.

Woodman AC, Mailick MR, Anderson KA, Esbensen AJ. Residential transitions among adults with intellectual disability across 20 years. Am J Intellect Dev Disabil 2014;119:496–515.

# CHAPTER 12

# 주의력결핍과잉행동장애
## Attention Deficit Hyperactivity Disorder

김봉석

## 1 정의

주의력결핍과잉행동장애는 12세 이전에 기능 또는 발달을 저해하는 지속적인 부주의 및 과잉행동-충동성을 보이는 신경발달장애이다(American Psychiatric Association, 이하 APA 2013).

## 2 역학

DSM-5에 따르면 학령기 아동의 5%에서 주의력결핍과잉행동장애를 가지며(APA 2013) 지역사회조사에서 주의력결핍과잉행동장애의 유병률은 초등 남학생의 17% 및 초등 여학생의 8%이고, 청소년기 남학생의 11% 및 여학생의 6%이었다. 한편 청소년기 유병률이 3%라고 하는 연구도 있다(Polanczyk 등 2007). 평가가 이질적임에도 불구하고 문화 간에 명백한 차이의 근거는 없으며 풀링된 임상자료(pooled data)에서 여아보다 남아에서 높은 유병률을 보인다(Moriyama 등 2012).

우리나라 중고등학생 2,672명의 아동청소년을 대상으로 실시한 국내 정신 질환의 유병률 조사에서 주의력결핍과잉행동장애 유병률은 13.3%로 보고되었다(안동현 2009). 또한 국민건강보험 자료를 이용한 단년도 연구에서는 19세 미만 아동에서 주의력결핍과잉행동장애의 전체 유병률은 17.0%이고 남아에서 21.46%, 여아에서 9.5%이었다. 유병률은 10-12세 연령에서 최고치에 이르러 연령 증가에 따라 감소하였다(황보람 등 2016). 한편 서울, 고양, 대구 및 제주지역의 역학연구에서 DISC를 이용한 주의력결핍과잉행동장애 전생애 유병률은 초등학생 5.47%, 중고등학생 3.51%이었고 역치하 진단은 초등학생 13.14%, 중고등학생 4.51%이었고 Diagnostic Predictive Scale로 조사한 유병률은 초등학생 12.27%, 중고등학생 8.34%이었다(김봉년 2018).

## 3 원인

주의력결핍과잉행동장애와 연관되는 단일한 원인은 없으며 병의 원인은 환경요인, 유전요인 및 생물학적 요인 등 다양한 요인으로 이루어져서 그 위험을 높인다.

주의력결핍과잉행동장애는 강한 유전적 요소를 가지며 유전율은 76%로 평가된다(Faraone 등 2005). 가계도 연구를 통한 주의력결핍과잉행동장애 일차 친족의 위험률은 15-60%이며, 쌍생아 연구를 통한 유전연구에서는 71-90% 정도의 높은 유전율을 보고하고 있다(Faraone 등 2005; Akutagava-Martins 등 2013). 주의력결핍과잉행동장애의 유전전달의 기전은 알려져 있지 않다(Dulcan 등 2017). 주의력결핍과잉행동장애의 원인유전자의 다양한 후보유전자들에 대하여 유전연관분석, 메타 분석, 장유전체연관분석, 단위반복수 변이연구들이 이루어지고 있다(김은진 등 2017).

환경적 요인으로는 조산이 주의력결핍과잉행동장애와 가장 일관되게 연관되는 요인이다 (Bhutta 등 2002).

특정한 환경적 요인이 주의력결핍과잉행동장애의 발생과 연관되는지를 확인하기 어렵다. 인생 초기의 심한 박탈은 가능성 높은 위험요인이나 모성 흡연, 알코올 및 물질 남용, 모성 스트레스, 저체중아, 유기인산염 살충제, 폴리염화비페닐, 납 등은 인과관계가 불명확한 위험인자이며 아연, 마그네슘 및 고도불포화지방산 부족, 인공식용색소, 과도한 설탕, 가족 문제 및 저수입, 부모-자녀 갈등 등은 상관관계는 있으나 입증된 위험인자는 아니다(Thapar 등 2013).

의학적 혹은 신경학적 원인을 가진 아동은 주의력결핍과잉행동장애 인구의 작은 부분을 나타낸다(표 12-1). 연성신경학징후(soft neurological sign)는 주의력결핍과잉행동장애 아동에서 흔하지만 불안장애 아동이나 정상아동에서도 발견되며 진단적 의미는 없다(Dulcan 등 2017).

표 12-1. Suggested medical contributions to etiology of ADHD

| Prenatal | Young mother<br>Poor maternal health<br>Maternal use of cigarettes or alcohol |
|---|---|
| Perinatal | Prematurity<br>Intrauterine growth retardation |
| Infancy | Malnutrition |
| Toxicity | Lead exposure |
| Genetic disorders | Fragile X syndrome<br>Glucose-6-phosphate dehydrogenase deficiency<br>Generalized resistance to thyroid hormone    Phenylketonuria |
| Brain injury | Trauma<br>Infection |

출처: Dulcan 등 2017

## 1) 주의력결핍과잉행동장애의 신경생물학

주의력결핍과잉행동장애와 연관된 특정 신경학적 결손에 대한 증거가 늘어나고 있다. 주의력결핍과잉행동장애에서 전두엽–선조체 기능부전을 지지하는 확실한 증거가 존재한다. 주의력결핍과잉행동장애 환자는 해부학적으로 시상–피질–선조체 회로와 관련 있는 계획, 조직, 작업기억, 시간 감각 및 충동조절 같은 집행기능과 억제 조절에서 결손을 가진다(Castellanos 등 2006). 시상–피질–선조체 회로에서의 활동은 GABA에 의해 중개되고 catecholamine (dopamine과 norepinephrine)에 의해 조정된다(Kieling 등 2008).

## 4 임상 특성 및 증례

주의력결핍과잉행동장애 증상은 시간이 지남에 따라 인지적 및 교육적 요구가 더 두드러지는 것으로 나타나기 쉽다. 이러한 발달적 궤적은 주의력결핍과잉행동장애 증상의 약화를 보이는 일부 아동에서 진단 기준 전체를 만족시키지 못할 수 있다(Kirova 등 2019).

추적관찰 연구에 따르면 약 60% 정도의 주의력결핍과잉행동장애 아동에서 청소년기를 지나 성인기까지 주요 증상이 지속된다(Biederman 1998).

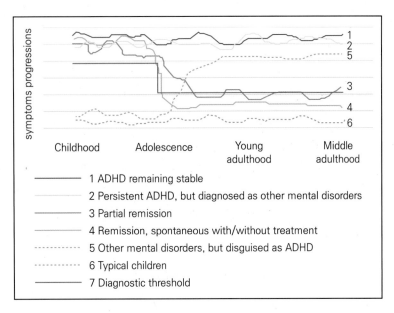

그림 12-1. Trajectories of ADHD and Psychiatric comorbidity across the lifespan

출처: Franke 등 2018

표 12-2. Changes in ADHD symptoms from childhood to adolescence

|  | preschool years | primary school years | adolescence |
|---|---|---|---|
| Inattention | • Short play sequences (<3 min)<br>• Leaving activities incomplete<br>• Not listening | • Brief activities (<10 min)<br>• Premature changes of activity<br>• Forgetful; disorganized; distracted environment | • Less persistence than peers (<30 min)<br>• Lack of focus on the details of a task<br>• Poor planning ahead |
| Overactivity | • "Whirlwind" | • Restless when calm expected | • Fidgety |
| Impulsivity | • Does not listen<br>• No sense of danger (hard to distinguish from oppositionality) | • Acting out of turn; interrupting other children and blurting out answers<br>• Thoughtless rule-breaking<br>• Intrusions on peers; accidents | • Poor self-control<br>• Reckless risk-taking |

출처: Taylor 와 Sonuga-Barke 2008

주의력결핍과잉행동장애의 증상은 시간이 지남에 따라 다르게 표현된다(그림 12-1 및 표 12-2).

청소년기에는 과제와 일을 완료하는 것이 어렵고 마무리를 짓기가 어려운 양상이며 집중을 유지하는 데 더욱 어려움을 보인다. 외부자극에 쉽게 주의가 흐트러지고 학업을 비롯한 일상생활 기능을 더욱 저하시킨다. 더불어 계획하기, 시간 관리하기 등 실행기능의 저하가 두드러지게 된다(Goodman 등 2012).

아동에 비해 청소년은 부주의 우세형이 많고, 학습장애가 더 흔하며 주로 장기지속형 메틸페니데이트로 치료받는다. 새로 진단된 청소년은 행동적 공존병리가 덜 나타나고 두통과 불면이 더 많다(Mahajnah 등 2020). 주의력결핍과잉행동장애 증상은 청소년에서 매일 매일 변동하며 증상 변동에 대하여 반복적 증상평가의 과정과 치료가 필요하다(Schmid 등 2020).

---

### 증례 1 　중학교 2학년 15세 여학생

완벽하게 되지 않으면 하지 않으려는 경향이 중학교 진학하면서 생긴 것을 주소로 내원하였다.

병전 성격은 밝은 편으로 발달력에서 특이 사항은 없었다. 초등학교 5-6학년이 되면서 언어가 거칠어지는 모습이 관찰되었고 중학교 올라와서 시험 대비가 잘되지 않고 과외 시간에 숙제가 완벽하게 되지 않으면 수업을 가지 않거나 못가겠다고 하는 모습을 보이고 중학교 1학년에 공부를 잘 하지 않고 방청소도 하지 않아서 어머니와 마찰을 빚었고 생리기간에 기분 변동이 있다고 하였다. 초등학교까지는 완벽하게 했지만 중학교 진학 후에 대충하려고 하는 편이라고 한다.

아버지는 50세 대졸이며 직업은 의사이고 차분한 성격이며 어머니는 46세 대졸이며 직업은 간호사이며 성격은 책임감이 높고 현재 스트레스가 높은 상태이다.

심리검사에서 K-WISC-IV로 측정한 전체지능지수는 89이고 언어이해 84, 지각추론 107, 작업기업 95, 처리속도82이었다. 위스콘신카드분류검사(WCST)에서 저하된 소견을 보이고 stroop 검사에서 color word 반응이 떨어져 있고 종합주의력검사(CAT)에서 정반응시간과 정반응시간 표준편차가 증가되어 있었으며 작업기억력이 저하되어 있었다. 원활한 관계 형성 및 교류가 어려운 모습으로 불편감을 경험하고 또한 자신의 기대와 실제 성취 간의 차이로 불만감, 좌절감을 경험하고 있다.

첫 면담에서 머뭇거리지만 협조적으로 면담에 임하였고 1년 유급하여 새 무리에 낄 수 있을 지를 걱정하여 몇 달 전부터 학교가기 위한 준비를 하는데 계속 미루고 놀게 된다고 하였다. 학교 가려는 것이 불안하지만 해보겠다고 하고 장래 희망은 정하지 않았고 댄스와 공부 인스타올리기를 하고 싶다고 하였다.

현재 atomoxetine을 시도하여 현재 40 mg 복용하면서 기분의 변동은 없으며 집중이 조금 나아졌다고 한다. 약부작용은 보이지는 않으며 의욕도 조금 생겼다고 한다.

 **증례 2** 고등학교 1학년 16세 남학생

수업 중에 자거나 떠들어서 담임 선생님에게 검사를 권유받아 내원하였다.

학교에서 돌아오면 가방을 아무 곳에나 던져두고 정리정돈을 못해 늘 주변이 어질러져 있었다. 친구를 만나러 간다고 나가서 부모님의 문자, 전화도 받지 않더니 돌아오기로 한 약속 시간보다 몇 시간씩 늦게 돌아오는 일이 잦았다. 화장실에서 볼일을 보고 난 후에 물을 안 내리고 불도 켜놓은 채 나오는 일이 자주 있었다.

계획 임신으로 태어나서 만삭에 정상 질식분만을 하였고 걸음마를 할 때부터 번잡해서 늘 뛰어다니고 넘어져서 다치는 일이 많았다. 유치원 때 혼자 장난감을 가지고 놀겠다고 해서 아이들이 같이 놀지 않으려고 했다. 초등학교 입학 후, 수업 중 계속 떠들고 장난을 쳐서 지적을 많이 받았다.

아버지는 46세 대졸, 직업은 기자였다. 급하고 다혈질의 성격이었다. 어머니는 44세 대졸로 전업주부이며 부드럽고 유한 성격이었다.

심리검사상 K-WAIS로 측정한 지능은 언어성지능 123, 동작성지능 89, 전체 지능 110이었으며 내적 긴장이 높고 불안, 불편감, 좌절감이 많았다.

## 5 진단

아동 및 청소년에서의 정신건강 문제를 평가할 때에는 임상의는 부주의함, 충동성, 과잉행동에 대한 질문과, 그 증상으로 인하여 장애가 일어나는지 여부를 질문함으로써 주의력결핍과잉행동장애에 대한 선별을 시행하는 것이 필요하다(이문수 등 2017).

### 1) DSM-5 진단기준

**(1) 기능 또는 발달을 저해하는 지속적인 부주의 및 과잉행동-충동성이 ① 그리고/또는 ②의 특징을 갖는다.**

① 부주의 : 다음 9개의 증상 가운데 6개 이상이 적어도 6개월 동안 발달 수준에 적합하지 않고 사회적, 학업적/직업적 활동에 직접적으로 부정적인 영향을 미칠 정도로 지속됨

▶ 주의점 : 이러한 증상은 단지 반항적 행동, 적대감 또는 과제나 지시 이해의 실패로 인한 양상이 아니어야 한다. 후기 청소년이나 성인(17세 이상)의 경우에는 적어도 5가지의 증상을 만족해야 한다.

a. 종종 세부적인 면에 대해 면밀한 주의를 기울이지 못하거나, 학업, 작업 또는 다른 활동에서 부주의한 실수를 저지름(예, 세부적인 것을 못 보고 넘어가거나 놓침, 작업이 부정확함)

b. 종종 과제를 하거나 놀이를 할 때 지속적으로 주의집중을 할 수 없음(예, 강의, 대화 또는 긴 글을 읽을 때 계속해서 집중하기가 어려움)

c. 종종 다른 사람이 직접 말을 할 때 경청하지 않는 것처럼 보임(예, 명백하게 주의집중을 방해하는 것이 없는데도 마음이 다른 곳에 있는 것처럼 보임)

d. 종종 지시를 완수하지 못하고, 학업, 잡일 또는 작업장에서의 임무를 수행하지 못함(예, 과제를 시작하지만 빨리 주의를 잃고 쉽게 곁길로 샘)

e. 종종 과제와 활동을 체계화하는 데 어려움이 있음(예, 순차적인 과제를 처리하는 데 어려움, 물건이나 소지품을 정리하는 데 어려움, 지저분하고 체계적이지 못한 작업, 시간 관리를 잘하지 못함, 마감 시간을 맞추지 못함)

f. 종종 지속적인 정신적 노력을 요구하는 과제에 참여하기를 기피하고, 싫어하거나 저항함(예, 학업 또는 숙제, 후기 청소년이나 성인의 경우에는 보고서 준비하기, 서류 작성하기, 긴 서류 검토하기)

g. 과제나 활동에 꼭 필요한 물건들(예, 학습 과제, 연필, 책, 도구, 지갑, 열쇠, 서류 작업, 안경,

휴대폰)을 자주 잃어버림

　　h. 종종 외부 자극(후기 청소년과 성인의 경우에는 관련이 없는 생각들이 포함될 수 있음)에 의해 쉽게 산만해짐

　　i. 종종 일상적인 활동을 잊어버림(예, 잡일하기, 심부름하기, 후기 청소년과 성인의 경우에는 전화 회답하기, 청구서 지불하기, 약속 지키기)

② **과잉행동-충동성** : 다음 9개 증상 가운데 6개 이상이 적어도 6개월 동안 발달 수준에 적합하지 않고 사회적, 학업적/직업적 활동에 직접적으로 부정적인 영향을 미칠 정도로 지속됨

▶ **주의점** : 이러한 증상은 단지 반항적 행동, 적대감 또는 과제나 지시 이해의 실패로 인한 양상이 아니어야 한다. 후기 청소년이나 성인(17세 이상)의 경우, 적어도 5가지의 증상을 만족해야 한다.

　　a. 종종 손발을 만지작거리며 가만두지 못하거나 의자에 앉아서도 몸을 꿈틀거림

　　b. 종종 앉아 있도록 요구되는 교실이나 다른 상황에서 자리를 떠남(예, 교실이나 사무실 또는 다른 업무 현장, 또는 자리를 지키는 게 요구되는 상황에서 자리를 이탈)

　　c. 종종 부적절하게 지나치게 뛰어다니거나 기어오름(주의점: 청소년 또는 성인에서는 주관적으로 좌불안석을 경험하는 것에 국한될 수 있다)

　　d. 종종 조용히 여가 활동에 참여하거나 놀지 못함

　　e. 종종 "끊임없이 활동하거나" 마치 "태엽 풀린 자동차처럼" 행동함(예, 음식점이나 회의실에 장시간 동안 가만히 있을 수 없거나 불편해함, 다른 사람에게 가만히 있지 못하는 것처럼 보이거나 가만히 있기가 어려워 보일 수 있음)

　　f. 종종 지나치게 수다스럽게 말함

　　g. 종종 질문이 끝나기 전에 성급하게 대답함(예, 다른 사람의 말을 가로챔, 대화 시 자신의 차례를 기다리지 못함)

　　h. 종종 자신의 차례를 기다리지 못함(예, 줄 서 있는 동안)

　　i. 종종 가른 사람의 활동을 방해하거나 침해함(예, 대화나 게임, 활동에 참견함, 다른 사람에게 묻거나 허락을 받지 않고 다른 사람의 물건을 사용하기도 함, 청소년이나 성인의 경우 다른 사람이 하는 일을 침해하거나 꿰찰 수 있음)

**(2) 몇 가지의 부주의 또는 과잉행동-충동성 증상이 12세 이전에 나타난다.**

(3) 몇 가지의 부주의 또는 과잉행동-충동성 증상이 2가지 또는 그 이상의 환경에서 존재한다(예, 가정, 학교나 직장, 친구들 또는 친척들과의 관계, 다른 활동에서).

(4) 증상이 사회적, 학업적 또는 직업적 기능의 질을 방해하거나 감소시킨다는 명확한 증거가 있다.

(5) 증상이 조현병 또는 기타 정신병적 장애의 경과 중에만 발생되지는 않으며, 다른 정신질환(예, 기분장애, 불안장애, 해리장애, 성격장애, 물질 중독 또는 금단)으로 더 잘 설명되지 않는다.

다음 중 하나를 명시할 것 :

- 314.01 (F90.2) 복합형 : 지난 6개월 동안 진단기준 A1(부주의)과 진단기준 A2(과잉행동-충동성)를 모두 충족한다.
- 314.01 (F90.1) 과잉행동/충동 우세형 : 지난 6개월 동안 진단기준 A2(과잉행동-충동성)는 충족하지만 A1(부주의)은 충족하지 않는다.

다음의 경우 명시할 것 :

- 부분 관해 상태 : 과거에 완전한 진단기준을 충족하였고, 지난 6개월 동안에는 완전한 진단기준을 충족하지는 않지만 여전히 증상이 사회적, 학업적 또는 직업적 기능에 손상을 일으키는 상태다.

현재의 심각도를 명시할 것 :

- 경도 : 현재 진단을 충족하는 수준을 초과하는 증상은 거의 없으며, 증상으로 인한 사회적, 학업적 또는 직업적 기능의 손상은 경미한 수준을 넘지 않는다.
- 중등도 : 증상 또는 기능적 손상이 "경도"와 "고도" 사이에 있다.
- 고도 : 진단을 충족하는 수준을 초과하는 다양한 증상 또는 특히 심각한 몇 가지 증상이 있다. 혹은 증상이 사회적 또는 직업적 기능에 뚜렷한 손상을 야기한다.

## 2) 증상척도 및 평가도구

증상 척도들은 주의력결핍과잉행동장애 행동을 평가할 뿐만 아니라 공존할 수 있는 다른 정신과적 증상과 또 다른 정신 장애 진단의 가능성을 타진하는 데 도움이 된다. 주의력결핍과

표 12-3. **Clinical and research scales for assessment and treatment response of ADHD**

코너스 부모용 평정척도-개정판(Conners Parent Rating Scale-Revised, CPRS-R)
코너스 교사용 평정척도-개정판(Conners Teacher Rating Scale-Revised, CTRS-R)
가정상황설문지-개정판(Home Situations Questionnaire-Revised ,HSQ-R)
학교상황설문지-개정판(School Situations Questionnaire-Revised, SSQ-R)
학업 수행 평정척도(Academic Performance Rating Scale, APRS)
주의력결핍과잉행동장애 부모와 교사를 위한 주의력결핍과잉행동장애 평정척도IV(ADHD Rating Scale-IV for Parents and Teachers, ADHD RS-IV)
부주의/과잉행동과 공격성 코너스 교사 평정척도(Inattention/Overactivity With Aggression(IOWA) ConnersTeacher Rating Scale, IOWA CRRS)
스완슨-놀란-팰함 평정척도(SNAP-IV) 등이 있다
아동행동조사표(Child Behavior Checklist, CBCL)

출처: 천근아 등 2007

잉행동장애 진단 및 평가에 사용되는 척도들은 〈표 12-3〉에 기술되어 있다(천근아 등 2007).

### (1) 아동행동 조사표(Child Behavior Checklist)

아동행동 조사표는 광대역척도로 부모용과 교사용, 청소년 자기 보고형(Youth Self-Report)이 개발되어 있다. 모두 한국판 번역본이 있으며 국내 표준화가 이루어졌다(Oh와 Lee 1990; Oh 등 2012).

### (2) ADHD Rating Scale- IV

학령기 아동을 평가하기 위하여 DSM 진단기준에 맞추어 개발되었다(DuPaul 등 1998).

부모와 교사가 평가하게 되어 있으며, 한국어판(K-ARS)의 표준화가 시행되었다(So 등 2002; Jang 등 2007). 2016년에 DSM-5 개정 내용을 반영한 ARS-5가 발표되었으나, 국내 표준화는 아직 이루어지지 않았다.

## 6 감별진단과 동반질환

### 1) 감별진단

주의력결핍과잉행동장애의 장기간 경과는 점진적인 호전이므로 환경적 스트레스와 별도로 지속적인 행동 악화는 다른 정신의학적 질환 발생을 시사한다. 중추신경흥분제에 대한 긍정

**표 12-4. Conditions commonly misdiagnosed as ADHD (in decreasing order of frequency)**

Learning disorder
Sleep disorder
Oppositional defiant disorder
Anxiety disorder
Intellectual disability
Language disorder, mood disorder, tic disorder, conduct disorder
Autism spectrum disorder
Developmental coordination disorder

출처: Bonati 등 2018

적 치료반응이 주의력결핍과잉행동장애 진단을 확인하거나 다른 진단을 배제하는 것은 아니다. 임상적 전문 지식이 정상적인 과활동수준과 주의력결핍과잉행동장애를 구별하는 데 필요하다.

DSM-5는 주의력결핍과잉행동장애와 감별할 16가지 상태 혹은 집단을 열거하는데 상당수가 공존질환이다. 주의력결핍과잉행동장애로 오해받는 발달 및 행동 상태는 〈표 12-4〉와 같다(Bonati 등 2018).

감별진단을 구성하는 상태들은 병력 청취의 용이성을 위해서 집단화될 수 있다.

### (1) 적대적반항장애 및 간헐적폭발장애

주의력결핍과잉행동장애는 종종 적대적반항장애 및 간헐적폭발장애와 같은 가시적이며 종종 파괴적이고 공격적인 행동과 관련되어 외현화장애로 집단화된다. 파괴적인 행동이 과잉 행동이나 충동적인 반응으로 오인될 수 있다.

### (2) 불안장애 및 우울장애, 양극성장애, 파괴적 기분조절장애

불안장애 및 우울장애와 같은 내현화장애는 부주의한 표현으로 오인될 수 있는 반면, 양극성장애와 파괴적기분조절장애 같은 기분 변화와 감정 조절의 문제가 있는 기분 장애는 주의력결핍과잉행동장애의 모든 증상들을 모방할 수 있다.

### (3) 적응장애

최근 시작된 짧은 기간의 문제는 적응장애에 해당할 수 있다. 적응장애는 명시된 스트레스 요인에 대한 반응으로 정서적 또는 행동적 증상이 나타나는 질병이다.

### (4) 자폐스펙트럼장애(Autism spectrum disorder, ASD)

자폐스펙트럼장애아는 종종 과잉행동, 부주의함 및 충동성을 보일 수 있다. 추가적인 사회적 의사 소통 결손과 사회적 접촉 부족은 자폐스펙트럼장애를 구별해내는 데에 도움이 될 수 있다. DSM-5는 자폐스펙트럼장애 진단과 주의력결핍과잉행동장애 진단을 함께 내릴 수 있다.

### (5) 지적장애 및 학습장애

진단받지 않은 지적장애아와 학습장애아는 종종 중추신경흥분제 치료를 받도록 잘못 의뢰된다.

### (6) 기타 정신과적 장애

성격 장애, 정신병 및 물질남용장애 등은 부주의, 충동 및 학업 문제로 나타날 뿐만 아니라 정신의학 또는 기타 적절한 정신건강서비스 지원이 필요하다. 주의력결핍과잉행동장애 증상, 불안, 우울증 또는 정신병을 유발할 가능성이 있는지 아동의 약물을 주의 깊게 검토해야 한다. 정확한 감별진단은 중추신경흥분제 치료가 정신병 증상과 혼란(disorganization)을 악화시킬 수 있기 때문에 정신병을 배제하는데 특히 중대하다 주의력결핍과잉행동장애 아동은 환청, 망상 혹은 사고형태장애를 보이지 않는다. 그러나 주의산만과 과도한 수다는 사고장애와 비슷할 수도 있으며 충동성은 현실검증 부족과 혼동될 수 있는 잠재적으로 위험한 행동과 환경인지의 부족을 가져올 수도 있다.

### (7) 신체적 상태

내과적 상태는 부주의한 주의력결핍과잉행동장애를 모방할 수 있다. 피로 혹은 통증을 유발하는 상태(폐쇄성수면무호흡증, 염증성 장 질환), 감각손상(시각 또는 청각), 학교 출석에 영향을 주는 만성 건강 상태 및 주의력과 각성에 영향을 주는 신경학적 상태(예, 간질, 뇌진탕 후 상태) 등이 포함된다. 또한 이러한 상태는 주의력결핍과잉행동장애와 함께 발생할 수도 있다. 내과적 상태를 치료를 통해 감별할 수 있다(Dulcan 등 2017; Belanger 등 2018).

## 2) 공존질환

주의력결핍과잉행동장애는 공존질환의 빈도가 매우 높으며 50% 이상에서 적어도 하나 이상의 정신과적 공존질환이 진단된다(Pliszka 등 1999; Wilens 등 2002; Larson 등 2011).

많은 주의력결핍과잉행동장애 환자들이 주의력결핍과잉행동장애의 주증상뿐만 아니라 적대적반항장애, 기분장애, 품행장애, 학습장애, 불안장애와 같은 다양한 동반질환 때문에 더욱 심각한 기능 손상을 겪게 된다(Spencer 등 1999).

흔히 주의력결핍과잉행동장애는 특히 적대적반항장애와 품행장애 같은 다른 정신의학적장애와 연관되어 나타난다. 임상적으로 의뢰된 주의력결핍과잉행동장애 아동의 반수에서 또한 품행장애를 가지며 많은 아동에서 적대적반항장애를 가져서 주의력결핍과잉행동장애문헌의 다수는 적대적반항장애와 품행장애의 혼합에 관한 것이다. 임상 상황에서 환아의 대략 1/3은 기분장애와 불안장애를 가진다. 뚜렛장애를 가진 청소년에서 주의력결핍과잉행동장애가 흔하지만 주의력결핍과잉행동장애 아동에서 뚜렛은 상대적으로 드물다. 주의력결핍과잉행동장애의 존재는 지적장애 혹은 특정학습장애 청소년의 임상양상을 복잡하게 만든다. 청소년에서 물질남용이 공존하여 나타날 수 있다(Dulcan 등 2017).

## 7 치료

주의력결핍과잉행동장애의 병태생리와 중추신경자극제의 약리학적 기전에 대한 연구들이 활발히 이루어지고, Multimodal Treatment of Attention-Deficit Hyperactivity Disorder Study (MTA) 연구에서 약물치료가 행동치료보다 주의력결핍과잉행동장애 증상 호전에서 우월한 효과를 보이는 것이 알려지면서, 현재는 약물치료가 주의력결핍과잉행동장애의 일차적인 치료이다(Hunt 등 1995).

주의력결핍과잉행동장애에 대한 비약물치료와 약물치료 둘 다 National Institute for Health and Clinical Excellence (NICE) 가이드라인에서 추천된다(NICE 2009).

### 1) 약물 치료

식품의약품안전처에서 주의력결핍과잉행동장애에 사용이 승인된 약제는 〈표 12-5〉와

표 12-5. Drugs with Korean Ministry of Food and Drug Safety approval for attention-deficit/
hyperactivity disorder

| Generic name | Brand name | Usual daily dose, mg (mg/kg) # | Duration of effect (hr) |
|---|---|---|---|
| Methylphenidate | | | |
| MPH IR | Penid, Perospin | 10–60 (0.3–1.5) | 3–5 |
| MPH ER | Metadate CD, Medikinet retard, Bisphentin controlled release | 20–60 (0.6–1.5) | 6–8 |
| MPH OROS | Concerta OROS | 18–72 (0.4–1.8) | 12 |
| Norepinephrine reuptake inhibitor | | | |
| Atomoxetine | Strattera, Atomoxetine, Atomoxin, Atocera, Artlex, Atomottera | 18–100 (0.7–1.4) | At least 10–12 |
| α2-adrenergic agonist | | | |
| Clonidine ER | Kapvay ER | 0.1–0.4 | At least 10–12 |

MPH, methylphenidate; IR, immediate release; ER, extended release; OROS, osmotic controlled-release oral delivery system.
# : The usual dose should not be interpreted as a cap or a minimal effective dose if a higher or lower dose is clinically indicated in individual cases.
출처: Kim 등 2017 ; KIMS 2018

같다.

## (1) 중추신경자극제

주의력결핍과잉행동장애 약물치료의 일차 약제는 중추신경자극제이다. MTA 연구에서 약물치료 단독이 행동치료보다 주의력결핍과잉행동장애 증상 호전에 우월한 효과를 보였고, 장기간 효과 역시 더 좋은 결과를 보였다. 주의력결핍과잉행동장애를 대상으로 다유형 치료 연구에서 중추신경자극제의 사용이 부주의, 과잉행동, 충동성을 호전시킬 뿐 아니라 파괴적 행동을 약화시키고 학업적 성취와 적절한 교우관계 유지에도 도움이 된다고 보고하였다(Molina 등 2009).

44명의 소규모 연구에서 부모와 청소년은 아토목세틴보다 메틸페니데이트에 더 만족하였고 두 약제에서 약물순응도의 차이는 없었다(Hyosung Roh 와 Bongseog Kim 2021). 장기지속형 중추신경자극제 복용이 증상개선 효과가 좋고 약물 지속 효과, 학교생활 및 수업 태도, 가정생활 및 숙제 등의 장점으로 부모 만족도가 높았다(김봉석과 박은진 2005).

## (2) 비중추신경자극제

Atomoxetine은 선택적 노르에피네프린재흡수차단제로 많은 연구를 통해 효과가 입증이 되어 만 6세 이상의 아동과 청소년을 대상으로의 사용에 FDA 승인을 받았다. 효과와 안정성에 관한 메타분석 연구에서도 두 가지 모두 위약에 비해 유의하게 좋은 것으로 입증되었다(Kratochvil 등 2008).

α2 작용제는 중추신경자극제와 atomoxetine으로 치료 받는 과정에서 문제행동, 틱, 수면장애 등이 지속되는 경우 이 계열의 약물 사용이 효과적으로 보고되었다(Posey와 McDougle 2007).

Bupropion은 여러 연구에서 주의력결핍과잉행동장애 치료에 있어서 효과가 입증되었으나 FDA 승인을 받지 못해 여전히 허가외(off label)의 사용이 가능하다. Bupropion은 발작과 식이장애의 위험성이 있는 경우 사용하지 않도록 권장한다(Shier 등 2012).

Modafinil은 식품의약품안전처에서 기면증 치료제로 승인된 약제로 주의력결핍과잉행동장애 아동청소년에서 주의력결핍과잉행동장애 증상을 유의미하게 감소시키는 것으로 보고되고 있다.

## (3) 약물부작용 및 고려사항

중추신경자극제로 치료 이전에 심전도 검사는 검사 적응증이 없는 경우라면 FDA에서 필요하지 않은 것으로 권고된다(Martinez-Raga 등 2013).

중추신경자극제의 흔한 부작용으로는 식욕부진, 복통, 두통, 불면, 자극과민성/감정 불안정성, 맥박과 혈압 증가 등의 심혈관계 영향 등이 있다. 대부분의 부작용은 주로 치료 초기에 일시적으로 경미하게 나타나서 호전되지만, 식욕부진, 체중감소, 두통, 불면, 틱 등의 증상들이 해소되지 않고 지속되는 경우, 약물을 감량하거나 다른 계열의 약물로 교체한다(Wolraich 등 2019).

Atomoxetine의 흔한 부작용은 식욕감소, 복통, 구토, 소화불량 등의 위장 관련 증상 및 졸림 등의 수면 관련 증상 등이다. 이러한 부작용은 대체로 용량을 조절하면 해결되거나 시간이 지남에 따라 약화된다(Cheng 등 2007).

α2 작용제의 가장 흔한 부작용은 졸림과 피곤이다(Croxtall 2012). 혈압과 심박수를 다소 낮추는 효과가 있으나 임상적 의미는 없는 것으로 보고되고 있다(Jain 등 2011).

Bupropion의 부작용으로는 경도의 불면, 식욕감퇴, 과민함, 졸림, 피로, 두통 및 틱 악화 등이 있을 수 있다(Spencer 등 1993).

Modafinil은 두통, 불안, 과민함, 불면 등을 유발할 수 있다(Briars와 Todd 2016).

## 2) 비약물 치료

### (1) 정신의학적 교육(Psychoeducation)

주의력결핍과잉행동장애 환자와 가족에게 주의력결핍과잉행동장애의 증상, 경과, 만성화 과정, 치료법과 이용 가능한 서비스 등에 대해 교육하는 것은 장기적인 치료 경과에 있어서 치료에 대한 순응도를 높여줄 수 있다는 점에서 중요하다. 여러 무작위대조군 임상 연구에서 정신의학적 교육이 부주의, 과잉행동, 충동성 등 주의력결핍과잉행동장애의 핵심 증상을 경감 시킨다는 결과들을 보고하고 있다(Bai 등 2015; Ferrin 등 2020). 최근의 메타 분석에서 효과 크기는 작지만 사회적 기술을 유의하게 호전시키는 것으로 나타났다(Powell 등 2021).

### (2) 행동적 부모훈련(Behavioral parent training, BPT)

주의력결핍과잉행동장애는 종종 부모와 아동 사이에서 나쁜 가족 기능, 스트레스 수준의 증가 및 갈등적 관계와 연관된다(Deault 2010). 부모 교육은 그 목적이 주의력결핍과잉행동장애에 관하여 부모에게 정보를 주고 더 나은 의사소통과 아동 발달에 대한 관심을 통하여 그들 자녀의 관리를 향상시키고 부모의 자신감을 높이고 부모–자녀 관계를 향상시키기 위하여 행동치료기법을 사용하도록 가르치는 것인 치료프로그램이다.

### (3) 인지행동치료(Cognitive-behavioral therapy, CBT)

인지행동치료는 새로운 사고 체계를 이용하여 기저의 부정적 사고와 신념을 바꾼다는 전제를 바탕으로 이뤄지는 정신치료의 한 종류이다. 청소년 주의력결핍과잉행동장애에서도 인지행동치료가 유용하다는 최근 연구들이 있다(Emilsson 등 2011; Antshel 등 2014).

### (4) 사회성훈련프로그램

사회성프로그램의 목적은 건설적인 사회적 관계를 확립하고 유지하기 위하여 필요한 행동 및 능력을 발달시키는 것이다. 사회성프로그램이 주의력결핍과잉행동장애 아동에서 효능이 증명되어 있지만 잘 확립된 표준 개입 프로그램을 정의하고 또한 효과적이기 위하여 필요한 요소가 무엇인지를 정확히 결정하는 것이 필요하다(de Boo 와 Prins 2007).

### (5) 코칭(Coaching)

코칭은 환자의 일상생활을 파악한 후 환자들이 자신의 목표를 달성할 수 있도록 도와주는 것이다.

### (6) 인공식품색소 및 방부제

메타분석에서 제한식단은 작은 효과크기(0.18)를 가진다(Nigg 등 2012). 그러나 약물을 사용하지 않는 연구로 국한하면 효과 크기는 유의미하지 않았다(Sonuga-Barke 등 2013).

## 8 경과와 예후

주의력결핍과잉행동장애의 지속은 주의력결핍과잉행동장애 증상의 중증도, 증상의 숫자, 증상의 아형, 주의력결핍과잉행동장애 가족력, 정신사회적 역경, 정신의학적 공존병리 및 부모의 정신병리와 연관될 수 있다(Lara 등 2009; Biederman 등 2011). 주의력결핍과잉행동장애의 진단은 낮은 학업 성취, 학업의 조기 중단과 연관되면, 또한 낮은 교육 결과는 역치하 증상을 가진 사람에게 확장된다(Loe와 Feldman 2007). 주의력결핍과잉행동장애는 청소년에서 심각한 반사회적 행동, 경찰과의 연루 및 물질남용을 예측하게 한다(Langley 등 2010). 또한 장기 추적연구에서 주의력결핍과잉행동장애는 직업, 경제 및 사회적으로 부정적 결과, 반사회적 인격장애와 물질남용장애, 정신건강의학과 입원, 구금 및 사망 등의 위험과 연관된다(Klein 등 2012).

수감자에서의 최근 주의력결핍과잉행동장애 메타연구에서 주의력결핍과잉행동장애의 평균 유병률은 청소년재소자에서 30.1%이고 여자청소년에서 남자청소년만큼 높은 것으로 나타났다(Young 등 2015).

주의력결핍과잉행동장애 아동은 또래에 비해 4배 정도 적게 대학 학위를 획득하고 평균적으로 낮은 사회경제상태 지위를 얻는다. 비행행동의 위험은 2-3배 증가한다(Erskine 등 2016).

주의력결핍과잉행동장애의 전 연령에 걸쳐서 사고 성향 특히 도로교통사고가 사망에서 50% 증가의 중대한 원인이다(Dalsgaard 등 2015; Faraone 등 2015).

청소년에서 시작하여 이러한 장애는 종종 물질남용 및 물질의존과 연관되며(Erskine 등 2016) 인격장애의 발전과도 연관된다(Sobanski 등 2010).

장기간의 결과에 대한 체계적 고찰연구에서 치료하지 않은 경우 주의력결핍과잉행동장애 환자는 주의력결핍과잉행동장애를 앓지 않는 사람과 비교해서 나쁜 장기간 결과를 가지며 주의력결핍과잉행동장애 치료는 치료하지 않은 경우와 비교하여 정상 수준까지 이르지 않는다 하더라도 장기간의 결과를 호전시킨다(Shaw 등 2012).

## 📖 참고문헌

김봉석, 박은진. 주의력결핍과잉운동장애 아동에게 Methylphenidate-OROS 투여시 효용성과 안전성 및 부모 만족도를 평가하기 위한 다기관관찰연구. J Korean Acad Child Adolesc Psychiatry 2005;16:pp.279-85.

김붕년. 정신건강기술개발사업 최종보고서 아동청소년의 정신장애 유병률 및 위험요인 연구 – 초중고등학교 대상 학교중심연구. 2018.

김은진, 김윤신, 서완석 등. 주의력결핍과잉행동장애 한국형 치료 권고안 개정안(I) –서론, 임상양상 및 공존질환–. J Korean Acad Child Adolesc Psychiatry 2017;28(2): 46-57.

안동현. 청소년정신건강장애. 대한의사협회지 2009;52:745-57.

이문수, 박수빈, 김경미 등., 주의력결핍과잉행동장애 한국형 치료 권고안 개정안(II) – 진단 및 평가 –. J Korean Acad Child Adolesc Psychiatry 2017;28(2): 58-69.

천근아, 김지훈, 강화연 등. 주의력결핍과잉행동장애 한국형 치료권고안(II) –진단 및 평가 –. J Korean Acad Child Adolesc Psychiatry 2007;18(1): 10-5.

황보람, 장혜정, 홍민하 등. 19세 미만 인구의 정신장애 진단 분포: 국민건강보험 자료를 중 심으로. J Korean Acad Child Adolesc Psychiatry 2016;27(2):139-145.

Akutagava-Martins GC, Salatino-Oliveira A, Kieling CC, Rohde LA, Hutz MH. Genetics of attention-deficit/hyperactivity disorder: current findings and future directions. Expert Rev Neurother 2013;13(4):435-45.

American Psychiatric Association. Diagnostic and statistical manual of mental disorders (DSM-5

(R)). 5th ed. Arlington, TX: American Psychiatric Association Publishing; 2013.

Antshel KM, Faraone SV, Gordon M. Cognitive behavioral treatment outcomes in adolescent ADHD. J Atten Disord 2014;18(6):483-95.

Bai G-N, Wang Y-F, Yang L, Niu W-Y. Effectiveness of a focused, brief psychoeducation program for parents of ADHD children: improvement of medication adherence and symptoms. Neuropsychiatr Dis Treat 2015;11:2721-35.

Bhutta AT, Cleves MA, Casey PH, Cradock MM, Anand KJS. Cognitive and behavioral outcomes of school-aged children who were born preterm: a meta-analysis. JAMA 2002;288(6):728-37.

Biederman J. Attention-deficit/hyperactivity disorder: a life-span perspective. J Clin Psychiatry 1998;59 Suppl 7:4-16.

Biederman J, Petty CR, Clarke A, Lomedico A, Faraone SV. Predictors of persistent ADHD: an 11-year follow-up study. J Psychiatr Res 2011;45(2):150-5.

Bonati M, Reale L, Zanetti M, Cartabia M, Fortinguerra F, Capovilla G, et al. A regional ADHD center-based network project for the diagnosis and treatment of children and adolescents with ADHD. J Atten Disord 2018;22(12):1173-84.

Briars L, Todd T. A review of pharmacological management of attention-deficit/hyperactivity disorder. J Pediatr Pharmacol Ther 2016;21(3):192-206.

Bélanger SA, Andrews D, Gray C, Korczak D. ADHD in children and youth: Part 1-Etiology, diagnosis, and comorbidity. Paediatr Child Health 2018;23(7):447-53.

Castellanos FX, Sonuga-Barke EJS, Milham MP, Tannock R. Characterizing cognition in ADHD: beyond executive dysfunction. Trends Cogn Sci 2006;10(3):117-23.

Cheng JYW, Chen RYL, Ko JSN, Ng EML. Efficacy and safety of atomoxetine for attention-deficit/hyperactivity disorder in children and adolescents-meta-analysis and meta-regression analysis. Psychopharmacology (Berl) 2007;194(2):197-209.

Croxtall JD. Clonidine extended-release in attention-deficit hyperactivity disorder: profile report: Profile report. CNS Drugs 2012;26(3):277-9.

Dalsgaard S, Østergaard SD, Leckman JF, Mortensen PB, Pedersen MG. Mortality in children, adolescents, and adults with attention deficit hyperactivity disorder: a nationwide cohort study. Lancet 2015;385(9983):2190-6.

Deault LC. A systematic review of parenting in relation to the development of comorbidities and functional impairments in children with attention-deficit/hyperactivity disorder (ADHD). Child Psychiatry Hum Dev 2010;41(2):168-92.

de Boo GM, Prins PJM. Social incompetence in children with ADHD: possible moderators and mediators in social-skills training. Clin Psychol Rev 2007;27(1):78-97.

Dulcan MK, Ballard RR, Jha P et al. ADHD In Concise Guide to Child and Adolescent Psychiatry 5th ed. Arlington, TX: American Psychiatric Publishing; 2017.

DuPaul GJ, Power TJ, McGoey KE, Ikeda MJ, Anastopoulos AD. Reliability and validity of parent and teacher ratings of attention-deficit/hyperactivity disorder symptoms. J Psychoeduc Assess 1998;16(1):55-68.

Emilsson B, Gudjonsson G, Sigurdsson JF, Baldursson G, Einarsson E, Olafsdottir H, et al. Cognitive behaviour therapy in medication-treated adults with ADHD and persistent symptoms: a randomized controlled trial. BMC Psychiatry 2011;11(1):116.

Erskine HE, Norman RE, Ferrari AJ, Chan GCK, Copeland WE, Whiteford HA, et al. Long-term outcomes of attention-deficit/hyperactivity disorder and conduct disorder: A systematic review and meta-analysis. J Am Acad Child Adolesc Psychiatry 2016;55(10):841-50.

Faraone SV, Asherson P, Banaschewski T, Biederman J, Buitelaar JK, Ramos-Quiroga JA, et al. Attention-deficit/hyperactivity disorder. Nat Rev Dis Primers 2015;1:15020.

Faraone SV, Perlis RH, Doyle AE, Smoller JW, Goralnick JJ, Holmgren MA, et al. Molecular genetics of attention-deficit/hyperactivity disorder. Biol Psychiatry 2005;57(11):1313-23.

Ferrin M, Perez-Ayala V, El-Abd S, Lax-Pericall T, Jacobs B, Bilbow A, et al. A randomized controlled trial evaluating the efficacy of a psychoeducation program for families of children and adolescents with ADHD in the United Kingdom: Results after a 6-month follow-up. J Atten Disord 2020;24(5):768-79.

Franke B, Michelini G, Asherson P, Banaschewski T, Bilbow A, Buitelaar JK, et al. Live fast, die young? A review on the developmental trajectories of ADHD across the lifespan. Eur Neuropsychopharmacol 2018;28(10):1059-88.

Goodman DW, Surman CB, Scherer PB, Salinas GD, Brown JJ. Assessment of physician practices in adult attention-deficit/hyperactivity disorder. Prim Care Companion CNS Disord [Internet] 2012;14(4). Available from: http://dx.doi.org/10.4088/PCC.11m01312

Jain R, Segal S, Kollins SH, Khayrallah M. Clonidine extended-release tablets for pediatric patients with attention-deficit/hyperactivity disorder. J Am Acad Child Adolesc Psychiatry 2011;50(2):171-9.

Su-Jin Jang, M.A., Dong-Su Suh, Byun H-J. Normative study of the K-ARS(Korean ADHD rating scale) for parents. J korean Acad Child Adolesc Psychiatry 2007;18(1):38-48.

Hunt RD, Arnsten AF, Asbell MD. An open trial of guanfacine in the treatment of attention-deficit hyperactivity disorder. J Am Acad Child Adolesc Psychiatry 1995;34(1):50-4.

Kieling C, Goncalves RRF, Tannock R, Castellanos FX. Neurobiology of attention deficit hyperactivity disorder. Child Adolesc Psychiatr Clin N Am 2008;17(2):285-307, viii.

Kim H−W, Kim E, Kim J−H, Park J, Bahn GH, Lee YJ, et al. The revised Korean practice parameter for the treatment of attention−deficit hyperactivity disorder (III) − pharmacological treatment −. J korean Acad Child Adolesc Psychiatry 2017;28(2):70−83.

KIMS [Internet]. KIMS information center for drugs. [cited 2021 Oct 14]. Available from: http://kimsonline.co.kr/drugcenter/search/totalSearch?Keyword=bisphentin

Kirova A−M, Kelberman C, Storch B, DiSalvo M, Woodworth KY, Faraone SV, et al. Are subsyndromal manifestations of attention deficit hyperactivity disorder morbid in children? A systematic qualitative review of the literature with meta−analysis. Psychiatry Res 2019;274:75−90.

Klein RG, Mannuzza S, Olazagasti MAR, Roizen E, Hutchison JA, Lashua EC, et al. Clinical and functional outcome of childhood attention−deficit/hyperactivity disorder 33 years later. Arch Gen Psychiatry 2012;69(12):1295−303.

Kratochvil CJ, Milton DR, Vaughan BS, Greenhill LL. Acute atomoxetine treatment of younger and older children with ADHD: a meta−analysis of tolerability and efficacy. Child Adolesc Psychiatry Ment Health 2008;2(1):25.

Langley K, Fowler T, Ford T, Thapar AK, van den Bree M, Harold G, et al. Adolescent clinical outcomes for young people with attention−deficit hyperactivity disorder. Br J Psychiatry 2010;196(3):235−40.

Lara C, Fayyad J, de Graaf R, Kessler RC, Aguilar−Gaxiola S, Angermeyer M, et al. Childhood predictors of adult attention−deficit/hyperactivity disorder: Results from the world health organization world mental health survey initiative. Biol Psychiatry 2009;65(1):46−54.

Larson K, Russ SA, Kahn RS, Halfon N. Patterns of comorbidity, functioning, and service use for US children with ADHD, 2007. Pediatrics 2011;127(3):462−70.

Loe IM, Feldman HM. Academic and educational outcomes of children with ADHD. J Pediatr Psychol 2007;32(6):643−54.

Mahajnah M, Sharkia R, Shorbaji N, Zelnik N. The clinical characteristics of ADHD diagnosed in adolescents in comparison with younger children. J Atten Disord 2020;24(8):1125−31.

Martinez−Raga J, Knecht C, Szerman N, Martinez MI. Risk of serious cardiovascular problems with medications for attention−deficit hyperactivity disorder. CNS Drugs 2013;27(1):15−30.

Molina BSG, Hinshaw SP, Swanson JM, Arnold LE, Vitiello B, Jensen PS, et al. The MTA at 8 years: prospective follow−up of children treated for combined−type ADHD in a multisite study. J Am Acad Child Adolesc Psychiatry 2009;48(5):484−500.

Moriyama TS, Chon A, Verin RE et al. ADHD in IACAPAP Textbook of Child and Adolescent Mental Health. 2012.

National Collaborating Centre for Mental Health (UK). Attention deficit hyperactivity disorder:

Diagnosis and management of ADHD in children, young people and adults. Leicester, England: British Psychological Society; 2012.

Nigg JT, Lewis K, Edinger T, Falk M. Meta-analysis of attention-deficit/hyperactivity disorder or attention-deficit/hyperactivity disorder symptoms, restriction diet, and synthetic food color additives. J Am Acad Child Adolesc Psychiatry 2012;51(1):86-97.e8.

Oh KJ, Kim MY, Kim YA. Standardization study for the Korean version of the teacher's report form. Korean J Sch Psychol 2012;9(2):367-91.

Oh KJ LHR. Development of Korean version of Child Behavior Checklist (K-CBCL). Seoul: Korean Research Foundation Report; 1990.

Carlson CL, Pliszka SR, Swanson JM. ADHD with comorbid disorders: Clinical assessment and management. New York, NY: Guilford Publications; 1999.

Polanczyk G, de Lima MS, Horta BL, Biederman J, Rohde LA. The worldwide prevalence of ADHD: a systematic review and metaregression analysis. Am J Psychiatry 2007;164(6):942-8.

Posey DJ, McDougle CJ. Guanfacine and guanfacine extended release: treatment for ADHD and related disorders: GUANFACINE. CNS Drug Rev 2007 Winter;13(4):465-74.

Powell LA, Parker J, Weighall A, Harpin V. Psychoeducation intervention effectiveness to improve social skills in young people with ADHD: A meta-analysis. J Atten Disord 2021;1087054721997553.

Roh H, Kim B. A brief replication study comparing stimulants and non-stimulants for attention-deficit/hyperactivity disorder treatment with a focus on the compliance, efficacy, and satisfaction. J korean Acad Child Adolesc Psychiatry 2021;32(1):10-6.

Shaw M, Hodgkins P, Caci H, Young S, Kahle J, Woods AG, et al. A systematic review and analysis of long-term outcomes in attention deficit hyperactivity disorder: effects of treatment and non-treatment. BMC Med 2012;10(1):99.

Schmid J, Stadler G, Dirk J, Fiege C, Gawrilow C. ADHD symptoms in adolescents' everyday life: Fluctuations and symptom structure within and between individuals: Fluctuations and symptom structure within and between individuals. J Atten Disord 2020;24(8):1169-80.

Shier AC, Reichenbacher T, Ghuman HS, Ghuman JK. Pharmacological treatment of attention deficit hyperactivity disorder in children and adolescents: clinical strategies. J Cent Nerv Syst Dis 2013;5:1-17.

So YK, Noh JS, Kim YS, Ko SG, Koh YJ. The Reliability and validity of Korean parent and teacher ADHD Rating Scale. J Korean Neuropsychiatr Assoc 2002;41(2):283-9.

Sobanski E, Banaschewski T, Asherson P, Buitelaar J, Chen W, Franke B, et al. Emotional lability in children and adolescents with attention deficit/hyperactivity disorder (ADHD):

clinical correlates and familial prevalence: Emotional lability in ADHD. J Child Psychol Psychiatry 2010;51(8):915-23.

Sonuga-Barke EJS, Brandeis D, Cortese S, Daley D, Ferrin M, Holtmann M, et al. Nonpharmacological interventions for ADHD: systematic review and meta-analyses of randomized controlled trials of dietary and psychological treatments. Am J Psychiatry 2013;170(3):275-89.

Spencer T, Biederman J, Steingard R, Wilens T. Case study: Bupropion exacerbates tics in children with attention-deficit hyperactivity disorder and tourette's syndrome. J Am Acad Child Adolesc Psychiatry 1993;32(1):211-4.

Spencer T, Biederman J, Wilens T. Attention-deficit/hyperactivity disorder and comorbidity. Pediatr Clin North Am 1999;46(5):915-27, vii.

Taylor E, Sonuga-Barke E. Disorders of attention and activity. In: Rutter's Child and Adolescent Psychiatry. Oxford, UK: Blackwell Publishing Ltd.; 2009. p. 522.

Thapar A, Cooper M, Eyre O, Langley K. What have we learnt about the causes of ADHD?: What have we learnt about the causes of ADHD? J Child Psychol Psychiatry 2013;54(1):3-16.

Wilens TE, Spencer TJ, Biederman J. A review of the pharmacotherapy of adults with attention-deficit/hyperactivity disorder. J Atten Disord 2002;5(4):189-202.

Wolraich ML, Hagan JF Jr, Allan C, Chan E, Davison D, Earls M, et al. Clinical practice guideline for the diagnosis, evaluation, and treatment of attention-deficit/hyperactivity disorder in children and adolescents. Pediatrics 2019;144(4):e20192528.

Young S, Moss D, Sedgwick O, Fridman M, Hodgkins P. A meta-analysis of the prevalence of attention deficit hyperactivity disorder in incarcerated populations. Psychol Med 2015;45(2):247-58.

# 13 특정학습장애
## Specific Learning Disorder

정재석

## 1 정의

학습의 어려움은 모든 학습이 어려운 경우와 한정된 일부 학습만 어려운 경우로 나눌 수 있는데, 특정(specific) 학습장애는 일반(general) 학습장애에 대응되는 개념으로, 학교에서 필요한 특정한 기초학습기술에서만 학습의 어려움을 보이는 경우를 말한다. 기초학습기술에는 정확하고 유창한 읽기, 독해, 철자, 작문, 연산, 수학적 추론 등이 포함되는데, 학습장애를 가진 학생은 이 중 한 영역에서만 장해를 가질 수도 있고 여러 영역에 걸쳐 장해를 가질 수도 있다. 특히, 학생이 해당학습기술을 배우기 전에는 그 기술을 습득하기 어려울지 미리 주변에서 예견하기 어려운 '예상치 못함(unexpectedness)'이 핵심 특징이라 할 수 있다.

특정학습장애 개념을 둘러싼 논쟁이 몇 가지 있다. DSM-5는 DSM-IV와 달리 읽기장애, 수학장애를 분리하지 않고 묶어서 특정학습장애라는 넓은 진단명 아래에 두었는데, 이 둘은 서로 원인과 치료법이 달라 둘 사이의 차이점이 불분명해질 가능성이 있기 때문에 분리를 주장하는 이가 많다. 또 진단에서 지능의 역할에 관한 논쟁도 역사가 길다. 학습장애의 핵심개념이 '예상치 못함' 이라는 점에서 DSM-IV는 지능에 비해 낮은 성취수준이라는 기준을 채택하였으나 지능이 낮은 학생을 잘 진단하지 못하는 문제가 생겼다. DSM-5에서는 개별 음소를 인식하거나 조작하는 능력인 음운인식능력의 결함의 존재만으로도 읽기 문제를 설명하기에 충분하므로, 능력-성취 불일치 개념을 채택하지 않았으나, 오히려 이로 인해 지능이 높은 아이를 잘 진단하지 못하는 문제가 생겼다. 또한 DSM-5는 특정학습장애를 신경발달장애라는 넓은 범위에 포함시켰다. 이는 특정학습장애도 유전적인 요인이 발달초기부터 강하게 작용해서 발생하며 일생동안 지속된다는 점과 다른 신경발달장애를 함께 가지고 있는 경우가 많다는 점을 중시했기 때문이다(Snowling과 Hulme 2015). 다른 요소 및 환경요인과 결합하여 상호작용한다는 다중결함체계(multiple deficit frame) 개념은 덜 강조되는 결과를 낳았다. 예를 들어 수학장애는 낮은 수감각이라는 유전적 요인보다는 가정환경, 교수의 역량 등과의 상호작용 효과가 큰 편이므로 신경발달장애모델에는 잘 맞지 않을 수 있다.

## 2 역학

소아청소년에서 특정학습장애 전체의 유병률은 약 10% 정도이며 이는 미국 공립학교 특수교육 대상자의 약 절반을 차지한다. 반면, 우리나라 교육부가 발표한 특수교육 통계에 따르면 특정학습장애 학생은 2020년 기준, 특수교육 대상 학생의 약 1.3%를 차지하여 미국과 큰 차이를 보인다. 성인은 약 4% 정도의 유병률을 보이고 있으므로 청소년기에는 그 중간 정도의 유병률을 가지고 있을 것으로 추정한다. 읽기장애는 특정학습장애 소아청소년 중 75%를 차지하며, 읽기문제만 단독으로 있는 경우보다는 쓰기표현, 수학의 어려움도 동반하는 경우가 많다. 약 60%의 학생은 읽기장애와 수학장애를 동반하는데, 둘 다 가진 아동은 읽기장애만 가진 아동보다 수학을 더 못하는데 반해, 읽기능력은 비슷하다(Snowling과 Hulme 2015, 국립특수교육원 2020). 학습장애의 유병률은 절단점을 1.5표준편차(하위 7%)이하로 하는지 2표준편차(하위 2%)이하로 하는지에 따라 다양하지만, Lewis 등(1994)의 역학연구에 의하면 9-10세의 아동에서 학습장애 중 특수 읽기장애가 3.9%로 흔했으며, 산술장애 단독은 1.3%이었고, 산술장애와 읽기장애가 함께 있는 경우가 2.3%였다. 국내 역학 연구는 드문 편인데 이영식과 홍강의(1989)에 따르면 서울시 내 초등학교 3-4학년 1,154명을 대상으로 조사한 결과 약 3.8%가 읽기장애를 보였다. 또 초기 유병률 연구에서 특정학습장애는 남자가 여자보다 2-3배 많다고 보고되었으나, 추후에 이 수치는 남아들이 더 많이 의뢰되기 때문일 뿐 실제로는 차이가 없다는 해석이 많다.

## 3 원인

### 1) 유전적 원인

　1차 친족에서도 같은 문제가 나타날 확률이 읽기장애는 일반 인구에 비해 4-8배 높은데 반해 수학장애는 5-10배로 더 높다. 1982년에 시작된 콜로라도 쌍생아 연구에서 일란성 쌍생아의 읽기장애 일치율은 68%, 이란성은 38%로 나타났다. 지금까지의 연관 연구에서 9개의 loci(DYX1-DYX9) 중 6개의 후보 유전자를 발견하였는데, 그 중 4개 유전자(~)는 동물 실험에서 뉴런의 이동 및 축삭기의 유도와 관련이 있다고 밝혀졌다. 이처럼 읽기장애 뿐 아니라 읽기 능력 자체에도 유전적인 요소가 강하게 작용하며, 여러 유전자가 다양한 인지 능력에 교차 작용하는 양상을 보인다. 아울러 산전, 주산기, 산후에 받은 뇌손상도 읽기장애와 관련이 있다(Scerri와 Schulte-Körne 2010).

　부모가 읽기장애를 극복한 경우 자녀에서 읽기장애가 발생할 확률이 30%, 극복하지 못한 경우 60%로 보고되어 환경적인 요인도 일정 부분 관여됨을 알 수 있다. 또 읽기장애를 가진 아동은 부모가 읽기를 배우기 전부터 독서를 싫어한다는 보고도 있어 유전적 형질이 환경에 영향을 미칠 가능성도 있다(Pennington 2008).

### 2) 구조적 원인

　퇴행성 질환에서는 뇌 회백질의 용적과 밀도가 모두 줄어들면서 인지기능의 저하가 발생하지만 청소년기에는 뉴런 학습이 이루어지는 부위에서 회백질의 용적은 줄어들고 밀도는 늘어난다고 알려져 있다. Chyl 등(2021)은 소아부터 성인까지 뇌의 발달을 종단적으로 추적한 뇌영상 연구들을 종합한 결과 통상 아동기부터 청소년기까지 뇌 회백질 용적이 감소하고 백질 용적은 증가한다고 하였다. 보통 5살이 되면 대뇌피질 대부분의 두께가 감소하는데, 양측 측두-두정 영역과 오른쪽 전전두 영역만은 예외적으로 8살부터 감소하였다. 읽기능력은 7.5세에 최고치에 이르는 좌상 측두 피질의 두께가 두꺼울수록 잘 발달되는 양상을 보였다. 또 그 이후에는 두정엽과 하전두엽 피질의 용적 감소 정도와 읽기 정확도, 유창성, 빠른 이름대기 수행능력이 비례하는데 이는 소리-철자-의미가 통합되면서 자주 쓰는 신경만 강화되는 방식으로 신경연결의 효율이 늘어야 읽기가 유창해짐을 의미한다. 잘 읽는 아동은 좌뇌 백질이 읽기 시작 전에는 오히려 또래에 비해 수초화가 덜 되었지만, 읽기를 배우고 나서는 초기 3년간 급속히 수초화된다는 소견도 이와 일맥상통한다. 난독증 아동의 뇌발달 경로에 대해서는 두 가지 이견이 있는데 조기에 개입할 경우 정상화된다는 주장도 있지만, 난독증 아동은 좌뇌가 아닌 우뇌의 동일 회로가 강화되면서 읽기가 좋아지더라도 결코 뇌가 정상화되지 않는다는 주장도 있다.

## 3) 기능적 원인

건강한 아동의 뇌 발달을 장기적으로 기능적 fMRI로 추적해보면 인쇄물에 대한 좌측 배측 후두측두 피질(left vOT)의 활성도가 읽기 능력과 강하게 관련되어 있었으며 2년간의 읽기 지도 후에는 언어영역에서 활성이 증가되기 시작했다. 읽기를 배울 때는 배측 후두측두 피질과 의미-소리 영역의 연결이 강해졌다가 일단 자동화가 된 후에는 기능적 연결성이 감소하는 게 일반적이었고 마찬가지로 음운론 과제를 하거나 시청각 통합(audiovisual integration)과제를 할 때의 활성화 정도도 유치원에서 초등학교 2학년까지는 최고치로 올라갔다가 이후에 감소하는 소견이 관찰되었다(Chyl 등 2021).

읽기장애가 있을 경우, 뇌 기능적 MRI에서 좌측 두정엽-측두엽-후두엽에 걸친 뇌의 음성학적 정보처리 영역의 활성화 감소가 관찰되었고, 반대쪽 우측 두정엽-측두엽은 활성화 증가가 보인다고 하였다. 활성화 감소 영역은 뇌기능 결함을, 활성화 증가 영역은 뇌기능 결함에 대한 보상기전으로 해석된다(Shaywitz 2003).

Van de Mark 등(2011)은 백질회로의 연결성을 조사했는데 시각단어형태영역(VWFA)과 읽기시스템의 다른 구성 요소의 연결성에서 난독인 독자와 건강한 독자 사이의 차이점을 조사했다. 건강한 이의 시각단어형태영역은 왼쪽 및 오른쪽 반구의 가깝고 먼 읽기시스템에 모두 연결되어 있었다. 이에 반해, 난독증 환자의 기능적 연결은 왼쪽 시각단어형태영역에서 인접한 영역에만 주로 연결되는 수준으로 크게 줄어 있었다. 또 주의력과 난독증과의 연관을 밝히는 경우가 최근 들어서야 나오기 시작했다. Kovelman 등(2010)의 연구에서는 난독증 아동이 대조군에 비해 음운론적 과제를 하는 중에 뇌 앞쪽 영역(의학적으로 왼쪽 배외측 전전두엽 피질이라고 함)을 사용하지 못하는 것으로 보아, 읽기 문제 발생에 주의력 기제가 작용함을 시사했다.

수학장애에 대한 기능적 뇌 영상 연구 결과, 수세기를 할 때 좌측 두정엽 내구열(left intra-parietal sulcus)과 우반구 상측연상회(right supramarginal gyrus)의 활성화 실패가 발견되었고, 수 크기 비교과제에서는 좌측 두정엽 내구열, 방추상회(fusiform gyrus)의 기능부전이 관찰되었다. 좌측 두정엽 내구열의 비활성화는 수학능력에서 발달적 결핍을 보이는 유전장애로 알려진 터너증후군 집단을 대상으로 한 측정연구에서도 일관되게 나타났다. 수 계산에 서는 측두엽, 특히 각회(angualr gyrus)의 비활성화에서 비장애 아동과 차이를 보였고, 이 밖 에도 우측하전회, 방추상회, 전측대상피질 등 수 계산에 관여해야 할 여러 영역의 비활성화가 관찰되었다. 따라서 각회와 측두−두정피질의 활성화는 수 정보처리의 자동화와 밀접한 관련 이 있는 것으로 보인다(Grigorenko 2021).

## 4 임상 특성 및 증례

### 1) 읽기

글을 읽고 이해하기 위해서는 두 가지 기초 능력이 필요하다. 하나는 문자로 표기된 단어를 말소리로 바꾸는 능력 즉, 해독(decoding)능력이고 또 하나는 해독된 말소리에서 의미를 파악 하는 능력 즉, 언어이해력이다. 이해력이 온전한데 해독능력만 부족한 경우를 난독증(dyslex- ia)이라고 하며, 반대로 해독능력이 온전한데 이해능력만 부족한 경우를 독해장애(compre- hension disorder)라고 한다. 해독능력은 음운론적(phonological)기술과 관련이 크며 언어이해 력은 어휘 지식과 관련이 크다고 되어 있지만, 한 가지 능력의 결함에 의해서가 아니라 많은 인지능력의 장단점이 상호작용하여 읽기 능력이 결정된다. 예를 들어 만 8세때 난독증으로 진 단되는 데 있어 가장 강력한 예측인자는 만 6세 이전에는 난독증 가족력인데 반해, 만 6세부 터는 글자 지식, 음운인식능력, 빠른 이름대기(rapid automatic naming, RAN)능력으로 변한 다. 학령전기 언어 기술의 어려움이 초등 입학 전 해소되면 읽기 문제 발생 가능성이 줄어든 다. 이외에 지능, 산만함, 처리속도, 음운기억력, 시각운동 통합기술, 언어이해력도 읽기 중재 에 대한 반응을 많이 설명하므로 평가에서 이러한 요소들에 가중치를 부여하여 통합하는 판 단이 필요하다(Snowling과 Hulme 2015).

해독의 어려움은 초등학교 저학년 때 또래들에 비해 읽기와 쓰기 능력이 뒤처질 때 처음 발견되기는 하지만, 난독증에 대한 대중과 학교의 인식 수준이 낮거나 아동에게 드러나는 행 동문제가 적은 경우에는, 아동의 수행력이 좋아지길 기다리는 경향이 많아 청소년기가 되어서 야 인지되는 경우도 많다. Stanovich (1986)는 학생의 학습이 부진할 때 점점 주변의 기대 수 준이 낮아지고 학생의 동기도 감소하여 학습량이 줄어들어 학습능력의 격차가 점점 커지는 현상을 마태효과(Matthew effect)라고 부른 바가 있다.

난독증의 4대 증상으로는 말소리 구조에 민감하지 못함, 읽기 학습의 어려움, 철자 학습의 어려움, 외국어 학습의 어려움을 꼽는데, 나이가 들면서 주된 문제가 해당 기술의 숙련도에 따라 조금씩 바뀌는 모습을 보인다. 초등학교에 들어가기 전에는 '횡단보도'를 '행간보도'로 수년간 잘못 듣고 잘못 발음하거나, '치와와'를 말하고 싶은데도 '와치치'라고 말하는 실수를 하는 등 구어 문제를 보이다가 초등학교에 가면서 조금씩 줄어든다. 대신 한글 읽기 학습이 늦어서 자주 봤던 글자만 정확하게 읽을 수 있고, 처음 본 글자를 읽을 수 없다가, 점차 아는 글자가 많아지면서 앞의 몇 글자만 보고 이어지는 글자는 추측해서 읽기(guess reading)를 하거나 조사를 빼먹고 읽기(skip reading)를 하게 된다. 초등학교 고학년이 되면 느리게 읽고, 읽기를 싫어하긴 하지만 그럭저럭 정확하게 읽는 학생이 많아진다. 하지만 맞춤법이 틀리고, 생각하는 바를 조리 있게 표현하지 못하는 문제가 두드러지며, 점차 영어 등 외국어 학습을 어려워하기 시작한다.

**표 13-1. 난독증의 발달단계 별 징후**

| | |
|---|---|
| **학령전기** | 말하기나 언어발달장애의 병력<br>말소리를 이용한 게임에 관심이 없음<br>동요 배우기를 힘들어함<br>혀 짧은 소리(baby talk)가 늦게까지 지속<br>단어를 잘못 발음하는 수가 많음<br>말소리를 어절로 분절시키지 못함 |
| **학령기 초기** | 아주 익숙한 단어 외에는 읽지 못함<br>받침이 있는 단어는 읽지 못함<br>글자의 모양과 무관한 읽기 오류가 많음<br>베껴쓰기는 되나 받아쓰기는 안 됨<br>단어 속 자음, 모음의 순서를 헷갈림 |
| **학령기 후기** | 다음절이나 외래어를 읽을 때 오류가 많음<br>소리가 비슷한 단어끼리 혼돈<br>날짜, 사람이름, 전화번호를 외우기 힘들어 함<br>시간 내에 과제 수행이 안 됨<br>읽기이해력이 부족<br>조사 등 기능어에 대한 이해 부족<br>철자법이 자주 틀리고 작문능력이 부족<br>책 읽기를 싫어함 |
| **청소년기 및 성인기** | 느리고 힘겨운 읽기<br>소리 내서 읽어야만 이해가 가능함<br>자세하게 읽기보다는 대충 읽는 경향이 있음<br>설명문의 읽기이해력과 논술 능력의 부족<br>철자법 실수가 지속됨 |

읽기의 최종 목적은 주어진 글의 의미를 이해하는 데 있는데, 난독증을 가진 청소년은 글을 읽을 수 있게 되더라도, 정신적 에너지를 쏟지 않고 해독하는 수준인 '읽기자동화(reading automaticity)'에 이르지 못하여 다른 학생들에 비해 많은 시간과 에너지를 들여야 의미 이해에 이를 수 있다. 이로 인해 난독증 학생들은 마치 집중력이 부족하거나 기억력이 부족해 보이기도 한다. 이렇게 독해능력 발달과 독서량 부족이 장기간 지속되면 독해에 필요한 메타인지 전략의 발달이 늦어진다. 그리하여 자신이 읽은 것을 이해하는 자기 점검하는 전략과 모르는 어휘를 추론하는 전략 등이 해당 학년 수준보다 저하되어 보이기도 한다. 병력청취에서 참고할 난독증의 발달 단계별 징후는 〈표 13-1〉과 같으며, 각 발달단계별로 난독증의 4대 증상이 차례로 두드러진다.

독해장애는 난독증과는 정반대로 해독은 정상이나 언어이해력에 문제가 있는 경우를 말한다. 이 경우 금방 읽은 것도 잘 기억하지 못하며 읽은 것에서 요지를 잘 파악해내지 못한다. 글에 담긴 정보는 이해하나 추론을 잘 하지 못하며 이해하기 위해 글을 여러 번 다시 읽어야 하므로 읽기가 필요한 일을 피하는 경우가 많다. 점차 어휘력이 부족해지며 글 구조에 따라 다양한 읽기 이해 책략을 사용하지 못하고 자신이 읽은 것을 이해하고 있는지 스스로 모니터하지 못하게 된다. 이 외에도 해독과 언어이해력 모두 문제가 있는 경우도 흔하다.

## 2) 수학

수학을 할 때는 읽기보다 더 복잡한 인지 과정이 동원되므로 수학학습의 어려움은 더 다양한 원인으로 인해 발생하며, 양상도 더 다양하다. 수학학습 문제를 가진 아동 중 절반은 어떠한 형태의 인지적 결함도 가지고 인지적 결함도 가지고 있지 않지만 과거 학습경험의 부족, 빈약한 동기, 불안 등을 원인으로 갖는다. 수학장애를 일으키는 인지적 결함은 5가지를 꼽는데, 첫째는 수 정보를 수직선이나 수평선에 표상하거나 상대적인 크기를 아는 능력의 결함이다. 이는 언어를 배우기 전부터 존재하는 '대략 수시스템(approximate number system)'의 결함에 기인하는데 수감각과도 관련된다. 둘째는 수세기 능력의 느린 발달이다. 셋째는 8+7=15처럼 단순 연산값을 장기기억에 저장하고 인출하는 과정의 어려움이다. 이 장기기억은 다른 언어에 대한 장기기억과는 다른 영역에 저장된다고 알려져 있다. 넷째는 작업기억력의 결함, 다섯째는 주의력을 포함한 실행능력의 결함이다.

아동은 처음 수학을 배울 때 수세기를 잘 하지 못하거나 느리게 하며, 숫자를 읽고 쓰기를 어려워하고 연산기호의 의미를 이해하지 못한다. 수의 상대적 크기를 비교하거나 6개나 8개가 모인 작은 무더기를 보고 한눈에 몇 개인지 알거나(직산, subitizing) 수를 크기 순서대로 배열하기를 힘들어한다. 정상 발달 아동들은 5+3과 같은 덧셈을 풀 때, 처음에는 손가락으로 세지만 나중에는 5에서부터 6, 7, 8 하며 이어세기 전략을 사용하는 등 점차 효율적인 방법을 사용한다. 효율적인 수세기 전략을 통해 작업기억의 부담을 줄이고 문제와 답의 연합이 장기기억으로 넘어가서 결국 8이라는 답을 장기기억에서 자동적으로 인출할 수 있게 된다. 연산은 점점 정확해지고 빨라지며 힘이 들지 않게 된다. 반대로 이와 같은 단순 연산값 암기가 어려우면 연산이 힘들고 느리며 부정확해진다(Snowling과 Hulme 2015).

학년이 올라가 초등학교 3학년부터는 자리값이 많은 수의 연산을 하거나 분수, 소수의 연산을 해야 한다. 이때는 암기만으로는 해결이 안 되고 여러 단계의 계산절차를 수행해야 한다. 자리값, 교환법칙, 결합법칙, 받아올림, 내림과 같은 개념 이해가 부족한 경우 계산절차를 느리게 수행하고 자주 오류를 범하게 된다. 청소년이 되면 연산뿐 아니라 대수나 통계 같은 수학적 추론이 필요한 과제가 많아진다. 읽기에서 학년이 올라갈수록 해독보다 언어이해력의 중요성이 올라가듯이, 수학에서도 점차 연산보다는 수학적 추론능력의 역할이 더 커진다. 어떤 청소년은 연산은 느린 데 반해 수학적 추론은 우수하여 학년이 올라갈수록 수학 성적이 좋아지는 경우가 있기도 하지만, 대부분은 연산자동화가 되지 않아 차례로 나오는 수학적 개념의 학습도 같이 늦어지기 쉽다.

 증례

중학교 1학년 남학생 현빈이는 입학 후 1달이 지난 4월에 어머니와 함께 소아정신과 외래를 방문하였다. 함께 온 어머니의 보고에 의하면 학생은 어릴 때 한글을 배우는 게 늦고 계산이 느려서 공부를 따라가는 것이 힘들었고, 집에서 저녁 내내 어머니가 공부를 도와주어야 한다고 했다. 학생은 얼굴이 앳되고 왜소한 체격으로 밝은 표정이고 협조적이었는데 중학생 된 것이 좋고 공부에 대해 별로 걱정하지 않는다고 했으며 나중에 비행기 조종사가 되고 싶다고 했다. 어려서 수용언어 발달은 괜찮았으나 표현언어가 조금 늦게 발달했으며 늦게까지 '수세미'를 '뚜떼미'라는 하는 것처럼 혀 짧은 소리를 내는 아기 소리(baby talk)가 있었으나 주변에서 아무도 신경쓰지 않았다고 한다.

초등 입학 전 한글 학습 거부가 심해서 한글을 못 떼고 입학했다 하며, 3학년 때부터 기초학습 부진아로 선정되어 교육청에서 온 교사에게 지도를 꾸준히 받았다고 한다. 초등학교 시절 담당했던 교사들은 학생이 밝고 나이에 비해 순수하다고 하였으며, 친구와 갈등도 없고 규칙도 잘 지키고 수업 태도도 좋다며 학생을 하나같이 좋게 평가했다. 영어를 배우면서 어려움이 더 심해져서 읽기 어려움은 물론 알파벳 이름도 아직 모른다고 한다. 진료실에서 한글책을 읽혀보니 오류가 많고 또래에 비해 2배 이상 느렸으며 '구떼프코토' 같은 무의미 음절을 따라 말하기를 시키는데 여러 번 시켜도 정확하게 따라 하지 못했다. 받아쓰기를 시켜보니 받침과 단모음의 오류도 많아 초등학교 2학년 수준의 단어도 제대로 받아쓰기를 힘들어 하였다.

며칠 후 실시한 웩슬러 지능검사 결과 전체 지능은 85로 평균 하 수준이었으며 언어이해/지각추론은 92/102로 높은데 반해 작업기억/처리속도는 70/88로 낮은 수준이었다. 지속주의력 검사에서도 오경보 오류는 정상이나 정반응시간 평균과 표준편차가 저하 수준이었다. CLT 검사에서 읽기, 연산 학업성취도와 관련인지처리검사 결과 다음과 같다.

| 평가 항목 | 결과 | 백분위 | 평가 항목 | 결과 | 백분위 |
|---|---|---|---|---|---|
| 비단어읽기 정확도 | 75% | 하위 1% | 연산유창성(1) | 한 자리 수 17개/분 | |
| 단락읽기 정확도 | 89% | 하위 1% | 연산유창성(2) | 두세 자리 수 15개/분 | |
| 단락읽기 유창성 | 54어절/분 | 하위 1% | 크기비교 | 1.1초 | 하위 4% |
| 비단어 따라하기 | 38% | 하위 1% | 거리비교 | 1.8초 | 하위 39% |
| 낱자-소리 대응 | 83% | 하위 22% | 계수 | 2.7초 | 하위 1% |
| 빠른 이름대기(숫자) | 29초 | 하위 1% | 어림(11-20) | 11% | 하위 28% |
| 빠른 이름대기(물체) | 48초 | 하위 2% | | | |

## 5 진단

### 1) 임상진단

청소년기 학습장애는 종종 과소진단된다. 청소년기에는 학습의 어려움과 함께 불안, 우울, 학습된 무기력이 동반된 경우가 많아 동반 정신병리만 진단하고 학습장애가 간과되기 쉽다. 또 주의력결핍과잉행동장애, 품행장애의 경우 외현적 행동 문제에 일차적 관심을 두고 평가하므로, 학습 문제가 부차적으로 여겨지기 쉬우며, 학습 문제가 있어도 주의력 문제 혹은 학습 태도의 문제로 간주하기 쉽다. 특히 읽기 문제 중 정확하게 읽지 못하는 문제는 청소년이 되면 대부분 사라지고 읽기 속도 및 독해의 문제만 남아서 다른 학습부진과 감별이 어렵다. 또 학습장애 청소년이 보이는 행동양상은 특징적이지 않아 병력청취나 문진으로 알아내기 힘들며 보통 신경심리검사를 통해 원인이 되는 인지결함을 찾아내지 않고서는 진단적인 인상을 얻기 힘들다. 또 지능이 높거나 가정에서 학업지원이 많은 경우 학습장애를 가진 청소년도 학업성취도가 또래 평균 또는 그 이상인 경우도 있음을 고려할 필요가 있다.

첫 만남에서 하는 병력청취에서 1) 읽기, 수학 문제의 가족력 2) 언어발달 지연, 특히 조음장애나 아기 발음(baby talk), 긴 단어의 조음 오류 같은 말소리를 다루는 능력의 사소한 결함, 3) 초기 한글 학습에서의 진전도(한글에 관심이 없거나 학습거부를 보이는 경우가 많다.) 4) 아

표 13-2. 표준화된 국내 학습장애 선별 및 학업성취도 평가 도구

| 검사 도구 | 검사 특성 |
|---|---|
| 난독증 특성 체크리스트<br>(DySC, 김윤옥 등 2015)<br>Dyslexia Screening Checklist | - 선별검사(총 27문항 설문지), 교사가 평가<br>- 평가수준 : 초등학교 1학년-6학년<br>- 평가영역 : 해독.철자, 유창성, 독해<br>- 평가기준 : 38 이하는 난독증 부적합, 39-42은 저위험, 43-57은 고위험, 58이상은 적합 |
| 한국판 학습장애 평가척도<br>(K-LDES, 신민섭 등 2006) | - 선별검사(총 88문항 설문), 부모/교사가 평가<br>- 평가수준 : 초등학교 1학년-6학년<br>- 평가영역 : 주의력, 사고력, 말하기, 읽기, 쓰기, 철자법, 수학적 계산 |
| 기초학습능력검사(NISE-B·ACT, 이태수 등 2018) National Institute of Special Education Basic·Academic Competence Tests | - 개별화 검사<br>- 평가 수준 : 만 5세에서 만 14세<br>- 평가 영역 : 읽기, 수학, 쓰기 |
| 기초학습기능 수행평가 체제(BASA)<br>BASA-읽기(김동일 2008)<br>BASA-수학(김동일 2007)<br>BASA-쓰기(김동일 2008) | - 개별화 검사<br>- 평가 수준 : 아동/청소년<br>- 평가 영역 : 읽기(문자해독, 유창성), 수학(연산의 정확성, 유창성), 쓰기(철자 정확성, 유창성) |
| 해피마인드 종합학습능력검사(CLT, 해피마인드 2014)<br>CLT-R(읽기)<br>CLT-M(수학) | - 전산화 개별화 검사<br>- 평가수준 : 유치원-중3<br>- 평가영역 : 읽기(읽기성취도,읽기 관련 인지처리능력), 수학(연산성취도, 수감각) |
| 읽기성취 및 읽기인지처리능력검사(RARCP, 김애화 등 2014) | - 개별화 검사<br>- 평가수준 : 초1-초6<br>- 평가영역 : 읽기성취도,읽기관련 인지처리능력,읽기이해 |
| 난독증진단-평가도구<br>(KOLRA, 배소영 등 2015) | - 개별화 검사<br>- 평가수준 : 초1-초6<br>- 평가영역 : 해독,읽기이해,음운처리능력,쓰기능력 |

동의 일기 등 쓰기 과제물 검토 5) 영어 같은 외국어 학습의 진전도 6) 과거 학습 문제에 대한 개입과 그 성과를 확인하는 것이 중요하다. 가능하다면 학생의 수준에 맞는 100-200 어절 분량의 글을 소리내어 읽어 보도록 하거나, 단어와 불규칙 단어를 차례로 받아쓰게 해 보면 좋다. 또 '구떼프꼬뻐코'같은 무의미단어를 따라 말하게 하고 잘 따라 말할 수 있으면 되도록 빨리 말하게 해봄으로써 숨겨진 말소리 인출의 어려움을 찾는 데 도움이 된다.

병력청취와 문진을 통해 학습장애가 의심되면 설문에 기반을 둔 선별검사를 실시하기도 하는데 아직 우리나라에는 청소년을 위한 선별검사가 없어 초등학생용 검사를 적용한 후 임상의의 판단이 필요하다. 다른 진단에 비해 학습장애는 진단을 위해 심리교육학적 평가의 도움이 많이 필요하다. 심리교육학적 평가는 세 분야로 이루어지는데, 첫째, 청소년의 지적수준 평가, 둘째, 읽기, 쓰기, 수학에서의 학업성취도 평가, 셋째, 학습의 기저가 되는 정보처리 능력에 대한 신경심리학적 평가다. 아동의 지적수준은 통상 웩슬러 지능검사를 이용하는데, WISC-IV를 시행하는 경우, 아동의 지적수준을 전체지능이 아니라 GAI라는 지표점수를 통해 추정할 수도 있다. 언어성지능이 낮으면 언어장애 동반 유무를 평가하기 위해 언어평가가 필요할 수도 있다. 학업성취도와 신경심리학적 평가 도구는 〈표 13-2〉에 제시하였다. 성인까

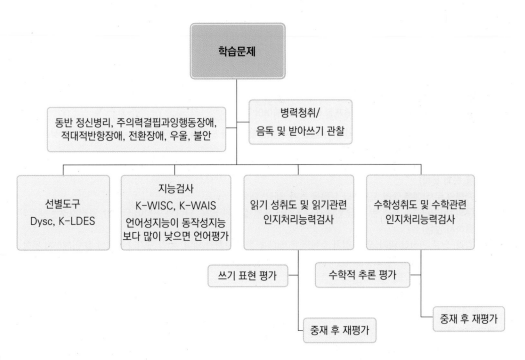

그림13-1. 진단과정의 진행

지 기준이 있는 BASA와 중학생까지 기준이 있는 CLT만 청소년에게 시행가능하다. 불가피한 경우 초등학교 6학년 기준으로 고등학생을 평가해도 평가 기준이 크게 다르지 않다. 진단과정의 전체적인 흐름을 보기 위해서는 〈그림 13-1〉을 참조하면 된다.

## 2) DSM 진단체계

1994년 DSM-IV (American Psychiatric Association 1994)에서는 '학습장애(learning disorder)'라는 명칭으로 축 I에 기술되기 시작됐는데, 능력-성취 불일치 개념을 도입하여 읽기, 쓰기, 산술 기술이 지능에 비해 기대되는 수준보다 2 표준편차 이상 차이가 날 때로 정의하였다. 그러나 능력의 기대수준을 측정하는 데 지능지수를 사용하는 경우 지능이 높거나 낮은 아동을 진단할 때 민감도가 낮아 특수교육의 혜택을 받을 수가 없는 문제가 생겼다. 그리하여 DSM-5 (American Psychiatric Association 2013)1에서는 종전의 능력-성취 불일치 기준을 완화시키고 중재반응모형을 도입하였다. 명칭도 ICD-10과 동일하게 특정학습장애로 바꾸었고, 아형에 읽기, 쓰기, 수학의 학습 문제를 모두 포함시켰다. 때문에 폭넓게 학습기술을 평가할 필요성이 생겼으며, 심리평가뿐 아니라 다양한 영역의 데이터를 모아야 할 필요성이 생겼다. 또 DSM-5에서 IV판에 없었던 난독증과 난산증의 정의가 처음 나타났다. DSM-5 진단기준을 〈표 13-3〉에 제시하였다.

**표 13-3. DSM-5 특정학습장애 진단기준**

A. 기초학습기술을 배우고 사용하는 데 있어서의 어려움. 개선을 위한 직접적인 개입을 제공했음에도 불구하고 아래에 열거된 증상 중 하나 이상이 적어도 6개월 이상 지속되어야 한다.
1. 부정확하거나 느리고 힘겨운 단어 읽기(예를 들어 부정확하거나 느리며 떠듬떠듬하는 개별 단어 읽기, 잦은 추측 읽기, 단어 속의 소리를 모두 발음하지 못함)
2. 읽은 것의 의미 이해가 어려움(예를 들어 정확하게 읽긴 했지만 읽은 글의 순서, 관계를 모르며 추론, 심층적 이해를 하지 못함)
3. 철자법의 문제(예를 들어 자음이나 모음을 추가, 생략, 대치)
4. 작문의 어려움(예를 들어 한 문장 안에서 구두점과 문법 실수가 많음, 단락의 구성이 엉성함, 표현하려는 생각이 명료하지 않음)
5. 수감각, 단순 연산값 암기, 연산 절차 수행의 문제(예를 들어 숫자의 의미, 수의 크기나 관계를 잘 이해하지 못함, 한 자리 수끼리 더할 때 또래들처럼 기억력을 이용하지 않고 손가락을 사용함. 연산을 하다가 진행이 안 되거나 거꾸로 진행하기도 함)
6. 수학적 추론의 어려움(예를 들어 문장제 문제를 풀기 위해 필요한 수학적 개념, 암기된 연산값, 수식을 적용하는 데 어려움)

B. 해당 기초학습기술이 개별적으로 실시된 표준화된 성취도검사와 종합적인 임상평가를 통해 개인의 생활연령에서 기대되는 정도보다 양적으로 현저하게 떨어지며/부족하며/차이나며/저조하며 학업, 직업 수행,일상 생활을 두드러지게/뚜렷이/상당히 방해한다는 것이 확인되어야 한다. 17세 이상인 경우 학습의 어려움의 병력이 표준화된 검사를 대신할 수 있다.

C. 학습의 어려움은 보통 학령기에 시작하나 해당 학습기술을 요구하는 정도가 개인의 능력을 넘어서는 시기가 되어서야 분명히 드러날 수도 있다.(예를 들어 시험 시간의 부족, 길고 복잡한 리포트를 짧은 마감기한 안에 읽고 쓰기, 과중한 학업 부담)

D. 학습의 어려움이 지적장애, 교정되지 않은 시력 및 청력 문제, 다른 정신과적, 신경과적 장애, 정신사회적 불행, 교사가 사용하는 언어에 능숙하지 못함, 불충분한 교육적 지도로 더 잘 설명될 수 있어서는 안 된다.

Note: 4개의 진단기준은 개인의 병력(발달, 의학, 가족, 교육에서), 성적표, 심리교육적 평가결과를 임상가가 통합하여 판단한다.

Coding note: 장해가 있는 모든 학업영역과 기술에 대해 특정하라. 한 개 이상의 영역에 장해가 있을 때는 아래의 분류에 따라 각각 따로 기록하라.

**특정 항목**
315.00 (F81.0) 읽기 장해 동반
읽기 정확도
읽기 속도 또는 유창성
독해력

Note: 난독증은 정확하고 유창한 단어재인의 어려움, 해독 및 철자능력의 부족을 특징으로 하는 학습장애의 한 종류를 일컫는 또 다른 용어이다. 이러한 특정한 패턴의 어려움을 난독증으로 명명했다면, 독해나 수학적 추론 같은 다른 부수적인 어려움이 있는지 살펴보고 기록해야 한다.

315.2 (F81.81) 쓰기 표현 장해 동반
철자 정확도
문법과 구두점 정확도
작문의 명료도와 구조화 수준
315.1 (F81.2) 수학장해 동반
수 감각
단순 연산값의 암기
계산절차수행의 정확도와 유창성
수학적 추론의 정확도

Note: 난산증은 수 정보 처리, 단순 연산값 암기, 정확하고 유창한 계산 수행의 어려움을 특징으로 하는 학습장애의 아형을 일컫는 또 다른 용어이다. 수학에서 보이는 이러한 특정한 어려움들을 난산증으로 명명했다면, 수학적 추론이나 읽기 정확성 문제 같은 부수적인 어려움이 있는지 살펴보고 기록해야 한다.

**현재의 심각도 분류**

경도: 한두 가지 학습기술 영역에서 몇몇 어려움이 있기는 하나 적절한 편의와 지지(특히 학교에서)가 제공되면 개인이 이를 보상하고 잘 기능할 수 있을 정도로 경하다.

중등도: 한 가지 이상의 학업기술 영역에서의 뚜렷한 어려움이 있어 학교에서 일정한 간격을 두고 제공되는 집중적인 특수교육이 없이는 숙달되기 어렵다. 과제를 정확하고 효율적으로 완수하기 위해서는 적어도 하루 중 일정 시간 학교, 직장, 집에서 편의나 지지 서비스가 제공되어야 한다.

심도: 몇 가지 학업기술 영역에서 심한 어려움이 있어 학령기 동안 지속적, 집중적, 개별화된 특수교육 없이는 기술 습득이 어려운 경우이다. 집, 학교, 직장에서 적절한 일련의 편의와 서비스를 제공받았음에도 불구하고 효율적인 과제 완수가 어려울 수도 있다.

## 3) ICD 진단체계

특정학습장애는 ICD-10 (World Health Organization 1992)부터 학업기술의 특정발달장애(Specific Developmental Disorders of Scholastic Skills) 범주에 분류되었다. 아형에는 특정읽기장애(Specific Reading Disorder), 특정철자장애(Specific Spellig Disorder), 특정산술장애(Specific Disorder of Arithmetical Skills)등이 있다. ICD-11 (World Health Organization 2018)에서는 DSM-5와 보조를 맞추려 하였는데 학습기술별로 나누지 않고, 발달성 학습장애로 통합하고, 세부진단 분류를 추가하였다. 비교를 위하여 〈표 13-4〉에 ICD-10, DSM-IV, DSM-5, ICD-11의 명명법을 비교 제시하였다.

표 13-4. 진단체계 별 명명법 비교

|  | ICD-10 | DSM-IV | DSM-5 | ICD-11 |
|---|---|---|---|---|
| 읽기 정확도 | 특수읽기장애 | 읽기장애 | 특정학습장애 읽기장해 동반, 읽기정확도 장해 동반 | 발달성학습장애 읽기장해 동반 |
| 읽기 속도 | 특수읽기장애 |  | 특정학습장애 읽기장해 동반, 읽기 속도 장해 동반 | 발달성학습장애 읽기장해 동반 |
| 읽기이해 |  | 읽기장애 | 특정학습장애 읽기장해 동반, 독해 장해 동반 | 발달성학습장애 읽기장해 동반 |
| 읽기 정확도+ 속도+ 철자 |  |  | 난독증 |  |
| 철자 | 특수철자장애 | 쓰기장애 | 특정학습장애 쓰기표현장해 동반, 철자 정확도 장해 동반 | 발달성학습장애 쓰기표현장해 동반 |
| 문법/구두점 |  |  | 특정학습장애 쓰기표현장해 동반, 문법/구두점 장해 동반 | 발달성학습장애 쓰기표현장해 동반 |
| 작문 | 학업능률의 기타 발달장애 | 쓰기장애 | 특정학습장애 쓰기장해 동반, 작문 장해 동반 | 발달성학습장애 쓰기표현장해 동반 |
| 수감각 |  |  | 특정학습장애 수학장해 동반, 수개념 장해 동반 | 발달성학습장애 수학장해 동반 |
| 단순 연산값 암기 | 특수산술장애 | 산수장애 | 특정학습장애 수학장해 동반, 단순연산값 암기장해 동반 | 발달성학습장애 수학장해 동반 |
| 계산절차수행 | 특수산술장애 | 산수장애 | 특정학습장애 수학장해 동반, 계산절차수행 장해 동반 | 발달성학습장애 수학장해 동반 |
| 연산값 암기+계산절차 |  |  | 난산증 |  |
| 수학적 추론 |  | 산수장애 | 특정학습장애 수학장해 동반, 수학적 추론장해 동반 | 발달성학습장애 수학장해 동반 |

## 6 감별진단과 동반질환

　주의력결핍과잉행동장애, 적대적반항장애, 품행장애도 자주 동반되는데 특히 청소년에서 그렇다. 읽기장애 아동의 25%에서 주의력결핍과잉행동장애가 공존하며, 주의력결핍과잉행동장애 아동의 15-30%에서 읽기장애가 동반된다. 읽기장애와 주의력결핍과잉행동장애는 공통의 유전인자를 공유하는 것으로 알려져 있는데 느린 인지처리속도를 공통으로 가진다. 주의력결핍과잉행동장애 공존 여부는 읽기장애의 경과와 예후에서 중요하다. 주의력 결핍 증상은 특수교육 효과를 저해하는 주요인으로 알려져 있다(Tannock, 2007). 읽기장애는 품행장애의 위험인자로 알려져 있는데 범법 행동으로 법정에 선 청소년과 성인 중 30-50%에서 학습장애가 있으며, 특히 읽기장애가 많다고 보고된다(Bennett, et al., 2003). 영국에서 16세 이하 쌍생아 225쌍에 대한 10-21년간 추적 조사에서 읽기장애가 청소년기 품행장애와 성인기 폭력범죄 및 반사회적 인격장애의 강력한 예측인자 중 하나였다(Simonoff, et al., 2004). Francis 등(2019)은 34개 연구를 메타분석한 결과, 읽기장애는 대조군보다 불안($d=0.41$) 및 우울($d=0.23$)과 연관이 높다고 하였다. 또한 읽기장애 청소년은 자가보고 검사에서 높은 우울 및 불안 점수를 보였다고 한다. 나아가 읽기장애는 또래관계의 어려움, 고급한 사회적 단서에 반응하는 기술에도 어려움을 보일 확률을 높인다고 하였다.

　DSM-5에서 단순언어장애(specific language impairment)로 명명된 언어 문제는 전통적으로 난독증과는 다른 것으로 여겨져 왔다. 언어장애는 낮은 어휘력, 문법적으로 맞지 않는 문장, 구문의 오류와 같은 특징을 가지고 있기 때문이었다. 그러나 읽기장애 환자의 19-63%가 언어장애를 동반하며, 언어장애를 가진 환자의 12.5-85%에서 읽기장애가 동반된다는 연구가 있다(Snowling & Hulme, 2015).

## 7 치료

　읽기장애가 있고 해독능력이 문제라면 되도록 일찍 해독능력의 향상에 초점을 맞춘 집중적인 특수교육의 개입이 필요하다. 이런 특수교육에서는 음소와 문자소의 대응관계를 훈련하여 뇌에서 자동화되도록 하는 기초단계를 거친 후, 단어 수준에서 문자를 소리로 해독하는 훈련을 하며 단어가 가진 문자-소리-의미가 자동으로 통합되도록 한다. 단어 수준의 읽기가 가능해지면 단문에서 시작해서 보다 복잡한 문장으로 문장 수준의 훈련을 한다. 그리고 문단으로 단계를 높이면서 읽기의 정확성과 속도를 향상시키는 유창성 훈련을 한다. McArthur 등(2012)은 아동과 어른을 대상으로 한 발음중심 읽기 교육을 메타 분석한 결과 읽기 정확도(d=0.47),읽기유창성(d=0.51)모두에서 중간 수준의 효과가 있다고 하였다. Samuels 등(2000)은 읽기유창성에 관한 중재연구만 메타 분석한 결과 지도하 소리 내어 반복읽기 훈련을 통해 6-16세 아동의 읽기유창성과 이해력 모두 호전되었다고 하였다. 소아부터 청소년기까지 읽기 장애 아동에게 가정에서 독서에 대한 흥미를 유지시켜주고 아동이 자주 독서할 수 있도록 기회를 제공하면 나중에 읽기유창성을 개선하는 데 도움이 된다고 할 수 있다.

Elwer 등(2013)은 929명의 유치원 아동을 대상으로 초등 4년까지 해독과 독해능력을 추적 관찰한 결과 철자와 해독능력이 약했던 아동은 계속 약한 것으로 분류되는데 반해 독해의 경우, 초등학교 3학년까지는 해독능력이 약한 아동이 약했지만 4학년 이후로는 듣기이해능력이 약한 아동이 더 약한 경향을 보였다. 이는 청소년기 독해능력에는 구어 능력의 영향이 크기 때문에 중재할 때 말하기, 듣기 치료를 병행하면 더 좋은 결과를 얻을 수 있었다는 Clarke 등(2010)의 보고와 일치한다.

그러나 Blachman 등(2014)이 초2, 3학년 때 58명의 아동에게 8개월간 읽기 중재를 실시한 다음 그들이 19-22세가 된 후 재평가한 결과 해독능력은 대조군에 비해 치료 효과가 유지되었으나(d=0.53-0.62), 철자(d=0.26)와 읽기이해(d=0.06)는 큰 이득이 없다고 보고하여 비교적 짧은 중재는 아동이 청소년기에 겪을 읽기 어려움을 예방해주지 못함을 보여주었다. 또 읽기 문제가 지속되는 고교생에 대해 54개 공립학교에서 제공된 개별화교육(IEP)의 효과를 평가한 결과, 실망스러운 결과를 보여 이들에게는 학교에서 제공하는 것보다 좀 더 개별화된 교육적 개입이 필요하다는 점이 시사되기도 했다(Snowling & Hulme, 2015).

심각한 난독증을 갖고 있는 학생들을 대상으로 한 최근 연구에서는(Denton, et al., 2006; Simos, et. al., 2007) 기초단계에서 매일 2시간씩 8주간, 그 다음 단계에서 매일 1시간씩 8주간 단계적인 훈련을 집중적으로 시행한 결과, 읽기에서 의미 있는 성취가 관찰되었고, 뇌 fMRI에서도 음성학적 정보처리 기능을 담당하는 좌측 전두엽-두정엽-측두엽-후두엽 영역에서의 활성화 증가를 보였다.

독해력 향상을 위한 특수교육 전략에는 글의 내용과 관련되어 자신이 기존에 갖고 있던 배경지식을 동원하여 글의 내용을 예측하는 기법과 읽고 있는 글에서 줄거리를 파악하고 조직화하는 데 필요한 핵심 정보들(예, 주요인물, 시간, 장소, 문제상황, 행동, 결과 등)을 신속하게 확인하여 통합하고 요약하는 기법들이 있다(Mercer와 Pullen 2009). 청소년은 교과과정 상 많은 양의 독서가 요구되므로, 읽으면서 주요한 내용을 신속하게 파악하는 기법이 유용하다. 읽은 글에서 독해력의 어려움이 생겼다면 구체적으로 무엇 때문인지(예, 모르는 단어 혹은 복잡한 문장 등)를 명확히 하는 것이 적절한 대책을 강구하는데 도움이 된다.

표본은 적었지만 수학에 관한 중재를 메타 분석한 Gersten 등(2009)의 연구에서는 시각적 구체물(d=0.47), 절차와 예시의 사용(d=0.82), 특정 수학기술의 명시적 지도(d=1.22) 추론과정을 말로 표현하도록 돕기(d=1.04)가 효과적이었다고 했다.

## 8 경과 및 예후

경과는 적절한 치료가 제공되었는지에 따라 다양하다. 초등 고학년이 되기 전에 집중적인 훈련을 받게 되면 상당한 호전을 보일 수 있으나, 대체로 일생 동안 지속되는 경향이 있다. 특정학습장애는 심한 경우 학교적응을 힘들게 하여 사기저하, 낮은 자존감, 지속적 좌절감을 일으키고 또래관계도 어렵게 만든다. 청소년 환자는 학교를 중도에 그만두게 될 확률이 40% 정도로 1.5배 높아진다(Snowling & Hulme, 2015).

Arow 등(2019)은 읽기/수학장애를 가진 핀란드 성인 430명을 조사한 결과, 대조군에 비해 대학에 가는 비율이 적고, 무직 상태가 많으며, 질병연금이나 정신질환 관련 국가 수당을 받은 경우가 많았다고 보고했다. 또 Cederlöf 등(2017)이 9,000명의 읽기장애 스웨덴 국가 코호트의 자료를 조사한 결과, 신경성 식욕부진증을 제외한 모든 정신질환의 위험이 더 높은 것을 발견했는데 교차비(odds ratio)는 주의력결핍과잉행동장애가 4.83, 양극성 장애가 1.94, 우울증이 1.94, 폭력적 범죄가 1.37이었다. 종합하면 학습장애를 가진 청소년은 전반적인 정신건강 수준이 낮으며 소외감과 좌절감으로 인해 학교를 중퇴하기 쉬우며 우울증상이 동반된 경우 자살률도 높아지지만 정서적, 사회적 지지가 제공되면 정신건강 수준이 회복된다고 한다.

## 참고문헌

국립특수교육원. 한국의 특수교육지표, 서울, 국립특수교육원. 2020.

김동일. 기초학습기능 수행평가체제:읽기(BASA : Reading), 서울, 학지사. 2008.

김동일. 기초학습기능 수행평가체제:쓰기(BASA : Written Expression), 서울, 학지사. 2008.

김동일. 기초학습기능 수행평가체제:수학(BASA : Math), 서울, 학지사. 2007.

김애화, 김의정, 황민아, 유현실. 읽기 성취 및 읽기 인지처리 능력 검사. 서울: 학지사 심리검사연구
    소. 2014.

김윤옥, 강옥려, 우정한, 변찬석. 난독증 선별 체크리스트 표준화 및 한국 난독증 학생 통계 추정
    연구 학습장애연구 12권 1호(통권27호) 21–45. 2015.

배소영, 김미배, 윤효진, 장승민. KOLRA 한국어 읽기 검사. 서울: 학지사. 2015

이영식 홍강의. 한글 독해력 장애 아동에 관한 예비적 연구: 초등학교 3–4학년을 대상으로. 신경정
    신의학 1985;24:103–110.

이태수, 나경은, 서선진, 이준석, 김우리, 이동원, 오유정. 기초학습능력검사(NISE–B•ACT) 실시
    요강. 국립특수교육원. 2018.

전선영, 신민섭, 조수철, 김붕년. 학습장애를 가진 아동에 대한 K–ABC와 K–LDES의 진단 적 타
    당도. 소아청소년정신의학 2003;14:209–217.

해피마인드, CLT 실시요강, 서울, 해피마인드. 2013.

American Psychiatric Association. Diagnostic and statistical manual of mental disorders.
    Arlington, TX: American Psychiatric Press; 1995.

American Psychiatric Association. Diagnostic and statistical manual of mental disorders (DSM–5
    (R)). 5th ed. Arlington, TX: American Psychiatric Association Publishing; 2013.

Aro T, Eklund K, Eloranta A–K, Närhi V, Korhonen E, Ahonen T. Associations between
    childhood learning disabilities and adult–age mental health problems, lack of education, and
    unemployment. J Learn Disabil 2019;52(1):71–83.

Bennett KJ, Brown KS, Boyle M, Racine Y, Offord D. Does low reading achievement at school
    entry cause conduct problems? Soc Sci Med 2003;56(12):2443–8.

Blachman BA, Schatschneider C, Fletcher JM, Murray MS, Munger KA, Vaughn MG. Intensive
    reading remediation in grade 2 or 3: Are there effects a decade later? J Educ Psychol
    2014;106(1):46–57.

Cederlöf M, Maughan B, Larsson H, D'Onofrio BM, Plomin R. Reading problems and major
    mental disorders – co–occurrences and familial overlaps in a Swedish nationwide cohort. J
    Psychiatr Res 2017;91:124–9.

Chyl K, Fraga–González G, Brem S, Jednoróg K. Brain dynamics of (a)typical reading development-a review of longitudinal studies. NPJ Sci Learn 2021;6(1):4.

Denton CA, Fletcher JM, Anthony JL, Francis DJ. An evaluation of intensive intervention for students with persistent reading difficulties. J Learn Disabil 2006;39(5):447-66.

Elwér S, Keenan JM, Olson RK, Byrne B, Samuelsson S. Longitudinal stability and predictors of poor oral comprehenders and poor decoders. J Exp Child Psychol 2013;115(3):497-516.

Francis DA, Caruana N, Hudson JL, McArthur GM. The association between poor reading and internalising problems: A systematic review and meta-analysis. Clin Psychol Rev 2019;67:45-60.

Gersten R, Chard DJ, Jayanthi M, Baker SK, Morphy P, Flojo J. Mathematics instruction for students with learning disabilities: A meta-analysis of instructional components. Rev Educ Res 2009;79(3):1202-42.

Boland R, Verduin M, Ruiz P. Kaplan & Sadock's Synopsis of Psychiatry. In: 12th ed. Baltimore, MD: Wolters Kluwer Health; 2021. p. 452-78.

Kovelman I, Norton ES, Christodoulou JA, Gaab N, Lieberman DA, Triantafyllou C, et al. Brain basis of phonological awareness for spoken language in children and its disruption in dyslexia. Cereb Cortex 2012;22(4):754-64.

Lewis C, Hitch GJ, Walker P. The prevalence of specific arithmetic difficulties and specific reading difficulties in 9- to 10-year-old boys and girls. J Child Psychol Psychiatry 1994;35(2):283-92.

McArthur G, Eve PM, Jones K, Banales E, Kohnen S, Anandakumar T, et al. Phonics training for English-speaking poor readers. Cochrane Database Syst Rev 2012;12:CD009115.

McGrath LM, Peterson RL, Pennington BF. The multiple deficit model: Progress, problems, and prospects. Sci Stud Read 2020;24(1):7-13.

Mercer CD, Pullen PC. Students with learning disabilities. 7th ed. Upper Saddle River, NJ: Pearson; 2008.

Pennington BF. Diagnosing learning disorders, second edition: A neuropsychological framework. 2nd ed. New York, NY: Guilford Publications; 2008.

Samuels SJ, Shanahan T, Shaywitz SE. Report of the National Reading Panel: Teaching Children to Read: An Evidence-Based Assessment of the Scientific Research Literature on Reading and Its Implications for Reading Instruction. Washington, D.C: National Institutes of Health; 2000.

Scerri TS, Schulte-Körne G. Genetics of developmental dyslexia. Eur Child Adolesc Psychiatry 2010;19(3):179-97.

Shaywitz SE, Shaywitz BA, Fulbright RK, Skudlarski P, Mencl WE, Constable RT, et al. Neural systems for compensation and persistence: young adult outcome of childhood reading disability. Biol Psychiatry 2003;54(1):25−33.

Simonoff E, Elander J, Holmshaw J, Pickles A, Murray R, Rutter M. Predictors of antisocial personality: Continuities from childhood to adult life. Br J Psychiatry 2004;184(2):118−27.

Simos PG, Fletcher JM, Sarkari S, Billingsley−Marshall R, Denton CA, Papanicolaou AC. Intensive instruction affects brain magnetic activity associated with oral word reading in children with persistent reading disabilities. J Learn Disabil 2007;40(1):37−48.

Snowling MJ, Hulme C. Disorders of reading, mathematical and motor development. In: Rutter's Child and Adolescent Psychiatry. Chichester, UK: John Wiley & Sons, Ltd; 2015. p. 702−18.

Snowling MJ, Hulme C. Annual research review: the nature and classification of reading disorders−−a commentary on proposals for DSM−5: DSM−5 reading disorders. J Child Psychol Psychiatry. 2012;53(5):593−607.

Stanovich KE. Matthew effects in reading: Some consequences of individual differences in the acquisition of literacy. Read Res Q 1986;21(4):360−407.

Tannock R. Learning disorders. In: Sadock BJ, Sadock VA, Ruiz P, Baltimore, editor. Lippincott Williams & Wilkins; 2007. p. 3475−99.

van der Mark S, Klaver P, Bucher K, Maurer U, Schulz E, Brem S, et al. The left occipitotemporal system in reading: disruption of focal fMRI connectivity to left inferior frontal and inferior parietal language areas in children with dyslexia. Neuroimage 2011;54(3):2426−36.

World Health Organization. The ICD−10 classification of mental and behavioural disorders: clinical descriptions and diagnostic guidelines. Geneva: World Health Organization; 1992.

World Health Organization. ICD−11. 2018 [cited 2021 Oct 15]. Available from: https://www.who.int/classifications/classification−of−diseases

# 파괴적, 충동조절 및 품행장애
## Disruptive, Impulse-Control, and Conduct Disorders

김지훈

파괴적, 충동조절 및 품행장애의 범주에 포함되는 질환들은 다른 사람의 권리를 침해하고 (예, 공격성, 재산 파괴), 사회적 규준을 위반하며, 심각한 갈등을 유발하는 행동들을 보이는 질환들로, 상대적으로 어떤 유형의 조절에 어려움이 있는지에 따라 각 질환 간 차이가 있다. 품행장애는 주로 타인의 권리를 침해하거나 주요 사회적 규범의 위반과 같은 잘 통제되지 않는 행동에 초점을 맞추고 있고, 많은 행동 증상(예, 공격성)은 분노와 같은 정서 조절의 어려움으로 인해 나타날 수 있다. 간헐적 폭발장애는 주로 정서 조절의 어려움을 보이는 질환으로 분노 표출이 대인관계 스트레스, 유발시킨 자극이나 기타 정신사회적 스트레스에 비례하지는 않는다. 적대적 반항장애의 경우 정서 통제(분노와 과민성)와 행동 통제(적대적이고 반항적)가 문제가 된다. 병적 방화나 병적 도벽은 내적 긴장을 완화시켜 주는 특정 행동(방화나 절도)과 관련된 충동 조절의 어려움이 특징이다.

## I. 품행장애 Conduct disorder

### 1 정의

공격성, 재산파괴, 사기 또는 절도, 심각한 규칙위반을 통해 타인의 기본 권리를 침해하고, 나이에 적합한 사회 규범이나 규칙을 위반하는 행동을 반복적이고 지속적으로 보인다. 품행장애가 있는 청소년은 가족, 학교 및 사회에 심각한 문제를 일으키고, 일부에서는 이러한 양상이 성인기까지 지속되거나 반사회적인격장애로 이행될 수 있으므로 조기에 적절한 치료가 반드시 필요하다.

## 2 역학

현재까지 국내 청소년의 품행장애의 유병률에 대한 체계적인 연구는 없다. 미국의 경우 연간 유병률은 10% 범위로 추정되며(American Psychiatric Association 2013), 10대 남자의 경우 16%, 여자의 경우 9%까지 보고되고 있다(Olsson 2009). 5세 이전에는 남자와 여자의 품행장애 발생 빈도의 차이가 거의 없으나, 이후 남자에서 상대적으로 발생빈도가 증가하여 전체적으로 볼 때 여자보다 약 2배 정도 더 많다(Cohen 등 1993). 10세 이전에 발병하는 비율은 남자가 현저히 높으며, 여자의 경우 남자에 비해 늦은 나이에 발병하는 경향이 있어 상당수가 청소년기에 품행장애가 시작된다(Lahey 등 1998). 사회경제적 지위가 낮은 가정의 자녀에게서 품행장애가 더 많이 발생한다.

## 3 원인

현재까지의 연구들로 종합해 볼 때, 한 가지 요인이 관여하기 보다는 개인의 소인(유전, 뇌기능 등)과 환경적 요인(가족, 친구 및 사회) 간의 상호작용에 의해 발생한다.

### 1) 생물학적 요인

### (1) 유전

특정 유전자와 품행장애와의 연관성은 아직 명확하지 않다. 일란성 쌍생아에서 이란성 쌍생아에 비해 품행장애 발생의 일치율이 더 높으며, 또한 반사회적인격장애, 약물의존이 있는 부모의 자녀에게서 품행장애가 발생할 위험성이 높은 것 등은 품행장애의 발생에 유전적 요인이 관여한다는 것을 시사한다.

## (2) 뇌기능 및 신경전달물질 이상

뇌영상 연구에서 안와전두피질, 변연계, 편도, 측두엽, 해마 등이 품행장애와 관련이 있다고 알려져 있으나(Davidson 등 2000), 이들 영역의 이상은 주의력결핍과잉행동장애, 물질사용장애 등 충동조절의 문제를 보이는 질환에서 공통적으로 보고되고 있어, 품행장애에서만 보이는 특징적 이상으로 보기는 어렵다. 성인을 대상으로 한 연구에서는 공격적 행동과 낮은 세로토닌 농도와의 연관성이 비교적 일관되게 보고되고 있는데 반해, 소아기 발병형과 청소년기 발병형, 그리고 정상대조군에서 세로토닌 농도의 차이가 없다는 보고도 있으므로(조수철 등 2003) 소아청소년 품행장애와 세로토닌 농도와의 관련성에 대해서는 더 많은 연구가 필요하다. 일부 연구에서는 비사회적인 행동을 보이는 집단에서 혈장 내 도파민 베타수산화효소의 활성도가 저하되어 있다고 보고되었으나, 다른 연구에서는 노르아드레날린과 품행장애의 상관관계를 증명하지 못했다. 소아기에 발병하여 공격성이 지속되고 있는 청소년들에서 타액의 코티솔이 저하되어 있다는 보고가 있으며(McBurnett 등 2000), 테스토스테론이 증가된 경우에도 공격적인 행동을 보일 수 있다. 일부에서는 품행장애를 신경발달장애로 분류하기도 한다(McDonough-Caplan과 Beauchaine 2018).

## (3) 자율신경계 이상 및 기타생물학적 요인

분당 심박동 수의 감소 및 피부 전도 속도의 감소 같은 자율신경계 활성 저하가 공격성 또는 반사회적 행동이 관련이 있다고 알려져 있다. 그러나, 느린 심박동 수는 어린 시절부터 반복되는 반사회적 행동에 따른 사회적 제재와 처벌에 대한 습관화의 결과일 수도 있으므로 품행장애의 원인이라 보기 어렵다는 견해도 있다. 임신 시 흡연 및 음주, 임신 및 출산 시 합병증, 납과 같은 신경독 등도 품행장애와 관련이 있을 수 있다.

## 2) 신경심리적 요인

남자 비행 청소년들을 대상으로 한 연구에서 언어기능의 저하가 있는 경우 비행을 보이는 빈도가 더 높았으며(Moffitt 1990), 초기 청소년기 품행장애에서 언어성 지능이 낮은 경우 성인기까지 범죄가 지속되는 경우가 많다(Farrington과 Hawkins 1991). 그 외 실행기능, 읽기 능력의 저하도 공격적인 행동과 관련이 있다고 알려져 있다(Moffitt 등 1994).

### 3) 가족 및 사회적 요인

부모간의 갈등을 포함한 가족 구성원 사이의 갈등, 심한 경제적 어려움 등이 원인이 될 수 있다. 일관성 없는 양육, 특히 가혹한 체벌, 신체적 또는 성적 학대 등도 청소년기 비행과 관련이 있다. 공격성을 가진 청소년들이 자신의 비행을 다른 또래들에게 보여줌으로써 자신의 존재를 과시하는 기회가 되기도 하고, 집단으로 다니면서 서로에게서 공격적인 행동이 강화되기도 한다. 공격적인 행동을 하는 아이들은 또래들로부터의 자주 거부 또는 따돌림을 당하게 되는데 이러한 거부 또는 따돌림은 남자 청소년들에 있어 비행을 더 증가시킨다(Miller-Johnson 등 1999). 폭력에 자주 노출된 경험도 청소년기 비행의 원인이 될 수 있다. 어린시절의 학대 같은 직접적인 노출뿐만 아니라 TV나 인터넷을 통한 간접적인 노출 모두 청소년기 비행의 원인이 된다.

## 4 임상 특성 및 증례

### 1) 일반적인 임상양상

#### (1) 공격성

가장 흔히 보이는 증상으로 다른 사람들을 위협하거나 괴롭히고, 자주 몸싸움을 하기도 하고, 때로는 심각한 신체적 손상을 줄 수 있는 물건들을 사용하기도 한다. 노상강도, 날치기, 무장 강도 등 상대방이 있는 상태에서 재산을 강탈하기도 한다.

#### (2) 재산의 파괴

방화, 타인의 물건 파괴, 학교 기물의 파괴 등 타인에게 피해를 입힐 목적으로 재산을 손상시킨다.

#### (3) 사기 또는 도둑질

자주 거짓말을 하고 문서를 위조하는 등 타인을 고의적으로 속이는 행동을 하기도 하고, 계획적 또는 충동적으로 다른 사람의 물건을 훔친다. 온라인에서 해킹이나 거짓말을 통해 다른 사람의 물건이나 돈을 뺏기도 한다.

### (4) 심각한 규칙 위반

외박, 가출, 무단결석, 무단조퇴 등 집이나 학교에서 규칙들을 자주 어긴다.

### (5) 술, 담배 등 약물사용

술, 담배를 포함해서 금지된 약물(본드, 환각제 등)을 사용하는 경우도 흔하며, 일부는 물질 중독의 진단기준에 해당하는 증상을 보인다.

### (6) 성과 관련된 문제

무분별한 성행위, 성매매, 임신 등이 문제가 될 수 있으며 타인에게 성적인 행동을 강요하거나, 기타 성범죄와 관련된 행동을 하기도 한다.

### (7) 집단행동

집단 따돌림, 집단구타, 폭력 조직 가담 등 집단적으로 타인에게 위해를 가하기도 한다. 특히 청소년기에 발병한 품행장애의 경우 또래들과 함께 문제 행동을 보이는 경우가 많다.

## 2) 발병 시기에 따른 표현양상

어린 시기(대개 10세 이전)에 발병해서 청소년기까지 증상이 지속되는 경우, 청소년기에 발병한 경우보다 더 심각한 증상을 보인다. 10세 이전에 발병한 경우 가족의 역기능, 부모의 반사회적 행동, 학교 적응 곤란, 신경학적 이상, 낮은 지능, 주의력결핍과잉행동장애 등의 빈도가 청소년기에 발병한 경우보다 더 높으며, 성인기에 반사회적 성향, 정신질환, 약물남용, 폭력성 등을 갖게 되는 경우가 더 많다(Moffitt 등 2002; Moffitt 등 2008). 반면에 청소년기에 품행장애가 처음으로 생긴 경우, 소아기부터 품행장애가 지속되었던 경우보다 공격적인 행동이 적고, 정상적인 친구 관계를 맺는 경향이 더 많으며, 상대적으로 소아기에 발병한 경우에 비해 성인기까지 지속되는 빈도가 적다. 그러나 청소년기에 발병한 경우라도 청소년기에 증상이 국한되는 것은 아니며, 성인에 이르러서도 공격성, 음주, 약물남용, 범죄 등 문제가 지속될 수 있다.

## 3) 나이에 따른 표현양상

나이에 따라 품행장애의 양상이 다르게 나타나기도 한다. 8–11세에는 주로 거짓말, 몸싸움, 놀리기, 방화, 동물에게 잔인한 행동 등을 보이다가 11-13세에 이르러서는 잔인한 행동이 사람에게로 향하게 되고, 위협, 가출, 무단결석, 노상강도, 물건파괴, 성적인 문제 등을 보이게 된다(Olsson 2009).

**증례**

중학교 3학년 여학생 A는 초등학교 1학년부터 산만하고 과격하다는 말을 자주 들었다. 중학교 입학 무렵부터 어머니의 말을 잘 듣지 않기 시작했고, 또래와 어울려 다니며 노는 일이 늘어나기 시작하면서 공부를 하지 않게 되어 1학년 말에는 성적이 거의 최하위권이 되었다. 중학교 2학년이 되면서 같이 다니던 친구들이 술과 담배를 권하게 되었고 A는 처음에는 거절하였으나 자신도 그 친구들과 어울리려면 같은 행동을 해야 한다는 생각에 친구들과 함께 음주와 흡연을 하기 시작하였다. 점차 귀가가 늦고 외박을 하는 횟수가 늘어났다. 부모님께는 학교 간다고 거짓말을 하고 무단결석을 자주 하였다. 3학년이 되면서 또래와 어울려 다니면서 다른 무리들과 싸움을 하고 상대방이 다쳐서 경찰에서 조사를 받았다. 술과 담배를 사거나 노래방을 가기 위해 후배들에게 돈을 뺏기도 하고, 편의점에서 점원 몰래 담배를 훔치는 일들이 자주 있다. 어머니에게 용돈을 자주 요구하고 뜻대로 되지 않으면 화를 내며 집을 나가버리고, 야단을 치면 죽어버리겠다며 어머니를 위협하였다. 야단을 쳐보았으나 계속 거짓말, 무단결석, 외박, 가출 등이 반복되고 있다.

## 5 진단

### 1) 면담

### (1) 치료적 관계 형성

품행장애 청소년들은 스스로 병원을 찾기보다는 부모나 학교의 권유 또는 법적인 문제에 직면해서 찾아오는 경우가 많다. 자신의 문제를 잘 인식하지 못하거나, 자신의 문제를 잘 드러내어 놓지 않으려 하기 때문에 면담자에게 적대적인 반응을 보이기도 하고, 면담자를 자극하거나 위협하는 말 또는 행동을 보이기도 한다. 면담자를 부모 또는 권위자와 동일시하거나, 입원이나 처벌에 대한 거부감으로 인해 방어적인 태도를 보이며 자신의 문제를 부인하는 경우가 많아 치료적 관계를 형성하기 어려운 경우가 많다. 그러나, 품행장애 청소년의 치료에 있어 치료적 관계 형성은 매우 중요한 요소이므로 첫 면담부터 치료적 관계 형성에 주의를 기울여야 한다. 품행장애가 의심되는 청소년과의 면담시 면담자, 주변 사람, 그리고 청소년 본인의 안전이 확보되어야 한다. 안전이 확보된다면 부모가 없는 상태에서 면담하는 것이 관계 형성에 도움이 된다. 면담 전 비밀보장(자살을 포함한 자해, 타해, 정신병적 증상 등에 대한 것은 제외)에 대한 이야기를 미리 하는 것이 필요하다. 대부분의 품행장애 청소년들이 낮은 자존감과 충동성을 가지고 있기 때문에 함부로 비난하거나 자극하는 이야기를 하지 말아야 하며, 또한 면담자의 불안, 비행에 대한 거부감, 환자의 비협조 등으로 인해 면담자에게 역전이를 유발할 수도 있으므로 주의해야 한다.

### (2) 평가해야 할 사항

문제 행동 자체에 초점을 맞추기보다 문제의 본질을 파악하고 행동 문제가 발생하게 된 원인을 찾으려고 노력해야 한다. 비행이 유발된 상황, 유발요인, 행동의 통제가 가능했는지, 죄책감을 느꼈는지, 당시 상황을 기억할 수 있는지를 파악해야 한다. 행동 문제가 기분장애, 조현병 등의 다른 질환에 의해 발생할 수 있으므로 행동상의 문제를 야기한 동반 질환이 있는지를 자세히 살펴보아야 하며, 주의력결핍과잉행동장애, 우울장애, 불안장애 등 공존질환에 대해서도 충분히 평가해야 한다. 자해 및 자살의 위험성에 대한 평가도 반드시 필요하다. 또한, 가족 중에 반사회적인격장애, 알코올 의존을 포함한 물질남용, 주의력결핍과잉행동장애 등이 있는지, 가족 내의 갈등, 가족의 역기능, 또래관계, 학교 적응, 학업기술, 스트레스 해소 방법, 학대 및 정신적 외상의 과거력 등도 평가에 포함되어야 하며, 법적인 문제와 함께 안전에 위협이 되는 요소가 있는지에 대한 확인도 필요하다. 필요시 반구조화된 면담도구인 K-SADS-PL (Korean version of Scheduled for Affective Disorder and Schizophrenia-Present and Lifetime Version)과 Diagnostic Interview Schedule for Children Version Ⅳ (DISC-IV)을 사용할 수 있다.

## 2) 평가척도

선별검사 도구로 사용할 수 있는 것으로는 한국판 아동 청소년 행동평가 척도(Korean-Child Behavior Checklist, K-CBCL), 한국판 청소년 자기행동평가 척도(Korean-Youth Self Report, K-YSR), 국내에서 개발되어 사용되고 있는 청소년 정서행동검사(Adolescent Mental

Health & Problem-behavior Questionnaire-II, AMPQ-II) 등이 있다. 이들 척도는 모두 광대역 척도로 비행 외에도 다른 문제들에 대한 선별도 가능하다.

## 3) 신체 검사

품행장애를 진단하는 데 필수적인 의학적 검사는 없다. 동반질환 및 외상으로 인한 문제를 평가하기 위해 신체검사, 신경학적 검사 등을 시행한다. 물질사용이 의심되는 경우 독성학 검사를 시행하고, 성경험이 있는 여자 청소년 경우는 소변 임신 반응 검사를 시행한다. 뇌의 기질적 이상이 의심되는 경우 필요에 따라 뇌파, 뇌 전산화 단층촬영, 뇌 자기공명영상 등을 시행한다.

## 4) 정보수집

교사로부터 정보 획득, 생활기록부 등도 진단에 도움이 된다. 외부로부터 정보를 얻는 경우는 환자와 보호자의 동의가 반드시 필요하다.

## 5) 진단기준

DSM-5 진단기준을 참고한다(표 14-1).

**표 14-1. 품행장애의 DSM-5 진단 기준**

---

A. 다른 사람의 기본 권리를 침해하거나, 나이에 적합한 사회적 규범 및 규칙을 위반하는 행동이 지속적이고 반복적이며, 최근 12 개월 동안 다음의 15개 항목 중 3개 이상에 해당되고, 지난 6개월 동안 최소 1개 이상이 기준에 해당된다.

**사람과 동물에 대한 공격성**
1. 자주 다른 사람을 괴롭히거나, 위협하거나, 협박한다.
2. 자주 신체적인 싸움을 도발한다.
3. 다른 사람에게 심각한 신체적 손상을 일으킬 수 있는 무기를 사용한다.
   (예: 각목, 벽돌, 깨진 병, 칼 또는 총)
4. 사람에게 신체적으로 잔혹하게 대한다.
5. 동물에게 신체적으로 잔혹하게 대한다.
6. 피해자가 보는 앞에서 도둑질을 한다.
   (예: 노상강도, 소매치기, 강탈, 무장강도).
7. 다른 사람에게 성적 행위를 강요한다.

**재산의 파괴**
8. 심각한 손해를 입히려는 의도를 가지고 고의적으로 불을 지른다.
9. 다른 사람의 재산을 고의적으로 파괴한다(방화는 제외).

### 사기 또는 절도

10. 다른 사람들의 집, 건물 또는 차를 파괴한다.
11. 물건이나 호감을 얻기 위해, 또는 의무를 피하기 위해 거짓말을 자주 한다(예: 다른 사람을 속인다).
12. 피해자와 대면하지 않은 상황에서 귀중품을 훔친다.
    (예: 부수거나 침입하지 않고 가게에서 물건을 몰래 훔치는 것, 문서 위조)

### 심각한 규칙 위반

13. 13세가 되기 전 부터 부모의 제지에도 불구하고 자주 밤늦게까지 집에 들어 오지 않는다.
14. 부모 또는 보호자와 같이 사는 동안 밤에 들어오지 않는 가출을 적어도 2번 이상 한다. 또는, 장기간의 가출을 1회 이상 한다.
15. 13세가 되기 전부터 자주 무단결석을 한다.

B. 행동의 문제로 인해 사회적, 학업적, 또는 직업적 기능에 임상적으로 심각한 장해가 초래된다.

C. 18세 이상일 경우, 반사회적인격장애의 진단 기준에 맞지 않아야 한다.

### 다음 중 하나를 명시할 것 :

312.81 (F91.1) 아동기 발병형: 품행장애의 진단기준 가운데 적어도 1가지 이상이 10세 전에 발생한 경우
312.82 (F91.2) 청소년기 발병형: 10세 전에는 품행장애의 특징적인 증상을 전혀 충족하지 않는 경우
312.89 (F91.9) 명시되지 않는 발병: 품행장애의 진단기준을 충족하지만, 첫 증상을 10세 전에 보였는지 또는 10세 이후에 보였는지에 대한 정보가 없어 확실히 결정하기 어려운 경우

### 다음의 경우 명시할 것

제한된 친사회적 정서 동반: 최소 12개월 이상 다양한 대인관계나 상황에서 다음 중 적어도 2개 이상이 있어야 한다. 이러한 특징은 이 기간 동안 개인의 대인관계와 정서적 기능의 전형적인 패턴을 반영하며, 몇몇 상황에서만 가끔 발생하는 것이 아니다. 따라서 이를 평가하기 위해서는 다양한 정보를 얻는 것이 필요하다. 자가보고 뿐 아니라 장기간 동안 그 개인을 알고 있는 사람들(예 , 부모, 교사, 동료, 친척, 또래)의 정보를 고려해야 한다.

후회나 죄책감 결여: 잘못을 저질렀을 때 기분이 나쁘거나 죄책감을 느끼지 않는다(잘못이 발각되었을 때나 처벌을 받는 상황에서 후회를 보이는 것은 제외한다). 자신의 행동으로 인한 부정적인 결과에 대해 일반적인 걱정이 결여되어 있다. 예를 들면, 다른 사람을 다치게 하고도 후회를 보이지 않거나, 규칙을 어겼을 때 발생하는 결과에 대해 신경을 쓰지 않는다.

냉담, 즉 공감의 결여: 다른 사람의 감정을 무시하거나 신경을 쓰지 않는다. 다른 사람들에게 냉담하거나 무신경한 사람으로 묘사된다. 심지어 자신이 다른 사람에게 상당한 피해를 주는 경우에도, 자신이 타인에게 미칠 영향보다는 자기 자신에게 미칠 영향에 더 신경을 쓴다.

수행에 대한 무관심: 학교, 직장 또는 다른 중요한 활동에서 자신의 수행이 불량하거나 문제가 되는 것에 대해 관심이 없다. 충분히 예상 가능한 상황에서도 좋은 성과를 보이기 위해 필요한 노력을 기울이지 않으며, 전형적으로 자신의 저조한 수행을 다른 사람의 탓으로 돌린다.

피상적이거나 결여된 정서: 피상적이거나, 가식적이고, 깊이가 없는 정서(예. 행동과 상반되는 정서 표현, 빠른 정서 전환)를 제외하고는 다른 사람에게 자신의 기분이나 정서를 드러내지 않는다, 또는 얻고자 하는 것이 있을 때만 정서를 표현한다(예. 다른 사람을 조종하거나 위협하려고 할 때 감정을 드러낸다).

**현재의 심각도를 명시할 것:**

경도: 진단을 충족하는 품행 문제가 있더라도, 품행 문제의 수가 적고, 다른 사람에게 가벼운 해를 끼치는 경우(예. 거짓말, 무단결석, 허락 없이 밤늦게까지 집에 들어가지 않는 것, 기타 규칙 위반)

중등도: 품행 문제의 수와 다른 사람에게 끼치는 영향의 정도가 "경도"와 "고도"의 중간에 해당되는 경우(예. 피해자와 대면하지 않는 상황에서 도둑질, 공공기물 파손)

고도: 진단을 충족하는 품행 문제가 많거나, 또는 다른 사람에게 심각한 해를 끼치는 경우(예. 성적 강요, 신체적 잔인함, 무기 사용, 피해자가 보는 앞에서 도둑질, 파괴와 침입)

---

## 6 감별진단과 동반질환

### 1) 감별진단

청소년기에 보일 수 있는 다양한 정신질환에서도 충동적이고 공격적인 행동을 보일 수 있다. 청소년기에 흔히 보이는 정신과 질환 중 품행장애와 감별해야 할 주요 질환들은 다음과 같다.

#### (1) 산발적 반사회적 행동

대부분 6개월 이내 사라지며, 기능에 큰 장해가 없다.

#### (2) 적응장애

품행문제가 있는 적응장애의 경우 스트레스에 대한 반응으로 품행장애에서 보이는 행동문제와 유사한 증상들을 보인다. 대부분 스트레스 요인이 사라지면 3개월 이내에 증상이 사라진다. 12개월 이상 지속되면서 품행장애의 진단기준을 만족시키는 경우 품행장애로 진단한다.

#### (3) 적대적반항장애

타인의 기본 권리를 침해하거나, 사회 규범을 위반하지 않으며, 타인의 재산을 파괴하거나, 심각한 신체적 공격성을 보이지 않는다. 행동양상이 품행장애와 적대적반항장애의 기준을 모두 충족시키는 경우 품행장애로 진단하여야 한다.

### (4) 주의력결핍과잉행동장애

주의력결핍과잉행동장애만 있는 경우 충동조절 곤란으로 인해 신체적 싸움, 사소한 절도, 거짓말 등을 보이기도 하나, 의도적으로 타인의 권리를 침해하는 행동을 보이거나 타인의 재산을 파괴하지는 않으며, 나이에 맞는 사회적 규범을 심각하게 위반하지 않는다. 만약, 주의력결핍과잉행동장애와 품행장애의 두 진단기준을 모두 충족시킨다면 두 진단이 모두 내려져야 한다.

### (5) 우울장애

청소년 우울장애의 경우 일탈된 행동, 짜증, 분노 등이 가면성 우울증의 양상으로 나타날 수 있다. 품행장애 청소년에서 가족 간의 갈등, 또래와의 갈등, 학교 부적응 등으로 인해 우울장애가 이차적으로 생기는 경우도 흔히 있다.

### (6) 양극성장애

행동문제가 삽화적이며, 조증 상태에서는 평상시와 달리 말이 많아지거나, 수면의 변화, 행동의 양이 증가되는 경우가 많다. 만약 두 장애의 진단 기준을 모두 충족시키는 경우는 두 가지 진단이 모두 내려져야 한다.

### (7) 조현병 및 기타 정신병적 장애

조현병의 전구증상으로 난폭한 행동을 보이는 경우도 있다. 망상, 환청으로 인해 공격적인 행동이 나타날 수 있다.

### (8) 물질사용장애

품행장애에서 흔히 술을 포함한 약물 남용이 동반된다. 약물의 작용에 의해서 충동적이고 폭력적인 행동, 불안, 분노들이 유발되기도 한다.

### (9) 외상후스트레스장애

폭행, 사고 등을 당한 후 일부에서 충동적인 행동을 보이기도 한다.

### (10) 기타

경도의 정신지체, 자폐스펙트럼장애, 불안장애, 해리성장애, 대뇌의 기질적 이상, 측두엽 간질 등과도 감별이 필요하다.

## 2) 동반질환

품행장애가 있는 청소년들은 약 40%는 다른 정신 질환을 함께 가지고 있다. 남자의 경우 약 46%, 여자의 경우 약 36%가 최소 1개 이상의 정신질환을 가지고 있다(NICE clinical guideline, 2013). 일반적으로 품행장애와 다른 질환이 함께 있는 경우 기능의 저하가 더 심하며, 치료에도 잘 반응하지 않는다. 청소년기 품행장애에 흔히 동반되는 질환들은 다음과 같다.

### (1) 주의력결핍과잉행동장애

주의력결핍과잉행동장애와 품행장애가 함께 있는 경우 품행장애만 있는 경우에 비해 품행장애의 증상이 더 어린 나이에 나타나며, 신체적 공격성이 더 많고, 품행장애의 증상이 더 오래 지속된다(Thapar 등 2001).

### (2) 우울장애

품행장애가 있는 경우 이차적으로 우울장애가 발생하기도 하지만 두 질환이 각각 존재하는 경우가 더 많다. 남자보다 여자 청소년 품행장애에서 우울장애가 더 많이 동반된다(Copeland 등 2013). 우울증상을 동반하는 경우 불안감이 더 높으며, 대인관계에 더 예민하고 사회적 내향성이 더 강하다(이문인 등 2011). 우울장애와 품행장애가 함께 있는 경우, 약물남용이나 자살의 위험성이 높으므로 특히 주의를 기울여야한다.

### (3) 불안장애

품행장애 청소년의 약 반수에서 불안장애를 함께 가지고 있으며, 남자보다는 여자 청소년에서 불안장애의 동반 비율이 더 높다.

### (4) 물질사용장애

남자 청소년에서 품행장애의 양상이 심할수록 물질사용의 빈도가 더 높다. 우울장애가 함께 있는 경우, 품행장애와 물질사용장애의 정도가 더 심해질 수 있다. 품행장애에서 조기에 물질사용장애가 나타나는 경우 향후 범죄 발생의 빈도가 높다(Hoven 등 1994).

### (5) 신체형장애

언어 표현력이 저하되어 있는 경우와 여자 청소년에서 두 질환이 공존하는 경우가 많다.

## 7 치료

한 가지 치료방법을 사용하여 한 영역에서의 호전을 통해 다른 부분까지 개선시켜 나가는 것을 기대하기 보다는, 문제가 되는 모든 영역(학교, 집, 친구 등)에 대한 다각적 접근이 필요하다. 청소년 품행장애의 치료 시 본인뿐 아니라 가족, 친구, 학교 등 주변 환경이 동시에 치료의 목표 대상이 되어야 좀 더 성공적일 수 있다. 환자 및 가족과의 관계 형성이 매우 중요하며, 학교 및 사회와도 연계가 필요하다. 다양한 동반질환에 대한 치료가 필수적이며, 약물치료와 비약물치료를 병행하는 것이 치료에 효과적일 수 있다. 가급적이면 현재 환자가 속해 있는 환경에서 치료하는 것이 좋으나, 자해 및 타해의 위험이 있는 경우 입원이 필요하다. 충분한 기간 동안 지속적인 치료가 필요하며, 강압적으로 규칙을 강요하거나 과도한 처벌, 위협 등은 오히려 상황을 악화시킬 수 있다(Connor 등 2002).

### 1) 정신사회적 치료

### (1) 개인에 대한 치료

친구사귀기, 질문하기, 협상하기 등의 사회기술훈련과 분노조절훈련이 도움이 된다. 또한 인지치료를 통해 왜곡된 자아상의 교정, 낮은 자존감의 회복, 인지적 왜곡 등을 교정한다. 개인정신치료를 통해 문제행동을 유발하는 심리적 갈등과 대인관계에서의 문제 해결을 도와준다. 집단치료, 작업치료, 심리극 등이 치료에 이용되기도 한다.

### (2) 가족에 대한 치료적 접근

① 부모훈련(Parent management training)

자녀와 상호작용하는 방법을 개선하고 부모–자녀 관계를 호전시키는 데 도움이 된다. 부모에게 긍정적 강화, 규칙을 설정하는 법, 자녀와 협상하는 법 등을 가르쳐준다.

### ② 가족치료(Family therapy)

가족치료 시 가족 전체를 참여시키는 경우 가족 상호 간의 관점을 이해할 수 있고, 의사소통을 개선시키며, 가족 관계를 정립하는 데 도움이 된다.

### (3) 학교 및 사회적 접근

학교에 학습 프로그램, 직업교육, 지속적 상담 등이 있는 것이 좋으며, 지역사회 프로그램(직업교육, 봉사활동, 강연 등)도 치료에 도움이 된다.

## 2) 약물치료

품행장애는 다양한 증상들로 구성된 진단이므로 특정 약물이 품행장애의 전반적인 증상을 개선시키지는 않는다. 동반되는 질환들이 다양하므로 이를 고려한 약물치료 전략이 필요하다.

### (1) 정신자극제

품행장애 청소년에게 사용할 수 있는 약물 중 가장 많이 연구가 되어 있다. 위약에 비해 뚜렷하게 공격성을 감소시키고 특히, 주의력결핍과잉행동장애가 동반된 경우에 효과적이다(Connor 등 2002).

### (2) 알파효현제

클로니딘(clonidine)과 구안파신(guanfacine)이 주의력결핍과잉행동장애가 동반된 품행장애에서 공격성을 감소시키는 데에 효과가 있다(Pringsheim 등 2015).

### (3) 항정신병약물

대부분의 항정신병약물이 공격성을 줄이는 데 효과가 있으며, 최근에는 전형적 항정신병약물보다는 리스페리돈(risperidone)과 같은 비정형 항정신병 약물들을 주로 사용한다. 여러 대조군 연구에서 리스페리돈은 위약군에 비해 파괴적 행동 및 공격성에 뚜렷한 효과가 있다고 보고되었다(Loy 등 2017). 그러나 항정신병 약물의 사용시 추체외로 증상, 체중증가, 대사이상 등의 부작용을 고려해야 하며, 4개월 이내의 짧은 기간 동안 비교적 낮은 용량(1–1.5 mg/day)을 사용한다(Pringsheim 2015).

## (4) 기분조절제

발프로익산(valproic acid)이 공격성을 줄이는데 효과적이며(Donovan 등 2000), 리튬(lithium)도 공격성을 줄이는 데 도움이 된다(Malone 등 2000).

## (5) 항우울제

선택적 세로토닌 재흡수 차단제를 주로 사용하며, 우울장애가 동반되었을 때 뿐 아니라, 충동성, 짜증, 감정의 가변성 등의 증상들을 줄이는 데 사용될 수 있다.

## 8 경과 및 예후

초기 청소년기에 품행장애로 진단받은 경우 약 3–4년 후에도 품행장애의 진단이 지속되는 경우가 많다. 아동기에 품행장애로 진단 받은 경우 약 반수에서 성인기까지 증상이 지속되며, 전체 품행장애 중 남자는 1.9%, 여자는 0.5%에서 아동기부터 성인까지 지속적으로 품행장애 진단이 유지된다(Moore 등 2017). 품행장애의 증상이 반사회적인격장애의 증상과 유사한 부분이 있다고 해서 모두가 반사회적인격장애가 되는 것은 아니며, 절반 이상은 성인기에 사회적 응을 잘 해나가기도 한다. 예후에 영향을 미칠 수 있는 요소로는 발병 연령, 공격적 행동의 유무, 공존질환 등이 있다. 이들 요소 중 발병 연령이 청소년 품행장애의 예후에 매우 중요한 요소이다. 청소년기 품행장애 중 10세 이전부터 품행장애로 진단받은 경우, 약 30–50%에서 성인기에 반사회적인격장애로 진단 받게 되며, 범죄행위, 약물남용이 더 많다고 보고되고 있다(Loeber 등 2002). 반면에 청소년기에 시작된 경우 품행장애 증상은 청소년기에 국한되는 경우가 많다. 이러한 양상은 특별히 남자아이들에게서 더 특징적이다. 여자 청소년의 경우 소아기부터 품행장애가 있었던 경우 남자 아이들에 비해 반사회적인격장애로 이행되는 빈도는 낮으며, 신체화 증상, 기분장애, 불안장애, 자살시도 등이 더 높다. 품행장애 청소년 중 죄책감을 잘 느끼지 못하고, 공감능력이 결여되어 있으며, 자신의 이득을 위해 남을 쉽게 희생시키는 특징이 있는 경우, 단순히 화를 내고 적대적 감정을 드러내 보이는 청소년들보다 더 심각한 증상을 보이고, 더 오랫동안 공격적인 행동이나 폭력이 지속될 수 있으며, 성인기에 반사회적인격 장애가 될 가능성이 더 높다(Frick과 White 2008). 공격성이 두드러지는 경우(예. 신체적 싸움) 비공격적인 증상(예. 도둑질, 거짓말 등)을 보이는 경우보다 예후가 더 나쁘다. 공존질환이 있는 경우 행동 문제가 더 오래 지속될 수 있으며, 예후가 더 나쁘다. 직업을 갖게 되거나, 안정된 배우자와 결혼하여 발전적인 관계형성을 하는 경우, 그리고 가족이 지지적일수록 예후가 좋다.

## Ⅱ. 적대적반항장애 Oppositional defiant disorder

### 1 정의

최소 6개월 이상의 기간 동안 지속적으로 분노, 과민한 기분, 논쟁적 또는 반항적 행동, 또는 보복적인 양상이 있으며, 주로 권위자(부모, 교사 등)와의 상호작용에서 이러한 양상을 보인다. 다른 정신과 질환과 공존하는 경우가 흔하며, 품행장애, 물질남용, 심각한 비행에 선행하는 경우가 종종 있다.

### 2 역학

적대적반항장애의 유병률에 대한 체계적인 국내 연구는 없다. 미국의 지역사회 유병률은 1–11%이며, 평균 유병률은 약 3.3%이다. 청소년기 이전에는 남자에서 조금 더 빈번하나, 남녀 모두에서 청소년기에 유병률이 증가하며, 청소년기 이후에는 남녀 간 차이는 없다(American Psychiatric Association 2013).

### 3 원인

적대적반항장애는 단일 요인에 의해 발생하기보다는 개인의 생물학적, 심리적, 사회적 위험 요인과 보호 요인 간의 상호작용에 의해 발생한다.

## 1) 생물학적 요인

가족들 중 충동조절 곤란을 특징으로 하는 질환들(파괴적행동장애, 주의력결핍과잉행동장애, 물질사용장애, 기분장애 등)의 빈도가 높다. 그러나 아직 유전연구에서는 일관된 결과는 없다. 체내 디하이드로에피안드로스테론이 높은 것으로 보고되었는데, 이는 조기에 노출된 스트레스 또는 유전적 취약성과 관련성을 시사한다(van Goozen 등 2000). 낮은 각성도와도 관련이 있다(Raine 2002). 그 외 전전두엽의 이상, 세로토닌, 노르아드레날린, 도파민 시스템의 이상, 낮은 코티솔, 높은 테스토스테론의 수준과 관련이 있다(Connor 등 2002; Raine, 2002).

## 2) 신경심리적 요인

영유아기 때 까다롭고, 잘 달래지지 않고, 쉽게 흥분하는 기질과 연관이 있다(Frick과 Morris 2004). 애착이론에서는 적대적 행동은 자율성 문제, 양육자와의 투쟁과 관련되어 있다고 보며, 불안정애착(특히 불안-회피형 애착)을 보이는 경우가 많다(Guttmann-Steinmetz와 Crowell 2006). 인생초기의 부정적 경험, 사회적 정보를 활용하는 능력의 부족, 대안적 반응을 만드는 능력의 부족, 동기억제과제 수행의 어려움 등과 관련이 있다(van Goozen 등 2004).

## 3) 가족 및 사회적 요인

낮은 사회경제적 상태, 가정불화, 가족 내 폭력, 낮은 유대감, 아동학대와 부모의 물질남용 또는 반사회적인격장애가 반항적 행동의 위험을 높인다(Greene 등 2002). 언어적, 신체적 학대, 학대 후의 죄책감으로 인한 지나친 보상 등 일관성 없는 훈육과도 연관성이 있다(Cunningham과 Boyle 2002).

## 4 임상 양상과 증례

분노, 과민한 기분, 논쟁적이고 반항적인 행동 또는 보복적인 양상이 빈번하고 지속적이다. 일부에서는 부정적 기분 문제없이 행동문제만 보이는 경우도 있다. 대부분의 행동 문제들은 권위적인 대상(부모, 선생님, 성인, 경찰 등)과의 관계에서 자주 보이며, 그 외, 성인과의 상호 작용이나 개인적으로 잘 아는 또래 관계에서 나타나는 경향이 있다. 타인과의 관계에서 쉽게 흥분하고 화를 내기도 하고, 자주 따지거나 반항하며, 정해진 규칙대로 행동하기를 거부한다. 또한, 자신의 문제를 부모나 선생님 등 타인의 탓으로 돌리고 때로는 의도적으로 짜증나게 하기도 한다. 이러한 증상들은 한 가지 상황에서만 제한적으로 나타날 수 있으며, 집에서만 문제를 보이는 경우가 가장 흔하다. 증상이 심할수록 더 많은 상황에서 보이게 된다. 품행장애의 진단기준인 타인의 권리를 침해하거나 나이에 적합한 사회적 규범이나 규칙을 어기는 모습을 보이지 않는다.

여자 청소년의 경우 타인과의 관계에서 겉으로 드러나는 공격성은 적게 보이나 수동적 공격성을 더 자주 보이는 경향이 있다. 지시에 적극적으로 반항하지는 않지만 쉽게 잘 따르지 않거나, 공격적인 행동 대신 공격적인 말을 하기도 한다.

14세 B는 중학교 3학년 여학생이다. 1년 전부터 거의 매일 엄마에게 반항하고 대든다. 엄마는 사춘기 과정이라 생각하며 계속 지켜보았으나 점차 엄마에게 화를 내는 횟수가 많아지고 그 강도도 점차 강해졌다. 엄마가 A에게 방 청소나 옷 정리를 하라고 하면 '니가 뭔데 나한테 이래라 저래라 하느냐'라고 화를 내며 욕을 하고, 일부러 옷을 꺼내서 바닥에 던져 방을 엉망으로 만든다. 자신이 원하는 옷이나 화장품을 사주지 않으면 가출해 버리겠다고 해서 부모님이 어쩔 수 없이 아이의 요구를 들어주는 일이 자주 있다. 간혹 친구와 다툼이 있으면 '우리 집이 가난해서 친구들이 무시한다. 부모가 무능해서 그렇다'며 부모를 비난한다. 학교에서 친구와는 비교적 잘 지내고 성적도 상위권이다. 친구들에게는 차분하게 자신의 생각을 이야기하고 짜증을 부리거나 화를 내는 모습은 없다.

## 5 진단

### 1) 면담

면담은 대상 청소년과 보호자 모두에게 시행되어야 하며 아이, 보호자와 각각 치료적인 관계를 형성하여야 한다. 부모와 청소년은 따로 면담하는 것이 좋다. 부모와 환자의 싸움에 휘말리지 않아야 하며, 환자를 비난하거나 비판적인 태도를 보여서는 안된다. 중립적인 자세를 보이며 환자가 느끼는 분노와 좌절에 공감하는 자세가 필요하다. 역전이에 주의하여야 한다. 반항적인 행동이 부모와의 관계에서만 발생하는 것이 아닌 경우도 있으므로 교사 등 문제가 발생하는 환경에 함께 있는 사람들로부터 정보를 얻는 것도 필요하다. 또한 일시적 반항, 품행장애, 또는 기타 질환과의 감별에 대한 정보 및 동반질환에 대해서도 반드시 평가하여야 한다. 반구조화된 면담인 K–SADS–PL도 도움이 될 수 있다.

### 2) 평가척도

한국판 아동 청소년 행동평가 척도(K–CBCL), 한국판 청소년 자기행동평가 척도(K–YSR), 청소년 정서행동검사 등을 사용할 수 있다. K–CBCL의 하위척도인 비행과 공격성 척도에서 높은 점수를 보이는 경우 적대적반항장애의 진단을 예측하는 데 도움이 된다(이소영 등 2011).

### 3) 신체검진

청력검사, 언어평가 등을 통해 청력장애와 언어장애로 인한 문제인지를 감별하여야 하며, 지능검사 및 학업성취도 평가를 통해 학습장애와의 관련성을 확인한다. 또한 기타 신체적 질환 및 학대나 방임의 징후가 있는지 확인한다.

### 4) 진단기준

DSM–5의 진단기준을 참고한다(표 14–2).

### 표14-2. 적대적 반항장애 DSM-5 진단 기준

A. 분노, 이자극성, 논쟁적이고 반항적 행동 또는 보복적인 양상이 적어도 6개월 이상 지속되고, 다음 중 적어도 4가지 이상의 증상이 형제나 자매가 아닌 적어도 1명 이상의 다른 사람과의 상호작용에서 나타난다.

**분노/과민한 기분**

1. 자주 욱하고 화를 낸다.
2. 자주 과민하고 쉽게 짜증을 낸다.
3. 자주 화를 내고 분개한다.

**논쟁적/반항적 행동**

4. 자주 권위대상과 논쟁을 한다. 아동이나 청소년의 경우는 성인과 논쟁한다.
5. 자주 적극적으로 권위대상의 요구나 규칙에 대해 반항하거나 따르지 않는다.
6. 자주 고의적으로 타인을 짜증나게 한다.
7. 자주 자신의 실수나 잘못된 행동을 다른 사람의 잘못으로 비난한다.

**보복적 특성**

8. 지난 6개월 안에 적어도 2회 이상 악의적이며 보복적인 태도를 보인다.

**주의** : 행동의 지속성 및 빈도는 정상 범위 내에 있는 행동과는 구별되어야 한다. 5세 미만에서는 6개월 이상의 기간 동안 거의 매일 상기 행동이 나타나야 한다(진단기준 A8). 5세 이상의 아동인 경우에는 6개월 동안 일주일에 최소한 1회 이상 상기 행동이 나타나야 한다(진단기준 A8). 이런 빈도에 대한 기준은 증상을 정의하기 위한 최소 수준에 대한 지침이며, 행동의 빈도와 강도가 발달수준, 성별, 및 문화적 배경을 고려했을 때 정도를 벗어나 있는지 등과 같은 다른 요인들도 고려해야 한다.

B. 행동 장애가 자신에게, 또는 가까운 사회적 관계(예. 가족, 또래 집단, 동료)에 있는 다른 사람에게 괴로움을 초래하거나, 사회적, 학업적, 직업적, 또는 다른 중요한 기능 영역에서 부정적인 영향을 순다.

C. 이러한 행동은 정신병적 장애, 물질사용장애, 우울장애 또는 양극성장애의 경과 중에만 나타나지 않아야 하며, 파괴적 기분조절부전장애의 진단기준에 맞지 않는다.

**현재의 심각도 명시할 것 :**

경도 : 증상이 한 가지 상황(예, 집, 학교, 직장, 또래 집단)에서만 나타난다.
중등도 : 증상이 적어도 두 가지 상황에서 나타난다.
고도 : 증상이 세 가지 이상의 상황에서 나타난다.

## 6 감별진단과 동반질환

### 1) 감별진단

#### (1) 적응장애

이사, 부모의 이혼과 같은 스트레스에 의한 일시적 반응으로 적대적 행동이 나타날 수 있는데, 이 경우 '품행의 문제가 있는 적응장애'로 진단하는 것이 적절하다.

#### (2) 품행장애

행동 문제의 정도가 더 심각하고 사람이나 동물에 대한 공격, 재산파괴, 절도, 사기 등의 행동을 보인다. 진단 기준에 정서조절의 문제(분노 및 과민한 기분)가 포함되지 않는다. 품행장애와 적대적반항장애 증상이 함께 있을 때는 품행장애로만 진단한다.

#### (3) 주의력결핍과잉행동장애

지시를 따르지 않거나 반항적인 양상을 보이는 것과 지속적으로 주의를 유지하는 것이 어렵거나 가만히 앉아 있어야 하는 상황에서 주로 보이지만 의도적인 반항은 아니다. 두 진단 기준을 모두 충족하는 경우 두 질환 모두 진단할 수 있다.

#### (4) 기분장애

우울장애 또는 양극성장애가 있는 청소년도 자극에 과민하고 짜증을 보이거나 반항적 행동을 할 수도 있으며, 기분장애가 있는 기간 동안 국한되어 나타난다. 기분장애 기간 동안에만 증상이 나타나는 경우에는 적대적반항장애로 진단하지 않는다.

#### (5) 지적장애, 자폐스펙트럼장애, 언어장애

각 질환의 특징인 지능 저하, 대인관계 곤란 및 상동행동, 언어발달 저하가 주된 증상이다. 그러나 지적장애에서 지적인 기능을 감안하더라도 기대되는 정도보다 반항적 행동이 심각한 경우 적대적반항장애의 진단을 내릴 수 있다.

#### (6) 간헐적 폭발장애

적대적반항장애와는 달리 타인을 향한 심각한 공격성을 보인다.

### (7) 파괴적 기분조절장애

부정적 기분이나 분노발작의 심각도, 빈도, 만성화 정도는 파괴적 기분조절부전장애에서 더 심하다. 파괴적 기분조절장애의 진단 기준을 충족하는 경우에는 적대적 반항장애를 진단하지 않는다.

## 2) 동반질환

주의력결핍과잉행동장애, 불안장애, 물질사용장애 등이 동반되기도 한다. 일부에서는 품행장애나 반사회적인격장애, 적대적반항장애의 양상을 보이기도 한다(Lavigne 등 2001). 주의력결핍과잉행동장애와 공존하는 경우 주의력결핍과잉행동장애만 있는 경우보다 더 심한 기능의 문제를 보인다(유영서 등 2019).

## 7 치료

강압적으로 규칙을 처벌적인 방법, 위협 또는 위협적인 상황에 노출시키는 것은 오히려 상황을 악화시킬 수 있다(Connor 등 2002). 짧은 기간 동안 또는 1회성 상담이나 치료로 충분한 효과를 기대할 수 없다. 아래의 여러 가지 치료법들을 사용하여 충분한 기간 동안 치료해야 한다.

## 1) 약물치료

자신이 문제를 인식하지 못하는 경우도 있으므로 충분한 치료적 관계를 수립한 후 약물치료를 시작하여야 한다. 약물 치료 시 동반질환에 대한 평가가 필요하며, 동반질환에 대한 약물치료가 우선적으로 필요하다. 동반질환이 없는 경우 공격성과 이자극성을 줄이는 데 도움이 되는 약물을 사용할 수 있다. 비정형항정신병약물, 기분조절제, 정신자극제 등을 사용하며, 공격성이 뚜렷한 경우 비정형항정신병약물을 흔히 사용한다(Schur 등 2003). 아직 선택적세로토닌 재흡수 차단제가 효과적이라는 연구결과들은 부족하므로 주요우울장애나 불안장애가 동반되지 않은 경우라면 1차 약물로서의 사용은 제한적이다. 치료 약물에 효과가 없는 경우 다른 약물을 추가하기 보다는 다른 종류의 약으로 교체하는 것이 좋다(Steiner 등 2003). 주의력결핍과잉행동장애가 동반된 경우 정신자극제(메틸페니데이트 등)와 아토목세틴이 효과적이라는 보고가 있으며(MTA Cooperative Group 1999), 클로니딘도 효과적으로 적대적반항장애의 증상을 호전시킨다(Meltzer 등 2011). 그 외 동반질환이 있는 경우 각 질환의 치료원칙에 따라 치료한다.

## 2) 비약물적 치료

대표적인 근거중심의 정신사회적 치료로는 문제해결기술 훈련 형태의 개별적인 접근과 부모훈련형태의 가족에 대한 접근이 있다. 두 접근방식을 병하는 것이 더 효과적이다(Steiner와 Remsing 2007).

### (1) 개인에 대한 접근

인지행동치료의 하나인 문제해결기술 훈련은 자기조절, 생각하기, 효율적 문제해결 전략 등을 습득함으로써 충동을 조절하고, 비기능적인 상호작용을 줄이고 문제해결능력을 향상시키는데 도움이 된다. 또한, 적절한 행동에 대한 보상과 격려를 통해 긍정적인 반응을 증가시키고 그로 인한 긍정적인 결과들이 보상으로 작용하여 점차 다양한 영역에서의 문제 행동을 줄여 나간다. 지지적 형태의 개인정신치료도 도움이 된다.

### (2) 가족에 대한 접근

부모훈련프로그램은 부정적인 행동에 대한 강화를 줄이고, 적절한 사회적 행동에 대한 강화를 늘리고, 부모의 반응을 예측 가능하고 일관되게 하도록 하여 효과적인 훈육을 하게 한다. 이러한 접근 방식은 지역사회에서의 치료에도 도움이 된다. 여러 형태의 가족치료도 도움이 된다.

## 8 경과와 예후

만 6세 경 증상이 나타나며, 대부분 상당기간 증상이 지속된다. 일반적으로 다른 공존질환이 없는 경우 성장하면서 증상이 호전되는 경우가 대부분이다. 조기에 발병한 경우 예후가 나쁘며, 이들 중 일부는 품행장애로 진행될 수 있다. 적대적반항장애가 있다고 해서 모두 품행장애가 되지는 않는다. 그러나, 일부에서는 성인으로 성장하는 과정에서 반사회적행동, 충동조절문제, 물질남용, 불안 및 우울 등 여러 문제를 보일 수 있다(American Psychiatric Association 2013).

# Ⅲ. 간헐적폭발장애 Intermittent explosive disorder

## 1 정의

사소한 정신사회적 스트레스에도 공격 충동이 조절되지 않아서 언어적 공격성, 또는 신체적 공격성이 갑작스럽고 과도한 행동 폭발의 형태로 나타난다.

## 2 역학

국내에서의 유병률은 알려져 있지 않으나, 미국의 유병률은 2.7% 정도이며 주로 아동기 후기 또는 청소년기에 발병한다. 남자가 여자보다 약 1.4-2.3배 더 많으며, 남자가 여자 보다 더 어린 나이에 발병한다(American Psychiatric Association 2013).

## 3 원인

일차가족에서 간헐적 폭발장애가 있는 경우가 많으며, 일란성 쌍생아 연구에서도 충동적인 공격성의 일치율이 높으며, 세로토닌계의 이상도 보고되고 있다. 신체적 또는 정서적 외상이 있는 경우 발병 가능성이 높다(Fincham 등 2009).

## 4 임상 특성 및 증례

일반적으로는 공격적인 행동폭발을 일으키지 않을 정도의 자극들에 대해 충동적인 공격 행동을 통제하지 못한다. 사소한 자극에 대해 전조나 전구증상 없이 갑작스럽게 충동적인 행동 폭발이 일어나며, 대부분 시간이 지나면서 점차 분노 폭발이 가라앉으며, 후회나 자책을 하는 경우가 많다. 대부분 30분 이내에 진정 된다. 분노발작 사이의 기간에는 별다른 문제를 보이지 않는 경우가 많으나, 심각한 상해나 재산 피해를 야기하는 신체적 폭행을 하기도 한다.

증례

　　17세 남자 C는 초등학교 이후부터 현재까지 결석을 한 번도 하지 않고 수업시간에도 집중을 잘하고 과제들도 성실하게 수행한다. 사춘기 전까지는 조용하고 얌전하다는 이야기를 들었으나 초등학교 5학년이 되면서 친구들과 일상적인 이야기를 하는 중에 심하게 싸우는 일이 많아졌다. 친구들과 이야기 중 자신의 의견과 다른 이야기를 하면 갑작스럽게 소리를 지르며 화를 내고 '죽여버리겠다'고 말하면서 주먹을 쥐고 손과 몸을 떨기도 한다. 화가 조절이 되지 않으면 친구의 부모님을 욕하기도 하고 책상을 발로 차서 넘어뜨리려 친구들은 A와 이야기 하는 것을 꺼린다. 심하게 흥분하다가도 약 20분이 지나면 차분해져서 스스로 상대에게 찾아가서 정중하게 사과하지만, 비슷한 삽화가 일주일에 3-4회 나타난다.

# 5 진단

　　DSM-5 진단기준을 참고한다(표 14-3).

### 표 14-3. 간헐적 폭발장애 DSM-5 진단 기준

A. 공격적인 충동을 조절하지 못해서 반복적인 행동 폭발을 보이며, 다음 항목 중 하나를 보인다.
　　1. 언어적 공격성(예, 분노발작, 장황한 비난, 언어적 논쟁이나 싸움) 또는 재산, 동물, 타인에게 신체적 공격성이 3개월 동안 평균적으로 일주일에 2회 발생함. 신체적 공격성은 재산의 손상이나 파괴를 초래하지 않으며, 동물이나 다른 사람에게 신체적 상해를 초래하지는 않는다.
　　2. 재산의 손상이나 파괴를 초래하는 행동 폭발 그리고/또는 동물이나 다른 사람에게 신체적 손상을 초래하는 신체적 폭행이 12개월 이내에 3회 보인다.

B. 반복적인 행동 폭발 동안 나타나는 공격성의 정도는 정신사회적 스트레스 요인에 의해 촉발되거나 유발되는 정도를 심하게 넘어선다.

C. 반복적인 공격적 행동 폭발은 미리 계획된 것이 아니며(예, 충동적이거나 분노로 유발된 행동), 어떤 실제적인 목적을 성취하기 위한 것이 아니다.(예, 돈, 권력, 협박)

D. 반복적인 공격적 행동 폭발은 개인에게 뚜렷한 심리적 고통을 유발하거나, 직업적 또는 대인관계 기능에 손상을 주거나 경제적 또는 법적 문제와 관련된다.

E. 생활연령(chronological age)은 적어도 6세이다. (또는 6세에 상응하는 발달 단계 수준)

F. 반복적인 공격적 행동 폭발이 다른 정신질환으로 더 잘 설명되지 않으며(예, 주요우울장애, 양극성장애, 파괴적 기분조절부전장애, 정신병적장애, 반사회성 성격장애, 경계성 성격장애), 다른 의학적 상태(예, 두부 외상, 알츠하이머병)나 물질(예, 남용약물, 치료약물)의 생리적 효과로 인한 것이 아니다. 6-18세 아동에서 적응장애의 일부로 나타나는 공격적 행동인 경우에는 이 진단을 내려서는 안된다.

주의 : 반복적이고 충동적인 공격적 행동 폭발이 주의력결핍과잉행동장애, 품행장애, 적대적반항장애, 자폐스펙트럼장애들에서 보일 수 있는 정도를 초과하고 독립적으로 임상적 주의가 요구될 때 간헐적 폭발장애를 추가적으로 진단할 수 있다.

## 6 감별진단과 동반질환

### 1) 감별진단

(1) **파괴적 기분조절부전장애**(Disruptive Mood Dysregulation Disorder): 분노 폭발 삽화 사이에 과민성, 분노 등이 거의 하루 종일 또는 거의 매일 지속된다. 10세 이전부터 반복적으로 충동적인 공격성이 보일 때 진단하며, 18세 이후에 이러한 양상이 처음으로 나타난 경우에는 진단할 수 없다.

(2) **반사회적인격장애**: 분노의 표현이 보상이나 복수 등과 관련이 있는 경우가 대부분이며, 분노폭발의 정도가 상대적으로 덜하다.

(3) **품행장애**: 공격성이 계획적이고 공격성의 표현이 개인적인 이득과 관련이 있는 경우가 많다.

(4) **적대적반항장애**: 공격성의 대상이 부모를 포함한 권위적인 사람에게 국한된다.

(5) **주의력결핍과잉행동장애**: 충동조절곤란 외에도 일상에서 부주의나 과잉행동이 동반된다.

(6) 섬망, 주요 인지장애, 공격적인 양상의 인격변화를 유발하는 기타 의학적 질환, 물질 중독 및 물질금단 증상과도 감별이 필요하다.

### 2) 동반질환

주의력결핍과잉행동장애, 품행장애, 적대적반항장애, 반사회적인격장애, 경계선인격장애 등에서 흔히 동반되며, 우울장애, 불안장애, 물질사용장애 등이 동반되기도 한다.

## 7 치료

아직 장기적인 치료효과에 대한 연구는 부족하다. 약물치료와 인지행동치료를 함께 하는 것이 효과적일 수 있다.

인지행동치료가 중등도 이상의 효과가 있으며, 특히 인지재구축, 이완, 대처기술훈련 등이 효과적이다(McCloskey 2008). 충동적인 분노 폭발을 하기 전에 자신의 감정이나 생각을 인식하고 말로 표현하도록 한다.

리튬, 항경련제(Valproex, Oxcarbazepine), 비정형 항정신병 약물 등이 공격성 감소에 도움이 될 수 있다(Sadock과 Sadock 2014).

## 8 경과와 예후

수년간 지속되며, 만성적인 경과를 보인다.

# IV. 병적방화 Pyromania

## 1 정의

만족이나 기쁨을 얻기 위해 고의적, 반복적으로 불을 지르는 것이다. 단순한 방화와는 달리 금전적 이득이나 복수, 계획된 행동이 아니라는 점에서 차이가 있다.

## 2 역학

정확한 통계는 없으며, 남자가 여자보다 8배 정도 더 많은 것으로 알려져 있다.

## 3 원인

아직 원인에 대한 여러 분야에서의 연구가 더 필요하다. 척수액에서 5-HIAA, 3-methyl-4-hydroxyphenylglycol (MHPG)가 낮다는 연구가 있으나, 병적방화에서의 특징적인 소견은 아니다. 청소년기에 불을 지르는 양상은 공격성 증가, 사회기술 부족, 가출이나 폭행 같은 문제행동, 가족 내 갈등, 학대 등과 관련이 있다.

## 4 임상 특성

일부에서는 방화를 위한 준비 과정에서 긴장이나 흥분이 증가되기도 하지만, 대개는 불을 지르기 전에 흥분이 증가되며, 불을 지르거나 불이 난 것을 보고나면 긴장이나 흥분이 줄어든다. 불에 대해 강한 매력을 느끼거나 불에 대한 흥미와 호기심이 많다. 일부는 불을 지를 때 성적인 흥분을 느끼기도 한다. 대부분은 불을 지르고 난 후 심한 후회를 하며 죄책감이 심한 경우 자살사고가 생기기도 하지만, 일부는 방화에 대한 후회나 방화로 인한 인명 또는 재산의 피해에 대해 무관심하기도 하다.

## 5 진단

DSM-5 진단기준을 참고한다(표 14-4).

**표 14-4. 병적방화 DSM-5 진단 기준**

A. 1 회 이상 고의적이고 목적을 가지고 불을 지른다.
B. 행동을 하기 전에 긴장 또는 정서적 흥분이 있다.
C. 불 또는 불과 관련된 상황적 맥락(불과 관련된 용품, 불의 사용과 그에 따른 결과)에 대한 매력 , 흥미 , 호기심 또는 끌림을 가지고 있다.
D. 불을 지르거나 불이 난 것을 목격하거나, 또는 불이 난 이후의 상황에 참여할 때 기쁨, 만족 또는 안도감을 느낀다.
E. 방화는 금전적 이득, 사회, 정치적 이념의 표현, 범죄 행위 은폐 , 분노나 복수심 표현, 생활환경 개선 , 망상이나 환각에 대한 반응 또는 손상된 판단력의 결과(예, 주요신경인지장애, 지적장애, 물질 중독)에 의한 것이 아니다.
F. 방화는 품행장애 , 조증 삽화 또는 반사회성 성격장애로 더 잘 설명되지 않는다.

## 6 감별진단과 동반질환

### 1) 감별진단

목적이 있는 의도적인 방화와는 다르다. 품행장애나 반사회적 인격장애의 경우 방화는 불을 지르고 싶은 충동을 억제하지 못해서 발생하는 것이 아니며, 금전적 이득이나 보복 등의 목적이 있는 경우가 대부분이다. 환청이나 망상 등의 정신병적 증상 또는 조증삽화 시에는 병적방화로 진단하지 않는다. 뇌손상, 치매 같은 뇌기능의 문제, 지적 장애, 또는 물질 중독 상태에서의 방화도 병적방화로 진단하지 않는다. 일부에서는 월경전증후군 등에서도 방화를 보일 수 있으므로 감별이 필요하다.

## 2) 동반질환

기분장애, 물질사용장애, 다른 파괴적 충동조절 및 품행장애가 동반되기도 하며, 인격장애의 경우 주로 반사회적인격장애와 경계성인격장애가 동반되기도 한다(Grant와 Kim 2007).

## 7 치료

행동치료적인 접근이 효과적이며, 사회기술훈련, 개인정신치료, 교육, 가족치료 등이 함께 고려되어야 한다.

## 8 경과와 예후

일정 기간 동안 방화가 일어나고 악화와 호전을 반복하는 경우가 많다.

# V. 병적도벽 Kleptomania

## 1 정의

자신에게 필요한 물건이 아님에도 불구하고 반복적으로 훔치고 싶은 충동을 조절하지 못하는 것으로, 물건을 훔치기 전에 긴장감이 고조되고, 훔친 후에는 만족감을 경험하게 된다. 이후 긴장이 줄어들고 만족감, 안도감을 느낀다.

## 2 역학

외국의 경우 0.3-0.6% 정도로 매우 드물다. 여자가 남자보다 3배 정도 더 많다(American Psychiatric Association, 2013).

## 3 원인

뇌 질환, 지적 장애, 국소 신경학적 징후, 측내실의 확장 등과 관련이 있는 것으로 알려져 있으며, 행위중독과 관련이 있는 도파민, 세로토닌, 오피오이드 시스템과의 관련성도 보고되고 있다. 가족 중 강박장애, 기분장애, 또는 물질사용장애를 가진 사람의 빈도가 더 높다. 상실, 이별, 중요한 관계의 중단 등의 스트레스 이후 보이기도 한다.

## 4 임상 특성

불필요한 물건을 훔치는 것에 대한 반복적이고 침습적이며, 참을 수 없는 충동이 특징이다. 훔치고 싶은 충동에 저항을 하며 자신의 행동이 잘못된 것이라는 것을 알지만 그 충동을 조절하지 못한다. 훔치는 행동은 계획된 것이 아니고, 훔친 후 죄책감이나 불안을 느끼지만, 절도의 결과로 일어나는 체포 위험에 대해서도 충분히 고려하지 않는 경우가 많다. 물건이 목적이 아니라 훔치는 행동이 목적이다. 일부에서는 한 달에도 수십 회 이상의 절도를 하기도 한다.

## 5 진단

DSM-5 진단기준을 참고한다(표 14-5).

**표 14-5. 병적도벽 DSM-5 진단 기준**

A. 물건을 훔치려는 충동을 억제하는 데 반복적으로 실패한다. 이 물건들은 개인적인 용도 또는 금전적인 가치 때문에 필요한 것이 아니다.

B 훔치기 직전에 긴장감이 증가한다.

C. 훔쳤을 때의 기쁨, 만족감 또는 안도감이 있다.

D. 훔치는 행동은 분노나 복수심을 표현하거나 망상이나 환각에 대한 반응으로 하는 것이 아니다.

E. 훔치는 행동이 품행장애 , 조증 삽화 또는 반사회성 성격장애로 더 잘 설명되지 않는다.

## 6 감별진단과 동반질환

단순 절도는 자신에게 유용한 물품이나 금전적인 가치가 있는 것을 주로 훔친다.

급성 조증상태, 정신병적 증상을 동반한 주요우울장애, 조현병 등 정신병적인 증상이 있는 경우도 절도를 반복적으로 보일 수 있으나, 이 경우는 명백한 기분의 변화나 망상 또는 환청이 있다. 반사회적인격장애, 품행장애의 경우 개인의 이득을 목적으로 훔치며, 계획적인 경우가 많다. 죄책감이나 후회가 없다는 것도 다른 점이다. 술을 비롯한 기타 약물 중독 상태와도 감별이 필요하다. 주요우울장애, 양극성장애, 불안장애 등이 높은 비율에서 동반되며, 섭식장애, 물질사용장애, 다른 파괴적, 충동조절 및 품행장애 등이 동반될 수 있다.

## 7 치료

선택적 세로토닌 재흡수 차단제 같은 항우울제를 사용하기도 한다. 이들 약물 외에도 리튬을 포함한 기분조절제, 날트렉손 등도 효과가 있다고 알려져 있으나, 아직 체계적인 검증이 더 필요하다. 체계적 탈민감화, 혐오조건화 같은 인지행동치료가 도움이 될 수 있으며, 죄책감을 가지고 있는 경우나 자신의 행동을 변화시키고자 하는 동기가 있는 경우에는 병식지향적 정신치료에 효과적일 수 있다.

## 8 경과와 예후

청소년기에 시작되는 경우가 많으며, 일부는 아동기에 시작되기도 한다. 여성의 경우 35세, 남성의 경우는 50세 경에 질병의 양상을 뚜렷하게 보이게 된다. 짧은 기간 동안 도벽을 보이기도 하지만, 악화와 호전을 반복하거나, 만성적으로 지속되기도 한다.

유영서, 이소영, 이지원, 이아름, 김신겸, 정한용. 주의력결핍과잉행동장애와 적대적 반항장애 남자 아동 청소년의 기능장애에 대한 평가. 신경정신의학 2019;58(4):331-8

이문인, 김상훈, 김학렬, 박상학. 청소년의 품행장애와 반항성 장애에서 보이는 우울증상과 연관된 특성. 소아청소년정신의학 2011;22(3):156-61

이소영, 박준호, 임은지, 정한용. 아동·청소년 문제행동평가척도를 이용한 반항성 도전장애의 선별: 공격성 및 비행 하위척도의 역할. 소아청소년정신의학 2011;22(2):195-102

조수철, 신성웅, 신민섭, 황준원, 김붕년. 행동장애에 있어서 Serotonin계의 개체 발생적인 과정과 정신병리와의 상호관계에 관한 연구. 소아·청소년정신의학 2003;14(1):112~22

American Psychiatric Association. Diagnostic and statistical manual of mental disorders (DSM-5 (R)). 5th ed. Arlington, TX: American Psychiatric Association Publishing; 2013.

Cohen P, Cohen J, Kasen S, Velez CN, Hartmark C, Johnson J, et al. An epidemiological study of disorders in late childhood and adolescence—I. Age-and gender-specific prevalence. J Child Psychol Psychiatry 1993;34:851-67.

Connor DF, Glatt SJ, Lopez ID, Jackson D, Melloni Jr RH. Psychopharmacology and aggression. I: A meta-analysis of stimulant effects on overt/covert aggression-related behaviors in ADHD. J Am Acad Child Adolesc Psychiatry 2002;41:253-61.

Copeland WE, Adair CE, Smetanin P, Stiff D, Briante C, Colman I, et al. Diagnostic transitions from childhood to adolescence to early adulthood. J Child Psychol Psychiatry 2013;54:791-9.

Cunningham CE, Boyle MH. Preschoolers at risk for attention-deficit hyperactivity disorder and oppositional defiant disorder: Family, parenting, and behavioral correlates. J Abnorm Child Psychol 2002;30:555-69.

Davidson RJ, Putnam KM, Larson CL. Dysfunction in the neural circuitry of emotion regulation—a possible prelude to violence. Science 2000;289:591-4.

Donovan SJ, Stewart JW, Nunes EV, Quitkin FM, Parides M, Daniel W, et al. Divalproex treatment for youth with explosive temper and mood lability: a double-blind, placebo-controlled crossover design. Am J Psychiatry 2000;157:818-20.

Farrington DP, Hawkins JD. Predicting participation, early onset and later persistence in officially recorded offending. Crim Behav Ment Health 1991;1:1-33.

Fincham D, Grimsrud A, Corrigall J, Williams DR, Seedat S, Stein DJ, et al. Intermittent explosive disorder in South Africa: prevalence, correlates and the role of traumatic exposures. Psychopathology 2009;42:92-8.

Frick PJ, Morris AS. Temperament and developmental pathways to conduct problems. J Clin Child Adolesc Psychol 2004;33:54-68.

Frick PJ, White SF. Research review: The importance of callous-unemotional traits for developmental models of aggressive and antisocial behavior. J Child Psychol Psychiatry 2008;49:359-75.

Grant JE, Kim SW. Clinical characteristics and psychiatric comorbidity of pyromania. J Clin Psychiatry 2007;68:1717-22.

Greene RW, Biederman J, Zerwas S, Monuteaux MC, Goring JC, Faraone SV. Psychiatric comorbidity, family dysfunction, and social impairment in referred youth with oppositional defiant disorder. Am J Psychiatry 2002;159:1214-24.

Group MC. Moderators and mediators of treatment response for children with attention-deficit/hyperactivity disorder: The multimodal treatment study of children with attention-deficit/hyperactivity disorder. Arch Gen Psychiatry 1999;56:1088-96.

Guttmann-Steinmetz S, Crowell JA. Attachment and externalizing disorders: A developmental psychopathology perspective. J Am Acad Child Adolesc Psychiatry 2006;45:440-51.

Hovens JG, Cantwell DP, Kiriakos R. Psychiatric comorbidity in hospitalized adolescent substance abusers. J Am Acad Child Adolesc Psychiatry 1994;33:476-83.

Lahey BB, Loeber R, Quay HC, Applegate B, Shaffer D, Waldman I, et al. Validity of DSM-IV subtypes of conduct disorder based on age of onset. J Am Acad Child Adolesc Psychiatry 1998;37:435-42.

Lavigne JV, Cicchetti C, Gibbons RD, Binns HJ, Larsen L, Devito C. Oppositional defiant disorder with onset in preschool years: Longitudinal stability and pathways to other disorders. J Am Acad Child Adolesc Psychiatry 2001;40:1393-1400.

Loeber R, Burke JD, Lahey BB. What are adolescent antecedents to antisocial personality disorder? Crim Behav Ment Health 2002;12:24-36.

Loy JH, Merry SN, Hetrick SE, Stasiak K. Atypical antipsychotics for disruptive behaviour disorders in children and youths. Cochrane Database Syst Rev 2017;8(8):CD008559.

Malone RP, Delaney MA, Luebbert JF, Cater J, Campbell M. A double-blind placebo-controlled study of lithium in hospitalized aggressive children and adolescents with conduct disorder. Arch Gen Psychiatry 2000;57:649-54.

McBurnett K, Lahey BB, Rathouz PJ, Loeber R. Low salivary cortisol and persistent aggression in boys referred for disruptive behavior. Arch Gen Psychiatry 2000;57:38-43.

McCloskey MS, Noblett KL, Deffenbacher JL, Gollan JK, Coccaro EF. Cognitive-behavioral therapy for intermittent explosive disorder: a pilot randomized clinical trial. J Consult Clin Psychol 2008;76(5):876-86.

McDonough—Caplan HM, Beauchaine TP. Conduct disorder. In: Developmental Pathways to Disruptive, Impulse—Control and Conduct Disorders. Elsevier; 2018. p. 53−89.

Meltzer B, Castro M, Frazier JA. Pediatric Psychopharmacology. Second Edition ed.;2010. p.671−81.

Miller—Johnson S, Winn DM, Coie J, Maumary—Gremaud A, Hyman C, Terry R, et al. Motherhood during the teen years: A developmental perspective on risk factors for childbearing. Dev Psychopathol 1999;11:85−100.

Moffitt TE. The neuropsychology of juvenile delinquency: A critical review. Crime justice 1990;12:99−169.

Moffitt TE, Caspi A, Harrington H, Milne BJ. Males on the life—course—persistent and adolescence—limited antisocial pathways: Follow—up at age 26 years. Dev Psychopathol 2002;14:179−207.

Moffitt TE, Lynam DR, Silva PA. Neuropsychological tests predicting persistent male delinquency. Criminology 1994;32:277−300.

Moffitt TE, Arseneault L, Jaffee SR, Kim—Cohen J, Koenen KC, et al. Research review: DSM−V conduct disorder: Research needs for an evidence base. J Child Psychol Psychiatry 2008;49:3−33.

Moore AA, Silberg JL, Roberson—Nay R, Mezuk B. Life course persistent and adolescence limited conduct disorder in a nationally representative US sample: prevalence, predictors, and outcomes. Soc Psychiatry Psychiatr Epidemiol 2017;52:435−443.

National Institute for Health and Care Excellence. Antisocial behaviour and conduct disorders in children and young people: recognition and management. Journal [serial online] 2013 Date: Available from URL: https://www.nice.org.uk/guidance/cg158..

Olsson M. DSM diagnosis of conduct disorder (CD)—a review. Nord J Psychiatry 2009;63:102−112.

Pringsheim T, Hirsch L, Gardner D, Gorman DA. The pharmacological management of oppositional behaviour, conduct problems, and aggression in children and adolescents with attention—deficit hyperactivity disorder, oppositional defiant disorder, and conduct disorder: a systematic review and meta—analysis. Part 1: psychostimulants, alpha—2 agonists, and atomoxetine. Can J Psychiatry 2015;60:42−51.

Raine A. Biosocial studies of antisocial and violent behavior in children and adults: A review. J Abnorm Child Psychol 2002;30:311−326.

Sadock BJ, Sadock VA, Ruiz P. Kaplan and sadock's synopsis of psychiatry: Behavioral sciences/clinical psychiatry. 11th ed. Baltimore, MD: Wolters Kluwer Health; 2014.

Schur SB, Sikich L, Findling RL, Malone RP, Crismon ML, Derivan A, et al. Treatment recommendations for the use of antipsychotics for aggressive youth (TRAAY). Part I: a review. J Am Acad Child Adolesc Psychiatry 2003;42:132−44.

Steiner H, Remsing L. Practice parameter for the assessment and treatment of children and adolescents with oppositional defiant disorder. J Am Acad Child Adolesc Psychiatry 2007;46:126−41.

Steiner H, Saxena K, Chang K. Psychopharmacologic strategies for the treatment of aggression in juveniles. CNS Spectr 2003;8:298−308.

Thapar A, Harrington R, McGuffin P. Examining the comorbidity of ADHD−related behaviours and conduct problems using a twin study design. Br J Psychiatry 2001;179:224−9.

Van Goozen SH, Cohen−Kettenis PT, Snoek H, Matthys W, Swaab−Barneveld H, Van Engeland H. Executive functioning in children: a comparison of hospitalised ODD and ODD/ADHD children and normal controls. J Child Psychol Psychiatry 2004;45:284−92.

Van Goozen SH, Van Den Ban E, Matthys W, Cohen−Kettenis PT, Thijssen JH, Van Engeland H. Increased adrenal androgen functioning in children with oppositional defiant disorder: A comparison with psychiatric and normal controls. J Am Acad Child Adolesc Psychiatry 2000;39:1446−51.

# 물질관련 및 중독장애
## Substance-Related and Addictive Disorders

이영식, 홍순범

물질관련 및 중독장애는 10대 청소년들에서 흔히 나타나게 되는 질환이다. 청소년기는 생에 있어서 변화와 도전의 시기이고, 감정기복이 심한 질풍노도의 시기이며, 공상과 현실이 공존하는 시기이므로 약물 사용에 가장 취약하다. 부모로부터의 분리 독립, 성 정체감을 비롯한 자아정체성 형성, 학업 및 취업준비, 이성 및 친구관계 스트레스는 청소년들로 하여금 쉽게 약물에 빠져들게 한다. 흔히 청소년들은 호기심과 재미로 혹은 친구들의 압력에 의해 일시적으로 술을 마시고 약을 사용한다고 알려져 있지만 이들 중 일부는 성인기로 이행하면시 점차 약물 사용량이 증가되고 습관화되며, 사용하는 약물의 종류도 가벼운 약물로부터 점차 고위험성 비합법적 약물 사용으로 발전하게 된다. 물질사용장애와 연관된 학업탈락, 자살, 교통사고, 청소년비행, 범법행위 등은 엄청난 사회경제적 문제를 야기한다.

## 1 정의

청소년에게 물질남용의 진단이 내려지려면 비적응적 물질사용 패턴이 증명되며 동시에 임상적으로 유의한 장애 및 기능 손실이 나타나야 한다. 즉, 청소년으로서 지켜야 할 의무적 행동을 하지 않고 또한 위험 추구 행동, 유해한 환경에의 노출 등에 의해 법적 문제를 계속 일으키는 상태가 나타나야 한다. 한편 청소년의 물질의존 진단은 결국 물질사용으로 인해 금단, 내성, 사용 조절능력 상실 등의 3가지 문제가 발생하였다는 것이 증명되어야 한다. 그러나

DSM 체계에서 청소년의 물질남용과 의존에 대한 이러한 개념들은 결국 성인에서의 개념을 그대로 적용한 것으로, 이렇게 일괄 적용하는 것이 문제점으로 지적될 수 있다(Bukstein 2009).

## 2 역학

일반 청소년을 대상으로 한 Young 등(2002)의 통계자료에 의하면 물질사용과 물질사용장애의 빈도는 연령증가에 따라 거의 직선적으로 증가했다. 청소년기 후기에 처한 청소년의 경우, 이들 중 1/4은 최소 한 가지의 물질 남용 진단이 가능하였고 1/5은 물질 의존 진단에 해당되었다. 1/3은 매일 흡연을 했고 8.6%가 담배 의존의 진단 기준을 충족시켰다. 알코올은 남용의 측면에서 볼 때 전체 사용 물질들 중 가장 흔한 남용 물질에 해당되었으나(10%), 의존의 측면에서 보면 알코올 의존은 3.5%로 대마초 의존(4.3%)보다는 적었다. 성별로 비교하였을 때, 남자에서는 알코올과 대마초 의존이 많았던 반면 여자는 남자보다 니코틴 의존이 많았다. 또한 Aarons 등(2001)은 청소년 입원 환자의 40.8%, 청소년 재소자의 62.1%가 물질사용장애 진단 기준에 해당되었다고 보고하였다. Yarnell 등(2016)이 아동복지체계 서비스를 받는 아동들을 대상으로 지난 30일 동안의 물질사용 여부를 조사했을 때는 음주(15-25%)와 마리화나(10-18%) 사용의 빈도가 가장 높았다.

2014년 미국에서 시행한 조사에 따르면 물질남용으로 인한 입원 양상이 변화를 보이는 것으로 나타났다. 특히 12-17세 사이 연령대의 전체 입원 횟수는 2011-2014년 기간 절반 가까이 감소하였는데, 특히 마리화나 사용에 의한 청소년 입원이 36% 감소하였고 음주로 인한 청소년 입원도 19% 감소하였다.

1998년 이후의 소규모 중고생 집단, 입원 집단, 청소년 재소자들을 대상으로 한 몇몇 연구들(김경빈 1998; 김헌수와 김현실 1998; 이현정 등 2001; 김헌수와 김현실 2002)을 종합하여 미국 자료와 비교하여 보면 다음과 같다. 대마초, 코카인, 헤로인, 메탐페타민(Methamphetamine)은 미국 청소년에 비해 상대적으로 적은 반면 유기용매제(부탄가스, 시너(Tinner), 본드), 진해거담제(러미나), 항히스타민제(아빌) 사용이 흔하였다. 우리나라 청소년의 경우 알코올, 흡연이 가장 큰 문제였으며 특히 여성들의 급증이 눈에 띄었다. 최근 추세는 유기용매제가 감소한 반면 엑스터시로 대표되는 합성 마약과 서구와 같은 다양한 종류의 약물이 오남용되기 시작하였다고 여겨진다.

**표 15-1. Primary admitting substance of abuse (% of total admissions), by age, from the treatment episode data set**

| Substance | Age 12-14 (%) | Age 15-17 (%) | Age 18-20 (%) |
|---|---|---|---|
| None | 8.3 | 2.2 | 0.9 |
| Alcohol | 17.7 | 19.9 | 30.6 |
| Crack/cocain | 1.2 | 2.4 | 6.3 |
| Marijuana/hashish | 66.7 | 66.9 | 37.9 |
| Heroin | 0.2 | 1.2 | 9.8 |
| Nonprescription methadone | 0 | 0 | 0.1 |
| Other opiates and synthetics | 0.4 | 0.6 | 2.5 |
| PCP | 0.1 | 0.1 | 0.4 |
| Hallucinogen | 0.1 | 0.3 | 0.4 |
| Methamphetamine | 2.1 | 4.0 | 8.4 |
| Other amphetamines | 0.6 | 0.9 | 1.4 |
| Other stimulants | 0.2 | 0.1 | 0.1 |
| Benzodiazepines | 0.2 | 0.2 | 0.4 |
| Other tranquilizers | 0.1 | 0.1 | 0 |
| Barbiturates | 0 | 0 | 0 |
| Other sedatives or hypnotics | 0.2 | 0.1 | 0.2 |
| Inhalants | 0.9 | 0.2 | 0.1 |
| Over-ther-counter medications | 0.2 | 0.2 | 0.1 |
| Other | 0.9 | 0.6 | 0.5 |
| Total Percent | 100 | 100 | 100 |
| (Total Number) | (24,911) | (123,496) | (119,138) |

From TEDS : Treatment Episode Data Set : 2003 Highlights. National Admissions to Substance Abuse Treatment Services, DASIS Series : s-27. Rockville, MD ; Services DoHaH, ed. ; 2005. DHHS Publication No. SMA 05-4043, with permission.

## ③ 원인

청소년기 누구나 다양한 물질 사용 기회에 노출되고 있음에도 불구하고 일부만이 물질사용을 하며, 그 중 적은 수만이 물질사용장애로 진행된다. 다음의 원인들이 거론되고 있다.

### 1) 유전 및 환경

물질사용장애의 가족력은 물질사용 시작, 또는 물질사용장애 발달에 강력한 예측인자가 된다. 쌍둥이, 양자 연구에 의하면 물질사용의 시작은 다양한 환경적 요인과 유전적 요인의 상호작용에 의한다. 종교가 있는 가정에서 자란 경우 유전적 요인은 알코올 사용을 유발하지 않았으나, 종교가 없는 가정의 경우 유전적 요인은 알코올 사용을 유발하는 원인의 40%를 차지하였다. 미국 어린이 중 최소 7백만 명이 알코올 중독 부모를 가지는데 비음주 자녀들보다 음주 문제를 일으킬 가능성이 4배 높다고 한다. 알코올 중독 자녀 대부분이 난폭한 집안 분위기 속에서 유기되고, 일부는 신체적 또는 성적 학대를 받으며 성장한다. 이들은 죄책감, 불안, 분노, 공격성, 우울, 수치심, 대인관계 기피, 낮은 자존감을 보인다. 여기에 물질 사용에 관대한 가정 분위기가 더해져 청소년기의 물질사용장애 발생에 기여하게 된다. 한편 청소년기에 가장 영향력을 주는 사람은 부모보다 오히려 또래 친구이다. 가정에서 소외된 청소년들은 쉽게 비행집단과 어울리게 되는데 이는 물질사용장애 시작의 계기가 된다. 소위 친구 압력으로 물질사용을 하게 되는데, 실제로는 비행 집단을 선택하고, 집단 소속감에 안정을 찾고 이들과 영향을 주고받게 만드는 복잡한 기전이 존재한다.

### 2) 생물학적 기전

동물 연구에 의하면 성장기의 뇌가 약물 감작에 민감하다고 밝혀졌는데 이는 어린 나이에 물질사용을 시작한 청소년에서 물질사용장애로 진행 빈도가 증가되는 데 대한 신경생물학적인 근거가 된다. 반복적인 물질사용은 중추신경계 '쾌락 강도'에 변화를 초래한다. 쾌락 강도는 물질사용에 의해 재설정되어 결국 물질을 사용하지 않으면 불쾌감과 갈망을 일으켜 물질 의존으로 빠져들게 된다.

이러한 쾌락 강도와 가장 연관이 깊은 뇌 내의 부위는 중피질변연계 혹은 '보상 회로'라고 알려진 곳이며 이때 가장 자주 거론되는 신경전달물질은 도파민이다. 도파민 시스템의 항진은 상기한 쾌락 느낌을 자극하고, 반면 도파민 시스템의 활성 저하는 약물 추구 행동을 유발할 수 있는데, 이는 도파민 수용체의 감소, 도파민에 대한 반응 둔마, 도파민 대사의 항진 등에 의하여 일어날 수 있다.

Conner 등(2010)은 알코올 중독 부모의 자녀를 대상으로 도파민계 유전자(예: 도파민 수용체 2형 유전자, COMT 유전자 등) 및 기타 유전자를 포함한 유전적 요인 및 이들의 기질, 기분, 환경적 변인들과 이들이 청소년이 되었을 때의 물질사용장애 발병 간에 어떤 관련이 있는지를 연구하였는데, 남자 청소년에서는 이러한 변인들 중 저도파민성 유전형이 물질사용장애와 가장 관련이 높은 변인으로 나타났다. 그러나 여자 청소년에서는 여러 변인들 중 유전형보다도 자극 추구성과 위험 회피성 등의 기질적 변인이 물질사용장애와 가장 관련이 높아서, 여자 청소년의 경우 유전적인 요인을 물질사용장애 발병의 가장 중요한 요인으로 생각할 수는 없음을 보여주었다.

한편 물질사용장애에서 이용되는 각 약물은 비록 서로 다른 수용체에 작용하기는 하나 시간이 지나면서 결국 영구적인 중독회로를 형성하게 된다. 이 경우, 사용 물질의 종류 및 사용 경로에 따라 중독성 정도에 큰 차이가 있다. 첫 사용 이후 10년 이내에 의존으로 가는 빈도가 코카인의 경우 15-16%, 알코올은 12-13%, 대마초는 8%이다.

## 3) 단계이론(Stage theory) 및 관문이론(Gateway theory)

단계이론에서는 물질 사용경험에는 단계가 있어서 초기에는 좀 더 흔히 사용되는 낮은

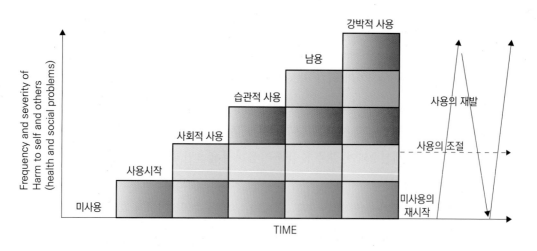

**그림 15-1. 물질남용의 패턴**

단계의 물질을 사용하고 점차 높은 단계의 물질로 옮겨간다고 가정한다. 즉 합법 물질인 알코올이나 담배가 먼저 사용되고 대마초를 거쳐 다른 비합법적 물질을 사용하게 된다(그림 15-1).

한편, 관문이론은 대마초의 사용이 다른 비합법적 물질사용을 유도한다고 가정한다. 대마초 사용자는 비합법적 약물 사용 문화 속에서 나름대로 사회화가 된 결과, 다른 비합법적 약물 사용에 대한 긍정적인 태도를 갖게 되어 비합법적 약물 사용 기회가 좀 더 일찍부터 주어진다. 대마초 사용은 다른 다양한 물질사용에 대한 표식자가 된다.

# 4 임상 특성

## 1) 알코올

알코올 의존이나 남용은 청소년에게 매우 심각한 문제로 알려져 왔다. 미국의 경우 후기 청소년기의 약 10%가 알코올 사용 장애에 해당될 정도이다. 알코올은 인지장애, 금단증상 등의 뇌 독성작용을 나타내고 장기 음주는 몸의 구석구석에서 여러 신체 증상을 유발한다.

음주에 따른 행동은 2단계로 구별될 수 있다. 음주 초기 혈중 알코올 농도의 상승은 각성, 흥분, 자신감의 상승 등을 일으키게 되며, 이후 혈중 알코올 농도의 하강은 피곤함 및 불쾌한 느낌 등을 일으키게 된다. 알코올에 내성이 생기면 이러한 2단계 반응에 변화가 일어나는데, 초기의 자극 효과는 감소하고 이후의 하강 효과는 더욱 반응이 크게 나타난다(Dimeff 등 1999).

청소년기의 알코올 의존은 신체적으로도 손상을 일으키는 바 오심, 구토, 십이지장 궤양, 소화기계 출혈 등이 일어날 수 있다. 알코올 금단 역시 오심, 구토, 진전, 맥박 상승, 혈압 상승, 발한, 불안, 자극 과민성, 갑작스런 발열, 간질 발작 등을 일으킬 수 있다. 그러나 성인에 비해 진전 섬망은 발생이 적은 편이다.

알코올 의존이나 남용의 원인에 대해서는 여러 가지 의견이 제시되어 왔으나, 선행되는 정신병리로는 품행장애, 주의력결핍과잉행동장애, 주요우울장애, 불안장애 등이 자주 보고되고 있다(Clark와 Winters 2002).

정슬기(2006)에 의하면 우리나라 청소년들의 알코올 소비량에 영향을 주는 요인은 긍정적 음주기대, 부모의 술에 대한 허용적 태도, 친구의 음주 정도, 대중매체에 노출되는 정도이며 이중 또래의 영향이 가장 컸다. 또한 정도가 심한 알코올 남용에서는 긍정적 기대뿐만 아니라 부정적 기대가 높아져도 술을 더 마시게 되는 요인으로 작용하였다.

## 2) 흡연

대마초가 특히 미국에서 향후 일련의 약물 사용의 관문 약물로 작용한다면, 우리나라에서 흡연은 청소년 탈선의 관문 약물로 작용되는 것 같다(김경빈 2001). 흡연이 시작되는 청소년의 경우 친구 혹은 선후배 등의 또래 혹은 주변 인물에 의해 흡연하게 되는 경우는 약 50%에 달한다.

청소년기의 흡연은 성인기의 흡연에 비해 니코틴의 긍정적 강화 작용이 더 강력하고 반면에 니코틴 자체 혹은 니코틴 금단 현상에 의한 부정적 효과는 더 낮다고 보고되고 있다. 따라서 청소년이 한 번 흡연을 시작하게 되면 성인에 비해 흡연 중단이 훨씬 어려울 수 있다. 이는 청소년기의 뇌 발달단계와 관련이 있는데, 청소년기는 성인기에 비해 흥분성 글루타메이트성 시스템이 과잉 발달되는 반면 억제성 GABA 시스템은 낮은 발달 속도를 보여 결과적으로 보상계 내의 도파민이 성인에 비해 훨씬 더 많이 자극받게 되기 때문이다(O'dell 2009).

청소년기 흡연자 5명 중 1–3명은 니코틴 의존에 해당되며 2/3 이상이 니코틴 금단 증상을 보인다(Colby 등 2000). 초기의 빠른 흡연은 흡연자를 각성시키는 효과가 우세하며, 천천히 흡연하지만 다량으로 흡연하는 경우 진정 효과가 우세하다. 흡연으로 인한 급성 중독증상은 자주 관찰되는 것은 아니지만, 흡연의 금단 증상은 자주 나타나는데 짜증스럽거나 울적한 기분, 불면, 좌절감 혹은 갑작스럽게 화가 치미는 것, 집중의 저하, 심박수 감소, 식욕 증가 등이다.

김경빈(2001)에 의하면 우리나라 청소년의 경우 중학교 1학년부터 담배를 습관적으로 피울수록 교칙위반, 가출, 비행 등을 저지를 비율이 높아졌다고 한다. 중학생을 대상으로 한 3년간의 코호트 연구에서 박선희(2009)는 친구 중 흡연을 경험한 친구가 많을수록, 학교에서 느끼는 외로움이 클수록, 최고 학력에 대한 기대 수준이 낮을수록, 공격성이 높을수록 흡연 시도는 증가하였다고 보고하였다.

## 3) 대마초

대마초는 미국 10대 청소년들의 2/3에서 최소 한 번은 사용할 정도로 청소년들이 가장 흔히 사용하는 비합법적 물질이고, 청소년들이 물질남용 치료 시설에 입원하게 되는 가장 큰 원인 물질이며, 다른 비합법적 약물 사용으로 가는 문을 열어주는 관문 약물이다. 활성형태는

Δ−9 tetrahydrocannabinol (THC)로 중추신경계 전반에 널리 분포하는 Cannabinoid 수용체 (CNR1)에 결합한다. 내인성 Cannabinoid는 대뇌에 광범위하게 분포되어 기억 형성, 식욕조절, 운동 협응, 진정, 진통, 환각에 관여하는 중요한 신경전달물질이다.

대마초를 피우게 되면 즉시 심리적으로 이완되며 가벼운 다행감을 느낀다. 중독 수준에 따라 고양감 동안에 일어난 일을 기억하지 못한다거나 집중 및 운동 협응에 어려움을 겪는 모습을 보인다. 고용량은 알코올 중독 상태와 비슷한 행동을 일으킨다. 장기적 사용은 의욕상실, 폐암, 남성의 정자 수 감소를 유발할 수 있다. 대마초의 사용이 다른 정신질환, 특히 정신증 발생의 원인이 될 수 있다는 증거들이 있다. 정기적인 사용자에서는 심리적 의존을 일으킨다. DSM−5에서는 대마 금단이 진단 기준에 포함되었다.

## 4) 헤로인

미국 청소년들 사이에서 헤로인 및 마약성 진통제의 남용은 증가 추세에 있다. 고교생 20명 중 1명은 마약성 진통제인 Oxycontin을 비합법적으로 사용하고 있다. 강력한 쾌감 효과로 인해 남용 및 내성 형성의 위험이 높다. 헤로인은 주로 정맥 주사와 흡입제로 사용한다. 정맥 사용자들은 건강보다는 고양감을 느끼는 데 더 관심을 가지기 때문에 감염된 바늘로 인한 HIV와 간염 등 감염성 질환 노출이 문제가 된다. 청소년의 헤로인 의존은 전형적으로 급격한 심리사회적 황폐화, 학업 실패, 범죄 행동, 가족 문제와 관련된다.

## 5) 코카인

코카인은 의존을 빨리 일으켜서 사용자의 6%가 1년 내에 의존이 되며, Crack Cocaine의 경우 중독성이 강하여 사용자는 거의 즉시 의존이 된다. 피운 지 몇 초 이내에 강력한 고양감을, 몇 분 후 극도의 불쾌감을 느낀다. 이로 인해 고양감을 다시 느끼고자 하는 절박함을 갖게 만든다. 심각한 심장 및 폐의 문제를 일으킬 수 있으며 이외에도 혈관수축, 동공산대, 체온상승, 심박동 수 증가, 혈압상승이 나타나게 된다. 심리적으로는 과잉각성, 피곤을 못 느낌, 의식의 명료함, 다행감 등을 나타내며, 지속시간은 투여경로에 따라 다른데 흡수가 빠를수록 고양감은 더 강력하고 지속시간은 더 짧아서 코로 흡입할 경우 15−30분, 흡연 시 5−10분 정도 지속된다.

## 6) 암페타민

메탐페타민은 Ice, Speed, Crystal, Glass, Crank 등 다양한 명칭으로 알려져 있다. 주사, 흡입이 가능하다. 기억상실, 공격성, 폭력, 정신증적 행동, 인지기능 저하를 초래한다. 코카인과 마찬가지로 의존을 빨리 일으키므로 급격한 심리사회적 황폐화을 보인다. 급성 중독에 의한 효과로는 각성증가, 신체적 힘의 증가, 식욕저하, 호흡수 증가, 고온, 다행감이 있으며 경련이 일어날 수 있다.

## 7) 엑스터시(3, 4-methylenedioxymethamphetamine, MDMA)

엑스터시는 합성약물로 환각제이자 자극제의 효과를 지녀 젊은이들의 클럽 파티약으로 사용된다. 복용 후 1시간 이내에 각성감, 안락감, 타인과의 감정 교류감의 증대, 감각지각 능력의 증대를 초래한다. 환각 효과는 4-6시간 동안 지속된다. 부작용으로 혼동, 우울, 불안, 졸림, 편집증을 일으키며, 신체적으로는 근긴장, 불수의적으로 이를 악물음, 오심, 시야의 흐림, 졸도감, 진전, 빠른 안구운동, 발한, 오한, 심혈관계 부작용 등이 나타난다. 드물게 의식소실, 고열증, 경련이 발생하기도 한다. 대부분 의존을 일으키지 않고 20대 초반까지 점차 사용이 감소하나 일부 의존자들은 이후에도 사용을 지속한다.

## 8) 흡입성 유기용매제

흡입성 물질은 휘발성 유기화합물로서 접착제, 스프레이, 가솔린, Nitric Oxide 등 다양한 가스와 증기가 이에 해당된다. 획득이 용이하므로 흡입성 물질남용은 어린 청소년에게서 흔히 사용된다. 코나 구강에 분사하거나 헝겊에 묻히거나 봉지에 넣어 들이마시는 방법이 있다. 급성 효과는 알코올 중독과 비슷한데, 다행감, 기분상승, 환시, 환청, 지각왜곡을 초래한다. 과량이나 장기간 사용 시 정신증, 언어 장애, 보행 장애, 섬망, 의식소실을 초래한다. 신경독성으로 인해 어떠한 흡입성 물질사용보다도 심각하고 빠르게 신경학적인 후유증을 일으킬 수 있다. 장기적인 사용은 영구적인 뇌손상을 유발하여 백질 변화, 인지 수행능력의 결손으로 진행된다. 그밖에 만성적인 사용은 간, 근골격계, 조혈기관, 신장기능을 손상시키며 심박동을 불규칙하게 하여 사망에 이르게 한다.

## 9) LSD

LSD는 기분과 생각에 현저한 변화를 일으켜서 환시 및 정신병과 유사 상태를 일으키기도 한다. 생생한 지각 변화를 경험하는데, 약물경험이 좋을 수도, 나쁠 수도 있다. 좋은 경우, 색채는 더욱 생생해지고 평범한 소리도 교향곡처럼 느껴지며 주변 사물이 갑자기 걸작으로 보인다. 시간 개념도 상실된다. 반면, 나쁜 경우 극도의 공포를 느끼기도 한다. 자신이 죽어가고 있다거나 마음을 잃어버렸다고도 느낀다. 일부 사용자들은 현실과 약물로 유발된 환상을 혼동하여 두려움으로부터 벗어나고자 고층건물에서 뛰어내리는 등의 자살시도를 하기도 한다. 신체적 의존은 없지만, 심리적 의존을 일으킬 수 있다.

## 10) 스테로이드 제제

2004년 조사에서 최근 1년간 미국 남자고등학생의 3% 정도가 아나볼릭 스테로이드 제제를 사용한 것으로 나타났다. 즉각적인 기분항진을 얻기 위해 사용되는 다른 약물들과는 달리 근육 부피를 증가시켜 남성적 외모나 근력증강 목적을 이루기 위해 사용된다. 만성적인 사용은 성장저해를 일으키고 남성의 경우 고환 위축, 여성의 경우 남성화가 나타난다. 고용량에서는 조절되지 않는 분노, 기분장애, 정신증적 삽화가 나타날 수 있다.

## 11) GHB

2003년 미국 고등학생의 2%가 GHB를 사용한 것으로 나타났다. 중추신경 억제제로서 원래 근육발달촉진제로 판매되었다. 약물 효과는 알코올과 비슷한데, 의식소실이 좀 더 흔하고, 비예측적으로 나타난다. 효과는 4시간 동안 지속된다. 일부 사용자에서 의존을 일으키며, 벤조다이아제핀계 약물 사용과 유사한 금단 증상을 보인다.

## 5 진단

DSM-5에서 물질관련 및 중독장애는 물질사용장애와 물질로 유발된 장애의 두 그룹으로 나뉘며, 물질로 유발된 장애에는 중독, 금단, 그리고 기타 물질로 유발된 장애 등이 있다. 청소년의 경우 성인과 동일한 진단 기준을 적용한다.

물질사용장애 진단의 첫 단계는 환아 및 부모, 교사로부터의 정보 수집이다. 아이가 갑자기 일상생활(학업, 외모 가꾸기, 취미활동, 식사)에 무관심하고 게을러지고, 격한 행동이나 기분 변화를 보이고, 불면 혹은 과수면, 신체변화(충혈 되었거나 멍한 눈동자, 과도한 발한, 상기된 피부나 발진, 헐었거나 콧물이 나는 코, 지속적인 기침)를 보일 경우 일단 물질사용장애를 의심하여야 한다.

첫 면담 시 부모나 보호자도 함께 참석한 가운데 비밀보장의 원칙 및 예외사항을 알려준다. 환아와의 1:1 면담은 강한 치료동맹을 맺고 부모 앞에서 자백하기 힘든 솔직한 정보들을 끌어내는 데 있어서 중요하다. 면담은 다른 치료에서와 마찬가지로 공감적이고 비판적이지 않으며 지지적이고 동기유발적으로 진행되어야 한다. 면담 및 평가 시 각 물질별로 사용 시작 나이, 정기적으로 사용한 나이, 최대 사용량, 현재 사용량, 마지막 사용 시점을 질문해야 한다. 또한 갈망의 정도, 물질사용의 촉발 요인과 촉발 상황, 치료 동기와 목적 등을 평가하여야 한다. 한편 첫 면담에서 면담의 주된 초점을 물질사용장애 관련 여부에 맞추는 것도 중요하지만 발달력 전반에 비중을 두는 것이 환아와의 신뢰와 공감적 동맹 형성에 도움이 되며, 환아는 좀 더 편하게 진실을 말하게 된다.

한편, 청소년 물질사용장애 진단에 있어 이들이 이용한 물질의 검출은 물질사용장애의 진단 및 치료를 위한 핵심이다. 가장 흔히 사용하는 방법은 소변검사이다. 그러나 알코올과 흡입성 불질은 배출속도가 빨라서 소변검사 적용이 제한적이다. 알코올 검출은 대개 음주측정기를 사용한다. 흡입성 물질남용이 의심될 경우 ToxTrap을 써서, 잔류 유기화합물을 검출해낼 수 있다.

## 6 감별진단과 동반질환

청소년 물질사용장애는 다양한 증상과 다양한 정신사회적 기능부전을 보이게 되며, 이러한 양상들은 사실 청소년기에 나타나는 다른 정신과적 진단에서도 관찰할 수 있으므로 자세한 병력 조사, 면담 및 관찰 없이는 감별진단이 어려워지는 경우가 나타날 수 있다. 여러 진단 중에서 급성 정신병적 상태, 간질 등의 신경과적 질환 등을 놓치지 않는 것이 중요하다.

한편 물질사용장애에서는 동반질환이나 이중진단에 해당하는 질환이 진단 및 치료에서 매우 중요하다. 예를 들어 조현병 등의 만성 정신병적 상태를 오래 보이는 청소년은 자신들의 정신 증상을 해소하기 위한 자위 수단으로 물질을 사용할 수 있으며, 또한 정신병 고위험군 청소년이 물질을 반복 사용할 경우 이로 인해 내재된 기존의 정신 증상을 악화시켜 결국 기분장애나 조현병이 나타날 위험이 높다. 그리고 우울장애나 불안장애 같은 내재화장애, 혹은 주의력결핍과잉행동장애 및 품행장애와 같은 외현화장애와 공존하여 학업탈락, 자살, 범법행위 등 엄청난 사회적 재정적 문제를 야기할 수 있다. 그래서 청소년 물질사용장애는 공공의료사업의 주 관심대상이 되어야 하겠지만, 실제로는 성인 물질사용장애에 비해 아직 동반질환에 대한 연구자료와 정신병리에 대한 이해가 부족한 실정이다.

## 1) 동반질환의 유병률

Armstrong과 Costello (2002)는 지역사회 청소년을 대상으로 한 15개의 논문을 고찰한 바 물질사용장애 유병률은 조사방법 차이로 인해 6-33%로 다양하였으며, 이들 중 60%가 최소한 한 가지 이상의 정신질환을 가지고 있다고 하였다. 가장 빈도가 높은 것은 품행장애였고, 우울증이 2번째로 높은 빈도를 보였다. 또한 이들은 남용 약물의 심각한 정도에 따른 약물 종류 간의 차이를 분석한 결과 뚜렷한 동반질환의 차이점을 발견하지 못하였다고 하였다.

Deas-Nesmith 등(1998)은 물질사용에 대한 치료가 주목적이 아닌 정신병동에 입원한 청소년들에서의 물질사용장애 정도를 파악하기 위한 연구를 시행하였다. 입원 청소년 100명 중 33명(33%)이 물질남용과 의존질환의 기준을 만족했으며, 29명(29%)이 알코올 남용 장애의 기준에 해당하였다. 물질남용장애를 갖는 청소년들은 그렇지 않은 청소년보다 정신적 외상경험이나 신체적 혹은 성적인 학대 경험이 더 많다고 알려져 있는데, 이들 연구 역시 물질사용장애로 진단 받은 33명의 청소년 중 25명(75.8%)이 정신적 외상경험이 있었으며 물질사용장애가 아닌 67명의 청소년 중 37명(55.2%)에서 외상경험이 있었다고 보고하였다. 이후 Heradstveit 등(2019)이 노르웨이에서 진행한 연구에서도 전문적인 정신건강 서비스를 받는 청소년은 일반 청소년에 비해 알코올 및 약물사용 문제를 더 자주 보고하였으며, 자폐증을 제외한 대부분의 정신과적 진단들이 알코올 및 약물사용 문제와 관련성을 보였는데, 특히 외상관련장애, 우울증, 품행장애가 높은 관련성을 보인 바 있다.

Abram 등(2003)은 미국 소년원 재소자들의 물질남용 장애 유병률은 48%였고 최소한 한 가지 이상의 동반질환이 있는 경우는 64%였다고 하였다. 또한 Vreugdenhil 등(2003)에 의하면 네덜란드의 투옥된 소년들의 물질남용장애 유병률은 55%였고 한 가지 이상의 동반질환이 있는 경우가 90%였다. 남녀 성별을 구분하여 유병률을 조사한 연구들에 따르면 여자 물질사용장애 청소년은 우울증으로 대표되는 내재화장애 유병률이 높고, 남자 물질사용장애 청소년은 외현화장애 유병률이 상대적으로 높다고 보고되었다.

## 2) 흔한 동반질환

### (1) 우울장애

청소년 물질사용장애에는 흔히 우울증이 동반된다. 더욱이 청소년에서 만성적인 기분부전증이 빈발하기 때문이다. 우울장애를 가진 청소년의 35%까지 약물남용장애로 진행될 수 있다. 우울증을 동반한 물질사용장애는 청소년 자살률을 증가시킨다. 불안장애나 우울장애의 과거력이 있는 청소년은 물질사용장애로 이환될 확률이 두 배나 높다. 또한 청소년기에 물질사용장애가 시작된 사람들은 성인기에 물질사용장애가 발병한 사람들보다 우울장애 발병과 자살시도율이 더 높다.

### (2) 불안장애

Deas-Nesmith 등(1998)은 3개의 다른 치료시설에 있는 90명의 물질사용장애 청소년 중 40명(44%)이 불안장애와 약물남용장애를 동시에 가지고 있었으며 불안 증상의 시작은 약물남용장애의 발병보다 대략 2년 정도 선행된다고 하였다. 이 두 질환의 기원은 두 가지 측면으로 본다. 첫째, 불안장애를 갖는 청소년이 그들의 불안이나 기분저하에 대한 자가 치료로 약물을 사용하거나 둘째, 원래 불안장애를 가진 청소년들이 약물을 사용하게 된 뒤, 결국 약물 사용 문제로 인해 비로소 주변사람들에게 주목을 받고 이 과정에서 불안장애 문제가 노출된다는 것이다. 사회공포증, 공황장애, 외상후스트레스장애 청소년들이 흔히 물질남용을 하게 된다. Kandel 등(1999)은 물질사용장애 청소년 중 외상후스트레스장애가 특히 많다는 보고를 한 바, 임상가들은 물질사용장애 청소년들과 초기 면담 시 신체적 혹은 성적 학대를 받은 과거력이 있는지에 대해 반드시 짚고 넘어가야 한다.

### (3) 양극성장애

청소년 발병 양극성장애는 품행장애 존재 여부와 상관없이 약물남용장애 고위험군이다. 또한 약물남용장애가 있는 청소년은 약물남용장애가 없는 청소년에 비해 양극성장애가 발병할 확률이 높다. 특히 혼재성조증 양극성장애 남자 청소년이 물질남용을 어린 시절부터 시작했고 물질남용 가족력도 동반되어 있다면 향후 심각한 약물 중독자가 될 가능성이 매우 높

다. 리튬(lithium)과 같은 양극성장애에 대한 적절한 치료는 양극성장애뿐만 아니라 물질남용
장애까지도 호전을 가져온다. Geller 등(1998)은 위약과 리튬 이중맹검 실험을 보고하였는데,
위약 투여 양극성장애 청소년군에 비해 리튬 투여 양극성장애 청소년군에서 약물검사 시 양
성 반응이 나타나는 비율이 통계적으로 유의하게 낮았다.

### (4) 품행장애

물질사용장애 청소년의 동반질환 중 가장 흔한 질환은 품행장애인데, 특히 남성인 경우에
는 품행장애 동반율이 높다. 지역사회 청소년 집단, 임상 환자 집단, 재소자 청소년 집단 모두
품행장애와 물질사용장애 공존은 일관되게 높게 나타나는데, 물질사용장애의 약 60%에서
품행장애를 동반한다. 품행장애는 일반적으로 약물남용장애 발병에 앞선다. 즉 조기 발병 품
행장애나 유소년기 비행 등이 청소년기 물질사용장애를 예견할 수 있는 강력한 지표로 여겨
진다. 한편, Mezzich 등(1994)은 품행장애 소녀들이 소년들보다 물질사용에 있어 더 나쁜 경
과를 밟거나 빠르게 진행된다고 보고하기도 하였다. 청소년에서 물질남용과 품행장애의 조합
은 반사회성 인격장애로의 이행과 성인에서의 심각한 물질사용과 연관되어 있다.

### (5) 주의력결핍과잉행동장애

주의력결핍과잉행동장애는 자주 약물남용장애와 연관되어 거론되지만 주의력결핍과잉행
동장애 자체가 약물남용장애의 선행요인이 되는가에는 의문이 있다. Flory와 Lynam(2003)은
주의력결핍과잉행동장애와 품행장애가 동반될 경우 물질남용장애의 위험도가 더 높다고 하
였다. Wilens 등(1997)은 주의력결핍과잉행동장애가 약물남용장애를 예측하지 못하지만 아동
기에 적절한 치료를 받지 못한 주의력결핍과잉행동장애의 경우 청소년기에 물질을 남용할 가
능성이 높고, 또한 주의력결핍과잉행동장애 청소년들에 대한 정신자극제 투여를 비롯한 적절
한 치료가 약물남용의 위험성을 줄인다고 하였다. Zulauf 등(2014)은 주의력결핍과잉행동장애
의 약물치료가 물질사용장애의 발생 위험을 높이지는 않으나, 이미 물질사용장애가 있는 주
의력결핍과잉행동장애 환자라면 주의력결핍과잉행동장애에 대한 약물치료만으로 물질사용장
애를 치료하기는 어렵다고 하였다.

### (6) 기질성 정신장애

알코올, 대마초, 코카인, 엑스터시, 환각제 모두 뇌 손상을 유발할 수 있으며, 특히 흡입제

는 청소년들의 뇌를 손상시켜 급성 혹은 만성적인 인지기능 장애를 일으켜 학업수행 및 직업수행에 있어 급격한 저하를 초래한다. 급성기 증상으로 집중력 장애, 언어 장애, 예민하고 충동적인 반응을 나타낸다. 만성기의 경우 기억력을 비롯한 실행기능 장애를 초래하며 심할 경우 약물남용에 의한 치매를 초래하기도 한다. 약물 사용 중단 후 곧바로 인지기능이 회복되기도 하지만 1년이 지난 후에야 회복되는 경우도 있으며 일부에서는 잔류 장애가 남는 경우도 있다.

### (7) 조현병

후기 청소년기는 조현병이 호발하는 시기로 약물남용이 잠재된 정신증을 활성화시킬 수 있으며 반대로 초기 정신증 청소년들이 자신의 증상을 부정하거나 나름대로의 해결책으로 약물남용을 하게 된다. 종종 조현병 진단이 약물남용장애에 가려서 늦게 내려지는 경우도 있다. 약물남용장애를 가진 조현병 청소년은 예후도 안 좋고 치료결과도 좋지 않다.

## 7 치료

청소년들은 대개 자발적으로 치료받으러 오지 않으며 종종 가족, 학교, 법정으로부터 강제적으로 의뢰되기 때문에 치료에 적대적이거나 약물 사용 경험을 축소해서 보고하곤 한다. 치료를 위해선 청소년 자신과 가족 모두가 참여하는 것이 바람직하다. 청소년 자신이 약물 사용 충동을 조절하려는 의지를 보이고, 불시의 소변검사에 협조하고, 정기적인 치료시간에 참여하는 등 스스로 문제를 알고 있고 도움을 원하는 경우에는 외래치료가 성공적일 수 있다. 다른 정신과적 문제를 동반하거나, 물질남용을 하는 친구들과 계속 어울리거나, 자신의 행동을 바꿀 동기가 없거나, 이전 외래 치료에서 실패한 경험이 있는 경우 입원치료를 고려해야 한다. 청소년 물질사용장애의 치료 시에는 기본적으로 만성적인 재발을 염두에 두어야 한다. 부모들은 자녀의 약물중단 실패에 대해 강한 분노와 패배감을 느끼게 되는데, 그때마다 약물 사용 중단에 대한 지속적인 강경한 입장과 동시에, 지지와 격려를 제공하는 것이 중요하다.

### 1) 동기 치료

동기 치료는 성인의 알코올 중독 및 기타 물질 중독 환자들에게도 자주 적용되는 치료 방법이다. 청소년들 역시 치료에 저항하고 동기가 결여된 경우가 많으므로 동기 강화 면담은 주요 치료 전략으로 이용될 가능성이 높다. 특히 청소년 물질사용장애 환자의 경우 권위적인 대상에 대해 논쟁을 유발하거나 저항, 반항하는 모습을 자주 보일 수 있는데, 이는 동기 강화 면담에서 치료의 중요 목표로 생각하는 양가감정에 의한 것일 수 있다. 따라서 이들의 양가감정과 선택권을 인정하고, 그들의 생각을 존중하며 저항을 최소화하는 임상적 접근법은 청소년 대상자의 치료에 대한 논리적 선택이라 할 수 있다(Miller와 Rollnick, 2002). 우선 변화하고자 하는 환자의 동기를 키움으로써 치료 참여를 촉진하고 치료동맹을 확립하는 것이 가장 중요하다. 동기 치료에는 단기 동기 중재, 동기 면담, 동기 강화 치료 등이 있다.

## 2) 인지행동치료

청소년 물질사용장애 역시 인지행동치료가 효과적인 것으로 알려져 있다. 물질사용장애 위험 청소년들은 자신의 삶에 대한 비합리적이며 자기파괴적인 조망을 가졌기 때문에 약물을 계속 사용한다. 물질사용장애 위험 청소년들이 가질 수 있는 비합리적 신념들의 예는 다음과 같다; '감기약을 먹고 몽롱한 상태에서 기타를 치면 훨씬 예술적으로 더 잘 할 수 있을 거야', '내가 본드를 불지 않으면 우리 클럽의 다른 애들이 나만 따돌리고 사람 취급을 하지 않을 거야'(최은영과 양종국 2005). 인지행동치료에서는 합리적, 기능적 분석을 통해 물질사용과 관련된 강화요인, 경쟁적 행동, 기술 결손, 인지적 왜곡을 찾아낸다. 기술훈련을 통해 약물에 대한 갈망욕구, 부정적 정서를 효과적으로 다루어 문제해결력과 의사소통기술을 향상시키고 약물 사용의 고위험 상황을 피할 수 있게 된다. 숙제를 해오고 그에 대한 피드백을 받음으로써 재미도 느끼고 약물 사용 이외의 새로운 기술과 행동을 발달시켜가게 된다.

## 3) 가족치료

가족치료도 청소년 물질사용장애 치료에 효과적인 것으로 알려져 있다. 대개 이 치료법은 단기 가족치료를 통해 이루어지는데 물질사용장애에 기여한 다양한 환경적 요소를 변화시키는 것을 목표로 한다. 좀 더 적극적인 치료법으로 가정방문이 추천된다. Henggeler 등(1996)은 저조한 치료 참여율을 보인 대조군에 비해 치료자가 가정방문을 하여 물질사용장애 문제뿐 아니라 전반적인 가정의 문제를 다룰 경우 치료를 지속하는 비율이 98% 이상이라고 하였다. 청소년 물질사용장애의 치료를 위한 가족치료 기법은 매우 다양하지만 이러한 기법들은 공통의 목표를 지향한다(물질사용장애 자체에 대한 정신의학적 교육, 청소년의 행동에 대한 지속적인 관찰 및 한계 설정, 가족 성원 간의 커뮤니케이션 증진 등).

## 4) 지역사회 행동강화 치료

지역사회 공동체 환경을 통해 비약물 사용 행동에 대한 보상을 주어 물질사용 중단을 촉진시키는 것을 목표로 하는 치료이다. 부모 및 지역사회 구성원들이 함께 참여하는 사회활동을 통해 물질사용 대신 긍정적 사회활동을 촉진하는 기술을 가르치는 것이 중요하다. Waldron 등(2005)은 이 치료법을 통해 71%의 치료저항성 대상자를 참여시킬 수 있었고 부모와 대상자 모두 기능의 유의한 향상을 보였으며 물질사용도 유의하게 감소되었다고 하였다.

## 5) 약물치료

청소년 물질사용장애의 약물학적 치료에 대한 데이터는 많지 않지만, 실제로 약물치료를 시도하는 빈도는 훨씬 높은 편이다. 청소년 물질사용장애의 약물적 치료에 대한 연구는 물질사용장애 단독 상태에 대한 연구보다도 물질사용장애의 동반 정신질환인 주요우울증 및 주의력결핍과잉행동장애에 대한 약물치료 연구가 더 많은 편이다. 이러한 약물치료는 그 기전 및 목표에 따라 다음처럼 분류될 수 있다(Bukstein, 2009).

### (1) 치환(Substitution) 치료

이는 물질사용장애 환자가 이용하였던 물질과 같은 수용체에 작용하는 약을 이용하여, 기존 사용 물질에 의한 금단과 갈망을 예방하는 데 쓰이는 치료이다. 흡연으로 인한 니코틴 중독 시에 니코틴 패치 등을 이용하는 방법이 포함된다.

### (2) 해독(Detoxification) 치료

이는 특히 기존 사용 물질에 의한 금단 현상이 발생했을 때 일종의 효현제(agonist) 등을 이용하여 직접 해결하는 전략을 선택한 치료이다(예: 알코올 금단 시의 벤조다이아제핀계 약물, 아편계 약물 금단 시의 clonidine 투여).

### (3) 기타

이는 Disulfiram 등을 이용한 혐오치료, 차단 전략(예: 아편 의존에 대한 Naltrexone 투여), 갈망 차단(예: 술 갈망에 대한 Naltrexone, Acamprosate, Ondansetron) 등으로, 청소년 물질

사용장애 환자의 적극적인 참여와 동기 부여를 요구한다.

한편, 청소년 물질사용장애 환자의 치료에서는 동반질환에 대한 약물치료를 모니터하는 것은 매우 중요하다. 왜냐하면 자신들이 선택했던 물질들에 대한 의존을 보이는 것뿐만 아니라, 동반질환을 치료하기 위해 처방받은 약을 남용할 수 있기 때문이다. 이는 또 다른 약물남용을 일으키는 셈이 되므로, 처방한 약물을 제대로 투여하는지, 남은 약물에 대하여 어떻게 보관하는지 등을 파악하여야 한다.

## 8 경과와 예후

내재화된 질환과 외현화된 질환이 함께 동반되는 경우, 물질사용장애 청소년이 될 확률이 높으며 또한 예후도 나쁘다. 정신질환을 동반하는 물질사용장애 청소년이 정신질환이 없는 경우에 비해 더 많은 치료를 받게 되며, 치료 후에도 물질을 사용하는 경우가 더 많다. 또한 기분장애, 적응장애와 같은 내재화된 질환을 앓고 있는 청소년은 치료 후 물질사용을 덜 하는 반면에 품행장애와 같은 외현화된 질환을 앓고 있는 청소년은 물질사용에의 복귀가 훨씬 빠르다고 하였다. Grant 등(2001)은 첫 음주연령이 어릴수록 예후가 나쁘고, 어린 시절 신체 학대나 성적 학대 과거력이 있는 청소년의 경우 조기에 발병하며 예후도 나쁘다고 하였다.

## 9 결론

대부분의 청소년들은 호기심, 성인 통과 의식, 단체 소속감 등의 목적으로 일시적으로 약물을 사용케 되는데 현실도피 혹은 기분상승의 목적으로 개인의 일상적 생활이나 타인에 지장을 초래할 정도로 약물에 탐닉할 경우를 물질사용장애라 한다. 물질사용장애 청소년에서 정신과적 동반질환이 존재하리라는 것은 예외적인 것이 아니므로 임상가들은 동반질환에 관심을 기울여야 한다. 역으로 모든 청소년 정신질환자에 대해서도 반드시 물질사용에 대한 정보가 파악되어야 한다. 우울불안장애, 양극성장애, 주의력결핍과잉행동장애, 품행장애와 같은 소아청소년기 정신질환은 자주 물질사용장애보다 앞서 발생한다. 이들 질환에 대한 조기 발견과 조기 치료는 물질사용장애로의 이행을 예방할 수 있다. 또 물질사용장애와 동반질환 발생 시에도 이들 동반질환에 대한 적절한 치료는 물질사용장애 치료에도 좋은 결과를 얻게 된다. 우울장애, 혼재성 양극성장애, 품행장애가 동반된 물질사용장애 청소년의 경우 자살위험이 높으므로 특히 유의하여야 한다.

## 📖 참고문헌

김경빈. 약물사용 정도가 중독 수준에 도달한 고교생들의 특징에 관한 연구, 중독정신의학 1998;2: 44-54.

김경빈. 청소년의 술, 담배, 약물 등 남용현황 및 대책, 한국학교보건학회지 2001;14:15-22.

김헌수, 김현실. 비행청소년의 약물 사용 상태와 범죄행동 양태간의 관계, 중독정신의학 1998;2:82-90.

김헌수, 김현실. 한국 청소년 음주 및 약물남용과 비행 행동 간의 상관관계, 신경정신의학 2002;41:472-85.

이현정, 홍성도, 정유숙, 박현주, 최상섭. 발병 시기에 따른 청소년 약물남용의 특성, 신경정신의학 2001;40: p.1194-1203.

박선희. 청소년들의 흡연경험 및 흡연빈도 증가에 영향을 미치는 요인, 아동간호학회지 2009;13:318-28.

정슬기. 청소년 알코올 남용 및 남용의 정도에 영향을 미치는 요인에 관한 연구, 2006년 한국 알코올과학회 추계국제학술대회 자료. 2006.

최은영, 양종국. 청소년 비행 및 약물중독 상담, 서울: 학지사, 2005. p.205-8.

Aarons GA, Brown SA, Hough RL, Garland AF, Wood PA. Prevalence of adolescent substance use disorders across five sectors of care. J Am Acad Child Adolesc Psychiatry 2001;40(4):419-26.

Abram KM, Teplin LA, McClelland GM, Dulcan MK. Comorbid psychiatric disorders in youth in juvenile detention. Arch Gen Psychiatry 2003;60(11):1097-108.

Armstrong TD, Costello EJ. Community studies on adolescent substance use, abuse, or dependence and psychiatric comorbidity. J Consult Clin Psychol 2002;70(6):1224-39.

Buckstein OG, editor. Adolescent substance abuse. In: Kaplan and Sadock's Comprehensive Textbook of Psychiatry 9th ed. Baltimore: Williams & Wilkins; 2009. p. 3818-34.

Clark DB, Winters KC. Measuring risks and outcomes in substance use disorders prevention research. J Consult Clin Psychol 2002;70(6):1207-23.

Colby SM, Tiffany ST, Shiffman S, Niaura RS. Are adolescent smokers dependent on nicotine?

A review of the evidence. Drug Alcohol Depend 2000;59 Suppl 1:S83−95.

Conner BT, Hellemann GS, Ritchie TL, Noble EP. Genetic, personality, and environmental predictors of drug use in adolescents. J Subst Abuse Treat 2010;38(2):178−90.

Deas−Nesmith D, Brady KT, Campbell S. Comorbid Substance Use and Anxiety Disorders in Adolescents. J Psychopathol Behav Assess 1998;20(2):139−48.

Deas−Nesmith D, Campbell S, Brady KT. Substance use disorders in an adolescent inpatient psychiatric population. J Natl Med Assoc 1998;90(4):233−8.

Dimeff LA, Baer JS, Kivlahan DR, Marlatt AG. Brief alcohol screening and intervention for college students (basics): A harm reduction approach. New York, NY: Guilford Publications; 1999.

Flory K, Lynam DR. The relation between attention deficit hyperactivity disorder and substance abuse: what role does conduct disorder play? Clin Child Fam Psychol Rev 2003;6(1):1−16.

Geller B, Cooper TB, Sun K, Zimerman B, Frazier J, Williams M, et al. Double−blind and placebo−controlled study of lithium for adolescent bipolar disorders with secondary substance dependency. J Am Acad Child Adolesc Psychiatry 1998;37(2):171−8.

Grant BF, Stinson FS, Harford TC. Age at onset of alcohol use and DSM−IV alcohol abuse and dependence: a 12−year follow−up. J Subst Abuse 2001;13(4):493−504.

Henggeler SW, Pickrel SG, Brondino MJ, Crouch JL. Eliminating (almost) treatment dropout of substance abusing or dependent delinquents through home−based multisystemic therapy. Am J Psychiatry 1996;153(3):427−8.

Heradstveit O, Skogen JC, Hetland J, Stewart R, Hysing M. Psychiatric diagnoses differ considerably in their associations with alcohol/drug−related problems among adolescents. A Norwegian population−based survey linked with national patient registry data. Front Psychol 2019;10:1003.

Kandel DB, Johnson JG, Bird HR, Weissman MM, Goodman SH, Lahey BB, et al. Psychiatric comorbidity among adolescents with substance use disorders: findings from the MECA Study. J Am Acad Child Adolesc Psychiatry 1999;38(6):693−9.

Mezzich AC, Moss H, Tarter RE, Wolfenstein M, Hsieh YC, Mauss R. Gender differences in the pattern and progression of substance use in conduct−disordered adolescents. Am J Addict 1994;3(4):289−95.

Miller WR, Rollnick S. Motivational interviewing, second edition: Preparing people for change. New York, NY: Guilford Publications; 2002.

O'Dell LE. A psychobiological framework of the substrates that mediate nicotine use during adolescence. Neuropharmacology 2009;56 Suppl 1:263−78.

Substance Abuse and Mental Health Services Administration. Center for Behavioral Health Statistics and Quality. Treatment Episode Data Set (TEDS): 2004–2014. National Admissions to Substance Abuse Treatment Services. BHSIS Series S–84, HHS Publication No. (SMA) 16–4986. Rockville, MD: Substance Abuse and Mental Health Services Administration. 2016.

TEDS: Treatment episode Data Set: 2003 Highlights. National Admissions to Substance Abuse Treatment Services, DASIS Series: S–27. Rockwille, MD, Services DoHaH (ed.) 2005. DHHS Publication No. SMA 05–4043.

Vreugdenhil C, Van Den Brink W, Wouters LFJM, Doreleijers TAH. Substance use, substance use disorders, and comorbidity patterns in a representative sample of incarcerated male Dutch adolescents. J Nerv Ment Dis 2003;191(6):372–8.

Waldron HB, Turner CW, Ozechowski TJ. Profiles of drug use behavior change for adolescents in treatment. Addict Behav 2005;30(9):1775–96.

Wilens TE, Biederman J, Abrantes AM, Spencer TJ. Clinical characteristics of psychiatrically referred adolescent outpatients with substance use disorder. J Am Acad Child Adolesc Psychiatry 1997;36(7):941–7.

Yarnell LM, Traube DE, Schrager SM. Brief report: Growth in polysubstance use among youth in the child welfare system. J Adolesc 2016;48:82–6.

Young SE, Corley RP, Stallings MC, Rhee SH, Crowley TJ, Hewitt JK. Substance use, abuse and dependence in adolescence: prevalence, symptom profiles and correlates. Drug Alcohol Depend 2002;68(3):309–22.

Zulauf CA, Sprich SE, Safren SA, Wilens TE. The complicated relationship between attention deficit/hyperactivity disorder and substance use disorders. Curr Psychiatry Rep 2014;16(3):436.

# 16

# 인터넷게임장애
## Internet gaming disorder

방수영

## 1 정의

킴벌리 영(Kimberly Young)은 1994년 사용자 설문조사를 통해 인터넷 사용에 중독되는 사람이 생겨난다는 것을 발견하여 1996년 미국 심리학회에서 새로운 임상적 질환으로 보고하고 인터넷 중독증(Caught in the Net)이라는 단행본을 1998년에 발표했다. 또한 주로 도박중독을 연구하던 영국의 마크 그리피스(Mark Griffiths)는 1995년 기술중독(Technological Addiction)을 발표하였다. 이후 다양한 연구자에 의하여 인터넷 중독 장애(Internet Addiction disorder), 문제적 인터넷 혹은 컴퓨터 사용(Problematic Internet or Computer Use), 강박적 인터넷 혹은 컴퓨터 사용(Compulsive Internet or Computer Use), 사이버 중독(Cyber-Addiction) 등 다양한 용어가 사용되었다. 2000년대 이후 한국과 중국뿐 아니라 미국과 유럽에서도 독일, 영국, 네덜란드, 스칸디나비아 국가 등에서 인터넷 관련 사회현상 및 문제 행동이 나타나면서 인터넷 중독 관련 현상은 국제적인 문제가 되었고, 공통된 진단기준에 대한 국제적인 요구가 반영되어 DSM-5에서 인터넷게임장애의 진단기준이 제안되기에 이르렀으며, 그간의 연구와 근거를 바탕으로 WHO의 국제질병진단분류(International Classification of Disease, ICD)의 11번째 개정판에 게임장애라는 진단이 등재되었다.

## 2 역학

DSM-5에 따르면 인터넷게임장애의 유병률은 증상 평가를 위한 질문지, 규준, 기준치가 다양하기 때문에 명확하지 않으나, 아시아 국가 그리고 12세에서 20세의 남자 청소년들에서 높게 나타나는 것으로 보고있다. 아시아 국가 중 특히 중국과 한국에서 많은 보고가 있으나 유럽과 북미에서는 이에 비해 적으며, 유병률 추정치들은 매우 다양하게 보고되고 있다. DSM-5에서 인용한 한 아시아 연구에서는 5개 규준 항목을 기준치로 사용하여 청소년(15-19세)의 시점 유병률을 제시하였는데, 남성은 8.4%, 여성은 4.5%였다.

## 3 원인

인터넷 중독의 병태생리와 관련된 주요 모형들은 다음과 같다. 첫째, Young의 과도한 인터넷 사용으로 인해 발생하는 심리사회적 문제를 다루는 중독 모델이다. 이는 Young의 연구(Young 1996)에 의해 도입되었으며, 이 모델에서 다루어야 할 핵심 요소는 개인의 특성과 특정 인지적 요인이다. 둘째, Davis의 병리적 또는 문제가 있는 인터넷 사용에 대한 인지-행동적 모델(cognitive-behavioral model of pathological internet use)에서는 일반화된 인터넷 중독(Generalized Internet Addiction, GIA)이 의사소통 방식과 연결되어 있으며(Davis 2001), 실생활에서의 사회적 지원 부족과 외로움, 무력감 또는 사회적 고립이 GIA를 발생시키는 주요 요인이라고 언급하였다(Brand 등 2014). 특히 Davis는 중독에 취약한 개인 성향, 환경, 미디어 노출로 인해 경험한 인지적 작용이 병리적 사용(pathological use)을 유발하며, 이러한 중독 상태가 문제행동의 결과로 이어진다고 보았다(H. J. Kim 과 Kim 2018). 일반적으로 인터넷 사용에 대한 부적응적 인지(Maladaptive cognition)는 부정적인 기분으로부터 주의를 분산시키기 위해 인터넷 남용을 강화할 수 있음을 보고하였다(Caplan 2002). 나아가 부적응적 인지는 미디어의 과잉 사용에 대한 자기반추, 이를 정당화하려는 현실 부정의 과정을 거치며 강화된다(H. J. Kim 과 Kim 2018). 그러나 David의 모델(Davis 2001)에서는 신경심리학적 메커니즘, 특히 실행기능과 전두엽에 의해 매개되는 제어과정은 직접적으로 다루어지지 않았다.

셋째, Brand 등의 행위중독과 관련한 신경생리학적 및 개인 심리적 변인들을 통합한 개인-정서-인지-실행 상호작용 모델(Interaction of Person-Affect-Cognition-Execution; I-PACE model)이다(Brand 등 2016). I-PACE 모델은 Brand 등(Brand 등 2014)의 연구, Dong과 Potenza의 연구(Dong 과 Potenza 2014) 및 최근 연구 결과들을 통합하여 반영한 모델로서, 개인 심리적, 신경생물학적 측면을 통합하는 중요한 이론적 틀이다(Brand 등 2019). 구성 요소는 개인적 요인(Person; P), 정서 요인(Affect; A)과 인지 요인(Cognition; C), 실행기능 요인(Execution; E)이다. I-PACE 모델에서는 게임, 도박, 음란물 시청, 쇼핑, 소셜 네트워크 서비스(social network service; SNS) 사용과 같은 특정 인터넷을 응용한 프로그램의 중독적 사용의 개발 및 유지에 기초한 심리적, 신경생물학적 과정을 설명할 수 있다. 또한 중독 행동의 발달을 가속화하거나 감소시킬 가능성이 있는 행동과 관련된 미디어 및 기타 환경적 요인이 I-PACE 모델로 설명될 수 있다. 특히 중독 행동은 신경 생물학적 및 심리적 요인 변수(예: 성격 특성, 우울 증상과 같은 정신병리학)와 정서 요인(예: 갈망, 쾌락을 경험하려는 동기 부여), 인지 요인(예: 보상 기대치, 대처 스타일)과 같은 중재/매개 변수 간의 상호작용의 결과로 발생한다고 간주하였다(Steins-Loeber 등 2020). 이에 대하여 구체적으로 살펴보면 다음과 같다.

I-PACE 모델에서의 P, A, C, E 각각에 대하여 살펴보기로 하자. 1) 개인적요인(Person; P)은 중독 과정에 관여할 가능성이 있는 개인의 핵심적인 특성의 취약한 변수를 의미한다. 일반적으로 취약 변수들은 모든 유형의 중독 행위(예: 도박, 게임, 쇼핑, 음란물 시청, 성 중독 등)에 주요하게 기여한다. 아동기의 부정적인 경험은 불안정한 애착 유형과도 연관성이 높을 뿐만 아니라 스트레스에 민감하게 반응하게 되므로 도박 중독, 게임 중독의 취약성 요인으로 볼 수 있다(Schneider 등 2017). 또한 불안정한 애착 유형의 생물학적 상관을 살펴보면, 중독 행위의 발달과 관련이 있는 옥시토신(oxytocin)의 수치가 낮은 수준으로 나타난다는 것을 알 수 있다(Sarnyai 와 Kovacs 2014). 중독 행위의 발달은 개인의 변수와 특정 상황이 전달하는 요인 간의 상호작용에서 발생하며, 상호작용은 만족과 보상의 경험으로 이어진다. 이러한 맥락에서 부모의 양육 패턴, 부모의 인터넷 및 미디어 사용과 결합된 아동기 경험들은 소아청소년의 인터넷 사용 장애 발달에 중요한 영향을 미친다고 볼 수 있겠다(Brand 등 2016).

2) 정서요인(Affect; A)과 3) 인지요인(Cognition; C)은 외부 또는 내부 자극에 대한 정서/인지적 반응을 의미한다. 이에 대해 Brand 등(Brand 등 2016)은 내부 및 외부 자극이 모두 중독 과정 내에서 조절될 수 있으며, 정서(A) 및 인지(C) 과정을 유발하여 인터넷의 사용을 결정할 수 있다고 설명하였다(Tavolacci 2013). 한편, 이 모델에서는 금단 증상 또는 갈망에 직면할 때, 정서 조절의 과정은 중독을 포함한 정신병리학적 요인에서 중요하게 고려해야 할 사항임을 강조하였다(Aldao 등 2010). 신경심리학 및 신경과학 연구, 물질중독 이론을 기반으로 살펴

볼 때, 4) 실행기능 요인(Execution; E)이 특정 인터넷 사용 장애의 발병 및 유지에 중요하게 기여한다(Goldstein과 Volkow 2011). 특히 Brand 등(Brand 등 2014)의 연구, Dong과 Potenza의 연구(Dong 과 Potenza 2014)에서는 실행기능 및 억제조절 저하에 대한 잠재적인 영향이 인터넷 게임장애 모델의 핵심 요소라고 언급한 바 있다. 이 모델은 중독 행위가 뇌의 행동 제어 능력 및 통제 기능을 감소시킴으로써, 중독 행위가 유지된다는 IRISA (Impaired response inhibition and salience attribution)모델을 제안하였다(Volkow 등 2011). IRISA 모델에서는 전전두엽 구조의 역할에 대해 다루고 있다.

이와 같이 I-PACE 모델이 2016년에 발표된 이후, 전 세계적으로 연구자들은 게임 중독뿐만 아니라 도박 중독, 성 중독, 인터넷 앱의 과도한 사용 등 다양한 중독 관련 범주에서 이 모델을 활용하고자 하였다(Kaess 2017; Kircaburun 2018; Strahler 2018; Ioannidis 등 2019).

## 4 DSM-5에서의 인터넷게임장애의 진단적 특징

ICD-11는 게임장애에 대한 진단기준만을 제시하고 있으나, 이에 비하여 DSM-5는 인터넷 게임장애의 진단적 특성 및 부수 및 특성을 서술하고 있다.

DSM-5의 인터넷게임상애의 신난적 득성을 살펴보자. 인터넷게임징애는 물질사용장애의 중상과 유사하게 게임에 대한 점진적인 통제력 상실, 내성 및 금단 증상 등의 인지적 행동적 증상군을 야기하는 과도하고 지속적인 인터넷 게임 패턴을 보인다고 기술하고 있다. 또한 '물질관련장애와 같이, 인터넷게임장애가 있는 사람은 다른 활동을 소홀히 하고 컴퓨터 앞에 앉아 게임을 한다. 그들은 일반적으로 하루에 8-10시간 이상, 한 주에 적어도 30시간 이상을 게임하는 데 쓴다. 만일 컴퓨터를 사용하거나 게임을 하지 못 하게 될 경우에는 불안해하고 분노하게 된다. 흔히 오랫동안 식사도 하지 않고 잠도 자지 않은 채 게임을 하기도 한다. 또한 학교, 직장 또는 가족에 대한 의무 등 일상적인 의무에 소홀해진다. 이러한 상태는 인터넷과 관련된 도박장애와는 구분되는데, 왜냐하면 중요한 금전적 위험에 처하지는 않기 때문이다.'

DSM-5에 따르면 인터넷게임장애 진단을 뒷받침하는 부수적 특징으로 인터넷게임장애와 연관된 일관적인 성격 유형은 밝혀지지 않았다고 하였다. 또한 일부 저자는 우울장애, 주의력결핍과잉행동장애, 강박장애와 관련이 있다고 기술하기도 하며, 반복적으로 인터넷 게임을 하는 사람은 인터넷 게임에 노출되면 촉발되는 뇌의 특정 영역에서 활성화를 보이는데, 이는 보상체계 구조에 국한되지 않는 것으로 제시되어 있다.

인터넷게임장애에 뒤따르는 기능상의 문제는 DSM-5에 따르면 학업 실패, 직업 상실, 결혼 실패로 이어질 수 있으며 반복적인 게임 행동은 정상적인 사회 활동, 학업 활동, 가족 활동을 할 수 없게 만들어 학생들은 학업 성적 저하를 보이며 때로는 학교에서 낙제하기도 하고 가족에 대한 책임에 소홀해진다는 점을 들었다.

아래 증례는 서울시 노원구 중독관리통합지원센터에서 2019년 인터넷 스마트폰 사용 실태 조사시 게임중독에 대한 문해력(리터러시)를 측정하기 위하여 학생들에게 제시한 표준 사례이다.

증례

"중학교 3학년(16살)인 성연이는 게임을 좋아합니다. 게임하는 시간이 서서히 늘다가 일 년 전부터는 하루에 네 시간 이상은 해야 직성이 풀렸습니다. 이전에 좋아했던 취미나 친구들을 만나서 노는 것도 재미없고 게임 생각만 계속 하게 됩니다. 부모님이 게임을 줄이라고 할 때 다투는 일이 늘었지만, 게임을 줄이거나 하지 않을 수는 없었습니다. 그래서 늦은 새벽에 부모님 몰래 게임을 하는 날이 많아졌습니다. 최근에는 학교를 빠지고 몰래 PC방에 가게 되었고, 지각이나 결석으로 출석이 부족해져 유급 될 것 같습니다. 게임쯤이야 언제든 줄일 수 있을 거라고 생각했지만, 오늘 하루만 더 해야지라고 미룬 것이 벌써 몇 달째입니다(노원구중독관리통합지원센터, 2019)."

## 5 진단

### 1) DSM-5의 추가 연구가 필요한 진단적 상태(Section III)의 인터넷게임장애 Internet Gaming Disorder

인터넷게임장애와 연관된 진단기준은 진단을 위한 최적의 기준과 역치가 경험적으로 결정되기까지는 제안된 9개의 진단기준 중에서 5개 이상의 기준에 부합해야만 인터넷게임장애 진단을 고려할 수 있다는 보수적인 정의가 사용되어야 할 것이라고 제안하고 있다.

### DSM-5 인터넷게임장애 진단기준

게임을 하기 위해 그리고 흔히 다른 사용자들과 함께 게임을 하기 위해 지속적이고 반복적으로 인터넷을 사용하는 행동이 임상적으로 현저한 손상이나 고통을 일으키며, 다음 중 5가지(또는 그 이상) 증상이 12개월 동안 나타난다.

1. 인터넷 게임에 대한 몰두(이전 게임 내용을 생각하거나 다음 게임 실행에 대해 미리 예상함. 인터넷 게임이 하루 일과 중 가장 지배적인 활동이 됨)

**주의점**: 이 장애는 도박장애 범주에 포함되는 인터넷 도박과 구분된다.

2. 인터넷 게임이 제지될 경우에 나타나는 금단 증상(이러한 증상은 전형적으로 과민성, 불안 또는 슬픔으로 나타나지만, 약리학적 금단 증상의 신체적 징후는 없음)
3. 내성-더 오랜 시간 동안 인터넷 게임을 하려는 욕구
4. 인터넷 게임 참여를 통제하려는 시도에 실패함
5. 인터넷 게임을 제외하고 이전의 취미와 오락 활동에 대한 흥미가 감소함
6. 정신사회적 문제에 대해 알고 있음에도 불구하고 과도하게 인터넷 게임을 지속함
7. 가족. 치료자 또는 타인에게 인터넷 게임한 시간을 속임
8. 부정적인 기분에서 벗어나거나 이를 완화시키기 위해 인터넷 게임을 함(예, 무력감, 죄책감. 불안)
9. 인터넷 게임 참여로 인해 중요한 대인관계, 직업, 학업 또는 진로 기회를 위태롭게 하거나 상실함

**주의점**: 이 장애의 진단은 도박이 아닌 인터넷 게임만 포함한다. 업무 및 직업상 요구되는 활동으로서 인터넷 사용은 포함하지 않으며, 그 외의 기분 전환이나 사회적 목적의 인터넷 사용 또한 포함하지 않는다. 마찬가지로 성적인 인터넷 사이트도 제외한다.

**현재의 심각도를 명시할 것**:
인터넷게임장애는 일상적 활동의 손상 정도에 따라 경도, 중등도, 고도로 나눈다. 인터넷게임장애가 덜 심 각한 사람은 증상이 더 적고 일상에서의 손상도 더 적을 것이다. 심각한 인터넷게임장애가 있는 사람은 컴퓨터 앞에서 더 많은 시간을 보내며, 대인관계 또는 진로 및 학업 기회에 있어서도 상실이 더 클 것이다.

## 아형(Subtypes)

인터넷게임장애의 아형이 연구되어 있지는 않다. 인터넷게임장애와 관련된 게임은 대부분

특정한 인터넷 게임을 포함하며, 아직 연구가 덜 이루어져 있기는 하지만 인터넷 또는 컴퓨터로 하지 않는 게임들도 포함할 수 있다. 사람들이 선호하는 게임은 시간이 지나면서 새로운 게임으로 변환되어 개발되고 대중화될 것이므로 게임의 유형에 따라 인터넷게임장애와 연관된 행동과 그 결과도 달라질지 아직 불분명하다.

- DSM-5의 진단기준에 기초한 설문지 청소년 인터넷게임 중독 자가척도(Internet Gaming Use-Elicited Symptom Screen, I-GUESS)(표 16-1)

조선진 등이 2013년에 개발한 청소년 인터넷게임 중독 자가척도(IGUESS 척도)는 지역 사회 및 일차의료기관에서 인터넷게임 사용과 관련된 장애를 선별하기 위해 DSM-5를 근거로 우리나라에서 개발된 검사 도구이다(조선진 등 2013). 지난 12개월 동안 인터넷게임과 관련하여 9개의 증상별로 경험을 했는지에 대해 묻고 검사 결과는 위험군, 일반군으로 분류한다. 신뢰도는 Cronbach's alpha=0.940이며, 수렴타당도와 K-척도와의 상관관계는 r=0.896 P⟨0.001이다. 최근 청소년을 대상으로 한 IGUESS척도 타당성 연구(Jo SJ, 2017)에서 10점을 절단점으로 활용하였다.

**표 16-1. 청소년 인터넷게임 중독 자가척도(Internet Gaming Use-Elicited Symptom Screen, I-GUESS)***

최근 12개월 동안, 인터넷 게임과 관련하여 아래의 증상을 얼마나 경험하였습니까?

| 번호 | 항목 | 전혀 아님 | 가끔 | 자주 | 항상 |
|---|---|---|---|---|---|
| 1 | 이전에 했던 인터넷 게임에 대해 계속 생각하거나, 인터넷게임을 할 생각에 빠졌다. | 0 | 1 | 2 | 3 |
| 2 | 인터넷게임을 하지 않을 때에는 초조하거나 불안하거나 슬프다. | 0 | 1 | 2 | 3 |
| 3 | 인터넷게임을 하는 시간이 점점 길어진다. | 0 | 1 | 2 | 3 |
| 4 | 인터넷게임을 하는 것을 줄이려고 해보았지만 성공하지 못했다. | 0 | 1 | 2 | 3 |
| 5 | 인터넷게임으로 인해 다른 취미 생활이나 오락 활동에 대한 흥미가 줄었다. | 0 | 1 | 2 | 3 |
| 6 | 인터넷게임으로 인해 생활에 문제가 생겼지만 계속해서 인터넷게임을 많이 한다. | 0 | 1 | 2 | 3 |
| 7 | 가족이나 선생님, 또는 그 외의 사람에게 인터넷게임을 한 시간을 속인 적이 있다. | 0 | 1 | 2 | 3 |
| 8 | 기분 나쁜 걸 풀거나 피하기 위해 인터넷 게임을 한다. | 0 | 1 | 2 | 3 |
| 9 | 과도한 인터넷게임으로 인해 중요한 친구 사이, 학교생활, 공부 등에 나쁜 영향을 받은 적이 있다. | 0 | 1 | 2 | 3 |

*조선진 외(2013)

## 2) ICD-11 (WHO, 2020)에서 제안한 6C51 게임장애(Version: 09/2020)

ICD의 진단 체계상 [06 정신, 행동 또는 신경 발달 장애]의 대분류에 [약물 사용 또는 중독 행동으로 인한 장애]의 중분류에 [중독 행동으로 인한 장애]의 소분류에 속한 [6C51 게임장애]에 기술되고 있어 중독 질환으로 분류된다.

### ▶ 진단기준

게임 장애는 지속적 또는 반복적 게임행동패턴('디지털 게임' 또는 '비디오 게임')으로 특징 지어지며, 이는 온라인(즉, 인터넷을 통해) 또는 오프라인일 수 있으며 아래와 같은 증상을 보임.

1. 게임에 대한 조절력의 상실(예: 시작, 빈도, 강도, 지속 시간, 종료, 맥락);
2. 게임이 다른 관심사나 일상생활에 비해 우선적인 활동이 됨; 그리고
3. 부정적인 결과에도 불구하고 게임을 지속하거나 더 늘림.

게임 행동의 패턴은 연속적이거나 삽화적이며 반복적일 수 있음.

위의 게임행동패턴으로 인하여 심각한 괴로움이나 개인적, 가족적, 사회적, 교육적, 직업적, 또는 다른 주요 기능영역의 유의미한 손상이 발생함

게임이용장애 진단을 위해선 위에서 확인한 게임행동패턴이나 기능손상이 12개월 이상 동안 관찰되어야 한다. 그러나, 증상이 심할 경우는 12개월이 되지 않았다 할지라도 진단할 수 있음

**배제진단**
위해한 게임이용(QE22)
조울증 Ⅰ형 장애(6A60)
조울증 Ⅱ형 장애(6A61)

## 3) ICD-11에서 제안한 QE22 위해한 게임이용(Hazardous gaming)(WHO, 2020)

게임중독은 매우 심각한 행위중독을 진단하도록 제안되었으나 건강상태에 영향을 미칠 수 있는 게임이용의 문제를 특정하여 건강상의 위험을 최소화 하기 위하여 ICD-11에는 위해한 게임이용이라는 용어가 제안되었다.

ICD-11의 진단체계상 [24 건강 상태 또는 보건 서비스와의 접촉에 영향을 미치는 요인]의 대분류에 [건강상태에 영향을 미치는 요인]의 중분류에 [건강 행동과 관련된 문제]의 소분류

에 속한 [QE22 위해한 게임이용]으로 분류하고 있다.

▶ 진단기준

유해한 게임이용은 온라인 또는 오프라인에서 개인이나 개인 주변의 다른 사람들에게 해로운 신체적 또는 정신적 건강 상의 위험성을 상당히 증가시키는 게임 패턴을 말함.

증가된 위험은 게임 빈도, 이러한 게임 시간, 다른 활동과 우선 순위에 대한 무시, 게임 또는 그 맥락과 관련된 위험한 행동, 게임의 부정적인 결과 또는 이것들의 조합으로 인해 발생할 수 있음.

게임 패턴은 개인이나 다른 사람들에게 해를 끼칠 위험이 증가했음을 인식함에도 불구하고 종종 지속됨.

**배제진단**

게임장애(6C51)

## 6 감별진단과 동반질환

▶ 감별진단

DSM-5에 따르면 온라인 게임을 포함하지 않은 과도한 인터넷 사용(예, 페이스북과 같은 소셜미디어의 과도한 사용, 온라인 포르노 보기)은 인터넷게임장애와는 다른 것으로 간주한다. 그러면서 인터넷게임 외의 다른 용도의 과도한 인터넷 사용에 대한 추후 연구는 DSM-5에서 제시된 유사한 기준을 따를 필요가 있다고 제안하고 있다. 한편 과도한 온라인 도박은 도박장애의 진단으로 구분될 수 있다.

▶ 동반질환

DSM-5에 따르면 과도하게 반복적인 게임을 하는 것으로 인해 건강 관리에 소홀해질 수 있다고 하였다. 또한 인터넷게임장애와 관련될 수 있는 다른 진단으로는 주요우울장애, 주의력결핍과잉행동장애, 강박장애가 있다고 하겠다.

## 7 치료

### 1) 사회심리학적 치료

미국에서는 중독 증상의 조기 선별 및 치료를 위하여 중독 문제에 대한 선별, 단기개입, 치료 의뢰 지침(Screening Brief Intervention Referral Treatment; SBIRT)을 개발하였다(Babor 등 2007). 국내 SBIRT는 인터넷 게임중독의 가능성 또는 위험성이 있는 청소년을 선별하여 적절한 치료적 개입 혹은 의뢰가 진행되도록 하며, 초단기개입(또는 1회기 단기개입)과 3회기의 집중 단기개입으로 구성되어 있다(Oh 등 2018). 한편, 동기강화와 인지행동치료를 기반으로 Kim 등(H. S. Kim 등 2014)은 인터넷 게임중독의 단계별·맞춤형 자기조절력 향상치료개입프로그램(Stepped Tailored Empowerment Program; STEP)을 개발하였다. STEP은 단계적 개입 모델과 내담자 맞춤형접근 모델을 반영하여 표준화된 과정(process)을 결정하고, 개입 프로그램은 공존증상 유형에 따라 내재화와 외현화로 구분하며 중등도에 따라 기본, 집중 프로그램, 회복환경 평가를 통한 확장프로그램, 부모교육 등으로 구성되어 있다. 이 외에도 국내에서는 인터넷 게임중독 위험군으로 판명된 중학생 36명을 대상으로 인터넷 게임 과다사용 집단상담을 실시한 결과, 이들의 인터넷 게임중독 정도 및 게임 사용 시간, 지각된 스트레스가 감소하였고, 스트레스 대처 방식의 수준이 향상되었음을 보고한 연구(K. H. Kim 과 Jang 2010)가 발표되었다. 또한 우울과 스마트폰 중독 수준이 높은 대학생을 대상으로 수용전념치료(acceptance commitment therapy; ACT)를 실시하여, 참여자들의 수용행동과 자기통제력의 증가 및 스마트폰 중독 및 우울 수준이 감소되어 그 효과성을 입증한 연구(Ha 와 Son 2016)도 보고된바 있다.

### 2) 약물치료

현재 인터넷 중독의 약물치료에 대해서 확증된 자료는 거의 없다. 현재까지는 escitalopram 과 bupropion이 효과가 있다고 알려져 있다. 메틸페니데이트에 대한 연구보고도 있으며 시탈로프람과 쿠에티아핀을 병합하여 치료한 증례보고가 있다. 게임중독의 약물치료에 대한 연구보고는 매우 제한적이나 충동 조절, 강박, 공존질환의 여부, 갈망과 보상에 대한 여구자들의 개념 범주에 따라 선택된 약물시도들이 지속적으로 보고될 것으로 생각된다.

## 3) 기타 치료

가족치료, 기숙학교모델 등이 존재하나 효과성 검증이 필요하다.

## 8 경과와 예후

DSM-5에 따르면 인터넷게임장애의 위험 및 예후 인자는 크게 환경적 인자와 유전적, 생리적 인자를 들 수 있다. 먼저 환경적 인자는 인터넷게임장애와 연관이 높은 게임 유형에 접근할 수 있는, 인터넷 접속이 되는 컴퓨터를 이용할 수 있는 환경이 가장 많이 연관되어 있다고 하였다. 또한 유전적, 생리적인자로서 남자 청소년들이 인터넷게임장애의 발병 위험이 가장 높고 아시아의 환경적 그리고/또는 유전적 배경이 또 하나의 위험 인자가 되는 것으로 추측되나 분명하지는 않다고 밝힌다.

### 참고문헌

노원구중독관리통합지원센터. 노원구 청소년 스마트 디지털 미디어 실태조사 결과보고서,서울; 2019

조선진,이해국,임현우,조근호,최삼욱,오홍석. 중독 선별검사 도구 및 사용지침 개발,서울;가톨릭대학교산학협력단;2013

Aldao A., Nolen-Hoeksema S, Schweizer S. Emotion-regulation strategies across psychopathology: A meta-analytic review. Clin Psychol Rev 2010;30; 217-37.

Babor TF, McRee BG, Kassebaum PA., Grimaldi PL, Ahmed K., Bray J. Screening, Brief Intervention, and Referral to Treatment (SBIRT): toward a public health approach to the management of substance abuse. Subst Abus 2007;28;7-30.

Brand MWE., Stark R, Muller A, Wolfling K, Robbins TW, et al. The Interaction of Person-Affect-Cognition-Execution (I-PACE) model for addictive behaviors: Update, generalization to addictive behaviors beyond internet-use disorders, and specification of the process character of addictive behaviors. Neurosci Biobehav Rev 2019;104;1-10.

Brand M, YK., Laier C, Wolfling K, Potenza MN. Integrating psychological and neurobiological considerations regarding the development and maintenance of specific Internet-use disorders: An Interaction of Person-Affect-Cognition-Execution (I-PACE) model. Neurosci Biobehav Rev, 2016;71;252-266.

Brand M, Young, KS., Laier C. Prefrontal control and internet addiction: a theoretical model and review of neuropsychological and neuroimaging findings. Front Hum Neurosci 2014;8;375

Caplan SE. Problematic Internet use and psychosocial well-being: development of a theory-based cognitive-behavioral measurement instrument. Comput Human Behav 2002;18;553-75.

Davis RA. A cognitive-behavioral model of pathological Internet use. Comput Human Behav, 2001;17; 187-95

Dong G, Potenza MN. A cognitive-behavioral model of Internet gaming disorder: theoretical underpinnings and clinical implications. J Psychiatr Res 2014;58;7-11.

Goldstein RZ, VN. Drug addiction and its underlying neurobiological basis: neuroimaging evidence for the involvement of the frontal cortex. Am J Psychiatry 2002;159;1642-52.

Goldstein RZ, VN. Dysfunction of the prefrontal cortex in addiction: neuroimaging findings and clinical implications. Nat Rev Neurosci 2001;12;652-69.

Goldstein RZ, Volkow ND. Dysfunction of the prefrontal cortex in addiction: neuroimaging findings and clinical implications. Nat Rev Neurosci 2011;12;652-69.

Ha JM, Son CN. Effects of acceptance and commitment therapy(ACT) on self-control, depression, and smartphone addiction level in university students with high level of depression and smartphone addiction. Korean Journal of Addiction Psychology 2016;1;1-16.

Ioannidis K, Hook R, Wickham K., Grant JE, Chamberlain SR Impulsivity in Gambling Disorder and problem gambling: a meta-analysis. Neuropsychopharmacology 2019;44;1354-1361.

Jo SJ, YH, Lee HK, Lee HC, Choi JS, Baek KY. The Internet Game Use-Elicted Symptom Screen proved to be a valid tool for adolescents aged 10-19 years. ACTA PAEDIATRICA 2017;107; 511-6.

Kaess MPP, Mehl L, Weil L, Strittmatter E, Resch F, et al. Stress vulnerability in male youth with Internet Gaming Disorder. Psychoneuroendocrinology 2017;77;244-51.

Kim HJ, Kim ST. A Study of Smart Phone Addiction Process: Focusing on theoretical expending of a cognitive-behavioral model. Korean Journal of Journalism & Communication Studies 2018;61;131-61.

Kim HS., Choi SW, Lee BH, Kim NR, Lee HC, Hwang SH, Lee HK.Development of STEP (Stepped Tailored Empowerment Program) for the Treatment of Internet Gaming Disorder. J Korean Academy of Addiction Psychiatry 2014;18;53-9.

Kim KH, Jang JH. Effects of internet game overuse group counseling for adolescent on internet game addiction, stress perception and stress coping strategy. The Korean Journal of Counseling and Psychotherapy 2010;22;213−32.

Kircaburun K, Griffiths MD. Instagram addiction and the Big Five of personality: The mediating role of self−liking. J Behav Addict 2018;7;158−170.

Oh JK., Yoon JY, Lee CS, Choi JW, Bhang SY, kweon YS. The Effectiveness of the SBIRT Intervention on the High−Risk Group of Students for the Internet−Smartphone Addiction in the Community. J Korean Academy of Addiction Psychiatry 2018;22;113−20.

Sarnyai Z., Kovacs GL. Oxytocin in learning and addiction: From early discoveries to the present. Pharmacol Biochem Behav 2014;119;3−9.

Schneider LA, King DL, Delfabbro PH.Family factors in adolescent problematic Internet gaming: A systematic review. J Behav Addict 2017;6;321−33.

Steins−Loeber S, Reiter T, Averbeck H, Harbarth L, Brand M. Binge−Watching Behaviour: The Role of Impulsivity and Depressive Symptoms. Eur Addict Res 2020;26;141−50.

Strahler J, Kruse O., Wehrum−Osinsky S, Klucken T, Stark R. Neural correlates of gender differences in distractibility by sexual stimuli. Neuroimage 2018;176;244−51.

Tavolacci MP, Ladner J, Grigioni S, Richard L, Villet H, Dechelotte P. Prevalence and association of perceived stress, substance use and behavioral addictions: a cross−sectional study among university students in France, 2009−2011. BMC Public Health 2013;13;724.

WHO. ICD−11 for Mortality and Morbidity Statistics (ICD−11). 2020a Available from URL: https://icd.who.int/browse11/l−m/en#/http://id.who.int/icd/entity/1448597234

WHO ICD−11 for Mortality and Morbidity Statistics (ICD−11). 2020b Available from URL: https://icd.who.int/browse11/l−m/en#http%3a%2f%2fid.who.int%2ficd%2fentity%2f 1586542716

Young KS. Addictive use of the Internet: a case that breaks the stereotype. Psychological Reports 1996;79;899−902.

# 17

# 불안장애
## Anxiety Disorder

심세훈

## 서론

불안은 청소년기에 가장 흔하게 나타나는 정신병리 중 하나로 국내에서도 2005년 서울시에서 2,672명의 소아청소년(초등 1,645명, 중등 649명, 고등 378명)을 대상으로 실시한 정신 질환의 유병률 조사 결과를 보면 불안 장애는 23%로 가장 높았다(안동현 2009). 미국과 영국 청소년의 경우에도 불안장애가 31.9%와 7.2%로 가장 유병률이 높았다(김붕년 2019). 국내 청소년 위기 실태조사에 따르면 일반 학생은 6.3%, 위기-취약 청소년에서는 11.9%가 "이유 없이 불안하다"에 '그렇다'와 '매우 그렇다'라고 답하였다(황순길 2016). 소아 때 분리 불안이나 공포증 등은 대개 청소년기에 호전되는 수가 많지만 여러 가지 요인으로 해서 해결되지 못한 상태로 청소년기를 맞이하게 되면 청소년기의 발달 과업 수행과 맞물려 매우 복잡한 양상을 띠게 되고 그 해결이 어려워질 수 있다(안동현 2009). 약 8%의 청소년이 다양한 불안장애를 앓고 있지만 그 중 20%만이 치료를 받고 있다.

청소년에서 불안은 발달 과정에서 정상적으로 나타나는 두려움, 걱정 또는 수줍음이나 위험한 상황에 처했을 때 나타나는 반응으로 그 상황에 대처할 수 있는 적절한 행동을 하게 하는 적응적 기능을 가지는 정상 불안과 걱정이나 불안 또는 이에 따른 신체적 증상이 실제 위험상황이 아닌 경우에 나타나거나, 중요한 기능에 유의한 장애를 일으킬 정도로 지나치게 나타나서 상황에 대한 적절한 대처를 불가능하게 하는 불안장애로 구분된다.

불안장애를 갖는 청소년은 조기에 발견되지 못하거나 치료를 받지 않고 지내는 경우가 흔하기 때문에 선별단계에서 한국판 벡불안척도(김지혜 2015)나 상태-특성불안 검사(한덕웅

2000)를 이용하여 불안에 대한 평가가 반드시 실시되어야 한다. 특히 여성 청소년은 남성에 비해 불안장애 가능성이 높기 때문에 13세 이상의 모든 여성에 대해 정기적인 불안검사를 권장한다. 불안으로 인한 내적인 고통은 청소년 스스로가 더 잘 알 수 있지만 불안이 또래관계나 학교생활에 미치는 영향에 대해서는 부모나 교사가 더 잘 알 수 있기 때문에 불안 관련 정보는 여러 통로를 통해 듣는 것이 좋다. 이 정보가 불일치하거나 선별단계에서 심각한 불안이 나타난다면 어떤 불안장애가 있는지 공식적인 평가를 통해 진단을 해야 하고 불안 증상의 심한 정도와 더불어 기능 장애 여부도 확인한다(Gregory 2020).

청소년의 불안장애의 가장 흔한 증상은 학교 공포증(school phobia) 혹은 등교 거부증(school refusal)일 것이다. 학교에 대한 실제 두려움은 매우 드물어 학교에 가기를 거부하는 대부분의 청소년은 분리불안장애, 사회불안장애, 공황장애, 또는 그 조합이 있을 것이다. 특정 공포증이나 학교에서 괴롭힘을 당할 가능성도 고려해야 한다. 일부 청소년은 "집에서 멀어지는 것이 무서워요"(분리불안) 또는 "아이들이 나를 비웃을까 걱정되요"(사회불안) 등 자신의 불안을 직접 표현하여 걱정을 호소하기도 한다. 하지만 대부분의 아이들은 "배 아파서 학교에 못 가겠어요" 등의 신체증상을 호소하여 고통을 나타내는 것처럼 복통, 메스꺼움, 두통 등이 불안을 느끼는 청소년에게서 발생한다. 청소년에서의 불안장애는 철저한 병력 조사로 진단이 가능하다. 불안장애를 평가할 때에는 불안 증상과 비슷한 양상을 나타내는 정신 혹은 신체장애에 대한 감별이 필요하다. 우선 대표적인 정신장애로 부주의와 좌불안석을 나타내는 주의력결핍과잉행동장애, 사회적 위축과 안절부절(agitation)을 나타내는 정신병적 장애, 사회적 미성숙과 위축, 사회적 기술결핍, 의사소통장애, 반복적인 행동 등을 나타내는 전반적 발달장애 등이 있다. 또한 자극과민성(irritability), 안절부절 그리고 불면증상을 나타내는 양극성장애 그리고 집중력 저하, 수면장애, 신체적 호소 등을 나타내는 우울증 등도 있다. 신체질환으로는 갑상선기능항진증, 과도한 카페인 섭취, 편두통, 천식, 경련장애, 납중독, 저혈당, 갈색세포종, 섬망이나 뇌종양과 같은 중추신경계 질환 및 다양한 약물(천식약, 교감신경흥분제, 스테로이드, 선택적 세로토닌 재흡수 차단제, 항정신병약물 등)이 있다. 불안장애 청소년들은 두통이나 복통과 같은 신체 증상을 자주 보고하기 때문에 초기 평가 단계에서 이들 증상에 대한 의학적 평가를 하는 것 또한 매우 중요하다. 불안장애는 다른 정신질환이 많이 동반되는 질환이다. 한 가지 이상의 불안장애를 동시에 나타내거나 우울증, 주의력결핍과잉행동장애, 물질남용 등이 흔히 함께 나타나며 그 밖에 적대적 반항장애, 학습장애, 언어장애 등도 나타난다. 동반되는 정신질환의 여부는 청소년의 기능과 치료 결과에 영향을 주기 때문에 초기 평가 단계에 반드시 포함되어야 한다. 청소년의 불안장애는 정신사회적 발달을 방해하여 모호한 상황을 부정적으로 인식하고 자신의 능력을 과소평가하는 경향이 있기 때문에 문제해결기술이 미숙하고 자존감이 낮아진다. 따라서 불안으로 인한 학업이나 사회적 기능에 미치는 영향을 줄이고 또한 성인기까지 불안장애가 지속되는 것을 막기 위해서는 불안장애를 조기에 발견하고 효과적으로 치료하는 것이 중요하다(Josephine 2020).

불안장애의 DSM 범주로 DSM-I과 II에서는 불안신경증(anxiety neurosis)과 공포신경증(phobic neurosis)으로 분류되었다. DSM-III가 되어 불안신경증은 공황장애와 범불안장애(generalized anxiety disorder)로, 공포신경증은 광장공포증, 사회공포증(social phobia) 및 단순공포증(simple phobia)으로 분류되면서 정식으로 명명되었다. DSM-IV와는 달리 DSM-5는 강박장애와 외상후스트레스장애가 독립된 범주로 분리되었고 새로이 분리불안장애, 선택적 함구증이 불안장애의 범주에 포함되어 분리불안장애, 선택적 함구증, 특정 공포증, 사회불안장애(사회공포증), 공황장애, 광장공포증, 범불안장애 등이 이에 해당한다(대한신경정신의학회 2017).

# I. 특정 공포증 Specific phobia

## 1 정의

특정 공포증은 특정 대상이나 상황에 대해 지나친 두려움을 보이는 질환으로 처음에는 프로이트(Sigmund Freud)가 제시한 아버지에 대한 두려움이 말에 대한 두려움으로 나타난 어린 한스(Little Hans)의 사례에서 찾아볼 수 있다. DSM-IV에서부터 동물, 자연 환경, 상황, 혈액-주사-손상형 등 현재 유형으로 분류되었다.

## 2 역학

특정 공포증은 청소년에서 유병률이 높은 정신질환 중의 하나로 약 3-4%이다. 일반적으로 여자가 남자보다 많지만 혈액-주사-손상형은 남녀 비율이 동일하다. 평균 발병 연령은 10세로, 대부분 청소년기 이전에 나타나지만 상황형은 성인 20대 중반에 호발한다. 청소년에서는 혈액-주사-손상형, 동물형, 자연환경형 순으로 나타나고 상황형 특정 공포증이 늦게 발병하는 경향이 있다(Josephine 2020).

## 3 임상특성 및 진단

공포 대상이나 상황에 노출되면 지나치게 두려워하고 공황 발작도 나타난다. 성인은 공포 자극이 즉각적인 불안 반응을 일으키지만 청소년은 울거나 투정을 부리거나 얼어붙거나 매달리는 식으로 표현되기도 한다. 자극에 대한 예기 불안도 있으면 자극을 회피하고 회피 행동으로 생활 범위가 제한된다. 피할 수 없을 때는 얼어붙거나 경직된 자세를 취하는 식의 행동을 보이거나 분노 발작이 나타나기도 한다. 고통은 6개월 이상 지속적으로 나타나고 사회적, 학업적 기능에 현저한 손상을 초래한다. 대부분은 빈맥과 땀을 흘리며 입이 마르고 속이 불편해지고 호흡에 변화가 오는 반면 혈액-주사-손상형은 처음에는 빈맥으로 시작되었다가 이어서 서맥과 저혈압이 유발되어 심한 경우 미주신경성 실신(vaso-vagal syncope)이 초래되기도 한다. 특정 공포증 청소년은 흔히 다른 특정 공포증, 사회불안장애, 분리불안장애 또는 범불안장애를 동반한다. 특정 공포증을 나타내는 청소년에서 우울장애 및 신체증상 및 관련 장애도 흔히 동반된다(대한소아청소년정신의학회 2012). 진단 기준은 〈표 17-1〉과 같다. 동물에게 공격당하거나 엘리베이터에 갇히는 등 외상성 사건 이후나 다른 사람들의 사고 장면을 목격한 이후, 지하철에서 공황발작을 경험하는 것처럼 예상치 못한 공황발작이 공포 상황에서 발생한 이후, 추락 사고를 뉴스로 접하고 난 후에 발생한다. 하지만 많은 특정 공포증 청소년은 공포증이 시작된 특정 원인을 기억하지 못한다(APA 2013). 공포증이 시작되는 평균 연령은 약 15세경이다. 대개의 공포증은 없어지는 경우가 흔하지만 일부 심한 공포증의 경우 1-2년, 때로는 5년까지 지속되는 수도 있다. 특정 공포증을 나타내는 청소년의 약 반수에서 두려움이 심할 때 정상적인 생활이 방해된다고 하였고 공포증 성인의 증상이 아동기 때 시작되었다는 보고 등을 감안했을 때 특정 공포증 증상이 심하게 나타나는 청소년을 단순히 경과 관찰만 하는 것은 바람직하지 않으며 보다 적극적으로 개입할 필요가 있다.

**표 17-1. 특정공포증의 DSM-5 진단기준**

A. 특정 대상이나 상황에 대해서 극심한 공포나 불안이 유발된다(예: 비행기 타기, 고공, 동물, 주사 맞기, 피를 봄).
**주의점** : 아이들의 경우 공포나 불안은 울기, 발작, 얼어붙거나 매달리는 것으로 표현될 수 있다.

B. 공포 대상이나 상황은 대부분의 경우 즉각적인 공포나 불안을 유발한다.

C. 공포 대상이나 상황을 회피하거나 아주 극심한 공포나 불안을 지닌 채 참아낸다.

D. 공포나 불안이 특정 대상이나 상황이 줄 수 있는 실제 위험에 대한 것보다 극심하며 사회문화적 맥락에서 통상적으로 받아들여지는 것보다 심하다.

E. 공포, 불안, 회피 반응은 전형적으로 6개월 이상 지속된다.

F. 공포. 불안, 회피는 사회적, 직업적 또는 다른 중요한 기능 영역에서 임상적으로 현저한 고통이나 손상을 초래한다.

G. 장애가 다른 정신질환으로 더 잘 설명되지 않는다. 공포, 불안, 회피가 광장공포증에서 공황 유사 증상이나 다른 당황스러운 증상들과 관련된 상황, 강박장애에서 강박 사고와 연관된 대상이나 상황 외상후 스트레스 장애에서 외상 사건을 상기시키는 것, 분리불안장애에서 집이나 애착 대상으로부터 분리되는 것. 사회불안 장애에서의 사회 상황과 연관된 경우가 아니어야 한다.

**다음의 경우 명시할것**
　　공포 자극을 기준으로 한 부호화
　　300.29 (F40.218) 동물형(예: 거미, 곤충, 개)
　　300.29 (F40.228) 자연환경형(예: 고공, 폭풍, 물)
　　300.29 (F40.23x) 혈액-주사-손상형(예: 바늘, 침투적인 의학적 시술)
　　300.29 (F40.248) 상황형(예: 비행기, 엘리베이터, 밀폐된 장소)
　　00.29 (F40.298) 기타형[예: 질식, 구토를 유발하는 상황 아이들의 경우, 예를 들면 큰 소리나 가장 인물들(가장 캐릭터)]

**부호화 시 주의점.** ICD-10-CM 부호에서는 다음과 같다. F40.230 혈액에 대한 공포, F40.231 주사, 수혈에 대한 공포. F40.232 기타 의학적 도움에 대한 공포, F40.233 부상에 대한 공포

**부호화 시 주의점.** 만약 하나 이상의 공포 자극이 있다면 모든 적용 가능한 ICD-10-CM 부호를 적어야 한다(예: 뱀과 비행기를 무서워 한다면 F40.218 동물형과 F40.248 상황형을 모두 적는다).

---

## 4 원인

　　유전적 영향, 기질적 경향, 부모의 정신병리와 양육방식, 개인의 조건화 병력 등 다양한 원인이 복합적으로 작용하여 특정 공포증이 발병한다. 무의식적 갈등의 원인이 되는 대상이 억압과 전치(displacement)되어 공포 대상이나 상황이 관련되어 상징화(symbolization)와 회피(avoidance)의 방어기제가 동원된 결과이다. 고전적 조건화된 정서반응으로 발생한 공포 증상은 조작적 조건화 반응으로 공포증이 약화되지 않고 유지되는 기전이 된다.

고등학교 남학생은 등하교 때 육교를 올라가면 무섭고 가슴이 뛰며 눈 앞이 하얘지어 쓰러질 것 같아 횡단보도만 골라 건너가게 되어 병원에 왔다. 친구들과 같이 바이킹 같은 놀이기구도 잘 타고 높은 곳에서 아래 내려다보는 것도 잘하는데 육교만 건너가려고 하면 갑자기 눈 앞이 아득해 지면서 꼭 다리가 무너져 내릴 것 같고 안 그렇게 된다는 걸 뻔히 알고 그렇게 생각을 해도 갑자기 다리 위 난간 가까이 가면 꼭 낭떠러지에 서 있는 것 같은 기분이 들어서 긴장되고 떨리는 마음으로 가운데로만 가야하고 백화점과 같이 계단 사이로 밑에 바닥이 보이는 계단을 올라가려고 하면 갑자기 계단이 제 눈앞에서 사라지는 것 같아 눈앞이 어른거리어 한 번은 그 계단을 넘어가다가 계단이 정말 사라진 것 같아 머뭇거리다가 다리를 다친 적도 있었다. 이후로는 육교를 피해 횡단보도만 이용하고 백화점 가는 것도 꺼려하면 친구들과 어울리는 데 불편함이 가중되었다.

## 5 치료

행동치료가 좋은 효과를 보인다. 특정 공포증에 적용되는 행동치료기법은 노출치료(Exposure therapy)인데, 노출자극의 강도를 경한 것부터 시작해서 점차 강한 자극으로 옮겨 가는 체계적 탈감작(Systematic desensitization)과 처음부터 공포대상에 노출시키는 홍수법(Flooding)이 있다. 가족구성원들 간의 긍정적인 행동을 강화시키기 위해 보상을 약속하는 유관성 관리(Contingency management) 치료기법도 효과가 있다. 공포 자극과의 대면 시에 증상을 완화하거나 행동요법의 보조수단으로 벤조디아제핀이나 베타 차단제인 propranolol이 사용되고 선택적 세로토닌 재흡수 억제제가 사용될 수 있다.

## Ⅱ. 사회불안장애 Social anxiety disorder

### 1 정의

1980년 DSM-III는 '타인에 의해 모욕감이나 당혹감을 경험할 수 있는 상황에 대한 지속적이고 비합리적인 두려움과 회피'로 정의하고 사회공포증이란 명칭으로 진단체계에 포함하였다. DSM-IV는 '하나 이상의 사회적 수행 상황에 대한 지속적이고 현저한 두려움'으로 진단기준을 정의하고 사회공포증과 사회불안장애를 병기할 수 있도록 하였다. DSM-5는 일반형이라는 개념을 삭제하고 '만약 공포가 대중 앞에서 말하거나 수행하는 것에 국한될 때'를 수행형 단독(Performance only)이라고 세분하였다(APA 2013).

### 2 역학

사회불안장애는 미국에서 가장 흔한 불안장애로 우울증, 약물남용 다음으로 흔한 정신질환으로 약 12%의 평생 유병률을 나타낸다. 젊은 사람에게 흔하여 미국과 뉴질랜드서는 청소년기 말에 약 10%의 유병률이 보고되었다. 이른 나이에 발병하여 평균 발병 연령이 15.5세이고 8세에 나타났다는 연구도 있다. 최근 미국과 독일 청소년의 평생 유병률이 5-15%로 점차 증가하고 있다(Kashdan 2001). 유병률은 문화권에 따라 차이를 보여 국내 유병률은 전 연령 1년 유병률이 0.3%로 매우 낮게 보고되고 있다(대한신경정신의학회 2017). 대부분 13-20세 사이의 이른 나이에 발병하게 되어 사회적 기능의 손상을 유발하게 된다.

### 3 임상특성 및 진단

다른 사람에게 관찰될 수 있는 사회적 상황에 대해 뚜렷하고 지속적인 두려움, 불안, 심한 수줍음을 보이고 이런 증상을 유발할 수 있는 사회적 상황에 대한 회피로 이어지게 된다. 기질은 신경증적이고 감정적으로 과잉반응을 나타내며 불안 경향이 높은 특징이 있다. 또한 부정적인 대처 방식을 가지며 일상에서 지속적으로 사회적 고통을 받고 성취감도 잘 느끼지 못한다. 사회적 상황에서 심장 박동이 증가하거나 땀을 흘리거나 얼굴에 홍조가 나타나며 오심이나 복통 혹은 근육의 긴장과 같은 자율신경계 각성이 나타난다. 회피, 짜증, 분노 발작, 울음, 지나친 조심스러움이나 매달리는 행위를 나타낸다. 자신에 대한 사회적 평가에 대해 많은 걱정을 하고 민감하며 사회적 상황을 위협으로 해석한다. 대중 앞에서 발표하는 것에 대한 공포나 시험 불안이 가장 흔하다. 공공장소에서 먹거나 마시기, 다른 사람이 보고 있을 때 글씨 쓰기, 사회 활동에 참여하기, 다른 사람과 얘기하기 등의 상황에서 어려움을 겪는다. 한국판 청소년용 사회 불안 척도(양재원 2008)와 시험불안척도 개정판(조용래 2011)을 사용하여 선별 검사하고 진단은 〈표 17-2〉에 따라 한다. 성적이 저하되고 학업이 중단되는 경우가 있다. 또래 관계나 이성 관계가 어려워지고 또래로부터 괴롭힘을 당할 수도 있다. 쇼핑이나 전화사용 같은 일상생활에도 장애를 유발한다. 친밀한 관계를 힘들어 하여 성장하면서 취업이나 직장 생활에도 어려움을 초래한다. 결혼도 하지 않으려 하고 자녀도 가지지 않으려 한다. 이혼이 많이 발생하기도 한다(Leigh 2018).

#### 표 17-2. 사회불안장애(사회공포증)의 DSM-5 진단기준

A. 타인에게 면밀하게 관찰될 수 있는 하나 이상의 사회적 상황에 노출되는 것을 극도로 두려워하거나 불안해한다. 그러한 상황의 예로는 사회적 관계(예. 대화를 하거나 낯선 사람을 만나는 것), 관찰되는 것(예. 음식을 먹거나 마시는 자리), 다른 사람들 앞에서 수행을 하는 것(예. 연설)을 들 수 있다.
**주의점** : 아이들에서는 성인과의 관계가 아니라 아이들 집단 내에서 불안해할 때만 진단해야 한다.

B. 다른 사람들에게 부정적으로 평가되는 방향(수치스럽거나 당황한 것으로 보임. 다른 사람을 거부하거나 공격하는 것으로 보임)으로 행동하거나 불안 증상을 보일까 봐 두려워한다.

C. 이러한 사회적 상황이 거의 항상 공포나 불안을 일으킨다.
**주의점** : 아동의 경우 공포와 불안은 울음, 분노발작, 얼어붙음, 매달리기, 움츠러듦 혹은 사회적 상황에서 말을 하지 못하는 것으로 표현될 수 있다.

D. 이러한 사회적 상황을 회피하거나 극심한 공포와 불안 속에 견딘다.

E. 이러한 불안과 공포는 실제 사회 상황이나 사회문화적 맥락에서 볼 때 실제 위험에 비해 비정상적으로 극심하다.

F. 공포, 불안, 회피는 전형적으로 6개월 이상 지속되어야 한다.

G. 공포, 불안, 회피는 사회적, 직업적, 또는 다른 중요한 기능 영역에서 임상적으로 현저한 고통이나 손상을 초래한다.

H. 공포, 불안, 회피는 물질(예. 남용약물, 치료약물)의 생리적 효과나 다른 의학적 상태로 인한 것이 아니다.

I. 공포, 불안, 회피는 공황장애, 신체이형장애, 자폐스펙트럼장애와 같은 다른 정신질환으로 더 잘 설명되지 않는다.

J. 만약 다른 의학적 상태(예. 파킨슨병, 비만, 화상이나 손상에 의한 신체 훼손)가 있다면, 공포, 불안, 회피는 이와 무관하거나 혹은 지나칠 정도다.

**다음의 경우 명시할 것:**
    수행형 단독: 만약 공포가 대중 앞에서 말하거나 수행하는 것에 국한될 때

성인기에 처음 발병하는 경우는 드물고 아동기에 사회적 상황에서 나서지 않으려 하고 부끄러움을 타는 것에서부터 시작하여 왕따를 당하거나 발표 중 말문이 막히는 등의 스트레스와 수치심을 당한 후에 발생하기도 하고 점진적으로 발병하기도 한다. 청소년기에는 아동기에 비해서 데이트에 대한 공포와 같은 다양한 공포와 회피가 나타난다.

직장이 없는데도 취업이나 진학할 생각을 하지 않으면서 직업 훈련조차 받지 않는 청년을 니트족(Not in Education, Employment or Training)이라고 한다. 어울리기를 꺼려하고 혼자서 컴퓨터로 하루를 보내기도 한다. 최근에 니트족과 관련하여 주의력결핍과잉행동장애(ADHD) 발병 이후에 2차적으로 나타난 사회불안장애가 주목받고 있다. 주의력결핍과잉행동장애가 있는 사람은 정서적으로 미숙하여 짜증이 많고 학업과 직업 수행이 저조하고 제한된 시간을 활용하는 것에 어려움을 느낀다. 또한 좌절에 대한 조절 능력의 감소, 자기 동기 부여의 어려움, 자신의 행동 문제가 무엇인지를 모르고 문제의식이 없는 등의 증상으로 인해 사회부적응 행동을 보인다. 이러한 행동으로 가족, 선생님, 동료 등에게 비난을 받는다. 수치스러운 사건으로 부끄러움과 죄책감을 느끼면서 악순환이 발생한다. 이런 상황은 사회적 두려움과 생각의 억제를 만들어 두려움이 지속되면 억제는 증가하고 고립되기까지 한다. 스스로를 모니터하고 타인의 피드백에 집중하기 시작하여 결국 남들 앞에서 무언가를 해야 할 상황에서 극심하게 자극적으로 느끼어 불안 발작이 나타난다. 주의력결핍과잉행동장애 청(소)년의 거의 설반이 불안장애가 있고, 사회불안장애는 주의력결핍과잉행동장애에서 가장 흔한 동반 불안장애이다(심세훈 2020).

3,000명 이상의 14–24세 사회불안장애 청(소)년 연구에서 15%만이 관해 되었고 또다른 연구에서는 범불안장애와 공황장애가 58%와 82%의 회복률을 보이는 반면 사회불안장애는 37%를 나타내어 이에 대한 조기 치료가 더욱 강조되고 있다(Leigh 2018).

## 4 원인

청소년이 되면 전두엽–변연계(Fronto–limbic) 회로가 발달하면서 감정 반응도와 사회적 인지가 증가하고 이에 따른 적응 행동이 나타난다. 이런 발달 과정으로 사회적 관심에 대해 걱정하고 동료 평가에 민감하게 되는 청소년기가 취약한 시기이고 이때 정보처리 오류가 발생하면 사회불안장애가 발생한다. 이런 관점에서 '청소년 정신장애'라 여겨지고 75% 이상이 중기 청소년기에 발생하는 이유이다. 사회불안장애가 선택적 세로토닌 재흡수 억제제(SSRIs)에 반응하는 점은 세로토닌의 이상과 연관되어 있을 가능성을 시사한다. 기질적 측면에서는 행동억제가 많은 사람에서 사회불안장애 발병 위험이 4.5배 더 높은 것으로 밝혀졌다. 사회불안장애 유병률이 대조군에 비해 일차친족에서 발병위험이 10배 높고 이란성 쌍생아의 일치율이 15.3%인 것에 비해 여성 일란성 쌍생아의 일치율이 24.4%인 것을 확인되어 유전적 요인이 관련되어 있다. 사회불안장애 부모에서 태어난 자녀의 경우 청소년기에 사회불안장애가 발생할 위험이 대조군에 비해 4.7배 더 높다는 보고도 있다. 부모가 자녀에게 두려움이나 회피를 보여주는 학습과 과잉보호 혹은 거부 등이 자녀의 사회불안장애의 위험을 증가시키기도 한다 (Haller 2015).

 사례

> 20세 남자 삼수생은 사람 많은 곳에 가는 걸 극도로 꺼려하고 진학도 취업도 포기한 채 집에서 게임으로만 시간으로 보내어 엄마와 함께 병원에 왔다. 길가다 모르는 사람이 말을 걸면 심장이 두근거리고 얼굴이 붉어지었다. 군대 신체검사에서 우물쭈물 답변을 잘 하지 못하고 어쩔 줄을 몰라 해서 재검 판정을 받았다. 중3때 어려운 수학문제를 선생님이 풀어보라고 했는데 원래 수학에는 관심이 없었고 어려워했는데 이날 전혀 대답을 못해서 창피함을 느끼고 난후 사람을 보면 자기도 모르게 긴장이 되어 눈을 마주 칠 수가 없었다.
>
> 교우관계는 원만했지만 혼자 있는 것을 좋아했고 다른 사람들과 대화를 하고 나면 진이 빠졌다. 가끔은 이런 자신을 생각하면 너무 우울하고 가슴이 너무 답답해서 죽고 싶기도 했다.
>
> 고졸 후 새로운 사람과 관계 형성하는 것도 힘들고 자신을 바보로 보고 뒤에서 흉보는 것 같아 주로 집에서만 지내었다. 대학에 다니는 친구들과도 멀어지고 진학이나 아르바이트에도 무관심하게 되고 주로 컴퓨터로 시간을 보내었고 소개로 시작한 편의점 일을 하다가 사람들 앞에서 지적을 받을 때면 숨쉬기가 매우 힘들어지고 손이 덜덜 떨렸다. 6개월 전에는 쓰러진 적도 있었다. 병원을 가려고 해도 누가 날 볼까? 바보같이 보일까? 잘 걷고 있나? 등 여러 생각이 들어 나가기가 너무 힘들었다.

## 5 치료

사회적 인지가 취약한 청소년기에 주의와 해석의 인지오류 수정(Cognitive bias modification of attention/interpretation) 훈련 프로그램이 효과적이다. 전반적 기능과 삶에 나타나는 손상과 동반되는 정신장애를 예방하기 위해 초기에 사회불안장애를 치료하는 것이 매우 중요하다. 인지행동치료는 인지적 재구성(Cognitive restructuring)과 사회적 상황에 대한 노출(Exposure)을 기본으로 한다. 인지행동치료는 정신건강의학적 교육(Psychoeducation), 인지적 재구성을 통해 사회적 상황에서 생길 수 있는 잠재적 위험에 대한 부적절한 믿음과 부정적인 예측을 합리적인 것으로 대체하고, 청소년이 두려워하는 상황을 회피하지 않고 단계적으로 노출하도록 도움으로써 사회적 상황에 대한 공포를 줄여가게 된다. 개인 치료보다는 집단인지행동치료가 보다 효과적이라는 보고도 있다. 부모에게 사회불안장애에 대해 교육하고 강화 및 대처 기술, 의사소통기술, 문제해결능력 등을 가르치는 프로그램을 적용하기도 한다. 일차선택약물은 SSRI이며 사회불안장애 청소년을 대상으로 fluoxetine (10-40 mg/일), 인지행동치료, 위약을 이용한 무작위 대조 연구에서 fluoxetine과 인지행동치료는 유의한 효과가 있었고 설사 외에 심각한 부작용은 없었다. 사회불안장애 청소년의 8주간 개방형 sertraline (123±37 mg/일) 치료 연구에서 6주경부터 호전이 나타났다. 경한 구역, 설사, 두통 등이 가장 흔한 부작용이었다. venlafaxine과 같은 세로토닌노르에피네프린 재흡수 억제제(SNRI)도 사용되고 있어 사회불안장애 청소년의 venlafaxine ER의 무작위 위약 대조 연구에서 venlafaxine ER는 37.5 mg/일로 시작하여 16주간 증량하였다. 체중이 25-33kg인 청소년은 112.5 mg/일, 34-49 kg인 청소년은 150 mg/일, 50 kg 이상에서는 225 mg/일을 최고용량으로 증량했다.

Venlafaxine ER 복용한 청소년은 사회불안증상의 더 큰 감소를 보였고 무력증, 통증, 식욕부진, 졸림, 체중감소 등의 부작용이 있었다. 사회불안장애의 형태가 수행형 단독(Performance only)일 경우에는 베타차단제인 propranolol을 수행상황 전에 미리 투여하기도 한다. 벤조디아제핀계 약물은 즉각적인 항불안효과가 있으므로 급성기나 SSRI 또는 SNRI에 부분 반응을 보이는 경우에 사용할 수 있다. 그러나 남용과 의존의 가능성을 염두에 두고 진정작용과 같은 부작용과 약물의 반감기 등을 고려하여 주의 깊게 처방하여야 한다. 사회불안장애 청소년은 부작용 발생에 민감한 반응을 보일 수 있으므로 부작용과 효과를 관찰하면서 서서히 용량을 적정해야 한다. SSRI와 같은 항우울제를 이용하여 사회불안장애에 대한 치료 반응은 우울증을 치료할 때보다 늦게 나타나기 때문에 12주 정도 지나야 충분한 반응을 보인다는 보고가 있다(대한정신약물학회 2019).

# III. 공황장애 Panic disorder

## 1 정의

공황장애는 갑자기 시작되어 수 분 안에 최고조에 이르게 되는 심한 두근거림, 발한, 떨림, 숨 막힘, 흉통, 오심, 복통, 어지러움, 비현실감 등과 같은 신체적 혹은 인지적 증상의 공황발작과 이에 동반되는 죽을 것 같은 두려움을 특징으로 하는 질환이다. 공황발작이 나타나는 것에 대한 예기불안, 공황발작이 생길 만한 상황에 대한 회피를 특징적으로 보인다. 익숙하지 않은 환경을 피해야 해서 사회적, 학업적 기능에 장애를 유발한다. DSM-5에서는 공황장애와 광장공포증을 분리하여 공존하면 같이 진단할 수 있다.

## 2 역학

청소년의 공황장애 유병률은 약 1-5%로, 공황발작은 사춘기 이후에 2-18%로 흔하다(Aleta 2009). 남녀비는 1:2로 성별의 차이는 청소년기에 나타나기 시작한다. 주로 21-35세에 나타나기 시작하지만 청소년 초기에 발생하기도 한다(Katharina 2020).

## 3 임상특성 및 진단

공황발작은 흔히 예상치 못하게 발생하지만, 어떤 경우는 분리, 특정 두려움의 대상이나 상황, 사회적 상황이나 평가 혹은 다른 환경적 요인에 노출된 이후 발생한다. 발작에 대한 두려움으로 등교와 또래관계를 피하고 발달에 적합한 활동에 참여하지 않는 경우가 많다. 이전에 좋아했던 활동을 못하게 됨에 따라 우울증상을 유발하고 청소년 발달을 저해한다. 소아에서 드물지만 첫 번째 공황발작은 소아기에 종종 나타난다. 청소년기에 발생하는 공황장애는 만성적인 경과를 보이며 청소년기와 성인기에서의 임상 양상의 차이는 밝혀지지 않았다. 청소년은 성인에 비해 공황발작에 대해 터놓고 이야기하지 않으려는 경향이 있기 때문에 의사는 청소년에서도 예기치 못한 공황발작이 성인에서만큼 나타날 수 있으므로 청소년이 극심한 공포와 고통을 나타내는 삽화를 경험할 때 적절히 대응해야 한다. 치료하지 않고 방치하면 공황 장애가 나중에 행동 문제 및 우울장애나 양극성 장애를 포함한 추가 문제로 이어질 수 있다. 공황발작은 사회불안장애, 특정공포증이나 외상후스트레스장애 등 다른 정신장애에서도 발생할 수 있기 때문에 상대적으로 발병률이 낮은 공황장애와 감별이 필요하다. 공황발작이 있을 경우 DSM-5의 어떤 진단에도 같이 명시할 수 있다. 진단에 중요한 것은 반복적인 공황발작, 공황발작이 다시 올 것에 대한 두려움 즉 예기불안, 공황발작이 유발된 상황이나 장소에 대한 회피이다. DSM-5의 공황장애의 진단기준은 〈표 17-3〉에 기술되어 있다.

### 표17-3. 공황장애의 DSM-5 진단기준

A. 반복적으로 예상하지 못한 공황발작이 있다. 공황발작은 극심한 공포와 고통이 갑작스럽게 발생하여 수분 이내에 최고조에 이르러야 하며, 그 시간 동안 다음 중 4가지 이상의 증상이 나타난다.

**주의점**: 갑작스러운 증상의 발생은 차분한 상태나 불안한 상태에서 모두 나타날 수 있다.

1. 심계항진, 가슴 두근거림 또는 심장 박동수의 증가
2. 발한
3. 몸이 떨리거나 후들거림
4. 숨이 가쁘거나 답답한 느낌
5. 질식할 것 같은 느낌
6. 흉통 또는 가슴 불편감
7. 메스꺼움 또는 복부 불편감
8. 어지럽거나 불안정하거나 멍한 느낌이 들거나 쓰러질 것 같음
9. 춥거나 화끈거리는 느낌
10. 감각이상(감각이 둔해지거나 따끔거리는 느낌)
11. 비현실감(현실이 아닌 것 같은 느낌) 혹은 이인증(나에게서 분리된 느낌)
12. 스스로 통제할 수 없거나 미칠 것 같은 두려움
13. 죽을 것 같은 공포

**주의점**: 문화 특이적 증상(예: 이명, 목의 따끔거림, 두통, 통제할 수 없는 소리 지름이나 울음)도 보일 수 있다. 이러한 증상들은 위에서 진단에 필요한 4가지 증상에는 포함되지 않는다.

B. 적어도 1회 이상의 발작 이후에 1개월 이상 다음 중 한 가지 이상의 조건을 만족해야 한다.
 1. 추가적인 공황발작이나 그에 대한 결과(예: 통제를 읽음, 심장발작을 일으킴, 미치는 것)에 대한 지속적인 걱정
 2. 발작과 관련된 행동으로 현저하게 부적응적인 변화가 일어난다(예: 공황발작을 회피하기 위한 행동으로 운동이나 익숙하지 않은 환경을 피하는 것 등).

C. 장애는 물질(예: 남용약물, 치료약물)의 생리적 효과나 다른 의학적 상태(예: 갑상선기능항진증, 심폐 질환)로 인한 것이 아니다.

D. 장애가 다른 정신질환으로 더 잘 설명되지 않는다(예: 사회불안장애에서처럼 공포스러운 사회적 상황에서만 발작이 일어나서는 안 된다. 특정공포증에서처럼 공포 대상이나 상황에서만 나타나서는 안 된다. 강박장애에서처럼 강박 사고에 의해 나타나서는 안 된다. 외상후 스트레스 장애에서처럼 외상성 사건에 대한 기억에만 관련되어서는 안 된다. 분리불안장애에서처럼 애착 대상과의 분리에 의한 것이어서는 안 된다).

## 4 원인

불안장애는 공통적으로 편도(amygdala), 전대상피질(anterior cingulated cortex), 해마(hippocampus) 등이 관여하는데, 위협자극에 대한 편도의 과활성화, 해마의 과활성화, 위협자극에 대한 등쪽 전대상피질의 과활성화 등이 나타난다. 공황장애가 있는 일차친족에서 다른 정신장애가 있는 일차친족보다 공황장애의 위험은 4-8배 증가하여 유전적 요인을 시사한다. 과민한 청반(locus ceruleus)과 중추신경계 노르아드레날린 시스템이 불안장애와 연관된다. 복외측 등쪽 솔기핵(ventrolateral dorsal raphe nuclei) 등의 세로토닌 신경원이 공황증상 발생과 억제에 관여한다. 또한 생물학적 및 심리적으로 취약한 청소년이 일반적인 스트레스에 예민하거나 자기조절이 어려울 때 생리적 반응이 과다해지고 애매한 신체적 감각을 위험 신호로 오인하여 공황발작이 나타난다. 이런 공포발작은 불쾌한 신체감각이 다시 생길 것에 대해 불안해하고, 이러한 상황을 피하게 되며 회피행동은 불쾌한 신체감각에 대한 공포를 유지시키고 신체감각이 해롭다는 믿음을 강화시켜 질환을 지속시키어 궁극적으로 공황장애가 발생하게 된다.

사례

21세 여대생은 며칠 밤을 새어 일을 마치고 피곤한 몸으로 모처럼 일찍 잠들려고 할 때 숨이 막히고 죽을 것 같아 병원에 왔다.

잠이 들면 이대로 죽을 것 같고 비몽사몽 상황에서 눈이 아프고 두통이 오더니 순식간에 숨 쉬는 느낌이 잘 나지 않고 숨이 멎을 듯한 느낌과 손끝이 차가워지고 저리며 두통을 겪었다. 왠지 맥박도 빨리 뛰다가 더뎌지고 불안정하게 느껴지고 이런 상황이 오면 갑자기 이유 없이 너무너무 무섭고 공포스러웠다. 몇 분 동안 심장이 빨리 뛰고 호흡도 빨라지면서 몸을 통제할 수가 없는 것 같았다. 왜 무서운지는 모르고 그냥 '무섭다, 무섭다, 무섭다' 이런 생각만 반복하는 것 같았다. 조금 조용하고 안전한 곳에서 10분 정도 있으면 다시 괜찮아 질 때도 있었고 도저히 못 견딜 때는 응급실에 간 적이 있지만 그때만 아무 이상 없다는 소리만 들었다. 이런 증상은 중3때부터 증상이 나타나서 저녁만 되면 또 그럴 까봐 걱정을 했고 엄마에게 같이 자자고 졸라 꾸중을 듣기도 했다.

## 5 치료

청소년에게 공황발작이 나타나면 주로 응급실이나 소아청소년의학과 진료를 이용하는데, 제때 진단이 잘 이루어지지 않아 적절한 치료가 되지 못하기도 한다. 발병 이후에 정신건강의학과를 방문할 때까지 수년이 걸리고 청소년은 증상으로 인한 고통뿐만 아니라 학업적, 사회적 기능에 현저한 손상을 초래한다. 그리하여 우선적으로 공황장애 증상과 발생 과정 및 원인과 치료에 대해 교육하면 그 자체로 치료에 대한 준수(adherence)가 증가하고 불안이 감소되며 자존감이 향상된다. 가족교육으로 가족의 죄책감을 줄이거나 관계 회복에 도움이 된다.

급성기에는 증상을 경감시키기 위해 이완요법과 복식호흡을 통해 스트레스에 대한 신경생물학적 민감성을 줄여준다. 두려워하는 신체 증상에 내수용 노출(interoceptive exposure)을 시키고 두려운 상황 등에 직접 노출시켜 파국적 인지오류를 교정하고, 불안 반응을 줄이는 노출 요법과 신체 증상을 잘못 해석하는 것에 초점을 맞춘 인지적 재구성으로 인지행동치료를 한다(Aleta 2009). 공황장애 청소년에게 SSRI (fluoxetine, sertraline, paroxetine)를 사용해 효과를 평가했을 때 75%에서 매우 호전을 보였고 전반적으로 안전하다. 이 연구에서 67%가 벤조다이아제핀(clonazepam, lorazepam) 부가요법으로 사용되었는데 SSRI의 효과를 기다리면서 벤조다이아제핀을 함께 투약하는 것은 심한 공황장애 청소년에게 도움이 된다. Fluoxetine으로 개방형으로 치료했을 때 공황장애 청소년 5명 중 3명이 임상적 반응을 보였다(대한정신약물학회 2019).

## Ⅳ. 광장공포증 Agoraphobia

## 1 정의

광장공포증은 도움을 구하기가 어려운 곳에 대해 심한 불안과 공포가 나타나는 질환이다. 집 외의 장소에서 적절한 기능을 수행하는 것을 심각하게 손상시킬 수 있다. 광장공포증은 공황장애와 밀접한 관계 속에서 발생하지만 광장공포증과 관련된 특정상황에서 극심한 공포와 불안을 느끼고 공황증상에 해당되는 것은 아니라는 임상적 관찰에 근거하여 DSM-5에서는 공황장애와 독립적으로 진단할 수 있게 되었다.

## 2 역학

평균 발병연령은 17세이며 환자들의 2/3는 35세 이전에 초발하여 청소년기 후기나 성인기 초기에 발병하는 경우가 가장 많다. 평생 유병률은 대략 2-6%이고 여자가 약 2배 많다.

## 3 임상특성 및 진단

DSM-5 진단기준은 대중교통 이용, 공원과 같은 열린 공간에 있는 것, 영화관 같은 밀폐된 공간에 있는 것, 줄을 서 있거나 군중 속에 있는 것, 집 밖에 혼자 있는 것과 같은 5가지 상황 중 2가지 이상의 상황에서 극심한 공포와 불안을 느끼고, 그로 인해 증상을 유발하는 상황을 회피하려는 반응을 보이는 상태가 최소 6개월 이상 지속되는 것으로 광장공포증을 정의하고 있다. 공포의 정도는 상황에 따라 다양하게 나타날 수 있으며 일부 청소년은 그러한 상황을 예상하는 것만으로도 증상이 발생할 수도 있다. 광장공포증의 본질적 특징이 특정 상황에서의 극심한 불안과 공포이므로 증상은 공황발작 혹은 제한된 공황발작으로 나타날 수 있다.

광장공포증은 다른 정신과질환을 동반하는 경우가 많으며 가장 흔한 것은 공황장애이다. 감별진단 시에는 광장공포증에서 나타나는 불안, 공포, 회피가 다른 정신과 진단에 의해 보다 더 잘 설명되는지를 고려해야 한다. 공황장애와 광장공포증의 진단기준을 모두 만족시키는 경우에는 2가지를 함께 진단한다. 그러나 공황발작과 관련된 회피행동이 광장공포증 진단기준상 2가지 이상의 광장공포 상황을 유발하는 것이 아니라면 공황장애만을 진단하여야 한다 (APA 2013). 진단기준은 〈표 17-4〉에 기술되어 있다.

## 4 치료

정신건강의학적 교육(psychoeducation), 인지 재구성(cognitive restructuring), 내수용 노출 (interoceptive exposure), 실제 노출법(in vivo exposure)로 구성된 공황조절 치료프로그램은 광장공포증 유무와 상관없이 공황장애 청소년에 효과가 있다(Aleta 2009). 광장공포증은 임상

**표 17-4. 광장공포증의 DSM-5 진단기준**

A. 다음 5가지 상황 중 2가지 이상의 경우에서 극심한 공포와 불안을 느낀다.

   1. 대중교통을 이용하는 것(예. 자동차, 버스, 기차, 배, 비행기)

   2. 열린 공간에 있는 것(예. 주차장, 시장, 다리)

   3. 밀폐된 공간에 있는 것(예. 상점, 공연장, 영화관)

   4. 줄을 서 있거나 군중 속에 있는 것

   5. 집 밖에 혼자 있는 것

B. 공황 유사 증상이나 무능력하거나 당혹스럽게 만드는 다른 증상(예. 노인에서 낙상에 대한 공포, 실금에 대한 공포)이 발생했을 때 도움을 받기 어렵거나 그 상황에서 벗어나기 어려울 것이라는 생각 때문에 그런 상황을 두려워하고 피한다.

C. 광장공포증 상황은 거의 대부분 공포와 불안을 야기한다.

D. 광장공포증 상황을 피하거나, 동반자를 필요로 하거나, 극도의 공포와 불안 속에서 견딘다.

E. 광장공포증 상황과 그것의 사회문화적 배경을 고려할 때 실제로 주어지는 위험에 비해 공포와 불안의 정도가 극심하다.

F. 공포, 불안, 회피 반응은 전형적으로 6개월 이상 지속된다.

G. 공포, 불안, 회피가 사회적, 직업적, 또는 다른 중요한 기능 영역에서 임상적으로 현저한 고통이나 손상을 초래한다.

H. 만약 다른 의학적 상태(예. 염증성 장 질환, 파킨슨병)가 동반된다면 공포, 불안, 회피 반응이 명백히 과도해야만 한다.

I. 공포, 불안, 회피가 다른 정신질환으로 더 잘 설명되지 않는다. 예를 들어, 증상이 특정공포증의 상황 유형에 국한되어서는 안 된다. (사회불안장애에서처럼) 사회적 상황에서만 나타나서는 안 된다. (강박장애에서처럼) 강박 사고에만 연관되거나 (신체이형장애에서처럼) 신체 외형의 손상이나 훼손에만 연관되거나, (외상후 스트레스장애에서처럼)외상 사건을 기억하게 할 만한 사건에만 국한되거나, (분리불안장애에서처럼)분리에 대한 공포에만 국한되어서는 안 된다.

**주의점** : 광장공포증은 공황장애 유무와 관계없이 진단된다. 만약 공황장애와 광장공포증의 진단기준을 모두 만족한다면 2가지 진단이 모두 내려져야 한다.

---

적으로 공황장애를 동반하는 경우가 많아 항불안제인 벤조디아제핀과 SSRI를 상황에 따라 적절하게 병합 혹은 단독으로 사용하는 경우가 많다.

# V. 범불안장애 Generalized anxiety disorder

## 1 정의

범불안장애는 1980년 DSM-III에서 처음으로 진단명으로 분류될 때는 불안장애 중 규정짓기 힘든 하위 질환으로 평가받았다. DSM-IV 발표 이후 진단이 안정화되고 약물치료 의 장기 치료 효과 및 안전성이 입증되면서 주목받고 있다. 많은 청소년들은 시험, 외모, 가족 문제, 이성이나 또래 관계에 대해 때때로 걱정한다. 하지만 범불안장애 청소년은 걱정할 합리적인 이유가 없더라도 모든 것을 과도하게 불안하고 걱정하게 되고 집중력, 수면, 사회적, 학업적, 또는 다른 중요한 기능에 있어 임상적으로 유의한 손상을 일으킨다. 긴장을 풀고 재미있게 지내는 것을 어렵게 하여 본질적으로 기쁨을 빼앗아 간다. 치료되지 못하면 학업에 문제를 유발하고 술이나 담배 같은 약물 남용으로 이어지어 청소년기에 합당한 발달을 저해할 수 있다(Evolve Treatment Centers 2021).

## 2 역학

범불안장애의 유병률은 연구에 따라 0.4-7%이다. 아동기 때는 성별에 따른 유병률의 차이가 없다가 청소년기에 이르러 여자가 남자에 비해 더 흔하게 나타난다. 불안이 있는 청소년은 특히 우울장애에 취약하며 결국 두 장애를 동반하게 된다(Evolve Treatment Centers 2021).

## 3 임상 특성 및 진단

핵심 증상은 학업과 같은 일상 활동에 대한 과도한 불안과 걱정 또는 염려가 최소한 6개월 이상의 기간 중 안 그런 날보다 더 많은 날 동안 지속된다. 그리고 집중력 저하, 학업수행 문제, 자극과민성, 안절부절, 공포감, 우울한 기분, 피곤하다는 잦은 불만, 수면장애, 발한, 긴장감, 근육통, 떨림, 두통, 소화 불량 등이 있다. 불확실성을 견디지 못하고 잘못될 것 같은 느낌, 이완의 어려움, 항상 걱정하는 것에 대한 고통, 멍함, 우유부단함, 잘못된 결정을 할 것 같은 걱정 등도 있다. 자주 안심을 받고자 하고 걱정을 내려놓지 못하고 상황을 늘 부정적으로 분석하며 불안정하여 외줄 타는 느낌을 가지면서 화장실을 자주 가기도 한다. 작은 실수도 실패로 간주하는 경향이 있고 나쁜 일을 예방하려는 노력이 지나치어 완벽하지 못할 것 같은 일은 피하는 등 완벽주의적이고 자기에 대해 비판적이다. 규범에 집착하여 벗어나는 것을 어려워하여 성숙하고 완벽한 것처럼 보이기도 하고 불안의 수준에 문제를 발견하는 데 시간이 오래 걸리기도 한다. 청소년은 남에게 평가받지 않는 상황에서도 학업 능력이나 스포츠 역량과 관련된 걱정과 불안이 있다. 시간을 잘 지키는 것에 대해서도 과도하게 염려한다. 범불안장애 청소년들을 평가할 때는 청소년과 부모를 따로 면담하여 각자의 불안을 자유롭게 말할 수 있도록 해야 하며 평소의 성격, 기분 및 행동으로부터의 변화를 찾아서 세심한 주의를 기울여 증상과 기능을 포괄하는 총제적인 평가를 실시하여 진단 기준을 만족하는지 확인한다. 진단 기준은 〈표 17−5〉에 기술되어 있다. 범불안장애는 지나치게 많이 진단될 수 있기 때문에 걱정을 더 잘 설명할 수 있는 다른 불안장애나 정신질환이 있는지를 철저하게 평가해야 한다. 분리불안장애, 사회불안장애, 강박장애도 종종 걱정을 동반하고 범불안장애로 오인될 수 있다. 사회불안장애 청소년은 부끄러움 때문에 학교 수행에 대해 걱정할 수 있고 강박장애는 생각하고 싶지 않은 생각이 떠오르는 것을 불안해한다(APA 2013).

## 4 원인

누구나 불안장애를 일으킬 수 있지만 걱정이 많고 비관적이거나 소심하고 위험을 맞서지 못하는 기질이나 성격은 위험요인이 된다. 범불안장애의 유전성은 약 30%로, 쌍생아연구에서 환경적 요인보다는 유전적 요인이 더 강력하게 작용하여 불안장애 특히 범불안장애 가족력이 위험을 증가시킨다. 논리적 오류, 불안 민감도, 자기−조절 능력이나 문제해결 능력의 결핍과 같은 인지적 요인도 관련이 있다. 최근 GABA, serotonin, norepinephrine 등이 관련되고 전두엽(frontal lobe)과 변연계(limbic system), 기저핵(basal ganglia)의 이상 등 생물학적 요인이 발병에 관여한다고 알려져 있다. 여성에 더 위험하고 아동기 외상도 관련이 있다. 부모의 이혼 또는 갑작스러운 이사와 같은 스트레스도 원인이 된다. 또한 불안정한 초기 애착 유형도 관련이 있다. 회피적인 행동을 부모가 강화하거나 부모의 통제나 과보호가 관련이 있다.

**표 17-5. 범불안장애의 DSM-5 진단기준**

A. 직장이나 학업과 같은 수많은 일상 활동에 대한 과도한 불안과 걱정(염려)이 최소한 6개월 이상의 기간 중 안 그런 날보다 더 많은 날 동안 지속된다.

B. 개인은 이런 걱정을 조절하기가 어렵다.

C. 불안과 걱정은 다음의 6가지 증상 중 적어도 3가지 이상의 증상과 관련이 있다(지난 6개월 동안 적어도 몇 가지 증상이 있는 날이 없는 날보다 더 많다).

    1. 안절부절 못하거나 긴장, 초조하고 신경이 곤두선 느낌

    2. 쉽게 피로해짐

    3. 집중하기가 어렵고 멍한 느낌

    4. 짜증이 잘 남

    5. 근육의 긴장

    6. 수면장애(잠이 들기 어렵거나 또는 유지가 어렵고 밤새 뒤척이면서 만족스럽지 못한 수면상태)

D. 불안, 걱정 또는 신체적 증상들이 사회적, 직업적, 또는 다른 중요한 기능에 있어 임상적으로 유의한 고통 또는 장애를 일으킨다.

E. 본 장애가 물질(예: 남용약물, 처방약물)이나 일반적인 질병(예: 갑상선 기능항진증)의 직접적인 생리적 영향 때문에 발생한 것이 아니다.

F. 본 장애는 다른 정신 장애[예: 공황장애에서의 공황발작, 사회불안장애(사회공포증)에서의 부정적 평가, 강박장애에서의 오염이나 다른 강박사고, 분리불안장애에서의 애착된 사람과의 이별, 외상후스트레스장애에서의 외상 사건의 기억, 신경성 식욕부진증에서의 체중 증가, 신체증상장애에서의 신체적 증상, 신체이형장애에서 지각하는 외모의 결점, 질병불안장애에서 심각한 질병을 갖고 있다는 것, 조현병이나 망상장애에서의 망상적 믿음의 내용 등과 관계된 불안이나 걱정]로 더 잘 설명되지 않는다.

 **사례**

    중학교 여학생은 코로나 감염으로 인해 오랫동안 온라인 수업 후 등교를 해야 하지만 밖에 나가는 것이 불안하고 학교에 가기도 겁이 나서 병원에 왔다. 평소에도 가족이 사고를 당하면 어떡하지, 주변 사람들이 나를 싫어하면 어떡하지, 내가 하고 있는 공부가 틀리면 어떡하지, 내가 다니는 학교가 없어지면 어떡하지, 친구가 나를 떠나면 어떡하지, 차가 고장 나서 지각하면 어떡하지 하는 걱정이 많았다. 초2 때는 아프다며 학교를 잘 가지 않고 학교를 가서도 전화와 문자를 자주하여 엄마에게 집에 가면 안 되는 지 물어보기를 자주 했다. 학교에서는 말을 거의 하지 않아 말 없는 아이로 통했고 집에서 엄마와는 말을 잘 했지만 아빠가 귀가할 시간만 되면 말수가 줄고 우울해 하였다. 코로나가 유행한 후로 감염에 대한 걱정으로 외출도 안하고 친구도 안 만나고 집에서 짜증을 내며 안절부절 못하면서도 매일 코로나 관련 뉴스에 집착을 하여 가족과 갈등이 많았다.

## 5 치료

치료하지 않고 방치하면 시간이 지남에 따라 불안이 악화될 수 있으므로 조기 개입이 중요하다. 정신치료는 걱정과 불안을 일으키는 근본 문제를 포함하여 겪고 있는 증상을 이해하는 데 도움이 된다. 인지행동치료로 불안을 유발하는 부정적이고 왜곡된 사고 패턴과 신념을 식별하고 변경하는 데 중점을 둔다. 불안감이나 신체 증상에 대해 갖고 있는 감정이나 이미지 또는 생각을 알아내고, 이러한 인지가 어떤 역할을 하는지 알게 해주며 불안한 상황을 악화시키는 개인의 태도를 파악한다. 또한 노출 경험을 하게 해주고 불안을 감소시키는 문제해결능력과 대처 방식을 가르쳐 주며 이러한 대처를 유지할 수 있도록 자기 평가나 자기 강화 전략을 세워준다. 부모가 자신의 불안을 다룰 수 있고 불안한 상황에서 청소년에게 긍정적인 모델로 기능하는 방법을 알게 해주고청소년이 용기 있는 행동을 했을 때 적절하게 강화하는 방법을 알려주고 불안한 상황이 발생했을 때 자녀가 문제를 해결할 수 있도록 돕는 방법을 함께 찾아가는 불안 관리 훈련을 가족이 함께 하기도 한다. 약물치료는 청소년이 증상을 관리하는 데 필요한 대처 기술을 배우는 데 도움이 되어 장래에 약물에 덜 의존하게 만들기 위하여 초기에는 정신치료와 함께 사용하는 것이 좋다. escitalopram과 paroxetine 등의 SSRI는 불안을 감소시키는 데 도움이 된다. SNRI도 SSRI와 유사한 효과가 있는데 duloxetine은 7세 이상의 소아-청소년 범불안장애에 FDA의 승인이 되어 있다. alprazolam이나 clonazepam과 같은 벤조디아제핀계 약물은 급성기 불안 치료를 목적으로 단기간 사용하고 부작용에 유의해야 한다. buspirone에 대해서도 효과가 보고되었으나 대조연구가 더 필요하다(대한정신약물학회 2019).


## VI. 분리불안장애 Separation anxiety disorder

## 1 정의

소아에서 일시적인 분리불안은 정상 발달 중에 나타날 수 있으나 3-5세가 되면 사라진다. 일부는 첫 등교할 때 애착대상과 떨어지지 않으려는 행동을 일시적으로 보일 수 있다. 그러나 현실상황이나 상상에서 분리되는 것에 대한 두려움에 학교를 가지 않으려고 하거나 어렵게 학교를 가도 일찍 돌아오는 경우는 초기 분리불안과는 질적으로 다르다. 이런 현상이 일상생활과 발달과제를 유의하게 저해한다면 분리불안장애라고 진단해야 한다. 학교 공포증(School phobia) 혹은 등교 거부증(School refusal)이라는 용어가 사용되기도 하였다.

## 2 역학

소아-청소년에서 유병률은 4-5%이고 발병 평균 연령은 7.5세 이나 청소년기에도 드물지만 발병한다. 온타리오 지역에서 1,869명 청소년(12-16세)에서 3.6%의 유병률이었고 여성이 더 많았다. 퀘벡의 2,400명 소아-청소년의 정신장애 평가에서 6개월 유병률은 6-8세 아동에서 4.9%, 12-14세 청소년에서 1.3%로 나타났다(Masi 2001).

## 3 임상 특성 및 진단

필수적인 증상은 집 혹은 애착대상과 분리되거나, 분리가 예상될 때 나타나는 과도한 불안과 회피행동이다. 청소년에서 가장 흔한 증상은 신체적 증상과 등교거부이다. 성별에 따른 증상 차이는 없다. 악화와 완화 시기가 있고 일어날 수 있는 분리에 대한 불안과 대학을 가거나 애착 대상으로부터 이사가는 것처럼 집과 중요한 가족을 떠나야 하는 상황에 대한 회피가 청(소)년 내내 지속될 수도 있다. 분리불안장애가 있는 청(소)년은 이사하거나 결혼하는 것과 같은 환경의 변화를 견디지 못할 수 있다. 공황장애 청소년의 약 50-75%에서 과거 또는 현재 분리불안장애가 있다. 해밀턴불안척도는 성인을 위해 개발된 임상척도이나 청소년들에게 유효하고 높은 공존이환율 고려할 때 한국판 아동우울척도 2판을 사용해서 평가한다. 종합적인 정신병리학적 평가에는 청소년과 부모와 진단면담을 시행하여 표준화된 면담 도구로는 국내에서 반구조화 면담인 Kiddie Schedule for Affective Disorders and Schizophrenia for School-age Children (K-SADS)이 있고 구조화 면담인 National Institute of Mental Health Diagnostic Interview Schedule for Children Version IV (DISC-IV)가 사용되고 있다. DSM-5에서는 18세 이전에 발병해야 한다는 진단 항목을 삭제하였고 진단기준은 〈표 17-6〉에 기술되어 있다.

**표 17-6. 분리불안장애의 DSM-5 진단기준**

A. 애착 대상과의 분리에 대한 불안이 발달 수준에 비해 지나친 정도로 나타나며, 다음 8가지 중 3가지 이상이 나타난다.

   (1) 집 혹은 애착대상과 분리되거나, 분리가 예상될 때 반복적으로 심한 고통을 보인다.

   (2) 애착 대상을 잃거나 그에게 해로운 일이 일어날 거라고 지속적으로 심하게 걱정한다(예: 강도, 교통사고).

   (3) 운 나쁜 사고가 생겨 애착대상과 분리될 거라는 비현실적이고 지속적인 걱정을 한다(예: 길을 잃음, 납치, 유괴).

   (4) 분리불안 때문에 집을 떠나 학교나 그 외의 장소에 지속적으로 가기 싫어하거나 거부한다.

   (5) 애착 대상 없이 혼자 지냄에 지속적이고 과도하게 두려움을 느끼거나 거부한다.

   (6) 애착 대상이 가까이 있지 않거나 집을 떠나는 상황에서는 잠자기를 지속적으로 싫어하거나 거부한다.

   (7) 분리 주제와 연관되는 반복적인 악몽을 꾼다.

   (8) 애착 대상과의 분리가 예상될 때 반복적인 신체 증상을 호소한다(예: 두통, 복통, 오심, 구토).

B. 장해 기간이 소아청소년인 경우 적어도 4주 이상이어야 한다. 성인의 경우는 6개월 이상이어야 한다.

C. 분리 고통이 사회, 학습, 직장, 기타 기능에 심각한 장애를 초래한다

D. 상기 증상들의 이유가 자폐스펙트럼장애, 망상 환청을 가진 정신증, 광장공포증, 범불안장애, 질병공포증으로 인한 것으로 보다 잘 설명되어지지 않아야 한다.

## 4 원인

부모와 불안정한 애착이 형성되면 발생 위험이 증가한다. 과도한 간섭과 과보호 또한 분리불안장애의 위험을 증가시킨다. 가족이나 애완동물의 죽음, 부모의 질병치료, 동생 출산, 엄마의 직장출근, 이사, 전학, 부부싸움 등 부모와 일시적으로 헤어진 외부사건도 원인이 되기도 한다. 생물학적으로 행동억제의 기질적 특성을 보이는 청소년은 새롭거나 낯선 상황에 대한 저항, 회피를 보여 분리불안장애의 발생 위험이 증가한다. 부모의 불안장애도 위험 요인이기 때문에 공황장애나 우울장애가 있는 부모의 자녀에서 분리불안장애가 더 많이 나타난다.

## 5 치료

학교거부는 정신과적 응급상황으로 증상의 의미와 결과, 삶의 질, 병의 경과 및 예후, 치료 전략 등을 설명하는 정신건강의학적 교육(Psychoeducation)이 치료의 첫 단계이다. 이는 모든

치료의 순응도와 치료적 동맹을 위해 우선된다. 발생 초기나 증상이 경미하면 청소년이 불안에도 불구하고 활동을 수행하고 새로운 상황에 직면할 수 있도록 격려하고 지나친 비판을 삼가하는 등의 교육으로도 충분할 수 있다. 학교에서의 활동이나 출석에 어려움이 있을 때는 학교와 협업이 필요하다. 일단 학교로 돌아갈 준비가 되면 잠재적인 어려움을 최소화하기 위해 세심한 준비가 필요하다. 이러한 시도가 효과적이지 않을 경우보다 체계적인 접근법이 필요하다. 행동치료는 심리내적 갈등의 고려 없이 청소년의 행동 자체에 초점을 맞춘다. 주로 노출 기반이며 긍정적 강화요법, 긴장이완요법, 체계적 탈감작법 등이 있다. 인지행동치료는 인지오류가 불안의 핵심 결정요인이라는 이론에 근거한 치료이다. 부정적 사고를 확인하고 보다 적응력 있는 대처 기술로 대체하게 하는 것은 불안 상황에 대한 노출을 시도하는 행동 계획과 함께 시행한다. 보상과 같은 치료행동 계약은 치료의 준수를 증가시키기 위해 사용한다. 부모의 참여는 인지행동치료의 효과를 증진시킨다. 약물치료에 대한 대부분의 연구는 등교거부증을 보인 소아를 대상으로 하였고 일부는 분리불안장애와 단순공포증(Simple phobia), 사회 공포증, 또는 우울증과 같은 질환을 동반한 소아−청소년을 대상으로 하였다. Fluoxetine, paroxetine, sertraline, fluvoxamine, citalopram 등과 같은 다양한 SSRI가 시도되었고 분리불안장애 범불안장애 또는 사회 공포증을 가진 청소년들에게 fluvoxamine을 최대 300 mg까지 탄력 용량으로 8주간 사용했을 때 효과가 있었다. 63명 학교거부 청소년을 대상으로 인지행동치료와 함께 imipramine(평균 용량 185 mg/일)을 사용했을 때 위약에 비해 유의하게 효과를 보였다. 하지만 삼환계항우울제(Tricyclic antidepressants, TCA)은 부작용으로 1차 선택은 피하는 것이 좋다. 과잉불안장애(Overanxious disorder)와 등교거부증을 가진 청소년들에게 buspirone을 4주 동안 10 mg/일 사용하여 효과를 본 연구가 있다. 분리불안장애을 동반한 소아청소년을 대상으로 하여 벤조디아제핀을 이용한 연구가 몇 개 있지만 부작용, 효능에 대한 근거 부족, 남용 및 의존 가능성이 있기 때문에 청소년에서는 항우울제가 효과가 나타날 때까지 급성 불안에만 국한하여 사용하고 용량을 점차적으로 줄여야 한다(Masi 2001).

# VII. 선택적 함구증 Selective mutism

## 1 정의

가족 같은 가까운 사람과는 말을 하지만 외부 다른 사람과는 말을 하지 않는 질환이다. 말할 수 있는 능력이 있는데도 불구하고 대화를 거부하는 것으로 보여진다. 과거에 '말하기 거부'라고 보았던 관점에서 수줍음, 소심함, 심한 사회적 불안과 위축을 보이는 '말하기 실패'라는 개념이 강조된 질환이다. 이런 변화로 DSM-IV에서 소아청소년기 특수장애에 속했다가 DSM-5에서는 불안장애 범주에 포함되었다.

## 2 역학

외국 연구에 의하면 유병률은 0.47-0.76% 이지만 0.02% 만큼 낮기도 하거나, 1.9% 높다는 보고까지 다양하다. 전 연령 남녀비는 1:1.5-2.5 이나 소아에서는 같다. 이민자의 자녀가 모국어가 아닌 언어를 사용해야 아동의 유병률이 더 높았다. 이들에게는 언어를 배우는 초기에 진단이 더 어려울 수 있다(American Speech-Language-Hearing Association 2016).

## 3 임상 특성 및 진단

흔히 수줍음, 소심함, 두려움, 공포, 신경질적이거나 매달리는 행동을 보이며 예민하여 낯설고 새로운 것에 대한 두려움을 보인다. 외부에서 못했던 말을 오히려 엄마한테 수다스럽게 이야기하고 방에서 책을 읽거나 놀이를 할 때는 극히 정상적으로 말을 하기도 한다. 말을 하거나 하지 않는 상황 사이에 구분이 존재하여 마주보고 대화를 나눌 수 없는 사람과도 전화로는 통화할 수 있는 경우가 있다. 비언어적 소통에서도 상대방에 거부적, 회피적으로 일관하여 전혀 반응을 안 보이는 경우도 있고 고개를 끄떡이거나, 제스처를 쓰거나, 말 대신 글로 응답하는 등의 비언어적 소통이 가능한 경우도 있다. 학교와 같은 환경에서 흔하지 않으나, 집에서는 반항적 행동이나 산만함, 집중력 부족 충동성 등의 문제를 보이기도 한다. 아동기에만 나

**표17-7. 선택적 함구증의 DSM-5 진단기준**

A. 다른 상황에서는 말을 할 수 있음에도 불구하고 말을 해야 하는 특정한 사회적 상황에서는 지속적으로 말을 하지 못한다(예: 학교 상황).

B. 장해로 인해 학업적, 직업적 성취나 사회적 의사소통이 저해된다.

C. 장해의 기간은 적어도 1개월은 지속되어야 한다(입학 후 처음 1개월은 포함되지 않는다).

D. 말하지 못하는 이유가 사회생활에서 요구되는 언어에 대한 지식이 없거나 그 언어에 대한 불편함이지 않아야 한다.

E. 장해가 의사소통장애(예: 말더듬기), 자폐스펙트럼장애, 조현병, 다른 정신증적 장애에 의해 발생되는 것이 아니어야 한다.

타난다는 오해로 인해 선택적 함구증 청소년이 반항적이거나 무례한 것으로 보이기도 하다. 말하지 않아 곤란을 겪을 뿐만 아니라 말로 자신을 옹호하는 능력이 부족하기 때문에 부당하게 비난을 당할 수 있다. DSM-5 진단기준은 〈표17-7〉과 같다. 10세 이전에 호전되면 예후가 좋으나 청소년기까지 지속되면 예후가 나쁠 수 있다. 지속하면 학업성취, 또래관계, 말을 안함으로써 얻는 2차적 이득에서 문제가 발생한다. 절반 이상 성인기까지 자신감이나 독립심, 성취감, 사회적 의사소통 능력과 같은 영역의 어려움이 지속되며, 일부에서는 사회불안장애로 이환된다. 사회불안장애와 같이 진단이 가능하다.

## 4 원인

다양한 원인과 개인차가 존재한다. 사회불안장애의 일종으로 공동 유전적 요소가 있다. 사회적 관계의 기회가 부족하거나, 불안 행동을 모방할 수 있는 있거나, 회피 행동이 강화될 수 있는 환경적 요인이 있는 가족 관계가 원인이 된다. 수줍임이 많거나 소심한 기질인 경우도 많다.

## 5 치료

행동치료가 효과적인데 이때 관점은 선택적 함구증을 불안에 대한 대처 메커니즘으로 학습된 행동으로 본다. 위협적이지 않은 방식으로 말하기 연습과 칭찬이나 포상같은 강화(Reinforcement)를 제공하여 다양한 환경에서 불안을 줄이고 말하기 의사소통을 늘리는 것이다. 청소년이 이미 말하기를 피할 수 있는 전략을 만들고 말하기의 이득을 느끼지 못해서 말하기를 원하지 않는다면 치료가 더욱 어려울 수 있다. 동기강화상담은 양가적 태도를 탐색하고 해결해주어 행동변화를 이끌어 내는 내담자 중심 면담(Counseling) 기법으로 효과가 있다. 선택적 함구증을 유지하는 것에 대한 긍정적 및 부정적인 측면에 대해 질문하고 삶의 목표와 가치를 탐구한 다음, 이를 변경하고 재설정하려는 의지를 가져 오는 결정을 요청하는 것이 포함된다. Fluoxetine 등 사회불안장애에 사용되는 약물치료를 병용한다(American Speech-Language-Hearing Association 2016).

## 📖 참고문헌

김붕년. 소아청소년 정신질환실태조사 사전기획 연구 보고서; 2019.

김지혜, 이은호, 황순택, 홍상황. 한국판 벡불안척도 지침서. 한국심리주식회사, 대구; 2015.

심세훈. 정신의학신문; 2020.

Available from URL: https://m.post.naver.com/viewer/postView.nhn?volumeNo=27254572&memberNo=23841638&searchKeyword=%EC%8B%AC%EC%84%B8%ED%9B%88&searchRank=1.

대한소아청소년정신의학회, 청소년정신의학 1판. 2012.; 175-93.

대한신경정신의학회. 신경정신의학 3판. (주)아이엠이즈컴퍼니. 2017; 309-37.

대한정신약물학회. 임상정신약물학 3판. 시그마프레스. 2019;645-60.

안동현. 청소년 정신건강장애. 대한의사협회지 2009;52(8):745-757.

양재원, 양윤란, 오경자. 아동, 청소년기 사회불안의 측정 : 한국판 청소년 사회불안척도(K-SAS-A)의 타당화. 한국심리학회지: 임상. 2008;27(4):861-78.

조용래. 한국판 개정된 시험불안척도에 대한 확인적 요인분석: 대학생들을 대상으로. 인지행동치료:2011;11(1):99-109.

한덕웅, 이장호, 전겸구. 상태-특성불안 검사 YZ형 실시와 사용설명서. 서울: 학지사; 2000. 7-14.

황순길. 2016년 전국 청소년 위기 실태조사. 2016.

Aleta GA. Implementation of an Intensive Treatment Protocol for Adolescents With Panic Disorder and Agoraphobia Cognitive and Behavioral Practice 16. 2009;345-57.

American Psychiatric Association. Diagnostic and Statistical Manual of Mental Disorders. 5th ed. Washington DC: American Psychiatric Publishing;2013.

American Speech-Language-Hearing Association. 2016.

https://www.asha.org/practice-portal/clinical-topics/selective-mutism/#collapse_0
Evolve Treatment Centers. 2021.
https://evolvetreatment.com/parent-guides/anxiety/

Gregory KD, Chelmow D, Nelson HD, Van Niel MS, Conry JA, Garcia F, et al. Screening for Anxiety in Adolescent and Adult Women: A Recommendation From the Women's Preventive Services Initiative. Ann Intern Med 2020 ;173(1):48-56.

Haller SP, Cohen Kadosh K, Scerif G, Lau JY. Social anxiety disorder in adolescence: How developmental cognitive neuroscience findings may shape understanding and interventions for psychopathology. Dev Cogn Neurosci 2015 ;13:11-20.

Josephine Elia. Overview of Anxiety Disorders in Children and Adolescents. 2019. https://www.merckmanuals.com/professional/pediatrics/mental-disorders-in-children-and-adolescents/overview-of-anxiety-disorders-in-children-and-adolescents

Kashdan TB, Herbert JD. Social anxiety disorder in childhood and adolescence: current status and future directions. Clin Child Fam Psychol Rev 2001;4(1):37-61.

Katharina S. Panic Disorder and Anxiety in Teens. 2020. https://www.verywellmind.com/panic-disorder-in-adolescence-2583935

Leigh E, Clark DM. Understanding Social Anxiety Disorder in Adolescents and Improving Treatment Outcomes: Applying the Cognitive Model of Clark and Wells (1995). Clinical Child and Family Psychology Review 2018;21:388-414.

Masi G, Mucci M, Millepiedi S. Separation anxiety disorder in children and adolescents: epidemiology, diagnosis and management. CNS Drugs 2001;15(2):93-104.

# 양극성장애 및 우울장애
## Mood Disorders

김재원

DSM-5 (Diagnostic and Statistical Manual of Mental disorders, 5th edition) (American Psychiatric Association, 2013)의 진단체계에서 기분 장애는 크게 양극성 및 관련 장애와 우울장애로 구분된다. 이 장에서는 양극성장애 및 우울장애에 대하여 서술하고, DSM-5에 새로 추가된 파괴적 기분조절장애에 대해서도 소개하고자 한다.

## I. 양극성 및 관련 장애 Bipolar and Related Disorders

### 1 정의

양극성장애의 60%는 21세 이전에 발병하기에 13-19세 사이의 청소년에서 양극성장애를 조기 발견하는 것은 매우 중요하다(Grande 등, 2016). 현재의 DSM 진단체계에서는 아동청소년기 양극성장애를 성인과 동일한 진단 기준을 사용하여 진단하도록 하고 있다.

### 2 역학

아동청소년기 양극성장애의 유병률은 성인기와 유사한 1%로 추정된다(Lewinsohn 등,

1995). 1985년부터 2007년까지 시행된 12개의 역학 연구들을 대상으로 시행한 최근의 메타분석에서는 양극성스펙트럼장애과 양극성장애 1형의 유병률을 각각 1.8%와 1%로 보고하였다(Van Meter 등, 2011).

## 3 원인

### 1) 생물학적 연구

#### (1) 유전 연구

양극성장애에 이환된 아동의 부모 중에서 단극성 또는 양극성장애의 빈도가 증가되어 있으며, 특히 사춘기 전 발병한 양극성장애의 경우 가족 중 양극성장애의 발생률이 사춘기 후에 발생한 환자에 비해 3배 증가된다고 보고되었다. 이렇듯 양극성장애의 가족력(특히 21세 이전의 발병)은 양극성장애의 가장 중요한 위험요인이다(Vieta 등, 2018).

#### (2) 신경내분비학적 변화

우울장애의 신경내분비학적 변화는 잘 알려져 있는 반면에, 양극성장애와의 연관성은 아직 잘 알려지지 않았고, 특히 아동기 양극성장애에서의 신경내분비학적 이상에 대한 연구는 없다.

#### (3) 신경영상학적 연구

아동기 양극성장애에 대한 구조적 및 기능적 뇌영상 연구결과들은 성인 양극성장애와 일치하는 편이며, 편도체의 크기 감소를 가장 일관되게 보고하였다(Pfeifer 등, 2008).

### 2) 정신사회적 이론

#### (1) 가족 환경

조증에 이환된 부모들의 자녀 양육 기술에 문제가 있다는 사실이 보고된 바 있다. 부모들이 주기적으로 보이는 비합리적인 행동들은 자녀의 정상 발달에 부정적인 영향을 미칠 것으로 추정된다.

## 4 임상 특성 및 증례

　아동청소년기 양극성장애의 진단이 어려운 이유는 연령에 따라 임상 양상이 매우 다양하며, 다른 질환의 증상(예: 주의력결핍과잉행동장애, 품행장애)들과 중복되어 나타날 수 있기 때문이다. 그렇기에 양극성장애의 진단에는 아동청소년의 정상 발달과 정신병리의 지식에 근거한 장기 추적관찰 평가가 필수적이다(Grande 등, 2016). 아동청소년은 인지적, 정서적으로 미성숙하기 때문에 기분 증상을 언어로 표현하는 데 제한이 있다. 이에 따라 과대관념, 고양된 기분, 목표 지향적 활동의 증가와 같은 핵심적인 조증 증상들을 평가하기가 어려울 수 있다. 아동청소년에서 성인에 비해 혼재성이나 급속 순환성 양상을 더 보이고, 조증이나 경조증의 지속 기간이 짧은 경향은 진단의 어려움을 가중시킨다. 발달 단계에 따른 증상의 차이를 연구한 결과, 아동기에는 과민성과 심한 감정 기복, 분노 발작의 양상으로 나타나는 경우가 많고, 나이가 들수록 다행감, 들뜬 기분, 피해망상, 과대망상이 많아지는 것으로 나타났다. 과다 활동, 산만함, 언어압박은 모든 연령대에서 관찰되었다. 청소년기에는 자살 사고와 시도, 물질 남용의 비율이 증가한다(Diler와 Birmaher, 2019).

 증례

　17세의 고등학교 2학년 여아가 잠을 안 자고 말이 많아지고 과도한 활동을 주소로 외래를 방문하였다. 환아는 2주 전부터 기분이 들뜨고 말이 많아졌고 6일 전부터는 밤에 잠을 안 자고 쉴새 없이 말을 하며 산만하게 한곳에 앉아 있지 못하고 평소와 다르게 관심 없던 물건을 지속적으로 사거나 집 밖에 나가서 돌아다니는 등 과다하게 활동하였다. 또한 과거나 현재 상황에서 일어나지 않은 사실에 대해 지속적으로 말했다. 환아는 1년 전 우울한 기분과 함께 과도하게 자고 식사량이 늘어나며 무기력한 증세가 있었으나 치료를 받지 않았고 2-3개월 후 자연 호전된 적이 있었다. 병동 입원 시 환아는 한 자리에 가만히 있지 못하고 안절부절 못했고 본인이 원하는대로 되지 않을 시 소리를 지르고 예민한 모습을 보였다. 또한 면담 시 사고의 비약이 심하여 대화를 논리적으로 지속하기가 어려웠고, 웃으며 면담하다가도 갑자기 눈물을 흘리는 등 감정의 기복이 심해 보였다. 환아는 입원 후 valproate과 risperidone으로 치료를 받았으며 1주 후부터 산만함과 과다활동, 사고의 비약 증상이 호전되기 시작하였고 2주 후부터 감정의 기복과 말수가 줄어들어 차분하게 대화하는 것이 가능해졌다. 병동 내 생활을 안정적으로 하게 되어 입원 3주 후에 퇴원하였다.

## 5 진단

### 1) 진단기준

DSM-5에서는 조증과 경조증 삽화를 구분하고 있으며, 진단의 정확성을 높이기 위하여 조증 및 경조증 삽화의 진단기준 A의 기술에서 기존의 기분 변화에 더하여 활동 및 에너지 수준의 변화가 강조되었다. 양극성장애 I형의 혼재삽화에 대한 기술이 제외되었고, 대신 "혼재성 양상 동반"의 기술이 추가되었다(표 18-1,2). 한번 이상의 조증 삽화를 나타냈거나, 동일인이 주요우울삽화 또는 경조증 삽화를 경험한 경우 양극성장애 I형으로 진단하고, 경조증 삽화와 주요우울삽화를 경험한 경우를 양극성장애 II형으로 구분하고 있다. 기분순환장애는 아동청소년에서 최소 1년 이상 지속되는 만성 기분장애로서 수회의 우울증상과 경조증을 나타내지만, 주요우울삽화나 조증 및 경조증 삽화의 기준을 충족하지 않아야 한다(표 18-3).

**표 18-1. 조증 삽화의 DSM-5 진단기준**

A. 고양되고 과대하거나 과민한 기분, 증가된 목표지향적 활동이나 에너지가 비정상적으로 지속되는 뚜렷한 기간이 최소한 1주일 이상이며, 이는 하루 중 대부분, 그리고 거의 매일 나타난다(입원이 필요한 정도라면 기간은 상관없다).

B. 기분장해의 기간 중 다음 증상 가운데 3가지 이상(기분이 과민한 상태라면 4가지 이상)이 심각한 정도로, 그리고 평소 행동에서 확실한 변화가 나타난다.

　(1) 팽창된 자존심 또는 과대관념

　(2) 수면 욕구 감소(예: 3시간만 자도 충분하다고 느낌)

　(3) 평소보다 말이 많거나 말을 계속하고 싶은 욕구

　(4) 사고 비약 혹은 생각이 줄달음치는 주관적인 경험

　(5) 주의산만(예: 중요하지 않거나 관계없는 외부자극에 너무 쉽게 주의가 끌림)

　(6) (직장이나 학교에서 사회적으로든 또는 성적으로든)목표 지향적 활동 증가 또는 정신운동 초조

　(7) 고통스러운 결과를 초래할 가능성이 높은 쾌락적인 활동에 지나치게 몰두

C. 기분장해가 직업적 기능이나 통상적인 사회활동 또는 다른 사람들과의 관계에 심각한 장해를 초래할 만큼 심하거나, 자신이나 타인에게 해를 입히는 것을 방지하기 위하여 입원을 요할 만큼 심하거나, 또는 정신병적 증상을 동반한다.

D. 증상이 물질(예: 약물 남용, 투약, 기타 치료)이나 다른 의학적 상태의 생리적 효과에 의한 것이 아니다.

**주**: 항우울 치료(예: 투약, 전기경련치료)에 의하여 유발된 조증삽화가 치료의 생리적 효과 이후까지 지속되는 경우는 조증삽화 및 양극성장애 I형의 충분한 근거가 된다.

출처: APA(2013): DSM-5. 저자가 국문으로 번역함

**표 18-2. 경조증 삽화의 DSM-5 진단기준**

A. 고양되고 과대하거나 과민한 기분, 증가된 목표지향적 활동이나 에너지가 비정상적으로 지속되는 뚜렷한 기간이 최소한 4일 이상이며, 이는 하루 중 대부분, 그리고 거의 매일 나타난다

B. (조증삽화의 진단기준 B와 동일)

C. 삽화는 증상이 없었더라면 그 사람에게 나타나지 않을 정도의 기능변화와 관련 있다.

D. 기분의 장해와 기능의 변화는 다른 사람의 눈에 띌 정도이다.

E. 사회적 또는 직업적으로 심각한 장해를 초래하거나, 입원을 필요로 할 만큼은 심하지 않다. 정신병적 증상이 있으면 정의상 조증삽화에 해당한다.

F. 증상이 물질(예: 약물남용, 투약, 기타 치료) 의 직접적인 생리적 효과에 의한 것이 아니다.

**주**: 항우울치료(예: 투약, 전기경련치료)에 의하여 유발된 경조증삽화가 치료의 생리적 효과 이후까지 지속되는 경우는 경조증 삽화의 충분한 근거가 된다. 단, 1가지 또는 2가지 증상(특히 항우울제 사용 이후의 과민성이나 초조함 증가)으로는 경조증 삽화를 진단하기에 충분하지 못하며, 양극성 성향(bipolar diathesis)을 시사한다고 볼 수도 없다.

출처: APA(2013): DSM-5. 저자가 국문으로 번역함

**표 18-3. 기분순환장애의 DSM-5 진단기준**

A. 최소 2년(소아청소년에서는 1년) 이상 경조증과 주요우울삽화의 진단기준을 만족하지는 않는 정도의 증상이 여러 차례 있다.

B. 2년(소아청소년에서는 1년) 동안 계속 2개월 이상 경조증 또는 우울 증상이 없었던 기간이 없다.

C. 주요 우울증, 조증, 경조증 삽화가 없었다.

D. 진단기준 A의 증상들이 분열정동장애, 조현병, 조현형 장애, 망상 장애, 또는 기타 정신병적 장애로 더 잘 설명되지 않는다.

E. 증상이 물질(예 : 약물남용, 투약)이나 다른 의학적 상태(예: 갑상선 기능항진증)의 생리적 효과에 의한 것이 아니다.

F. 증상이 사회적, 직업적, 또는 다른 중요한 기능 영역에서 임상적으로 심각한 고통이나 장해를 일으킨다.

출처: APA(2013): DSM-5. 저자가 국문으로 번역함

## 2) 평가도구

Diagnostic Interview Schedule for Children (DISC)나 Kiddie Schedule for Affective Disorders and Schizophrenia (K-SADS)와 같은 구조화된 면담도구들에는 양극성장애를 평가하는 부문이 포함되어 있다. 하지만 양극성장애의 심각도를 평가할 수 있는 도구들은 우울 증상의 평가 도구들에 비해 아직까지 잘 개발되지 않은 실정이다. 현재로서는 임상가용 평가척도로 Young Mania Rating Scale (YMRS)과 K-SADS Mania Rating Scale (Axelson 등, 2004)이 가장 많이 사용되고 있으며, 부모보고형 평가척도로는 General Behavior Inventory, 부모용 YMRS (P-YMRS), 부모용 Child Mania Rating Scale (CMRS-P) 등이 이용된다.

## 6 감별진단과 동반질환

### 1) 신체적인 질환 및 약물

아동청소년이 현재 약물을 사용하고 있는 경우에는 약물에 의해 조증 상태가 유발되었을 가능성에 대해 충분히 고려해야 한다. 조증 상태를 유발하는 것으로 알려진 약물로는 amphetamine, corticosteroid, sympathomimetics, isoniazid, 항우울제 등이 있다. 내분비 질환 중에서는 갑상선 항진증이 조증과 같은 상태로 나타날 수 있다.

### 2) 정신건강의학과 질환

#### ① 주의력결핍과잉행동장애

주의력결핍과잉행동장애는 양극성장애와 공존하는 비율이 높다. 아동청소년 양극성장애에 대한 최근의 메타분석(Kowatch 등, 2005)에서는 주의력결핍과잉행동장애의 공존률을 62%로 보고하였으며, 특히 아동기에서 청소년기에 비해 주의력결핍과잉행동장애와의 공존유병률이 더 높다고 보고하였다. 현재로서는 두 질환이 독립적으로 공존하는 것으로 받아들여지고 있다.

#### ② 품행장애

조증 또는 경조증 삽화기간 동안 아동청소년은 위험을 무릅쓰거나 반사회적인 행동을 보일 수 있다. 그러나 '순수한' 품행장애 아동에게서는 언어압박이나 사고의 비약, 과대망상을 찾아보기가 어렵다. 또한 품행장애에서는 증상 기간이 보다 만성적이고 갑작스러운 발병이나 명백한 삽화적 경과를 밟지 않는다.

품행장애는 자주 양극성장애와 공존한다. 양극성장애 아동 중 약 69%가 품행장애로 진단되며 두 질환은 서로 독립적으로 발생한다는 사실이 밝혀졌다. 품행장애를 공존질환으로 갖는 환자들은 양극성장애만을 갖는 군보다 좋지 않은 임상 경과를 갖는다.

#### ③ 조현병

환청과 망상은 조증과 조현병에서 흔하게 나타나는 증상이다. 하지만, 조현병의 발병은 대개 점진적으로 나타나는 반면, 조증은 급성 경과를 갖는다. 양극성장애에 대한 가족력은 조현병에 비해 조증에서 더 많다.

## 7 치료

### 1) 일반적인 치료의 원칙

양극성장애의 치료를 위해서는 정신치료적 접근과 약물학적 개입이 동시에 요구된다. 심한 조증 삽화의 경우 외래 치료만으로는 통제가 어렵기 때문에 환자의 안전을 위해 입원시켜야 할 경우가 많다. 병동에서는 행동 조절을 위해 일관된 규칙을 적용해야 하며 환자의 상태가 정신치료적 개입을 받아들일 수 있을 정도로 호전될 때까지는 환자의 망상체계에 대해서 논쟁하거나 도전하는 것은 바람직하지 않다. 부모와 환자 모두에게 양극성장애에 대한 교육을 하는 것이 필수적이다.

### 2) 약물치료

아동청소년기 양극성장애에 대해 lithium이 치료효과를 갖는다는 사실은 널리 받아들여지고 있다. Lithium에 대한 대안으로 valproic acid, carbamazepine, clozapine, 칼슘 채널 차단제, 항정신병약물 등이 제기되어 왔다. 최근에는 급성기 조증의 1차 선택 치료제로 제2세대 항정신병약물의 역할이 강조되고 있다. Liu 등(2011)이 무작위임상시험들을 대상으로 시행한 메타분석에서는 아동청소년기 양극성장애에 대한 치료약제들의 효과가 기분조절제보다는 주로 항정신병약물의 효과로 설명되었다. 이는 성인기 양극성장애에서 기분조절제와 항정신병약물이 동등한 효과를 보이는 것과 대비되는 소견이다. 같은 연구에서 아동청소년의 연령에 따른 치료약제 반응률의 차이는 없는 것으로 관찰되었다.

### (1) Lithium

Lithium은 아동청소년기 양극성장애에 대한 1차 선택 약물로 알려져 있다. 미국 FDA에서는 12세 이상의 아동청소년 양극성장애에 사용하도록 승인하였다. 아동청소년기에 흔히 나타나는 부작용은 다음, 다뇨 또는 유뇨증(특히 유뇨증의 병력이 있던 경우), 진전, 여드름의 악화, 체중 증가, 복부 불편감, 오심 등이 있다. 독성의 초기 증후로 설사가 나타날 수 있고 과다 용량을 복용시에 간질이 발생할 수도 있다. 6-12세의 아동청소년이 30 mg/kg/일의 용량을 하루 3회 분복하여 5일간 복용하면, 혈중 농도가 0.6-1.2 mEq/L에 도달한다. 조증 급성기의 혈중 농도는 0.8-1.2 mEq/L를 목표로 하며, 평상 기분으로 돌아오면 0.6-0.8 mEq/L로 목표 혈중 농도를 낮춘다. 혈중 농도는 매달 측정하여 순응도와 안전도를 평가하는 것을 권장한다.

신장 기능은 매 2-3개월에 한 번씩 적어도 첫 6개월간은 검사하고 이후에도 신장과 갑상선 기능은 매 6개월마다, 또는 임상적으로 적용이 될 때마다 검사할 것을 권장한다. 단일 조증 삽화를 가졌던 아동청소년기 양극성장애 환자들은 적어도 12-18개월간의 기분-안정제 유지요법을 받는 것이 재발 방지에 도움이 될 것으로 생각되며, 이 시기가 지난 후에 환자가 지속적으로 증상이 없다면 2-3개월에 걸쳐 감량할 수 있다. Hafeman 등(2020)이 아동청소년 양극성장애를 10년 정도 추적관찰한 Course and Outcome of Bipolar Youth (COBY) 연구의 자료를 최근 분석했을 때, lithium을 사용한 집단에서 자살 경향이 감소하고, 우울 증상이 적으며, 심리사회적 기능이 좋음을 관찰하였다.

## (2) Valproic acid (VPA)

성인기 조증에 대해 VPA이 lithium에 상응하는 치료효과가 있다는 사실이 밝혀졌으나 아동청소년기 조증에 대해서는 잘 통제된 연구가 별로 없는 실정이다. 7-17세 사이의 양극성장애 아동청소년 153명을 대상으로 시행한 최근의 이중-맹검 위약-통제 연구에서는 VPA가 위약에 비해 효과가 있다고 보고하였다(Thomas 등, 2011). 아동청소년에서는 15 mg/kg/일, 하루 3회 분복으로 혈중 농도 50-60 μg/mL에 도달할 수 있다. 일단, 이 정도 수준의 혈중 농도에 도달한 후에 환자의 상태를 보아가면서 서서히 증량해야 하는데 최고 용량은 25-60 mg/kg/일을 넘지 말아야 한다. 조증 삽화의 치료를 위해 요구되는 VPA의 혈중 농도는 75-110 μg/mL이다. VPA를 복용하는 아동에서 가장 빈번히 관찰되는 부작용은 오심, 소화불량, 설사, 구토, 허약증, 치료, 졸림증, 어지럼증이다. 드물게 나타나는 치명적인 간 기능부전은 대개 첫 치료 6개월 이내에 발생한다. 따라서 VPA를 복용하는 아동들은 간 기능 검사를 치료 개시 전에 시행하고 첫 6개월 동안은 반복 검사를 하는 것을 권장한다. 흔하지는 않지만, 혈소판감소증이 발생할 수 있기 때문에 혈소판 개수와 혈액 응고 검사를 치료 개시 전에 시행하는 것이 바람직하며 치료 중에도 주기적으로 시행해야 한다. 약물병합요법에서는 VPA와 lithium, quetiapine, 또는 risperidone과의 병합이 추천된다.

## (3) 항정신병약물

급성기 조증 삽화에 대한 1차 선택 치료제로 최근 risperidone과 같은 제2세대 항정신병 약물들이 주목 받고 있다. 미국 FDA에서는 10-17세 사이의 양극성장애 I형에 대한 치료제로 risperidone, quetiapine, aripiprazole을 승인하였고, olanzapine의 경우는 13-17세 사이의 양극성장애 I형에 대하여 사용할 수 있도록 승인하였다. Risperidone은 0.5–2.5mg/일 정도의 용량으로 급성기 조증의 치료에 효과를 보였다는 보고가 있다. Quetiapine은 400–600mg/일의 용량에서 위약에 비해 효과가 있는 것으로 관찰되었다. Aripiprazole은 10mg/일이나 30mg/일에서 위약에 비해 치료효과를 보였다. 항정신병약물들은 운동 및 인지 부작용을 일으킬 수 있기 때문에 환자가 기분조절제에 반응을 보이면 중단해야만 한다.

### (4) 항우울제

급성 조증 삽화가 관해된 후, 기분조절제 유지요법에 들어간 환자들 중 우울 증상이 발생하여 항우울제의 추가가 필요한 경우가 있다. 이 때에는 기분조절제에 낮은 용량의 선택적 세로토닌 재흡수 억제제(Selective Serotonin Reuptake Inhibitor, SSRI)를 혼합할 수 있다. 하지만 SSRI는 조증 삽화를 유발시킬 수 있기 때문에 환자의 기분과 행동을 관찰하여 조증의 증후가 나타나는지를 감시해야 한다. 미국 FDA에서는 10–17세 사이의 양극성 우울증(bipolar depression) 치료제로 olanzapine과 fluoxetine의 병합과 lurasidone을 승인하였다(Diler와 Birmaher, 2019).

### 3) 전기경련요법(Electroconvulsive therapy, ECT)

양극성장애 아동에서 ECT의 안정성과 효과에 대한 자료들은 거의 없고 청소년에서 사용 시 큰 부작용 없이 우수한 치료 효과가 있었다는 증례 보고만이 있다. ECT는 다른 치료 방법을 사용하여 효과가 없었거나 기타 치료방법들을 사용하는 것이 안전하지 않다고 판단된 경우에만 사용하게 된다. 미국정신의학회(APA, 1990)는 아동에게 ECT를 시행할 때에는 아동을 치료한 경험이 있고 이 환자의 치료에는 연관되지 않는 2명의 정신과 의사가 ECT 사용에 동의해야 한다는 지침을 마련하고 있다.

## 8 경과와 예후

아동청소년기 양극성장애의 경과에 대한 대부분의 연구들은 청소년 환자들을 대상으로 하고 있으며 아동기에 나타난 양극성장애의 자연경과에 대한 연구는 거의 없다. Geller 등(2001)은 93명의 사춘기전 아동과 초기 청소년기를 대상으로 1년간의 회복 및 재발 빈도를 연구하였는데, 조증의 회복률은 37.1%, 1년 내 재발률은 38.3%로 나타났다. 아동청소년기 양극성장애의 회복 및 재발에 대한 예측인자에 대해서 명확하게 알려진 바는 없지만, 낮은 사회경제적 수준, 공존질환, 부정적인 사건 경험, 가족 정신병리 등이 좋지 않은 예후를 시사하는 인자들로 보고된다.

최근들어 역치하 양극성장애의 경과에 대한 관심이 높아지고 있는데, COBY 연구에서 Axelson 등(2011)은 연구모집시 Bipolar disorder not otherwise specified (BP-NOS)로 진단된 아동청소년 중 45%에서 제1형이나 제2형 양극성장애로 진단이 전환된다고 보고하였다. 연구 모집시점으로부터 진단전환시점까지의 평균 기간은 58주였다. 제1차 또는 제2차 친족에서 조증이나 경조증의 가족력이 있는 경우 진단의 전환을 가장 높게 예측하였다.

## 9 결론

최근의 역학 연구들을 통하여 아동청소년기 양극성장애는 더 이상 드문 질환이 아니라는 사실이 밝혀졌지만 성인기 양극성장애와 비교할 때 체계적인 연구가 부족한 실정이다. 흔하게 나타나는 공존질환인 주의력결핍과잉행동장애와의 관련성에 대해서도 아직까지 분명하게 밝혀지지 않았으며 아동청소년기 조증을 다른 질환들과 감별하고 증상의 심각도를 평가하기 위한 도구 역시 부족하다. 또한 이중-맹검, 위약-통제법을 사용한 약물 효과에 대한 연구 및 심리사회적 이론에 바탕을 둔 새로운 치료법들에 대한 연구도 보다 활발히 이루어져야 할 것이다. 아동청소년기 양극성장애와 관련한 대표적인 추적관찰연구인 Pittsburgh Bipolar Off-spring Study (Birmaher 등, 2009, 2010)의 예처럼 양극성장애 부모의 자녀들을 추적관찰하는 고위험군 연구들이 보다 이루어짐으로써 양극성장애의 발병, 예후, 치료반응 등과 관련한 예측인자들을 확립할 수 있어야 하겠다.

## II. 우울장애 Depressive Disorders

## 1 정의

19세기 중반부터 아동기 우울증에 대한 증례 보고가 있었지만 1960년대까지만 해도 아동기 우울장애의 존재에 대해서는 학자들 간에 논란이 있었다. 하지만 1970년 '소아청소년기의 우울 상태'라는 제목으로 개최된 제 4차 유럽 소아정신과 연합 학회에서 아동기 우울증이 소아청소년 정신질환의 상당한 부분을 차지한다는 결론을 발표한 이후부터는 아동기 우울증에 대하여 새롭게 인식하게 되었다. 실제로 아동기 우울증을 공식적으로 인정한 DSM-III 이후 현재에 이르기까지 성인과 아동기 우울장애의 진단기준은 원칙적으로 동일하며 몇 가지 기준을 정하여 발달 단계에 따라 적용할 수 있도록 하고 있다.

## 2 역학

미국에서 최근 시행된 연구에서는 아동청소년기 우울장애의 시점유병률을 3–5세는 0.5%, 6–11세는 1.4%, 12–17세는 3.5%로 보고하였다(Perou 등 2013). 같은 연구에서 12–17세의 1년 유병률은 8%로 보고하였다. 성인에서는 주요우울장애의 여자 유병률이 남자보다 약 2–3배 가량 높은 것으로 알려져 있으나, 아동의 경우 이 같은 성별에 따른 유병률의 차이가 관찰되지 않으며 청소년기에 이르러서야 비로소 성별에 의한 차이가 나타나기 시작한다.

## 3 원인

### 1) 생물학적 연구

### (1) 유전 연구

우울장애 부모를 가진 자녀들은 평생동안 우울장애에 걸릴 위험이 큰 것으로 알려졌다. 한편 일차 친족(first degree relatives) 중에서 우울장애의 유병률이 성인 우울장애 환자에 비해 아동청소년기 환자에서 높은 것으로 보고되었는데, 이는 아동청소년기 우울장애의 발생에 유전적 소인이 관련될 가능성이 성인에 비해 더 높다는 사실을 시사한다. 최근의 연구들에서 우울증의 유전율(heritability)은 40% 정도로 보고되며, 단면적이 아닌 종적자료로 계산한다면 65% 정도로 추정된다(Todd와 Botteron, 2002).

### (2) 신경내분비학적 연구

① 시상하부-뇌하수체-부신피질(HPA) 축에 관한 연구

Dexamethasone suppression test (DST)의 주요우울장애 아동청소년에서의 양성률은 약

70%이며, 성인과 마찬가지로 임상 경과에 따라 검사결과가 변화된다고 알려졌다. 하지만, 우울장애뿐 아니라 행동장애, 분리불안장애 등에서도 DST에 대한 양성 결과가 보고되어 특이도의 문제가 제기되고 있다. 성인기 우울장애에서 대표적인 신경내분비학적 소견인 혈중 코티솔 농도의 증가 소견이 아동청소년에서는 분명하지 않다.

### ② 성장 호르몬의 분비에 대한 연구

우울한 아동청소년에서는 인슐린-유발 저혈당에 의한 성장호르몬의 분비가 둔화되며, 이러한 소견이 우울 상태에서 회복된 후에도 지속적으로 관찰된다고 알려졌다. 우울한 아동청소년 환자들을 대상으로 한 연구에서 desipramine, clonidine, growth hormone releasing hormone (GHRH)에 의한 성장호르몬 분비 역시 감소된다고 보고되었다(Ryan 등, 1994). 이후의 연구들에서도 우울증 아동청소년의 삽화기 및 회복기, 그리고 부모가 우울증인 우울위험 아동청소년에서 GHRH 투여 시 성장 호르몬이 감소하는 것이 관찰되었다(Birmaher 등, 2000; Dahl 등, 2000). 우울한 아동들은 수면 시 성장 호르몬의 분비가 증가된다는 사실이 보고되었는데, 이러한 소견은 우울 상태에서 회복된 후에도 계속해서 관찰되어 특성지표(trait marker)로서 주목되고 있다.

### ③ 시상하부-뇌하수체-갑상선(HPT) 축에 관한 연구

성인 우울장애 환자에서 갑상선분비호르몬(TRH)에 대한 갑상선자극호르몬(TSH)의 반응이 저하되거나 없는 경우가 관찰되었다. 하지만 아동기 우울장애 환자의 HPT 축 이상에 대해서는 아직 밝혀지지 않았다.

## (3) 신경영상학적 연구

아동청소년기 우울장애 환자를 대상으로 한 MRI 연구에서, 외측 뇌실 비대칭성의 역전(reversed asymmetry)과 좌측 전부 기저핵의 비정상적인 신호 강도(signal intensity)가 관찰되었다(Hendren등, 1991). 최근의 한 연구에서는 우울증 아동청소년에서 편도체의 크기가 감소되어있음을 보고하였다(Rosso 등, 2005). Thomas 등(2001)이 시행한 우울장애, 불안장애, 정상 아동청소년의 비교 연구에서는 불안장애에서 공포반응을 보이는 얼굴표정에 대하여 편도체가 활성도가 증가하는 반면, 우울장애에서는 편도체의 활성도가 감소하는 것을 관찰하였다.

## 2) 정신사회적 이론

### (1) 부모-자녀 관계 모델 / 부모의 우울장애

이 모델에서는 우울장애를 부모-자녀 관계의 문제에서 초래되는 것으로 본다. 또한 기분장애 아동청소년의 부모 중에는 정동 문제를 갖는 경우가 많은데, 이러한 부모 슬하에서 자란 아동청소년은 학대와 방임을 당하는 일이 많고, 스트레스에 대한 취약성이 높다고 알려졌다. 부모의 우울증의 심한 정도와 만성도는 아동청소년의 적응장해 및 정신질환과 연관되며 자녀에서 가장 흔하게 관찰되는 질환은 우울장애, 주의력결핍과잉행동장애, 분리불안장애로 밝혀졌다.

### (2) 인지 왜곡 모델

이 모델에서는 자기 자신, 세계, 그리고 미래에 대한 부정적인 시각을 우울장애의 원인으로 본다. 일련의 연구들에서 아동청소년기 우울장애 환자들이 부정적인 사건에 대하여 선택적으로 관심을 기울이기 때문에 인지 왜곡과 자존심의 저하가 초래되고, 정상 아동청소년보다 부정적인 귀인을 하는 경우가 더 많다는 사실이 밝혀졌다. 최근 연구들에서는 인지왜곡이 있는 아동청소년에서 그렇지 않은 경우에 비해 스트레스 사건에 직면할 때 우울증이 발생할 확률이 더 높다고 보고하고 있으며, 이는 인지왜곡이 우울증에 선행함을 지지하는 결과 들이다(Garber 등, 2002; Lewinsohn 등, 2001).

## 3) 위험인자 연구

### (1) 긍정 정서와 보상

긍정 정서는 보상에 대한 기대와 기쁨/쾌락을 경험할 수 있는 능력을 뜻한다. 우울증 아동청소년은 보상에 잘 반응하지 않고 긍정 정서 수준이 낮은 것으로 보고되었다(Silk 등, 2007). 또한 우울증 아동청소년은 보상 과제 수행 시 보상 가능성이 높은 것을 선택하는 경향이 낮으며 보상과 관련한 뇌영역의 활성도가 낮은 것으로 관찰되었다(Forbes 등, 2007). 낮은 수준의 긍정 정서 및 보상 지향성은 우울증의 발병과 재발을 예측하는 것으로 보고되었다(Forbes 등, 2006b).

## (2) 정서 조절

정서 조절은 1) 생리적 각성의 정도와 지속기간, 2) 정서 반응을 조절하는 전략의 2가지 의미를 포함한다. 우울한 아동청소년은 얼굴 정서에 대한 편도체의 반응이 정상 아동청소년과 차이가 있는 것으로 보고되었다. 어머니에서 우울증이 일찍 발병한 경우 자녀에서 기저 호흡 심방세동(respiratory sinus arrhythmia)이 낮고 좌절 반응으로서 심박수가 증가하는 것이 관찰되었다(Forbes 등, 2006a). 정서 반응 조절 전략과 관련해서는 우울증 부모를 지닌 자녀에서 주의 환기, 인지 전환, 긍정 기억과 같은 자원들을 잘 사용하지 못하는 것으로 보고되었다(Forbes 등 2006a, Silk 등 2006).

## (3) 아동기 부정경험

아동기 학대와 방임은 우울증의 위험을 증가시킨다. 아동기 학대의 경험은 우울증의 이른 발병, 낮은 치료반응률, 우울증의 잦은 재발 등과 연관되는 것으로 알려져 있다(Molnar 등, 2001; Barbe 등, 2004). 그렇지만 아동기 학대를 부모의 기분장애, 부모의 양육기능, 가정 환경 등과 같은 연관된 인자들로부터 구분하여 우울증에 대한 독립적인 영향을 관찰하는 것은 쉽지 않다.

## 4 임상 특성 및 증례

아동기 우울장애에서 흔하게 관찰되는 증상은 슬픈 모습, 신체적 호소, 정신운동 초조, 분리 불안과 공포감이며 나이가 들수록 무쾌감증, 절망감, 망상 및 정신운동 지연의 발현빈도가 증가한다. 우울감, 집중력 부족, 불면, 자살 사고는 모든 연령군에서 동일한 빈도로 나타난다. 아동청소년은 정서적, 인지적으로 미성숙하여 자신의 기분 증상을 제대로 인지하고 표현하지 못한다. 대표적으로 우울한 기분은 짜증이나 과민함으로 표출된다. 이처럼 명확한 우울감이나 생리적 증상을 보이지 않은 채 과민한 기분이나 과다행동, 비행, 공격성, 신체적 호소로 위장되어 나타나는 가면성 우울증이 흔하므로 적대적반항장애나 품행장애와의 감별진단에 유의해야 한다.

12세의 초등학교 6학년 여아가 등교 거부의 문제로 소아정신과 외래를 방문하였다. 올해 초 가족이 이사를 하게 되었는데, 그 후부터는 학교에서 사소한 일로 우는 일이 많았고 친구들과 싸우는 일이 잦아졌다. 2개월 전부터는 머리가 아프다는 말을 자주 하였고, 두통 때문에 조퇴하거나 보건실에서 시간을 보내는 일이 많아졌다. 이때부터 숙제와 책가방을 챙기는 일 등에 관심이 없는 등 매사에 의욕이 떨어진 모습을 보이기 시작하였다. 1개월 전부터는 부모가 불러도 대답을 잘 하지 않고 우울한 표정으로 지내고 잠을 잘 이루지 못하였으며, 최근 10일간은 거의 식사도 하지 않고 아침마다 학교 가기를 거부하였다. 입원 당시 환아는 위축되고 우울한 모습을 보였다. 목소리는 매우 작았고 질문에 대답을 잘 하지 않았다. 환아 아버지의 음주문제와 폭언, 구타로 인해 환아의 부모는 신혼 초부터 잦은 갈등이 있었고, 환아가 생후 14개월 때부터 별거와 재결합을 반복하였다. 환아의 어머니는 2년 전부터 우울장애로 진단 받고 인근 정신건강의학과에서 약물치료를 받고 있었다. 입원 후 환아에 대한 개인 정신 치료와 함께 fluoxetine 을 투여하였으며 가족 치료를 주 1회 정기적으로 시행하였다. 환아 아버지의 비협조적인 태도로 초기에는 가족치료에 어려움이 있었으나, 치료 과정 중 환아 아버지가 술을 끊어야겠다는 결심을 하게 되었고 금주 모임에 나가기 시작하게 되면서 부부관계가 호전되기 시작하였다. 입원 후 1개월만에 증상이 호전되었고 2개월 후 퇴원하였다.

## 5 진단

### 1) 진단 기준

DSM-5에는 파괴적 기분조절장애, 월경전불쾌장애와 같은 우울장애들이 공식적인 진단으로 추가되었다. DSM-IV의 기분부전증은 만성주요우울장애와 함께 DSM-5에서는 지속우울장애에 포함되었다. DSM-IV에서 우울장애와 양극성장애를 기분장애의 장 내에서 서술하였던 것과 다르게, DSM-5에서는 우울장애와 양극성 및 관련장애를 서로 독립된 장으로 구분하여 서술하고 있다.

주요우울삽화에서 3가지 이상의 조증 증상이 있으면서 조증 삽화를 만족시키지 못하는 경우에는 "혼재성 양상 동반"으로 기술하게 되었다. 이렇게 주요우울장애의 삽화에 혼재성 양상을 포함시킨 것은 우울증이라는 질환이 양극성스펙트럼 내에 존재할 가능성이 높음을 시사한다. 그렇지만 이전에 조증이나 경조증의 삽화가 없었던 경우라면 주요우울장애의 진단은 유지된다. 주요대상의 사망 이후 우울 증상이 2개월 이내로 지속되는 경우 적용한 사별제외기준은 DSM-5에서는 제외되었다.

결론적으로 DSM-5의 우울장애에는 파괴적 기분조절장애 , 주요우울장애, 지속우울장애, 월경전불쾌장애, 물질/약물유도우울장애, 다른 신체상태에서 비롯된 우울장애, 기타특정우울장애, 특정되지 않은 우울장애의 진단들이 포함되어 있다.

**표18-4. 주요우울장애의 DSM-5 진단기준**

---

A. 다음 증상 중 5가지 이상이 최소 2주일간 지속되어야 하며, 과거 기능의 변화를 반영해야 한다: 최소한 한가지 증상은 1) 우울한 기분 또는 2) 흥미나 쾌락의 상실이어야 한다.

  (1) 거의 매일, 하루의 대부분 동안 우울한 기분이 주관적으로 표현되거나 또는 타인에 의해 관찰된다(주: 소아청소년에서는 과민성(irritability)일 수 있다)

  (2) 거의 모든 활동에서 흥미나 쾌감이 현저히 저하된다(거의 대부분의 시간 동안 주관적으로 호소하거나 객관적으로 타인에 의해 관찰된다)

  (3) 식이 조절을 하지 않는 상태에서의 현저한 체중감소 또는 증가(1개월 이내에 체중 5%이상), 또는 거의 매일 지속되는 식욕의 감소 또는 증가(주: 소아청소년에서는 기대되는 체중 획득의 실패)

  (4) 거의 매일 지속되는 불면 또는 수면과다

  (5) 거의 매일 지속되는 정신운동 초조 또는 지연(단순히 안절부절못하거나 느려진 듯한 주관적 느낌만이 아니라 객관적으로 관찰될 수 있어야 한다)

  (6) 거의 매일 지속되는 피로 또는 에너지의 상실

  (7) 거의 매일 지속되는 무가치감 또는 과도하거나 부적절한 죄책감(단순한 자책이나 아픈 것에 대한 죄책감이 아니며, 망상적일 수 있다)

  (8) 거의 매일 지속되는 사고능력 또는 집중력의 저하, 또는 우유부단(주관적으로 호소하거나 객관적으로 관찰될 수 있어야 한다)

  (9) (죽음에 대한 공포만이 아닌) 반복적인 죽음에 대한 생각, 구체적인 계획은 없으나 반복되는 자살사고, 또는 자살기도 또는 자살기도에 관한 구체적인 계획

B. 증상이 사회적, 직업적, 또는 다른 중요한 기능 영역에서 임상적으로 심각한 고통이나 장해를 일으킨다

C. 증상이 물질(예: 약물남용, 투약)이나 일반적인 의학적 상태(예 : 갑상선기능저하증)의 직접적인 생리적 효과에 의한 것이 아니다

D. 주요우울삽화는 분열정동장애, 조현병, 조현형장애, 망상장애, 또는 기타 특정 그리고 특정되지 않은 조현병 관련 장애에 의해 더 잘 설명되지 않아야 한다.

E. 조증이나 경조증 삽화가 없었어야 한다.

---

출처: APA(2013): DSM-5. 저자가 국문으로 번역함

**표18-5. DSM-5의 주요우울장애 별도표기 항목 및 진단기준**

**심한 정도/정신병적 증상/관해 표시**

    경도

    중등도

    중증

    정신병적 증상 동반

    기분과 일치하는(mood congruent) 정신병적 증상

    기분과 일치하지 않는(mood incongruent) 정신병적 증상

    부분 관해 상태

    완전 관해 상태

**불안/고통(anxious distress) 양상의 진단기준: 아래의 증상 중 2가지 이상이 있는 경우**

1. 긴장감을 느낀다

2. 비정상적으로 안절부절못함을 느낀다

3. 걱정 때문에 집중하기가 어렵다

4. 끔찍한 일이 생길까봐 두려워한다

5. 자신에 대한 통제력을 잃을 것처럼 느낀다

경도: 2가지 증상; 중등도: 3가지 증상; 중등도-중증: 4, 5가지 증상; 중증: 4,5가지 증상과 동반된 초조운동(motor agitation)

**혼재성(mixed) 양상의 진단기준:**

A. 아래의 증상 중 3가지 이상

    1. 기분 상승, 확장

    2. 팽창된 자존심 또는 과대사고

    3. 평소보다 말이 많거나 말을 계속하고 싶은 욕구

    4. 사고 비약 혹은 생각이 줄달음치는 주관적인 경험

    5. 목표 지향적 활동 증가(직장이나 학교에서 사회적으로든 또는 성적으로든)

    6. 고통스러운 결과를 초래할 가능성이 높은 쾌락적인 활동에 지나치게 몰두

    7. 수면 욕구 감소(평소보다 적게 자도 편안하게 느낌; 불면증과 대비)

B. 증상들은 객관적으로 관찰 가능하며, 평소 행동에서 변화가 있다

C. 조증이나 경조증 삽화의 진단기준을 충족할 경우에는 양극성장애 I형이나 II형으로 진단한다

D. 증상들은 물질(예: 약물남용, 투약)의 생리적인 효과에 의한 것이 아니다

**멜랑콜리아(melancholia) 양상의 진단기준**

A. 아래 중 하나

    (1) 거의 모든 활동에서 즐거움의 상실

    (2) 일상적으로 즐거운 자극에 대한 반응의 결여

B. 아래의 증상 중 3가지 이상

    (1) 극심한 낙담, 절망, 침울함 또는 공허감으로 특징지어지는 우울한 기분

(2) 우울증이 아침에 더 심해진다

(3) 조기 기상(일상적으로 기상하던 시간보다 최소한 2시간 빠르다)

(4) 심한 정신운동지연 혹은 초조

(5) 뚜렷한 식욕저하 혹은 체중 감소

(6) 지나치거나 부적절한 죄책감

**비전형(atypical) 양상의 진단기준**

A. 기분 반응이 있음(즉, 실제적인 혹은 잠재적인 긍정적인 사건이 있으면 기분이 좋아진다)

B. 아래의 증상 중 2가지 이상
    (1) 뚜렷한 체중 증가 혹은 식욕 항진
    (2) 수면 과다
    (3) 마비된 듯한 무력감(leaden paralysis)
    (4) 대인관계에서 거부당했을 때 과민해 지는 경향(꼭 기분장애가 있는 기간에 한정된 것이 아님) 때문에 심각한 사회적, 직업적 장해를 받음

C. 멜랑콜리아 양상이나 긴장증 양상에 해당되지 않음

정신증 양상의 진단기준: 망상 혹은 환청이 존재하여야 한다

기분과 일치하는 정신증(mood-congruent psychotic) 양상: 망상 혹은 환청의 내용이 무능함, 죄책감, 질병, 죽음, 허무주의, 응당한 처벌 등과 같은 전형적인 우울증 연관 주제와 일치하여야 한다

기분과 일치하지 않는 정신증(mood-incongruent psychotic) 양상: 망상 혹은 환청의 내용에 무능함, 죄책감, 질병, 죽음, 허무주의, 응당한 처벌 등과 같은 전형적인 우울증 연관 주제가 포함되어 있지 않거나, 기분과 일치하는/일치하지 않는 주제가 혼재되어 있다

긴장증(catatonia) 양상의 진단기준: 조현병의 긴장증 부분 참조

출산전후 시작(peripartum onset) 양상의 진단기준: 임신 중이나 출산 후 4주 이내에 주요기분증상들이 시작되는 경우 적용한다

계절성(seasonal) 양상의 진단기준: 이 양상은 재발주요우울장애(recurrent major depressive disorder)에 적용된다

A. 주요우울장애의 주요우울삽화의 발병과 연중 특정한 시기 사이에 규칙적인 시간적 연관(temporal relationship)이 있다(예 : 주요우울삽화가 가을이나 겨울에 규칙적으로 발생), 단 계절과 관련된 심리 사회적 스트레스가 뚜렷한 경우(예: 겨울에 계속 실직한다)는 제외한다.

B. 완전한 관해(혹은 주요우울증에서 조증이나 경조증으로의 변화)가 연중 특정한 때에 발생한다(예: 우울증이 봄에 없어진다).

C. 지난 2년간 2번의 주요우울삽화가 기준 A와 B에서 정의한 대로 발생하였으며, 같은 기간동안 비계절적인 주요우울삽화가 발생한 적이 없다.

D. 일생을 통하여 위에 기술한 계절적 주요우울삽화가 비계절적 주요우울삽화보다 상당히 많다.

출처: APA(2013): DSM-5. 저자가 국문으로 번역함

주요우울삽화로 진단하기 위해서는 9가지 주요 증상 항목 중 5개 이상이 적어도 2주 이상 지속되어야 하는데, 아동의 경우 우울한 기분 대신에 과민성(irritability)으로, 체중 감소 대신에 기대되는 체중 증가의 실패로 변경 적용할 수 있다(표 18-4). 주요우울장애로 진단하기 위해서는 주요우울삽화가 존재해야 하며 분열정동장애, 조현병, 조현형 장애, 망상장애, 또는 특정되지 않은 정신병에 의한 것이 아니어야 한다. 임상 경과 중 조증이나 경조증 삽화가 한 번이라도 있으면 진단될 수 없다. DSM-5에서는 현재 또는 최근 삽화의 심한 정도와 임상 양상(불안/고통, 혼재성, 멜랑콜리아, 비전형, 기분과 일치하는 정신증, 기분과 일치하지 않는 정

**표 18-6. 지속우울장애(기분부전증)의 DSM-5 진단기준**

A. 적어도 2년 동안 거의 종일 우울한 기분이 있고, 기분이 우울한 날이 그렇지 않은 날보다 더 많고, 이러한 현상이 주관적인 설명이나 타인의 관찰로 드러난다(주: 소아나 청소년의 경우에는 기분이 과민하게 나타나기도 하며, 기간은 1년 이상이면 된다).

B. 우울할 동안 다음 증상 중 2가지 이상

    (1) 식욕부진 혹은 과식

    (2) 불면 혹은 수면과다

    (3) 기력 저하 혹은 피로

    (4) 자존감의 저하

    (5) 집중력 감소 혹은 우유부단

    (6) 질밍김

C. 장해가 있는 2년 동안(소아나 청소년의 경우에는 1년) 계속해서 2개월 이상 기준 A나 B의 증상이 없었던 적이 없다.

D. 주요우울장애의 기준을 2년 동안 지속적으로 충족시킬 수 있다.

E. 조증 삽화, 혼재성 삽화 및 경조증 삽화가 한 차례도 없어야 하고, 기분 순환 장애의 진단기준에 부합된 적이 없다.

F. 장해가 분열정동장애, 조현병이나 망상장애 같은 정신병적 장애로 더 잘 설명되지 않아야 한다.

G. 증상이 물질(예: 약물남용, 투약)이나 일반적인 의학적 상태(예: 갑상선 기능 저하증)의 직접적인 생리적 효과에 의한 것이 아니다

H. 증상이 사회적, 직업적, 혹은 다른 중요한 기능 영역에서 임상적으로 심각한 고통이나 장해를 일으킨다.

별도 표시: 조발성 : 21세 이전에 발병
만발성: 21세 이후에 발병
별도 표시: 기분부전증만 있는 경우(with pure dysthymic syndrome), 주요우울삽화가 지속되는 경우(with persistent major depressive episode), 간헐적으로 주요우울삽화를 충족하고 현재도 충족하는 경우(with intermittent major depressive episodes, with current episode), 간헐적으로 주요우울삽화를 충족하나 현재는 충족하지 않는 경우(with intermittent major depressive episodes, without current episode)

출처: APA(2013): DSM-5. 저자가 국문으로 번역함

신증, 긴장증, 출산전후 시작, 계절성)을 구체적으로 파악할 수 있도록 별도의 표기방식을 채용하고 있다(표 18-5). 지속우울장애(기분부전증)의 진단을 위해서는 과민하거나 우울한 기분이 1년 이상 지속되어야 하고 증상이 없는 기간이 2개월 이상 되어서는 안된다(표 18-6).

## 2) 평가도구

아동청소년기 우울장애의 평가도구로는 진단을 위한 구조화된 면담 도구와 증상의 심각성을 평가하기 위한 임상가용 평가 도구, 부모 보고형/자기 보고형 평가 척도들이 있다.

### ① 진단을 위한 구조화/반구조화된 면담 도구

K-SADS (Kaufman 등, 1997, 2016)는 6-17세 범위의 아동과 청소년을 위해 개발된 반구조화된 면담 도구로 성인용 SADS를 기초로 해서 제작되었다. 내용은 일차적인 우울 증상 및 이와 연관된 특성, 신체 증상, 신경증적 증상, 품행장애, 정신병적 장애와 연관된 항목들과 행동 관찰을 기초로 평정하는 문항들(예: 표정, 감정, 주의집중력, 행동 등)로 구성되어 있다. DISC (Shaffer 등, 2004)는 6-18세 범위의 아동과 청소년의 정신병리에 대한 역학 조사를 위해 National Institute of Mental Health (NIMH)에서 개발한 구조화된 면담집이다. 부모용과 아동용으로 나뉘어져 있으며, 아동의 행동과 증상, 발병 시기, 지속 기간, 심각성, 그리고 장해의 정도를 평가하기 위한 문항으로 구성되어 있다.

### ② 우울 증상의 심각성을 평가하기 위한 임상가용 평가 척도

CDRS-R (Children's Depression Rating Scale-Revised)은 Hamilton Depression Rating Scale을 기초로 6-17세 아동청소년의 우울장애의 유무와 심각성을 측정하기 위해 개발된 임상가용 척도이다. 17문항 중 14문항은 아동청소년의 보고를 기초로 평가하게 되며, 나머지 3문항은 면담 동안의 행동 관찰을 기초로 하여 임상가가 평가하도록 되어 있다. 최근 한국어판의 신뢰도와 타당도가 검증되었고 요인 분석이 시행되었다(Kim 등, 2018).

### ③ 자가 보고/부모 보고형 평가 척도(Self report/parent reports)

CDI (Children's Depression Inventory)는 Beck Depression Inventory를 아동의 연령에 맞게 변형시킨 것으로 7-17세 아동청소년에게 실시할 수 있다. 국내에서는 조수철과 이영식 (1990)이 한국형 CDI를 표준화하여 신뢰도와 타당도를 검증한 바 있다.

MFQ (Mood and Feelings Questionnaire)는 아동 및 청소년을 위한 자가보고형 및 부모보고형을 갖추고 있으며, 우울장애를 불안장애나 품행장애로부터 잘 구별해내는 것으로 보고된다. 한국어판의 신뢰도와 타당도가 최근 검증되었다(Kim 등, 2020).

## 6 감별진단과 동반질환

### 1) 신체적인 질환 및 약물(또는 물질)

우울 증상을 발생시킬 수 있는 의학적 상태에 대한 충분한 평가가 이루어져야 하며 이 과정에서 소아청소년과 의사의 협조가 필요할 수 있다. 우울장애와 유사한 임상 양상을 보이는 기질적 원인으로는 감염, 약물, 내분비 장애, 종양, 신경학적 질환 등이 있다.

### 2) 정신과적 상태

정신과 질환들을 배제하기 이전에 현재 보이고 있는 증상들이 환자의 발달학적 수준에 비추어 정상인지, 비정상적인지를 먼저 평가해야 한다. 영유아나 걸음마 시기의 아동이 우울해 보이거나 기운이 없고, 체중이 늘지 않을 때는 학대나 방임에 의하여 성장이 멈춘 것이 아닌지를 의심해 보아야 한다. 학령전기 아동의 경우, 분리불안상애, 우울한 기분을 동반한 적응장애를 고려해야 하며, 학령기 아동청소년의 경우에도 역시 우울한 기분을 동반한 적응장애와의 감별 진단이 가장 중요하다. 적응 장애의 경우 우울 증상이 존재하기는 하지만, 우울장애의 진단기준을 충족시키는 정도는 아니어야 한다. 또한 불안 장애에서도 우울 증상이 동반될 수 있으므로 주요 문제의 양상을 자세히 알아보아야 한다. 아동기 조현병은 그리 흔하지 않지만, 정신증적 증상이 동반되는 우울장애의 경우 감별진단으로 고려해야 한다.

### 3) 공존 질환

아동청소년기 우울장애는 다른 정신과적 문제가 동반되어 나타나는 경우가 많다. 가장 흔한 공존 질환으로는 주의력결핍과잉행동장애, 품행장애, 불안장애 등이 있다. 불안장애는 우울증을 비롯한 기분장애의 전구증상으로 나타나는 경우가 자주 있다. 이러한 공존질환들은 치료반응에 영향을 미친다.

## 7 치료

아동청소년기 우울장애에 대한 치료 전략을 수립할 때에는 환자의 생물학적 기질, 유전적 취약성, 인지-정서 발달의 수준, 가정 환경 등 다양한 요소를 포함한 다각적인 접근 방식이 필요하다. 치료의 일차적인 목표는 우울 삽화의 기간을 단축시키고, 재발을 방지하고, 우울 삽화로 인한 장해의 정도를 감소시키는 것이다. 구체적으로 급성기의 치료목표는 치료반응(우울증상이 50% 이상 감소)에 도달하는 것이고 이상적으로는 증상관해(2주 이상으로부터 2개월까지 우울증상이 없거나 미미한 경우)를 이루는 것이다. 유지치료의 목표는 치료반응을 공고히 하고 재발을 예방하는 것이다. 치료의 궁극적인 목표는 회복인데 이는 2개월 이상 우울증상이 없는 상태로 정의된다(Maalouf와 Brent, 2012).

### 1) 입원 치료

아동청소년이 심각한 수준의 자살 사고 및 행동, 또는 자기 파괴적 충동과 행동을 보이는 경우, 기타 약물 남용 및 의존이 동반된 경우에는 입원치료를 요한다. 또한 심한 불면증, 심한 초조, 갑작스런 감정의 폭발, 절망감 등으로 인해 학교나 가정에서의 적응에 심각한 장해를 초래하는 경우, 환아에 대한 사회적 지지체계가 심각한 정도로 손상된 경우에도 입원을 고려해 보아야 한다.

### 2) 정신 사회적 치료

#### (1) 인지-행동 치료(Cognitive-behavioral treatment, CBT)

CBT에서는 우울장애 아동청소년에서 발견되는 인지적인 왜곡과 결함을 발견하고 교정하는 데에 중점을 둔다. 아동청소년을 대상으로 한 CBT에서 치료자는 보다 적극적인 역할을 맡게 된다. 치료자는 문제 해결을 위한 협력자로서의 역할을 하게 되며, 아동청소년이 스스로 자신의 생각과 행동을 모니터하고 기록하도록 돕는다.

#### (2) 대인 관계 중심 정신치료(Interpersonal psychotherapy, IPT)

IPT는 우울장애가 대인 관계의 맥락에서 발생한다는 가정에 기반하고 있으며 대인 관계의 개선이 우울 증상을 해소하는 데에 도움을 준다는 이론적-경험적 지식에 기반한다. IPT는 단기 치료의 형식을 가지며 애도, 대인관계 갈등, 역할 변화, 대인관계 결함 및 편부모 가정 문제 등 5가지 영역에 대해 탐색하게 된다.

### (3) 가족 치료

아동청소년기 우울장애에서 사용되는 가족치료 방법은 크게 두 가지로 나뉘어지는데, 첫 번째는 아동의 치료와 병행해서 부모를 치료 과정에 참여시키는 것으로, 이 기간 동안 아동청소년이 새로운 기술을 학습하는 것을 부모가 촉진시키도록 돕는 방식이다. 두 번째 방식은 부모와 아동청소년의 통합치료로서 일차적인 목표는 치료 시간 동안에 가족의 의사소통 방식과 문제 해결 방법을 수정하는 것이다. 현재까지 아동기 우울장애에서 가족 치료의 효과를 무작위-통제 방법을 이용하여 연구한 것은 없고, 청소년 우울장애 환자들을 대상으로 한 연구에서도 가족 치료가 개인 치료에 비해 유의한 치료 효과를 갖는다는 것을 증명하지 못하였다.

### (4) 기타 치료방법

#### ① 사회 기술 훈련(Social skills training)

우울장애 아동청소년은 사회성 결핍으로 인한 대인관계의 문제를 갖고 있는 경우가 많은데, 이러한 문제는 우울 증상을 악화시키고, 절망감과 소외감을 야기한다. 따라서 집단치료로 이루어지는 사회 기술 훈련을 통해 역할 놀이, 문제-해결 기법, 의사소통과 자신감 훈련, 자기-통제와 갈등 해소를 위한 전략 등을 적용함으로써 적응을 도와 줄 수 있다.

#### ② 부모 교육

부모 교육의 주요 내용은 자녀의 문제 행동을 조절하는 방법, 긍정 또는 부정 강화를 사용하는 법, 자녀와의 의사소통 방법 등이 있다. 우울장애 아동청소년의 문제에 대해 부모는 지나친 죄책감을 갖거나 주위 환경의 탓으로 돌리는 경우가 많으므로 부모들에게 우울장애가 아동청소년이나 부모의 잘못으로 인해 생기는 것이 아닌 생물학적인 상태임을 설명할 필요가 있다.

#### ③ 학교와의 협조

우울 증상은 흔히 학업수행의 저하를 동반하며 학교에서의 스트레스나 학업의 부담이 우울 증상을 악화시킬 수도 있다. 따라서 학교 상황을 조절해 줌으로써 스트레스를 경감시켜 줄 필요가 있다. 예를 들면, 오전 수업만 출석하거나 보다 구조화된 교실 상황에서 수업하도록 하

고, 컴퓨터, 전자계산기 또는 테이프로 녹음된 책 등을 사용하도록 허락해 줌으로써 학교 적
응을 도울 수 있다.

## 3) 약물 치료

약물 치료를 시작하기 전에는 목표 증상을 결정해야 하며, 부모와 아동에게 부작용, 증량 계
획, 치료 효과가 나타나는 시기, 과용시 위험 등에 대해 정보를 제공해야 한다. 약물 치료를
시작하여 효과가 나타난 경우에는 우울장애의 재발을 방지하기 위해서 적어도 6개월 동안 모
든 환자들에게 지속 치료를 시행해야 한다. 지속 치료 기간 동안 증상이 없었다면, 재발을 방
지하기 위한 장기간의 유지 치료를 할 것인가를 결정해야만 한다. 합병증이 없는 우울 삽화가
1회 있었던 환자의 경우, 미약한 정도의 삽화인 경우, 삽화간의 간격이 상당히 긴 경우(예: 5
년)는 유지 치료가 필요하지 않을 수 있다. 하지만, 2회 이상의 우울 삽화를 갖고 있는 아동의
경우 적어도 1–3년간의 유지치료를 받는 것이 바람직하며, 정신병적 증상, 심각한 장해, 심각
한 자살 행동을 동반한 재발성 삽화를 경험했거나 치료 불응성인 경우, 3회 이상의 삽화를 경
험한 경우에는 더 오랜 기간 동안, 필요시 평생에 걸친 유지 치료를 받아야 한다. 아동기 우울
장애의 치료약제로 미국 FDA의 승인을 받은 항우울제는 현재로서는 fluoxetine이 유일하다.
Fluoxetine을 제외한 항우울제의 효과는 아동에서 청소년에 비해 낮은 것으로 보고된다. 청소
년기 우울장애에서는 escitalopram이 승인을 받았다. 대부분의 항우울제의 반감기가 아동에
서 청소년에 비해 짧은 것으로 나타나기에, 아동에서 치료반응을 보이기 위해서는 더 많은 용
량의 항우울제가 필요할 수 있다. 어린 연령에서 항우울제를 사용하는 것이 조증의 위험성을
높인다는 보고도 있다.

### (1) 선택적 세로토닌 재흡수 억제제 (SSRI)

미국 소아청소년 정신과 학회에서 발간한 지침서(AACAP, 1998)에서 SSRI는 아동청소년기
우울장애의 1차 선택 약물로 추천되고 있으며, 그 이유로는 우수한 치료효과와 비교적 안전
한 부작용, 과용량 복용시의 낮은 치사율, 복용의 편이성(일일 1회) 등을 들고 있다. 가장 많
이 사용되고 있는 fluoxetine의 경우 이중 맹검–위약 통제 연구를 통해 치료효과가 입증되었
고, 이러한 치료효과가 장기적으로 유지된다고 알려졌다(Emsile등, 1998). 최근의 메타연구에
서도 아동청소년기 우울장애에서의 fluoxetine의 치료효과가 확인되었는데, 다른 SSRI들에서
는 증명되지 못하였다(Bridge 등, 2007). 그렇지만 진료현장에서는 sertraline, fluvoxamine,

citalopram, escitalopram 등의 SSRI들이 자주 처방된다.

일반적으로 SSRI의 치료효과가 나타나는 데에는 4-6주가 걸리기 때문에, 치료적 용량을 적어도 4주 동안 복용해야 한다. 4주가 지난 후에도 반응이 나타나지 않으면, 치료방법의 수정(증량, 약물 변경)을 고려해야 하며 만일 4주 내에 호전이 나타났다면, 이 용량으로 적어도 6주까지는 지속해야 한다. SSRI는 비교적 평탄한 용량-반응 곡선을 보이기 때문에, 최소한의 효과적 용량으로 최대한의 임상적인 호전을 얻을 수 있다. SSRI 복용시에 나타나는 부작용은 약물 종류와 무관하게 유사하며, 용량 의존적이고 시간 경과에 따라 감소된다. SSRI는 '행동 활성(behavioral activation)'을 일으켜서 약물을 복용한 아동청소년이 충동적이거나 부적절하거나 초조한 행동 등을 나타낼 수 있다. 다른 부작용으로는 위장관 증상, 안절부절못함, 다한, 두통, 정좌불능증, 식욕, 수면 장해가 있다.

## (2) 삼환계 항우울제(Tricyclic antidepressants, TCA)

현재 아동기 우울장애의 치료에서 TCA는 1차 선택 약물에서 제외되었다. 그 이유는 효과 부족과 부작용에 의한 우려 때문이다. 하지만, 일부 환자들의 경우, 다른 약물들에 비해 TCA에 대해 보다 우수한 반응을 보이기도 한다(AACAP, 1998). 아동기 우울장애에 대한 치료 효과가 가장 많이 연구된 약물은 imipramine, amitriptyline, nortriptyline 등이다.

## (3) 기타 항우울제

아동청소년기 우울장애에서 위약에 비해 효과가 있다고 알려진 SSRI가 아닌 약제들로는 nefazodone과 venlafaxine이 있다(Maalouf와 Brent, 2012). 하지만 이 약제들은 아동청소년기 우울장애의 치료제로 FDA의 승인을 받지는 못하였다. Nefazodone은 간독성의 위험 때문에 사용되지 않고 있다. Venlafaxine은 청소년에서는 위약에 비해 효과를 보였지만, 아동에서는 효과를 보이지 못하였다.

## (4) 치료 부작용으로서의 자살

최근에 무작위임상시험(Randomized Controlled Trial, RCT)들을 대상으로 시행한 메타분석에서는 항우울제가 자살관련사건의 위험을 1.5배 정도 높이는 것으로 보고하였다(Bridge 등, 2007). 항우울제로 치료받은 우울증 환자의 3%, 위약을 투여받은 경우의 2%에서 자살사고/자살시도가 발생하였다. 자살관련사건의 대부분은 자살사고였고, 아동을 대상으로 시행한 연구들에서는 실제 자살이 보고되지 않았다. 치료 전의 자살사고수준이 높고, 우울증상이 심각하며, 가족 내 갈등이 있고, 약물/알코올을 사용하는 경우들이 치료 부작용으로서의 자살을 예측하는 인자들로 보고되었다. 자살관련사건의 대부분은 치료 시작 후 3–5주 사이에 나타났고, 치료에 반응하지 않는 군에서 흔하였다.

### (5) 전기경련요법(ECT)

ECT는 일반적으로 약물 치료에 실패한 심한 우울증, 특히 정신병적 증상이 동반되는 경우에 제한적으로 사용되고 있다. 아동청소년기 우울장애 환자에서의 사용 지침이나 치료효과, 부작용에 대한 체계적인 연구결과는 없는 실정이다.

### (6) 광선 치료(Light therapy)

광선치료는 아동기 계절성 우울장애에 효과적이다(Swedo 등, 1997). 가장 널리 사용되는 방법은 환자의 얼굴에서 약 30 센티미터 떨어진 곳에 1000 lux의 광선 상자를 두고 하루에 30분씩 비추게 하는 것이다. 호전 정도가 만족스럽지 않은 경우 치료시간을 1시간으로 늘릴 수 있으며 아침 시간에 치료를 하는 것이 더 효과적이다(AACAP, 1998).

### (7) 치료 예측인자

우울증상의 심각도, 공존질환, 그리고 가족 내 갈등 들이 SSRI 치료저항성과 관련이 있는 것으로 보고된다. 무쾌감증이나 수면장애와 같은 증상들도 약물치료나 병합치료(약물치료+인지행동치료)의 낮은 반응률과 연관된다. 가족 내 갈등, 학대 경험, 모의 현재 우울증 등은 인지행동치료에 대한 낮은 반응률을 예측한다(Brent와 Maalouf, 2009).

## 8 경과와 예후

아동청소년기 우울장애 환자의 90% 이상이 주요우울삽화에서 1–2년 이내에 회복되지만, 성인과 마찬가지로 증상의 재발(새로운 우울 삽화의 발생)이 매우 잦은 것으로 나타났다(Emsile 등, 1997). 성인 우울장애에서는 예방적인 약물치료가 재발률을 감소시키는 것으로 나타났지만, 이러한 효과가 아동청소년에서도 유효한지에 대해서는 아직까지 명확히 밝혀지지 않았다. 아동기에 우울장애 진단을 받은 환자를 청소년기와 성인기까지 추적했을 때 우울 증상의 빈도, 자살기도, 양극성장애의 발병률이 일반인구에 비해 높고, 사회 적응 문제 역시 많았다는 보고(Weissman 등, 1999)를 고려할 때 아동기에 나타나는 우울장애가 단순히 발달 과정 중의 일시적 현상이 아니라, 성인기까지 지속되는 만성적인 질환일 가능성이 추정된다. 우울장애에 환각이나 망상과 같은 정신병 증상이 동반된 경우는 추적관찰 시 양극성장애의 강력한 예측 인자임이 보고되었다. 특히 양극성장애의 가족력이 있는 경우 이에 해당되었다 (Birmaher 등, 1996).

## 9 결론

현재까지 연구결과를 종합해 볼 때, 아동청소년기 우울장애는 성인기 우울장애와 발달학적 연속성을 갖는 질환으로 생각된다. 그 근거로는 첫째, 소아, 청소년, 성인의 우울증이 임상적으로 유사하다는 점, 둘째, 성인기 주요우울장애 중 청소년기에 발생하는 경우가 많다는 점, 셋째, 아동기에 시작된 우울장애를 장기 추적한 결과, 성인기에서의 재발률이 매우 높았다는 점, 마지막으로 가족연구 등 유전학적인 연구에서 우울장애를 가진 아동청소년의 친척에서 우울장애의 발병률이 높다는 점 등을 들 수 있겠다. 아동청소년기 우울장애를 평가하기 위해서는 아동청소년의 발달학적 단계에 따른 증상 빌현의 차이를 고려해야 하며, 주의력결핍 과잉행동장애, 품행장애, 불안장애 등과의 감별진단을 위하여 주의깊은 병력 청취와 경과에 대한 관찰이 이루어져야 한다. 성인기 우울장애에 대한 연구들과 비교할 때, 현재까지 아동청소년기 우울장애의 원인 및 위험인자, 다양한 치료방법의 효과와 안정성에 대한 장기적이며 통제된 연구가 부족하기 때문에 향후 이 방면에 대한 연구들이 보다 활발하게 이루어져야 하겠다.

## III. 파괴적 기분조절장애 Disruptive Mood Dysregulation disorder, DMDD

## 1 정의

파괴적 기분조절장애는 만성적이고 심하며 지속적인 과민함(irritability)이 핵심 증상인 질환이다. 심한 과민함은 두 가지 특징적 임상 현상으로 나타나는데, 하나는 잦은 분노발작이며 다른 하나는 분노발작 사이에 존재하는, 만성적이며 지속적인 과민함이나 화가 나 있는 기분 상태이다. 이 진단은 만성적이고 지속적인 과민함을 보이는 아동을 양극성장애로 진단하는 경향에 대한 우려와 함께, 이러한 증상군을 보이는 아동들에 대하여 적절한 분류와 치료방침을 마련하기 위하여 제안되었다.

DSM-5에 추가된 이 진단과 관련하여 그동안 논란이 지속되었던 것은 이 진단을 사용한 기존의 연구가 없었다는 것에서 비롯된다. 이 진단에 대한 과학적 근거를 마련한 연구들은 이 진단과 관련된, 그렇지만 일치하지는 않는, 심각한 기분 조절부전(severe mood dysregulation, SMD)에 대한 연구들이다. 파괴적 기분조절장애 진단기준을 최초로 적용한 Copeland 등 (2013)의 연구에서 파괴적 기분조절장애와 SMD가 같이 진단되는 비율이 39%임을 관찰한 것은 파괴적 기분조절장애 진단에 대한 근거가 아직 부족함을 시사한다.

## 2  역학

지역사회에서의 파괴적 기분조절장애 유병률은 확실하지 않다. Copeland 등(2013)의 연구에서는 학령기 아동의 0.8-1% 정도, 학령전기 아동의 3.3% 정도에서 전체 진단기준을 충족시키는 것으로 보고하였다.

## 3  원인

현재까지 연구가 잘 이루어져 있지 않다. 아동기 양극성장애와 비교 시 가족 내 불안장애, 우울장애, 물질남용의 비율에는 차이가 없는 것으로 관찰되었다.

## 4  임상 특성 및 증례

아동의 발달수준에 맞지 않는, 심하고 반복적인 분노발작이 상황이나 자극 정도에서 현저하게 벗어나는 수준의 강도와 지속기간을 지녀야 한다(표 18-7). 분노발작은 평균적으로 1주일에 3회 이상 발생하여야 하며, 분노발작 사이의 기분은 하루 중 대부분, 거의 매일, 지속적으로 과민하거나 화가 나 있는 상태이어야 한다. 이러한 증상들은 12개월 이상 존재하여야 하며, 증상이 없는 기간이 3개월 이상 되어서는 안 된다. 진단은 6–18세 사이에 내리며 발병연령은 10세 이전이다. 조증이나 경조증삽화의 진단기준을 만족시킨 경우(지속기간 제외)가 1일 이상 있었으면 이 진단을 내릴 수 없다. DSM-5의 진단기준에서 파괴적 기분조절장애는 적대적반항장애, 간헐적폭발장애, 혹은 양극성장애와 공존할 수 없다. 주요우울장애, 주의력결핍과잉행동장애, 품행장애, 물질사용장애와 같은 진단들과는 공존할 수 있다. 파괴적 기분조절장애와 적대적반항장애의 진단을 동시에 충족하는 경우에는 파괴적 기분조절장애의 진단만을 내린다.

임상특징과 관련한 동반질환 연구에서 파괴적 기분조절장애는 우울장애, 불안장애와 같은

### 표 18-7. 파괴적 기분조절장애(DMDD)의 DSM-5 진단기준

A. 심하고 반복적인 분노발작이 언어(예: 언어적 분노표출) 또는 행동(예: 사람이나 재산 대상의 신체적 공격)으로 표현되는데 이는 상황이나 자극 정도에서 현저하게 벗어나는 수준의 강도와 지속기간을 지닌다.

B. 분노발작은 발달수준에 맞지 않는다.

C. 분노발작은 평균적으로 1주일에 3회 이상 발생한다.

D. 분노발작 사이의 기분은 하루 중 대부분, 거의 매일, 지속적으로 과민(irritable)하거나 화가 나 있는 상태로, 타인(예: 부모, 교사, 동료)의 관찰이 가능하다.

E. A-D의 진단기준은 12개월 이상 존재한다. 이 동안은 A-D의 진단기준의 증상이 모두 없었던 기간이 3개월 이상 되어서는 안 된다.

F. A와 D 진단기준은 3가지 상황(집, 학교, 동료와 함께 있을 때) 중 최소한 두 가지 이상에서 있어야 하며, 이 중 최소한 한 가지에서는 심각하여야 한다.

G. 진단은 6세 미만에 처음 내려지거나 18세 이후에 내려져서는 안 된다.

H. 병력이나 관찰상 A-E 진단기준의 발병연령은 10세 이전이다.

I. 조증이나 경조증 삽화를 지속기간을 제외한 전체 진단기준을 만족시킨 경우가 1일 이상 있어서는 안 된다.

**주**: 매우 긍정적인 사건이나 그에 대한 기대에 따라 발달수준에 적절하게 기분이 상승하는 경우에는 이를 조증이나 경조증 증상으로 간주해서는 안된다.

J. 증상들은 주요우울장애의 삽화 동안에만 발생해서는 안 되며, 다른 정신질환(예: 자폐범주장애, 외상후스트레스장애, 분리불안장애, 지속우울장애(기분부전증))으로 더 잘 설명되지 않아야 한다.

**주**: 이 진단은 적대적반항장애, 간헐적폭발장애, 혹은 양극성장애와 공존할 수 없다. 주요우울장애, 주의력결핍과잉행동장애, 품행장애, 물질사용장애와 같은 진단들과는 공존할 수 있다. 파괴적 기분조절장애와 적대적반항장애의 진단을 동시에 충족하는 경우에는 파괴적 기분조절장애와의 진단만을 내린다. 조증이나 경조증 삽화가 있었다면 파괴적 기분조절장애와의 진단을 내릴 수 없다.

K. 증상들은 물질의 생리학적 영향이나 다른 내과적/신경과적 상태에 기인한 것이 아니다.

출처: APA(2013): DSM-5. 저자가 국문으로 번역함.

내재화장애, 주의력결핍과잉행동장애, 적대적 반항장애, 품행장애와 같은 외현화장애 등에 동반하는 것으로 보고된다. 특히 적대적 반항장애와의 동반유병률이 매우 높은 것으로 보고된다. Copeland 등(2013)의 연구에서는 학령기 적대적 반항장애의 25%에서 파괴적 기분조절장애의 진단기준을 충족하는 것으로 관찰되었고[Odds Ratio (OR): 53-103], Axelson 등(2012)이 정신과 치료를 위하여 병원에 의뢰된 아동들을 대상으로 시행한 연구에서는 적대적 반항장애의 58%가 파괴적 기분조절장애의 진단을 만족하였고, Odds Ratio (OR)은 69로 보고되었다. 임상적으로 적대적 반항장애가 기분문제와 파괴적행동문제를 포함하는 다양한 표현형을 보인다는 것을 고려할 때, 파괴적 기분조절장애와 적대적 반항장애가 서로 다른 독립적인 질환인지, 하나가 다른 하나에 포함될 수 있는 질환인지 등에 대해 향후 연구가 이루어져야 하겠다.

## 5 감별진단과 동반질환

### 1) 양극성장애

임상경과를 추적관찰해야지만 구분이 가능하다. 양극성장애는 삽화가 있지만 파괴적 기분조절장애는 그렇지 않고 증상이 지속된다. 기분 고조 혹은 팽창, 과대사고가 있는 경우에는 양극성장애를 시사한다.

### 2) 적대적반항장애

파괴적 기분조절장애의 기분증상은 적대적반항장애에서 지극히 드물게 나타난다. 파괴적 기분조절장애에서 우울 및 불안장애의 위험이 높은 것도 두 질환의 감별점이다.

### 3) 간헐적폭발장애

분노발작 사이의 지속적인 기분문제가 간헐적폭발장애에서는 관찰되지 않는다. 파괴적 기분조절장애에서는 주요 증상이 12개월 이상 존재하는 경우 진단할 수 있는 반면, 간헐적폭발장애는 주요증상이 3개월 이상 있으면 진단할 수 있다.

## 6 치료

파괴적 기분조절장애에 대한 치료지침은 아직까지 없는 실정이다. 약물치료로 과민함과 공격성을 치료하기 위해 risperidone이나 aripiprazole과 같은 비정형 항정신병약물을 사용한다 (Bruno 등, 2019). Methylphenidate는 주의력결핍과잉행동장애에 동반된 공격성을 감소시키는 데 효과가 있으며, 치료 효과가 충분하지 못할 때에는 risperidone을 병합하기도 한다. Lithium과 같은 기분조절제도 공격성의 치료에 사용한다. 비약물치료에는 행동 치료와 부모 훈련이 중요한 요소로 포함된다. 변증법적 행동치료가 청소년전기의 아동에게 효과가 있다는 연구결과가 최근 보고되었다(Perepletchikova 등, 2017).

## 7 경과와 예후

파괴적 기분조절장애 아동의 절반 정도에서 1년 후까지 진단기준을 충족한다. 양극성장애로 이행하는 비율은 매우 낮다. 대신 성인기에 우울 및 불안장애가 발병할 위험이 높은 것으로 알려져 있다.

## 8 결론

파괴적 기분조절장애에 대한 과학적 근거는 부족하지만 만성적으로 과민한 기분을 보이는 아동들을 독립된 집단으로 구분하여 연구를 하겠다는 취지는 주목할 만하다. 이는 최근 NIMH에서 시도하는, 범주보다는 차원을 측정하는 것을 중시하는 Research Domain Criteria (RDoC) 접근법을 따르고 있는 것으로 볼 수 있겠다(Ryan 등, 2013). ICD-11에서는 적대적반항장애에 "만성적인 과민함과 분노가 동반된" 명시자를 포함하여 파괴적 기분조절장애를 정의하고자 하였다(Bruno 등, 2019). 이렇듯 파괴적 기분조절장애는 아직까지 논쟁이 많은 진단이며 향후의 진단체계에서 이 질환을 어떻게 정의하고 다룰지는 계속 주목해야 하겠다.

조수철, 이영식. 한국형 소아 우울척도의 개발. 신경정신의학 1990;2:138-49.

American Psychiatric Association. Task Force on Electroconvulsive Therapy. The practice of ECT: Recommendations for treatment, training and privileging. Convuls Ther. 1990;6(2):85-120.

American Psychiatric Association. Diagnostic and statistical manual of mental disorders (DSM-5 (R)). 5th ed. Arlington, TX: American Psychiatric Association Publishing; 2013.

Axelson D, Birmaher BJ, Brent D, Wassick S, Hoover C, Bridge J, et al. A preliminary study of the Kiddie Schedule for Affective Disorders and Schizophrenia for School-Age Children mania rating scale for children and adolescents. J Child Adolesc Psychopharmacol. 2003 Winter;13(4):463-70.

Axelson DA, Birmaher B, Strober MA, Goldstein BI, Ha W, Gill MK, et al. Course of subthreshold bipolar disorder in youth: diagnostic progression from bipolar disorder not otherwise specified. J Am Acad Child Adolesc Psychiatry. 2011;50(10):1001-16.e3.

Axelson D, Findling RL, Fristad MA, Kowatch RA, Youngstrom EA, Horwitz SM, et al. Examining the proposed disruptive mood dysregulation disorder diagnosis in children in the Longitudinal Assessment of Manic Symptoms study. J Clin Psychiatry 2012;73(10):1342-50.

Barbe RP, Bridge JA, Birmaher B, Kolko DJ, Brent DA. Lifetime history of sexual abuse, clinical presentation, and outcome in a clinical trial for adolescent depression. J Clin Psychiatry 2004;65(1):77-83.

Birmaher B, Ryan ND, Williamson DE, Brent DA, Kaufman J, Dahl RE, et al. Childhood and adolescent depression: a review of the past 10 years. Part I. J Am Acad Child Adolesc Psychiatry 1996;35(11):1427.

Birmaher B, Dahl RE, Williamson DE, Perel JM, Brent DA, Axelson DA, et al. Growth hormone secretion in children and adolescents at high risk for major depressive disorder. Arch Gen Psychiatry 2000;57(9):867-72.

Birmaher B, Axelson D, Monk K, Kalas C, Goldstein B, Hickey MB, et al. Lifetime psychiatric disorders in school-aged offspring of parents with bipolar disorder: the Pittsburgh Bipolar Offspring study. Arch Gen Psychiatry 2009;66(3):287-96.

Birmaher B, Axelson D, Goldstein B, Monk K, Kalas C, Obreja M, et al. Psychiatric disorders in preschool offspring of parents with bipolar disorder: the Pittsburgh Bipolar Offspring Study (BIOS). Am J Psychiatry 2010;167(3):321-30.

PART 3 청소년기의 위기 상황들

Birmaher B, Brent D. Practice parameters for the assessment and treatment of children and adolescents with depressive disorders. J Am Acad Child Adolesc Psychiatry 1998;37(10):63S–83S.

Bridge JA, Iyengar S, Salary CB, Barbe RP, Birmaher B, Pincus HA, et al. Clinical response and risk for reported suicidal ideation and suicide attempts in pediatric antidepressant treatment: a meta-analysis of randomized controlled trials: A meta-analysis of randomized controlled trials. JAMA. 2007;297(15):1683-96.

Bruno A, Celebre L, Torre G, Pandolfo G, Mento C, Cedro C, et al. Focus on Disruptive Mood Dysregulation Disorder: A review of the literature. Psychiatry Res 2019;279:323-30.

Copeland WE, Angold A, Costello EJ, Egger H. Prevalence, comorbidity, and correlates of DSM-5 proposed disruptive mood dysregulation disorder. Am J Psychiatry 2013;170(2):173-9.

Dahl RE, Birmaher B, Williamson DE, Dorn L, Perel J, Kaufman J, et al. Low growth hormone response to growth hormone-releasing hormone in child depression. Biol Psychiatry 2000;48(10):981-8.

Diler RS, Birmaher B. Bipolar disorder in children and adolescents. In: Rey JM, Martin A, eds. IACAPAP e-Textbook of Child and Adolescent Mental Health. Geneva: IACAPAP 2019.

Emslie GJ, Rush AJ, Weinberg WA, Gullion CM, Rintelmann J, Hughes CW. Recurrence of major depressive disorder in hospitalized children and adolescents. J Am Acad Child Adolesc Psychiatry 1997;36(6):785-92.

Emslie GJ, Rush AJ, Weinberg WA, Kowatch RA, Carmody T, Mayes TL. Fluoxetine in child and adolescent depression: acute and maintenance treatment. Depress Anxiety 1998;7(1):32-9.

Forbes EE, Fox NA, Cohn JF, Galles SF, Kovacs M. Children's affect regulation during a disappointment: psychophysiological responses and relation to parent history of depression. Biol Psychol 2006;71(3):264-77.

Forbes EE, Christopher May J, Siegle GJ, Ladouceur CD, Ryan ND, Carter CS, et al. Reward-related decision-making in pediatric major depressive disorder: an fMRI study. J Child Psychol Psychiatry 2006;47(10):1031-40.

Forbes EE, Shaw DS, Dahl RE. Alterations in reward-related decision making in boys with recent and future depression. Biol Psychiatry 2007;61(5):633-9.

Garber J, Keiley MK, Martin C. Developmental trajectories of adolescents' depressive symptoms: predictors of change. J Consult Clin Psychol 2002;70(1):79-95.

Geller B, Craney JL, Bolhofner K, DelBello MP, Williams M, Zimerman B. One-year recovery and relapse rates of children with a prepubertal and early adolescent bipolar disorder phenotype. Am J Psychiatry 2001;158(2):303-5.

Grande I, Berk M, Birmaher B, Vieta E. Bipolar disorder. Lancet 2016;387(10027):1561-72.

Kaufman J, Birmaher B, Brent D, Rao U, Flynn C, Moreci P, et al. Schedule for Affective Disorders and Schizophrenia for School-Age Children-Present and Lifetime Version (K-SADS-PL): initial reliability and validity data. J Am Acad Child Adolesc Psychiatry 1997;36(7):980-8.

Kaufman J, Birmaher B, Brent D, Rao U, Flynn C, Moreci P. Schedule for affective disorders and schizophrenia for school aged children: present and lifetime version for DSM-5 (K-SADS-PL DSM-5). Western psychiatric institute and Yale University; 2016.

Kim H, Kim K, Kim J-W. The reliability and validity of the Korean version of the Mood and Feelings Questionnaire for depression in youth: A cross-cultural perspective. Child Psychiatry Hum Dev 2021;52(3):399-408.

Kim K-M, Nam S, Choi J-W, Jung A-H, Hong S-B, Kim JW, et al. Psychometric properties and factor structures of the Korean version of Children's Depression Rating Scale-Revised. J Child Adolesc Psychopharmacol 2018;28(4):285-92.

Kowatch RA, Youngstrom EA, Danielyan A, Findling RL. Review and meta-analysis of the phenomenology and clinical characteristics of mania in children and adolescents. Bipolar Disord 2005;7(6):483-96.

Lewinsohn PM, Klein DN, Seeley JR. Bipolar disorders in a community sample of older adolescents: prevalence, phenomenology, comorbidity, and course. J Am Acad Child Adolesc Psychiatry 1995;34(4):454-63.

Lewinsohn PM, Joiner TE Jr, Rohde P. Evaluation of cognitive diathesis-stress models in predicting major depressive disorder in adolescents. J Abnorm Psychol 2001;110(2):203-15.

Liu HY, Potter MP, Woodworth KY, Yorks DM, Petty CR, Wozniak JR, et al. Pharmacologic treatments for pediatric bipolar disorder: a review and meta-analysis. J Am Acad Child Adolesc Psychiatry 2011;50(8):749-62.

Maalouf FT, Brent DA. Child and adolescent depression intervention overview: what works, for whom and how well? Child Adolesc Psychiatr Clin N Am 2012;21(2):299-312, viii.

Molnar BE, Buka SL, Kessler RC. Child sexual abuse and subsequent psychopathology: results from the National Comorbidity Survey. Am J Public Health 2001;91(5):753-60.

Perepletchikova F, Nathanson D, Axelrod SR, Merrill C, Walker A, Grossman M, et al. Randomized clinical trial of dialectical behavior therapy for preadolescent Children With disruptive mood dysregulation disorder: Feasibility and outcomes. J Am Acad Child Adolesc Psychiatry 2017;56(10):832-40.

Perou R, Bitsko RH, Blumberg SJ, Pastor P, Ghandour RM, Gfroerer JC, et al. Mental health surveillance among children--United States, 2005-2011. MMWR Suppl 2013;62(2):1-35.

Pfeifer JC, Welge J, Strakowski SM, Adler CM, DelBello MP. Meta-analysis of amygdala volumes in children and adolescents with bipolar disorder. J Am Acad Child Adolesc Psychiatry 2008;47(11):1289-98.

Rosso IM, Cintron CM, Steingard RJ, Renshaw PF, Young AD, Yurgelun-Todd DA. Amygdala and hippocampus volumes in pediatric major depression. Biol Psychiatry 2005;57(1):21-6.

Ryan ND, Dahl RE, Birmaher B, Williamson DE, Iyengar S, Nelson B, et al. Stimulatory tests of growth hormone secretion in prepubertal major depression: depressed versus normal children. J Am Acad Child Adolesc Psychiatry 1994;33(6):824-33.

Ryan ND. Severe irritability in youths: disruptive mood dysregulation disorder and associated brain circuit changes. Am J Psychiatry 2013;170(10):1093-6.

Schaffer D, Fisher P, Lucas C. The Diagnostic Interview Schedule for Children (DISC). In M. J. Hilsenroth & D. L. Segal (Eds.), Comprehensive handbook of psychological assessment, Volume 2: Personality assessment (p. 256-270). Hoboken, NJ: John Wiley & Sons, 2004.

Silk JS, Shaw DS, Skuban EM, Oland AA, Kovacs M. Emotion regulation strategies in offspring of childhood-onset depressed mothers. J Child Psychol Psychiatry 2006;47(1):69-78.

Silk JS, Dahl RE, Ryan ND, Forbes EE, Axelson DA, Birmaher B, et al. Pupillary reactivity to emotional information in child and adolescent depression: links to clinical and ecological measures. Am J Psychiatry 2007;164(12):1873-80.

Swedo SE, Allen AJ, Glod CA, Clark CH, Teicher MH, Richter D, et al. A controlled trial of light therapy for the treatment of pediatric seasonal affective disorder. J Am Acad Child Adolesc Psychiatry 1997;36(6):816-21.

Thomas KM, Drevets WC, Dahl RE, Ryan ND, Birmaher B, Eccard CH, et al. Amygdala response to fearful faces in anxious and depressed children. Arch Gen Psychiatry 2001;58(11):1057-63.

Thomas T, Stansifer L, Findling RL. Psychopharmacology of pediatric bipolar disorders in children and adolescents. Pediatr Clin North Am 2011;58(1):173-87, xii.

Todd R. Etiology and genetics of early-onset mood disorders. Child Adolesc Psychiatr Clin N Am 2002;11(3):499-518.

Van Meter AR, Moreira ALR, Youngstrom EA. Meta-analysis of epidemiologic studies of pediatric bipolar disorder. J Clin Psychiatry 2011;72(9):1250-6.

Vieta E, Salagre E, Grande I, Carvalho AF, Fernandes BS, Berk M, et al. Early intervention in bipolar disorder. Am J Psychiatry 2018;175(5):411-26.

Weissman MM, Wolk S, Wickramaratne P, Goldstein RB, Adams P, Greenwald S, et al. Children with prepubertal-onset major depressive disorder and anxiety grown up. Arch Gen Psychiatry 1999;56(9):794-801.

# 19

# 신체증상 및 관련장애
## Somatic Symptom and Related Disorders

김의정

## 개념 및 정의

신체증상 및 관련장애란 신체증상에 연관된 과도한 생각, 감정과 행동을 보이고, 이로 인해 일상생활과 기능에 심각한 지장이 발생하는 질환을 가리킨다.

이는 DSM-IV-TR에서는 신체형 장애(somatoform disorder)로 분류되었으나 DSM-5에서 신체증상 및 관련장애라는 명칭으로 변경되었다. DSM-IV-TR에서 신체형 장애에 포함되었던 신체화 장애, 통증장애, 건강염려증, 신체이형장애와 미분화 신체형 장애(undifferentiated somatoform disorder)는 DSM-5에서 다른 명칭으로 변경되거나 다른 범주로 분류되었다.

DSM-5에서 신체증상 및 관련장애는 신체증상장애, 질병불안장애, 전환장애, 의학적 상태에 영향을 미치는 심리적 요인들, 인위성장애를 포함하고 있다.

## I. 신체증상장애 Somatic symptom disorder

### 1 정의

신체증상장애는 한 가지 이상의 신체증상이 있고, 신체증상과 관련한 과도한 생각, 감정이나 행동, 혹은 건강에 대한 지나친 걱정으로 일상생활에 심각한 어려움이 발생한 경우를 가리키는 것으로 6개월 이상 증상이 지속된다.

이 진단명은 DSM-5에서 새로 규정되었는데, DSM-IV-TR에서 신체형 장애에 속했던 신체화 장애, 미분화 신체형 장애, 통증장애, 신체 증상을 동반한 건강염려증 등의 개념을 모두 포함하고 있다. 가장 중요한 차이점은 신체형 장애에서는 '의학적으로 설명이 되지 않는 증상'을 강조한 반면, 신체증상장애에서는 이것이 필수 요소가 아니라는 점이다. 즉, 의학적 설명의 유무가 중요한 것은 아니며, 신체질환이 실제로 있어도 진단이 가능하다. 또한 신체화 장애에서는 다수의 신체 증상이 있어야만 진단할 수 있었으나, 신체증상장애에서는 한 가지만 있어도 진단이 가능하다.

## 2 역학

청소년에서 신체증상장애의 유병률에 대해 보고된 바는 없다. 성인에서 신체증상장애의 유병률은 5-7%로 추정하고 있으며, 20-30대에서 주로 발병하고 여성에서 더 흔한 것으로 되어 있다.

Geelen 등(2015)은 15-16세 청소년 2,476명을 대상으로 신체증상과 심리적 문제에 대한 연구를 진행하였는데 한 가지 이상의 신체증상과 심리적인 문제를 동반한 경우가 10.5%였으며, 세 가지 이상의 신체증상과 심리적인 어려움을 동반한 경우는 5.8%라고 보고한 바 있다. 또한 지속적인 신체증상을 호소한 청소년의 71.3%가 여학생으로, 남학생에 비하여 월등히 많았다.

## 3 원인

다양한 생물학적, 심리적, 사회적인 요인이 복합적으로 작용하여 발생한다. 개인, 가족, 환경의 여러 인자들이 영향을 미칠 수 있다.

내재화의 심리적 대응 전략을 갖고 있는 청소년은 자신의 감정을 적절하게 표현하지 못하게 되고, 심리적 갈등이나 고통이 신체 증상으로 표현될 수 있다(Andresen 등 2011). 또한 수줍은 기질, 비관적인 걱정을 잘 하거나 수동적이고 회피적인 성향인 경우에 신체증상장애에 대한 위험도가 상승한다(Dell과 Campo 2011). 지나치게 양심적이거나 학교 성적이 좋은 청소년의 경우, 스스로에게 너무 높은 기대 수준을 갖고 있어서 그 결과에 대해 불안해지고 신체증상장애가 나타날 수 있다.

걱정, 슬픔, 공포와 같은 정서가 신체증상장애의 발생에 영향을 줄 수 있으며, 신체증상장애 청소년에서 대조군에 비하여 불안장애와 우울장애의 비율이 높은 것으로 나타나는데, 이는 서로가 원인 인자로 작용하는 것으로 보여 양방향의 관계로 이해된다(Campo 2012).

학습 이론에 의하면 신체증상장애는 이전에 신체 질환을 앓게 된 청소년이 환자 역할에 따른 이득을 경험하게 되면서 비롯되는 일종의 학습 행동으로 이해할 수 있다. 청소년이 정서적인 고통으로 가정 내에서 관심을 끌지 못하다가 신체 증상으로 관심을 받게 되면 이러한 신체 증상은 "정신신체통로"를 강화하여 가벼운 증상부터 심각한 증상에 이르기까지 신체증상장애의 스펙트럼을 나타낼 수 있게 된다는 것이다.

정신역동학적 이론에 의하면 무의식적이고 정신내적인 갈등이나 소망이 신체 증상으로 전환되어 나타나는 것으로 이해되고 있다.

교감신경계의 과활성화, 통증이나 감각 자극에 대한 과민성, 편도의 용적 감소 등이 신체화 증상 발생에 취약한 생물학적 인자로 보고되었다(Atmaca 등 2011).

환경 요인은 청소년기 신체증상장애의 발생에 중요한 인자로 작용한다. 특히 부정적인 삶의 경험이 청소년 신체증상장애의 위험도를 높이는 것으로 보고되었다(Bonvanie 등 2017). 학교 진학이나 진급 등의 학교 스트레스뿐 아니라 왕따 문제, 부모의 이혼이나 상실, 가정 내 갈등, 아동기의 심리적 외상(성적 학대, 신체적 학대, 정서적 방임 포함) 등이 주요 인자로 작용할 수 있다.

가족의 인자를 살펴보면, 가족 중에서 신체 질환을 앓고 있는 경우가 많고, 가정 내 분위기가 신체 질환에 대해 염려가 많은 경우에 청소년이 환자 역할을 모방하게 될 수 있고 이로 인하여 신체증상장애가 발생할 수 있다(Schulte 등 2010). 즉, 청소년과 부모 모두 신체 증상에 대해 민감하고 불안해하며 관심을 집중하므로 안심하기 위해서는 결과적으로 병원을 찾게 된다. 신체증상장애 가족의 분위기를 보면, 한편에서는 가족 구성원 간의 친밀함이 부족하고 갈등이 원만하게 해결되지 않는 경우가 있으며, 다른 한편으로는 건강에 대한 이슈를 둘러싼 가족 구성원의 분위기가 과도하게 밀착된 경우를 볼 수 있다. 문제가 있는 가정에서는 청소년의 증상이 가족간의 관계 유지를 위한 일종의 역할을 수행하고 있으므로 이런 경우에는 가정 내의 복잡한 갈등 구조와 이해 관계를 파악하는 것이 필요하다.

## 4 임상 특성 및 증례

여러 장기에 관련된 다양한 신체 증상을 보인다. 청소년에서는 주로 통증을 호소하는 경우가 많은데 특히 두통, 복통, 근육통이 흔하다(Ecderston 등 2003). 피로감, 어지러움, 메스거림, 상복부 불편감도 종종 호소하며, 이외에도 전신 무력감이나 식욕 저하 등을 나타내기도 한다. 여학생의 경우에는 초기 증상으로 월경 불순이 나타날 수 있다.

신체증상에 대해 지나치게 걱정하고 위협적으로 받아들여 공포를 느끼기도 하고 과도한 시간과 에너지를 낭비한다. 청소년기의 신체증상장애는 학업과 사회 기능에 많은 어려움을 준다. 불필요한 검사와 입원 등으로 적절한 학습의 기회와 또래 관계를 유지하는 데 상당한 지장을 받게 된다. 병원에 자주 방문하여 신체 검사를 반복하며 이상 소견이 없다는 결과를 들어도 불안이 해소되지 않는다. 대개 환자는 정신건강의학과를 방문하기보다는 1차 의료를 우선적으로 이용한다.

증례

고등학교 1학년 남학생이 8개월 전에 발생한 잦은 복통으로 내원하였다. 머리도 아프고 피로감, 무력감도 호소하였다. 소아청소년과에서 시행한 신체 검진과 내시경, 복부 전산화 단층촬영은 정상 소견이었다. 복통이 너무 심해서 교실에 앉아 있기 힘들 정도였고, 결석과 조퇴를 자주 하였다. 평소에도 복통에 대한 불안과 걱정으로 바깥 외출도 꺼리고 친구와 만나는 것도 꺼려하였다.

## 5 진단

DSM-5에서는 일상생활에 지장을 줄 정도의 신체 증상이 한 가지 이상 있어야 하며, 신체 증상과 관련한 과도한 생각, 감정이나 행동, 걱정 중에서 한 가지 이상이 나타나면서 증상이 6개월 이상 지속될 때 진단한다(표 19-1).

실제로 신체 질환이 있을 수 있으며, 이런 경우에는 이와 관련한 생각, 감정이나 걱정이 과도한 경우에 진단할 수 있다.

**표 19-1. 신체증상장애 DSM-5 진단기준**

A. 고통스럽거나 일상에 중대한 지장을 일으키는 하나 이상의 신체 증상이다.

B. 신체 증상 혹은 건강염려와 관련된 과도한 생각, 느낌 또는 행동이 다음 중 하나 이상으로 표현되어 나타난다.

   (1) 증상의 심각성에 대해 편중되고 지속적인 생각

   (2) 건강이나 증상에 대한 지속적으로 높은 단계의 불안

   (3) 이러한 증상들 또는 건강염려에 대해서 과도한 시간과 에너지 소비

C. 어떠한 하나의 신체 증상이 지속적으로 나타나지 않더라도 증상이 있는 상태가 지속된다(전형적으로 6개월 이상).

**다음의 경우 명시할 것:**

  통증이 우세한 경우(과거, 동통장애): 이 명시자는 신체 증상이 통증으로 우세하게 나타난다.

**다음의 경우 명시할 것:**

  지속성: 지속적인 경과가 극심한 증상, 현저한 손상, 그리고 긴 기간(6개월 이상)으로 특정지어진다.

**현재의 심각도를 명시할 것:**

  경도: 진단기준 B의 구체적인 증상들이 단 한 가지만 만족한다.

  중등도: 진단기준 B의 구체적인 증상들이 2가지 이상 만족한다.

  고도: 진단기준 B의 구체적인 증상들이 2가지 이상 만족하고, 여러 가지 신체적 증상(또는 하나의 매우 심한 신체 증상)이 있다.

## 6 감별진단과 동반질환

신체증상장애는 다른 정신 질환과의 공존율이 높은데, 특히 우울장애, 불안장애와 흔히 동반된다. 우울장애나 불안장애가 신체 증상보다 선행하는 경우도 있고, 신체증상장애의 경과 중에 발생하기도 한다. 또한 내과 질환도 공존 가능하다.

감별진단으로는 우선 만성적으로 신체 증상을 호소하게 되는 신체 질환, 특히 갑상선 질환, 전신 홍반성 루프스, 다발성 경화증 등에 대한 배제가 필요하다.

우울장애, 공황장애, 범불안장애, 질병불안장애, 전환장애, 망상장애와의 감별이 필요하다. 우울장애의 경우에는 지속적이며 일관된 기분 저하가 동반되며, 공황장애는 신체 증상과 불안이 짧은 시간에 삽화적으로 나타난다. 범불안장애는 광범위한 분야에 대해 걱정을 하는 것이 특징이며, 신체 증상에 집중하는 경우는 드물다. 질병불안장애는 건강에 대해 걱정을 많이 하지만 신체 증상이 거의 없는 경우에 고려해 볼 수 있다. 전환장애는 기능의 소실이 진단에 있어서 주요 초점이며 신체증상장애에서 보이는 과도한 걱정이나 생각 등은 보이지 않는다.

## 7 치료

인지행동치료가 매우 효과적이다(Athula 2007). 환자가 신체 증상을 보이면 온 가족의 집중과 관심을 받게 되어 증상이 강화되는데 인지행동치료를 통하여 신체에 대한 관심을 줄이고 다른 것으로 주의를 전환하는 방법이 효과적이다. 이를 통하여 이차적 이득을 줄이도록 하는 것이 도움이 된다.

신체 증상에 대해 걱정하고 있는 부모의 이야기를 충분히 들어주고 검사 결과에 대해서 분명하게 설명해주는 것이 좋으며 부모를 치료 과정에 조기에 동참시키는 것이 치료의 성공을 이끄는데 아주 중요하다. 필요한 경우, 가족 치료가 상당히 도움이 될 수 있다.

청소년에서 신체증상장애에 대한 약물 치료 효과의 여부에 대해서는 아직 체계적인 연구 결과가 없는 실정이다. 그러나 통증이나 위장관계 증상, 피곤이 지속되거나 정신사회적 치료 요법에 반응을 보이지 않는 경우에는 약물 치료를 고려해 볼 수도 있다.

동반된 정신 질환이 있는 경우 반드시 이에 대한 치료가 필요하다. 성인 대상의 여러 연구에서, 공존하는 불안 장애 및 우울 장애를 치료한 경우 신체 증상이 함께 경감되는 것으로 나타났다. 특히 우울장애가 있다면 항우울제 처방이 유용하고 항우울제의 진정 효과가 신체화장애 환자에서 다소 도움이 되기도 한다. 최근에는 선택적 세로토닌 재흡수 차단제(selective serotonin reuptake inhibitor, SSRI) 사용이 늘고 있다.

대부분의 청소년 신체증상장애 환자들은 소아청소년과 등을 거쳐서 오게 되는 경우가 많다. 치료의 중복을 피하고 효율적인 치료 효과를 얻기 위해서는 진단 및 치료에 관여하는 다른 과 의사들과의 상호 협조가 반드시 필요하다(Kurt 2007).

## 8 경과와 예후

청소년기 신체증상장애의 경과에 대한 체계적인 연구는 아직 미흡한 실정이다. 일부는 만성 경과를 밟으면서 성인기까지 증상이 지속된다. 독일에서 12-17세 청소년을 대상으로 15개월간 추적한 연구에서는 35.9%에서 신체증상장애가 지속되었다고 보고하였다(Essau 2007).

청소년에서 만성적인 신체 증상과 관련된 예후 인자로는 여성, 동반된 정신 질환이 있는 경우, 주된 증상이 통증인 경우, 부정적인 삶의 경험이 반복되는 경우, 부모의 정신 질환 등이 보고되었다.

또한 부모가 환자의 신체증상장애에 대해 이해하고 받아들이는 경우에 청소년의 재입원율이 줄고 회복률이 상승한다는 보고가 있다(Gao 등 2018).

# II. 질병불안장애 Illness anxiety disorder

## 1 정의

자신에게 심각한 질환이 있거나 생길 것이라는 생각에 과도하게 집착하며, 이러한 증상이 6개월 이상 지속되는 경우를 가리킨다. DSM-IV의 건강염려증에서 심각한 신체증상이 있는 불안은 신체증상장애로 통합되었고, 신체증상이 거의 없거나 경한 정도이면서 질병에 대한 과도한 집착과 높은 수준의 건강 불안을 보일 때 질병불안장애로 진단한다.

## 2 역학

DSM-IV의 건강염려증에서 일부가 질병불안장애로 명명되었기에 유병률에 대한 연구는 미흡한 실정이다. 이전의 연구들에서 건강염려증은 대개 성인기에 시작되므로 소아청소년에서는 흔하지 않다고 보고하였다(Schulte와 Petermann 2011). 독일에서 14-24세 청소년 2,138명을 대상으로한 지역사회 연구에서 건강염려증 진단을 만족하는 경우가 1명으로 보고된 바 있다(Lieb 등 2000). 성인에서는 한국의 경우 건강염려증의 평생유병률이 0.7%로 나타났다.

## 3 원인

신체 감각에 대해 극도로 예민하여 약간의 불편한 자극도 견디지 못하고 과민하게 받아들이는 성향이 있다.

'interpersonal model'에 의하면 어린 시절 양육자와의 부정적인 경험이 질병불안장애의 원인이 될 수 있다고 제기하였다(Stuart와 Noyes 1999). 즉 초기에 양육자와의 부정적인 관계가 불안정한 애착을 이루게 하고 이것이 돌봄추구행동을 유발하여 질병불안장애로 이어진다는 것이다. 또한 질병불안장애 환자에서 아동기에 큰 질병을 앓은 경험이 많고 이것이 아동에게 는 외상으로 남아 이후의 질병불안장애를 유발할 수 있다고 하였다. 이들의 부모는 과잉 보호 유형이거나 아동의 환자역할행동을 조장하는 경향이 있다. 아동기의 분리불안과 질병불안장 애 사이에 상관성이 보고되었다.

정신역동 이론에 의하면, 분노나 공격성을 신체 증상으로 표현한 것으로 이해할 수 있다.

## 4 임상 특성 및 증례

자신이 신체 질환을 앓고 있다는 집착 때문에 의학적 검사에서 이상이 없다는 소견을 들어 도 의사를 믿지 못하고 여러 병원을 돌아다니게 된다. 환자는 종종 의학적 검사나 처치에 만 족하지 못하고 도움을 받지 못한다고 느낀다. 건강에 대한 불안이 높기 때문에 반복적으로 질 병 유무를 확인하려고 하나, 일부는 의도적으로 병원 진료를 피하는 비적응적인 행동을 보이 기도 한다.

고등학교 2학년 여학생이 7개월 전에 소화가 안되고 구토 증상으로 학교를 조퇴한 적이 있었다. 병원에서 단순한 소화불량으로 설명을 들었으나 이후부터 위에 심각한 병이 생기지 않을 까 극도로 불안해져서 틈이 날 때마다 건강 관련 자료를 검색하며 시간을 보냈고 병원 에 수차례 방문하여 위내시경을 반복적으로 요구하였다. 위 내시경에서 정상 소견이며 특별 한 문제가 없다고 설명을 들었음에도 불구하고 불안이 줄어들지 않았다.

## 5 진단

심각한 신체 질환이 있거나 생길 것이라는 집착이 있고 건강에 대한 과도한 불안으로 지나 친 건강 관련 행동을 하거나 또는 비적응적인 회피를 보일 때 진단한다. 증상의 지속 기간은 6개월 이상이다(표 19-2).

**표 19-2. 질병불안장애 DSM-5 진단기준**

A. 심각한 질병에 걸려 있거나 걸리는 것에 대해 몰두한다.

B. 신체 증상들이 나타나지 않거나, 신체 증상이 있더라도 단지 경이한 정도다. 다른 의학적 상태가 나타나거나 의학적 상태가 악화될 위험(예, 강한 가족력이 있음)이 클 경우, 병에 대한 몰두가 분명히 지나치거나 부적절하다.

C. 건강에 대한 높은 수준의 불안이 있으며, 건강 상태에 대해 쉽게 경각심을 가진다.

D. 지나친 건강 관련 행동(예, 반복적으로 질병의 신체 징후를 확인함)을 보이거나 순응도가 떨어지는 회피 행동(예: 의사 예약과 병원을 회피함)을 보인다.

E. 질병에 대한 집착은 적어도 6개월 이상 지속되지만, 그 기간 동안 두려움을 느끼는 구체적인 질병은 변화할 수 있다.

F. 질병에 대해 집착하는 것이 다른 정신질환, 즉 신체증상장애, 공황장애, 범불안장애, 신체이형장애, 강박장애 또는 신체형 망상장애 등으로 더 잘 설명되지 않는다.

**다음 중 하나를 명시할 것:**

진료추구형: 왕진 또는 검사와 시술을 진행하는 것을 포함하여 의학적 치료를 자주 이용한다.
진료회피형: 의학적 치료를 거의 이용하지 않는다.

질병에 대한 과도한 불안이 신체증상장애로 설명된다면 신체증상장애를 우선적으로 진단하는 것이 맞으며, 이것으로 설명되지 않을 때 질병불안장애를 고려한다.

## 6 감별진단과 동반질환

불안 및 우울장애와의 공존이 흔하다. 신체질환, 신체증상장애, 범불안장애, 강박장애, 공황장애, 주요우울장애 등과 감별이 필요하다. 신체증상장애는 고통스러운 신체 증상을 호소하는 반면, 질병불안장애는 신체증상은 거의 없는 편이며 주로 질환에 대한 집착과 불안이 주요한 특징이다.

## 7 치료

대개 정신과 치료를 거부하는 환자가 많으며 환자-치료자 관계 형성이 중요하다. 인지행동치료가 사고의 오류를 수정하고 행동을 수정함으로써 증상 조절에 효과가 있다. 개인정신치료와 가족치료 등이 도움이 될 수 있다. 불안장애나 우울장애가 동반된 경우, 이에 대한 약물치료가 도움이 된다. 강박적 성향이 뚜렷할 때, SSRI가 효과적이라는 성인에서의 보고가 있으나 청소년에서는 아직까지 연구가 이루어지지 않았다.

## 8 경과와 예후

청소년에서 질병불안장애의 경과와 예후에 대한 자료는 부족하다. 성인에서는 1/3에서 만성적으로 호전과 악화를 반복하였으며, 다른 정신과적 공존 질환이 없는 경우, 신체 질환이 없는 경우, 성격 장애가 없는 경우 등에서 좋은 예후와 관련이 있었다.

# Ⅲ. 전환장애(기능성 신경학적 증상장애)
## Conversion disorder(functional neurological symptom disorder)

## 1 정의

심리적인 요인으로 인하여 감각 기관이나 수의적 운동 기관에 이상 증상을 보이는 질환이다. 주로 정신적인 스트레스나 갈등을 겪은 후에 증상이 발생한다.

## 2 역학

전환 장애는 소아청소년 정신건강의학과 외래 환자의 1.3–5%의 유병률을 나타내고 있다(Goodyer 1981). 한 연구에서는 14세에서 17세 사이의 청소년에서 유병률이 0.3%로 보고되었고 여자에서 남자보다 빈도가 9.3배 더 높았다(Lieb 등 2000).

소아청소년과 입원 환자에서 정신건강의학과 자문을 받는 경우에는 유병률이 4–22%에 해당한다는 보고도 있다(Herman과 Simonds 1975; Maloney 1980).

## 3  원인

정신분석이론에 의하면 성적인 혹은 공격적인 본능을 억압하거나 전환하는 무의식적인 과정에 의하여 전환 증상이 발생한다고 되어 있다.

가족 인자가 전환 장애의 발생에 있어서 중요한 역할을 하는데 특히 소아 청소년에서는 가까운 가족의 증상을 모방하는 경우가 흔하며, 이외에도 가정 내의 스트레스, 가족 내 의사소통의 어려움 등이 원인이 될 수 있다.

성적 학대의 경험, 불안이나 우울, 미숙하고 자기 중심적인 성격에서 전환장애가 자주 발생하는 경향이 있다.

Kasia (2007)는 애착 이론에서 기인한 '역동 성숙 모델'로 전환장애의 발달학적인 원인에 대해 설명하였다. 정신적인 스트레스를 경험할 때 전환 장애를 보이는 아동은 자신을 보호하고자 하는 2가지의 다른 발달학적인 경로를 거치게 된다고 하였다. 하나는 '얼어붙기 반응'으로 양육자로부터 받는 부정적인 감정을 억제하는 것이며 다른 하나는 '유화 방어 행동'으로서 자신의 안전을 위협하는 부모의 예측 불가능한 행동을 유화시키려는 것을 가리킨다. 아동마다 고유의 경로를 거치게 되므로 치료도 이에 따라 달라질 필요가 있다고 주장하였다.

또한 생물학적 요인으로 뇌 신경 기능의 변화에 주목하고 있다. 마비 증상이 대뇌 피질과 망상체간의 되먹임 이상으로 유발된다는 보고도 있고, 정서를 담당하는 섬엽과 운동 영역의 전운동피질, 실행기능 영역의 아래전두이랑 사이의 증가된 연결성 때문이라는 연구 결과도 있다(van der Kruijs 등 2012).

## 4  임상 특성 및 증례

운동 기능이나 감각 기능의 변화 혹은 상실은 심리적인 스트레스나 상처 후에 발생한다. 운동 기능의 변화로는 사지의 근력 약화 혹은 마비, 안검 하수증, 발성 불능, 진전, 보행 장애 등이 나타난다. 운동 기능이 상실되어도 다치는 일은 거의 없다. 감각 기능의 변화로는 실명이나 청력 소실, 시야 제한, '양말-장갑 무감각증' 등의 장애를 보인다.

청소년기에서 가장 흔하게 보고되는 증상은 근력 저하, 마비, 감각 이상, 가성 간질, 불수의적인 움직임(예: 진전) 등이다.

가성 간질은 말 그대로 간질과 비슷해 보이나 경련 발작에 해당하는 이상 뇌파 소견을 보이지 않는 경우이다. 실제로 임상에서는 가성 간질이 동시에 경련 발작과 공존하는 경우도 있으므로 평가에 주의를 요한다.

최근에는 경련 발작과 가성 간질의 감별 진단을 위해 비디오 뇌파 촬영이나 경련 이후의 혈청 내 프로락틴 수치의 상승 여부를 측정한다.

전환 증상이 오래 지속되면 비사용 근위축이나 경축 등의 기질적인 합병증을 일으킬 수 있다.

자신의 질병에 대해 관심을 별로 보이지 않는 듯한 무관심(la belle indifference) 현상이 청소년기에도 나타날 수 있으나 진단에 반드시 필수적인 것은 아니다.

증례

고등학교 3학년 여학생이 자주 팔에 마비가 와서 소아청소년과에 내원하였다. 신체진찰, 신경전도검사, 뇌자기공명영상촬영 등에서 별다른 이상 소견은 보이지 않았다. 음대 입시를 앞두고 바이올린을 연습 중인데, 음악 레슨 선생님에게 호되게 야단을 맞은 이후로 바이올린을 연주하려고 하면 팔에 마비가 나타나곤 하였다.

## 5 진단

한 가지 또는 그 이상의 운동 혹은 감각 기능의 이상이 있으나 의학적으로 설명이 되지 않는 경우에 진단하며, DSM-5의 진단 기준은 〈표 19-3〉과 같다.

증상 형성에 영향을 줄 만한 심리적 요인을 파악하는 것이 중요하다. 그러나 이러한 심리적 요인이 분명하지 않아도 DSM-5에서는 진단 가능하다.

## 6 감별 진단과 동반질환

기질적인 질환(경련 발작, 뇌 종양, 뇌 감염, 뇌 외상, 전신성 홍반성 루프스, 다발성 경화증, 중증 근무력증, 주기성 마비 등)은 감별을 위해 철저한 의학적인 평가가 필요하다. 신체증

## 표 19-3. 전환장애(기능성 신경학적 증상장애) DSM-5 진단기준

A. 하나 또는 그 이상의 변화된 수의적 운동이나 감각 기능의 증상이 있다.

B. 임상 소견이 증상과 인정된 신경학적 혹은 의학적 상태의 불일치에 대한 증거를 제공한다.

C. 증상이나 결함이 다른 의학적 장애 또는 정신질환으로 더 잘 설명되지 않는다.

D. 증상이나 결함이 사회적, 직업적, 또는 다른 중요한 기능 영역에서 임상적으로 현저한 고통이나 손상을 초래하거나, 의학적 평가를 필요로 한다.

**부호화 시 주의점**: 전환 장애의 ICD-9-CM 부호는 300.11이며, 증상 유형에 상관없이 붙여진다. ICD-10-CM 부호는 증상 유형에 따라 달라짐(다음을 참조하시오).

**증상 유형을 명시할 것**:

(F44.4) 쇠약감이나 마비 동반

(F44.4) 이상 운동 동반(예, 떨림, 근육긴장이상, 간대성 근경련, 보행장애)

(F44.4) 삼키기 증상 동반

(F44.4) 언어 증상 동반(예, 발성곤란, 불분명한 언어)

(F44.5) 발작 동반

(F44.6) 무감각증이나 감각 손실 동반

(F44.6) 특정 감각 증상 동반(예, 시각, 후각 또는 청력 장애)

(F44.7) 혼합 증상 동반

**다음의 경우 명시할 것**:

급성 삽화: 증상이 6개월 이하로 존재할 때

지속성: 증상이 6개월이나 그 이상 지속될 때

**다음의 경우 명시할 것**:

심리적 스트레스 요인을 동반하는 경우(스트레스 요인을 명시할 것)

심리적 스트레스 요인을 동반하지 않는 경우

---

상장애, 인위성 장애, 해리장애, 꾀병 등과의 감별이 필요하다.

우울장애, 불안장애, 신체증상장애, 성격장애(특히 연극성), 해리장애, 신경계 질환 등과 동반된다.


## 7 치료

철저한 신체 검사를 시행한 이후에는 재검사를 반복하지 않도록 하며 만성화되기 전에 조기에 치료를 하는 것이 중요하다.

암시를 주고 스트레스를 줄여 주는 것이 도움이 된다.

청소년 전환장애에서도 인지 행동 치료가 효과적이다. 긍정적인 행동은 강화시켜주고 부정적인 행동은 무시하도록 하며 종국에는 학교로 복귀할 수 있도록 지도해주는 총괄적인 치료 프로그램을 시행하면 도움이 된다(Brazier와 Venning 1997).

약물 치료는 동반된 정신과 질환이 있는 경우에 유용하다.

증상이 아주 심한 경우에는 입원 치료가 도움이 되는 경우가 있으나, 청소년 환자에서 입원 치료가 가장 좋은 치료 전략인지에 대하여는 의견이 분분하다.

몇몇 임상가들은 최면이 도움이 된다고 하나 청소년에서는 최면 요법에 대한 연구가 이루어지지 않은 실정이다.

## 8 경과 및 예후

대체로 경과는 짧으며 대부분의 경우에서 3개월 내로 증상이 소실된다고 되어 있다(Leslie 1988). 전환장애 청소년을 대상으로 4년간 추적 관찰한 연구에서, 85%가 전환장애로부터 회복되었다고 보고 하였다(Pehlivanturk와 Una 2002). 만성화되는 경우에 신체증상장애로 발전할 수 있다.

# IV. 기타 의학적 상태에 영향을 주는 심리적 요인
### Psychological factors affecting other medical conditions

## 1 정의

심리적 또는 행동적 요인이 의학적 상태나 증상에 영향을 미칠 수 있다고 알려져 있다. 심리적인 스트레스, 대처 유형, 자신의 질병에 대한 부정이나 비순응 등이 신체 질환의 발생, 악화 등 경과에 영향을 줄 수 있는데, 이러한 분야를 다루는 정신의학을 정신신체의학이라고 한다. DSM-5에서는 '기타 의학적 상태에 영향을 주는 심리적 요인'으로 분류하여 규정하고 있다.

## 2 역학

유병률에 대한 연구는 제한적이다. 소아청소년의 10-25%에서 정신신체장애가 있으며 여학생에서 더 흔하다는 보고가 있다(Brill 등 2001).

## 3 원인

스트레스를 포함한 다양한 심리적 인자가 의학적 상태의 경과에 영향을 미칠 수 있다. 스트레스를 유발하는 생활 사건, 학교 문제, 성격 특성, 대처 능력, 가정 내의 문제, 대인 관계, 부모의 만성적인 신체 질환이나 정신과적 질병 등이다.

## 4 임상 특성 및 증례

심리적 요인은 당뇨병, 천식, 두통, 암, 심혈관계 질환, 위장관계 질환, 근골격계 질환, 내분비계 질환, 피부 등 전신의 의학적 상태에 영향을 줄 수 있다.

두통은 소아 청소년의 20-55%에서 보고가 될 정도로 흔하다. 긴장성 두통이 흔한데, 두부와 경부의 근육이 스트레스로 인해 수축되면서 발생하며, 양측성으로 띠를 두른 듯이 나타난다. 머리의 한쪽에만 통증이 나타나는 편두통은 완벽주의적이고 분노 억제가 어려운 성격과 관련성이 있다.

당뇨는 포도당에 대한 대사 장애로 스트레스가 혈당 조절에 영향을 미칠 수 있다. 또한 청소년기의 분노 감정과 스트레스는 과식 등 식사 조절에 있어서 부적응적 행동으로 병을 악화시킬 수 있다.

천식은 소아청소년기에 비교적 흔한 호흡기 질환이다. 불안이나 스트레스와 같은 심리적 요인이 천식의 증상과 경과에 영향을 줄 수 있다.

과민성 대장 증후군의 발생이나 경과에 스트레스, 긴장, 불안, 우울과 관련이 있는 것으로 알려져 있다.

14세의 중학교 2학년 여학생이 천식으로 소아청소년과에 내원하였는데 진찰 및 검사에서 특별한 이상 소견이 없으나 불안을 호소하면서 증상이 계속 악화되어 소아청소년 정신건강의학과로 자문 의뢰되었다. 환자는 최근에 학교에서 친구들과 문제가 있어 고민이 많았고 혹시 왕따를 당하지 않을까 하는 걱정으로 불안했다고 하였다.

## 5 진단

의학적 상태에 대한 심리적 요인의 영향이 분명하고, 의학적 상태의 경과에 미치는 영향이 임상적으로 심각한 경우에 진단한다. 심리적 요인과 의학적 상태의 관계를 의심할 만한 증거가 있어야 한다. DSM-5 진단 기준은 〈표 19-4〉와 같다.

**표 19-4. 기타 의학적 상태에 영향을 주는 심리적 요인 DSM-5 진단기준**

A. 의학적 증상이나 상태(정신질환 외의)가 존재한다.

B. 심리적 혹은 행농석 요인이 나음과 같은 방식 중 하나로 의학적 상태에 악영향을 준다.
   (1) 심리적 요인들과 의학적 상태의 발생, 악화 혹은 회복 지연과의 밀접한 시간적인 연관성을 볼 때, 요인들이 질병의 경과에 영향을 줌
   (2) 요인들이 의학적 상태의 치료를 방해함(예, 나쁜 순응도)
   (3) 요인들이 사람에게 확실히 알려진 추가적인 건강상의 위험이 됨
   (4) 요인들이 기저의 병태생리에 영향을 주고, 증상을 유발하거나 악화시키며, 혹은 의학적 관심을 필요하게 함

C. 진단기준 B의 심리적이고 행동적 요인들이 다른 정신질환으로 더 잘 설명되지 않는다(예, 공황장애, 주요우울장애, 외상후 스트레스장애).

**현재의 심각도를 명시할 것:**
   경도: 의학적 위험을 증가시킨다(예, 고혈압 치료에 대한 비일관적인 순응).
   중등도: 기저의 의학적 상태를 악화시킨다(예, 천식을 악화시키는 불안).
   고도: 입원이나 응급실을 방문하게 되는 결과를 초래한다.
   극도: 심각하고 생명의 위협을 주는 위험을 초래한다(예, 심장마비 증상을 무시함).

## 6 감별진단과 동반질환

신체증상장애, 적응장애, 질병불안장애와의 감별이 필요하다.

신체증상장애는 고통스러운 신체 증상 및 이 증상과 연관된 과도한 생각이나 감정, 염려가 주된 특징이다. '기타 의학적 상태에 영향을 주는 심리적 요인'에서는 과도한 생각이나 감정, 염려를 보이지는 않는다.

## 7 치료

소아청소년과와 소아청소년 정신건강의학과가 서로 연계하여 통합된 평가 및 치료를 제공하는 것이 중요하다.

질환의 발생과 경과에 영향을 미치는 스트레스 요인과 기타 심리사회적 요인들에 대한 파악이 우선이며, 신체 질환의 진행을 막고, 적응 능력을 향상시키는 것이 목적이다.

치료는 인지행동치료, 정신치료, 바이오피드백, 이완요법, 정신과적 약물 치료, 가족치료 등이 도움이 될 수 있다.

## 8 경과와 예후

청소년기의 정신신체 증상은 성인기까지 영향을 미칠 수 있다.

Jones 등(2007)에 의하면 16세에 다양한 정신신체 증상을 갖고 있던 경우에 성인기의 만성 통증으로 이어진다고 하였다. Kinnunen 등(2010)은 청소년기에 다수의 정신신체 증상을 호소한 경우, 성인기 초기에 신체화 증상과 불안이 유의하게 증가한다고 보고하였다.

# V. 인위성 장애 Factitious disorder

## 1 정의

자신이나 타인에게 신체적 혹은 심리적 증상이나 징후를 허위로 유발하거나 상처나 질병을 유도하는 경우를 가리킨다. 명확한 외부적인 보상이 없다는 것이 특징이다. 이전에는 여러 병원에 입원을 반복하는 심한 형태의 인위성 장애를 뮌하우젠 증후군(Münchausen syndrome)으로 부르기도 하였다.

## 2 역학

환자가 증상을 속이고 신뢰 있는 정보를 수집하기 어려우므로 유병률 연구에 제한이 있다. 성인을 대상으로 한 연구에서 정신건강의학과로 자문 의뢰된 환자의 0.8-1.0%에서 인위성 장애가 보고되었다(Sutherland 와 Rodin 1990). 청소년 대상 연구에서도 자문 의뢰된 1684명 중에서 인위성 장애가 0.7%로 나타나 성인과 유사한 결과를 나타내었으며, 여학생이 75%를 차지하였으나(Ehrlich 등 2008).

## 3 원인

정신 역동 이론에 의하면 부모의 무관심으로 인한 정서 박탈 때문에 질병을 가장하거나 만들어서 환자 역할을 함으로써 의료진으로부터 관심을 받고자 하는 무의식적인 동기가 유발인자이다.

Ehrlich 등(2008)은 인위성 장애 청소년에서 위험 인자를 조사하였는데, 절반 정도에서 입양이나 보호 시설 거주, 혹은 가족의 심각한 신체 질환의 경험이 있었고, 42%에서 각각 아동기 학대(신체적 혹은 성적), 정신 질환에 대한 가족력, 과거에 자신이 심각한 신체 질환을 앓은 경험이 있다고 하였다.

## 4 임상 특성 및 증례

현실적인 이득 추구가 분명하지 않은 상황에서 신체적 혹은 심리적 증상이나 징후를 만들어 내서 신체 질환이나 정신 질환을 가장한다. 대개는 병력이 길고 여러 병원을 방문하면서 자주 입원하고, 위험하고 침습적인 검사나 처치를 반복적으로 받는다.

청소년의 경우 2/3 정도에서 증상을 가장하였고, 나머지 1/3에서는 실제 증상이나 징후를 유발하였다. 흔한 증상은 피부질환(습진, 부종, 멍 등), 발열, 복통, 케토산증, 감염 등이다.

증례

중학교 3학년 여학생이 어지러워서 자주 넘어지고 쓰러진다며 내원하였다. 기운이 없고 다리에 힘이 빠진다고 하였다. 넘어져서 다리에 멍이 많이 생겼다며 의료진에게 멍 자국을 보여 주기도 하였다. 외래 진료에서 시행한 신체 검사와 혈액 검사, 신경학적 검사에서는 이상 소견을 보이지 않았다. 반복되는 증상 호소로 입원 치료를 받게 되었는데, 입원중 자신의 다리를 때려서 멍을 만들고 검사를 위한 소변에 이물질을 넣는 모습이 발견되었다.

## 5 진단

진단이 쉽지 않기 때문에 과거 병력에 대한 정보를 잘 수집하는 것이 필요하다. 과거에 다수의 병력이나 잦은 입원 병력, 증상의 양상이 의학적으로 설명되지 않거나, 퇴원 예정일 전에 갑자기 새로운 증상이 발생하거나, 나이에 맞지 않게 검사나 수술에 대한 해박한 지식을 갖고 있고 반복적으로 요구하는 경우, 위험한 검사나 처치에 대해 전혀 무서움이 없고 동요가 없는 경우 등에서 인위성 장애를 의심해 볼 수 있다.

DSM-5 진단 기준은 〈표 19-5〉와 같다. DSM-IV에서는 자신에게 유발하는 경우만 인위성 장애로 진단하도록 하였으나, DSM-5에서는 자신뿐 아니라 타인에게 유발하는 경우도 인위성 장애에 포함하였다.

표 19-5. 인위성장애 DSM-5 진단기준

**스스로에게 부여된 인위성 장애**

A. 분명한 속임수와 관련되어 신체적이거나 심리적인 징후나 증상을 허위로 조작하거나, 상처나 질병을 유도한다.

B. 다른 사람에게 자기 자신이 아프고, 장애가 있거나 부상당한 것처럼 표현한다.

C. 명백한 외적 보상이 없는 상태에서도 기만적 행위가 분명하다.

D. 행동이 망상장애나 다른 정신병적 장애와 같은 다른 정신질환으로 더 잘 설명되지 않는다.

**다음의 경우 명시할 것:**

　단일 삽화

　재발 삽화(질병을 조작하거나, 혹은 부상을 유도하는 2회 이상의 사건)

**타인에게 부여된 인위성 장애**

A. 분명한 속임수와 관련되어 다른 사람에게 신체적이거나 심리적인 징후나 증상을 허위로 조작하거나, 상처나 질병을 유도한다.

B. 제3자(피해자)가 아프고, 장애가 있거나 부상당한 것처럼 다른 사람에게 내보인다.

C. 명백한 외적 보상이 없는 상태에서도 기만적 행위가 분명하다.

D. 행동이 망상장애나 다른 정신병적 장애와 같은 다른 정신질환으로 더 잘 설명되지 않는다.

**주의점**: 가해자가 인위성장애 진단을 받는다. 피해자에게 내리는 진단이 아니다.

**다음의 경우 명시할 것:**

　단일 삽화

　재발 삽화(질병을 조작하거나 혹은 부상을 유도하는 2회 이상의 사건)

## 6 감별진단과 동반질환

인위성 장애 청소년의 약 40% 정도가 다른 정신 질환을 동반하는 것으로 나타났으며 특히 25%에서 잠재적인 성격 장애가 동반되었다(Ehrlich 등 2008). 이외에도 우울 장애, 불안 장애, 신경성 식욕부진증 등이 공존할 수 있다.

실제적인 신체 질환, 꾀병, 신체증상장애, 전환장애, 경계선 성격장애 등과의 감별이 필요하다.

## 7 치료

인위성 장애의 치료에 있어서 핵심은 환자를 정신과적 치료에 참여하도록 하고 의사-환자

관계를 잘 맺어서 정신과적 치료를 꾸준히 유지하도록 하는 것이다.

치료 효과에 대한 체계적인 연구는 미흡한 실정으로, 정신 치료 혹은 인지행동치료를 시행해 볼 수 있다.

치료 과정에 있어서 직면을 시키지 않고 환자의 순응도를 높이는 것이 유리하다는 의견이 있고(Folks 1995), 반대로 '지지적 직면(Supportive confrontation)'을 통해서 환자로 하여금 자신의 정신과적 진단을 받아들이도록 도와야 한다는 의견도 있다. 청소년 대상 연구에서 직면을 시켰을 때 75% 정도가 자신들의 고의적인 행동에 대해 인정하였고 대부분은 정신과 치료를 받아들였다는 보고가 있다(Ehrlich 등 2008). 이 점에 대해서는 향후에 체계적인 연구가 더 필요할 것이다.

## 8 경과와 예후

주로 성인기 초기에 시작되지만 소아 혹은 청소년기에 시작될 수 있다. 경과는 다양하며 만성적으로 진행할 수도 있고, 삽화적으로 나타날 수도 있다. 불필요한 약물치료나 침습적인 검사, 수술을 반복적으로 받으면서 사망에 이르기도 한다. 인위성 장애 청소년 환자에서 수년 후 절반 정도에서 정신과적 증상이 지속되었다는 보고가 있다.

# VI. 달리 명시된 신체증상 및 관련장애
## Other specified somatic symptom and related disorder

기능에 지장을 줄 만큼 임상적으로 심각한 신체 증상 및 관련 증상들이 있지만, '신체 증상 및 관련 장애'의 어떤 진단 기준도 만족하지 않는 경우에 적용된다.

신체증상장애와 질병불안장애에서 증상이 6개월을 넘지 않는 경우에 각각 단기 신체증상장애, 질병불안장애로 명명하여 이 진단을 적용한다. 또한 질병불안장애가 의심되나 지나친 건강 관련 행동을 보이지 않거나 회피 행동이 없다면 '과도한 건강 연관 행동이 나타나지 않는 질병불안장애'로 진단내릴 수 있다. 상상임신도 이 범주에 속한다.

## 참고문헌

Andresen JM, Woolfolk RL, Allen LA, Fragoso MA, Youngerman NL, Patrick-Miller TJ, et al. Physical symptoms and psychosocial correlates of somatization in pediatric primary care. Clin Pediatr 2011;50(10):904-9.

American Psychiatric Association [APA]. Diagnostic and statistical manual of mental disorders. Arlington, VA: American Psychiatric Association, 2013.

Athula S. What is the evidence for the efficacy of treatments for somatoform disorders? A critical review of previous intervention studies. Psychosomatic medicine. 2007;69: 889-900.

Atmaca M, Sirlier B, Yildirim H, Kayali A. Hippocampus and amygdalar volumes in patients with somatization disorder. Prog Neuropsychopharmacol Biol Psychiatry 2011;35:1699-1703.

Bonvanie IJ, Janssens KA, Rosmalen JG, Oldehinkel AJ. Life events and functional somatic symptoms: a population study in older adolescents. Br J Psychol 2017;108(2):318-33.

Brazier DK, Venning HE. Clinical practice review conversion disorders in adolescence : A Practical approach to rehabilitation. Br J Rheumatology 1997;36:594-8.

Brill SR, Patel DR, MacDonald E. Psychosomatic disorders in pediatrics. Indian J Pediatr 2001;68(7):597-603.

Campo JV. Annual research review: functional somatic symptoms and associated anxiety and depression-developmental psychopathology in pediatric practice. J Child Psychol Psychiatry 2012;53(5):575-92.

Dell ML, Campo JV. Somatoform disorders in children and adolescents. Psychiatric Clinics of North America 2011;34(3):643-60.

Eccleston C, Malleson PN, Clinch J, Connell1 H, Sourbut C. Chronic pain in adolescents: evaluation of a programme of interdisciplinary cognitive behaviour therapy. Arch Dis Child 2003;88:881-5.

Ehrlich S, Pfeiffer E, Sabach H, Lenz K, math D, Lehmkuhi U. Factitious Disorder in Children and Adolescents: A Retrospective Study. Psychosomatics 2008;49:392-8.

Essau CA. Course and outcome of somatoform disorders in non-referred adolescents. Psychosomatics 2007;48:502-9.

Folks DG. Munchausen's syndrome and other factitious disorders. Neurol Clin. 1995;13:267-281.

Gao X, McSwiney P, Court A, Wiggins A, Sawyer SM. Somatic Symptom Disorders in Adolescent Inpatients. J Adolesc Health 2018;63(6):779-84.

Geelen Sm, Rydelius PA, Haguist C. Somatic symptoms and psychological concerns in a general adolescent population: Exploring the relevance of DSM-5 somatic symptom disorder. Journal of Psychosomatic Research 2015;79(4): 251-8.

Goodyer I. Hysterical conversion reactions in childhood. J Child Psychol Psychiatry 1981;22:179–88.

Herman RM, Simonds JF. Incidence of conversion symptoms in children evaluated psychiatrically. Mo Med 1975;72:597–604.

Jones G, Silman A, Power C, Macfarlane G. Are commo childhood associated with chronic widespread body pain in adulthood? Results from the 1958 British Birth Cohort Study. Arthritis and Rheumatism 2007;56: 1669–75.

Kinnunen P, Laukkanen E, Kylmä J. Associations between psychosomatic symptoms in adolescence and mental health symptoms in early adulthood. International Journal of Nursing Practice 2010;16:43–50.

Kurt K. Efficacy of treatment for somatoform disorders : A review of Randomized Controlled trials. Psychosomatic medicine 2007;69: 881–8.

Lieb R, Pfister H, Mastaler M, Wittchen H–U. Somatoform syndromes and disorders in a representative population sample of adolescents and young adults : prevalence, comorbidity and impairments. Acta Psychiatr Scand 2000;101:94–208.

Maloney MJ. Diagnosing hystericla conversion reactions in children. Arch Gen Psychiatry 1980;32:1031–8.

Pehlivanturk B, Unal F. Conversion disorder in children and adolescents A 4–year follow–up study. Journal of Psychosomatic Research 2002;52:187–91.

Schulte IE, Petermann F, Noeker M. Functional abdominal pain in childhood: from etiology to maladaptation. PsychotherPsychosom 2010;79(2):73–86.

Schulte IE & Petermann F. Familial Risk Factors for the Development of Somatoform Symptoms and Disorders in Children and Adolescents: A Systematic Review. Child Psychiatry & Human Development 2011;42:569–83.

Stuart S, Noyes R. Attachment and interpersonal communication in somatization. Psychosomatics 1999;40:34–43.

Steinhausen HC, Metzke CW. Continuity of functional somatic symptoms from late childhood to young adulthood in a community sample. Journal of Child Psychology and Psychiarty 2007;48:508–13.

Sutherland AJ, Rodin GM. Factitious disorders in a general hospital setting: clinical features and a review of the literature. Psychosomatics 1990;31:392–9.

van der Kruijs SJ, Bodde NM, Vaessen MJ, Lazeron RH, Vonck K, Boon P, et al. Functional connectivity of dissociation in patients with psychogenic non–epileptic seizures. J Neurol Neurosurg Psychiatry 2012;83:239–47.

PART 3

청소년기의 위기 상황들

# CHAPTER

# 20 틱 장애
## Tic Disorder

이정섭

## 1 정의

틱이란 신경정신의학적인 현상으로 갑작스럽고 빠르며 반복적, 상동적,상대적으로 불수의적인 근육의 수축이나 발성을 말한다. 특징적으로 저항하기 힘든 전조감각충동(premonitory urges)을 동반한다. 틱장애는 소아와 청소년기에 매우 흔한 장애지만 일부에서만 치료를 필요로 하는 심한 장애를 일으킨다. 틱장애는 또한 유전적, 심리적, 경험적, 환경적 요인이 서로 특이하게 상호작용하는 것을 연구할 수 있게 해주는 모형적인 신경정신의학 질환이다.

틱장애에는 투렛장애, 지속성틱장애, 잠정적 틱장애와 달리 분류되는/달리 분류될 수 없는 네 가지 하부 진단이 있다. 투렛장애는 1884년 처음 이 질환을 기술한 Georges Gilles de la Tourette의 이름을 따서 명명되었다.

## 2 역학

투렛장애의 평생유병률은 대략 1%로 추정되며, 엄격한 기준을 적용한 유병률은 0.3%까지 떨어진다(Costello 등 1996; Jin 등 2005). 지속성 틱장애는 투렛장애보다 2-4배 정도 많이 발생하며(Costello 등 1996), 잠정적 틱장애는 5-18% 정도인 것으로 추정되었다(Costello 등 1996). 그러나 아직 많은 역학 연구들에서 대표적인 지역사회집단의 선정, 직접 면담이나 관찰을 통한 명확한 진단 등의 문제점이 있다. 틱장애는 여성에 비해 남성에게서 2-4배 정도 유병률이 높다(Jin 등 2005). 투렛장애는 모든 인종에서 발생하지만, 발생률이나 나타나는 증상들은 종족간에 차이가 있을 수 있다(홍강의 등 1996; Jin 등 2005).

투렛 장애에서 동반장애는 흔하게 발생한다. 투렛장애에서 주의력결핍과잉행동장애가 최대 50%에서 동반되었으며, 최대 40%에서 강박장애를 동반한다(Towbin 2010).

## 3 원인

### 1) 유전적 원인

쌍생아연구와 가족연구에서 투렛장애와 틱장애는 근본적으로 유전적인 장애라는 많은 증거들이 있다. 투렛장애에서 일란성 쌍생아의 경우는 53-56%, 이란성 쌍생아의 경우는 8%의 일치율을 보여주었다(Price 등 1985). 진단 기준을 투렛장애와 만성틱장애로까지 넓힌 경우에서는 일란성 쌍생아 77-94%, 이란성 쌍생아 23%로 원인이 유전적인 것을 강력히 시사한다. 하지만 일란성 쌍생아에서의 일치율이 100%가 되지 않는 점에서 유전적 이외의 원인이 있다는 것을 시사한다.

또한 여러 가족유전연구에서 지역이나 인종에 상관없이 생물학적인 가족에서 높은 유병률을 보이고 있으며 유전적인 원인을 뒷받침한다. 투렛장애나 틱장애를 가진 환자의 생물학적 직계 가족에서 틱의 유병률은 15-53%로 조사되었으며, 일반인구에서의 유병률인 1-1.8%에 비하여 10-50배 차이가 나며 이는 유전적인 가설을 더 지지한다.

현재까지 진행된 유전자연계 연구들에서 후보 유전자들이 확인되었으며 추후 확인 연구가 필요하다(Tourette Syndrome Association International Consortium 2007).

### 2) 신경학적 원인

틱은 아직까지 완전히 밝혀지지 않았지만, Cortico-striato-thalamo-cortical (CSTC) 회로의 기능 이상과 연관이 있다. 이 회로 중에서 운동과 배외측 피질에서 유래하는 부분이 틱장애에서 가장 중요한 역할을 할 것으로 생각된다. 선조체의 세포 차원에서는 틱을 발생하는데 도파민과 Medium Spiney 신경세포가 핵심역할을 한다. Meduim Spiney 신경세포는 선조체의 90% 이상을 차지하고 있는 억제 신경세포로서 글루타민산염(흥분성), 감마아미노부티르산(Gamma-aminobutyric acid, GABA)(억제성), 도파민(D1 흥분성, D2 억제성), 세로토닌 등을 사용하여 구심성 신경전달을 받아서, GPi (Globus Pallidus interna)로 GABA를 사용하여 억제성 원심성 신경전달 보낸다. 따라서 이런 신경전달물질 체계에 이상이 생기면 Medium Spiney 신경세포의 기능에 영향을 주게 되고 결과적으로 틱과 같은 이상 운동을 야기하게 된다. 최근의 이론은 정상적인 선조체와 시상 간의 관계가 선조체 내에 위치한 Matriosome의 페이스조절 기능의 장애로 말미암아 기능 이상이 생기게 된 것으로 설명한다. 시상에서의 신호방출이 부조화하게 되어 전두엽이 과도하게 활성화되며, CSTC 회로 내에서 운동과 안와전두 부분의 상호작용에 혼란을 초래하게 되어 운동증상과 전조감각 충동및 감정적인 증상 등을 일으키게 된다(Leckman 등 2006).

## 4 임상특성

틱이란 짧고 반복적이고 갑작스러운 상동적인 운동으로 모든 수의근육에서 다 일어날 수 있다. 틱은 같은 근육에 수 시간에서 수일까지 영향을 주다가 몸의 다른 부분으로 옮겨가며, 수개월에서 수년에 걸쳐서 몸의 더 많은 부분으로 퍼져간다. 특정한 틱이 나타났다가 사라지고, 한동안 중단되었다가 다시 나타나기도 한다. 일반적으로 틱은 얼굴에 처음으로 나타나며 (예, 눈 깜빡임, 얼굴 찡그림), 목, 어깨, 팔, 몸통, 등, 다리 등으로 점차로 아래쪽으로 진행된다.

틱은 "상대적으로 불수의적"인 근육의 운동인데, 이 말은 수 분에서 수 시간까지 의식적으로 억제를 할 수 있지만, 영원히 억제할 수 없다는 말이다. 틱을 억제하는 기간은 상황에 따라서 변하며, 틱을 억제하기 위하여 얼마나 노력을 해야 하고 얼마나 성공하는 지가 틱의 심한 정도를 측정하는 한 척도가 된다. 틱은 또한 암시에 의하여 영향을 받을 수 있다. 틱을 가진 사람들은 흔히 자신의 틱에 대하여 이야기하면서 틱이 더 심해지는 것을 경험한다. 그리고 다른 사람의 동작을 흉내내거나(반향동작), 다른 사람의 말을 똑같이 따라하고(반향어), 주위에서 나는 소리를 따라할 수 있다. 새로운 틱이 일시적으로 신체에 불쾌한 자극을 받거나 강렬한 감정을 경험하면서 새로운 틱이 일시적으로 시작되고 한동안 지속되는 경우도 있다.

틱은 특징적으로 짧게는 초 단위에서 길게는 년 단위에 이르기까지 그 빈도와 강도가 변한다. 틱은 이렇게 한 묶음으로 나타나는 데 이런 것은 "bouts"라고 하며, 한 묶음의 다발로 나타나는 것을 "bouts of bouts" 라고 한다. 이렇게 틱이 호전과 악화를 반복하는데 아주 무작위적인 것은 아니다. 틱은 다른 운동장애들과는 다르게 수면 중에도 나타날 수 있다.

틱은 자주 감정을 자극하는 사건과 연관되어서 악화되는데, 그 사건은 기분 좋고 흥분되는 것일 수고 있고, 스트레스를 주거나 기분 나쁜 것일 수도 있다. 또 틱은 공개석상에서 행동하거나 숙련된 과정을 수행하면서 혹은 운동 시합을 하면서 중단될 수도 있으나 그 사건 전후로는 악화되는 경우가 많다.

틱은 관여하는 근육 군과 틱 양상에 따라서 단순 틱과 복합성 틱으로 나뉘어 진다. 단순틱은 하나 혹은 매우 적은 근육 군에 국한이 되며 매우 짧아서, 예를 들면 얼굴 찡그림, 어깨 으쓱거림, 기침, 코 훌쩍거리기 등이 이에 해당된다. 복합성 틱은 여러 개의 근육 군이 연관되며, 연결된 행동들로서 예를 들면 눈을 깜빡이면서 손을 흔든 후 헛기침을 하는 것이 있다. 그러나 이러한 단순 틱과 복합성 틱의 구분은 진단적이거나 예후적인 의미는 없다.

틱을 가진 사람들은 보통 두 가지의 정신증상을 동반한다. 첫 번째는 전조감각충동이고, 두 번째는 강박증상이다. 전조감각충동은 투렛장애나 만성틱장애 환자의 75-80%에서 경험하는 정신 증상이다. 틱을 하기 전에 몸의 특정부위에 저린 느낌, 소양감 비슷한 느낌이나 특정 근육에 긴장감이 생기기도 하며 소리를 내거나, 어떤 운동이나 몸짓을 해야 한다는 생각 같은 것이 나기도 한다. 이런 정신증상이 있기 때문에 복합성 틱과 강박장애의 구별이 힘들며, 복합성 틱 환자들이 경험하는 전조감각충동은 강박장애가 있는 환자가 경험하는 사고나 충동과 유사하다(Leckman 등 1993). 강박증상은 투렛장애 환자에서 보고되었으며, 틱과 함께 혹은 틱을 하기 전에 나타난다. 틱 환자에서 동반되는 강박증상은 좌우대칭에 대한 강박 사고와 정확히 맞을 때까지 반복하는 세거나, 배열하거나, 정돈하는 강박행동이 많이 나타난다(Leckman 등 2003). 또한 투렛장애와 동반한 강박장애는 공격적이고, 성적이고, 종교적인 강박 사고를 더 많이 경험하며, 오염이나 청결에 대한 강박 사고나 씻는 강박행동은 덜 경험한다(Leckman 등 1994).

주의력결핍과잉행동장애도 투렛장애와 만성 틱장애에서 동반하며, 투렛장애를 가진 학령기 아동에서는 25%에서 동반된다. 투렛장애와 만성틱장애를 가진 환아에서 흔히 동반되는 행동장애들에는 공격 행동, 분노폭발, 반항 행동, 융통성 없는 행동, 사회적 상호작용 문제 등이 있다. 또한 자폐스펙트럼 장애에서 투렛장애가 흔하며, 역으로 투렛장애에서도 자폐스펙트럼 장애가 흔하다. 이러한 장애들은 자주 동반되기는 하지만 투렛장애의 핵심증상은 아니다.

16세 남아가 약 2년 전부터 시작된 틱 증상을 호소하며 외래를 방문하였다. 환아가 중학
교 3학년 2년 전 봄부터 간헐적으로 곁눈질을 하는 듯한 증상으로 시작이 되었으나 별로 심
하지 않아서 특별한 진료는 하지 않았다고 한다. 고등학교 진학부터 "흠, 흠" 하는 음성틱이
추가로 생겨서 한의원 진료 후 한약을 6개월 정도 먹었으나 증상에는 별로 호전이 없었다고
한다. 2학기 개학을 한 6개월 전부터 혀를 내미는 증상이나 턱을 움찔움찔 하는 증상 등이
새로 생기고 음성틱 증상도 심해졌으며 2주일 전 시험을 앞두고 틱증상이 급격히 악화 되어
서 정신과를 방문하였다. 본인이 틱을 참으려고 노력을 많이 하며 틱 때문에 불편감을 많이
느낀다고 했다. 학교에서는 틱 증상이 심하지 않고, 집에서 틱을 심하게 하며, TV 볼때나 게
임을 할 때 틱이 심해진다고 한다. 환자가 중학교 진학하면서 약간 주의가 산만해지는 것 같
았으나 성적은 좋은 편으로 항상 반에서 상위권에 든다고 한다. 친구 관계도 원만한 편이며
모범생 스타일이라고 한다. 융통성이 없고 외골수라고 하는 것은 하는 성격이라고 한다. 환
아의 형도 초등학교 때 잠시 눈 깜빡이가 있었는데 치료 없이 저절로 좋아졌다고 한다. 외래
에서 환자는 자주 "흠, 흠" 하는 소리를 낸 후에 코를 벌렁 벌렁 하며 손으로 코를 비비는 등
의 행동을 연속적으로 하였다. 혀를 내민다든지 턱을 움찔 움찔 한다던지 곁눈질 하는 척을
하면서 눈알을 돌리고, 어깨를 움추리고, 고개를 휙 돌리는 틱이 관찰되었다.

## 5 진단

　　DSM-5 (American Psychiatric Association 2013)의 투렛장애, 지속성(만성) 운동/음성 틱
장애, 잠정적 틱장애, 달리 분류되는 틱장애, 달리 분류되지 않는 틱장애의 진단 기준은 〈표
20-1〉, 〈표 20-2〉, 〈표 20-3〉, 〈표 20-4〉, 〈표 20-5〉에 기술하였다. 틱이 일 년 이상 있을 경
우에는 지속성 틱장애나 투렛장애라고 진단이 된다. 지속성 틱장애와 투렛장애의 감별은 간
단하다. 장애 경과 중 동시에 있지 않았더라도 음성과 운동틱이 있었으면 투렛장애의 진단이
내려지게 된다. 평생 동안 운동틱이나 음성틱 중에서 한 가지만 있었다고 하면 지속성 운동/
음성 틱장애의 진단이 각각 내려지게 된다. 틱이 일 년 미만으로 나타났을 경우에는 잠정적
틱장애라고 한다.

## 표 20-1. 투렛장애의 진단기준(2013)

**주의** : 틱은 갑작스럽고 빠르며, 반복적, 비율동적인 동작이나 음성 증상이다.

A. 여러 가지 운동성 틱과 한 가지 또는 그 이상의 음성 틱이 장애의 경과 중 일부 기간 동안 나타난다. 두 가지 틱이 반드시 동시에 나타나는 것은 아니다.

B. 틱 증상은 자주 악화와 호전을 반복하지만 처음 틱이 발생한 이후 1년 이상 지속된다.

C. 18세 이전에 발병한다.

D. 장애는 물질(예, 코카인)이나 일반적 의학적 상태(예, 헌팅턴 병 또는 바이러스성 뇌염)의 생리적인 효과로 인한 것이 아니다.

## 표 20-2. 지속적(만성) 운동 틱장애 또는 음성 틱장애의 진단기준(2013)

A. 한 가지 또는 여러 가지 운동성 틱 또는 음성 틱이 장애의 경과 중에 존재하지만, 두 장애가 모두 나타나지는 않는다.

B. 틱 증상은 자주 악화와 호전을 반복하지만 처음 틱이 발생한 이후 1년 이상 지속된다.

C. 18세 이전에 발병한다.

D. 장애는 물질(예, 코카인)이나 일반적 의학적 상태(예, 헌팅턴 병 또는 바이러스성 뇌염)의 생리적인 효과로 인한 것이 아니다.

E. 투렛 장애의 기준에 맞지 않아야 한다.

**다음에 경우 명시할 것**
- 운동틱만 있는 경우
- 음성틱만 있는 경우

## 표 20-3. 잠정적 틱 장애의 진단기준(2013)

A. 한 가지 또는 다수의 운동성 또는 음성 틱이 존재한다.

B. 틱은 발생 후 1년 이상 지속되지는 않는다.

C. 18세 이전에 발병한다.

D. 장애는 물질(예, 코카인)이나 일반적 의학적 상태(예, 헌팅턴 병 또는 바이러스성 뇌염)의 생리적인 효과에 의한 것이 아니다.

E. 투렛 장애나 지속적 운동 또는 음성 틱 장애 기준에 맞지 않아야 한다.

## 표 20-4. 달리 분류되는 틱 장애의 진단기준(2013)

이 범주는 틱 장애의 특성을 가진 증상으로 인해 임상적으로 중요한 고충이나 사회적, 직업적 또는 기능적인 면의 다른 중요한 부분에서 장애가 두드러지나 틱 장애, 혹은 다른 신경발달장애의 모든 진단 기준에는 부합되지 않는 경우에 적용된다. 달리 분류된 틱 장애의 범주는 임상가들이 임상양상이 틱 장애 또는 특정 신경 발달 장애에 부합하지 않을 때 특별히 이유를 설명하는 상황에서 사용된다. 특정 이유를 적은 후, "달리 분류된 틱 장애"로 분류한다.(예, "18세 이후에 발병")

**표 20-5. 달리 분류되지 않는 틱 장애의 진단기준(2013)**

이 범주는 틱 증상이 임상적으로 중요한 고통의 원인이 되거나 사회적, 직업적 또는 다른 중요한 분야의 기능적인 측면에서 지배적 장애를 초래할 경우에 적용된다. 하지만 틱 장애나 또는 다른 신경 발달 장애 진단 기준에는 완전히 부합하지는 않는다. 달리 분류되지 않는 틱 장애 범주는 진단 기준이 틱 장애나 특정 신경 발달 장애에 부합하지 않을 때, 더 세부 진단을 하기에는 정보가 불충분하여 그 이유를 명시하지 못하는 상황일 때 사용된다.

## 6 감별진단

틱과 감별을 해야 할 이상 운동증상들로는 무도증, 근긴장성 이상운동, 아테토이드 이상운동, 근간대성 이상운동, 편측 무도증, 편측 안면경련, 상동증, 강박행동 등이 있다. 틱 장애와 감별을 해야 할 질환으로는 다양한 원인에 의한 이상 운동질환들이 있다. 헌틴씨병, 파키슨병, 뇌졸증, 시드넘 무도병, 윌슨병, 레쉬니한 증후군 같은 신체질환에 동반되는 비정상적인 신체의 움직임이나 항정신병 약물과 같이 약물에 의해 생기는 이상운동장애도 있다(김영신 2005).

## 7 치료

### 1) 일반적인 치료원칙

치료에 가장 기본적인 것은 관찰이다. 의사, 환자, 부모, 교사는 어떤 증상들이 있으며 시간과 상황에 따라서 어떻게 변하는지, 또한 아동이 자신의 증상을 줄이기 위하여 어떤 전략을 쓰는지를 아는 것으로 많은 도움을 받는다(정선주 등 1998). 관찰은 가장 뚜렷한 틱에 대하여 언제 변하는 지 아동이 그 증상에 저항하기 위하여 어떤 노력을 하는 지 등을 간단히 기록해 놓는 일기 같은 형식을 가질 수 있다. 자기 조절(Self-monitoring)이라고 하는 더 엄격한 행동치료 접근법은 특정기간 동안 증상들을 자세히 관찰하는 것이 중요하다(Azrin과 Peterson 1988). 관찰하는 그 자체만으로 증상에 대하여 더 잘 알게 해주며 더 좋은 대처 방법들로 증상을 줄여주는 데 강력한 효과를 가질 수 있다. 그러나 상황에 따라서는 관찰로 인하여 환아들에게 자신의 증상에 대하여 기억을 회상하게 함으로서 오히려 틱을 악화시키는 역효과를 불러일으킬 수도 있다.

초기에 치료의 초점은 환자와 가족에게 정확한 정보를 제공해서 문제를 이해하도록 도와

주는 것이다. 이런 과정에는 환자와 가족들이 틱장애의 원인, 증상의 본질 등에 대하여 알고 있는 것들을 들어주고 틀린 점이 있다면 고쳐주고 향후 병의 경과에 대하여 교육하여 주는 것이 포함된다. 교육의 목표는 병의 미래에 대한 공포를 줄여주고 가족 구성원들 간에 상호 비방하는 것을 줄여서 가족 응집력을 강화시켜서 환아의 증상으로부터 야기되는 여러 문제들의 해결을 도와주는 것이다.

## 2) 행동 치료

최근에 개발된 여러 행동 치료들이 틱의 심도와 빈도를 완화시켜 준다는 연구들이 늘어나고 있다. 더욱이 약물치료가 모든 환자에게 다 효과적인 것은 아니며, 일부 환아에서는 약물 부작용으로 인하여 약물을 복용할 수 없는 경우도 발생한다.

아동을 대상으로 시행된 무작위 대조군 연구들에서 습관역전훈련(Habit reversal training)이 다른 행동치료들이나 지지정신치료 등에 비하여 더 좋은 결과를 가져올 수 있음을 시사하였다(Picentini 등 2010). 습관역전훈련은 틱에 연관되지 않는 근육들에 긴장을 가하여 어떤 행동을 하는 동안에는 틱을 할 수 없게 하는 경쟁반응이 주요 방법이며, 수분 정도 지속을 한다. 가장 전형적인 예로 동작틱에서는 틱과 길항적인 작용을 하는 근육에 등척성 긴장을 가하거나, 음성틱에 대해서는 특정한 방법으로 호흡을 하는 것 등이 있다(Azrin 과 Peterson 1988). 전조감각충동이 있는 틱들이 이런 행동치료에 좋은 후보자들이다.

이완훈련(Relaxation training)은 여러 근육들을 체계적으로 긴장시켰다가 이완을 하는 방법으로 여러 행동요법들에서 병행하여 사용되고 있으나, 단독으로 사용한 경우는 대조군에 비하여 차이가 없었다. 행동치료는 시간도 많이 걸리고, 기술도 필요하고 헌신과 노력도 많이 요구되는 치료법이다. 치료 과정은 보통 12-14회 정도가 필요하거나 수개월이 걸린다. 행동치료는 행동치료사와 강한 유대관계가 있을 때 좋은 결과를 얻을 수 있다.

## 3) 약물 치료

약물을 사용하여 틱을 치료하기로 결정한 임상가는 단순히 치료할 약을 선택하는 것보다는 더 여러 가지를 고려해야 한다. 틱은 개인뿐만 아니라 가족이나 환자의 사회생활에 전반적으로 영향을 미치기 때문에 단순히 틱의 빈도나 심도만을 평가하기보다 전반적인 고려를 해야 한다. 따라서 같은 심도의 틱을 가진 환자들이라도 전혀 다른 치료 계획을 수립할 수 있다. 틱을 치료하는 과정은 대개 장기간의 노력을 요하는 과정이기 때문에 치료의 첫 번째 목적은 개개의 환자와 강한 치료관계를 유지하는 것이다. 자신의 의사와 함께 협력하여 치료를 진행하고 있다고 느끼지 못하는 환자는 약물치료를 중단할 가능성이 많다.

치료의 목표는 틱의 제거가 아니라 증상의 완화이다. 따라서 어느 정도로 증상을 완화하는 것이 환자의 삶의 질과 약물 부작용의 위험을 고려할 때 적당한 가를 결정하는 것은 주관적인 판단이다. 또한 약물을 선택할 때 항상 환자에 맞추어서 고려해야 한다. 예를 들면 마른 환자에서는 약간의 체중 증가를 일으키는 약을 좋아할 수도 있지만 살이 찐 환자에서는 체중증가를 초래하는 약을 선택해서는 안된다. 또한 틱 장애가 호전과 악화를 반복하기 때문에 증상의 변화가 약물 때문인지 자연적인 경과인지를 판단하는 것이 어렵다. 따라서 약물을 선택할 때 그 약물의 부작용을 우선적으로 고려해야 하며, 약물 치료를 시작할 시기와 약물을 증량할 시기 등을 결정하는 것이 매우 중요하다.

치료의 중요한 요소는 주기적으로 증상을 재평가하여 약물의 용량을 조절해 주어야 하는 점이다. 만약 증상이 6개월 이상의 기간 동안 잘 조절이 되었다고 하면 약의 용량을 줄이는 것을 고려해야 한다. 이러한 과정은 증상이 자연적으로 소실되는 시기인 청소년기 환자에게 특별히 더 중요하다. 용량을 증가할 때와 마찬가지로 줄일 때도 시기와 결과를 주의 깊게 관찰하며 점진적으로 진행하여야 한다. 용량을 줄일 때 반동현상(Rebound phenomenon)이 나타날 수 있기 때문에 환자나 가족들에게 잘 설명하고, 천천히 용량을 줄여나가는 것이 중요하다.

일반적으로 초기의 경한 틱은 증상을 주기적으로 관찰하는 것이 가장 좋은 치료이며, 만성 틱으로 진행된 경한 틱은 행동 치료나 α-2 adrenergic 효현제 중에서 선택하는 것이 좋다. 틱이 중등도나 심도일 경우에는 낮은 용량의 항도파민 제제를 사용하는 것이 좋은 선택이다.

## (1) 항도파민 제제들

중등도 이상의 심도를 가진 틱에서는 항도파민 제제가 주된 치료방법이다. 이런 항도파민 제제 약물들은 틱장애에서 가장 많이 연구되었으며 효과가 강력하고, 일관적이다. 무작위 대조군 연구가 시행된 약물들은 전통적인 항정신병 약물 중에는 haloperidol과 pimozide가 있으며, 비전형적 항정신병 약물 중에는 risperidone, ziprasidone, aripiprazole 등이 있다(이명지 등 2006). 그러나 pimozide와 ziprasidone은 QTc 연장이나 심장 전도상에 변화를 일으킬 수 있는 위험성이 있어서 특별한 주의를 요한다. 또한 항도파민제제들을 사용한 임상연구에서 부작용으로 10-40%의 참가자가 치료를 중단하는 것으로 보고되었다. 2011년에 한국식품의약품안전처에서는 aripiprazole을 6세 이상 투렛장애의 치료약으로 허가하였다.

## (2) α-2 adrenergic 효현제

Clonidine은 전접합부의 α-2 adrenergic 수용체의 강화제로서 낮은 용량으로 사용할 때 노르에피네프린을 하향조정(Down-regulate)하며, 정중솔기(Median raphe)에서의 세포토닌의 생산을 감소시켜서 결과적으로 흑질(Substantia nigra)에서 도파민의 방출을 감소시키는 역할을 한다. 이러한 지식을 바탕으로 clonidine을 사용한 2개의 무작위 대조군 연구에서 Risperidone과 유사한 틱 증상의 감소를 보고하였으나(Gaffney 등 2002), 다른 두 개의 연구에서는 증상의 호전을 증명하지 못하였다. 그러나 상대적으로 약한 부작용 때문에 몇 명의 권위자들로부터 경도나 중등도의 틱에서 선택적인 치료제로 고려하게 권고되었다(Swain 등 2007). 진정 작용, 인지저하, 하루에 여러 번 복용을 해야 하는 문제, 효과가 강력하지 않은 단점이 있으나 추체외로 증후군, 체중 증가, 지연성 운동장애 등의 부작용이 없다는 장점이 있다.

또 다른 α-2 adrenergic 효현제인 guanfacine을 사용한 2개의 연구에서 상반된 결과가 나왔다. 현재까지 틱에 대한 guanfacine의 효과는 미약하다. Scahill 등(2001)이 시행한 주의력결핍과잉행동장애와 동반된 틱환자를 대상으로 한 연구에서 31% 정도 틱의 심도가 감소하였다는 결과를 보고하였다.

## 4) 동반된 증상들에 대한 치료

틱장애가 동반된 강박장애 환자에서는 동반되지 않은 환자에 비하여 행동치료나 약물치료가 덜 효과적이라는 결과들이 많다. 일차적인 치료는 인지행동치료나 세로토닌 재흡수 억제제들이다. 또한 SRI들에게 반응이 없는 환자에서는 저용량의 항도파민제제로 보강하여 효과를 볼 수 있다(Bloch 등 2006).

투렛장애나 틱장애에서 동반된 주의력결핍과잉행동장애 증상의 치료에 대해서는 지난 수년간 많은 변화가 있었다. 중추신경자극제가 기존의 틱 증상을 악화시킨다는 증례 보고들의 영향으로 미국 식품의약국(Food and Drug Administration)에서는 틱이나 투렛장애가 있는 아동에게서 중추신경자극제의 사용을 금기했다. 그러나 종단 연구들에서 틱이 중추신경자극제에 의하여 유발되거나 악화되지 않으며, 악화되는 것도 임상적으로 문제가 되지 않을 정도이며 오히려 감소하는 경우도 있는 것으로 보고가 되었다(Tourette's Syndrome Study Group 2002). 따라서 현재의 치료 지침은 명확하지 않으며, 투렛장애가 동반된 주의력결핍과잉행동장애의 일차적인 치료제는 α-2 adrenergic 효현제가 효과적일 수도 있으나 진정 등의 부작용 때문에 중추신경자극제가 주의력결핍과잉행동장애 증상의 조절에 더 효과적이다. 중추신경자극제나 α-2 adrenergic 효현제나 위약을 복용을 하였을 때 약에 상관없이 약 25%에서 틱 증상이 악화가 되며, 중추신경자극제 투약 이후에 발생한 틱 증상은 3개월 이내에 좋아진다 (Tourette's Syndrome Study Group 2002). 또한 틱이 있는 주의력결핍과잉행동장애 환자에서는 atomoxetine이 도움이 된다는 연구가 있다(Gilbert 2006).

## 8 경과와 예후

틱장애의 전형적인 발병연령은 소아와 초기 청소년기이다. 가장 흔히 발병하는 연령은 4–7세이며, 증상은 주로 아동기 후반이나 초기 청소년기에 제일 심하다(Coffey 등 2004). 청소년기 후반이나 성인이 되면서 85%에서 틱 증상이 완화된다(Coffey 등 2004). 성인기가 되면 틱은 일반적으로 경한 증상만 남아있게 된다.

### 참고문헌

이명지, 선우영경, 강민희, 김철웅, 배재남, 이정섭. 투렛 장애 소아를 대상으로 한 Aripiprazole의 치료효과에 대한 8주간의 전향적 개방연구. 대한정신약물학회지 2006;17:384-9.

이정섭, 박태원. 운동장애. 소아정신의학. 홍강의 편집인. 서울. 학지사. 2014. p.211-22.

정선주, 이정섭, 유태익, 구영진, 전성일, 김봉석, 홍강의. 한국어판 예일 틱 증상 평가척도: 신뢰도 및 타당도 연구. 신경정신의학 1998;37:942-61.

홍강의, 이정섭, 김백성. 틱장애 아동의 동반정신병리와 부모 양육태도에 관한 연구. 소아청소년정신의학 1996;5: 150-61.

American Psychiatric Association. Diagnostic and statistical manual of mental disorders (DSM-5 (R)). 5th ed. Arlington, TX: American Psychiatric Association Publishing; 2013.

Azrin NH, Peterson AL. Habit reversal for the treatment of Tourette syndrome. Behav Res Ther 1988;26(4):347-51.

Bloch MH, Landeros-Weisenberger A, Kelmendi B, Coric V, Bracken MB, Leckman JF. A systematic review: antipsychotic augmentation with treatment refractory obsessive–

compulsive disorder. Mol Psychiatry 2006;11(7):622-32.

Coffey BJ, Biederman J, Geller D, Frazier J, Spencer T, Doyle R, et al. Reexamining tic persistence and tic-associated impairment in tourette's disorder: Findings from a naturalistic follow-up study. J Nerv Ment Dis 2004;192(11):776-80.

Costello EJ. The great smoky mountains study of youth: Functional impairment and serious emotional disturbance. Arch Gen Psychiatry 1996;53(12):1137.

Gaffney GR, Perry PJ, Lund BC, Bever-Stille KA, Arndt S, Kuperman S. Risperidone versus clonidine in the treatment of children and adolescents with Tourette's syndrome. J Am Acad Child Adolesc Psychiatry 2002;41(3):330-6.

Gilbert D. Treatment of children and adolescents with tics and Tourette syndrome. J Child Neurol 2006;21(8):690-700.

Gilles de la Tourette G. Étude sur une affection nerveuse caractérisée par l'incoordination motrice, accompagnée d'écholalie et de coprolalia, in Gilles de la Tourette Syndrome. Edited by Friedhoff AJ, Chase TN. New York, Raven, 1982. p. 1-16.

Jin R, Zheng R-Y, Huang W-W, Xu H-Q, Shao B, Chen H, et al. Epidemiological survey of Tourette syndrome in children and adolescents in Wenzhou of P.R. China. Eur J Epidemiol 2005;20(11):925-7.

Leckman JF, Walker DE, Cohen DJ. Premonitory urges in Tourette's syndrome. Am J Psychiatry 1993;150(1):98-102.

Leckman JF, Grice DE, Barr LC, de Vries AL, Martin C, Cohen DJ, et al. Tic-related vs. non-tic-related obsessive compulsive disorder. Anxiety 1994;1(5):208-15.

Leckman JF, Pauls DL, Zhang H, Rosario-Campos MC, Katsovich L, Kidd KK, et al. Obsessive-compulsive symptom dimensions in affected sibling pairs diagnosed with Gilles de la Tourette syndrome. Am J Med Genet B Neuropsychiatr Genet 2003;116B(1):60-8.

Leckman JF, Vaccarino FM, Kalanithi PSA, Rothenberger A. Annotation: Tourette syndrome: a relentless drumbeat--driven by misguided brain oscillations: Tourette syndrome: a relentless drumbeat. J Child Psychol Psychiatry 2006;47(6):537-50.

Plessen KJ. Tic disorders and Tourette's syndrome. Eur Child Adolesc Psychiatry 2013;22 Suppl 1(S1):S55-60.

Price RA, Kidd KK, Cohen DJ, Pauls DL, Leckman JF. A twin study of Tourette syndrome. Arch Gen Psychiatry 1985;42(8):815-20.

Scahill L, Chappell PB, Kim YS, Schultz RT, Katsovich L, Shepherd E, et al. A placebo-controlled study of guanfacine in the treatment of children with tic disorders and attention deficit hyperactivity disorder. Am J Psychiatry 2001;158(7):1067-74.

Swain JE, Scahill L, Lombroso PJ, King RA, Leckman JF. Tourette syndrome and tic disorders:

a decade of progress. J Am Acad Child Adolesc Psychiatry 2007;46(8):947-68.

Towbin KE. Tic Disorders. In: Dulcan MK, editor. Dulcan's Textbook of Child and Adolescent Psychiatry. Arlington, TX: American Psychiatric Publishing; 2010. 417-33.

Tourette Syndrome Association International Consortium for Genetics. Genome scan for Tourette disorder in affected-sibling-pair and multigenerational families. Am J Hum Genet 2007;80(2):265-72.

Tourette's Syndrome Study Group. Treatment of ADHD in children with tics: a randomized controlled trial. Neurology 2002;58(4):527-36.

# 조현병
## Schizophrenia

황준원

조현병은 15–25세 사이에 호발되고 조기에 발병할수록 예후가 불량하므로 이 시기에 정확한 평가 및 치료 전략이 필수적이다. 그러나 초기 증상이 비특이적이고 정신병적 현상을 보고하는 데 있어 발달학적 차이가 있으므로 진단 과정에 주의를 요한다. 임상가가 청소년에게 조현병 진단을 내려야 될 상황에서 낙인에 대한 우려 및 환자와 보호자를 낙담시키는 것 같아 진단을 내리기를 주저하는 경우가 흔한데, 이로 인해 효과적 치료가 지연될수록 장기 치료의 순응도 감소, 치료 저항성 증가, 부정적 예후 등으로 연결되므로 보다 빠른 임상적 판단과 중재 전략이 필요하다.

## 1 정의

'사춘기전', '청소년기' 등의 명명도 문헌상에 다수 존재하지만, 통상적으로는 성인기 이전에 발병한 경우 발병 연령에 따라 18세 이전에 발병한 경우는 조기발병 조현병, 13세 이전에 발병한 경우는 초조기발병 조현병 등으로 지칭한다(American Academy of Child and Adolescent Psychiatry 2001).

역사적으로 아동에서 조현병 증례는 Kraepelin의 관찰까지 거슬러 올라갈 수 있다. 초기에는 자폐증과 더불어 언어, 지각, 운동의 성숙 상 발달학적 지연으로 정의되는 아동기 정신증 범주에 들어있었고, 정신증적 언어 및 사고가 고유의 특성으로 포함된 반면, 환청과 망상은 필수적인 진단기준은 아니었다. DSM-II까지 아동기의 자폐증, 조현병, 기타 정신병적 장애는 하나의 진단군으로 간주되었다. 이후 Kolvin과 Rutter가 다양한 아동기 정신증의 차이 및 성인기 조현병과의 유사성을 제시하여 DSM-III부터 이후 DSM-IV와 ICD-10 및 DSM-5 등은 모두 발병연령과 상관없이 성인기와 동일한 진단기준을 적용한다.

DSM-5에서는 1) 망상, 2) 환각, 3) 와해된 말 중 하나 이상이 있으면서 4) 대체로 와해된 행동 또는 긴장증, 5) 음성증상 등 5가지 증상 중 2개 이상이 1개월 동안(성공적으로 치료된 경우 1개월 이내) 존재해야 한다. 과거 DSM-IV에서 기괴한 망상 및 개인의 행동 또는 사고에 대해 지속적으로 참견하거나 둘 이상의 목소리가 서로 대화하는 환청 등 Schneider 1급 증상이 있을 경우 한 가지 증상만 있어도 진단할 수 있었던 조항은 DSM-5에서는 삭제되었다. 소아청소년기에 발병할 때에는 기대되는 대인관계·학업·직업적 기능을 성취하지 못하고, 전구기·활성기·잠재기 등 전체 장해기간이 6개월 이상 존재하며, 분열정동장애 또는 정신병적 특징을 동반한 기분장애와 물질 남용 또는 다른 의학적 상태에서 기인하는 경우가 배제되어야 한다. 아동기 발병의 자폐스펙트럼장애 또는 의사소통장애의 병력이 있는 경우 다른 조현병의 증상과 더불어 분명한 망상 또는 환청이 적어도 1개월 동안 있을 때에만 진단한다. DSM-5에서는 또한 아형이 사라졌으며, 경과 명시자가 보다 세분화 되었다(American Psychiatric Association 2013). ICD-11의 경우 DSM-5와 유사하지만 기능 상의 장해를 진단기준에 포함시키지 않고 있다(World Health Organization 2018) (표 21-1).

**표 21-1. DSM-5 Criteria of schizophrenia**

- Two or more of these symptoms must be present for at least one month (can be less if being successfully treated)

  And at least one symptom must be either (1), (2), or (3)

  (1) Hallucinations

  (2) Delusions (can be either bizarre or nonbizarre)

  (3) Disorganized speech (e.g., frequent derailment or incoherence)

  (4) Grossly disorganized or catatonic behavior

  (5) Negative symptoms (e.g., affective flattening, alogia or avolition).

- Continous distubance for 6 months (attenuated symptoms, residual symptoms)

- Social or occupational dysfunction (or both) for significant portion of the time

- Notes: Cataonia can also be used as a specifier for any other diagnosis

## 2 역학

대규모 역학 연구가 적절히 시행된 적이 없지만 13세 이전 발병 즉, 초조기발병 조현병은 매우 드물고 12–14세 시기에 발병이 급증하여 15세에서 30세 사이에 최고조에 달하며 전체 조현병 환자 중 약 12–33%가 18세 이전에 발병하는 것으로 알려져 왔다(American Psychiatric Association 1997). 청소년기에는 사춘기 동안에 겪는 신경생물학적 변화가 발병에 일부 작용할 것으로 이론상 추정되지만, 사춘기 상태 자체로는 정신증의 발병과 별 관련성이 없다. 조기발병 조현병은 연령이 어릴수록 남아에 호발하여 초조기발병 조현병의 경우 남녀 비가 약 2:1이다(McClellan과 McCurry 1999). 성인기의 역학 연구에서 남성의 발병이 여성보다 5년 이상 빠르므로, 이러한 결과는 단면적인 현상 기술에서 기인한 것으로 이해해야 한다.

## 3 임상양상

성인기와 마찬가지로 광범위한 관련 증상 및 동반 증상이 관찰된다. 초조기발병 조현병은 대개 잠행성으로 진행되는 반면, 청소년기에는 1년 미만의 급성 발병과 잠행성 발병 모두 보고되고 있다(McClellan과 McCurry 1999). 전구기 이전 산과적 합병증의 과거력과 더불어 아동기 심리적 외상·정서학대·신체적 방임, 높은 스트레스 등이 흔히 보고된다.

증상학적으로 환청, 사고장애, 정동둔마가 모두 일관되게 보고되지만, 체계화된 망상이나 긴장증적 증상은 드물다(Green 등 1992). 한 연구에서는 양성증상은 연령에 비례해 증가하고 지능지수 85 이상과 관련된 반면, 음성증상은 뇌 손상과 관련이 있음을 보고하였다(Bettes와 Walker 1987). 사고 장애는 비논리적 생각, 대화 기술상의 장해, 연관성 상실 등 특징적인 의사소통 결손으로 나타나기 쉬운 반면, 지리멸렬이나 언어빈곤은 드물며 의사소통장애 또는 발달학적 지연과 감별이 필요하다(Caplan 1994).

각종 연구에서 정신지체가 동반되는 것을 감안하면 적어도 10–20% 이상에서 경계선 및 지체 범위의 지능이 관찰되는데, 대개 병전 지능검사 결과가 없으므로 어디까지가 발병과 관련된 것인지 알기 어렵다. 언어와 의사소통 상의 결손이 흔하며 신경심리연구에서는 대뇌 특정 영역에 국한되기보다는 정보처리와 관련된 광범위한 능력의 결손이 제반 검사에 걸쳐 관찰된다. 최근 평균 16세의 조기발병 조현병 환자를 대상으로 4년간 추적 조사 결과에서는 환자군과 대조군 간에 모두 전반적 지능과 계획능력 상 유의한 차이가 관찰되지 않았고, 환자군에서 정보처리 속도는 호전을 보이는 반면 즉각적 언어 기억 및 주의력은 별 다른 호전을 보이지 않았다(Frangou 등 2008).

조기발병 조현병의 일반적 경과는 다음과 같다(권준수와 이영문 2006; American Academy of Child and Adolescent Psychiatry 2001).

▶ 전구기: 정신병적 증상의 발병 이전에 약 80-90%의 환자가 약 4-5년 정도 지각, 신념, 인지, 기분, 정동, 행동 상의 변화 및 기능적 황폐화를 경험한다. 주로 경험하는 것으로는 사회적 위축 및 고립, 특이하거나 기괴한 몰입사고, 특이한 행동, 학업 부진, 자기 관리 기술의 황폐화, 음울함, 수면 또는 식욕의 변화 등 불안 증상 또는 신체적 호소 등이 있으며 공격적인 행동이나 물질남용 등의 품행 문제와 관련되어 진단적 혼란을 초래할 수 있다. 대개 비특이적이고 음성증상이 우선적으로 나타난 후 경도의 양성증상이 출현하는 순서를 밟으며, 잠행성 발병의 경우 병전과 발병 후의 차이를 구분하기 매우 어렵다.

▶ 급성기: 양성증상 및 유의한 기능적 황폐화가 현저하며 일반적으로 1-6개월 이상 지속된다.

▶ 회복기: 급성기 이후 수개월긴 양성증상이 부분적으로 지속되는 것 외에도 주로 음성증상이 나타나며 일부는 우울증으로 발전한다.

▶ 잔류기: 급성기 후 10여년 정도 경과하면서 유의한 양성증상은 경험하지 않으나 음성증상으로 일부 장해를 받는다.

▶ 만성화: 적절한 치료에도 불구하고 일부는 약물 반응에 따라 만성적으로 증상에 시달린다. 약 80%에서 회복은 불완전하다.

청소년기 조현병의 경과와 관련된 연구결과들은 다음과 같다. 병전 특성, 치료 반응, 치료 자원의 적절성은 단기적 성과에 영향을 미친다. 5년간 추적 조사가 이루어진 1990년대 연구에서는 일부는 대다수가 중등도에서 중증의 장해를 나타내고 80-90%는 추적조사 기간 중 2회 이상의 삽화를 보이며 완전 회복은 몇 명에 불과한 매우 부정적인 결과를 내놓았다. 이 경우 병전기능과 지적기능으로 성과를 잘 예측할 수 있었다(Werry와 McClellan 1992). 한편, 광범위한 치료를 받은 집단의 추적 조사에서는 반 이상이 상당 수준의 호전을 보이고 20% 이상은 완전 증상 관해를 나타내었다는 결과를 내놓는 등(Asarnow 등 1994), 일관성이 부족한 소견이 관찰된다. 1990년대의 장기 성과 추적조사 연구에서는 평균 14세에 발병한 조현병 환자군 40명을 15년간 추적 조사한 결과 2명에서만 완전 회복이 나타난 반면 78%에 달하는 대부분은 중등도에서 중증의 장해 상태를 보였다.

성인기 발병에 비해 청소년기 발병은 이후의 음성증상 및 더 큰 사회적 장해를 초래하며, 보다 만성적이고 잠행성 경과로 인해 더 부정적인 성과와 관련된다. 체계적 문헌 고찰 연구에 따르면 조기발병 조현병은 성인기발병 조현병에 비해 치료받지 않은 기간(duration of untreated period, DUP)이 길고, 약 1/3에서 외상후스트레스장애, 주의력결핍과잉행동장애, 파탄적 행동, 품행장애가 나타나며, 1/8에서 자폐스펙트럼장애가 나타난다(Stentebjerg—Olesen 등 2016). 청소년 조현병 환자군의 경우 1/5 이하만 동일연령의 일반인구와 유사한 학업 및 직업 환경에서의 기능수준을 나타내며, 중학교 과정 이상의 졸업률은 1/3에 불과하다. 또한, 성인기에 7% 정도만 안정적 대인관계를 유지하고, 59%가 결혼하지 않고 혼자 거주하며, 27%는 비고용 상태로 지내는 것으로 조사되는 등 전반적으로 기능수준이 저하되는 것도 유의해야 한다. 정신병적 사고로 인한 행동으로 자살 또는 사고사를 경험할 위험도는 약 5% 정도로 추산된다.

## 4 병태생리

### 1) 뇌영상학

National Institute of Mental Health (NIMH)의 childhood onset schizophrenia (COS) 연구는 1991년부터 수행되어 117명의 아동기 발병 조현병 환자 및 114명의 형제를 대상으로 코호트를 구축하여 2년마다 구조적 뇌영상을 촬영해 온 연구로, 평균 발병연령은 10±2세이며 다수는 클로자핀을 복용하고 있다. 청소년기 동안 아동기 발병 조현병 환자는 진행성 뇌실 확장 및 두정—전두 방향의 진행성 피질 회백질의 감소를 나타낸다. 특히 회백질의 감소는 정상 청소년기 뇌 발달이 과장된 형태로 나타나는 것처럼 보이며, 성인기 발병 조현병에서 나타나는 것보다 더 심하고 광범위하게 나타난다. 급격한 회백질 감소 시기 이후에는 회백질 감소 속도가 완만해지며 성인기 조현병에서처럼 전전두 및 측두엽에 더 국한되어 나타난다(Gotay 등 2011). 일련의 고위험군 코호트에 대한 뇌영상 연구 결과는 아동기 발병 조현병 환자에서의 연구결과와 일부 유사한 결과가 보고되지만 일관되지 않다.

조기발병 조현병에 대한 구조적 뇌영상 연구에서는 성인기발병 조현병 또는 유전적·임상적 고위험군에 특징적으로 나타나는 해마 등 측두엽의 구조 변화가 뚜렷하게 관찰되지 않는 반면(Matsumoto 등 2001), 회색질의 용적 감소, 뇌실 확장 및 전체 대뇌 용적 감소, 시상 및 소뇌의 용적 감소(Dasari 등 1999; Keller 등 2003), 대상피질 용적 감소 등이 보고되고 있다(Marquardt 등 2005).

일련의 추적관찰 연구에서는 발병 초기부터 두정엽의 결손이 관찰되며 시간이 지남에 따라 감각운동피질, 배외측 전전두엽 피질으로 결손이 진행되는 소견이 특징적인데(Thompson 등 2001), 배외측 전전두엽 피질의 결손은 작업기억의 저하와 관련된다. 또한, 내측 전전두피질의 용적 감소가 배측에서 복측으로 진행되는 것도 보고되는데(Vidal 등 2006), 내측 전전두피질은 사회적 인지의 결손과 관련된다.

기능적 뇌영상 연구 결과 Xenon-133 SPECT상 전두엽 기능저하 및 PET상 청각적 지속수행검사 수행 시 모서리이랑, 하전두이랑, 절연체(insular)의 대사율 증가와 상전두이랑, 중전두이랑에서의 대사율 감소가 보고되었다(Chabrol 등 1986; Jacobsen 등 1997).

국내에서 시행된 휴지기 Tc-99m-HMPAO SPECT상에서는 내전두이랑에서 하전두이랑 영역, 우측 상전두이랑과 중전두이랑, 양측 하측두이랑, 우측 하측두이랑, 우측 소뇌편도의 뇌혈류 증가 및 좌측 내전두이랑에서 좌측 상두정엽(과 우측 중심앞이랑에 이르는 영역, 우측 시상, 좌측 후측 띠이랑, 우측 전측 띠이랑 등에서의 뇌혈류 감소가 관찰된 바 있다(조수철 등 2007). 이 연구에서 배외측 전전두피질의 관류증가 소견을 보이는 것은 발병 초기 아동을 대상으로 한 것과 연관될 가능성이 높으며, 성인 연구에서 흔히 관찰되는 'hypofrontality'는 조현병이 진행됨에 따라 나타나는 결손일 가능성을 시사하였다.

또한, PET를 이용한 연구에서 측두엽의 활성이상을 보고하였는데(Jacobsen 등 1997), 이는 장기간의 추적관찰연구에서 전두엽과 두정엽의 용적감소가 사춘기에 나타나는데 비해, 측두엽의 용적 감소는 천천히 나타나는 결과와 차이를 나타내므로 조기발병 조현병에서 측두엽의 구조적 이상이 관찰되기 이전에 기능적 이상이 존재할 가능성을 시사하는 것이다.

확산텐서영상 결과는 일관되지는 않지만 전두-측두, 전두-두정, 측두-후두 연결뿐만 아니라 투사섬유와 소뇌 등 광범위한 영역에서 백질 통합성의 결손이 질병 초기부터 나타나는 것으로 보고되었다(Kumra 등 2005; White 등 2007).

## 2) 신경발달학적 요인

조현병은 저산소증·모성 감염·임신기 스트레스 등의 주산기 산과적 합병증, 뇌구조와 크기 상의 변화, 경도의 신체 기형, 특히 임신 제2기의 태아 신경발달 상 단절 등 생후 초기의 중추 신경계 병변이 정상적인 성숙 과정에 영향을 주어 발생하는 것으로 설명되곤 한다.

조기발병 조현병 환자의 심지어 90%에서 사회적 위축 및 고립, 파탄적 행동 문제, 언어, 운동, 학습 발달상의 경도 지연, 자폐증 등 병전 발달학적 이상이 발견된다. 특히 사회적 위축과 일탈된 또래 관계는 음성증상과 상응하며 조기발병 양극성 장애와 구분되는 특징으로 알려져 있다. 또, 안구추적운동(smooth pursuit eye movements), 자율신경계 반응성 등의 이상이 성인기 발병 조현병과 유사하게 이 보고되어 왔다. 운동계 이상은 전반적 성숙부진(pandys-maturation), 협응의 문제, 대근육 및 소근육 기술, 운동계 발달 지표의 성취 부진, 신경학적 연성(soft) 및 경성(hard) 징후 등이 있다(Filatova 등 2017).

청소년기에는 아동기에 형성된 배측부 전전두 피질 연접 중 30%가 정상적으로 소실되는데 비해 환자군에서는 60%가 소실되는데, 최근 이 대뇌영역에서 muscle-specific kinase (MuSK), agrin, neuregulin (NRG), ErbB4의 발현 및 역할에 대해 관심이 집중되고 있다(Maxwell 2009).

## 3) 심리사회적 요인

가족 환경에서 과도하게 표현된 감정(expressed emotion)은 발병과 급성 삽화의 악화 및 재발률에 영향을 미치며 의사소통 결손도 가족에서 흔히 관찰된다. 이러한 심리사회적 요인이 조현병을 유발한다는 증거는 없으며, 환경적인 요인이 생물학적 위험 요인과 상호작용하여 질병의 발병, 경과, 심각도를 매개할 가능성이 시사된다. 심리사회적 요인은 원인이라기보다는 가족 내에서 공통적인 유전적 소인이거나 질병으로 인한 가족의 2차적 변화로 이해해야 한다. 조기발병 조현병에서 사회경제적 상태와의 관련성에 대해서는 일정한 결과가 시사되지 않았다.

## 4) 가족성 양상

조기발병 조현병 환아에서 조현병 및 관련 범주 장애의 가족력이 많이 발견된다. 정동 장애, 특히 우울증의 가족력도 흔히 나타나는데, 이는 진정한 가족성 현상일 수도 있지만 양극성 장애와의 잠재적인 진단적 혼란에서 기인할 수도 있다.

## 5 평가

성인기와 동일하게 DSM-5 또는 ICD-11 진단기준을 만족하고 다른 진단이 배제될 때 조현병 진단을 내릴 수 있다. 구조화된 면담, 증상 척도 등은 진단의 신뢰도와 정확도를 보장하기 위해 사용된다. 각종 검사 및 신경영상학적 기법은 주로 기질성 정신증 등 다른 장애를 배제하기 위해 사용된다. 신경심리학적 검사는 일차적으로 기능 수준을 평가하고 관련된 인지적 결손을 찾아 개별화된 재활치료 계획을 수립할 때 유용하다.

발병 초기에는 부정적인 인식과 사회적 낙인으로 인해 조현병 진단을 임상가가 꺼리거나 성인기와 다른 특성으로 인한 오진이 흔하므로, 정기적으로 진단적 재평가가 시행되어야 하며 환자와 가족이 이 사항에 대해 잘 알고 있어야 한다. 진단에 있어 문화적, 발달학적, 지적 요인을 충분히 고려해야 하는데, 임상가는 청소년기에는 특히 발병 초기에 정신병적 증상을 동반한 기분장애와 증상이 중첩되고, 환각을 보고하는 아동 중 다수가 조현병이나 다른 정신병적 장애보다는 발달지연으로 인한 독특한 생각과 지각, 외상적 사건 노출, 과활성화된 상상 등이 주요 원인이며, 언어장애 등 발달장애기 동반되는 경우 사고장애와 감별이 매우 어려움을 숙지해야 한다.

공존질환으로 주의력결핍과잉행동장애, 적대적 반항장애, 주요 우울증 등이 흔하며, 감별진단으로 기분장애, 전신적 의학적 상태, 강박장애, 분열정동장애나 분열성 및 분열형 성격장애, 망상장애 및 정신분열형 장애 등의 정신병적 장애, 자폐스펙트럼장애, 발달성 언어장애, 복합성 발달학적 문제, 비정신증적 행동 또는 감정의 문제 등에 유의해야 한다. 환각의 경우 소아청소년에서 약 8%의 유병률로 나타나는데(McGee 등 2000) 상상속 친구, 수면 관련 환각 및 기면병, 광범위한 정신 질환과 관련된 환각 등을 감별해야 하며, 관련된 사회문화 및 종교적 요인, 심리적 외상, 유전적 요인에 대한 자세한 조사가 필요하다.

기분장애는 청소년기에 증상의 중첩이 흔함에 특히 유의해야 하며, 종단적인 재평가가 진단의 정확도를 위해 필수적이다.

조현병과 감별해야 할 청소년기 전신적 의학적 상태로는 1) 섬망, 2) 간질 장애, 3) 뇌종양·선천성 기형·외상 등 중추신경계 병변, 4) 헌팅턴 병 등 신경퇴행성 장애, 5) 월슨 병 등 대사성 장애, 6) 22q11.2 결실(deletion) 증후군 등 발달학적 장애, 7) 다수의 불법적 물질남용·중추신경자극제나 스테로이드 등 약제·중금속 등으로 인한 중독성 뇌병변, 8) 감염성 질환 등을 고려해야 한다. 22q11.2 결실 증후군은 CATCH 22, velocardiofacial syndrome, Di George syndrome으로도 불리우는데, 경계선 지능 이하의 지능과 더불어 정신병적 장애가 흔하며 이외에도 불안장애, 우울장애, 주의력결핍과잉행동장애, 적대적 반항장애, 자폐스펙트럼장애 등의 공존유병이 흔히 보고된다(Schneider 등 2014). Copy number variants (CNVs)는 큰 DNA 분절이 결실되거나 중복되는 구조적 변이로 성인기발병 조현병과 마찬가지로 아동기발병 조현병에서도 비율이 상승함이 보고된 바 있다(Forsyth와 Asarnow 2019).

일부 강박장애 증상은 망상과의 구분이 어려우며, 특히 병식이 부족한 군의 경우 증상이 비이성적이고 원치 않는 스스로의 생각이 과도하게 나타난 바임을 알지 못하므로 진단적 혼란이 초래될 수 있다.

정신병적 증상을 부분적으로 공유하는 분열정동장애 및 분열성 및 분열형 성격장애, 망상장애 및 정신분열형 장애 등 다른 정신병적 장애 등과의 감별이 필요하다. 분열정동장애는 'psychotic youth' 등으로 통칭되어 조사가 시행되는 등 현재까지 청소년기에 다른 장애와 독자적으로 잘 정의되어 특성을 조사한 연구가 거의 없었다.

자폐스펙트럼장애는 정신병적 증상이 없거나 일시적으로 나타나는 양상 및 일탈된 언어 및 사회적 관계와 다른 특이적 증상으로 구분할 수 있다. 조기발병 조현병 환아의 과거력 상에서도 다양한 발달학적 문제가 있을 수 있지만, 자폐증 및 자폐 범주 장애에 비해 정도는 비교적 경미한 편이다.

발달성 언어장애는 면담 시 사고장애로 오인될 가능성이 있으므로 주의가 요망되며, 그 자체로는 조기발병 조현병에 특징적인 환각, 망상, 사회적 관계의 부진이 없는 것이 감별점이다.

조현병의 진단기준에 맞지 않는 등 현재의 진단적 구분에 맞지는 않지만 정동 조절, 사회적 관계, 사고의 장해를 특징으로 하는 복합성 발달학적 문제를 갖고 있는 군도 유의해야 한다. Kumra 등(1998)은 주의력 결핍, 충동 조절, 정동 조절, 일시적이고 임상역치하의 정신병적 증상을 갖는 군을 'multidimensionally impaired'로 명명한 바 있는데, 이러한 군이 조현병 및 기타 장애의 위험군인지 진단적으로 독자적인 영역으로 존재할지는 추후 연구가 필요하다.

이 외에도 품행장애 및 다른 정서상의 문제가 있는 군, 혼란스러운 관계와 행동 및 정서상의 조절곤란 등을 갖는 '경계선' 아동, 외상후 스트레스장애로 발전하는 학대받은 아동에서도 일시적으로 정신증과 유사한 증상을 보고하지만, 추후 증상이 발전하거나 사고장애 및 음성

표 21-2. Melbourne Criteria: Criteria for ultra-high risk syndromes of schizophrenic psychoses

**Attenuated positive symptom syndrome**

Within the past year, attenuated (subclinical positive) but not frankly psychotic symptoms have occurred.

Symptoms have occurred at least once a week in the past month.

**Brief intermittent psychotic syndrome**

Brief, time-limited, frankly psychotic experiences have occurred within the past 3 months.
The experiences do not meet DSM-IV19 criteria for psychotic disorders.

Symptoms occur for at least several (but not more than 60) minutes per day, up to 4 days per week.

Symptoms are not seriously disorganizing or dangerous.

**Genetic risk and recent deterioration syndrome**

ndividual has either a schizotypal personality disorder or a first-degree relative with psychosis.

In the past year, function has been reduced by 30 points or more on the GAF scale for at least a month.

DSM-IV = Diagnostic and Statistical Manual of Mental Disorders, Fourth Edition, GAF = Global Assessment of Functioning.

증상을 동반하지 않는 점이 차이점이다.

최근 정신증이 충분히 발현되기 전인 전구기에 위험도가 높은 군을 식별하여 예방적 조치와 추적조사를 하기 위해 멜버른 진단기준(Melbourne Criteria) (표 21-2) 및 Comprehensive Assessment of At Risk Mental State (CAARMS), Structured Interview of Prodromal Symptoms (SIPS), Scale of Prodromal Symptoms (SOPS), Schizophrenia Prediction Instrument for Adults (SPI-A) 등의 척도가 개발되어 있고(Addington 2003), 국내에는 독일에서 개발된 Eppendorf Schizophrenia Inventory (ESI) (표 21-3)가 표준화되어 활용이 가능하다(권준수와 이영문, 2006).

## 6 치료

조기발병 조현병 환자군의 대부분은 조현병 그 자체뿐만 아니라 공존 장애, 과거 또는 현재의 스트레스원, 조현병으로 초래되는 발달학적 후유증에 대해 복수의 중재를 필요로 한다. 이러한 중재는 환자의 개별 특성, 질병 시기에 따라 서로 다르게 구성되어야 하며, 외래-입원–지역사회 프로그램 등에서 정신약물학적 치료 및 정신치료와 더불어 사례관리·가족 지원·직업 및 재활·특수교육 등을 통해 구현될 수 있다. 성인 연구에 비해 청소년기 조현병에서 치료와 관련된 문헌은 매우 제한적이지만, 성인기 조현병과 조기발병 조현병은 발달학적, 정량적 면에서만 다른 동일군으로 현재까지 간주되므로 성인기의 주요 치료기법의 근거가 청소년군에서도 적용될 수 있겠다.

## 1) 약물치료

청소년을 대상으로 효능 또는 안전성을 조사한 소수의 단기 무작위 대조군 연구에서 반응양상은 대체로 성인과 유사하게 나타났지만, 대체로 반응률이 성인에 비해 낮은 것이 특징적이다. 한 메타분석 연구에서 전형적 항정신병약제의 반응률은 평균 72.3%, 비전형 항정신병약제의 평균 반응률은 55.7%로 오히려 전형적 항정신병 약제가 반응률이 우수하고 전체의 효과크기는 0.36으로 유의하나 작은 정도로 측정된 바 있다. 청소년을 대상으로 항정신병 약물의 장기 효능에 대해 조사한 자료는 매우 드문데, 최근 실시된 Treatment of Early Onset Schizophrenia Spectrum Disorders (TEOSS) 연구에서 올란자핀, 리스페리돈, 몰린돈의 1년간 원처방 유지율은 12%에 불과하며 부작용, 효능 부족, 비순응 등이 주된 탈락 사유로 지목된 바 있다(Findling 등 2010).

청소년에게 약물치료를 시작하기 전 사전평가로 철저하게 정신과적, 의학적 평가를 거치는 것이 필수적이다. 추후 약물의 부작용으로 발생하는 운동이상과 혼란을 피하기 위해 신체검진 상 치료 전 존재하는 비정상적 운동을 모두 기록하는 것이 중요하다.

통상적으로 클로자핀을 제외한 다른 항정신병약제는 항정신병 효능이 동등한 것으로 간주되므로, 상대적 역가, 잠재적 부작용 및 과거 약물반응력 등에 기반하여 약제를 선택해야 한다. TEOSS 연구에서 119명에게 올란자핀(하루 2.5–20 mg), 리스페리돈(하루 0.5–6 mg), 몰린돈(10–140 mg)을 8주간 투여한 결과 유의한 반응률의 차이는 관찰되지 않았다(Sikich 등 2008). 또한 50명에게 리스페리돈, 올란자핀, 할로페리돌을 8주간 투여한 청소년 대상 연구에서도 일부 비전형 항정신병약제가 우수한 경향성을 나타내긴 했지만 재발률이나 증상 감소에서 약제간 차이는 유의하지 않았다(Sikich 등 2004).

약물치료 전략은 질환의 시기에 따라 변화를 주어야 한다. 급성기에 과도한 용량투여는 회복을 촉진하지 않으며 오히려 불필요한 부작용 및 순응도 저하를 유발하기 쉬우므로 유의해야 하고, 보조적으로 안정화를 위해 벤조디아제핀을 단기사용할 수 있다. 4–6주 뒤에도 치료

반응이 불분명하거나 부작용이 조절되지 않을 다른 항정신병 약물로 교체할 수 있다. 급성기 양성증상이 조절된 지 1-3개월 후 지속적인 혼란, 사고장애, 불쾌감을 경험할 수 있는데, 부가적인 호전이 6-12개월에 걸쳐 서서히 나타날 수 있으므로 약물치료는 유지해야 하고 재발에 유의하면서 점진적인 감량을 시도한다. 회복기/잔류기에는 재발 방지를 위해 효과있는 최소한의 용량을 투여하며 1-6개월 간격의 점진적 조정이 요망된다. 클로자핀은 적어도 두 종류 이상의 항정신병약제(이 중 한 종류는 비전형 항정신병약제)에 반응하지 않거나 지연성 운동장애 등 유의한 신체 부작용이 있을 때 시도해야 한다.

여러 항정신병약제에 반응을 나타내지 않는 경우 클로자핀이 유일한 대안이지만, 잠재적인 다수의 부작용으로 사용이 제한적이며, 특히 청소년에게는 경련, 무과립구혈증, 정좌불능증 등의 부작용이 성인에 비해 더 많이 나타나므로 유의해야 한다. 일부 치료저항성 환자에게 진단을 재정립하거나 항정신병약제의 부작용과 임상양상간의 혼란으로 재평가가 필요한 경우 종종 입원환경 하에서 약제를 투여하지 않고 관찰하는 기간을 설정할 수 있다.

여러 항정신병약제 부작용들이 성인과 유사하게 나타나며 이에 실질적인 대체전략 역시 성인과 동일하지만, 다음 사항은 청소년 환자에게 특히 유의해야 한다.

첫째, 이른 발병으로 오랜기간 약제를 투여받아야 하는 청소년군에서 특히 지연성 운동장애는 장기간 약제에 노출되어 문제가 될 수 있다. 전형적 항정신병약제 장기투여 시 약 50%, 비전형 항정신병약제 투여 시 연간 발생률은 약 0.42% 정도로 보고되며 일단 발생되면 실질적으로 약제의 중단 또는 클로자핀으로의 교체 정도가 대안이므로 조기에 발견이 이루어져야 한다.

둘째, 항콜린성 작용이 높은 약제의 경우 진정작용, 인지적 둔마, 무감동, 기억 결손 등 인지기능 감퇴의 위험도가 있으며 실제로 많은 보호자들이 항정신병약제 사용시 이러한 부작용에 대해 큰 불편감을 호소하는데, 실제로는 조현병 자체가 인지에 미치는 부정적인 영향이 지대하며 약제로 호전되는 점에 대해 충분히 설명이 이루어져야 한다.

셋째, 비전형 항정신병약제의 경우 전체적인 내약성은 좋지만 체중 증가 및 각종 대사성 부작용의 위험도가 청소년에게 특히 높으므로 유의해야 한다. 여러 문헌에서 통상적으로 체중 증가에 있어 클로자핀과 올란자핀은 고위험, 리스페리돈과 쿼티아핀은 중등도 위험, 지프라시돈과 아리피프라졸은 저위험으로 구분되는데, 청소년에서 비전형 항정신병 약제 사용시 칼로리 섭취가 증가하고 첫 수개월 간 50-60%가 급격한 체중증가를 경험하며 1년 후에도 증가경향성이 유지된다. 이로 인해 각종 대사 증후군과 인슐린 저항성이 발생할 위험성이 높다. 과도

한 체중증가 및 비만에 대해 초기에는 메트포르민(metformin)의 유용성에 대해 보고가 있었지만 장기사용시의 안전성과 유용도에는 여전히 의문이 제기되는 상태이며, 영양상담이나 식이 조절, 신체 활동 증가 격려 등의 인지행동기법을 통한 접근이 선행되어야 할 것이다.

2000년대 들어 전구기 또는 유전적 고위험도 청소년에 저용량의 비정형 항정신병약제를 단기간 사용하여 성과를 조사한 연구 결과, 전구기 증상 및 행동문제의 부분적 호전을 보고한 바 있다.

## 2) 정신사회적 치료

조기발병 정신분열증 청소년에게는 장애 자체의 병적 발현양상뿐만 아니라 이후 정상발달에서의 일탈이 기능상 지대한 영향을 미칠 수 있다. 따라서, 치료의 목표는 청소년을 병전기능수준으로 회복시키는 것뿐만 아니라 연령에 적절한 발달학적 과제를 완수하도록 돕는 것으로 잡아야 한다. 청소년에게는 개별치료, 가족치료, 집단치료 등의 병합이 약물치료와 더불어 시행되어야 하며 이를 통해 증상, 병인, 예후, 치료 요인 등에 대한 정신교육적 정보가 제공되어야 한다.

성인에서는 전통적인 정신치료적 기법이 조현병을 치료하는 데 효과적인 것으로 밝혀지는 않은 반면, 인지행동치료나 자조기술 훈련 또는 사회성 증진훈련 등 학습에 기반한 치료 프로그램을 지지하는 소견이 많으며 가족기능과 문제해결능력 및 의사소통기술 증진을 위한 정신교육적 중재가 재발률을 줄이는 것으로 알려져 있다.

환자에 대한 과보호 및 비난 등 과도하게 표현된 감정에 대한 연구는 부분적으로 가족중재의 이론적 근거를 제공하고 있다. 과도하게 표현된 감정 수준이 높을수록 재발률이 높으며, 가족중재 프로그램은 약물치료와 더불어 재발률을 유의하게 감소시키는 것으로 알려져 왔다.

조현병 환자는 사회기술에 중대한 결손을 갖는 경우가 흔한데, 사회기술 훈련에서는 갈등과 회피를 다루고, 올바른 의미를 식별하며, 가족 내에서 언어적 메시지의 맥락을 파악하고, 사회화와 직업기술을 증진시키는 전략에 초점을 맞추게 된다.

청소년에게 부모교육, 문제해결세션, 환경치료, 학교와 지역사회로의 복귀를 위한 인적체계 구성 등이 포함된 통합적 치료전략이 재입원율을 낮추고 보다 비용-효과가 높으며, 특히 병전기능이 부족할수록 더 도움을 받는다는 보고가 있다.

이 외에도 의료전달체계의 연속선상에서 집중사례관리 및 지역사회 지지체계를 통해 위기관리, 가족지지 프로그램, 재가 서비스 프로그램 등이 제공되어야 한다. 가족은 부모옹호집단

## 표 21-3. Korean version of Eppendorf Schizophrenia Inventory (ESI)

질문의 내용이 최근 4주(한 달 전부터 현재까지)내에 자신에게 해당된다고 생각되면, '매우 그렇다', '상당히 그렇다', '약간 그렇다' 중에서 하나를 골라주세요.

그러나 최근 4주(한 달 전부터 현재까지) 동안 그런 적이 없다면 '전혀 그렇지 않다'를 골라주세요.

복용 중인 약이나 술의 영향이 아닌 실제 자신의 최근 상태에 맞는지 생각한 후 답을 해주세요.

| | 문항 | 전혀 그렇지 않다 | 약간 그렇다 | 상당히 그렇다 | 매우 그렇다 |
|---|---|---|---|---|---|
| 1 | 주변에서 일어나는 일을 확실하고 명료하게 이해하기가 어렵다 | | | | |
| 2 | 가끔 내 청력이 너무 민감해지면서 보통 소리들이 매우 크고 날카롭게 들릴 때가 있다. | | | | |
| 3 | 나는 가끔 다른 사람들에게는 안 보이는 어떤 것들을 눈으로 볼 수 있다. | | | | |
| 4 | 그럴 리가 없는데 가끔 어떤 사건이나 방송들이 나와 연관이 있는 것 같다. | | | | |
| 5 | 다른 사람들이 말을 길게 하면 말뜻을 정확히 이해하기 어렵다. | | | | |
| 6 | 뭔가를 분명히 들었는데도 내가 혹시 상상한 것이 아닌가 하는 의심이 가끔 든다. | | | | |
| 7 | 테이블이나 의자 같은 평범한 물체가 가끔 이상하게 보일 때가 있다. | | | | |
| 8 | 가끔 나에 대한 음모(모함)가 있다는 느낌이 든다. | | | | |
| 9 | 나는 가끔 다른 사람들에 대한 못된 평을 한다. | | | | |
| 10 | 나는 종종 매우 평범한 말의 의미를 곰곰이 생각해야한다. | | | | |
| 11 | 때때로 내 생각, 감정 또는 행동이 다른 존재에 의해 지배되어지는 것 같다. | | | | |
| 12 | 때때로 내가 움직일 때 내 사지를 제대로 느낄 수 없다. | | | | |
| 13 | 내 생각을 누가 지켜보는 것 같다. | | | | |
| 14 | 텔레비전을 볼 때 화면과 대화를 따라가면서 동시에 줄거리를 이해하기가 어렵다. | | | | |
| 15 | 종종 나는 나도 모르게 어떤 소리들을 목소리로 여긴다. | | | | |
| 16 | 가끔 내 몸의 일부가 실제 크기보다 작게 보인다. | | | | |
| 17 | 주변의 물건들이 어떤 특별한 의미가 있는 것처럼 놓여져 있을 때가 있다. | | | | |
| 18 | 나는 때때로 약간 나쁜 마음을 먹을 때가 있다. | | | | |
| 19 | 평범한 말들이 가끔 특별하고 이상한 의미를 기질 때가 있다. | | | | |
| 20 | 가끔 존재하지 않는 사람이나 영적 존재(신, 천사, 악마)의 목소리를 내면적으로 들을 때가 있다. | | | | |
| 21 | 작은 부분이 전체보다 더 두드러지게 보일 때가 있다.(예: 손에서 손가락이 두드러지게 보임) | | | | |
| 22 | 다른 사람은 인식할 수 없는 특별한 사인이 내게 은밀히 전달될 때가 있다. | | | | |
| 23 | 어쩌다가 내가 거짓말을 하게 되는 때가 있다. | | | | |
| 24 | 나의 습관 중 많은 것들을 잊어버렸다. | | | | |
| 25 | 내 내면의 목소리를 마치 다른 사람이 내가 이야기하듯이 뚜렷이 들을 때가 있다. | | | | |
| 26 | 잠시 동안 내 신체가 변형되는 느낌을 가졌다. | | | | |
| 27 | 종종 내 주변에 뭔가 이상하고 심상치 않은 일들이 벌어지고 있다는 느낌을 갖는다. | | | | |
| 28 | 때로 나는 당장 해야 할 어떤 일들을 미룬다. | | | | |
| 29 | 가끔 내가 만난 사람들을 나중에야 내가 잘 알고 있는 사람이라는 것을 깨닫게 된다. | | | | |
| 30 | 때로는 다른 사람이 내 생각을 빼앗아가는 것 같다. | | | | |
| 31 | 주변 사람들이 바쁘거나 말을 하면 나는 이미 내 내면의 평정을 종종 잃어버린다. | | | | |
| 32 | 어떤 사람들은 내 생각을 특별한 방식으로 읽을 수 있다. | | | | |
| 33 | 어떤 일들이 내 생각대로 되지 않으면 나는 가끔 기분이 나빠진다. | | | | |
| 34 | 내가 대화에 적극적으로 참여해서 내 생각을 반영하는 것은 무척이나 힘들다. | | | | |
| 35 | 흔하고 친숙한 소리들이 가끔은 이상한 방식으로 변해서 들린다. | | | | |
| 36 | 어떤 특수한 상황에서 나는 다른 사람들의 생각을 읽을 수 있다 (예: 텔레파시를 통해) | | | | |
| 37 | 나는 이미 어떤 의미있는 폭로가 시작되고 있음을 느낀다. | | | | |
| 38 | 사람들이 내게 말을 할 때 나는 그 말의 의미를 정확히 파악하는데 종종 어려움이 있다. | | | | |
| 39 | 나는 가끔 기억상실이 있는데 그 순간에 내 주변에 무슨 일이 일어났는지 모른다. | | | | |
| 40 | 나는 위의 모든 질문들에 가능한 한 정확하게 대답하였다. | | | | |

■ 평가기준: 28점 이하는 정상범위, 29점 이상은 2차적으로 정밀한 검진이 요구됨.

을 통해 도움을 받을 수 있다.

조기발병 조현병을 앓는 청소년은 종종 표준적인 교실 환경에서는 적응이 어려우며 잘 훈련된 교사가 자극이 적고 잠재적인 인지기능 결손을 위해 개별화된 교과와 진도를 제공하는 특수학급 및 프로그램을 필요로 하는 경우가 많다. 적절한 특수교육은 통합적 치료프로그램의 필수 구성요소이며, 주간 치료 또는 부분입원 환경에서도 특수교육적 도움 및 직업과 독립적 생활기술이 치료프로그램의 일부분으로 제공되어야 한다.

전구기 또는 고위험군 청소년에게 일련의 저용량 비정형 항정신병약제와 인지행동치료 또는 가족치료를 병합한 경우 6개월 후 정신증으로 발전하는 비율 또는 연구기간 중 입원율이 유의하게 감소한 반면, 1-2년 정도 후에는 대부분 약물치료 단독 또는 위약과 별 차이가 없음을 보고한 바 있다. 개별인지행동치료는 증상을 완화시키고 개인이 질병에 적응하는데 효과적이며 주관적 삶의 질을 증가시키는데 비해 재발률 감소 효과는 유의하지 않고, 가족중재는 일부 대조군 연구를 통해 효과가 입증된 것에 비해 집단치료는 대조군 연구가 제대로 시행되지 않았다. 현재까지 발표된 대부분의 연구가 검정력이 부족하고 아직 충분한 결론을 내리기에는 자료가 부족하므로, 장기간 정신증 발현을 억제하는 효과 및 비용-효과에 대해서는 아직 더 많은 증거가 필요하다(Marshall과 Rathbone 2010).

현재 한국에서 실시되는 초발 조기발병 조현병 대상의 대표적 치료 프로그램은 다음과 같다. 서울대학교병원의 서울 청년클리닉은 만 16세 이후부터 신청이 가능하며 통상적인 임상적인 평가, 면담, 약물치료 등 진료 과정 외에도 환자의 기능적인 변화를 추적하기 위한 신경인지기능검사, 자기공명영상검사, 사건유발전위검사를 부가해서 실시하며 인지행동치료, 교육, 사례관리 등을 제공하고 있다. 서울시 정신건강복지센터의 STEP (Social Treatment for Early Psychosis)은 만 14세 이후부터 신청이 가능하며 인지행동치료, 교육, 사례관리 외에도 정신과적 위기 및 지원에 대한 소개, 지역사회 연계, 가족에 대한 정서적 개입을 실시하고 있다. 전주시 정신건강복지센터의 마음꽃 서비스는 만 13세 이후부터 신청이 가능하며 사례관리 외에도 메타인지훈련, 가족교육, 체력증진프로그램, 힐링캠프 등을 실시하고 있다. 광주 북구 정신건강복지센터의 초발 정신병 조기중재사업은 만 14세 이후부터 신청이 가능하며 집단 인지행동치료, 가족교육 외에도 지역사회 연계, 문화산책, 스마트 웹 통합서비스 구축을 통한 집중 사례 관리 서비스를 제공하고 있다(안보령 2015). 향후 청소년 대상으로 특화된 치료 프로그램 서비스의 설립 및 운영을 기대한다.

## 3) 기타

청소년에게는 충분한 정보가 없지만, 난치성이거나 견디기 어려운 부작용이 있는 경우, 임신 등 약물치료가 금기인 경우, 긴장증 등 특히 좋은 반응이 예상되는 경우 등에서 치료적 대안으로 전기충격치료가 시행될 수 있는데, 가역적인 인지기능 저하 및 치료와 관련된 장, 단점을 환자 및 보호자에게 충분히 설명해야 한다. 몇몇 사례 보고에서는 청소년을 대상으로 우측 전두엽 또는 좌측 측두–두정엽 피질에 경두개 자기자극치료를 실시하여 별다른 부작용 없이 제반 증상의 개선을 보고한 바 있어 향후 귀추가 주목된다.

오메가 3 보충요법의 경우 12주간 투여 시 1년간 정신증으로의 전환율이 위약에서는 27.5%인 반면, 보충요법에서의 전환율은 4.9%였으며, 평균 6.7년간 장기추적 시 위약군의 전환율은 40%인 반면, 보충요법의 전환율은 9.8%였다는 보고도 있다(Amminger 등 2015).

## 7 예후

조기발병 조현병의 장기예후에 대한 체계적 문헌고찰 연구에 따르면 예후가 양호한 군은 15.4%, 중간 군은 24.5%, 불량한 군은 60.1%를 각각 차지하였는데, 남성에서 예후가 더 불량하였다(Clemmensen 등 2012).

## 참고문헌

권준수, 이영문. 정신병의 조기발견 및 예방시스템 구축을 위한 집단검사의 도구에 관한 연구. 보건복지부 과제결과보고서;2006.

안보령. 주요국의 초발 정신병 치료체계 고찰. 심사평가연구소 2015;9:65-76.

조수철, 황준원, 김붕년, 김재원, 신민섭, 이동수 등. 조기발병 정신분열병 환아에서 SPECT로 측정한 국소 뇌혈류량 이상 : SPM(Statistical Parametric Mapping) 분석. 소아청소년 정신의학 2007;18:31-7.

Addington J. The prodromal stage of psychotic illness: Observation, detection or intervention? Psychiatry Neurosci 2003;28:93-7.

American Academy of Child and Adolescent Psychiatry. Practice parameter for the assessment and treatment of children and adolescents with schizophrenia. J Am Acad Child Adolesc Psychiatry 2001;40 Suppl:4S–23S.

American Psychiatric Association. Diagnostic and Statistical Manual of Mental Disorders, 5th edition (DSM–Ivan Ivanovitch). Washington, DC: American Psychiatric Association;2013.

American Psychiatric Association. Practice guideline for the treatment of patients with schizophrenia. Am J Psychiatry 1997;154 suppl:1–63.

Amminger GP, Schäfer MR, Schlögelhofer M, Klier CM, McGorry PD. Longer–term outcome in the prevention of psychotic disorders by the Vienna omega–3 study. Nat Commun 2015;6:7934.

Bettes B, Walker E. Positive and negative symptoms in psychotic and other psychiatrically disturbed children. J Child Psychol Psychiatry 1987;28:555–67.

Caplan R. Communication deficits in children with schizophrenia spectrum disorders. Schizophr Bull 1994;20:671–4.

Chabrol H, Guell A, Bes A, Moron P. Cerebral blood flow in schizophrenic adolescents. Am J Psychiatry 1986;143:130.

Clemmensen L, Vernal DL, Steinhausen HC. A systematic review of the long–term outcome of early onset schizophrenia. BMC Psychiatry 2012;12:150.

Dasari M, Friedman L, Jesberger J, Stuve TA, Findling RL, Swales TP, et al. A magnetic resonance imaging study of thalamic area in adolescent patients with either schizophrenia or bipolar disorder as compared to healthy controls. Psychiatry Res 1999;91:155–62.

Filatova S, Koivumaa–Honkanen H, Hirvonen N, Freeman A, Ivandic I, Hurtig T, Khandaker GM, Jones PB, Moilanen K, Miettunen J. Early motor developmental milestones and schizophrenia: A systematic review and meta–analysis. Schizophr Res 2017;188:13–20.

Findling RL, Johnson JL, McClellan J, Frazier JA, Vitiello B, Hamer RM, et al. Double–blind maintenance safety and effectiveness findings from the Treatment of Early–Onset Schizophrenia Spectrum (TEOSS) study. J Am Acad Child Adolesc Psychiatry 2010;49:583–94.

Forsyth JK, Asarnow RF. Genetics of Childhood–onset Schizophrenia 2019 Update. Child Adolesc Psychiatr Clin N Am 2020;29:157–70.

Frangou S, Hadjulis M, Vourdas A. The Maudsley Early Onset Schizophrenia Study: Cognitive Function Over a 4–Year Follow–Up Period. Schizophr Bull 2008;34:52–9.

Gogtay N, Vyas NS, Testa R, Wood SJ, Pantelis C. Age of onset of schizophrenia: perspectives from structural neuroimaging studies. Schizophr Bull 2011;37:504–13.

Green WH, Padron–Gayol M, Hardesty AS, Bassiri M. Schizophrenia with childhood onset: a phenomenological study of 38 cases. J Am Acad Child Adolesc Psychiatry 1992;31:968–76.

Jacobsen LK, Hamburger SD, Van Horn JD, Vaituzis AC, McKenna K, Frazier JA, et al. Cerebral glucose metabolism in childhood onset schizophrenia. Psychiatry Res 1997;75:131−44.

Keller A, Castellanos FX, Vaituzis AC, Jeffries NO, Giedd JN, Rapoport JL. Progressive loss of cerebellar volume in childhood−onset schizophrenia. Am J Psychiatry 2003;160:128−33.

Kumra S, Ashtari M, Cervellione KL, et al. White matter abnormalities in early−onset schizophrenia: a voxel−based diffusion tensor imaging study. J Am Acad Child Adolesc Psychiatry 2005;44:934−41.

Kumra S, Jacobsen LK, Lenane M, Zahn TP, Wiggs E, Alaghband−Rad J, et al. "Multidimensionally impaired disorder": is it a variant of very early−onset schizophrenia? J Am Acad Child Adolesc Psychiatry 1998;37:91−9.

Marquardt RK, Levitt JG, Blanton RE, Caplan R, Asarnow R, Siddarth P, et al. Abnormal development of the anterior cingulate in childhood−onset schizophrenia: a preliminary quantitative MRI study. Psychiatry Res 2005;138:221−33.

Marshall M, Rathbone J. Early intervention for psychosis. Cochrane Database Syst Rev 2006;4:CD004718.

Matsumoto H, Simmons A, Williams S, Hadjulis M, Pipe R, Murray R, et al. Superior temporal gyrus abnormalities in early−onset schizophrenia: similarities and differences with adult−onset schizophrenia. Am J Psychiatry 2001;158:1299−304.

Maxwell RB. Synapse formation and regression in the cortex during adolescence and in schizophrenia. MJA 2009;190:S14−6.

McClellan J, McCurry C. Early onset psychotic disorders: diagnostic stability and clinical characteristics. Eur Child Adolesc Psychiatry 1999;8(suppl 2):1S−7S.

McClellan J, McCurry C. Neurocognitive pathways in the development of schizophrenia. Semin Clin Neuropsychiatry 1998;3:320−32.

McGee R, Williams S, Poulton R. Hallucinations in nonpsychotic children. J Am Acad Child Adolesc Psychiatry 2000;39:12−3.

Schneider M, Debbané M, Bassett AS, Chow EW, Fung WL, van den Bree M, Owen M, Murphy KC, Niarchou M, Kates WR, Antshel KM, Fremont W, McDonald−McGinn DM, Gur RE, Zackai EH, Vorstman J, Duijff SN, Klaassen PW, Swillen A, Gothelf D, Green T, Weizman A, Van Amelsvoort T, Evers L, Boot E, Shashi V, Hooper SR, Bearden CE, Jalbrzikowski M, Armando M, Vicari S, Murphy DG, Ousley O, Campbell LE, Simon TJ, Eliez S; International Consortium on Brain and Behavior in 22q11.2 Deletion Syndrome. Psychiatric disorders from childhood to adulthood in 22q11.2 deletion syndrome: results from the International Consortium on Brain and Behavior in 22q11.2 Deletion Syndrome. Am J Psychiatry 2014;171:627−39.

Sikich L, Frazier JA, McClellan J, Findling RL, Vitiello B, Ritz L, et al. Double-blind comparison of first- and second-generation antipsychotics in early-onset schizophrenia and schizo-affective disorder: findings from the treatment of early-onset schizophrenia spectrum disorders (TEOSS) study. Am J Psychiatry 2008;165:1420-31.

Sikich L, Hamer R, Bashford R, Sheitman B, Lieberman J. A pilot study of risperidone, olanzapine, and haloperidol in psychotic youth: a double-blind, randomized, 8-week trial. Neuropsychopharmacology 2004;29:133-45.

Stentebjerg-Olesen M, Pagsberg AK, Fink-Jensen A, Correll CU, Jeppesen P. Clinical Characteristics and Predictors of Outcome of Schizophrenia-Spectrum Psychosis in Children and Adolescents: A Systematic Review. J Child Adolesc Psychopharmacol 2016;26:410-27.

Thompson PM, Vidal C, Giedd JN, Gochman P, Blumenthal J, Nicolson R, et al. Mapping adolescent brain change reveals dynamic wave of accelerated gray matter loss in very early-onset schizophrenia. Proc Natl Acad Sci USA 2001;98:11650-5.

Vidal CN, Rapoport JL, Hayashi KM, Geaga JA, Sui Y, McLemore LE, et al. Dynamically spreading frontal and cingulate deficits mapped in adolescents with schizophrenia. Arch Gen Psychiatry 2006;63:25-34.

Werry JS, McClellan J. Predicting outcome in child and adolescent (early onset) schizophrenia and bipolar disorder. J Am Acad Child Adolesc Psychiatry 1992;31:147-50.

World Health Organization. ICD-11 International Classification of Diseases-Mortality and morbidity statistics. Eleventh Revision. Geneva:World Health Organization;2018.

White T, Kendi AT, Lehericy S, et al. Disruption of hippocampal connectivity in children and adolescents with schizophrenia-a voxel-based diffusion tensor imaging study. Schizophr Res 2007;90:302-7.

# 급식 및 섭식장애
## Feeding and Eating Disorders

이소영

## 정의

급식 및 섭식장애는 섭식 관련 행동의 지속적인 장애로 인하여 음식 소비와 섭취의 변화가 생기고 이로 인해 신체 건강과 정신사회적 기능에 심각한 손상을 초래하는 경우를 말한다. 섭식장애는 여성에서 흔히 나타나며 청소년기 또는 초기 성인기에 발병하나 더 어린 나이에 발병하기도 하며 많은 정신적 그리고 의학적 질환을 동반하는 매우 복잡한 질환이다.

최근 정신상애의 진단 및 통계 편람(Diagnostic and Statistical Manual of Mental disorders 5판, 이하 DSM-5)(American Psychiatric Association 2013)에서 이전의 유아기 및 아동 초기의 급식·섭식장애인 이식증, 되새김장애, 회피적/제한적 음식섭취장애를 섭식장애와 하나의 진단군으로 통합하였다. 본 책에서는 아동기 급식장애는 제외하고 청소년기에 문제가 되는 섭식장애 중 대표적인 신경성 식욕부진증, 신경성 폭식증 그리고 폭식장애에 국한하여 다루고 있다.

# Ⅰ. 신경성 식욕부진증 Anorexia nervosa

## 1 역학

최근에 아동 및 청소년에서의 섭식장애 유병률이 증가하고 발병 연령도 점차 어려지고 있다(Rosen 2010). 13세부터 18세의 10,000명이 넘는 청소년들을 대상으로 실시한 The National Comorbidity Survey Replication (NCS-R) 연구에서 신경성 식욕부진증의 평생 유병률은 0.3%로 나타났다(Swanson 2011). 4,524명의 9세에서 10세 사이의 아동들을 대상으로 실시한 연구에서는 신경성 식욕부진증의 평생 유병률이 1.7%로 보고되었다(Rozzell 2019). 신경성 식욕부진증은 여성에서 남성에 비해 훨씬 흔히 나타나며, 일반적으로 청소년기 혹은 성인기 초기에 시작하며 13-14세와 17-18세 때 가장 많이 발병하며 특정 스트레스와 관련하여 나타나는 것으로 알려져 있다. 초기에는 신경성 식욕부진증이 주로 서구 사회에서 더 흔한 것으로 여겨졌으나, 인종과 관련 없이 어떤 문화에서도 발병하는 것이 밝혀졌다.

## 2 원인

기본적으로 신경성 식욕부진증의 원인은 복잡하며 아직 잘 알지 못하는 부분이 많으나 심리적, 사회문화적, 기질적, 유전적, 생리적 요인들로 인한 다차원적 모델로 가장 잘 이해된다.

### 1) 심리적 요인

신체상이란 자신의 신체에 대해 갖는 느낌이나 태도로 섭식장애의 위험요인 중 하나인 외모 이상향의 내재화와 관련된다. 아동이 성장하면서 자신의 외모를 내재화된 이상향과 비교하면서 신체에 대한 불만족감이 생길 수 있다. 외모나 아름다움에 대한 이상향의 표준을 과도하게 수용하여 자존감 형성에 있어 체중이나 외모가 지나치게 중시가 되어 식사 제한으로 이어진다는 설명이다(Thompson 1999). 또는 소아기 때 비만 경험이 있거나 부모의 식사에 대한 과도한 염려와 간섭이 있었던 경우 아동이 사춘기에 이르러 체형 변화가 있으면서 외모에 대해 예민해져 있는 상태에서 스트레스를 겪게 되면 삶의 통제력을 갖고자 하는 욕구가 먹는 것을 통제하는 것으로 대치되어 식사 제한을 하게 되고, 그에 따른 체중 감소는 보상으로 작용하여 악순환 된다.

## 2) 사회문화적 요인

사회문화적 이론, 사회학습이론, 자기객관화 이론, 사회정체성이론, 충족이론 등의 다양한 이론들은 외모 이상향에 대한 언론 노출이 집단 속에서 외모에 대한 중요성을 어떻게 강화하고 개인의 건강하지 못한 섭식 행동과 습관을 형성하는지를 설명하고 있다.

현대 사회에서 인터넷과 SNS가 섭식장애를 야기하고 유지하는 데 기여한다는 것은 잘 알려져 있다(Saul과 Rodgers 2018). 시각적 정보가 주된 온라인 세계에서 외모에 대해 높은 기대치나 압력이 존재하고, 청소년들은 비현실적인 이상향과 극단적인 사례를 쉽게 접하게 된다. 또한, 온라인 세계는 유사한 문제를 가진 사람들이 쉽게 모여지는 환경이 되므로 섭식장애 행동이 정상적인 것으로 여겨질 수 있는 조건이 된다.

## 3) 기질적 요인

아동기 때 강박증적인 특성을 보이거나 불안장애가 있던 경우 신경성 식욕부진증이 발병하는 경우가 흔하므로 아동기 기질이 관련될 것이다.

## 4) 유전적 요인

신성성 식욕부진증 환이의 일차 친족에서 섭식장애와 관련된 특성들이 흔히 나타나고, 신경성 식욕부진증과 신경성 폭식증의 위험이 높았다. 또한, 쌍생아연구에서 일란성 쌍생아의 일치율이 이란성 쌍생아의 일치율보다 더 높게 나타났다.

## 5) 생리적 요인

섭식 행위에는 기본적으로 자기관리와 보상의 조절회로에 관여하는 신경시스템이 관여하고 있다. 선조체 내 도파민의 강직성 분비 저하가 섭식에 대한 욕구 저하와 연관된다. 신경성 식욕부진증 청소년의 최근 뇌영상연구에서 도파민-관련 보상회로가 과민한 것으로 나타나기도 하였다. 그리고 serotonin의 감소가 신경성 식욕부진증이 회복된 후에도 지속되어 세로토닌 체계의 조절 이상이 신경성 식욕부진증 발병과 관련되어 있음을 시사한다. 그 외 동물연구 및 사람연구에서 오피오이드, 아세틸콜린 neuropeptide Y 등의 신경회로의 조절장애가 신경성 식욕부진증의 발병 및 유지에 관여하는 것으로 제시되었다.

## 3 임상 특성 및 증례

 증례

16세 여학생이 최근 들어 잘 먹지를 않고 몸무게가 빠져서 엄마의 권유로 병원에 왔다. 6개월 전 또래 남학생들로부터 통통하다는 놀림을 받은 후 다이어트를 시작하여 키 155cm에 체중 42kg까지 체중이 감소하였다. 그러나 스스로 아직도 자신은 뚱뚱하다고 말하며 수시로 체중을 쟀다. 인터넷에서 유명 연예인과 모델 사진을 찾아 자신의 모습과 비교를 하면서 자신은 허리와 허벅지가 두껍다는 등의 불평을 하곤 하였다. 또한 지방이 조금이라도 들어있는 음식은 일체 거부하고 음료수만 마셔도 더부룩하다면서 식사를 극소량만 하였다. 예민해지고 말수도 줄어들었으며 예전처럼 잘 웃지도 않는다고 한다.

신경성 식욕부진증 환자들은 자신의 체형과 체중 그리고 이를 통제할 수 있는 능력에 의해 자신의 가치를 평가하는 특성이 두드러진다. 이는 살이 찌는 것에 대한 극심한 두려움과 체중을 감소하기 위한 과도한 행동으로 이어진다. 식욕저하가 있지 않으나 매우 제한된 칼로리 섭취를 하고 체중을 자주 재며 작은 체중 변화에도 민감해한다. 드러나는 행동과는 상반되게 음식에 대한 집착이 심하여 가족들의 음식이나 식사에 과도하게 간섭을 하기도 한다. 신경성 식욕부진증으로 인한 생리적 변화는 금식 또는 제거 행동의 결과이며 전신 쇠약감, 무기력증 등이 발생한다. 초경이 시작된 이후의 여성에서는 심한 체중 감소로 인해 월경이 중단되기도 한다. 우울, 불안, 강박, 과민함, 집중력 저하 등의 문제가 자주 나타나고 심리사회적 발달이 지연되며 점차 사회적으로 철수하고 기능 장해가 유발된다.

## 4 진단

영양 상담을 통해 그간의 체중 변화에 대한 조사, 최근 섭식 행동 유형, 식사 관련 규칙이나 의식, 수분 공급, 운동 및 보상 행동, 영양에 대한 믿음이나 지식, 배고픔과 충만감을 유발하는 신호, 영양보충제 사용 여부 등 자세히 알아보도록 한다. 식사일지를 쓰게 하는 것이 도움이 된다.

**표 22-1. 신경성 식욕부진증 DSM-5 진단기준**

A. 필요한 양에 비해 지나친 음식물 섭취 제한으로 연령, 성별, 발달 과정 및 신체적인 건강 수준에 비해 현저하게 저체중을 유발하게 된다. 현저한 저체중은 최소한의 정상 수준보다 체중이 덜 나가는 것으로 정의되며, 아동과 청소년의 경우, 해당 발달 단계에서 기대되는 최소한의 체중보다 체중이 적게 나가는 것을 의미한다.

B. 체중이 증가하거나 비만이 되는 것에 대한 극심한 두려움, 혹은 체중 증가를 막기 위한 지속적인 행동, 이러한 행동은 지나친 저체중일 때도 이어진다.

C. 기대되는 개인의 체중이나 체형을 경험하는 방식에 장애, 자기평가에서 체중과 체형에 대한 지나친 압박, 혹은 현재의 저체중에 대한 심각성 인식의 지속적 결여가 있다.

**다음 중 하나를 명시할 것:**

(F50.01)제한형: 지난 3개월 동안, 폭식 혹은 제거 행동(즉, 스스로 구토를 유도하거나 하제, 이뇨제, 관장제를 오용하는 것)이 반복적으로 나타나지 않는다. 해당 아형은 저체중이 주로 체중 관리, 단식 및 과도한 운동을 통해 유발된 경우를 말한다.

(F50.02)폭식/제거형: 지난 3개월 동안, 폭식 혹은 제거 행동(즉, 스스로 구토를 유도하거나 하제, 이뇨제, 관장제를 오용하는 것)이 반복적으로 나타났다.

**다음의 경우 명시할 것:**

**부분 관해 상태**: 이전의 신경성 식욕부진증의 진단을 모두 만족한 후 진단기준 A(체중 감소)가 삽화 기간 동안 나타나지 않았으나, 진단기준 B(체중 증가 혹은 비만이 되는 것에 대한 극심한 두려움 혹은 체중 증가를 막기 위한 행동) 혹은 진단기준 C(체중과 체형에 대한 자기지각의 장애)가 지속되고 있는 경우를 말한다.

**완전 관해 상태**: 이전의 신경성 식욕부진증의 진단을 모두 만족한 후 삽화 기간 동안 진단기준에 해당되는 행동이 아무것도 나타나지 않는다.

**현재의 심각도를 명시할 것**: 성인의 경우, 심각도의 최저 수준은 현재의 체질량지수(body mass index, BMI)를 기준으로 한다. 아동/청소년의 경우, BMI 백분위수를 기준으로 한다. 심각도의 수준은 임상 증상, 기능적 장애 정도, 그리고 관리의 필요성을 반영하여 증가될 수두 있다.

경도: $BMI \geq 17kg/m^2$

중등도: $BMI\ 16 \infty 16.99kg/m^2$

고도: $BMI\ 15 \infty 15.99kg/m^2$

극도: $BMI < 15kg/m^2$

의학적 평가에는 정밀한 계통 문진과 이학적 검사가 포함되며, 다음과 같은 이학적 소견들이 나타날 수 있다(서맥 혹은 부정맥, 체위성 맥박 혹은 혈압 변화, 저체온, 말단청색증, 혈액순환 저하, 사지 부종, 머리카락 변화, 카로텐혈증, 악액질 등). 또한 성장이 지연되거나 이차성징 발현이 지연될 수도 있다.

수분과 전해질 장애가 예상되는 경우 전해질 검사를 하고 그 밖에 일반혈액검사, 간기능검사, 콜레스테롤, 알부민, 트란스페린, 칼슘, 마그네슘, 포스페이트, 비타민, 폴레이트, 소변검사 등을 실시할 수 있다. 내분비계 검사, 특히 갑상선기능 검사가 권장된다. 필요에 따라 심전도검사, 골밀도검사, 뇌파검사, 테스토스테론 검사 등을 실시할 수 있다.

위 진단을 적용할 때에 나이가 어리면 식사 제한을 하게 된 동기를 확실히 밝혀내기가 어렵고 현재 성장 중인 경우는 저체중의 기준을 적용하는 데 고려해야 할 점들이 있으며 초경이 시작되지 않은 경우는 해당 항목을 적용하기도 어려운 실정이다. A 항목의 현저한 저체중의 기준으로는 아동과 10대를 위한 CDC의 BMI 백분위 계산기를 참조할 수 있다. 다만, 백분위 기준점보다 BMI가 높은 아동이나 청소년의 경우 성장 과정 중에 기대되는 체중 유지에 실패하면 심각한 체중 미달로 판단할 수 있다. 일부 아동이나 청소년에서 B 항목의 체중 증가의 공포를 인식하지 못하거나 부정하기도 한다.

청소년의 경우 섭식 관련 증상들을 숨기는 경향이 있어서 임상 현장에서 다음과 같은 부모 보고에 유의해야 한다(은밀하게 먹기, 음식 숨기기, 섭식 행동의 변화(음식 잘게 자르기, 음식 계속 건드리기), 식사 거르기, 식사 준비 관련 특이 행동이나 의식, 특정 식품 거부, 배고픈 것을 부정, 화장실에 자주 가거나 구토한 증거](Katzman 2010). 그 밖에 섭식장애 관련 비특이적 증상들에도 주목하도록 한다(복통, 복부 팽만, 변기, 피로감, 심계 항진, 어지러움증, 실신, 잦은 기분 변화, 수면 변화, 활동 변화, 추위를 느낌, 탈모, 피부 변화 등).

## 5 감별진단과 동반질환

### 1) 감별 진단

#### (1) 신체 질환

의도하지 않은 체중 감소를 유발하는 모든 의학적 상태가 감별되어야 한다. 여기에는 크론씨병과 같은 위장관 질환, 갑상선기능항진증, 에디슨씨병, 당뇨병과 같은 내분비 질환, 스테로이드 장기 사용, 통증 상태, 뇌종양 등 매우 다양하다. 그러나 이들 질환의 경우 신체상의 심한 왜곡이나 체중 증가에 대한 두려움, 체중 증가를 방해하는 지속적인 행동 등은 나타나지 않는다.

#### (2) 정신의학적 질환

##### ① 주요우울장애

주요우울장애의 식욕 감소 증상으로 인한 체중 감소가 나타날 수 있으나, 체중 감소가 의도적인 것은 아닌 식욕저하에 의한 것이고 체중 증가에 대한 극심한 두려움은 없다.

### ② 강박장애

강박장애에서 음식과 관련된 강박 사고나 강박 행동을 나타낼 수 있으나, 음식과 관련된 강박 사고나 강박 행동만 나타나지는 않는다.

### ③ 조현병

조현병에서 음식이나 식사와 관련된 망상을 갖고 특이한 섭식 행동을 나타내고 체중이 감소할 수 있으나, 음식을 거부하는 동기가 신경성 식욕부진증 환자와 다르고, 체중 증가에 대한 두려움이나 신체상의 왜곡은 거의 보이지 않는다.

## 2) 동반 질환

### (1) 신체 질환

신경성 식욕부진증에서 보이는 생리적 및 대사 변화는 대부분 금식 또는 제거 행동으로 인한 이차적인 변화이다. 쇠약감, 저혈압, 서맥, 저체온증과 같은 증상이 나타날 수 있고, 변비, 복통, 무기력증이 나타날 수 있다.

스스로 손을 넣어 구토를 유발하는 경우 손등에 상처가 생길 수 있고 귀밑샘 비대, 치아 법랑질 침식 등이 나타날 수 있다. 이 경우 식도 열상 및 위 파열도 염두에 두어야 한다.

### (2) 정신의학적 질환

기분장애 혹은 불안장애는 가장 흔히 동반되는 정신의학적 질환이다. 일례로, 만성적으로 우울한 경우 자존감의 저하가 섭식 문제를 악화시키고 강박적 성향이 있는 경우 섭식 관련 문제 행동이 더 두드러지게 나타난다. 신경성 식욕부진증은 제한적이거나 강박성이 두드러지는 회피적, 강박적, 의존적 성격장애와 관련이 있다(Vitousek과 Manke 1994). 그리고 자해 행동을 자주 나타내며(Svirko와 Hawton 2007) 알코올사용장애와 다른 물질사용장애 또한 흔히 동반된다. 신경성 식욕부진증 환자에서 자살 위험이 증가하는데(Keel 2003), 특히 물질관련장애가 동반된 경우 자살 위험이 높다.

## 6 치료

조기에 신경성 식욕부진증을 발견하고 개입을 해야 영양 결핍으로 인해 성장에 미치는 부정적인 영향을 줄일 수 있다(Nicholls 2011). 성인에서보다 아동과 청소년의 경우 조기 발견과 조기 개입이 좋은 예후와 확실하게 연관된다(Rosen 2010).

신경성 식욕부진증의 경우 기본적으로 체중 감소가 자존감을 높이는 역동과 관련되고 자신을 특별하게 느끼게 하는 주체성과 연관될 수 있어서 섭식 관련 문제 행동의 심각성을 부인하고 치료에 대해 저항한다. 이 때문에 치료에 대한 동기 및 협조를 끌어내기 위한 동기화 면담(motivational interviewing)이 도움이 된다. 여기에는 따뜻함이나 공감과 같은 치료적 요소와 핵심 질문하기 또는 숙고적 경청과 같은 기법들이 포함된다. 부모와 가족 구성원들이 치료에 핵심적인 역할을 하도록 준비시켜야 하고, 다학제 치료자들 간의 소통이 강조되는데 이는 장기간에 거친 통합적 치료를 성공적으로 수행해나가기 위함이다.

기본적으로 치료는 정신병리와 신체 질환 두 축 모두를 포함한다. 세계생물정신의학회연방(World Federation of Societies of Biological Psychiatry)에서 섭식장애 치료는 의학적 합병증에 대해 유의하고 영양 상담을 함께 진행하며 정신의학적 개입을 하도록 권장하고 있다(Aigner 2011). 의학적 긴급성, 심한 정도, 그리고 치료 및 회복에 대한 청소년 및 가족들의 참여 정도를 종합적으로 고려하여 치료 형태를 결정하게 된다. 여기서 의학적 긴급성은 어떤 다른 요인보다 우선적으로 고려되는데, 처음부터 신체적 및 정신건강의학적 안전을 위해 확실한 치료적 경계를 설정해두는 것이 필요하다.

입원치료는 외부 환경에서 섭식 관련 문제 행동을 중단할 수 없는 환자를 24시간 동안 지지하고 도와줄 수 있는 장점이 있다. 신경성 식욕부진증 청소년 환자의 입원치료 적응증은 다음과 같다[이상적인 체중 < 75% 또는 체중 감소의 지속; 체지방 < 10%; 낮 시간 심박수 < 50 bpm 혹은 밤시간 심박수 < 45 bpm; 체위성 혈압 변화 > 20 bpm 맥박 혹은 > 10-20 mmHg 혈압 감소; 수축기 혈압 < 90 mmHg; 체온 < 35.6도; 칼륨 < 3 mEq/l 또는 3.2 mmol/L; 클로라 이드 < 88 mmol/L; 탈수; 심부정맥(QTc 연장 포함); 지속되는 구토; 식도 열상; 토혈; 자살 위 험; 조절되지 않는 당뇨; 실신; 외래 치료 실패(Rosen 2010)].

## 1) 정신의학적 치료

섭식 행동과 관련한 정서 및 인지 영역의 정신병리를 다루기 위해 개인 정신치료를 실시한다. 가족기반치료-신경성 식욕부진증(family based therapy-anorexia nervosa)이 아동과 청소년에서 가장 적합한 치료법이다. 여기서 아동을 다시 섭식하도록 하는 일차 책임자는 부모로 치료자는 첫 단계에서 가족에게 섭식장애의 심각성과 후유증을 알려주고 식사계획과 운동 등 치료의 실제적인 부분에 개입하여 청소년이 식사하고 체중을 회복하도록 격려한다. 두 번째 단계에서 부모는 섭식이나 운동에 대한 통제권을 서서히 아동에게 돌려주고, 세 번째 단계에서는 사춘기, 주체성, 친밀감, 학업 및 직업 등과 같은 청소년의 정상적인 발달 과제를 다루고 자율성을 회복하게 한다. 여러 가족을 함께 치료하는 다가족기반치료(multifamily family-based therapy-anorexia nervosa)에서는 다른 가족들이 유사한 문제를 어떻게 다루어 나가는지를 관찰하고 경험을 공유하는 장점이 있다. 반면, 부모가 치료에 적극적으로 참여하지 않거나 가족이 비난을 많이 하거나 감정 표현의 수위가 높은 경우에는 가족기반치료보다 인지행동치료 혹은 대인관계치료가 더 권장된다(Schmidt 2007). 대인관계치료에서는 청소년의 부모나 가족과의 관계가 초점이 될 수 있고 가족의 역할이나 분위기에 주의를 기울이게 된다. 이는 특히 우울증을 동반하는 청소년에서 효과적이다. 변증법적 행동치료 또한 도움이 될 수 있다.

## 2) 약물치료

아직까지 신경성 식욕부진증의 병리 자체를 효과적으로 개선하는 약물은 밝혀지지 않았으나, 인간의 섭식 행동, 기분 조절, 충동 조절 등에 관여하는 여러 신경전달물질에 표적이 되는 약제에 대한 연구들이 이어져 왔고 다양한 약제들이 사용되고 있다. NICE 가이드라인(National Collaborating Centre for Mental Health 2017)에서는 섭식장애의 약물치료는 단독이 아닌, 공존하는 정신과적 문제와 신체 질환을 치료할 때 병행하도록 권장하고 있다. 정신의학적 관점에서도 약물치료는 정신치료와 병합하여 실시하였을 때 보다 나은 치료 효과가 기대되며, 나아가 정신치료의 효과가 부족하거나 실시하기 어려울 때 약물치료를 부가적으로 실시하여 도움을 얻는 것이라고 받아들이는 것이 바람직하다.

항우울제는 식욕 뿐 아니라 정서와 충동조절에 관여하는 세로토닌을 주요 작용기전으로 가지며, 섭식장애의 흔한 공존 정신질환 치료에 도움이 된다(Royal Australian New Zealand College of Psychiatrists 2004). Fluoxetine, citalopram 혹은 sertraline와 같은 선택적 세로토닌 재흡수 억제제(selective serotonin reuptake inhibitor, SSRI)가 신경성 식욕부진증의 병리 자체를 개선하는지에 대해 충분한 근거가 있다고 보기는 어려우나, 우울 혹은 강박 증상이 공존하는 정신병리의 개선에는 효과적이었다. 그 외 mirtazapine은 약물 복용 초기부터 불안을 줄이면서 식욕을 촉진하여 체중을 유지하고 동반하는 우울증을 호전시키는 효과가 있다.

항정신병약물 중 aripiprazole은 청소년 신경성 식욕부진증 환자들에 대한 후향적 연구에서 BMI가 개선되는 효과가 나타났고(Frank 2017), 작용 기전상 도파민 D2 수용체 부분효현제로 신경성 식욕부진증의 개선 효과가 기대되는 약제이다. Oanzapine은 성인을 대상으로 한 연구 이긴 하나 이중맹검 위약 대조연구에서 BMI가 개선되는 치료 효과가 나타났다(Attia 2019). 그 밖에 naltrexone은 기본적으로 폭음과 금주에 효과가 있는 항갈망제로 신경성 식욕부진증 환자에서 체중 증가와 더불어 핵심증상인 강박행동을 감소시켰다고 보고되었다.

### 3) 기타 치료

인터넷과 SNS, 특히 사진 기반 앱 사용이 섭식 관련 문제 행동과 관련된다는 연구 결과 (McLean 2015)에 기반했을 때 임상가들은 청소년이 인터넷에서 어떤 정보를 얻고 어떻게 사용하는지 관심을 가지는 것이 바람직하다(Saul과 Rodgers 2018). 환자와 가족이 인터넷 및 SNS 사용이 섭식장애 행동에 미치는 영향을 이해하도록 돕고, 섭식장애 행동을 찬성하는 정보를 차단하도록 하는 등 구체적인 조언이 필요하다.

아울러 임상 현장 외 학교 등지에서 아동과 청소년들의 신체상과 자존감을 향상시키는 프로그램을 보편적으로 적용한다면 섭식장애 예방에 기여할 가능성이 제시되기도 하였다(Chua 2020).

### 7 경과와 예후

신경성 식욕부진증의 경과는 매우 다양하다. 약 반수 정도에서 완전히 회복되고 1/3은 부분적으로 회복되며 나머지는 만성적인 경과를 밟는다(Steinhausen 2002). 다만, 완전 회복된 경우의 1/3에서 재발하기도 한다. 1회의 삽화 후 완전히 회복되는 경우도 있다. 코호트 연구에서 대부분의 환자들이 평균 5년경에 회복되는 것으로 나타났다(van Son 2010). 사망률은 0.5%/년으로 일반인구보다 높다. 대개의 사망 원인은 의학적 합병증 혹은 자살이다.

# II. 신경성 폭식증 Bulimia nervosa

## 1 역학

NCS-R 청소년 연구에서 신경성 폭식증의 평생 유병률은 0.9%로 여성에서 남성에 비해 더 흔히 나타났다(Swanson 2011). 9세에서 10세 사이의 아동들을 대상으로 한 연구에서는 신경성 폭식증의 평생 유병률은 0.7%로 나타났다(Rozzell 2019). 신경성 폭식증의 발병연령은 일반적으로 신경성 식욕부진증보다 늦어 후기 청소년기 또는 성인기 발병이 흔하며 다이어트나 부정적인 생활 사건과 관련하여 나타난다.

## 2 원인

### 1) 심리적 요인

신경성 폭식증의 경우 엄격한 식사 제한이 폭식으로 이어지고 폭식을 보상하기 위해 구토를 유발하거나 여러 보상행동을 함으로써 결과적으로 더 많이 더 자주 폭식을 하게 되어 증상이 심해진다. 슬픔, 분노와 같이 불쾌한 감정 상태와 같은 부정적인 정서와 임상적인 우울증이 폭식증의 위험을 증가시킨다. 또한, 스트레스에 대한 내성은 아동의 바람직하지 않은 행동에 대한 자기 조절을 실행하는 데 영향을 미친다. 그리고 충동성은 부정적인 정서를 경험하게 하여 폭식증의 위험을 증가시키기도 하고 폭식 행동과 직접적으로 연관되기도 한다.

Marrazzi와 Luby(1986)에 의해 제안된 자가중독이론 가설은 신경성 식욕부진증과 신경성 폭식증 환자에서 처음에는 심리적인 요인에 의해 증상이 시작되지만, 만성화 단계로 이어지는 것은 심리적인 요인만으로는 설명되기 어렵고, 섭식장애 환자들의 특유의 식사 관련 강박적이고 끊임없는 행동적 특성, 통제력 상실감, 의학적 및 사회적인 금기에도 불구한 다이어트의 지속 또는 식사 제한과 관련되어 나타나는 기분 항진 등이 모두 일종의 자가중독 과정을 시사하고 있다는 것이다. 이러한 과정에 오피오이드 체계가 관여한다는 가설로 섭식장애가 만성화 또는 난치성으로 이어지는 현상을 설명하고 있다.

## 2) 사회문화적 요인

현대 사회에서는 날씬하고 체중 조절을 성공적으로 해내는 것을 선망하는 가치를 가지고 있고, 이러한 현상은 부모, 또래 및 미디어의 영향을 통해 신경성 폭식증 발병에 기여하고 있다.

## 3) 기질적 요인

소아기 때의 과도한 불안, 사회공포증 그리고 낮은 자존감 등의 요인들이 신경성 폭식증 발병 위험을 높인다.

## 4) 유전적 요인

신경성 폭식증은 가계 내에 전달되며 유전적 취약성이 있다.

## 5) 생리적 요인

신경성 폭식증은 스트레스, 영양 부족, 고열량 음식 등의 인자들이 작용하여 뇌 내 도파민 혹은 내인성 아편 체계를 와해시키고, 나아가 보상회로의 활성화가 지속적으로 나타나 폭식 삽화가 발생하는 것으로 제안되었다. 만성적으로 구토를 하는 행위가 대뇌쾌락체계를 활성화한다는 쾌락체계의 이상 가설도 있다.

## 3 임상 특성 및 증례

 증례

17세 여학생이 지나치게 많이 먹는 모습이 반복되어 보호자와 함께 병원에 왔다. 환아는 고등학교 입학 후부터 성적 스트레스를 많이 받았고 독서실에서 늦게까지 공부를 하였다고 한다. 처음에는 밤시간에 귀가 후 집에 있는 음식을 거의 남김없이 먹었고, 나중에는 빵과 과자 등을 한아름 사와서 1시간도 안되어 다 먹어버렸다. 최근 6개월간 거의 매일 이러한 행동이 반복되었으며 체중이 늘어날 것이 걱정하며 폭식 후에는 스스로 목구멍에 손을 넣어 먹은 것을 게워낸다고 한다. 체중은 159cm에 52kg로 유지되고 있다. 엄격한 어머니 밑에서 성장하였고 어린 시절부터 다른 사람의 평가에 민감했으며 마른 체형의 어머니와 언니를 보며 부러워했다고 한다. 면담에서 주변에서 자신을 뚱뚱하다고 생각할 것을 두려워하면서도 한 번 먹기 시작하면 멈출 수 없다고 토로하였다.

이와 같이 신경성 폭식증은 살찌는 것에 대한 두려움으로 폭식과 금식을 반복하며 먹는 것에 대한 조절능력 상실감이 주된 질환이다. 대개 체중은 정상 혹은 과체중이고 변동이 심한 편이다. 폭식 후 체중증가를 막기 위해 자가 유발 구토, 하제 또는 이뇨제 남용, 금식 혹은 과활동 등의 부적절한 보상행동을 하는 것이 특징이다. 제거 행동을 하지 않는 경우도 있다. 청소년은 폭식 후 자기 혐오와 죄책감을 느끼게 된다. 평소 우울과 불안 증상이 있고 알코올이나 약물 남용이 흔히 동반되며 자해 행동을 나타내기도 한다. 자신의 가치와 자존감을 유지하기 위한 유일한 또는 중요한 방법으로 체중과 체형을 지나치게 강조하는 신념을 가진다.

## 4  진단

구토를 반복하는 경우에는 전해질 이상과 더불어 치아의 법랑질 소실이 있을 수 있으며 침샘 비대와 혈중 아밀라아제가 증가한다. 복통이 있으면 위팽만이 있는지 내과적 진찰이 필요할 수도 있다.

비만은 신경성 폭식증의 위험 인자이므로 비만 청소년에서 이에 대해 놓치지 말고 조사해야 한다.

정신의학적 진단체계 하에서 급식 및 섭식장애는 기본적으로 단일 삽화에 대해 하나의 진단명만을 적용하도록 되어 있으나, 신경성 폭식증을 신경성 식욕부진증과 별개의 질환으로 보지 않고 같은 기전에 의해 증상이 지속되는 것으로 생각하는 견해도 있다(Fairburn등 2003). 실제로 신경성 폭식증의 약 1/4-1/3에서 신경성 식욕부진증의 과거 병력이 있고, 신경성 폭식증의 일부가 신경성 식욕부진증으로 이환되기도 한다.

**표 22-2. 신경성 폭식증 DSM-5 진단기준**

A. 반복되는 폭식 삽화. 폭식 삽화는 다음 2가지로 특징지어진다.

   1. 일정 시간 동안(예, 2시간 이내) 대부분의 사람이 유사한 상황에서 동일한 시간 동안 먹는 것보다 분명하게 많은 양의 음식을 먹음

   2. 삽화 중에 먹는 것에 대한 조절 능력의 상실감을 느낌(예, 먹는 것을 멈출 수 없거나, 무엇을 혹은 얼마나 많이 먹어야 할 것인지를 조절할 수 없는 느낌)

B. 체중이 증가하는 것을 막기 위한 반복적이고 부적절한 부상 행동, 예를 들면 스스로 유도한 구토, 이뇨제, 관장약, 다른 치료약물의 남용, 금식 혹은 과도한 운동 등이 나타난다.

C. 폭식과 부적절한 보상 행동이 둘 다, 평균적으로 적어도 3개월 동안 일주일에 1회 이상 일어난다.

D. 체형과 체중이 자기평가에 과도하게 영향을 미친다.

E. 이 장애가 신경성 식욕부진증의 삽화 기간 동안에만 발생하지 않는다.

**다음의 경우 명시할 것:**

**부분 관해 상태:** 이전에 신경성 폭식증의 진단기준을 전부 만족시켰으며, 현재는 기준의 일부를 만족시키는 상태가 유지되고 있다.

**완전 관해 상태:** 이전에 신경성 폭식증의 진단기준을 전부 만족시켰으며, 현재는 어떠한 기준도 만족시키지 않는 상태가 유지되고 있다.

**현재의 심각도를 명시할 것:** 심각도의 최저 수준은 부적절한 보상 행동의 빈도를 기반으로 하고 있다. 심각도 수준은 다른 증상 및 기능적 장애의 정도를 반영하여 증가할 수 있다.

**경도:** 평균적으로 일주일에 1∽3회의 부적절한 보상 행동 삽화가 있다.

**중등도:** 평균적으로 일주일에 4∽7회의 부적절한 보상 행동 삽화가 있다.

**고도:** 평균적으로 일주일에 8∽13회의 부적절한 보상 행동 삽화가 있다.

**극도:** 평균적으로 일주일에 14회 이상의 부적절한 보상 행동 삽화가 있다.

## 5 감별진단과 동반질환

### 1) 감별 진단

폭식 증상을 보이는 질환으로 경련장애, 뇌종양, Klüver−Bucy syndrome, Kleine−Levin syndrome 등의 신체 질환들이 있다.

감별해야 할 정신의학적 질환로는 계절성 기분장애 또는 비전형적인 양상의 주요우울장애가 있다. 이 경우에도 흔히 과식을 나타내나, 우울 증상과 함께 악화되는 양상을 보이고 부적절한 보상행동은 없고 체중과 체형을 과도하게 걱정하지는 않는다.

### 2) 동반 질환

신경성 폭식증에서 공존 질환이 흔히 나타난다. 우울장애와 양극성 장애의 빈도가 높고

사회불안과 같은 불안장애의 빈도도 증가하며, 충동적 행동 문제가 나타나는 알코올 혹은 물질사용장애의 위험도 증가한다. 또한 불안정한 정서나 충동성이 두드러지는 자기애적, 히스테리성, 경계성 성격장애와도 관련이 있다(Vitousek과 Manke 1994).

## 6 치료

신경성 폭식증의 주된 신체적 합병증은 구토와 하제남용에 의한 수분과 전해질의 이상이다. 저칼륨증이 나타나는 경우 경구로 보충해주어야 한다. 자주 구토를 하는 경우에는 치아 손상이 있을 수 있으므로 치아위생에 대한 권고가 필요하다.

### 1) 정신의학적 치료

치료 목표는 폭식 중단, 보상행동 감소 그리고 공존 정신질환과 신체질환에 대한 치료이다. 대부분의 신경성 폭식증은 외래치료로 가능하고, 증상을 유지시키는 행동과 사고방식을 수정하는 데 중점을 둔 인지행동치료가 가장 효과적인 것으로 알려져 있다. 가족기반치료-신경성 폭식증(family Based Therapy-BN)는 신경성 식욕부진증 치료와 마찬가지로 부모가 능동적인 역할을 담당하게 되는데, 아동이 의사결정을 하도록 보다 적극적인 역할을 하며, 부모와 자녀는 폭식이나 구토에 영향을 미치는 섭식 행동, 외모와 체중, 믿음이나 신념 등의 문제들을 해결하기 위해서 점차적으로 보다 협력적인 관계를 맺어나가게 된다. 나아가 또래 관계, 교육, 반항과 순종, 자율성, 독립 등과 같은 청소년기 발달 과제들을 다루고 청소년이 자율성을 회복하도록 돕는다.

### 2) 약물치료

신경성 폭식증의 약물치료로 항우울제가 가장 널리 연구되었고 일차 치료제로 고려되어야 할 것이다. 고용량(60 mg)의 fluoxetine을 청소년 신경성 폭식증 환자들에게 사용하여 폭식과 구토를 줄였다는 개방 연구가 있었고(Kotler 2003), 성인 대상으로 실시한 연구들과 종합했을 때 청소년 신경성 폭식증 환자들에게 효과적인 치료제로 여겨진다. 그 외 fluvoxamine, citalopram, sertraline, bupropion, trazodone과 같은 항우울제 또한 유의한 호전을 보이기도 하였다. Topiramate는 기본적으로 항전간제이며 편두통에 예방 효과가 있는 약제로 신경성 폭식증 환자에서 위약군에 비해 폭식과 구토를 감소시켰을 뿐 아니라 체중 감소와 더불어 건강-관련 삶의 질도 개선시켰다(Nickel 2005). 특히, 비만이 동반된 신경성 폭식증의 경우에 효과적이었다. Naltrexone은 신경성 폭식증 환자에서 폭식과 보상행동을 감소시키며, 특히 비만환자에서 효과적인 것으로 나타났다(Alger 1991).

## 7 경과와 예후

신경성 폭식증은 신경성 식욕부진증 보다는 완전 및 부분 관해 비율이 더 높다. 약 반수가 완전 회복되고 20%에서 증상이 지속되는 만성화 과정을 밟는다. 완전 회복된 환자의 약 1/3이 재발한다. 신경성 폭식증의 사망률은 0-3%로 일반인구보다 높지 않다.

# Ⅲ. 폭식장애 Binge eating disorder

## 1 역학

폭식장애의 호발 연령은 청소년기이나 성인기에 발병하기도 하며 어린 나이에도 폭식장애 및 폭식증의 유병률이 높게 나타난다(Smink 2014). NCS-R 청소년 연구에서 폭식장애의 평생 유병률은 1.6%로 섭식장애 중 가장 높았으며(Swanson 2011), 9세에서 10세 사이의 아동들을 대상으로 한 연구에서는 신경성 폭식증의 평생 유병률은 2.3%로 나타났다(Rozzell 2019). 다른 섭식장애와 마찬가지로 여아에서 남아에 비해 더 높은 유병률을 보이고 약 2배의 차이가 나며, 남아에서의 이러한 비율은 모든 섭식장애 중 가장 높다.

## 2 원인

아직까지 폭식장애의 원인에 대해서는 잘 밝혀지지 않았으나, 스트레스나 부정적 정서가 폭식장애의 위험요인이 된다는 연구가 있고(Stice 2017), 충동적이고 외향적인 성격적 특성과 관련한다는 견해가 있다. 폭식장애 아동은 가족 내 감정 표현(expressed emotion)에 대해 더 크게 지각하고, 그 어머니는 비판적이고 감정적인 관여를 하거나 따뜻함이 부족한 것으로 평가되었다(Schmidt 2015). 한 연구에서 7세 때 배가 고프지 않아도 먹거나, 불안, 우울, 감정적 탈억제, 식사 제한, 신체 불만족감, BMI 등이 성장하여 15세 때 폭식증을 예측한다고 밝혔다(Balantekin 2017).

## 3 임상 특성 및 증례

 증례

> 19세 여학생이 비만 클리닉에서 의뢰되어 정신건강의학과에 내원하였다. 환자는 평소 대인관계에서 어려움이 있어왔던 분으로 자신의 외모에 대해 못생겼다 놀림을 받은 이후 남몰래 많은 양의 음식을 먹기 시작하였다고 고백하였다. 학교에서 돌아오면서 편의점에서 라면, 햄버거, 삼각김밥 등 한꺼번에 많은 양의 음식을 사왔고 늦게 귀가하는 부모님의 시선을 피해 저녁 7시경부터 1-2시간 사이에 허겁지겁 자신이 사온 음식을 모두 먹었다. 배가 딱히 고프지 않거나 먹는 동안 배가 더부룩하게 불러오는 것을 느꼈음에도 먹는 행동을 멈출 수가 없다고 하고 이러한 행동은 수개월째 주 3회 이상 반복되었다. 다 먹은 후에는 먹은 양을 확인하고 자책하거나 거울을 보면서 스스로의 모습에 혐오감을 느꼈고 자신의 행동에 대해 큰 스트레스를 받는다고 한다. 환자는 이에 대해 누구에게도 말하지 않았으나 결국 체중이 심하게 늘어나면서 부모님께 그간의 행동을 들키게 되었고 병원까지 오게 된 것에 심한 수치심을 느끼고 있다.

폭식장애는 구토와 같은 보상행동이 나타나지 않으면서 폭식증에 대한 고통을 느끼는 것이 핵심인 질환으로 반복적인 폭식 삽화와 함께 섭식에 대한 통제력 상실감이 수반되며 명백한 심리적 곤란이 나타난다.

## 4 진단

많은 폭식장애 환자들은 자신의 진단에 대해 알지 못하거나 부끄러움이나 비난에 대한 두려움으로 인해 자신의 문제를 드러내기를 꺼려하고 숨긴다. 그래서 폭식장애 환자들은 폭식장애 자체보다 비만클리닉을 방문하거나 정신의학적 동반 질환 때문에 임상 현장을 찾게 된다. 특히, 폭식장애는 진단체계에 최근에 유입된 질환이므로 임상가들도 덜 인식하고 있는 경향이 있어 평소 계통적 문진에서 "폭식증이 있거나 있었습니까?" 혹은 "먹는 것을 통제하지

**표 22-3. 폭식장애 DSM-5 진단기준**

A. 반복되는 폭식 삽화. 폭식 삽화는 다음 2가지로 특징지어진다.

    1. 일정 시간 동안(예, 2시간 이내) 대부분의 사람이 유사한 상황에서 동일한 시간 동안 먹는 것보다 분명하게 많은 양의 음식을 먹음

    2. 삽화 중에 먹는 것에 대한 조절 능력의 상실감을 느낌(예, 먹는 것을 멈출 수 없거나, 무엇을 혹은 얼마나 많이 먹어야 할 것인지를 조절할 수 없는 느낌)

B. 폭식 삽화는 다음 중 3가지(혹은 그 이상)와 연관된다.

    1. 평소보다 많은 양을 급하게 먹음

    2. 불편하게 배가 부를 때까지 먹음

    3. 신체적으로 배고프지 않은데도 많은 양의 음식을 먹음

    4. 얼마나 많이 먹는지에 대한 부끄러운 느낌 때문에 혼자 먹음

    5. 폭식 후 스스로에 대한 역겨운 느낌, 우울감 혹은 큰 죄책감을 느낌

C. 폭식으로 인해 현저한 고통이 있다고 여겨진다.

D. 폭식은 평균적으로 최소 3개월 동안 일주일에 1회 이상 발생한다.

E. 폭식은 신경성 폭식증에서 관찰되는 것과 같은 부적절한 보상 행동과 연관되어 있지 않으며 신경성 폭식증 혹은 신경성 식욕부진증의 기간 동안에만 발생하지 않는다.

**다음의 경우 명시할 것:**

**부분 관해 상태:** 이전에 폭식장애의 진단기준을 전부 만족시켰으며, 현재 일정 기간 동안 평균적으로 일주일에 1회보다 적은 빈도로 발생하고 있다.

**완전 관해 상태:** 이전에 폭식장애의 진단기준을 전부 만족시켰으며, 현재 일정 기간 동안 어떠한 기준도 만족시키지 않는 상태가 유지되고 있다.

**현재의 심각도를 명시할 것:** 심각도의 최저 수준은 폭식 행동의 빈도를 기반으로 하고 있다. 심각도 수준은 다른 증상 및 기능적 장애의 정도를 반영하여 증가할 수 있다.

**경도:** 평균적으로 일주일에 1∞3회의 부적절한 폭식 행동 삽화가 있다.

**중등도:** 평균적으로 일주일에 4∞7회의 부적절한 폭식 행동 삽화가 있다.

**고도:** 평균적으로 일주일에 8∞13회의 부적절한 폭식 행동 삽화가 있다.

**극도:** 평균적으로 일주일에 14회 이상의 부적절한 폭식 행동 삽화가 있다.

못한다고 느낀 적이 있습니까?"와 같은 간단한 질문 한두 개를 포함시키면 폭식장애 선별에 도움이 된다.

성장기 청소년의 경우 식사량의 변화가 있고 식사량에 대한 보고가 부정확할 수 있다. 소아 및 청소년에서는 객관적으로 많은 양의 음식을 먹는 항목보다는 먹는 것에 대한 조절 능력의 상실감 항목이 더 중요하게 여겨진다.

## 5 감별진단과 동반질환

### 1) 감별 진단

폭식장애는 신경성 폭식증에서 나타나는 보상행동이나 체중과 체형에 영향을 주기 위한 현저한 식이 제한을 보이지 않는다는 점에서 구분된다. 폭식장애는 비만과 연관되어 있지만 신체에 대해 과도한 가치를 부여하고 정신의학적 동반 질환 비율이 더 높다는 점에서 다르다. 또한 우울장애와 양극성장애의 비정형적 양상과도 감별해야 한다.

### 2) 동반 질환

폭식장애 환자의 약 반수가 비만이며 이와 직접적으로 연관되어 대사 장애와 2형 당뇨가 있고, 그밖에 수면장애, 만성 근골격계 통증 및 질환 등을 나타낸다.

사회적 기능, 가정 그리고 직장에서 기능 장해를 나타내며, 삶의 질이 저하되고 정신의학적 질환을 동반한다. 가장 흔히 불안장애가 동반되며, 거의 반수에서 기분장애를 갖는다. 청소년을 대상으로 실시한 연구에서 폭식증이 있는 과체중 여자 청소년과 우울증의 관련성이 제시되었고(Sonneville 2015), 특히 일반 청소년들에 비해 자살 위험이 더 높게 나타났다(Swanson 2011). 폭식장애와 자살과의 관계에 대한 연구에서 성인기에는 자살사고가 선행하고 폭식장애가 이어지나, 청소년기에서는 폭식장애가 시작된 후에 자살사고가 나타난다고 하였다(Forrest 2017). 이는 청소년에서 폭식장애가 발현하고 뒤이어 보다 심각한 정신병리가 동반될 수 있으므로 폭식장애를 치료하는 임상가들이 특히 자살 위험에 대해 유의해야 한다는 것을 시사한다. 그밖에 폭식장애 청소년에서 물질사용장애의 위험이 높았고 자해 행동도 자주 동반한다.

## 6 치료

폭식장애 환자의 치료 목적은 폭식 행동을 중단하고 수치심, 죄책감, 낮은 자존감과 같은 감정적 문제에 초점을 맞추며 동반질환을 치료하는 것이다. 여기에 비만에 대한 치료가 또 다른 주요 목표이다. 최근 메타분석에서 소아 및 청소년을 대상으로 실시한 구조화된 체계적 비만 치료가 섭식장애의 유병률과 관련 문제의 위험을 낮추는 것으로 밝혀졌다. 특히 장기간의 치료 참여가 중요한 것으로 나타났다(Jebeile 2019).

### 1) 정신의학적 치료

인지행동치료에 기반한 기법들은 섭식 행동 패턴을 조절하고 증상을 유발하는 음식과 관련된 생각에 초점을 두고 있다. 청소년을 대상으로 한 연구들은 많지 않으나, 한 대조연구에서 16주간의 인지행동치료를 통해 폭식 삽화가 줄어들고 체중이 감소하였다(Jones 2008). 대인관계치료 기법은 폭식증을 유지하는 데 관련된 대인관계의 어려움을 해결하는 것을 목표로 둔다. 변증법적 행동치료(dialectical behavior therapy, DBT)는 폭식을 촉발하는 감정을 규명하고 이러한 감정을 대처하는 법을 알려준다. 다른 섭식장애와 유사하게 폭식장애 소아 및 청소년 치료에 있어서도 마찬가지로 가족기반치료가 기여한다.

### 2) 약물치료

Vyvanse (lisdexamfetamine dimesylate)는 미국 식약청에서 폭식장애 치료제로 승인받은 최초의 약제로 특히 중등도–심한 폭식장애 환자들에서 효과적이다. Topiramate 또한 이중맹검 연구에서 폭식 감소 및 체중 감소가 있었고, 인지행동치료와 병합했을 때 효과적인 것으로 나타났다(Reas와 Grilo 2015). 그 외 다양한 SSRI와 SNRI가 폭식장애에서 폭식을 줄여주는 효과가 제시되기도 하였다.

## 7 경과와 예후

아직까지 폭식장애의 장기 예후에 대해서는 잘 알려진 것이 없다. 다만, 폭식장애 환자들의 회복률이 신경성 폭식증의 경우보다는 높다. 경과는 상대적으로 지속적이다.

## 달리 명시된 섭식장애

　　DSM-5에서는 달리 명시된 급식 또는 섭식장애를 첫째, 신경성 식욕부진증의 모든 진단기준을 충족하나 현저한 체중 감소에도 불구하고 체중이 정상 범위에 속하는 비전형적 신경성 식욕부진증, 둘째, 폭식과 부적절한 보상 행동이 평균적으로 일주일에 1회 이하 그리고/또는 3개월 이하로 나타나는 신경성 폭식증, 저빈도 그리고/또는 제한된 기간, 셋째, 폭식이 평균적으로 일주일에 1회 이하 그리고/또는 3개월 이하로 나타나는 폭식장애, 저빈도 그리고/또는 제한된 기간, 넷째, 폭식이 없는 상태에서 체중이나 체형에 영향을 주기 위한 반복적인 제거 행동을 나타내는 제거장애, 그리고 다섯째, 야간섭취증후군으로 구분하고 있다.

## 📖 참고문헌

Aigner M, Treasure J, Kaye W, Kasper S, WFSBP Task Force On Eating Disorders. World Federation of Societies of Biological Psychiatry (WFSBP) guidelines for the pharmacological treatment of eating disorders. World J Biol Psychiatry 2011;12(6):400-43.

Alger SA, Schwalberg MD, Bigaouette JM, Michalek AV, Howard LJ. Effect of a tricyclic antidepressant and opiate antagonist on binge-eating behavior in normoweight bulimic and obese, binge-eating subjects. Am J Clin Nutr 1991;53(4):865-71.

American Psychiatric Association. Diagnostic and statistical manual of mental disorders (DSM-5 (R)). 5th ed. Arlington, TX: American Psychiatric Association Publishing; 2013.

Attia E, Steinglass JE, Walsh BT, Wang Y, Wu P, Schreyer C, et al. Olanzapine versus placebo in adult outpatients with anorexia nervosa: A randomized clinical trial. Am J Psychiatry 2019;176(6):449-56.

Balantekin KN, Birch LL, Savage JS. Eating in the absence of hunger during childhood predicts self-reported binge eating in adolescence. Eat Behav 2017;24:7-10.

Beumont P, Hay P, Beumont D, Birmingham L, Derham H, Jordan A, et al. Australian and New Zealand clinical practice guidelines for the treatment of anorexia nervosa. Aust N Z J Psychiatry 2004;38(9):659-70.

Chua JYX, Tam W, Shorey S. Research Review: Effectiveness of universal eating disorder prevention interventions in improving body image among children: a systematic review and meta-analysis. J Child Psychol Psychiatry 2020;61(5):522-35.

Forrest LN, Zuromski KL, Dodd DR, Smith AR. Suicidality in adolescents and adults with binge—eating disorder: Results from the national comorbidity survey replication and adolescent supplement: Suicidality in Adolescents and Adults with BED. Int J Eat Disord 2017;50(1):40–9.

Frank GKW, Shott ME, Hagman JO, Schiel MA, DeGuzman MC, Rossi B. The partial dopamine D2 receptor agonist aripiprazole is associated with weight gain in adolescent anorexia nervosa: FRANK et al. Int J Eat Disord 2017;50(4):447–50.

Jebeile H, Gow ML, Baur LA, Garnett SP, Paxton SJ, Lister NB. Treatment of obesity, with a dietary component, and eating disorder risk in children and adolescents: A systematic review with meta—analysis. Obes Rev 2019;20(9):1287–98.

Jones M, Luce KH, Osborne MI, Taylor K, Cunning D, Doyle AC, Wilf ley DE, Taylor CB. Randomized, controlled trial of an internet facilitated intervention for reducing binge eating and overweight in adolescents. Pediatrics 2008;121(3): 453–62.

Katzman DK, Kanbur NO, Steinegger CM. Medical screening and management of eating disorders in adolescents. In Agras WS(Ed.), The Oxford handbook of eating disorders, New York, NY: Oxford University Press;2010. 267–91.

Keel PK, Dorer DJ, Eddy KT, Franko D, Charatan DL, Herzog DB. Predictors of mortality in eating disorders. Arch Gen Psychiatry 2003;60(2):179–83.

Kotler LA, Devlin MJ, Davies M, Walsh BT. An open trial of fluoxetine for adolescents with bulimia nervosa. J Child Adolesc Psychopharmacol 2003 Autumn;13(3):329–35.

Marrazzi MA, Luby ED. An auto—addiction opioid model of chronic anorexia nervosa. Int J Eat Disord 1986;5(2):191–208.

Marzilli E, Cerniglia L, Cimino S. A narrative review of binge eating disorder in adolescence: prevalence, impact, and psychological treatment strategies. Adolesc Health Med Ther 2018;9:17–30.

McLean SA, Paxton SJ, Wertheim EH, Masters J. Selfies and social media: relationships between self—image editing and photo—investment and body dissatisfaction and dietary restraint. J Eat Disord 2015;3(S1):O21.

National Collaborating Centre for Mental Health. National Institute for Clinical Excellence Guideline. Eating Disorders: Recognition and Treatment. National Guideline Alliance (UK);2017.

Nicholls DE, Lynn R, Viner RM. Childhood eating disorders: British national surveillance study. Br J Psychiatry 2011;198(4):295–301.

Nickel C, Tritt K, Muehlbacher M, Pedrosa Gil F, Mitterlehner FO, Kaplan P, et al. Topiramate treatment in bulimia nervosa patients: a randomized, double—blind, placebo—controlled trial. Int J Eat Disord 2005;38(4):295−300.

Reas DL, Grilo CM. Pharmacological treatment of binge eating disorder: update review and synthesis. Expert Opin Pharmacother 2015;16(10):1463−78.

Rosen DS, American Academy of Pediatrics Committee on Adolescence. Identification and management of eating disorders in children and adolescents. Pediatrics 2010;126(6):1240−53.

Rozzell K, Moon DY, Klimek P, Brown T, Blashill AJ. Prevalence of eating disorders among US children aged 9 to 10 years: Data from the adolescent brain cognitive development (ABCD) study: Data from the adolescent brain cognitive development (ABCD) study. JAMA Pediatr 2019;173(1):100−1.

Saul JS, Rodgers RF. Adolescent eating disorder risk and the online world. Child Adolesc Psychiatr Clin N Am 2018;27(2):221−8.

Schmidt U, Lee S, Beecham J, Perkins S, Treasure J, Yi I, Winn S, Robinson P, Murphy R, Keville S, Johnson−Sabine E, Jenkins M, Frost S, Dodge L, Berelowitz M, Eisler I. A randomized controlled trial of family therapy and cognitive behavioral therapy guided self−care for adolescents with bulimia nervosa and related disorders. Am J Psychiatry 164: 591− 8.

Schmidt R, Tetzlaff A, Hilbert A. Perceived expressed emotion in adolescents with binge−eating disorder. J Abnorm Child Psychol 2015. 43: 1369−77.

Smink FRE, van Hoeken D, Oldehinkel AJ, Hoek HW. Prevalence and severity of DSM−5 eating disorders in a community cohort of adolescents: Prevalence and Severity of DSM−5 Eating Disorders. Int J Eat Disord 2014;47(6):610−9.

Sonneville KR, Grilo CM, Richmond TK, Thurston IB, Jernigan M, Gianini L, et al. Prospective association between overvaluation of weight and binge eating among overweight adolescent girls. J Adolesc Health 2015;56(1):25−9.

Steinhausen H−C. The outcome of anorexia nervosa in the 20th century. Am J Psychiatry 2002;159(8):1284−93.

Stice E, Gau JM, Rohde P, Shaw H. Risk factors that predict future onset of each DSM−5 eating disorder: Predictive specificity in high−risk adolescent females. J Abnorm Psychol 2017;126(1):38−51.

Svirko E and Hawton K. Self injurious behavior and eating disorders: the extent and nature of the association. Suicide & Life Threatening Behaviour 2007;37: 409−21.

Swanson SA, Crow SJ, Le Grange D, Swendsen J, Merikangas KR. Prevalence and correlates of eating disorders in adolescents. Results from the national comorbidity survey replication adolescent supplement: Results from the national comorbidity survey replication adolescent supplement. Arch Gen Psychiatry 2011;68(7):714−23.

Thompson JK, Heinberg LJ, Altabe M, Tantleff-Dunn S. Exacting beauty: Theory, assessment, and treatment of body image disturbance. Washington, D.C., DC: American Psychological Association; 1999.

van Son G, van Hoeken D, van Furth EF, Donker GA, Hoek HW. Course and outcome of eating disorders in a primary-care based cohort. Int J Eat Disord 2010;43:130-8.

Vitousek K, Manke F. Personality variables and disorders in anorexia nervosa and bulimia nervosa. J Abnorm Psychol 1994;103(1):137-47.

# 23

# 성별불쾌감
## Gender dysphoria

홍민하

## 1 정의

개인이 경험하거나 표현하는 성별과 태어나면서부터 부여받은 성별 사이의 불일치로 인한 고통을 말한다. 모든 사람이 이러한 불일치의 결과로 고통을 경험하지는 않지만, 많은 이가 호르몬 그리고 수술과 같은 신체적 중재가 가능하지 않은 경우 고통을 받는다. DSM-IV에서 사용하던 성 정체성 장애보다는 더 기술적이며, 임상적 문제로서 불쾌감에 초점을 맞추고 있다(American Psychiatric Association 2013).

## 2 역학

소아와 청소년에서 성별불쾌감에 대한 공식적인 역학 연구는 수행되지 않았으나, "임상사례"에 대한 보다 완화되거나 진보적인 정의를 조사한 결과가 있다. 미국 샌프란시스코에서 6-8학년 무작위표본 2,730명을 대상으로 한 연구에서 "성별이 무엇입니까?"라는 질문에 여성 또는 남성의 답가지가 있었으나 1.3%가 "트랜스젠더"로 자신을 인식하였다(Shield 등 2013). 뉴질랜드의 무작위표본 8,166명의 고등학생을 대상으로 한 연구에서 "당신은 트랜스젠더라고 생각하십니까?"라는 질문과 그에 대한 정의를 주고 응답을 확인하였더니 1.2%가 자신을 트랜스젠더라고 인식하였고 2.5%는 자신의 성별에 대해 '확신이 없다'고 보고하였다. 흥미롭게도 다른 1.7%는 '질문을 이해하지 못했다'고 답하였다(Clark 등 2014).

1999년 6–18세 아동을 위한 아동기 행동척도(CBCL)와 11–18세 청소년 자기행동 평가척도(YSR) 표준화 샘플에는 성정체성("반대 성별이 되고 싶은 소망")과 관련된 항목이 한 개 있다 (Achenback 과 Rescorla 2001). 아동기 행동 척도(총 3,210명)에서 의뢰되지 않은 남아 부모의 1% 미만 그리고 의뢰되지 않은 여아 부모의 1.2%에서 이 항목이 '때때로' 또는 '가끔 그렇다' 나 '매우 그렇다' 또는 '종종 그렇다' 라고 응답하였다. 의뢰된 남아와 여아(각각 2.8%와 5.4%)에서 비율은 더 높았다. 청소년 자기행동 평가척도에서는 의뢰된 여아의 약 18%와 의뢰된 남아의 3%에 비해 의뢰되지 않은 여아의 약 10% 그리고 의뢰되지 않은 남아의 2%에서 이 항목을 지지하였다. 이전 1991년 아동기 행동 척도 표준화 샘플에서 두 연령군(4–11세 및 12–18세)이 보고되었다. 4–11세군의 경우, 의뢰된 남아와 여아의 3%, 5%에 비해서 의뢰되지 않은 남아와 여아 부모 중 1%가 이 항목을 지지하였다. 12–18세의 경우, 의뢰된 남아와 여아에서는 2%, 5%인 것에 비하여 의뢰되지 않은 남아와 여아에서는 어느 부모도 이 항목을 인정하지 않았다. 아동기 행동 척도와 청소년 자기행동 평가척도표준화 연구와 일치하게 두 개의 일관된 결과가 나타났다. 남아보다 여아에서 이 항목을 더 많이 지지하였고 의뢰되지 않은 소아 청소년보다 의뢰된 경우에 더 지지하였다.

### ▶ 출생 비율에 할당된 성별

성정체성 클리닉에 의뢰된 사춘기 이전 아동 중 대부분은 출생 시 부여받은 성별이 남성이다. 1976년부터 2011년 사이 성정체성 클리닉에 의뢰된 577명의 캐나다 아동은 남아 대 여아 비율이 4.49:1이다(Wood 등 2013). 이는 네덜란드의 2.02:1보다 유의미하게 높은 값이다. 이러한 차이는 부분적으로는 특히 북미에서 여자에 비해 남자에서 성별–변이 행동과 관련한 부모의 불안이 증가한 것을 반영한다고 설명된다. 성별불쾌감이 있는 청소년에서 성별 비율은 1:1에 훨씬 근접하고 국가별로 더 일관된 것으로 보인다(Aitken 등 2015). 하지만 최근 출생 시 타고난 남성(2006년 이전)이 많은 것에서 출생 시 타고난 여성(2006–2013)이 많은 것으로 시간적 이동이 있었지만 비율은 어느 방향으로든 2:1에 가깝다(Aitken 등 2015).

## 3 원인

이성(cross–sex)인식과 행동의 원인은 아직도 파악이 어렵다. 심리적, 사회적 요인이 연구의 초점이었던 반면, 최근에는 정상 성별 발달에서 관심이 생물학적 메커니즘으로 옮겨졌다. 현재까지의 근거는 정신사회적 및 생물학적 요소 모두 관련이 있음을 시사한다. 단일 인과적 기전은 가능성이 낮고 성별불쾌감은 이러한 요인들의 복합적인 상호작용에서 기인할 가능성이 높다(Steensma 등 2013).

## 1) 생물학적 요인

쌍둥이 연구에서 부가적인 환경적 기여요인과 더불어 강력한 유전적 요소를 제안하였다. 네덜란드 쌍생아(N=23,393)를 대상으로 한 대규모 아동기 행동 척도 연구(van Beijstervweldt 등 2006)에서 7세와 10세 일란성과 이란성 쌍생아를 비교하였으며, 이성(cross-sex) 행동(아동기 행동 척도 성별관련 두 개 항목으로 평가됨)의 70%에 기여한다고 추정하였다. 314명의 일란성과 이란성 쌍생아를 대상으로 한 연구(평균 연령 각각 9.4세, 10.1세)에서 DSM-IV 기반 성별불쾌감 척도에서 유전적 요인이 분산의 62%에 기여하는 결과를 대략적으로 재연하였다(Coolidge 등 2002). 3세에서 26세 사이의 3,337명 일본인 일란성 및 이란성 쌍생아를 대상으로 한 세 번째 연구(Sasaki 등 2016)에서도 여성의 유적적 요인에 대한 강력한 증거가 있었지만, 남성에서는 훨씬 적었다.

동물과 인간을 대상으로 한 많은 연구에서 시스-젠더 남성과 여성에서 뇌 해부학과 가능의 차이가 이러한 행동의 성별 차이의 기초가 된다는 것을 보여준다(Hines 2011). 성 호르몬은 이러한 차이에서 중요한 역할을 한다. 주로 산전뿐만 아니라 사춘기 동안의 조직적 효과(organizational effect)는 뇌 구조의 성별 차이로 이어진다. 총부피를 보정하면 여성이 더 많은 회백질과 더 많은 피질 부피를 가지만, 평균적으로 남성이 더 큰 뇌 부피, 더 많은 백질, 회백질 및 뇌척수액을 가지고 있다.

성적 차이 가설은 트랜스젠더 개인이 경험한 성별과 더 밀접하게 일치하는 뇌 구조와 기능을 갖는다는 것을 시사한다(Swaab 과 Garcia-Falgueras 2009). 사후 연구는 트랜스젠더 성인의 여러 시상하부 핵에서 성전환을 시사한다(Zhou 등 1995; Kruijver 등 2000). 보다 최근의 신경영상 기법은 성별 불일치 감정을 갖는 많은 청소년과 성인에서 뇌의 구조와 기능에 대한 생체내 연구가 가능하게 하였다(Guillamon 등 2016; Kreukels 등 2016). 이러한 연구의 결과는 복합적이다. 의학적 성별 확정 치료를 받기 전에 부피, 백질과 회백질과 뇌척수액과 관련한 뇌 해부학은 출생시 할당된 성별과 다르지 않았다. 그러나 남성과 여성 사이에서 트랜스젠더의 결과와 더불어 백질 미세구조와 관련하여 차이가 발견되었다(Guillamon 등 2016). 기능적 신경영상의 영역의 과제 관련 연구에서 트랜스젠더는 경험한 성별과 유사한 반응[(예: 냄새나는 스테로이드 맡기(Berglund 등 2008)], 타고난 성별 및 경험한 성별과 다른 활동[(예: 정신순환(Schoning 등 2010)] 혹은, 타고난 성별과 다르지 않은 활동[(예: 언어 유창성(Soleman 등 2013)]을 보일 수 있음을 보여준다. 지금까지의 결과는 영상이나 다른 의학적 검사가 진단적 도구로 사용되기는 어렵다는 것을 보여준다.

태아기 호르몬을 조작할 수 있는 동물연구에서 태아기 테스토스테론이 성 행동에 강력한 영향을 미치는 것은 분명하다(Hines 2011). 그러나 성 정체성에 미치는 영향은 인간에게만 연구할 수 있다. 성별불쾌감이 있는 개인은 높은 수준의 산전 테스토스테론에 노출되었을 수 있으며, 선천성 부신 과형성(Congenital adrenal hyperplasia)을 가진 XX는(Merke 와 Bornstein 2005) 실제로 성별불쾌감과 이성(cross-sex) 인식이 높은 비율로 나타난다(Pasterski 등 2015). 하지만, 선천성 부신 과형성이 있는 여성으로 자란 대부분은 여성 성 정체성을 발달시키는 것처럼 보인다(Dessens 등 2005). 내인성 테스토스테론에 반응하는 데 필수적인 수용체가 없는 완전 안드로겐 무감각 증후군(complete androgen insensitivity syndrome)이 있는 XY를 대상으로 한 연구에서 태아 테스토스테론의 중요성에 대한 다른 근거가 있다. 이 환자의 대다수는 여성 성 정체성을 발달시키며, 이는 후속 테스토스테론 신호가 남성 성 정체성 발달에 중요할 수 있음을 시사한다(Mazur 2005). 이러한 사람들은 여성으로서 분명하게 양육되고, 사회적 요인이 여성 정체성 형성에 강력한 역할을 할 수 있다고 주장하였다(Hines 2009). 일부 연구에 따르면, 완전 안드로겐 무감각 증후군을 가진 사람들은 여성 정체성 척도에서 낮은 점수를 보이고(Richter-Appelt 등 2005), 이들 중 궁극적으로 성별확정수술로 이어지는 성별불쾌감 사례가 보고된 바 있다(T'Sjoen 등 2011). 이것은 검출되지 않은 기능적 안드로겐 수용체의 가능성에 더해 진단에 관하여 배우는 심리적 스트레스에 부차적일 수 있다(Steensma 등 2013). 전반적으로 성별불쾌감이 있는 개인에서 성별 정체성에 관한 연구는 성별 정체성 발달에 안드로겐이 관여함을 암시하지만, 아직 명료하게 직접적인 관계를 보여주지는 못하였다.

## 2) 심리사회적 요인

과거 문헌은 성별불쾌감(반대성별의 자녀에 대한 모성의 소망, 아버지 부재, 부모의 심리적 기능 등)의 발달에 대한 부모 특성의 잠재적인 역할을 연구하였다. 이러한 가설 중 어느 것도 검증되지 않았다(Steensma 등 2013). 성별불쾌감 남아의 어머니는 벡 우울척도(Beck Depression Inventory)와 경계선인격장애의 진단적 면접(Diagnostic interview for Borderlines)에서 더 높은 점수를 받았지만(Marantz 와 Coates 1991), 이러한 높은 점수는 사회적 환경을 수용하지 않아서 부모에게 가해진 외부 압력 때문일 수 있으며 그러한 연구가 인과관계의 방향을 결정할 수 없다. 암맹처리 된 대학생들이 성별불쾌감이 있는 남아를 더 여성적이고, "아름답다"고 평가한(Zucker 등 1993) 반면, 다른 연구에서는 성별불쾌감이 있는 여아를 덜 "귀엽다"고 평가하였다(Fridell 등 1996). 이는 인식된 신체적 외모와 그에 따르는 사회적 대우가 성별불일치에 기여할 수 있는지에 대한 의문을 야기한다. 이 자료에 대한 대안적인 해석은 남성 성별 정체성이 더 많은 사람은 자신의 외모가 더 "남성적(예: 문화적으로 남성적인 이발)"으로 보이도록 바꾸고, 보다 여성 성별 정체성을 가진 사람은 자신의 외모다 더 "여성적"으로 보이도록 바꾼다는 것이다. 일부는 특히 이성(cross-sex) 행동과 관련한 부모의 제한 설정이 부족한 것이 성별불쾌감과 관련이 있다고 제안하였지만(Zucker 와 Bradley 1995), 이는 이성(cross-sex) 행동을 더 고집하는 것이 제한 설정을 어렵게 할 수 있기 때문에 인과관계를 증명하지는 못한다. 전반적으로 성별 불일치의 발달의 원인으로 입증된 심리사회적 요인은 없다. 정상 성별 정체성 발달에 관한 연구에서 인지 심리적 요인과 사회 환경이 역할을 하는 것으로 나타났기 때문에 성별 비순응 발달에도 적용될 수 있다.

## 4 임상 특성 및 증례

### 1) 임상특성

태어나면서 부여받은 성별과 경험되거나 표현하는 성별 사이의 불일치가 진단의 핵심이다. 경험되는 성별은 남녀 이분법적 구분을 넘어선 또 다른 성별의식을 포함하기도 한다. 결과적으로 불쾌감은 단지 다른 성이 되고 싶다는 욕망에 국한되지 않고 타고난 성별과 다른 어떤 성별이 되고 싶은 욕구에 대한 것도 포함된다. 성별불쾌감은 연령대에 따라 그 양상이 다르다.

### 2) 증례

17세 여학생이 '생리하는 것도 싫고, 커지는 가슴이 암덩어리처럼 불편하다'는 주호소로 정신과를 방문하였다. 환자는 유치원 때부터 치마를 입거나 머리를 묶는 것을 싫어하였으며, 역할놀이에서도 언니, 엄마, 공주와 같은 여자 성별의 역할은 하지 않았다. 초등학교 다니면서는 부여받은 성별에 대해 의문을 제기하는 일이 잦았으며, 중학교 1학년 무렵 초경을 시작하면서 생리하는 것을 불편해하였고, '남자였으면 좋겠다'는 생각을 자주 하였다. 중학교 2학년이 되면서 유방이 커지기 시작했고, 신체에 대해 '불쾌하고 혐오스럽다'는 생각이 들었다. 브래지어 착용이 불편하여 스포츠 브라로 바꿔 착용하였으나 그것도 불편하여 착용을 잘 하지 않았으며, 일상적으로 바지만 입었다. 고등학교에 진학하면서 여성화가 되는 신체가 혐오스럽고 견딜 수가 없어 공부에 집중을 할 수 없었다. 부모에게 가슴절제술을 받고 싶다고 하였지만 무시당하였다. 이후로도 부모와 성전환 문제로 거의 매일 불화가 있었다. 담임교사가 환자의 고민을 듣고 정신건강의학과 진료를 권유하였다.

## 5 진단

소아에서 성별불쾌감의 DSM-5 진단기준(표 3-1) 그리고 청소년과 성인의 기준은 충족 기준 개수의 차이가 있지만 유사하다. 청소년과 성인의 성별불쾌감 진단에는 6가지 임상양상 중 최소 2개가 필요하며, 사회적, 학업적, 다른 중요한 영역에서 임상적으로 심각한 고통을 경험하거나 손상을 초래해야 한다(American Psychiatric Association 2013).

DSM-5에서는 신체적으로 양성의 조건을 갖고 있을 경우(예: 선천성 부신과형성이나 안드로겐 무감각 증후군 같은 선천성 부신생식기장애) 진단에서 제외하지 않고 세분화하여 '성발달장애 동반'을 명시할 수 있다. 또한 새로 부여받은 성을 유지하기 위한 방편으로 치료적 방법을 지속하는 경우 '전환 후 상태'를 명시할 수 있다.

ICD-11의 성장애와 성건강의 실무그룹을 포함하여 일부는 '성별 불일치'라는 용어의 사용을 주장해왔다. 이 그룹은 '성별 불일치'라는 용어가 모든 트랜스젠더 개인이 불쾌감을 느끼는 것은 아니라는 점을 강조한다고 제안하였다. 또한 성별불쾌감의 용어가 부적절한 낙인과 병리를 증가시킬 수 있다고 지적하였다. 의료서비스에 대한 접근을 유지하기 위한 실질적인 목적을 위해서만 분류의 필요성을 인정하였다. 또한, 진단이 '정신건강 및 행동 장애'에 관한 장에서 다른 섹션(잠정적 용어 '성 건강과 관련된 상태')으로 옮겨져야 한다고 주장하였다(Drescher 등 2002).

성별불쾌감의 평가와 진단은 다른 정신과 질환과 유사하게 양육자와 청소년에 대한 임상적 면접에 의거한다(Marantz 와 Coates, 1991). 평가는 크게 성별 관련 문제와 일반적인 심리적 기능으로 나뉜다(Scott Leibowitz 등 2016). 다음 단계를 결정할 정보를 도출하기 위해서는 가

## 표 23-1. DSM-5 기준

A. 자신의 경험된/표현되는 성별과 할당된 성별 사이의 현저한 불일치가 최소 6개월의 기간으로, 최소한 다음 2가지를 보인다.

　1. 자신의 경험된/표현되는 일차 또는 이차 성징 사의 현저한 불일치 (또는 어린 청소년에서 기대하는 이차성징)

　2. 자신의 경험된/표현되는 성별(또는 어린 청소년에서 기대되는 이차 성징의 발달을 막고자 하는 갈망)의 현저한 불일치로 인해 자신의 일차 또는 이차 성징을 제거하고자 하는 강한 갈망

　3. 이성의 일차 또는 이차 성징에 대한 강한 갈망

　4. 이성이 되고 싶은 강한 갈망(또는 자신에게 할당된 성별과는 다른 어떤 대체 성별)

　5. 이성으로서 대우받고 싶은 강한 갈망(또는 자신에게 할당된 성별과는 다른 어떤 대체 성별)

　6. 자신이 이성의 전형적인 느낌과 반응을 가지고 있다는 강한 확신(또는 자신에게 할당된 성별과는 다른 어떤 대체 성별)

B. 이 상태는 사회적, 직업적 또는 다른 중요한 기능 영역에서 임성적으로 현저한 고통이나 손상과 연관된다.

**다음의 경우 명시할 것:**
**성발달장애 동반**(예, 선천성 부신 과형성 또는 안드로겐 무감각 증후군 같은 선천성 부신생식기장애)
**부호화시 주의점**:성별 불쾌감처럼 성발달장애를 부호화하시오.

**다음의 경우 명시할 것:**
**전환 후 상태**: 갈망하던 성별로 온종일 살아가도록 바뀌며(성별 변화의 적법성이 있든지 없든지) 최소한 하나의 이성(Cross-Sex)의 의학적 조치나 치료 요법-즉, 갈망하던 성으로 확정하기 위한 규칙적인 이성 호르몬 치료나 성전환 수술(예, 남성으로 태어나 음경절제술, 질성형술, 여성으로 태어나 유방절제술이나 음경형성술)-을 받았다(또는 준비하고 있다).

---

족단위, 청소년 단독, 부모 단독으로 만나는 시간을 포함하는 임상적 면접이 필요하다(Scott Leibowitz 등 2016). 대부분의 청소년들은 성 이질감과 동반된 다른 염려들에 대해 부모 입회하에서 면담하는 것을 선호하지만, 일부는 따로 면담하기를 원하기도 한다. 청소년의 성적 기호에 대해 이야기할 때는 개별 면담을 시행하는 것이 더 효율적이다. 평가를 통해 청소년과 부모의 주요 관심사를 결정할 수 있다. 요즘 많은 청소년들이 신체적 개입과 성전환을 바라지만, 일부는 성 정체성과 표현의 사회적 측면에서 도움을 구할 수도 있다(Tishelman 등 2015).

## 6 감별진단과 동반질환

성별불쾌감이 있는 아동과 청소년은 의뢰되지 않은 대조군과 비교하여 내재화 및 외현화 정신병리가 더 높고, 출생 시 부여받은 성별이 남아인 경우에서 특히 더 내재화 정신병리가 흔

하다(Cohen-Kettenis 등 2003; Wallien 등 2007; Skagerberg와 Carmichael 2013; Steensma 등 2014; Kaltiala-Heino 등 2015; de Vries 등 2016; Holt 등 2016). 한 가지 가설은 이 문제 행동이 출생 시 부여받은 성별에 대한 소수의 스트레스와 불쾌감의 결과라는 것이다. 이러한 개인들은 80%까지 또래 괴롭힘을 당한다(McGuire 등 2010). 성별 불일치 청소년에서 불량한 또래 관계는 행동 및 정서문제의 강력한 예측인자 중 하나이다(Steensma 등 2014). 부모가 DISC(diagnostic interview schedule for children)를 완료한 105명의 성별불쾌감이 있는 네덜 란드 청소년을 대상으로 한 연구에서 32.4%가 한 가지 이상의 정신과적 장애가 있었다. 21% 는 불안, 12.4%는 기분장애, 11.4%는 파괴성 장애로 고통 받고 있었다(McGuire 등 2010). 사 춘기 이전 아동에서 동일한 DISC도구로 진행한 연구에서 52%가 성별불쾌감 이외 한 가지 이 상의 정신과적 장애가 있는 것으로 더 높게 나타났다(de Vries 등 2016).

성정체성 전문 클리닉에 오는 성별 불일치 청소년의 의무기록을 검토한 결과 비슷하게 높거 나 혹은 훨씬 높은 비율의 정신과적 질환을 보였다[기분(12.4-64%), 불안(16.3-55%), 파괴 적 장애(9-11.4%) (Wallien 등 2007; Skagerberg와 Carmichael 2013; Spack 등 2012; Khatchadourian 등 2014; Olson 등 2015)]. 연구 간의 유병률 범위는 진단 기준의 차이와 임 상집단의 연령 차이 같은 문화적 차이의 이차적인 것일 수 있다. 이러한 정신과적 상태는 연령 이 증가함에 따라 성별 불일치 개인에서 더 흔해지는 것으로 보인다. 일부 연구에서는 나이가 많은 트랜스젠더 청소년은 동반 정신과적 상태로 더 큰 부담을 겪고(Skagerberg와 Carmichael 2013), 청소년에 비해서 성별 불일치 성인은 동반 정신과적 상태로 더 큰 부담을 겪는다고 보 고하였다(de Vries 등 2011).

### ▶ 자해 행동 및 자살

자해 행동과 자살 시도는 성별 불일치 청소년에서 만연하다. 성별 클리닉에서는 환자의 과 거 자살 시도의 비율이 높다(9.3-30%)고 보고하였다(Spack 등 2012; Skagerberg와 Carmi- chael 2013; Olson 등 2015). 자해와 자살의 비율은 이 집단에서 연령에 따라 증가하는 것으로 보인다(Aitken 등 2016).

### ▶ 자폐스펙트럼장애

많은 연구에서 자폐스펙트럼장애 증상이 트랜스젠더 사이에서 과도하게 나타나는 것으로 보고하였다. 트랜스젠더 성인에서 자폐스펙트럼장애 증상의 임상수준 비율은 약 5%에서 20%

이다(Jones 등 2012; Pasterski 등 2014; Pohl 등 2014). 성별불쾌감으로 의뢰된 204명의 소아청소년을 대상으로 한 단일 연구에서 사회적 의사소통 장애를 위한 진단적 면접(Diagnostic Interview for Social and Communication Disorders)으로 측정한 자폐스펙트럼장애 유병률을 7.8%로 보고하였다(de Vries 등 2010). 이는 일반 인구에서 약 1%인 자폐스펙트럼장애 비율과 비교된다(Lai 등 2014). 두 개의 연구에서 의뢰되지 않은 대조군에 비해서 의뢰된 자폐스펙트럼장애가 있는 아동, 청소년, 성인에서 "반대 성별이 되고 싶은 소망"(아동기 행동 척도나 청소년 자기행동 평가척도)에 긍정적인 응답을 한 것으로 정의되는 성별차이 증가를 보고하였다(Strang 등 2014; van der Miesen 등 2016). 하지만 주의력결핍과잉행동장애로 의뢰된 대조군에서도 동일하였기 때문에(van der Miesen 등 2016) 성별 차이가 일반적으로 클리닉에 의뢰된 샘플의 특징일 가능성이 높다는 문제가 제기되었다. 이 두 조건 사이의 연관성을 설명하는 공유 기저 원인에 대한 몇 가지 가설이 제안되었다(Strang 등 2014; VanderLaan 등 2015; van der Miesen 등 2016).

임상적으로 성별불쾌감과 자폐스펙트럼장애의 동시 발생은 성별불쾌감을 진단하는 것이 어려울 수 있기 때문에 트랜스젠더 관리를 복잡하게 만들 수 있다(예, 자폐스펙트럼장애의 특징인 완고한 사고의 맥락에서). 사례보고에 따르면 자폐스펙트럼장애 청소년에서 이성(cross-sex) 인식의 경우가 일시적인 집착으로 나타난다고 설명하고 있다(Parkinson 2014). 또한, 언어장애가 자폐스펙트럼장애 환자에서 성별불쾌감의 표현을 어렵게 할 수 있다. 그럼에도 불구하고, 문헌의 포괄적인 검토에서 확장된 진단과정을 거치는 환자에서 사춘기 차단과 이성(cross-sex) 호르몬 치료로 이행의 역할을 보여주었다. 델파이 기법을 이용하여 자폐스펙트럼장애와 성별불쾌감이 공존하는 것에 대해 전문가 그룹은 청소년 트랜스젠더 관리를 위한 초기 임상 지침 평가 및 치료를 개발하였다(Strang 등 2014). 특정 전문가에 의해 두 가지 상태의 신중한 진단, 두 분야의 임상가의 협력, 확장된 진단 단계, 위험 평가, 안전 문제는 제안된 관리 프로토콜의 일부이다.

---

## 7 치료

사춘기 이후 성별불쾌감이 지속되는 경우 청소년기의 특성을 고려하여 치료 계획을 세워야 한다(Green 2009). 사춘기에 이르면 대부분의 경우 트랜스젠더 정체성이 지속되고, 의학적 개입을 고려하게 된다. 네덜란드 청소년 코호트 대상으로 사춘기 억제와 교차 호르몬과 수술을 하는 접근법의 효과를 평가하였다. 사춘기 억제 이후 교차 호르몬 시작 직전 대상자의 심리적 기능은 여러 영역에서 향상되었지만 성별불쾌감은 개선되지 않았다(de Vries 등 2011). 사춘기 억제 이후 성별확정 수술 1년 후 성별불쾌감이 해소되었고 대조군에 필적할 만한 수준으로 심리적 기능이 회복되었다(de Vries 등 2014). 이러한 긍정적인 결과는 유망하고 비교적 어린 나이에 치료를 시작할 수 있다는 신뢰를 준다. 하지만 결과는 단 한 개의 클리닉에서 나온 것으로 엄선된 대상자와 치료 전 평가와 사후 관리가 엄격하게 된 경우라 다른 청소년을 대상으로 동일한 결과를 기대할 수 있을지는 아직 결론내리기 어렵다.

성별불쾌감이 있는 청소년은 다학제적 지원이 가능한 전문기관으로 연계되어야한다(Skordis 등 2018). 다학제팀은 소아 및 성인 내분비전문의, 임상 심리전문가, 정신건강의학과전문의, 전문간호사로 구성된다. 호르몬기반 의학적 개입은 사춘기 초기 징후(Tanner 2 또는 2)에 시작할 수 있다(Wylie 등 2009). 다른 기준에는 성별불쾌감 진단 기준을 충족, 초기 사춘기 변화에 대한 불쾌감을 경험, 치료에 대한 적절한 심리적 및 사회적 지원, 치료의 위험과 이득을 이해, 치료를 방해할 수 있는 동반 정신과적 질환이 없는 것 등이 포함된다(Wylie 등 2009). 적격성을 평가하기 위해서 의학적 개입에 관한 결정을 내리기 전에 장기간 동안 청소년과 가족을 보는 정신 건강 전문가의 평가를 받도록 한다. 이 시간은 정보에 입각한 결정을 내릴 수 있도록 치료의 장단점을 평가하고, 평생 결과가 남는 장기간의 의학적 치료를 준비하는 데 사용된다. 많은 청소년들이 의학적 치료에 대한 분명한 소명을 가지고 오지만, 일부는 아직 확실하지 않고, 성별불쾌감을 보다 광범위하게 탐색하고 싶어한다. 자폐스펙트럼장애, 자살사고를 동반한 심한 우울증, 불안, 학교 거부와 같은 동반 정신과적 문제는 진단과정을 복잡하게 하고 정신검진을 받고 호르몬 치료 받는 것을 불가능하게 한다. 내분비적 개입 전에 이러한 정신과적 질환의 치료가 필요할 수 있다. 청소년의 심리적 안녕을 위해 부모의 지지가 중요하다는 것은 널리 알려진 사실이다(Simons 등 2013). 평가에 걸리는 시간은 부모의 우려 사항을 해결하고, 청소년-부모 관계를 개선하는 데에도 도움이 될 수 있다. 의학적 개입이 되기 전까지 걸리는 시간은 사례마다 다르지만 정신사회적 동반질환이 있는 경우 더 길어지는 경향이 있다(de Vries 등 2011; de Vries와 Cohen-Kettenis 2012).

▶ 완전 가역적 개입(사춘기 차단): 최초 개입(사춘기의 Tanner 2 또는 3에 시행)은 생식샘자극호르몬방출호르몬작용제(Gongdotropin Releasing Hormone agonist, GnRHa)으로 사춘

기를 차단하는 것이다. 생식샘자극호르몬방출호르몬(Gonadotropin-releasing hormone, GnRH)은 시상하부의 신경세포에 의해 생성된다. 사춘기 전 소아에서 이 호르몬은 매우 낮은 수준으로 분비된다. 사춘기가 시작될 때 GnRH가 주기적으로 분비된다. 이러한 주기적 호르몬 분비로 뇌하수체 전엽에서 난포 자극 호르몬(FSH)과 황체형성 호르몬(LH)이 분비된다. 그런 다음 호르몬이 말초 순환으로 들어가 성호르몬(태어나면서 부여받은 여성에서 에스트로겐, 태어나면서 부여받은 남성에서 테스토스테론) 생성을 시작한다. 이 호르몬으로 이차 성징의 비가역적 발달을 시작한다.

GnRHa(삽입물, 데포주사, 혹은 정기주사)는 순환계에 GnRH을 높게 유지시킨다. GnRH의 생리적 주기적 변동이 없으면 난포 자극 호르몬 과 황체형성 호르몬이 방출되지 않고, 모든 후속 신호가 차단되어 사춘기 이전 상태를 유지할 수 있게 된다(Costa 등 2015).

사춘기 차단은 비가역적인 이차 성징의 발달을 막고, 성별불쾌감이 있는 아동이 육체적으로 반대 성별의 몸으로 완전히 전환 할 것인지 결정할 수 있는 추가 시간을 제공한다.

▶ 부분 가역적 개입(교차 호르몬 치료): 16세 무렵에 에스트로겐 또는 테스토스테론을 사용한 교차 성 호르몬 요법으로 넘어갈 수 있다. 일부 그룹에서는 발달에 적합한 연령을 넘어 사춘기가 지연되면 사회적 문제를 일으킬 수 있으므로 교차 성 호르몬치료가 더 일찍 시행될 수 있다고 주장하였다(Rosenthal 2014).

교차 성 호르몬으로 원하는 사춘기의 이차 성징 발달이 시작된다. 이러한 개입은 대부분 비가역적이고 더 심각한 부작용이 있다. 이러한 약물을 처방하는 의사는 전체 부작용을 알고 있어야 하지만, 에스트로겐 요법의 가장 두드러진 부작용은 과응고성이다. 이러한 약물을 복용하는 환자는 혈중 호르몬 농도를 주기적으로 감시해야 하고, 원하는 성별에 대한 정상 테스토스테론과 에스트로겐 혈청 농도를 유지해야 한다(Wylie 등 2009).

▶ 비가역적 개입: 합법적인 성인 연령에 질성형, 음경성형, 음낭성형, 유방확대, 안면재건, 자궁적출술, 갑상선 연골 성형 축소술과 같은 다양한 외과적 개입을 선택할 수 있다. 수술의 위험과 이점에 대해 주의깊게 상담해야한다. WPATH's Standard of Care에서 유방절제술은 18세 이전에 고려된다(Coleman 등 2011). 우리나라에서는 만 19세 이상 성인에 한해 성전환수술과 성별 정정 신청이 가능하다.

▶ 생식관련 고려점: 사춘기 차단 및 교차 성 호르몬 요법이 향후 생식 능력에 미치는 영향에 관한 연구는 부족하다. 관심있는 환자는 치료 초기에 생식력 보존 선택지에 대한 상담을 해야한다(Nahata 등 2017).

## 8 경과와 예후

성별 비순응이나 트랜스젠더 정체성을 보이는 아동의 성별 정체성의 자연 경과는 활발한 연구 분야이다(Olson 2016). 지금까지 병원과 연계된 아동의 장기 추적 연구는 DSM-III, III-R, 또는 IV 의 성 정체성 장애 진단의 역치 또는 역치하에 해당하는 아동과 일부 가장 초기 연구는 공식적인 진단 기준이 나오기 전에 시작되었다.

이러한 후속 연구에서는 다양한 계측법(성 정체성 장애의 DSM 기준에 기반한 반구조화 면접, 표준화된 설문지의 차원 점수 등)을 이용하여 대상자를 이성(cross-sex) 구분에서 "지속" 또는 "중단"으로 분류하였다. Ristori와 Steensma (2016)가 10개의 후속연구를 요약한 연구에서 지속군으로 분류된 비율은 2%에서 39% 였다. 한 연구(Wallien 등 2007)에서 지속군인 태어난 성별 여아의 비율이 태어난 성별 남아의 비율보다 상당히 높은 것으로 보였으나(50% 대 12%), 같은 기관의 다른 두 연구에서는 태어난 성별간 비율이 비슷하였다(Wallien 등 2007; Drummond 등 2008).

연구에 대한 한 가지 비판은 공식적인 진단기준이 사용되지 않았거나(연구 당시에는 사용할 수 없었기 때문) 역치하 사례가 포함되었다는 것이다. 일부 연구에서는 역치 사례가 지속군으로 분류될 가능성이 더 높지만(Steensma 2013), 다른 연구에서는 그렇지 않은 것으로 나타났다(Singh 2012). 또한 더 최근의 코호트(2000년 이후)에서 이전 코호트(2000년 이전 2-9%)보다 더 높은 지속률(12-39%)(Zucker 등 1993; Fridell 등 1996; McDermind 등 1998; Richter-Appelt 등 2005)을 보였다. 하지만 그러한 차이가 대상자 선별 절차의 변화와 관련이 있는 것인지 다른 중요한 것과 관련이 있는지는 명확하지 않다. 지속군과 중단군을 비교한 결과, 성별불쾌감의 정도(차원적 계측법 사용)는 아동기 평가 당시의 나이가 많고, 사회적 계층 배경이 낮고, 출생 시 여자 성별이 높은 지속률과 관련이 있다는 것을 발견하였다(Singh 2012; Steensma 2013). 이러한 연구에도 불구하고 각 아동에서 아동기부터 청소년기까지 이성(cross-sex) 인식이 지속될 가능성을 예측하기는 여전히 어렵다(Steensma 2013).

### ▶ 청소년기부터 성인기까지 지속

아동기에서 청소년기까지 성별불쾌감이 지속되는 비율이 낮은 것과는 대조적으로 대다수의 트랜스젠더 청소년은 트랜스젠더 정체성을 유지하는 것으로 보인다(Cohen-Kettenis와 Pfafflin 2003).

### ▶ 아동기 성별-변이 행동과 성적 지향

아동기의 성별 변이 행동은 성인의 동성 지향(출생 시 부여받은 성별을 기준으로 사용)의 강력한 예측인자로 밝혀졌다. 879명의 네덜란드 남아와 여아를 대상으로 한 연구에서, 아동기 행동 척도를 이용하여 성별-변이 행동을 평가하고 24년 뒤 성적 지향을 평가하였다(Steensma 2013). 동성 성적 지향의 유병률은 영역(매력, 환상, 행동 및 정체성)에 따라 비성별-변이 하위군과 비교할 때 성별-변이 하위군에서 8.4에서 15.8배 높게 나타났다. 요약하면, 현재의 문헌은 대부분의 성 불일치 사춘기 전 아동은 양성애자 또는 동성 성적 지향을 가진 시스젠더로 자라게 될 것이라고 제안한다(Green 1987; Wallien 2008; Singh 2012).

---

### 📖 참고문헌

American Psychiatric Association. Diagnostic and statistical manual of mental disorders (DSM-5 (R)). 5th ed. Arlington, TX: American Psychiatric Association Publishing; 2013.

Achenbach TM, Rescorla LA: Manual for the ASEBA School-Age Forms & Profiles: An Integrated System of Multi-informant Assessment. Burlington, VT, University of Vermont, Research Center for Children, Youth, & Families; 2001.

Aitken M, Steensma TD, Blanchard R, VanderLaan DP, Wood H, Fuentes A, et al. Evidence for an altered sex ratio in clinic-referred adolescents with gender dysphoria. J Sex Med 2015;12(3):756-63.

Aitken M, VanderLaan DP, Wasserman L, Stojanovski S, Zucker KJ: Self-harm and suicidality in children referred for gender dysphoria. J Am Acad Child Adolesc Psychiatry 2016; 55:513-20.

Berglund H, Lindstrom P, Dhejne-Helmy C, Savic I: Male-to-female transsexuals show sex-atypical hypothalamus activation when smelling odorous steroids. Cereb Cortex 2008;18:1900-08.

Clark TC, Lucassen MFG, Bullen P, Denny SJ, Fleming TM, Robinson EM, et al. The health and well-being of transgender high school students: results from the New Zealand adolescent health survey (Youth'12). J Adolesc Health 2014;55(1):93-9.

Cohen-Kettenis PT, Owen A, Kaijser VG, Bradley SJ, Zucker KJ. Demographic characteristics, social competence, and behavior problems in children with gender identity disorder: a cross-national, cross-clinic comparative analysis. J Abnorm Child Psychol 2003;31(1):41-53.

Cohen-Kettenis PT, Pfäfflin F: Transgenderism and Intersexuality in Childhood and Adolescence: Making Choices. London: Sage; 2003.

Coleman E, Bockting W, Botzer M, et al.: Standards of care for the health of transsexual, transgender and gender non-conforming people, ver. 7. Int J Transgenderism 2011; 13:165-232.

Coolidge FL, Thede LL, Young SE. The heritability of gender identity disorder in a child and adolescent twin sample. Behav Genet. 2002;32(4):251-7.

Costa R, Dunsford M, Skagerberg E, Holt V, Carmichael P, Colizzi M: Psychological support, puberty suppression, and psychosocial functioning in adolescents with gender dysphoria. J Sex Med 2015;12:2206-14.

Drescher J, Cohn-Kettenis PT, Reed GM: Gender incongruence of childhood in the ICD-11: controversies, proposal, and rationale. Lancet Psychiatry 2016;3:297-304.

Dessens AB, Slijper FM, Drop SL: Gender dysphoria and gender change in chromosomal females with congenital adrenal hyperplasia. Arch Sex Behav 2005; 34:389-97.

de Vries AL, Cohen-Kettenis PT: Clinical management of gender dysphoria in children and adolescents: the Dutch approach. J Homosex 2012; 59:301-20.

de Vries AL, Doreleijers TA, Steensma TD, Cohen-Kettenis PT: Psychiatric comorbidity in gender dysphoric adolescents. J Child Psychol Psychiatry 2011; 52:1195-202.

de Vries ALC, Kreukels BPC, Steensma TD, Doreleijers TA, Cohen-Kettenis PT: Comparing adult and adolescent transsexuals: an MMPI-2 and MMPI-A study. Psychiatry Res 2011;186:414-8.

de Vries AL, Noens IL, Cohen-Kettenis PT, van Berckelaer-Onnes IA, Doreleijers TA: Autism spectrum disorders in gender dysphoric children and adolescents. J Autism Dev Disord 2010;40:930-6.

de Vries AL, Steensma TD, Doreleijers TA, Cohen-Kettenis PT: Puberty suppression in adolescents with gender identity disorder: a prospective follow-up study.J Sex Med 2011; 8:2276-83.

de Vries AL, McGuire JK, Steensma TD, Wagenaar EC, Doreleijers TA, Cohen-Kettenis PT: Young adult psychological outcome after puberty suppression and gender reassignment. Pediatrics 2014;96-704.

de Vries AL, Steensma TD, Cohen-Kettenis PT, VanderLaan DP, Zucker KJ: Poor peer relations predict parent- and self-reported behavioral and emotional problems of adolescents with gender dysphoria: a cross-national, cross-clinic comparative analysis. Eur Child Adolesc Psychiatry 2016; 25:579-88.

Drummond KD, Bradley SJ, Peterson-Badali M, Zucker KJ: A follow-up study of girls with gender identity disorder. Dev Psychol 2008;44:34-45.

Fridell SR, Zucker KJ, Bradley SJ, Maing DM: Physical attractiveness of girls with gender identity disorder. Arch Sex Behav 1996; 25:17-31.

Green R: The "Sissy Boy Syndrome" and the Development of Homosexuality. New Haven, CT, Yale University Press, 1987.

Guillamon A, Junque C, Gomez-Gil E: A review of the status of brain structure research in transsexualism. Arch Sex Behav 2016;45:1615-48.

Hines M. Gonadal hormones and sexual differentiation of human brain and behavior. In: Pfaff DW, Arnold AP, Etgen AM, et al.: (eds.). Hormones, Brain and Behavior, 2nd ed. San Diego, CA, Academic Press 2009;1869-1910.

Hines M: Gender development and the human brain. Annu Rev Neurosci 2011;34:69-88.

Holt V, Skagerberg E, Dunsford M: Young people with features of gender dysphoria: demographics and associated difficulties. Clin Child Psychol Psychiatry 2016; 21:108 -18.

Jones RM, Wheelwright S, Farrell K, et al.: Female-to-male transsexual people and autistic traits. J Autism Dev Disord 2012;42:301-6.

Kaltiala-Heino R, Sumia M, Työläjärvi M, Lindberg N. Two years of gender identity service for minors: overrepresentation of natal girls with severe problems in adolescent development. Child Adolesc Psychiatry Ment Health. 2015;9(1):9.

Khatchadourian K, Amed S, Metzger DL: Clinical management of youth with gender dysphoria in Vancouver. J Pediatr 2014;164:906-11.

Kreukels BP, Guillamon A. Neuroimaging studies in people with gender incongruence. Int Rev Psychiatry 2016;28:120-8.

Kruijver FP, Zhou JN, Pool CW, Hofman MA, Gooren LJ, Swaab DF: Male-to-female transsexuals have female neuron numbers in a limbic nucleus. J Clin Endocrinol Metab 2000; 85:2034-41.

Lai MC, Lombardo MV, Baron-Cohen S: Autism. Lancet 2014; 383:896-910.

Marantz S, Coates S: Mothers of boys with gender identity disorder: a comparison of matched controls. J Am Acad Child Psychiatry 1991; 30:310-5.

Mazur T: Gender dysphoria and gender change in androgen insensitivity or micropenis. Arch Sex Behav 2005;34:411-21.

McDermid SA, Zucker KJ, Bradley SJ, Maing DM: Effects of physical appearance on masculine trait ratings of boys and girls with gender identity disorder. Arch Sex Behav 1998;27:253–67.

McGuire JK, Anderson CR, Toomey RB, Russell ST: School climate for transgender youth: a mixed method investigation of student experiences and school responses. J Youth Adolesc 2010;39:1175–88.

Merke DP, Bornstein SR: Congenital adrenal hyperplasia. Lancet 2005;365:2125–36.

Nahata, L., Tishelman, A. C., Caltabellotta, N. M., & Quinn, G. P. (2017). Low fertility preservation utilization among transgender youth. Journal of Adolescent Health, 61(1), 40–44.

Olson J, Schrager SM, Belzer M, Simons LK, Clark LF: Baseline physiologic and psychosocial characteristics of transgender youth seeking care for gender dysphoria. J Adolesc Health 2015; 57:374 –80.

Olson KR: Prepubescent transgender children: what we do and do not know. J Am Acad Child Adolesc Psychiatry 2016; 55:155–6.

Parkinson J: Gender dysphoria in Asperger's syndrome: a caution. Australas Psychiatry 2014;22:84–5.

Pasterski V, Gilligan L, Curtis R: Traits of autism spectrum disorders in adults with gender dysphoria. Arch Sex Behav 2014; 43:387 –93.

Pasterski V, Zucker KJ, Hindmarsh PC, et al.: Increased cross-gender identification independent of gender role behavior in girls with congenital adrenal hyperplasia: results from a standardized assessment of 4– to 11–year–old children. Arch Sex Behav 2015; 44:1363–75.

Pohl A, Cassidy S, Auyeung B, Baron–Cohen S: Uncovering steroidopathy in women with autism: a latent class analysis. Mol Autism 2014;5:27.

Richter–Appelt H, Discher C, Gedrose B: Gender identity and recalled gender related childhood play–behaviour in adult individuals with different forms of intersexuality. Anthropol Anz 2005;63:241–56.

Ristori J, Steensma TD: Gender dysphoria in childhood. Int Rev Psychiatry2016;28:13–20.

Rosenthal SM: Approach to the patient: Transgender youth: Endocrine considerations. J Clin Endocrinol Metab 2014;99:4379–89.

Sasaki S, Ozaki K, Yamagata S, et al.: Genetic and environmental influences on traits of gender identity disorder: a study of Japanese twins across developmental stages. Arch Sex Behav 2016; 45:1681–95.

Schoning S, Engelien A, Bauer C, et al.: Neuroimaging differences in spatial cognition between men and male–to–female transsexuals before and during hormone therapy. J Sex Med 2010; 7:1858–67.

Shields JP, Cohen R, Glassman JR, Whitaker K, Franks H, Bertolini I: Estimating population size and demographic characteristics of lesbian, gay, bisexual, and transgender youth in middle school. J Adolesc Health 2013; 52:248-50.

Simons L, Schrager SM, Clark LF, Belzer M, Olson f: Parental support and mental health among transgender adolescents. J Adolesc Health 2013;53:791-3.

Singh D: A Follow-up Study of Boys with Gender Identity Disorder. Unpublished doctoral dissertation. University of Toronto, 2012.

Skagerberg E, Carmichael P: Internalizing and externalizing behaviors in a group of young people with gender dysphoria. Int J Transgenderism 2013;14:105-12.

Skordis, N., Butler, G., de Vries, M. C., Main, K., & Hannema, S. E. (2018). ESPE and PES international survey of centers and clinicians delivering specialist care for children and adolescents with gender dysphoria. Hormone research in paediatrics 2018;90(5),326-31.

Soleman RS, Schagen SE, Veltman DJ, et al.: Sex differences in verbal fluency during adolescence: a functional magnetic resonance imaging study in gender dysphoric and control boys and girls. J Sex Med 2013;10:1969-77.

Spack NP, Edwards-Leeper L, Feldman HA, et al.: Children and adolescents with gender identity disorder referred to a pediatric medical center. Pediatrics 212;129:418-25.

Steensma TD, Kreukels BP, de Vries AL, Cohen-Kettenis PT: Gender identity development in adolescence. Horm Behav 2013; 64:288-97.

Steensma TD, McGuire JK, Kreukels BPC, et al.: Factors associated with desistence and persistence of childhood gender dysphoria: a quantitative follow-up study. J Am Acad Child Adolesc Psychiatry 2013;52:582-90.

Steensma TD, Zucker KJ, Kreukels BP, et al.: Behavioral and emotional problems on the Teacher's Report Form: a cross-national, cross-clinic comparative analysis of gender dysphoric children and adolescents. J Abnorm Child Psychol 2014;42:635-47.

Steensma TD, van der Ende J, Verhulst FC, Cohen-Kettenis PT: Gender variance in childhood and sexual orientation in adulthood: a prospective study. J Sex Med 2013;10:2723-33.

Strang JF, Kenworthy L, Dominska A, et al.: Increased gender variance in autism spectrum disorders and attention deficit hyperactivity disorder. Arch Sex Behav 2014;43:1525-33.

Swaab DF, Garcia-Falgueras A: Sexual differentiation of the human brain in relation to gender identity and sexual orientation. Funct Neurol 2009;24:17-28.

T'Sjoen G, De Cuypere G, Monstrey S, et al.: Male gender identity in complete androgen insensitivity syndrome. Arch Sex Behav 2011;40:635-8.

van Beijsterveldt CE, Hudziak JJ, Boomsma DI: Genetic and environmental influences on cross-gender behavior and relation to behavior problems: a study of Dutch twins at ages 7 and 10 years. Arch Sex Behav 2006; 35:647-58.

VanderLaan DP, Leef JH, Wood H, Hughes SK, Zucker KJ: Autism spectrum disorder risk factors and autistic traits in gender dysphoric children. J Autism Dev Disord 2015;45:1742—50.

van der Miesen AI, Hurley H, de Vries AL: Gender dysphoria and autism spectrum disorder: a narrative review. Int Rev Psychiatry 2016;28:70—80.

Wallien MS, Swaab H, Cohen—Kettenis PT: Psychiatric comorbidity among children with gender identity disorder. J Am Acad Child Adolesc Psychiatry 2007;46:1307—14.

Wood H, Sasaki S, Bradley SJ, et al.: Patterns of referral to a gender identity service for children and adolescents (1976 —2011): age, sex ratio, and sexual orientation [Letter to the Editor]. J Sex Marital Ther 2013;39:1—6.

Wylie CH, Cohen—Kettenis PT, Delemarre—van de Waal H, et al.: Endocrine treatment of transsexual persons: an Endocrine Society Clinical Practice Guideline. J Clin Endocrinol Metab 2009;94:3132—54.

Zhou JN, Hofman MA, Gooren LJ, et al.: A sex difference in the human brain and its relation to transsexuality. Nature 1995; 378:68—70.

Zucker KJ, Bradley, SJ: Gender Identity Disorder and Psychosexual Problems in Children and Adolescents. New York: Guilford Press; 1995.

Zucker KJ, Wild J, Bradley SJ, Lowry CB: Physical attractiveness of boys with gender identity disorder. Arch Sex Behav 1993;22:23—36.

PART 3

청소년기의 위기 상황들

# 강박관련장애
## Obsessive Compulsive related Disorder

천근아, 김은주

## I. 강박장애 Obsessive compulsive disorder

### 1 정의

강박장애는 자신의 의지와 상관없이 특정한 생각(강박사고)이나 행동(강박행동)을 반복하는 병적인 상태를 말하며, 이러한 강박사고나 행동은 환자에게 고통을 주고 환자의 일상생활에 많은 지장을 초래한다. 강박장애는 DSM-IV-TR (2000)에서는 불안장애의 범주에 포함되어 있었으나, DSM-5 (APA, 2013)에서는 강박 관련 장애라는 독립적이고 새로운 범주에 포함되어 있다. 강박관련장애에 대한 자세한 기술은 이 장의 끝부분에서 다루고자 한다.

### 2 역학

소아청소년기의 강박장애 유병률은 준임상적 강박사고나 강박행동, 발달상 적합한 마술적 사고가 소아청소년기에 흔하다는 맥락 하에서 이해되어야 한다. 예를 들면, 중학교 2학년 청소년의 60%가 청결에 대한 염려, 50% 는 침습적인 무례한 생각을 보고하지만, 이런 강박사고는 시간이 지남에 따라 점차 줄어든다(Zohar 1997).

대부분 역학 연구가 방법론적인 문제가 있기 때문에 강박장애의 평생유병률과 발생률에 대해서는 논란이 있지만, 대체로 강박장애의 평생유병률은 1.3–3.3%로 알려져 있다(Robins 등 1981; Karno 등 1988). 평균 발병 연령은 20–25세이나 성인 환자 중 약 1/3 내지 1/2에서 이미 소아기나 청소년기에 일부 증상이 시작된다. 소아청소년기의 유병률은 0.5–4% 정도이며 평생 유병률은 1–2.3%이고 일년유병률은 0.7%인데, 평균적으로 청소년 강박장애의 유병률은 2% 정도로 알려져 있다(Zohar 1999).

논란은 있으나 질환의 발병시기에 따라 소아기인 7–12세에 발병하는 소아기발병형 강박장애와 청소년기 이후에 발병하는 성인기발병형 강박장애로 구분하기도 한다. 성인기발병형 강박장애의 경우에는 여성에서 약간 더 흔한데 비해, 소아기발병형에서는 2–3:1 정도로 남자가 많다(Tukel 등 2005). 동반질환에 있어서도 소아기발병형의 경우에는 주의력결핍과잉행동장애와 틱장애가 흔하지만, 성인기발병형의 경우에는 우울장애와 불안장애가 흔하다. 특히, 소아기발병형 강박장애 남자의 경우에는 여자에 비해 틱장애를 동반하는 비율이 높고, 강박사고가 선행되지 않는 강박행동을 보일 가능성이 높으며, 유전적 요인이 더 크게 작용하는 것으로 알려져 있다(Kalra와 Swedo 2009). 그러나 소아기발병형과 성인기발병형 강박장애 간의 임상특성이 명확히 구분되는 것은 아니며 일반적으로 소아기발병형의 경우에도 성인기발병형과 유사한 임상양상을 보인다.

한편, 상술한 발병연령을 기준으로 나누는 강박장애 분류법 이외에도 차원적 접근도 임상적으로는 매우 유용하다. 요인분석 연구에 따르면, 다양한 강박증상을 오염/청결, 강박/확인(checking), 대칭/배열, 저장 강박과 같은 몇 개의 일관적이고 임상적으로 의미있는 차원으로 축소할 수 있다. 이러한 증상 차원은 모든 연령대에서 동일하며, 일시적으로 안정적이며, 유전자, 뇌영상과 치료반응 변수와 상관관계가 있는 것으로 보고되었다(Mataix–Cols 등 2005).

## 3 원인

### 1) 생물학적 요인

### (1) 유전학

쌍생아연구, 가족연구, 연관연구 등 지금까지 진행된 유전학적 연구 결과는 강박장애 발병에 유전 요인이 상당히 관여하고 있음을 시사하고 있다. 쌍생아 연구에서 일란성 쌍생아의 일치율이 이란성 쌍생아 경우보다 유의하게 높고, 가족연구에서도 강박장애 환자의 친척(11.7%)

에서 대조군의 경우(2.7%)에 비해 높은 강박장애 이환율을 보이는데, 소아기에 발병하는 강박장애에서 이러한 경향이 보다 두드러진다(Nestadt 등 2000). 현재까지 행해진 두 개의 대규모 전장유전체 연관 연구에서는 유전체(genome-wide) 수준의 유의미한 후보유전자는 발견되지 못했다(Stewart 등 2013; Mattheisen 등 2015). 후보유전자 연구에서는 주로 세로토닌, 도파민, 글루탐산염 등의 신경계 내 전달이나 대사와 관련된다고 알려진 유전자들이 거론되곤 했으나 아직은 일치된 결론에 이르지 못하고 있다.

한편, 성별 효과나 아동학대와 같은 환경 요인이 세로토닌 수송체 유전자와 같은 주요 유전자와 상호작용하여 발병에 영향을 끼친다는 유전자-환경요인 상호작용 연구나 약물유전체 연구 등도 활발하게 진행 중이다.

## (2) 신경해부학

뇌영상 기술의 비약적인 발달과 더불어 신경회로에 대한 연구가 활발해지고 있다. 특히, 최근 20년 동안 피질-선조체-시상-피질로 구성되는 회로의 이상이 강박장애의 주요 발병원인으로 거론되어 왔다. 속섬유막 절제술처럼 회로망과 관련된 부위에 대한 신경외과적 수술로 증상이 호전되거나, 선택적 세로토닌 흡수 차단제(SSRI)가 주로 작용하는 부위가 선조체라는 점(Baxter 등 1992) 등이 부분적으로 이를 뒷받침하고 있다. 한편, 강박장애 환자의 실행기능 장애는 배외측 전전두엽, 대상피질, 전두엽, 안와전두엽, 그리고 기저핵을 연결하는 뇌영역의 이상을 시사하며, 오류 및 갈등 감지능력, 의사결정능력 등 평가기능의 손상은 전대상회, 안와전두엽, 측좌핵, 중앙 전전두엽의 기능저하를 시사한다(Whiteside 2004; Eng 2015).

구조적 뇌영상의 메타분석 결과에 따르면, 좌측 대상회, 좌우 안와전두엽, 양쪽 시상 용적이 유의미하게 증가되었으며, 증가된 시상 용적과 강박증상 심각도의 양적 상관관계도 보고되었다(Rotge 등 2009). 다양한 기능적 뇌영상 연구에서는 안와전두엽, 전대상회, 기저핵이 강박장애 환자에서 과활성화되어 있으며, 특히 전대상회의 활성 증가는 강박증상 심각도와 상관관계를 보였다(Ursu 등 2003). 또한, 이러한 과활성은 치료 후에 감소되었다(Friedlander 등 2006; Rotge 등 2008).

## (3) 신경생화학

세로토닌 조절의 이상이 강박증상 발병과 관련된다는 가설이 많은 지지를 받아왔다. 세로토닌 발현 및 대사와 관련된 유전자 연구, 세로토닌 대사 관련 약물(효현제, 재흡수 차단제 등)에 의한 강박증상의 변화, 혈소판과 뇌척수액의 세로토닌 변화 등의 소견 등이 세로토닌 가설을 뒷받침하고 있다. 세로토닌 외에도 도파민, 아스파탐산염, 아세틸콜린, 글루탐산염 등이 거론되고 있다. 도파민의 경우에는 동물실험에서 강박장애와 관련된다는 보고, SSRI 치료에 반응하지 않거나 부분적으로 반응하는 경우 도파민 길항제를 추가함으로써 효과를 보였다는 연구결과 등이 도파민 가설 또는 도파민과 세로토닌의 상호작용 가설을 지지하고 있다. 글루탐산염은 전술한 피질−선조체−시상−피질 회로망에서 GABA와 더불어 핵심적 역할을 수행하는 신경전달물질이다. 성인 발병 강박장애에 대한 한 연구에서는 약물을 사용하지 않았던 환자의 뇌척수액에서 유의하게 높은 글루탐산염 농도를 보고했다(Chakrabarty 등 2005). 아울러 글루탐산염 길항제인 riluzole이 청소년기 강박장애 환자에서 유의한 치료효과를 보였다는 연구결과(Coric 등 2005)도 글루탐산염 가설을 지지하고 있다.

### (4) 면역학

A군 베타용혈성 연쇄구균 감염으로 인한 항체가 유발하는 기저핵의 자가면역 반응을 통해 일부 환자에서 틱장애와 강박장애를 일으킬 수 있다는 PANDAS (pediatric autoimmune neuropsychiatric disorders associated with streptococcal infections)가설이 1990년대부터 제기되었고 이후 이와 관련된 연구가 꾸준히 진행되었다. 역학연구를 비롯하여 B림프구 항원에 결합하는 단클론 항체인 D8/17 연구나 대뇌기저핵(미상핵 등)에 반응하는 자가항체 연구 등과 같은 실험실적 연구, PANDAS 환자에서 분리된 자가항체가 A군 베타용혈성 연쇄구균 항원에 특이적으로 반응하며, 티로신 수산화효소 대사에 영향을 미쳐 도파민 분비 이상을 일으킨다는 분자생물학적 연구결과(Kirvan 등 2006) 등이 PANDAS 가설을 지지하나, 이에 대한 반론도 꾸준히 제기되었다(Kurlan 등 2008; Leckman 등 2011). 따라서, 강박장애의 발병이나 악화에 면역계가 어떤 역할을 하는지에 대해서는 아직 불분명하다.

## 2) 환경적 요인

### (1) 주산기 요인

임신 또는 출산 당시의 문제가 강박장애의 원인이나 악화 요인이라는 가설이 제기되었다. 임신 동안의 산모의 질환이나 과도한 체중 증가, 지연 분만, 조기 분만, 황달, 정서적 스트레스, 외상성 뇌손상, 임신 초기의 물질 노출 등이 소아기 발병형 강박장애와 관련된다고 알려져 있다. 또한 주산기 문제가 청소년기 강박장애의 조기발병, 강박증상의 심각도, 주의력결핍

495

과잉행동장애나 틱을 비롯한 동반질환의 증가와 관련되는 것으로 나타났다.

## (2) 정신사회적 요인

일란성 쌍생아 연구에서 강박장애의 일치율이 50% 전후라는 점은 유전요인과 비슷한 비율로 환경요인도 영향을 주고 있음을 시사한다. 아울러 부모나 가족구성원 등 주변 사람들의 부적절한 반응이 환자의 강박증상 및 강박행동을 강화시킬 수 있다. 특히 청소년에서는 성인에 비해 이러한 주변 인물의 영향이 보다 두드러질 수 있으므로 가족 개인의 정신병리 및 가족기능에 대한 포괄적인 평가가 필요하다.

## 4 임상특성 및 증례

청소년에서 흔한 강박장애 증상은 〈표 24-1〉과 같으며 이는 성인의 강박장애 증상과 비슷하다. 청소년기 강박장애의 증상은 성인과 마찬가지로 시간에 따라 증상이 악화와 완화를 거듭하면서 증상의 종류와 내용이 변하며 한 가지 이상의 강박증상이 복합적으로 등장하는 경우가 많은데, 소아기에 시작된 강박장애가 진행되어 청소년기에 이르면 성인 강박장애에서 보이는 모든 전형적인 강박장애 증상이 나타난다.

소아기의 강박장애는 성별 분포에 있어 남자가 우세한데, 전술한 바와 같이 남자의 경우에는 여자보다 일찍 발병하는 경향이 있기 때문이다. 이러한 남자 우위 현상은 청소년 후기에 이

표 24-1. 소아청소년에서 흔한 강박장애 증상

| 강박사고 | 강박행동 |
|---|---|
| 오염 | 손씻기 |
| 자신 또는 타인에 대한 손상 | 반복 |
| 공격적 주제 | 확인(점검) |
| 성적 생각/충동 | 만지기 |
| 꼼꼼함/종교 | 숫자세기 |
| 대칭 충동 | 정돈/배열 |
| 말하거나 질문하거나 고백하고픈 욕구 | 저장 |
| | 기도 |

르러서야 성인과 같은 남녀성비(여자가 약간 우위)로 바뀐다. 그러나 청소년 강박장애의 발병 연령이나 성별로 강박증상의 양상, 강박증상의 가짓수와 심각도 등을 예측하기는 힘들다.

일부 연구(Geller 등 2001)에 따르면, 소아의 경우에는 청소년이나 성인에 비해 저장 강박이 많고, 청소년의 경우에는 소아나 성인에 비해 종교적인 내용이나 성적인 내용의 강박사고가 보다 흔한 것으로 알려져 있다. 아울러 동반되는 질환에 있어서도 소아의 경우에는 성인이나 청소년보다 뚜렛증후군이나 분리불안장애가 많고, 성인의 경우에는 소아청소년보다 물질사용 장애나 식이장애가 흔하다. 한편, 기분장애를 동반하는 빈도는 청소년과 성인이 유사한 것으로 알려져 있다.

 증례

> 고 2 남학생이 한 달 전부터 어린 아이를 보면 '미아가 아닐까?'라는 불안한 생각이 반복되어 내원했다. 평소 꼼꼼하고 예민한 성격으로, 중학교 1학년 때, 친척 누나의 가슴을 우연히 손으로 스친 다음부터 혹시 그것 때문에 그 누나가 충격을 받아 자살하지 않을까 하고 불안했는데, 나중에 만났을 때 그 누나가 괜찮을 것을 보고는 안심할 수 있었다. 중 3때는 다른 반으로 배정된 친한 친구가 자신과 영영 멀어질까봐 걱정되어 계속 그 친구를 자신의 반으로 오라고 했는데 혹시 그것 때문에 친구가 그 반에서 왕따를 당할까봐 한동안 불안했다. 고1때는 길거리에서 마주친 여학생을 보고는 '강간할까?' 라는 말을 자신도 모르게 중얼거린 적이 있었는데, 이후 그 여학생이 그 말을 듣고 자살했을까 봐 걱정되어 잠이 오지 않았고 학교 수업에도 집중이 되질 않아 성적이 하위권으로 떨어지기도 했다. 한 달 전, TV에서 '미아찾기'라는 방송을 본 후부터는 길에서 혼자 가는 아이나 아이들끼리 가는 것을 보면 '미아가 아닐까?'라는 생각이 들었고, 그럴 때마다 그 아이의 집까지 따라가서 아이가 집으로 들어가는 것을 보고 나서야 안심하곤 했는데, 때로는 그 아이가 자신의 미행을 따돌리려고 일부러 자신의 집이 아닌 다른 곳으로 들어갔을지도 모른다는 생각으로 더 불안해졌다. 치료자와 면담하는 도중에도 그 아이가 걱정된다면서 치료자에게 '괜찮겠죠?'라며 여러 차례 물었고, '상담이 끝나면 다시 그 집으로 가서 그 아이네 집이 맞는지 확인해야겠다' 고 말했다.

## 5 진단

DSM-5 진단기준에 의하면 청소년기 강박장애의 진단 기준은 성인과 차이가 없다. 강박증상이 개인에게 현저한 고통을 주거나 시간 소모적이거나(하루 한 시간 이상 소모) 일상생활에 지장을 초래하는 경우, 환자가 강박증상이 비논리적이고 과도하다는 사실을 알면서도 이를 중단하지 못하는 경우에 강박장애 진단을 내리게 된다. 대부분의 청소년 강박장애에서는 환

### 표 24-2. 강박장애의 진단기준(DSM-5, 미국정신의학회)

A. 강박사고, 강박행동, 또는 둘 다를 포함한다.

   강박사고는 (1)과 (2)로 정의된다.

   (1) 침입적이고 부적절한 사고, 충동 또는 이미지가 반복적이고 지속적으로 머리에 떠올라 현저한 고통이나 불안을 유발한다.

   (2) 개인은 이러한 사고, 충동, 심상을 무시하거나 억제하려고 다른 생각이나 행동을 시도한다(예: 강박행동을 수행하는 것)

   강박행동은 (1)과 (2)로 정의된다.

   (1) 반복적인 행동 (예: 손 씻기, 정돈하기, 확인하기) 또는 정신적 활동 (예: 기도하기, 숫자 세기, 속으로 단어 반복하기)이 강박사고에 의해 수행되거나, 엄격하게 적용되는 원칙에 따라야 한다는 충동감을 느껴야 한다.

   (2) 행동이나 정신적 활동은 불안이나 고통을 예방하거나 감소시키고, 두려운 사건이나 상황을 방지하거나 완화하려는 것이다. 그러나 이런 행동이나 정신적 활동은 현실적인 해결방식으로 연결되어 있지 않으며 명백하게 지나친 것이다.

   주의: 어린 아동은 이런 행동이나 정신적 활동의 목적을 분명하게 말할 수 없다.

B. 하루에 1시간 이상을 소모하는 강박사고나 강박행동은 심한 고통을 초래하거나 정상적인 일, 직업, 학업, 사회적 활동이나 대인관계에 심각한 지장을 초래한다.

C. 강박증상은 약물남용과 같은 물질의 생리학적인 영향이나 다른 의학적 상태에 의한 것이 아니어야 한다.

D. 이 장애는 다른 정신장애의 증상으로 설명될 수 없다 (예: 범불안장애의 과도한 걱정; 신체이형장애의 외모에 대한 집착; 저장장애의 소유한 물건을 버리지 못하는 것; 모발뽑기장애의 머리카락 뽑기; 피부뜯기장애의 피부뜯기; 상동운동장애의 상동증;섭식장애의 의식적인 먹는 행동; 물질관련 그리고 중독장애의 물질에 대한 집착 또는 도박; 질병불안장애의 질환에 대한 집착; 성도착장애의 성적 충동 또는 환상; 파탄적 행동장애, 충동조절장애, 품행장애의 충동; 주요우울장애의 죄책감에 대한 반추; 조현병 스펙트럼 그리고 다른 정신병적 장애의 사고의 삽입 또는 망상적인 집착; 자폐스펙트럼장애의 반복적인 행동양상)

**다음의 경우 명시할 것**

- 충분한 또는 상당한 병식: 개인은 강박장애의 믿음이 명백하게 또는 아마도 사실이 아니라고 알고 있거나, 또는 사실일 수도 있고 사실이 아닐 수도 있다고 인식한다.
- 불충분한 병식: 개인은 강박장애의 믿음이 아마도 사실이라고 생각한다.
- 병식이 없음/망상적 믿음: 개인은 강박장애의 믿음이 사실이라고 완전히 확신한다.

**다음의 경우 명시할 것**

- 틱 관련: 최근 또는 과거에 틱장애의 병력이 있는 경우

자 자신의 강박증상이 과도하고 비합리적이라는 점을 인식하고는 있으나 경우에 따라 이를 모를 수도 있기 때문에 병식이 있어야 한다는 기준이 적용되지는 않는다. DSM-5에서는 병식의 수준에 따라 충분한 병식, 불충분한 병식, 병식이 없음/망상적 믿음으로 이를 기술하도록 하였다. 또한, 최근 또는 과거에 틱장애의 병력이 있는 경우를 틱 관련이라고 명시하도록 하고 있다.

강박증상에 대한 자세한 정보를 얻기 위해 증상 척도도 유용한 도구이다. 증상척도는 진단 시의 증상 심각도를 측정하고, 치료 후 추적 시에 좀 더 객관적인 방법으로 증상 호전을 평가하는데 쓰이는데, 아동용 예일-브라운 강박척도(Children's Yale-Brown Obsessive-Compulsive Scale)(Scahill 등1997), 차원적 예일-브라운 강박척도(Dimensional Yale-Brown Obsessive-Compulsive Scale)(Rosario-Campos 등 2006) 등이 주로 사용된다.

한편, 가족들로부터 얻는 환자의 증상에 대한 정보나 가족 평가도 중요하다. 환자의 강박행동에 대한 각 가족의 반응이 강박증상의 지속과 관리에 영향을 끼치고, 가족의 정신병리가 환자의 강박 증상을 악화시킬 수도 있기 때문이다.

## 6 감별진단과 동반질환

물질(약물남용이나 약물복용)이나 일반적 의학적 상태(경련성 질환, 중추신경계 감염, 중추신경계 외상 등)처럼 기질적인 요인에 의해 발생하는 경우를 감별해야 한다.

청소년의 경우에는 특히 뚜렛증후군을 비롯한 틱장애와 감별이 어려울 수 있다. 소아기 및 청소년기의 강박장애는 틱장애를 자주 동반하고, 뚜렛증후군의 경우 틱증상이 감소할 무렵인 청소년기에 강박증상이 시작되는 경우가 흔하며, 틱증상이나 강박증상 모두 반복행동이 특징이기 때문이다. 일반적으로 반복행동의 목적을 환자에게 물어보는 것이 중요한데, 강박증상의 경우에는 자신이나 가족에게 미칠 해로움이나 오염에 대한 불안을 감소시키기 위한 반복행동인데 반해서 틱장애에서는 이러한 인지적인 요소가 뚜렷하지 않은 경우가 많다(Leckman 2002; Scahill 등 2007).

질병불안장애, 신체이형장애, 모발뽑기장애, 식이장애, 피부뜯기장애, 주요우울장애, 물질사용장애 등에서 나타나는 강박증상과도 감별이 필요하다. 아울러 청소년기에 흔히 발병하는 조현병을 비롯한 정신병적 장애와 감별해야 하는데, 정신병의 초기 증상으로 강박증상이 나타날 수 있기 때문이다. 따라서 강박 증상 외에 다른 정신병적 증상(양성 및 음성 증상)이 존재하는지를 꾸준히 살펴보는 것이 중요하며, 정신병에서 동반하는 강박증상은 강박장애에서 나타나는 전형적인 강박증상이 아니라는 점도 두 진단을 구별하는 데 활용할 수 있다.

소아청소년 강박장애 환자의 60-80%에서 한 가지 이상의 공존 정신과 질환이 나타난다. 가장 흔한 공존질환으로는 틱장애, 주의력결핍과잉행동장애, 불안장애, 우울장애, 식이장애 등이 있다(Geller 2006). 공존질환은 강박장애 치료에 부정적인 영향을 끼칠 수 있으므로, 임상가는 진단 평가시 공존질환에 대한 평가를 철저하게 시행하고 적절한 치료를 병행해야 한다.

## 7 치료

성인 강박장애와 마찬가지로 청소년기 강박장애의 가장 효과적인 치료방법은 인지행동치료와 약물치료의 병합이다. 노출과 반응방지 기법을 비롯한 인지행동치료가 약물치료보다 효과적이라는 주장이 꾸준히 제기되었다. 7-17세 소아청소년을 대상으로 했던 Pediatric OCD Treatment Study (POTS) 연구에서는, 인지행동치료와 sertraline 약물치료를 함께 사용했던 경우에 3개월 후 치료 효과가 54%였으며 인지행동치료 단독의 경우에는 40%, sertraline 단독 치료의 경우에는 21%의 효과를 보였는데(POTS team 2004), 이는 인지행동치료 단독이나 약물과의 병합치료를 소아청소년 강박장애 치료에 우선적으로 시도해보는 것이 타당함을 시사한다. 또한 청소년기 강박장애 환자를 대상으로 3주간 매주 5회씩 시행하는 단기 집중 인지행동치료와 14주간 매주 1회 시행하는 인지행동치료를 비교한 연구에서는, 매일 시행하는 치료의 경우에 즉각적인 효과 면에서 다소 우위를 보였으나 3개월 후에 재측정했을 때는 주간 단위의 인지행동치료와 별 차이가 없었다(Storch 등 2007). 청소년기의 인지행동치료에서는 청소년의 발달학적 측면을 고려하고 프로그램에 가족을 적극적으로 참여시키는 것이 때로 효과를 발휘하는 것으로 알려져 있다. 예를 들어, 가족들이 아이가 강박행동을 수행하는 것을 보조하거나 불안을 불러일으키는 상황을 회피하도록 돕는 경우에는 청소년의 기능저하나 치료저항이 커질 수 있으므로, 부모를 노출치료에 직접적으로 참여시키는 것이 효과적이다(Barrett 등 2004; Lebowitz 등 2012; Anderson 등 2015).

강박장애를 치료하는 데 가장 많이 사용되는 약물은 선택적 세로토닌 재흡수 억제제

(SSRI)이다. 하나의 SSRI 약물을 10-12주 정도 최대량으로 충분히 사용해도 효과가 없는 경우에는 다른 SSRI 약물을 시도할 수 있는데, 성인의 경우 첫 번째 SSRI 반응률은 50-60% 정도이며 적절한 SSRI를 선택한다면 70-80%까지 증가한다(McDougle 1997). 하나의 SSRI 에 반응이 없거나 부작용이 있다는 것이 다른 SSRI에도 그렇다는 것을 의미하지는 않는다. 이러한 이유 때문에 적어도 두 종류 혹은 세 종류의 SSRI의 적정 용량을 충분한 기간 동안 시도해 보는 것이 중요하다. 소아청소년의 경우에는 상대적으로 충분한 연구가 진행되지 않았지만 성인과 비슷할 것으로 추정된다. 청소년의 약물치료는 성인과 마찬가지로 소량으로 시작해서 점진적으로 증량하는 것이 바람직하다. SSRI 약물치료에서 가장 흔한 부작용은 성인의 경우와 마찬가지로 졸림, 오심, 설사, 불면, 식욕감퇴, 진전, 과잉자극, 성욕감퇴 등이다.

SSRI 외에 사용되는 약물은 clonazepam을 비롯한 벤조디아제핀, 리스페리돈 등이다. 벤조디아제핀은 다른 불안장애를 동반한 성인 강박장애에서 SSRI로 효과가 불충분한 경우에 추가적으로 사용할 수 있으나, 청소년을 대상으로 한 연구는 충분하지 않은데 증례보고에서는 효과가 있는 것으로 보고하고 있다. 틱을 동반하거나, 강박사고에 대한 병식이 부족한 성인 강박장애에서 SSRI와 함께 리스페리돈을 사용하는 것이 도움이 될 수 있다. 아직 연구가 충분하지는 않지만 청소년의 경우에도 틱장애와 강박장애가 동반되어 있으면 리스페리돈이나 아리피프라졸과 같은 비정형 항정신병 약물을 추가하는 것을 시도해 볼 수 있다. 전술한 것처럼, 글루탐산염 길항제인 riluzole이 성인강박장애 일부에서 효과적이라는 보고가 있었는데(Coric 등 2005), 청소년을 대상으로 하는 연구가 현재 진행 중이다.

강박장애의 원인으로 PANDAS가 의심되는 경우에 항생제 예방법이 효과적인지에 대해서는 논란이 있으며 아직 구체적인 기준이 마련되지 않았다. 다만 PANDAS가 의심되는 경우라 해도 통상적인 강박장애의 치료원칙을 일단 따를 것을 권고하고 있다(Kalra와 Swedo 2009).

## 8 경과와 예후

청소년 강박장애의 예후는 증상의 완전 관해부터 지속적인 증상 악화에 이르기까지 다양하지만, 증상의 변동을 보이면서 만성적으로 지속되는 경우가 가장 흔하다(Rosenber 2000). 환자들이 강박증상과 행동에 대해 수치심이나 죄책감을 느끼고, 일상생활에 지장이 심각하게 될 때까지 증상을 숨기는 경우가 많으므로, 강박장애의 발병과 진단, 치료의 시작까지는 대개 상당한 시간적 지연이 있다. 미국에서 시행된 연구에 따르면, 발병시점에서 진단까지 평균 2.5년의 지연이 있다고 보고되었다(Geller 등 2006).

경과나 예후에 있어 청소년기 강박장애가 성인기 강박장애와 어떤 차이가 있는지에 대해서는 아직 일치된 견해는 없다. 청소년 강박장애 환자를 10년 동안 추적했던 연구에서는, 강박장애 환자의 40%에서 10년 후에도 강박장애 진단기준에 부합했다(Micali 등 2010). 다른 연구에서는 40%의 환자가 초기 성인기까지 강박증상이 관해되었고, 41%의 환자가 강박장애 진단기준에 부합하였으며, 나머지는 준임상 수준의 증상만을 보였다(Stewart 등 2004). 또, 다른 추적연구에서는 틱을 동반하는 경우에는 성인기 이전에 높은 관해율을 보였으나 저장강박을 주로 보이는 경우에는 장기적인 예후가 좋지 않은 것으로 보고되었다(Bloch 등 2009). 청소년기 강박장애에서 치료결과를 예측하는 요인에 대해서는 아직 충분히 규명되지 않았지만, 공존질환의 존재, 조기 발병, 긴 유병기간, 심리사회적 기능의 저하, 약물반응 부족, 부모의 정신병리는 좋지 않은 예후를 시사한다.

아울러 청소년기 강박장애의 경우, 어떤 요인이 약물치료 반응을 예측할 수 있는지는 명확하지 않으나, 병식이 있는 환자에서는 인지행동치료를 일차적으로 선택하는 것이 낫고 병식이 부족한 경우에는 약물치료와 인지행동치료를 병합하는 것이 효과적이라는 주장이 제기되었다(Storch 등 2008). 외현화 장애(주의력결핍과잉행동장애, 적대적 반항장애, 품행장애 등)나 틱장애가 동반되면 약물치료 효과가 떨어지며, 치료 시작 전의 증상이 심하거나 역기능적인 가족에서는 인지행동치료에 대한 반응이 줄어든다는 보고가 있다(Ginsburg 등 2008).

## II. 강박관련장애 Obsessive Compulsive related Disorder

강박장애 외에도 많은 다양한 정신과적 질환에서 반복적인 사고나 행동을 보이는데 90년대 중반에 미국의 연구자들을 중심으로 이러한 질환군을 강박스펙트럼장애 또는 강박관련장애로 개념화했다. 강박관련장애에는 신체이형장애, 저장장애, 모발뽑기장애, 피부뜯기장애, 물질/약물에 의한 강박관련장애, 다른 의학적 상태에 의한 강박 관련 장애, 특이적-비특이적인 강박관련장애(예: 신체에 집착하는 반복적 행동장애, 강박적인 질투) 가 함께 포함된다. 강박관련장애는 신경생물학적 원인, 임상양상, 유전연구와 가족력 측면에서 유사점도 있는 반면, 성비(性比)의 경우처럼 서로 차이 나는 경우도 있다. 또한, 일부 질환은 강박적인 특성을 지니기보다는 자아동질적이고 충동적인 특성이 두드러진다(Castle과 Phillips 2006). 치료에 대한 반응 면에서도 많은 질환에서 SSRI 약물치료나 인지행동치료가 효과적이지만 모발뽑기장애처럼 SSRI 치료효과가 일관적이지 않은 질환도 있다. 그러나 이러한 연구들이 주로 성인을 대상으로 한 연구이기 때문에 청소년의 경우에서는 아직 어떤 결론을 내리기 어려운 실정이다.

## III. 신체이형장애 Body Dysmorphic Disorder

### 1 정의

자신의 외모나 신체에 결점이 있다는 생각에 병적으로 집착하는 것을 주증상으로 하는 질환으로 DSM-IV에서는 신체형장애의 범주에 속하다가 DSM-5에서 강박관련장애 범주로 변경되었다.

### 2 역학

아직 역학에 대한 연구가 미흡하나, 미국 연구에서는 시점유병률은 2.4%, 평균 호발연령은 16세, 전체 환자의 70%에서 18세 이전에 발병한다고 보고되었다.

### 3 임상 특성

환자는 신체 및 외모상의 결점에 대한 침습적 사고가 반복적으로 떠올라 많은 시간을 소모하는 반복행동을 하게 된다. 환자는 이런 생각과 행동에 대해 저항이나 통제가 어려움을 느끼고, 상당한 수준의 고통과 기능저하를 경험하게 된다. 신체 외모에 대한 병적집착은 모든 신체 부위에 대해 나타날 수 있지만, 가장 흔한 부위는 피부, 모발, 얼굴 등이다.

질환의 경과 중 거의 대부분의 환자에서 강박행동이 나타나는데, 반복적으로 거울을 보면서 외모를 체크하는 행동이나 다른 사람의 외모와 지속적으로 비교하는 정신활동이 흔하다. 또한, 타인에게 자신의 외모가 괜찮은지 반복적으로 물으면서 재확인하고, 외모의 결함을 가리기 위해 옷이나 화장품을 과도하게 구입하고 지나치게 치장을 하기도 한다. 완벽주의, 낮은 자존감, 대인불안, 회피행동, 우울감도 심하다. 외모의 결점을 고치기 위해 피부과 치료나 성형도 자주 하는데, 이러한 치료가 증상을 호전시키기보다는 악화시키는 경우가 많다.

신체이형장애 환자들은 강박장애 환자들에 비해 병식이 더 부족하며, 약 절반 정도의 환자가 망상적 수준의 믿음을 가진다. 외모에 대한 심한 수치심, 타인들이 자신의 외모에 대해 부정적으로 생각하고 조롱할 것이라는 편집사고가 동반되는 경우도 많다.

근육이형증은 남자에게서 많이 나타나는 형태로서 신체가 왜소하다는 생각에 집착하여 과도한 운동을 통해 근육을 키우고 때로는 스테로이드를 남용하기도 한다.

## 4 진단

DSM-5의 진단기준은 다음과 같다.

A. 한 가지 이상의, 타인이 알아볼 수 없거나 아주 경미한 정도의 신체 외모의 흠이나 결점으로 인식되는 것에 집착한다.

B. 질환의 경과 중 어느 시점에서는 외모 걱정에 대한 반응으로 반복행동(예: 거울 확인, 과도한 꾸미기, 피부뜯기, 재확인 추구) 또는 정신 활동(예: 타인과의 외모 비교)을 행한다.

C. 집착이 사회적, 직업적, 또는 다른 기능의 중요한 영역에서 임상적으로 심각한 고통이나 장해를 초래한다.

D. 외모 집착은 섭식장애의 진단기준을 충족하는 경우에서 체지방 또는 몸무게를 걱정하는 것으로 더 잘 설명되지 않는다.

**다음의 경우 명시할 것**
- 근육이형증(muscle dysmorphia)이 있는 것: 본인의 체격이 너무 작거나 근육량이 불충분하다는 생각에 집착한다. 만약 다른 신체 부위에 집착하더라도 이는 흔한 일로 세분화를 할 수 있다.

**다음의 경우 명시할 것**
신체이형장애의 믿음에 대한 병식 정도를 나타낸다.
- 충분한 또는 상당한 병식: 신체이형장애의 믿음이 명백하게 또는 아마도 사실이 아니라고 알고 있거나, 또는 사실일 수도 있고 사실이 아닐 수도 있다고 인식한다.
- 불충분한 병식: 신체이형장애의 믿음은 아마도 사실이라고 생각한다.
- 병식이 없음/망상적 믿음: 신체이형장애의 믿음이 사실이라고 완전히 확신한다.

## 5 감별진단과 동반질환

신체이형장애에서의 집착과 반복행동은 주로 외모 및 신체적 집착 및 관련행동에만 국한된다는 면에서 강박장애에서의 강박사고와 강박행동과는 다르다.

섭식장애와 신체이형장애는 공존할 수 있으며, 그런 경우에는 둘 다 진단한다. 다만, 섭식장애 소아청소년에서 살이 찌거나 체지방이 늘어나는 것에 대한 걱정은 섭식장애의 증상으로 더 잘 설명된다.

신체이형장애 환자들이 병식이 없거나 망상적 믿음의 수준을 보이는 경우, 망상장애와 같은 정신병적 장애와의 감별이 필요하다. 신체이형장애의 경우, 환청, 와해된 행동이나 현실검증력의 이상은 동반되지 않고, 망상적 믿음은 외모 및 신체적 집착에 국한되어 있다는 면에서 망상장애와는 감별된다.

피부뜯기나 모발 뽑기장애는 외모에 대한 과도한 집착을 동반하지 않는다는 면에서 신체이형장애와 감별된다.

사회불안장애에서도 대인불안과 회피행동이 흔하나, 외모에 대한 집착 및 반복행동을 보이지는 않는다는 면에서 신체이형장애와 구분된다.

공존질환으로는 심적 고통과 기능저하로 인해 이차적으로 주요우울장애 및 우울증상이 가장 높은 비율로 나타나며, 물질남용, 강박장애, 사회불안장애도 흔하다.

## 6 치료

외모와 신체에 대한 잘못된 가정과 신념을 재구조화하고 반복행동을 줄이기 위한 노출 및 반응방지법 등의 인지행동치료가 효과적이라고 알려져 있다.

소아청소년 신체이형장애에서 약물치료에 대한 연구는 아직 미흡한 실정이나, 대개 SSRI가 일차적으로 선택되며, 고용량을 쓰도록 권고된다. 인지행동치료에 반응하지 않는 망상적 믿음이 있는 경우에도 SSRI 사용 시 효과가 있다는 보고가 있다.

## 7 경과 및 예후

12–13세 경 점진적으로 발병을 시작하여, 평균 발병연령은 16–17세이고, 적절한 치료를 받지 않을 시 대개 만성적 경과를 보인다. 18세 이전 발병한 경우 성인기에 발병한 경우보다 공존질환 및 자살시도의 비율이 높은 등 불량한 경과를 보인다.

대부분의 환자에서 기능 및 삶의 질 면에서 심각한 손상이 초래된다. 집 밖에 나가지 못하고, 극심한 위축을 보이며, 아동청소년의 약 20%에서 학업을 중단한다. 자살 사고 및 자살 시도도 흔해 정신과적 입원을 하는 환자도 많다.

# Ⅳ. 저장 장애 Hoarding Disorder

## 1 정의

DSM–5에 새로 추가된 진단명으로 쓸모나 가치가 없는 물건을 과도하게 수집하고 버리지 못하는 것이 주증상이다. 저장증상은 본래 강박장애의 한 아형으로 생각되었으나, 강박장애의 요인분석 결과 저장 증상은 강박장애와는 구분되는 요소라는 여러 보고들을 반영하여 독립적인 진단으로 분류되었다.

## 2 역학

저장 장애의 시점 유병률은 약 2–5%로 추정된다. 여성과 남성에서 같은 빈도로 나타난다고 알려져 있으며, 소아청소년에서의 유병률은 잘 알려져 있지 않다.

## 3 임상증상

핵심증상인 저장은 물건을 소유할 목적으로, 실제 가치와 무관하게 자신의 물건을 버리는

데 지속적인 어려움을 겪는 것이다. 주로 보관하는 물품은 신문, 잡지, 낡은 옷, 우편물, 서류 등이 가장 흔하며, 자신이 미래에 사용할 것이라고 믿는 중요한 물건을 잃어 버릴까 봐 강박적인 두려움을 가지거나, 물건에 병적으로 강한 감정적 애착을 가지므로 물건을 버리기가 어렵다. 저장증상은 강박적인 구매 행동과도 관련이 있다. 이런 잡동사니들이 집안의 생활공간에 가득 쌓여 공간이 협소해지고, 그 장소를 쓸 수 없게 되는 경우도 많다. 환자는 억지로라도 물건을 버려야 할 때 심각한 심리적 고통감을 느끼며, 쌓인 물건으로 인해 생활 공간의 협소화, 위생, 안전 문제 등 생활기능에 심각한 장해가 생긴다. 핵심 증상 이외에 흔히 동반되는 특성으로는 완벽주의, 회피, 병적인 느림, 산만함, 계획성과 조직성의 부족 등이 있다.

소아청소년은 부모가 물건의 수집을 제한하고 버리는 등 저장행동에 영향을 줄 수 있으므로, 보호자의 개입을 진단 시 고려해야 한다.

## 4 진단

저장장애의 DSM-5 진단은 다음과 같다.

A. 실제적 가치에 관계 없이 소유물을 버리거나 분리하는데 있어 지속적인 어려움을 겪는다.

B. 이러한 어려움은 물건을 버리는 것에 연관되는 고통이나 물건을 보유하려는 필요성으로 인한 것이다.

C. 소유물을 버리는 어려움은 소유물이 축적되어서 생활공간이 채워지고 혼잡해지며 사용목적이 상당히 손상되는 결과를 야기한다. 만약 생활공간이 어지럽혀 있지 않다면, 오직 제삼자의 개입으로 인한 것이다(예: 가족, 청소부, 권위자)

D. 저장은 사회적, 직업적, 또는 다른 기능의 중요한 영역에서 임상적으로 심한 고통이나 장해를 초래한다(본인과 타인을 위해 안전한 환경을 유지하는 것을 포함)

E. 저장은 다른 의학적 상태(예: 뇌손상, 뇌혈관질환, 프래더-윌리 증후군)로 인한 것이 아니다.

F. 저장은 다른 정신질환 (예: 강박장애에서의 강박, 주요우울장애에서 활력저하, 조현병 또는 다른 정신증적 장애에서 망상, 주요 신경인지장애에서 인지결함, 자폐스펙트럼장애에서의 제한된 흥미) 으로 더 잘 설명되지 않는다.

**다음의 경우 명시할 것**
- 과도한 습득 동반 (with excessive acquisition): 필요가 없고 가용 공간이 없는데도 물건을 과도하게 습득하는 것이 동반된 경우

**다음의 경우 명시할 것**
- 충분한 또는 상당한 병식: 저장과 관련된 믿음과 행동(물건을 버리기 어려움, 혼잡하게 하고, 과도하게 습득하는 것과 관계된)이 문제가 있다는 것을 인식함.
- 불충분한 병식: 저장과 관련된 믿음과 행동이 상반된 근거에도 불구하고 문제가 있지 않다고 주로 확신함.
- 병식이 없음/망상적 믿음: 저장과 관련된 믿음이나 행동이 상반된 근거에도 불구하고 문제가 있지 않다고 완전히 확신함.

## 5 감별진단과 동반질환

강박장애로 인해 물건을 버리지 못하는 경우와 감별해야 한다. 강박증상으로서의 저장행동은 소유욕이 주요 동기가 아니며, 다른 전형적 강박증상과 동시에 나타나고, 과도한 습득행동은 잘 나타나지 않는다.

외상성 뇌손상, 중추신경계 감염, 프래더-윌리 증후군 등 복내측 전전두엽 및 띠이랑 부위 손상 환자에게서도 저장증상이 나타날 수 있다. 뇌손상에서 기인한 저장 증상의 경우에는 물건에 대한 관심이나 애착이 없을 수도 있다.

주의력결핍과잉행동장애에서는 실행기능저하 및 정리정돈의 어려움으로 인해 저장행동이 동반되는 경우가 늘어나지만, 소유물을 버릴 때에 매우 심한 심리적 고통을 보이지는 않는다.

동반질환으로는 주요우울장애가 가장 흔하며, 환자의 약 50%에서 나타난다. 범불안장애(27%)와 사회불안장애(14%), 강박장애(20%), 주의력결핍과잉행동장애(20%)가 흔히 나타난다.

## 6 치료

병식이 없거나 소유물을 버리는 것에 대한 저항 때문에 치료를 시작하기 힘든 환자들이 많다. 인지행동치료가 일차적으로 선택되며, 증상 및 소유에 대한 왜곡된 신념을 수정하고, 수집한 물건을 버리게 한다. 약물치료로는 SSRI와 SNRI를 일차적으로 사용한다. 하지만, 아직 저장장애의 치료에 대한 체계적인 연구는 부족한 실정이다.

## 7 경과 및 예후

저장 증상은 11-15세 경에 시작되어 대개 만성적으로 지속되며, 나이가 들수록 증상이 심해지는 경향이 있다. 2, 30대부터 시작하여 일상생활에 유의미한 장애가 발생한다.

# V. 모발뽑기장애 Hair-pulling Disorder, Trichotillomania

## 1 정의

반복적으로 신체의 털을 뽑아 타인에게 보일 정도로 털이 손실되는 것을 주증상으로 한다. DSM-IV에서는 달리 분류되지 않은 충동조절장애에 포함되어 있었으나 DSM-5에서는 강박 관련장애로 분류되었다.

## 2 역학

1년 유병률은 성인과 청소년에서 1-2%로 추정되며 청소년기에 발병하는 경우가 흔하다. 여성에서 더 흔하다고 보고되나 남녀 비율이 비슷하다는 연구도 있다.

## 3 임상양상

반복적으로 자신의 털을 뽑는 것이 핵심 증상으로, 가장 흔한 양상은 머리, 눈썹, 속눈썹을 뽑는 것이지만 겨드랑이, 얼굴, 음모나 항문 부위의 털을 포함한 거의 모든 부위가 대상이 될 수 있다. 발모 직전에 긴장감, 지루함, 때로는 가려움증과 같은 불편한 느낌이 선행되고, 발모 후에는 쾌감이나 안도감을 느낀다. 털 뽑는 행동은 정서적 반응을 동반하는 의식적으로 행하는 행동과 습관과 비슷하게 무의식적으로 행하는 행동으로 구분되며, 이 두 가지는 동반되는 경우가 많다.

## 4 진단

DSM-5의 진단기준은 다음과 같다.

A. 반복적인 모발뽑기 행동으로 모발 손실을 초래한다.

B. 모발뽑기를 줄이거나 중단하려고 반복적으로 시도한다.

C. 모발뽑기가 사회적, 직업적, 또는 기타 중요한 기능 영역에서 임상적으로 심각한 고통이나 손상을 초래한다.

D. 모발뽑기나 모발 손실이 다른 의학적 상태로 인한 것이 아니다(예: 피부과 질환)

E. 모발뽑기가 다른 정신장애의 증상으로 잘 설명되지 않는다(예: 신체이형장애에서 외모의 결점이나 흠으로 인지되는 것을 개선하기 위한 시도)

## 5 감별진단과 동반질환

신체이형장애에서 발모행동이 나타날 경우, 이는 외모의 결함을 개선하기 위한 이차적 행동이며, 발모장애에서는 발모행위가 일차적이라는 점에서 구별된다.

정신과적 공존질환이 절반 이상의 환자에서 나타나며, 약 30%에서 주요우울장애, 약 10-25%에서 강박장애가 동반된다. 약 70%의 환자에서 피부벗기기나 손톱깨물기와 같은 증상이 동반된다.

## 6 치료

인지행동치료의 일종인 습관반전법이 일차적인 치료로 선택된다. 습관반전법의 한 요소인 경쟁반응훈련은 발모행동을 불가능하게 하는 대체 행위를 발모 충동이 사라질 때까지 시행하도록 훈련시킨다(예: 고무공을 쥐었다 폈다 하기, 작은 도구로 손조작을 하기 등). 약물치료로는 SSRI, 클로미프라민, naltrexone, 비정형 항정신병 약물 등이 쓰인다.

## 7 경과 및 예후

일반적으로 수 주에서 수개월에 걸쳐 호전과 악화가 반복되는 만성적인 경과를 보인다. 소아기에 시작된 경우, 치료 없이 수년 이내에 증상이 사라지는 경우도 있다.

# VI. 피부뜯기장애 Excoriation (skin-picking) Disorder

## 1 정의

DSM-5 강박관련장애에 새로 추가된 진단명으로, 강박적이고 반복적으로 피부를 뜯는 행동을 주증상으로 한다. 아직은 이 장애의 원인이나 치료에 대해 알려진 것이 많지는 않다.

## 2 역학

성인에서 평생유병률은 1.4-5.4%로 비교적 흔한 질환이며, 여성에서 흔하다. 대부분은 사춘기에 발병하는 경우가 흔하며, 10세 이전 아동기에 발병하는 경우도 드물지 않다. 강박장애 환자에게서 더 병발하므로 강박장애와 원인적으로 연속선상에 있는 것으로 추측된다.

## 3 임상양상

얼굴, 팔, 손이 가장 흔하게 뜯는 부위이지만, 신체의 어느 부위에서든 나타날 수 있으며, 환자는 동시에 여러 부위의 피부를 뜯기도 한다. 환자는 밴드, 화장이나 옷으로 손상된 부위나 상처를 감추는 경우가 많다. 손톱으로 뜯는 경우가 가장 흔하지만, 족집게나 핀 등의 도구를 이용하기도 한다. 피부뜯기는 의식적인 행동과 무의식적 자동행동으로 구분되기도 한다.

많은 환자들이 스트레스, 긴장, 부정적 감정을 해소하기 위한 수단으로 피부뜯기를 하며, 뜯은 후에는 쾌감이나 안도감이 뒤따른다. 87%의 환자들은 피부뜯기 후에 수치심을 느끼며 절반 이상의 환자들이 사회적 상황을 피한다. 해당 피부의 염증 등으로 의학적 처치를 필요로 하는 경우도 종종 있으며, 피부이식이 필요할 정도로 심각한 후유증이 생기기도 한다.

## 4 진단

피부뜯기장애의 DSM-5 진단기준은 다음과 같다.

A. 반복적인 피부뜯기로 인한 피부 병변이다.

B. 피부뜯기를 줄이거나 중단하려고 반복적으로 시도한다.

C. 피부뜯기가 사회적, 직업적, 또는 기타 중요한 기능영역에서 임상적으로 심각한 고통이나 손상을 초래한다.

D. 피부뜯기가 물질의 생리적 영향(예: 코카인) 또는 다른 의학적 상태로 인한 것이 아니다(예: 옴)

E. 모발뽑기가 다른 정신장애의 증상으로 잘 설명되지 않는다(예: 정신증적 장애에서 망상 또는 환촉, 신체이형장애에서 외모의 결점이나 흠으로 인지되는 것을 완화하기 위한 시도, 상동운동장애에서의 상동행동, 또는 자살목적이 아닌 자해의 의도)

## 5 감별진단과 공존질환

신체이형장애에서의 피부뜯기 증상은 주관적으로 지각하는 외모의 결함을 보상하기 위해 이차적으로 피부뜯기를 한다는 점에서 감별된다. 신경발달장애에서의 상동성운동장애는 대체로 소아기에 발병한다. 자해를 목적으로 하는 피부뜯기는 피부뜯기장애로 진단할 수 없다.

흔히 동반되는 공존질환은 강박장애(6-52%), 신체이형장애(37%), 주요우울장애(26%) 이다.

## 6 치료

모발뽑기장애와 마찬가지로 인지행동치료와 습관반전법이 일차적으로 선택된다. 약물치료로는 SSRI, lamotrigine, naltrexone 등이 도움이 될 수 있다. 상처가 심할 때에는 피부과 등 의학적 치료가 필요한 경우도 있다.

## 7 경과 및 예후

평균 발병연령은 12세 정도로, 여드름과 같은 피부과적 문제와 같이 증상이 나타나는 경우가 많다. 경과는 다양하지만 대개 증상은 악화와 완화를 반복하며, 적절한 치료를 받지 않을 경우 만성적인 경과로 진행하기 쉽다. 치료의 필요성을 못 느끼거나, 수치심에 치료를 받지 않는 경우가 많아 약 20% 정도의 환자만 치료를 받는다고 알려져 있다.

American Psychiatric Association: Diagnostic and Statistical Manual of Mental Disorders, 5th ed. Washington DC, American Psychiatric Press;2013.

Barrett P, Healy-Farrell L, March JS: Cognitive-behavioral family treatment of childhood obsessive-compulsive disorder: a controlled trial. J Am Acad Child Adolesc Psychiatry 43(1): 46-62.

Baxter, (Jr.) LR, Schwartz JM, Bergman KS, et al.Caudate glucose metabolic rate changes with both drug and behavior therapy for obsessive-compulsive disorder. Arch Gen Psychiatry 1992;49:681-9.

Bloch MH, Craiglow BG, Landeros-Weisenberger A, et al.Predictors of early adult outcomes in pediatric-onset obsessive-compulsive disorder. Pediatrics 2009;124:1085-93.

Castle DJ, Phillips KA.Obsessive-compulsive spectrum of disorders: a defensible construct? Aust N Z J Psychiatry 2006;40:114-20.

Chakrabarty K, Bhattacharyya S, Christopher R, et al. Glutamatergic dysfunction in OCD. Neuropsychopharmacology 2005; 30:1735-40.

Coric V, Taskiran S, Pittenger C, et al. Riluzole augmentation in treatment-resistant obsessive-compulsive disorder: an open-label trial. Biol Psychiatry 2005;58:424-8.

Geller D, Biederman J, Agranat A, et al. Delevopmental aspects of obsessive compulsive disorder: findings in children, adolescents and adults. J Nerv Ment Dis 2001; 189:471-7.

Ginsburg GS, Kingery JN, Drake KL, et al. Predictors of treatment response in pediatric obsessive-compulsive disorder. J Am Acad Child Adolesc Psychiatry 2008;47:868-78.

Eng GK, Sim K, Chen SH. Meta-analytic investigations of structural grey matter, executive domain-related functional activations, and white matter diffusivity in obsessive compulsive disorder: an integrative review. Neurosci Biobehav Rev 2015;52:233-57.

Kalra SK, Swedo SE. Children with obsessive-compulsive disorder: are they just "little adults"? J Clin Invest 2009l119:737-46.

Karno M, Golding JM, Sorenson SB, Burnam MA. The epidemiology of obsessive-compulsive disorder in five U.S. communities. Arch Gen Psychiatry 1688; 45(12):1094-99.

Kirvan CA, Swedo SE, Snider LA, et al. Antibody-mediated neuronal cell signaling in behavior and movement disorders. J Neuroimmunol 2006;179:173-9.

Kurlan R, Johnson D, Kaplan EL. Tourette syndrome study group. Streptococcal infection and exacerbations of childhood tics and obsessive-compulsive symptoms: a prospective blinded cohort study. Pediatrics 2008;121:1188-97.

Lebowitz ER, Panza KE, Su J, Bloch MH. Family accommodation in obsessive-compulsive disorder. Expert Rev Neurother 2012;12(2): 229–38.

Leckman JF. Tourette's syndrome. Lancet 2002; 360:1577–86.

Leckman JF, King RA, Gilbert DL., et al. Streptococcal upper respiratory tract infections and exacerbations of tics and obsessive–compulsive symptoms; a prospective longitudinal study. J Am Acad Child Adolesc Psychiatry 2011;50: 108–18.

Mattheisen M, Samuels JF, Wang Y, et al. Genome–wide association study in obsessive–compulsive disorder: results from the OCGAS. Mol Psychiatry 2015;20(3):337–44.

McDougle CJ. Update on pharmacologic management of OCD: agents and augmentation. J Clin Psychiatry 1997;58(Suppl 12):11–7.

Micali N, Heyman I, Perez M, et al. Long–term outcomes of obsessive–compulsive disorder: follow–up of 142 children and adolescents. Br J Psychiatry 2010;197:128–34.

Nestadt G, Samuels J, Riddle M, et al. A family study of obsessive–compulsive disorder. Arch Gen Psychiatry 2000; 57:358–63.

Pediatric OCD Treatment Study (POTS) Team. Cognitive–behavior therapy, sertraline, and their combination for children and adolescents with obsessive–compulsive disorder: the Pediatric OCD Treatment Study (POTS) randomized controlled trial. JAMA 2004; 292:1969–76.

Robins L, Helzer J, Crougham J, et al. The NIMH Epidemiological Catchment Area study. Arch Gen Psycyhiatry 1981;38:381–9.

Rosario–Campos MC, Miguel EC, Quatrano S, Chacon P, Ferrao Y, Leckman JF. The dimensional Yale–Brown obsessive–compulsive scale (DY–BOCS): an instrument for assessing obsessive–compulsive symptom dimensions. Mol Psychiatry 2006; 11(5): 495–504.

Rotge JY, Guehl D, Dilharreguy B, et al. Meta–analysis of brain volume changes in obsessive–compulsive disorder. Biol Psychiatry 2009;65(1);75–83.

Scahill L, Sukhodolsky DG, King RA. Assessment of co–occurring psychiatric conditions in tic disorders. In: Woods DW, Piacentini JC, Walkup JT (eds): Treating Tourette Syndrome and Tic Disorders. New York: Guliford; 2007.

Stewart SE, Yu D, Scharf JM, et al. Genome–wide association study of obsessive–compulsive disorder. Mol Psychiatry 2013;18(7);788–98.

Storch EA, Geffken GR, Merlo LJ, et al. Family–based cognitive–behavioral therapy for pediatric obsessive–compulsive disorder: comparison of intensive and weekly approaches. J Am Acad Child Adolesc Psychiatry 2007;46:469–78.

Storch EA, Milsom VA, Merlo LJ, et al. Insight in pediatric obsessive–compulsive disorder: associations with clinical presentation. Psychiatry Res 2008; 160:212–20.

Tukel R, Ertekin E, Batmaz S, et al. Influence of age of onset on clinical features in obsessive–compulsive disorder. Depress Anxiety 2005 21:112–7.

Ursu S, Stenger VA, Shear MK, Jones MR, Carter CS: Overactive action monitoring in obsessive-compulsive disorder: evidence from functional magnetic resonance imaging. Psychol Sci 14(4):347-53.

Whiteside, SP, Port JD, Abramowitz JS. A meta-analysis of functional neuroimaging in obsessive-compulsive disorder. Psychiatry Res 2004; 132(1):69-79.

World Health Organization. The ICD-10 Classification of Mental and Behavioral Disorders, Clinical Descriptions and Diagnostic Guidelines. World Health Organization. 1992.

Zohar AH. The epidemiology of obsessive-compulsive disorder in children and adolescents. Child Adolesc Psychiatr Clin N Am 1999; 8:445-60.

Zohar AH, Bruno R. Normative and pathological obsessive-compulsive behavior and ideation in childhood: a question of timing. J Child Psychol Psychiatry 1997. 38(8). 993-9.

# 외상 및 스트레스관련 장애
## Trauma- and stressor-related disorder

유희정, 김봉석, 심세훈, 이문수

## 서론

DSM-IV와는 달리 DSM-5는 불안장애에 속했던 외상후 스트레스장애와 급성스트레스장애, 그리고 독립된 범주로 분류되었던 적응장애 등 3개 진단과 소아기 발병 정신장애에 속했던 반응성 애착장애, 탈억제성 사회적 유대감장애의 2개를 더하여 5개의 진단을 외상 및 스트레스 관련 장애로 구분하여 새롭게 분류하였다. 외상적 사건에 노출된 사람들이 차후에 불안이나 공포감 이외에 무기력감, 불쾌감, 분노, 공격적 증상, 해리증상 등을 특징적으로 나타내기 때문에 불안장애로 분류하는 것이 부적절하다는 의견으로 새 분류가 시도되었다.

## 1 반응성 애착장애(Reactive attachment disorder)

### 1) 정의

DSM-5에서 반응성 애착장애는 어린 시절에 심각한 양육의 문제를 경험한 이후에 대인관계의 문제를 가져오는 것으로 정의한다. 반응성 애착장애는 사회적 관계에서의 위축, 타인으로부터 편안함을 얻기 위한 행동을 개시하지 않거나, 타인에게 사회정서적인 반응을 잘 보이지 않는 것을 특징으로 한다.

## 2) 역학

청소년기에 반응성 애착장애가 얼마나 많은지는 잘 알려져 있지 않다. 어린 시절의 반응성 애착장애가 청소년 및 성인기까지 지속된다는 근거들이 있기는 하지만, 이것이 아동기와 완전히 동일한 형태로 지속되는 것은 아니다(Sonuga-Barke 등 2017).

## 3) 원인

청소년기 반응성 애착장애의 원인은 어린 시절의 방임과 학대로 대표되는, 양육의 문제가 갖는 부정적인 영향이 아동기 이후까지 지속되는 것에 있다고 생각한다. 흔히 어린 시절의 환경 박탈에 의해 정서 및 행동, 사회성의 문제를 갖게 된 아동이 반복해서 불안정한 환경에서 양육되게 되고, 이에 따라 안정된 애착을 회복할 기회를 갖지 못함으로써 문제가 고착되게 된다.

## 4) 임상 특성

진단을 위해서는 영유아기에 심각한 양육의 문제가 전제되어야 한다. 여기서 심각한 양육의 문제란 1) 돌보는 성인으로부터 안락함, 자극, 애정과 같은 기초적인 정서적 욕구를 충족하기 어려울 만큼 지속적인 방임과 박탈이 있었거나, 2) 안정된 애착을 형성하기 어려울 만큼 일차 양육자가 자주 바뀌는 것, 3) 선택적인 애착을 형성하기 어려울 정도로 심각하게 제한이 있는 특별한 환경에서 성장하는 것 가운데 하나 이상을 경험하는 것을 의미한다. 반응성애착장애는 1) 다른 사람에게 최소한의 사회적, 정서적 반응을 보임, 2) 제한된 긍정적 정동, 3) 성인 양육자와 위협적이지 않은 상호작용을 할 때에도 이유 없는 흥분, 슬픔, 공포삽화가 나타나는 것 가운데 두 가지 이상이 있을 때 진단할 수 있다.

아동기의 반응성 애착장애는 다른 정신장애와는 다른 진단적인 타당성을 확보하고 있는 별개의 장애임이 증명되어 왔다. 하지만 청소년기에 반응성 애착장애와 관련된 주된 임상적인 관심사는, 장애의 고유 증상들보다는 공존질환으로 나타나는 정신 병리의 종류와 빈도, 그리고 이를 어떻게 진단하고 치료할 것인지에 있다. 반응성 애착장애에는 우울이나 불안과 같은 정서적인 문제, 적대적 반항장애와 품행장애, 주의력결핍과잉행동장애를 비롯한 행동장애를 빈번하게 동반하는 것으로 알려져 있다. 하지만 청소년기 이후의 반응성 애착장애의 공존질환과 경과에 대한 체계적인 연구는 매우 드물다. 그 가운데 하나로 최근에 발표된 노르웨이의 지역사회 기반 대규모 연구에서는 반응성 애착장애를 가진 청소년의 65%에서, 하나 이상의 추가적인 정신과 진단이 가능했다. 일반적인 청소년에 비해 행동장애와 정서장애가 모두 유의미하게 높게 나타났으며, 자살, 자해, 학교 폭력의 피해자가 되는 것, 경찰과의 접촉, 성적인 위험행동, 그리고 알코올과 약물의 남용이 모두 높았다(Seim 등 2020). 또한 이런 문제들은 반응성 애착장애와 공존할 가능성이 높으면서, 동시에 감별진단의 중요한 대상들이기도 하다.

## 5) 진단

### 반응성 애착장애 DSM-5 진단기준

A. 성인 보호자에 대한 억제되고 감정적으로 위축된 행동의 일관된 양식이 다음의 2가지 모두로 나타난다.
    1. 아동은 정신적 고통을 받을 때 거의 안락을 찾지 않거나 최소한의 정도로만 안락을 찾음
    2. 아동은 정신적 고통을 받을 때 거의 안락에 대한 반응이 없거나 최소한의 정도로만 안락에 대해 반응함

B. 지속적인 사회적·감정적 장애가 다음 중 최소 2가지 이상으로 나타난다.
    1. 타인에 대한 최소한의 사회적·감정적 반응성
    2. 제한된 긍정적 정동
    3. 성인 보호자와 비위협적인 상호작용을 하는 동안에도 설명되지 않는 과민성, 슬픔 또는 무서움의 삽화

C. 아동이 불충분한 양육의 극단적인 양식을 경험했다는 것이 다음 중 최소 한 가지 이상에서 분명하게 드러난다.
    1. 성인 보호자에 의해 충족되는 안락과 자극, 애정 등의 기본적인 감정적 요구에 대한 지속적인 결핍이 사회적 방임 또는 박탈의 형태로 나타남
    2. 안정된 애착을 형성하는 기회를 제한하는 주 보호자의 반복적인 교체(예, 위탁 보육에서의 잦은 교체)
    3. 선택적 애착을 형성하는 기회를 고도로(심각하게) 제한하는 독특한 구조의 양육(예, 아동이 많고 보호자가 적은 기관)

D. 진단기준 C의 양육이 진단기준 A의 장애 행동에 대한 원인이 되는 것으로 추정된다(예, 진단기준 A의 장애는 진단기준 C의 적절한 양육 결핍 후에 시작했다).

E. 진단기준이 자폐스펙트럼장애를 만족하지 않는다.

F. 장애가 5세 이전에 시작된 것이 명백하다.

G. 아동의 발달 연령이 최소 9개월 이상이어야 한다.

**다음의 경우 명시할 것 :**
지속성 : 장애가 현재까지 12개월 이상 지속되어 왔다.

**현재의 심각도를 명시할 것 :**
반응성 애착장애에서 아동이 장애의 모든 증상을 드러내며, 각각의 증상이 상대적으로 높은 수준을 나타날 때 고도로 명시한다.

## 6) 치료

영유아기의 반응성 애착장애의 치료는 부모의 교육과 치료를 통한 아동 학대와 방임의 예

방, 그리고 발병한 아동들을 병적인 양육환경으로부터 분리시키고 좀 더 건강한 양육환경을 제공함으로써 이전의 부정적인 영향력을 회복하도록 돕는 것이다. 하지만 청소년기까지 그 영향력이 지속되고 있는 경우, 적절한 치료방법이 무엇인지에 대해서는 아직 쉽게 정립하기 어렵다. 다만, 공존하는 행동 및 정서 문제를 정확히 진단하는 것, 그리고 현재 청소년이 보이고 있는 임상적인 상태에 애착의 문제가 미치는 영향력을 종적으로 평가하고, 양육 환경의 문제에 다각도로 접근함으로써 성인기로의 전환에 미치는 영향력을 최소화하는 것의 중요성이 강조되고 있다.

## 2 탈억제성 사회적 유대감 장애(Disinhibited Social Engagement Disorder)

### 1) 정의

탈억제성 사회적 유대감 장애(DSED)는 정상적 애착행동의 발달을 저해하는 극도로 소홀한 양육과 학대를 반영하는 일탈된 사회적 행동으로 특징지어지는 장애로(Sadock 등 2015) 아동의 발달 연령이 최소 9개월 이상이면서 상대적으로 낯선 사람에 대해 문화적으로 부적절하게 과도하게 친숙한 행동을 보이는 행동 양식을 말한다(American Psychiatric Association, APA 2013).

### 2) 역학

정확한 유병률은 알려져 있지 않지만 심각하게 방임되고 위탁 보육 혹은 탁아기관에서 자란 소수의 아동에서 나타난다(APA 2013). Gleason 등(2011)은 탈억제성 사회적 유대감 장애의 시점 유병률이 2%라고 보고하였다. 노르웨이의 거주시설에 있는 12-23세 청소년에서 탈억제성 사회적 유대감 장애의 유병률은 8%로 거주시설 청소년에서 드물지 않은 것으로 보고되었다(Seim 등 2020).

### 3) 원인

탈억제성 사회적 유대감 장애 아동은 병을 설명하기에 충분하게 심각한 불충분한 양육을 경험한다.

심각한 돌봄을 경험하지 않은 아동과 비교한 학대받은 아동(Reems 1999) 및 기관에서 자란 아동의 연구(Zeanah 등 2005)에서 무분별한 행동의 증가가 확인되었다.

기관에서 자란 아동에 관한 Drury 등(2012)의 연구에서 BDNF의 대립형질과 세로토닌 수송단백질 유전자의 짧은 대립형질 두 가지 모두 가진 아동이 무분별한 행동을 갖는 반면 그들이 고품질의 양육 환경에 놓이면 무분별한 행동 수준이 낮아진다. 이는 차별 감수성보다 체질(diathesis) 스트레스를 나타낸다(Mesquita 등 2015).

### 4) 임상 특성 및 증례

탈억제성 사회적 유대감 장애의 본질은 낯선 이에 대하여 사회적으로 탈억제된 행동이다. 알지 못하는 어른에 대한 제한이 부족하고 주저 없이 그들을 따라나선다. 감정적으로 과도하게 밝고 관심을 구한다. 때때로 관심을 구하는 행동은 공격적이다(Zeanah 등 2002; Zeanah 등 2005; Gleason 등 2011).

### 5) 진단

#### (1) DSM-5 진단기준

① 아동이 낯선 성인에게 활발하게 접근하고 소통하면서 다음 중 2가지 이상으로 드러나는 행동양식이 있다.
   a. 낯선 성인에게 접근하고 소통하는 데 주의가 약하거나 없음
   b. 과도하게 친숙한 언어적 또는 신체적 행동(문화적으로 허용되고 나이에 합당한 수준이 아님)
   c. 낯선 환경에서 성인보호자와 모험을 감행하는 데 있어 경계하는 정도가 떨어지거나 부재함
   d. 낯선 성인을 따라가는 데 있어 수서함이 석거나 없음

② 진단기준 ①의 행동은(주의력결핍과잉행동장애의) 충동성에 국한되지 않고, 사회적으로 탈억제된 행동을 포함한다.

③ 아동이 불충분한 양육의 극단적인 양식을 경험했다는 것이 다음 중 최소 한 가지 이상에서 분명하게 드러난다.
   a. 성인 보호자에 의해 충족되는 안락과 자극, 애정 등의 기본적인 감정적 요구에 대한 지속적인 결핍이 사회적 방임 또는 박탈의 형태로 나타남
   b. 안정된 애착을 형성하는 기회를 제한하는 주 보호자의 반복적인 교체(예, 위탁 보육에서의 잦은 교체)
   c. 선택적 애착을 형성하는 기회를 고도로(심각하게) 제한하는 독특한 구조의 양육(예, 아동이 많고 보호자가 적은 기관)

④ 진단기준 ③의 양육이 진단기준 ①의 장애 행동에 대한 원인이 되는 것으로 추정된다(예, 진단기준 ①의 장애는 진단기준 ③의 적절한 양육 결핍 후에 시작했음).

⑤ 아동의 발달연령이 최소 9개월 이상이어야 한다.

**다음의 경우 명시할 것 :**
– **지속성** : 장애가 현재까지 12개월 이상 지속되어 왔다.

**현재의 심각도를 명시할 것 :**
– 탈억제성 사회적 유대감 장애에서 아동이 장애의 모든 증상을 드러내며, 각각의 증상이 상대적으로 높은 수준을 나타낼 때 고도로 명시한다.

## 6) 감별진단과 동반질환

### (1) 감별진단

탈억제성 사회적 유대감 장애 아동은 높은 사회성을 가진 아동 및 주의력결핍과잉행동장애 아동과 구분되어야 한다. 그 구분점은 아동이 받아들여지는 사회적 경계를 침해 하는 정도와 장애와 연관된 기능적 손상의 정도이다. 주의력결핍과잉행동장애에서 충동성은 대개 행동적이고 인지적이며 때때로 사회적인 것에 비해 탈억제성 사회적 유대감 장애에서의 충동성은 사회적이다(Rutter 등 2007; Gleason 등 2011).

### (2) 공존질환

초기 아동기의 사회적 박탈이 주의력결핍과잉행동장애를 만들 수 있다(Roy 등 2004). 어린 학대 아동에서 외상후스트레스장애가 공존한다는 연구도 있다(1999). 심하게 박탈된 일부 아동에서 유사 자폐증(quasi-autism)을 보이지만 나이가 들면서 자폐증과는 다른, 특이한 기호와 보다 유연한 의사소통 능력을 가진다(Hoksbergen 등 2005).

## 7) 치료

치료의 첫 번째 고려는 아동의 안전이다. 방임 혹은 학대가 의심되면 지역의 적절한 법집행기관 및 아동보호시설에 보고해야 한다.

임상가는 보호자가 아동과의 긍정적 상호작용을 증진하도록 목표를 설정한다. 또한 임상가는 아동과 보호자와 함께 작업하여 서로에 대한 적절한 긍정적 강화를 연습시킨다. 한편 아동의 개인정신치료도 가능하다(Sadock 등 2015).

## 8) 경과와 예후

무분별한 행동의 지속 정도는 미약에서 중간 정도이다(Gleason 등 2011). 탈억제성 사회적 유대감 장애의 경과에서 일부는 무분별한 행동에서 일관된 감소를 보이고 일부는 장기간 유지되는 등 상당한 개인적 차이가 있다(Hodges 와 Tizard 1989). 탈억제성 사회적 유대감 장애 아동은 또래 관계가 좋지 않은 경향이 있다. 탈억제성 사회적 유대감 장애 청소년은 여러 가지 정신장애 및 정신사회적 문제를 가지며 자살률, 자해, 괴롭힘의 피해, 경찰 접촉, 위험한 성 행동 및 알코올과 약물 오용과 같은 정서장애 및 행동장애의 유병률이 높다(Seim 등

2020).

아동의 예후는 방임의 기간과 정도 및 손상의 정도에 의해 영향 받는다. 아동의 문제는 정서적으로 회복되는 것보다 신체적으로 더 빠르게 회복된다(Sadock 등 2015). 기관에서의 시간을 줄이고 가족 결합을 유지함으로써 청소년 초기에 탈억제성 사회적 유대감 장애 징후를 감소시킬 수 있다(Guyon-Harris 등 2018).

## 3 외상후스트레스장애(Posttraumatic stress disorder)

### 1) 정의

외상후스트레스장애(PTSD)는 DSM-5 (APA 2013)에 의하면 극심한 외상적 스트레스 사건에 노출 된 후 특징적인 증상이 나타난 것으로 외상적 사건이란 청소년이 죽음을 위협받는 실제적인 심각한 상해 또는 신체적 안전을 위협하는 사건에 대한 직접적인 경험, 가족이나 친구의 죽음, 상해, 신체 건강을 위협하는 사건의 목격; 가족이나 친지의 예기치 못한 죽음이나 상해 및 이와 관련된 위협을 알게 되는 것; 실제적인 폭력이나 상해가 없는 상태에서 발달학적으로 부적절한 성적 경험 등이 이에 해당한다. 최근 청소년의 외상적 스트레스에 관한 연구가 다음의 이유로 증가해 왔는데 첫째, 외상후스트레스장애는 현대 사회에서 성별과 연령, 그리고 사회적 계층에 관계없이 매우 흔한 심리적 장애로 청소년에게도 예외가 아니다. 둘째, 외상적 사건에 노출된 청소년들의 상당수가 이후에 심리적 외상 증상을 일부라도 가지고 있고, 그 시기의 외상경험은 이후 성인기의 다양한 심리적 장애와 밀접한 관련이 있는 것으로 추정된다(Finkelhor와 Dzinba-Leatherman 1994). 셋째, 청소년기의 외상적 스트레스 반응은 성인의 증상과 유사한 부분도 있지만 발달적 시기에 따라 다른 형태의 증상으로 표출되는 수도 있다. 결국 외상이라고 불리는 심리적 충격은 성인에 못지않게 청소년의 일상적 삶에서도 흔히 발생하고 있으며, 성인보다 오히려 증상이 만성화될 소지를 갖고 있음에도 불구하고 증상의 표현이 성인의 외상적 스트레스 반응과 다른 까닭에 치료와 개입이 늦어질 수 있는 심각한 문제점을 지니고 있다.

### 2) 역학

미국의 경우 전체적인 외상 노출 비율은 남녀 청소년이 비슷하지만 남자는 신체적 폭력을,

여자는 성폭력의 피해자일 가능성이 더 높다. 청소년은 교통사고, 강간 및 성폭력, 가족외의 사람으로부터의 신체적 폭행, 사랑하는 사람의 예상치 못한 사망 등 다른 유형의 외상을 경험할 가능성이 더 높다. 주의력결핍과잉행동장애 또는 파괴적, 충동조절 및 품행장애를 동반한 청소년은 사고 및 부상의 가능성이 높다. 친부모 모두와 살고 있지 않을 경우도 다양한 외상을 겪을 위험이 높다. 국제적으로 실시된 43개의 소아-청소년 외상후스트레스장애 연구에 대한 메타 분석에 따르면 외상성 사건을 경험한 청소년의 15.9%에서 외상후스트레스장애가 발생했다. 6,000명 이상의 청소년을 대상으로 한 전체 미국에 대한 연구에 따르면 청소년의 62%는 대인간 폭력, 심각한 사고 또는 부상, 자연 재해 및 사랑하는 사람의 죽음을 포함하여 평생 동안 한 번 이상의 외상을 경험했다. 19%는 그러한 사건을 세 번 이상 경험했다(McLaughlin 2019). 2001년 9-11 테러 6개월 후 뉴욕시 공립학교 청소년에서 광장 공포증(14.8%), 분리불안(12.3%), 외상후스트레스장애(10.6%) 순으로 정신장애가 높게 나타났다(Hoven 등 2005).

국내 연구(안현의 2005)에서도 고등학생 839명 중 약 35.8%가 한 가지 이상의 외상 경험을 한 적이 있고 높은 수준의 외상 후 스트레스 증상을 갖고 있는 경우는 약 17%이며 증상을 3개월 이상 갖고 있는 경우도 34.3% 정도로 나타났다. 2014년 4월 16일 세월호 참사로 많은 고등학생이 안타까운 희생을 당하였고 생존 학생 75명을 27개월 간 4회 평가했을 때 한국판 아동용 외상 후 증상보고 평가 측면에서 21.9-31.3%의 학생이 절단점 이상의 점수를 받았다(Kim 등 2018). 2013년 중국 야안시 지진 발생 3년 후 생존한 십대의 유병률은 13.10%이었고 우울증상이 공존되었다(Jin 2019).

## 3) 원인

외상후스트레스장애는 일차적으로 외상적 사건이 일으키지만 외상적 사건을 경험한 모든 사람에게서 이 병이 발병하지는 않는다. 외상적 사건 이전이나 이후의 생물학적, 정신사회적 요소가 발병에 관련되며 개인에 대한 외상적 사건의 의미 또한 매우 중요한 요소이다. 외상적 사건을 경험한 후에 외상후스트레스장애가 발병하게 되는 위험인자로는 1) 아동기 외상의 경험, 2) 경계성, 편집성, 의존성 또는 반사회적 인격장애의 특징이 있는 경우 3) 부적절한 가족, 또래의 지지체계 4) 여성 5) 정신과 질환에 대한 유전적 취약성 6) 최근의 스트레스가 되는 생활변화 7) 내적이기보다는 외적인 조절상황의 인식 8) 최근의 과도한 알코올 섭취 등이다.

### (1) 정신역동학적 원인

해결되지 못한 심리적 갈등이 외상에 의하여 재활성화되어 나타나는 것으로 방어기제로는 억압, 부정, 반동형성, 취소 등을 주로 사용한다. 아동기 외상의 재현은 퇴행을 일으키고 과거의 갈등이 새로운 외상적 사건에 의하여 상징적으로 다시 나타난다.

### (2) 인지행동학적 원인

외상적 사건을 처리하거나 합리화하는 데 실패한 것으로 행동 모델에서는 공포반응을 유발한 외상(비조건적 자극)이 고전적 조건화 반응을 통하여 조건적 자극과 짝을 이루게 되고 도구적 학습을 통하여 조건화된 자극이 최초의 외상과는 무관하게 공포 반응을 일으키고 따라서 조건화된 자극과 비조건화 된 자극을 모두 피하려는 회피양상이 나타난다는 것이다. Foa 등(1989)은 외상 사건으로 인해 야기된 증상이 외상후스트레스장애 증상을 조건화한다는 공포 구조화(fear structure) 가설을 주장하여 이렇게 조건화된 공포 구조화는 내적 또는 외적 자극에 의해 외상 당시의 생각과 감정으로 되돌리는 자동적 반응을 일으키고 관련된 증상을 일으킨다.

### (3) 생물학적 요인

외상후스트레스장애는 노르아드레날린, 도파민, 내재성 아편양계(endogenolls opioid system), 벤조디아제핀 수용체, 시상하부-뇌히수체-부신피질 축(hypothalamic-pituitaly-adrenal(HPA) axis) 등과의 연관성이 보고되었다. 일부 환자에서 HPA axis 및 노르아드레날린과 아편양계의 과활동이 발견되었고 Yehuda 등(1990)은 외상 후 반복적 재경험 증상과 놀람반응은 코르티코스테로이드가 뇌세포의 노르아드레날린 기능을 자극하는 효과에서 비롯되어 뇌의 노르아드레날린계와 HPA axis의 상호작용으로 외상 후 나타나는 증상이 발생한다고 주장했다 Pitman 등(1990)의 주장에 의하면 뇌 엔도르핀(endorphin)은 외상 시 관찰되는 심리적 마비를 일으킨다. 그 외에 자율신경계의 과활동, 반응성의 증가를 보고한 연구도 있다.

## 4) 임상 특성 및 증례

외상후스트레스장애는 외상적 사건이 외상후스트레스장애 발생에 선행된다. 외상후스트레스장애 진단 요건으로 해당 청소년의 외상적 사건의 보고나 외상 경험과 관련된 특정 증상이나 목격자 증언 또는 법정 평가와 같은 납득할만한 증거가 있어야 하는데, 외상후스트레스장애 주요 증상 중 하나가 외상적 경험의 기술을 회피하려는 것이어서 진단에 어려움이 있다. 그러므로 청소년이 불안, 악몽, 자해, 물질남용, 무분별한 성관계 또는 일상생활의 장해와 같은 외상후스트레스장애 의심 증상이 있을지라도 외상후스트레스장애를 진단하기 전에는 어떤 외상이 있는지 정기 평가에서 확인이 필요하다. 부모가 가해자이거나 청소년이 다양한 이유로 외상 사실을 잘 모를 수도 있고 다른 질환에 의한 증상이 외상 때문으로 오인될 수 있기에 법정 평가가 필요할 수 있다. 법정 평가와 임상 평가는 많은 차이가 있기 때문에 의사가 법적 문제에 개입해서는 안 된다. 청소년의 외상에 대한 반응은 점차 성인과 비슷해져서 사회적 고립, 신체화 증상, 우울증이나 슬픔, 수면장애 등이 나타나게 되고 충동적이고 공격적인 행동으로 더 많이 표현되어 성적도발 행위, 위험 추구 행동, 약물남용과 같은 자기파괴적 행동, 반복적인 가출 등이 있고(Everstine과 Everstine 1993) 대인 공포적 행동이나 자기소외적 행동, 섭식 장애, 우울증상, 낮은 자존감 등의 형태로 나타날 수도 있다(Allen 1995). 외상과 관련하여 공포감과 퇴행 증상이 나타나기도 하고 공황장애, 공포증과 같은 불안장애, 신체화장애, 우울장애, 주의력결핍과잉행동장애, 품행장애, 수면장애, 해리장애, 물질남용 등과 같은 다양한 정신장애와 동시이환이 많이 된다(Amaya-Jackson과 March 1993).

'복합(complex) 외상후스트레스장애' 또는 '달리 분류되지 않은 극단적 스트레스로 인한 장애(disorders of extreme stress not other wise specified, 이하 DESNOS)'는 반복적으로 행해지면서 대인적 폭력의 성격을 띤 외상, 예로 아동학대, 가정폭력, 성매매 등을 입은 청소년에게 존재하는 상태로 이를 동반질환의 여부와 관계없이 만성 외상후스트레스장애라고 보는 학자도 있는 반면, 현재 외상후스트레스장애 진단기준으로는 설명하지 못하는 만성적 정서 및 분노 조절의 어려움, 자기 파괴적 또는 자살 행위, 성적 충동이나 행동 조절의 어려움, 충동적이고 위기적인 행동, 기억력 상실, 해리, 신체화증상, 만성적 성격 특성의 변화를 보이는 새로운 장애라는 주장도 있다. 이런 특정을 보이는 외상후스트레스장애 청소년은 심한 정서적 조절기능 이상으로 양극성장애로 오진되기도 하기 때문에 이처럼 외상후스트레스장애의 특징적 증상과 관련이 없는 증상이 있을지라도 외상에 대한 철저한 조사가 펼요하다. 자아 정체성이나 자기 개념의 형성이 중요한 발달 과제인 청소년의 경우 외상적 경험이 desnos에서 명시된 성격적 특성들의 변화로 나타날 가능성이 높을 것으로 추정된다. 실제로도 청소년기의 대인적 외상 경험의 심리적 결과가 외상후스트레스장애 증상보다는 desnos로 잘 설명되었음이 나타났다(van der Kolk 등 1996). 외상후스트레스장애 청소년은 학업 성취도가 부족하고 신체적 열등감이 많으며 가족과 또래집단과의 대인관계에서 부정적인 경험과 태도를 지니고 있으며 충동성 조절이 더 어렵고 자아존중감과 자기개념 수준이 낮으며 청소년기의 외상적 경험이 성격적 변화와 같은 만성적인 문제로 이어질 수 있다(안현의 2005).

**증례**

고등학교 1학년 여학생이 불안하고 집중하지 못하며 학교생활을 유지할 수가 없어 병원에 왔다. 남자 선생님이 부르면 깜짝 놀라며 예민한 반응을 보였고 하루 종일 날카로운 기분이 들어 밤에 잠에 들기가 어려웠다. 1년 전부터 엄마의 애인과 동거하기 시작했고 6개월 전 그 남자에게 첫 성폭력이 있은 후 수차례 반복되었다. 성폭력 후 수일이 지나면서 하루 종일 멍한 기분이 들고 수업에 집중을 하기가 어려웠고, 친구에게 짜증을 내기 시작했다. 그 남자가 나타나는 꿈을 꾸었다. 남자 선생님이 많은 학교 교무실에 갈 때면 극심한 공포와 불안감을 느꼈고 선생님이 불러도 가지 못했다. 집에서 처음 와보는 장소 같다는 느낌이 들기도 하였고 이후로는 집이 하루도 마음 편한 날이 없었다. 한 달이 넘도록 자주 놀라고 불안하여 잠들기가 어려워졌다. 두통과 함께 때로 멍한 상태에 있기도 했고 불면, 악몽이 계속되었다 자신이 잘못해서 벌어진 일 같고 나만 없어지면 모든 것이 해결될 것 같아 죽기로 마음을 먹기도 하였다.

## 5) 진단

외상에 노출 위험이 높은 청소년은 조기에 외상후스트레스장애 여부를 발견하는 것이 중요하므로 초기 면담에서 외상과 외상후스트레스장애에 대한 선별 검사가 필요하다. 선별 검사를 위한 질문은 청소년기에 맞는 표현으로 DSM-5 진단기준에 의해 시행한다. 정확한 정보를 얻기 위해 청소년과 부모 외의 다양한 정보 제공자와 면담을 하고 일차적으로 청소년이 외상후스트레스장애 진단기준에 맞는 외상을 경험했는지를 확인해야 하는데 외상후스트레스장애의 정확한 평가를 위해서는 외상과 관련된 단서에 대한 지나친 공포 반응, 해리 및 미래가 단축된 감각 등에 대해서 익숙하지 않기 때문에 복잡한 외상후스트레스장애 증상을 과대 또는 과소평가 하지 않도록 교육적 면담이 필요하다. 많은 청소년들이 포괄적인 질문에는 부정할 수 있지만 교육을 받은 후 엄밀한 조사에 대해서는 해당 증상을 정확하게 답할 수 있다. 학령전기 소아에서의 외상후 스트레스장애의 경우 성인 진단 기준은 진단에 부적합하였기 때문에, DSM-5에서는 6세 이전 학령전기 소아에 대한 별도의 진단기준을 제시하였는데, 놀이를 하는 과정에서 외상을 재현하는 경우 혹은 외상과 뚜렷한 관련이 없는 꿈을 꾸는 등의 증상을 강조하였으며 심리적 증상 외에 행동으로 관찰되는 객관적인 징후에 주안점을 두었다.

아동 청소년 행동평가 척도(K-CBCL; 오경자 등 1997)가 외상후스트레스장애 청소년의 감별에 도움이 되고 외상에 의한 정신과적 증상을 알아보기 위하여 고안된 척도로 외상증상 체크리스트(이호분 등 1998)가 있다.

재난을 경험한 만 12세 이상 청소년의 정신건강 평가로 첫째, 외상 경험의 일상 빈도 척도(Lifetime Incidence of Traumatic Events for Student, LITE-C, 이광민 등 2011)는 총 17문항으로 외상의 개인력을 확인하기 위함으로, 살면서 경험한 외상적 사건, 경험 당시 연령, 경험 기간을 표시하게 된다. 둘째, 한국판 아동용 외상 후 증상보고(Korean Version of the Child Report of Post-traumatic Symptoms, CROPS, 이광민 등 2011)와 부모용 외상 후 증상보고 [(Korean Version of the Parent1) Report of Post-traumatic Symptoms, PROPS, 이광민 등 2011]는 6세에서 18세까지 청소년에서 외상 후 증상을 선별하기 위한 목적으로 CROPS는 청소년 스스로가 작성하고 PROPS는 부모가 작성하는 자가보고식 설문지이며 최근 일주일간의 증상을 바탕으로 작성한다. 각 문항은 0-2점으로 응답하며 총점이 높을수록 외상 후 증상이 나타나고 있어 CROPS의 경우 19점, PROPS의 경우 16점을 임상적인 조치가 필요한 절단점이라 할 수 있다. 셋째, 외상 후 위험 체크리스트는 총 18문항으로 각 문항은 1-5점으로 응답하고 외상후스트레스장애의 위험 요소를 식별하는데 사용되는 외상성 해리-외상 후 부정적 신념-외상 후 사회지원(PTD-PTNB-PTSS)에 대한 설문이다. 외상 당시의 해리(Peritraumatic dissociation, PTD)에 대해 3문항, 외상 이후의 부정적 신념(Post-Traumatic Negative Beliefs, PTNB)에 대해 10문항, 외상 이후의 사회적 지지(Post-Traumatic Social Support, PTSS)에 대해 5문항으로 구성되어 있다.

외상후스트레스장애 진단을 하기 위하여 개발된 반구조화된 면담도구로는 한국어판 Kiddie-Schedule for Affective Disorders and Schizophrenia-Present and Lifetime Version(김영신 등 2004)과 한국어판 Diagnostic Interview Schedule for Children Version IV(조수철 등 2007) 등이 있어 각각은 청소년에서 외상후스트레스장애에 대한 DSM 진단을 가능하게 하고 연구 상황에서 일차적으로 이용할 수 있다.

# 외상후스트레스장애의 DSM-5 진단기준

**주의점**: 이 기준은 성인, 청소년 그리고 7세 이상의 아동에게 적용한다. 6세 이하의 소아는 해당사항 아래의 별도 기준을 참조한다.

A. 실제적이거나 위협적인 죽음, 심각한 부상, 또는 성폭력에의 노출이 다음과 같은 방식 가운데한 가지(또는 그 이상)에서 나타난다.

    1. 외상성 사건(들)에 대한 직접적인 경험

    2. 그 사건(들)이 다른 사람에게 일어난 것을 생생하게 목격함

    3. 외상성 사건(들)이 가족, 가까운 친척 또는 친한 친구에게 일어난 것을 알게 됨

**주의점**: 가족, 친척 또는 친구에게 생긴 실제적이거나 위협적인 죽음은 그 사건(들)이 폭력적이거나 돌발적으로 발생한 것이어야만 한다.

    4. 외상성 사건(들)의 혐오스러운 세부 사항에 대한 반복적이거나 지나친 노출의 경험(예: 변사체 처리의 최초 대처자, 아동 학대의 세부 사항에 반복적으로 노출된 경찰관)

**주의점**: 진단기준 A4는 노출이 일과 관계된 것이 아닌 한 전자미디어, 텔레비전, 영화 또는 사진을 통해 노출된 경우는 적용되지 않는다.

B. 외상성 사건(들)이 일어난 후에 시작된 외상성 사건(들)과 관련이 있는 침습 증상의 존재가 다음 중 한 가지(또는 그 이상)에서 나타난다.

    1. 외상성 사건(들)의 반복적, 불수의적이고 침습적인 고통스러운 기억

**주의점**: 7세 이상의 아동에서는 외상성 사건(들)의 주제 또는 양상이 표현되는 반복적인 놀이로 나타날 수 있다.

    2. 꿈의 내용과 정동이 외상성 사건(들)과 관련되는 반복적으로 나타나는 고통스러운 꿈

**주의점**: 아동에서는 내용을 알 수 없는 악몽으로 나타나기도 한다.

    3. 외상성 사건(들)이 재생되는 것처럼 그 개인이 느끼고 행동하게 되는 해리성 반응(예: 플래시백)(그러한 반응은 연속선상에서 나타나며, 가장 극한 표현은 현재 주변 상황에 대한 인식의 완전한 소실일 수 있음)

**주의점**: 아동에서는 외상의 특정한 재현이 놀이로 나타날 수 있다.

    4. 외상성 사건(들)을 상징하거나 닮은 내부 또는 외부의 단서에 노출되었을 때 나타나는 극심하거나 장기적인 심리적 고통

    5. 외상성 사건(들)을 상징하거나 닮은 내부 또는 외부의 단서에 대한 뚜렷한 생리적 반응

C. 외상성 사건(들)이 일어난 후에 시작된, 외상성 사건(들)과 관련이 있는 자극에 대한 지속적인회피가 다음 중 한 가지 또는 2가지 모두에서 명백하다.

    1. 외상성 사건(들)에 대한 또는 밀접한 관련이 있는 고통스러운 기억, 생각 또는 감정을 회피 또는 회피하려는 노력

    2. 외상성 사건(들)에 대한 또는 밀접한 관련이 있는 고통스러운 기억, 생각 또는 감정을 불러일으키는 외부적 암시(사람, 장소, 대화, 행동, 사물, 상황)를 회피 또는 회피하려는 노력

D. 외상성 사건(들)이 일어난 후에 시작되거나 악화된, 외상성 사건(들)과 관련이 있는 인지와 감정의 부정적 변화가 다음 중 2가지(또는 그 이상)에서 나타난다.

    1. 외상성 사건(들)의 중요한 부분을 기억할 수 없는 무능력(두부 외상, 알코올 또는 약물 등의 이유가 아니며 전형적으로 해리성 기억상실에 기인)

    2. 자신, 다른 사람 또는 세계에 대한 지속적이고 과장된 부정적인 믿음 또는 예상(예: "나는 나쁘다", "누구도 믿을 수 없다", "이 세계는 전적으로 위험하다", "나의 전체 신경계는 영구적으로 파괴되었다")

    3. 외상성 사건(들)의 원인 또는 결과에 대하여 지속적으로 왜곡된 인지를 하여 자신 또는 다른 사람을 비난함

    4. 지속적으로 부정적인 감정 상태(예: 공포, 경악, 화, 죄책감 또는 수치심)

5. 주요 활동에 대해 현저하게 저하된 흥미 또는 참여

6. 다른 사람과의 사이가 멀어지거나 소원해지는 느낌

7. 긍정적 감정을 경험할 수 없는 지속적인 무능력(예: 행복, 만족 또는 사랑의 느낌을 경험할 수 없는 무능력)

E. 외상성 사건(들)이 일어난 후에 시작되거나 악화된, 외상성 사건(들)과 관련이 있는 각성과 반응성의 뚜렷한 변화가 다음 중 2가지(또는 그 이상)에서 현저하다.

  1. (자극이 거의 없거나 아예 없이) 전형적으로 사람 또는 사물에 대해 언어적 또는 신체적 공격성으로 표현되는 민감한 행동과 분노폭발

  2. 무모하거나 자기 파괴적인 행동

  3. 과각성

  4. 과장된 놀람 반응

  5. 집중력의 문제

  6. 수면 교란(예: 수면을 취하거나 유지하는 데 어려움 또는 불안정한 수면)

F. 장애(진단기준 B, C, D, E)의 기간이 1개월 이상이어야 한다.

G. 장애가 사회적, 직업적 또는 다른 중요한 기능 영역에서 임상적으로 현저한 고통이나 손상을 초래한다.

H. 장애가 물질(예: 치료약물이나 알코올)의 생리적 효과나 다른 의학적 상태로 인한 것이 아니다.

**다음 중 하나를 명시할 것:**

해리증상 동반: 개인의 증상이 외상후 스트레스장애의 기준에 해당하고, 또한 스트레스에 반응하여 그 개인이 다음에 해당하는 증상을 지속적이거나 반복적으로 경험한다.

  1. 이인증: 스스로의 정신 과정 또는 신체로부터 떨어져서 마치 외부 관찰자가 된 것 같은 지속적 또는 반복적 경험(예: 꿈속에 있는 느낌, 자신 또는 신체의 비현실감 또는 시간이 느리게 가는 감각을 느낌)

  2. 비현실감: 주위 환경의 비현실성에 대한 지속적 또는 반복적 경험(예: 개인을 둘러싼 세계를 비현실적, 꿈속에 있는 듯한, 멀리 떨어져 있는 또는 왜곡된 것처럼 경험)

**주:** 이 아형을 쓰려면 해리 증상은 물질의 생리적 효과(예: 알코올 중독 상태에서의 일시적 기억상실, 행동)나 다른 의학적 상태(예: 복합부분발작)로 인한 것이 아니어야 한다.

**다음의 경우 명시할 것:**

지연되어 표현되는 경우: (어떤 증상의 시작과 표현은 사건 직후 나타날 수 있더라도) 사건 이후 최소 6개월이 지난 후에 모든 기준을 만족할 때

6세 이하 소아의 외상후 스트레스장애 포함

A. 6세 이하의 소아에서는 실제적이거나 위협적인 죽음, 심각한 부상 또는 성폭력에의 노출이 다음과 같은 방식 가운데 한 가지(또는 그 이상)에서 나타난다.

  1. 외상성 사건(들)에 대한 직접적인 경험

  2. 그 사건(들)이 다른 사람들, 특히 주 보호자에게 일어난 것을 생생하게 목격함

**주의점:** 목격이 전자미디어, 텔레비전, 영화 또는 사진을 통한 경우는 포함되지 않는다.

  3. 외상성 사건(들)이 부모 또는 보호자에게 일어난 것을 알게 됨

B. 외상성 사건(들)이 일어난 후에 시작된 외상성 사건(들)과 관련이 있는 침습 증상의 존재가 다음 중 한 가지(또는 그 이상)에서 나타난다.

  1. 외상성 사건(들)의 반복적, 불수의적이고 침습적인 고통스러운 기억

**주의점:** 자연발생적이고 침습적인 기억이 고통스럽게 나타나야만 하는 것은 아니며 놀이를 통한 재현으로 나타날 수도 있다.

2. 꿈의 내용과 정동이 외상성 사건(들)과 관련되는 반복적으로 나타나는 고통스러운 꿈

**주의점:** 꿈의 무서운 내용이 외상성 사건과 연관이 있는지 아닌지 확신하는 것이 가능하지 않을 수 있다.

3. 외상성 사건(들)이 재생되는 것처럼 그 아동이 느끼고 행동하게 되는 해리성 반응(예: 플래시백)(그러한 반응은 연속선상에서 나타나며, 가장 극한 표현은 현재 주변 상황에 대한 인식의 완전한 소실일 수 있음) 그러한 외상의 특정한 재현은 놀이로 나타날 수 있다.
4. 외상성 사건(들)을 상징하거나 닮은 내부 또는 외부의 단서에 노출되었을 때 나타나는 극심하거나 장기적인 심리적 고통
5. 외상성 사건(들)을 상징하거나 닮은 내부 또는 외부의 단서에 대한 뚜렷한 생리적 반응

C. 외상성 사건(들)이 일어난 후에 시작된, 외상성 사건(들)과 관련이 있는 자극에 대한 지속적인회피 또는 외상적 사건(들)과 관련이 있는 인지와 감정의 부정적 변화를 대변하는 다음 중 한가지(또는 그 이상)의 증상이 있다.

**자극의 지속적 회피**

1. 외상성 사건(들)을 상기시키는 활동, 장소 또는 물리적 암시 등을 회피 또는 회피하려는 노력
2. 외상성 사건(들)을 상기시키는 사람, 대화 또는 대인관계 상황 등을 회피 또는 회피하려는 노력

**인지의 부정적 변화**

3. 부정적 감정 상태의 뚜렷한 빈도 증가(예: 공포, 죄책감, 슬픔, 수치심, 혼란)
4. 놀이의 축소를 포함하는, 주요 활동에 대해 현저하게 저하된 흥미 또는 참여
5. 사회적으로 위축된 행동
6. 긍정적 감정 표현의 지속적인 감소

D. 외상성 사건(들)이 일어난 후에 시작되거나 악화된, 외상성 사건(들)과 관련이 있는 각성과 반응성의 뚜렷한 변화가 다음 중 2가지(또는 그 이상)에서 명백하다.

1. (자극이 거의 없거나 아예 없이) 전형적으로 사람 또는 사물에 대해 언어적 또는 신체적 공격성으로(극도의 분노발작 포함) 표현되는 민감한 행동과 분노폭발
2. 무모하거나 자기 파괴적인 행동
3. 과각성
4. 과장된 놀람 반응
5. 집중력의 문제
6. 수면 교란(예: 수면을 취하거나 유지하는 데 어려움 또는 불안정한 수면)

E. 장애의 기간이 1개월 이상이어야 한다.

F. 장애가 부모, 형제, 또래 또는 다른 보호자와의 관계 또는 학교 생활에서 임상적으로 현저한 고통이나 손상을 초래한다.

G. 장애가 물질(예: 치료약물이나 알코올)의 생리적 효과나 다른 의학적 상태로 인한 것이 아니다.

**다음 중 하나를 명시할 것:**
해리증상 동반: 개인의 증상이 외상후 스트레스장애의 기준에 해당하고, 또한 스트레스에 반응하여 그 개인이 다음에 해당하는 증상을 지속적이거나 반복적으로 경험한다.

1. 이인증: 스스로의 정신 과정 또는 신체로부터 떨어져서 마치 외부 관찰자가 된 것 같은 지속적 또는 반복적 경험(예: 꿈속에 있는 느낌, 자신 또는 신체의 비현실감 또는 시간이 느리게 가는 감각을 느낌)
2. 비현실감: 주위 환경의 비현실성에 대한 지속적 또는 반복적 경험(예: 개인을 둘러싼 세계를 비현실적, 꿈속에 있는 듯한, 멀리 떨어져 있는 또는 왜곡된 것처럼 경험)

주: 이 아형을 쓰려면 해리 증상은 물질의 생리적 효과(예: 일시적 기억상실)나 다른 의학적 상태(예: 복합부분발작)

로 인한 것이 아니어야 한다.

**다음의 경우 명시할 것:**
지연되어 표현되는 경우: (어떤 증상의 시작과 표현은 사건 직후 나타날 수 있더라도)사건 이후 최소 6개월이 지난 후에 모든 기준을 만족할 때

## 6) 감별진단

청소년에게 발생할 수 있는 다양한 정신건강의학과 질환과 외상후스트레스장애가 유사하게 나타나기도 하여 안절부절, 과잉행동, 지리멸렬, 불안, 초조, 과각성, 불면, 집중 곤란 등으로 나타나는 회피 및 재경험 증상은 주의력결핍과잉행동장애와 유사하게 보인다. 반항장애와 유사한 특정적인 분노 폭발과 과민성이 나타나기도 하는데, 이는 폭력 가해자와 함께 있는 것처럼 현재도 외상과 관련된 단서에 지속 노출되는 경우는 더욱 그렇다. 외상과 관련된 단서에 노출에 대해 심한 불안과 심리적 또는 생리적 고통을 보이거나 외상에 대해 심한 회피 반응을 보일 때 공황장애 등 다양한 불안장애로 오진되기도 한다. 외상과 연관된 자극에 대한 회피로 나타나는 자해, 사회적 위축, 정서적 마비 그리고 불면 등은 주요우울장애와 유사하다. 과각성 및 불안 증상 그리고 공격적이고 부적응적이거나 성욕과다 행동으로 인해 양극성장애로 오인되기도 하고 외상후스트레스장애 청소년은 지속적 회피 및 전반적인 반응의 둔화를 위하여 약물과 술을 남용하기 때문에 물질사용장애로 오진되기도 하기 때문에 전형적인 증상 없이 물질사용장애로 진단된 청소년에서 외상이 있을 수 있음을 간과해서는 안 된다. 외상후스트레스장애의 심한 불안증상은 과각성, 플래시백, 불면, 반응의 둔화 그리고 사회적 위축 등으로 정신병적 장애와 유사하게 나타나고 일부 외상후스트레스장애 청소년에서는 정신병적 장애의 환각과 감별해야 하는 지각 이상을 보이기도 한다. 외상과 관련된 신체 질환에 대한 즉각적인 의학적 처치가 필요하고 외상후스트레스장애 유사 증상을 보이는 신체적 질환은 갑상샘 항진증, 카페인 중독, 편두통, 천식, 경련장애, 카테콜라민 또는 세로토닌 분비 종양 등이고 항천식제, 교감신경흥분제, 선택적 세로토닌 재흡수 억제제, 항정신병 약물, 살 빼는 약, 항히스타민 제재, 감기약 등은 외상후스트레스장애처럼 보이는 부작용을 유발한다. 감별진단을 위해서는 증상의 발생 및 악화 시점과 관련하여 외상에 노출 여부에 대한 면밀한 평가가 필요하다.

## 7) 치료

교내 및 지역사회에 외상후스트레스장애가 나타날 만한 사건이 발생하면 어떠한 형태로든 소아-청소년 정신건강의학과 의사의 조기 개입이 요구된다(Terr 등, 1989). 정신건강의학과 의사의 역할은 피해 청소년과 부모에게 외상후스트레스장애에 대한 교육을 하고 재해에 대비한 준비 단계로서 예방 프로그램을 미리 준비하거나 재해 정신의학 전반에 대해 정책 담당자, 교사, 상담원에 대한 교육 및 정책 자문활동이 되겠다. 치료자가 외상후스트레스장애 청소년이나 부모를 만나게 되면 고지에 입각한 동의를 받고난 후 인지행동치료, 정신역동 정신치료, 가족치료 그리고 약물치료까지 통합적인 차원에서 시행한다. 학교 차원에서 발생한 외상은 학교 기반의 검진과 치료가 효과적이고 어떤 치료 방법을 언제 사용할 것인지는 청소년과 그 가족의 정신 사회적 스트레스, 위험요인, 외상후스트레스장애에 의한 장해 정도, 연령, 지능, 가족 기능, 동반질환 등을 고려해서 결정한다. 외상후스트레스장애 청소년은 우울장애, 주의력결핍 과잉행동장애, 물질남용 그리고 기타 불안장애 등과 같은 질환이 동반될 경우는 각각의 질환에 대한 지침에 따라 통합적으로 진단 및 치료를 진행한다.

### (1) 정신치료

청소년 외상후스트레스장애에 있어서 1차 선택치료는 외상중심 정신치료(trauma-focused psychotherapy)이다. 청소년의 외상후스트레스장애 증상을 해소하는 데 외상 경험을 중점적으로 다루는 정신치료가 특히 회피 증상이 있는 경우 우수한 효과를 보인다. 이러한 치료는 청소년의 외상 경험을 직접적으로 다룰 수 있는 장점이 있고 외상후스트레스장애 증상을 개선할 뿐만 아니라 기능회복 및 성장 발달에도 도움을 줄 수 있다.

#### ① 인지행동치료

TF-CBT를 통해 치료자는 외상을 떠올리게 하는 단서에 대한 반응을 제어할 수 있도록 스트레스 관리(stress-management) 기술을 제공한다. Cohen 등(2010)은 청소년 외상후스트레스장애에 대한 TF-CBT 요소로 첫째, 정신건강의학적교육(Psychoeducation); 부모 교육(Parenting skills), 둘째, 이완 훈련(Relaxation skills), 셋째, 감정조절 훈련(Affective modulation skills), 넷째, 인지 처리(Cognitive coping and processing)(예: 사고, 정서, 행동의 연관성 인식, 왜곡된 사고 전환 등), 다섯째, 외상 서술(Trauma narrative), 여섯째, 외상적 단서 극복

훈련(in vivo mastery of trauma reminders)(예: 노출 치료), 일곱째, 가족치료(Conjoint child-parent sessions), 여덟째, 예방과 발달 증진(Enhancing future safety and development)을 들었다. 위의(머리글자를 따 PRACTICE) 치료요소를 환자 특성과 외상의 종류에 따라 다양하게 사용할 수 있고 최근 'Seeking Safety therapy' 라는 치료 기법은 청소년 외상후스트레스장애와 그에 동반한 물질남용에 효과가 있는 개인 및 집단 인지행동치료로 소개되었으며 감정조절, 물질남용 및 외상 특이적 인지과정 치료에 효과적이다. 그 밖에 UCLA 외상 및 애도 치료법은 개인 및 집단 그리고 청소년 대상 인지행동치료법으로 외상후스트레스장애와 외상적 애도반응을 경감시키고 발달을 회복하도록 도와 보스니안 전쟁을 겪은 청소년의 외상후스트레스장애, 외상적 애도 및 우울증상을 감소시켰고 사회 폭력에 노출된 청소년의 외상후스트레스장애 증상을 호전시켰다. 국내에서는 김형욱 등(2007)이 외상후스트레스장애 청소년이 감정을 이해하고 표현하도록 한 다음 공포 구조에 의해 조건화된 불안, 왜곡된 인지 구조를 살펴보고 수정하도록 도와줌으로써 불안, 분노, 우울, 죄책감, 비적응적 행동 등과 같은 관련된 증상을 감소시키는 것에 그 목표를 둔 인지 행동 집단치료를 고안하여 학교폭력 피해 아동을 대상으로 시행하여 외상후스트레스장애 증상의 호전, 학교 적응, 교우관계 개선 등에 있어 유의한 효과를 보였다.

### ② 정신역동 외상중심 정신치료

외상후스트레스장애 증상의 해소뿐만 아니라 인격의 회복 및 발달을 증진하게 하는 치료이다. 성폭력 청소년의 외상후스트레스장애 증상을 감소시키는 데 집단 정신건강의학적교육(psychoeducation)보다 성폭력 관련 문제를 다루는 개인 정신역동 정신치료가 더 효과적이기도 하다.

### ③ 집단치료

학교 또는 지역사회에서 동일한 사건으로 인해 같은 피해를 보거나 혹은 유사한 사건을 각각 경험한 청소년을 대상으로 이루어진다. 동질적 구성원간의 감정공유가 가장 큰 치료기전이다. 자기주장, 사회기술훈련, 역할연습 등 집단치료에서 흔히 사용되는 모든 기법이 동원된다.

### ④ 가족치료 및 부모교육

안정된 부모-자녀의 관계유지가 목적이고 곤경에 처한 청소년이 보이는 여러 증상에 대해 부모가 대처하는 방법에 대한 교육을 비롯하여 부모 자신 역시 피해자일 경우 자녀와 함께 공동치료를 받는 것이다. 보호자의 바람직한 태도는 사고발생 경위를 따져 아이를 비난하지 말 것, 아이의 증상에 과잉반응 또는 찌증내지 말 것, 동정/격려적인 태도를 보일 것, 사건 원인 제공자에 대한 보호자의 지나친 분노감정을 자제할 것, 보상이나 법적 문제에 지나치게 집착하지 말아야 한다는 것 등이다.

⑤ 안구운동 민감 소실 및 재처리 요법(Eye Movement Desensitization and Reprocessing, 이하 EMDR)

외상후스트레스장애 청소년에게 괴로운 외상기억을 떠올리게 하고 이에 집중한 상태에서 좌우로 움직이는 치료자의 손끝을 보게 하여 환자의 눈동자를 좌우로 빠르게 움직이도록 하는 비교적 간단한 치료법이다. 정상 수면기의 REM 수면의 자가 치료과정과 EMDR이 유사하거나 좌-우 뇌반구의 소통을 통해 부정적 감정을 재처리하거나, 전의식에 대한 최면치료의 훈습에 해당된다는 등의 치료기전에 대한 가정이 있다(이영식 2002). 청소년이 성인보다 치료효과가 빠르며 좋은 치료대상은 1회성 외상 피해자로 재해정신의학에서의 활용도가 기대된다.

## (2) 약물치료

① 선택적 세로토닌 재흡수 차단제(Selective Serotonin Reuptake Inhibitor, SSRI)

SSRI가 성인 외상후스트레스장애 치료에 공인되었고 약물만으로 외상후스트레스장애 세 가지의 증상군에 모두 효과가 있다고 알려졌으나 청소년은 성인과 다를 수 있고 연구가 부족하여 청소년에 대한 약물치료는 보조치료로 추천되는데 성인 외상후스트레스장애에서 사용되는 모든 약물을 청소년에 적용할 수 있으나 예기치 못하는 부작용에 대한 주의를 요한다. citalopram도 투여 후 청소년 외상후스트레스장애에서 성인과 같은 효과를 냈고 지진 후 발생한 청소년 외상후스트레스장애 증상을 fluoxetine 투여 후 호전시켰다. 화상 청소년에게 sertraline(25-150 mg/일)의 이중 맹검 위약 대조 평가에서도 안전하고 외상후스트레스장애 증상발생을 예방할 수 있었다(Stoddard 등 2011). 청소년의 성폭력 관련 외상후스트레스장애 증상에 대해 TF-CBT와 sertraline(평균 용량, 150 mg/일; 50-200 mg/일)의 병용 치료가 TF-CBT 단독 요법보다 효과적이고 청소년 외상후스트레스장애에 동반한 주요우울장애, 불안장애, 강박장애 등이 SSRI에 효과가 있기 때문에 치료 초기에 SSRI를 투여하는 것이 도움이 되기도 한다(Cohen 등 2010).

② 기타 제재

항아드레날린 제재가 과각성과 재경험 증상을 경감시키는데 시냅스 연접전 알파-2 아드레날린성 수용체의 효현제인 클로니딘은 서방정을 사용하여 취침 시간에 0.05-0.1 mg으로 시작한다. 베타 차단제인 propranolol은 청소년의 P 외상후스트레스장애 증상에 효과적인 치료법이 될 수 있지만 아직 연구가 더 필요하다. 도파민 증가가 외상후스트레스장애 공포 구조의 조건화의 원인일 수 있기에 항정신병 약물이 외상후스트레스장애 일부 증상에 효과적이기도 하지만 다양한 부작용을 감안할 때 약물의 위험과 가능한 이점을 평가하여 사용한다. divalproex (500-1500 mg/일, 혈청 농도 71.5 ug/ml)를 충분한 용량을 투약했을 때 핵심 외상후스트레스장애 증상이 더 많이 감소했다. 성 학대 관련 외상후스트레스장애가 있는 28명의 청소년을 대상으로 한 carbamazepine의 후향적 평가에서 10-11.5 ug/mL의 혈청 수준의 용량에서 부작용 없이 효과적이었다(Strawn과 Keeshin 2019).

### (3) 보호기관에서의 치료

심한 외상후스트레스장애 증상을 보이는 청소년은 학교와 같은 주변 환경에 위협 요인이 실제로나 단서로 있으면 과각성에 의해 학업 능력의 저하가 나타나고 특히 외상이 학교에서 발생한 성폭력이나 집단 따돌림 등이고 가해자가 학교에 있는 상황일 때나 재난 등으로 학교와 집이 모두 파괴 된 상황에서 통학하게 되면 외상과 관련된 단서에 매일 직면하게 된다. 외상과 연관된 자극을 회피하려는 증상을 치료하면서도 실제로 위협적이고 위험한 상황으로부터는 청소년이 보호될 필요가 있기 때문에 보호기관에서 거주치료를 받는 것이 좋고 외상적 단서가 없는 대안 학교를 고려하는 것도 필요하다.

## 8) 경과 및 예후

외상을 겪고서 일시적인 심리적 고통은 정상적 반응일 수 있고 첫 1개월 동안에는 급성스트레스장애나 적응 장애 등의 진단도 가능한데 외상적 사건의 여파로 나타난 공황발작은 차후 외상후스트레스장애의 전조반응이기도 하기 때문에 외상 직후에 평가해야 하는 주요 증상이다. 외상 경험 후 수분 내지 수일 이내에는 사건에 대한 기억의 왜곡을 보이며 정신적으로 멍하고 혼란스러워하며 무감동적으로 행동하고 사건을 부정하거나 강하게 저항하기도 한다. 그리고 과각성, 공포감 혹은 막연한 불안감을 갖고 놀람 반응을 나타내기도 한다. 자신이 생존한 과정에 대해 반복적으로 반추하고 죄책감을 느끼기도 하며 다른 사람에 대해 지나치게 의지하거나 의심을 하기도 한다. 갑작스러운 분노감과 공격성 또는 무기력감과 같은 불안정한 정서적 변화와 집중력 감퇴 등의 인지적 변화가 나타날 수 있다. 때로 급성적으로 히스테리 반응을 보이거나 정신병적 증세를 나타내기도 한다. 수개월이 지나면 불면이나 신경질, 학교에서의 행동이나 학습 문제 등은 다소 줄어드는 반면 외상후스트레스장애의 주요 증상이 출현하고 수동적인 태도나 외상과 관련한 반복되는 새로운 형태의 반복 행동이 나타나는데, 이는 '재연'이라 하여 잘 다루어져야 한다(Terr 1979). 사건 당시 느꼈던 어떤 감정이나 주된 방어의 잔재로 인해 갑작스럽게 설명하기 어려운 행동으로 나타나며 일회성일 수도 있고 반복될 수도 있다. 자주 반복되는 경우 인격 변화를 초래할 수도 있다. 수년이 지나면 공포감은 사라지나, 오랜 시간이 흐른 뒤에도 두려움으로부터 완전히 자유로운 경우는 드물다. 초우칠라(Chowchilla) 유괴 사건의 4–5년 추적검사에서 25명 중 23명이 삶과 직업, 결혼을 구상하는 데 어려움을 겪었고 몇몇 아이들은 세상을 재난으로 생각했다(Terr 1983). 미래가 단축되는 감각의 문제는 청소년 외상에서 뒤늦게 발견되는 중요한 소견이고 외상 사건에 대해 집착을 보이거나 미래에 대한 비관적인 생각을 하는 경향을 보인다. 아동기에 발생한 성적 학대로 그 당시에는 외상후스트레스장애의 진단기준을 만족시키지는 못할지라도 청소년기에 물질남용, 행동 장애, 우울장애 등이 발생할 수 있고 청소년 자살의 20%가 아동기 성적 학대가 원인이며 다른 외상보다 청소년기 자살 위험성을 8배 높일 만큼 자살과 심각한 연관성을 나타내며 성적 학대에 의한 외상후스트레스장애를 보이는 청소년들은 고위험 성적 행동을 나타내기도 한다. 성 학대, 자연 재해, 전쟁 그리고 학교 폭력 등에 의한 아동의 외상후스트레스장애 자연경과가 성인과 마찬가지로 시간에 따라 감소하는 경향이 있다는 연구가 있지만 만성 외상후스트레스장애를 보이는 경우도 있을 수 있다.

## 9) 예방

다수의 청소년에 대한 외상후스트레스장애의 가능성을 지닌 대규모 사건 후에는 학교나 기관 등에서 외상후스트레스장애에 대한 선별 검사를 시행하는 것이 예방과 조기 진단에 중요하다. 대부분의 외상후스트레스장애 증상이 외상 직후에 시작되고 1개월 안에 자연 회복이 되는 경우도 있어 선별 검사는 사고 발생 1개월 내로 시행하는 것이 좋다. 외상후스트레스장애 증상이 항상 사고 직후에 발생하는 것이 아니고 사고 이후 외상후스트레스장애 외의 증상도 발생 가능하기 때문에 다양한 정신건강관련 문제를 선별 검사하고 추적 검사하는 것이 중요하다.

세월호 참사 생존 학생은 사회적 지지를 통해 외상후 스트레스 증상을 줄일 수 있었고 재난 발생 후 초기에 외상 경험이 있는 청소년들을 위한 외상후스트레스장애에 대한 개입과 예방에 사회적 지지가 유용할 수 있다(이소희 등 2017, 2018).

학교나 기관에 기반을 둔 집단치료가 예방에 효과적인 조기 치료가 될 수 있고 다양한 집단을 고려한 프로토콜 기반 인지행동치료가 유용하여 미국의 경우 911 테러 사건 이후 외상중심 인지행동치료(Trauma-Focused Cognitive Behavioral therapy, 이하 TF-CBT)를 시행한 CATS Project (CATS Consortium, 2007)나 UCLA 외상 및 애도 치료법(UCLA Trauma and Grief Component Therapy)이 대규모로 시행되어 좋은 효과를 보면서 외상후스트레스장애 잠재 청소년의 회복력을 촉진 시키는 프로그램이 외상으로 인한 부작용에 대한 면역성을 키워준다는 주장이 제기되었다.

## 4 급성스트레스장애(Acute stress disorder)

### 1) 정의

급성스트레스장애는 외상 후 3일-1개월에 발생하는 외상 및 스트레스 관련 장애의 진단을 위해 1994년 DSM-IV에 도입되었다. DSM-5에서는 증상의 발생기간과 진단에 필요한 증상의 조건이 일부 수정되었다. 예로 DSM-IV에서는 3개 이상의 해리 증상이 충족해야 하기 때문에 급성스트레스장애 증상으로 고통받는 많은 청소년이 진단받지 못했다. 급성스트레스장애는 증상의 원인이 될 수 있는 외상성 사건에 노출된 뒤 3일부터 1개월 사이에 외상 및 스트레스 관련 증상에 해당하는 침습적 증상, 부정적 기분, 해리 증상, 회피 증상, 각성 증상 중 어느 이상의 증상이 나타나면 진단한다.

### 2) 역학

청소년에서 외상 및 스트레스 관련 증상은 급성기나 만성적으로 모두 남자보다 여자에 발생할 위험이 더 크다. 외상의 종류에서는 대인관계 외상에서 더 많이 나타나고 반추의 대응전략을 통해 많이 발생한다. 인종에 따라 급성스트레스장애 발병이 다르지 않았다. 청소년의 급성스트레스장애에 대한 17개 연구를 분석한 전체 유병률은 16.5%이나 임상 면담으로 급성스트레스장애를 평가한 연구는 유병률이 24.0%이었다(Walker 2020).

## 3) 임상 특성 및 증례

외상성 사건을 겪은 청소년은 다양한 스트레스 증상을 보일 수 있고 급성스트레스장애의 DSM-5 진단 기준(표 25-2)과 같은 양상으로 증상 등이 발생하게 된다. 이인증과 비현실감과 같은 해리 증상은 설문지로는 찾아내기가 어렵기 때문에 청소년에서는 주목해야 한다. 외상성 사건에 대한 기억을 유발하는 상징적인 외부적, 내부적 단서에 노출되면 고통을 동반한 생리적 반응을 보인다.

 증례

중학교 2학년 남학생이 잠을 이루지 못하며 자더라도 악몽을 꾸게 되고 사소한 자극에도 깜짝깜짝 놀라서 병원에 왔다. 2주일 전 남동생과 함께 횡단보도를 건너다가 동생이 자동차에 치어 심각한 부상을 입는 사고를 목격하였다. 동생이 수술 후 중환자실에 입원했다는 말을 듣고도 코로나로 병문안을 못가서 답답하였다. 집에 있을 때 길에서 들려오는 자동차 소리에 깜짝 놀라며 예민한 반응을 보였고 밤에 잠들기가 어려웠다. 사고 후 1주일이 지나도 멍한 기분이 들고 사고 당시 횡단보도에서 몸이 얼어 꼼짝 못하게 되는 꿈을 반복해서 꾸었다. 차가 많은 길을 건널 때 공포와 불안을 느꼈고 그 때문에 학교 앞의 횡단보도 대신 멀리 떨어진 지하철 통로로 길을 건넜다. 사고 발생 2주일 후 엄마는 동생이 입원한 병원의 정신건강의학과 외래로 청소년을 데리고 왔다.

## 4) 진단

외국에서도 청소년 급성스트레스장애에 대한 평가 척도가 많이 개발되지 못하였고 이로 인해 급성스트레스장애 유병률은 면담(25.5%) 또는 설문지(6.5%)로 평가되었는 지에 따라 유병률이 달라질 수 있는데 이는 임상 면담을 통하여 DSM의 급성스트레스장애를 진단하면 해리 증상의 범위가 더 넓어지기 때문이다.

외국 개발 척도로는 Child Acute Stress Questionnaire (CASQ)와 Acute Stress Checklist for Children (ASC-Kids) 등이 있으나 아직 연구가 더 필요하다(Walker 2020).

# 급성스트레스장애 DSM-5 진단기준

A. 실제적이거나 위협적인 죽음, 심각한 부상, 또는 성폭력에의 노출이 다음과 같은 방식 가운데 한 가지(또는 그 이상)에서 나타난다.

1. 외상성 사건(들)에 대한 직접적인 경험
2. 그 사건(들)이 다른 사람들에게 일어난 것을 생생하게 목격함
3. 외상성 사건(들)이 가족, 가까운 친척 또는 친한 친구에게 일어난 것을 알게 됨

**주의점**: 가족, 친척 또는 친구에게 생긴 실제적이거나 위협적인 죽음의 경우에는 그 사건(들)이 폭력적이거나 돌발적으로 발생한 것이어야만 한다.

4. 외상성 사건(들)이 혐오스러운 세부사항에 대한 반복적이거나 지나친 노출의 경험(예: 변사체 처리의 최초 대처자, 아동 학대의 세부 사항에 반복적으로 노출된 경찰관)

**주의점**: 진단기준 A4는 노출이 일과 관계된 것이 아닌 한, 전자미디어, 텔레비전, 영화 또는 사진을 통해 노출된 경우는 적용되지 않는다.

B. 외상성 사건이 일어난 후에 시작되거나 악화된 침습, 부정적 기분, 해리, 회피와 각성의 5개 범주 중에서 어디서라도 다음 증상 중 9가지(또는 그 이상)에서 존재한다.

**침습증상**

1. 외상성 사건(들)의 반복적, 불수의적이고, 침습적인 고통스러운 기억

**주의점**: 아동에서는 외상성 사건(들)의 주제 또는 양상이 표현되는 반복적인 놀이가 나타날 수 있다.

2. 꿈의 내용과 정동이 외상성 사건(들)의 주제 또는 양상이 표현되는 반복적인 놀이가 나타날 수 있다.

**주의점**: 아동에서는 내용을 알 수 없는 악몽으로 나타나기도 한다.

3. 외상성 사건(들)이 재생되는 것처럼 그 개인이 느끼고 행동하게 되는 해리성 반응(예: 플래시백; 그러한 반응은 연속선상에서 나타나며, 가장 극한 표현은 현재 주변 상황에 대한 인식의 완전한 소실일 수 있음)

**주의점**: 아동에서는 외상의 특정한 재현이 놀이로 나타날 수 있다.

4. 외상성 사건(들)을 상징하거나 닮은 내부 또는 외부의 단서에 노출되었을 때 나타나는 극심하거나 장기적인 심리적 고통 또는 현저한 생리적 반응

**부정적 기분**

5. 긍정적 감정을 경험할 수 없는 지속적 무능력(예: 행복, 만족 또는 사랑의 느낌을 경험할 수 없는 무능력)

**해리 증상**

6. 주위 환경 또는 자기 자신에의 현실에 대한 변화된 감각(예: 스스로를 다른 사람의 시각에서 관찰, 혼란스러운 상태에 있는 것, 시간이 느리게 가는 것)
7. 외상성 사건(들)의 중요한 부분을 기억하는 데의 장애(두부 외상, 알코올 또는 약물 등의 이유가 아니며 전형적으로 해리성 기억상실에 기인)

**회피 증상**

8. 외상성 사건(들)에 대한 밀접한 관련이 있는 고통스러운 기억, 생각 또는 감정을 회피하려는 노력
9. 외상성 사건(들)에 대한 밀접한 관련이 있는 고통스러운 기억, 생각 또는 감정을 불러일으키는 외부적 암시(사람, 장소, 대화, 행동, 사물, 상황)를 회피하려는 노력

**각성 증상**

10. 수면 교란(예: 수면을 취하거나 유지하는 데 어려움 또는 불안한 수면)
11. 전형적으로 사람 또는 사물에 대한 언어적 또는 신체적 공격성으로 표현되는 민감한 행동과 분노폭발(자극이 거의 없거나 아예 없이)
12. 과각성

13. 집중력의 문제

14. 과장된 놀람 반응

C. 장애(진단기준 B의 증상)의 기간은 외상 노출 후 3일에서 1개월까지다.

**주의점**: 증상은 전형적으로 외상 후 즉시 시작하지만, 장애 기준을 만족하려면 최소 3일에서 1개월까지 증상이 지속되어야 한다.

D. 장애가 사회적, 직업적, 또는 다른 중요한 기능 영역에서 임상적으로 현저한 고통이나 손상을 초래한다.

E. 장애가 물질(예: 치료 약물이나 알코올)의 생리적 효과나 다른 의학적 상태(예: 경도 외상성 뇌손상)로 인한 것이 아니며 단기 정신병적 장애로 더 잘 설명되지 않는다.

## 5) 감별진단

외상성 뇌손상에 의한 신경인지적 증상은 급성스트레스장애 증상과 유사하고 두 질환의 증상이 함께 나타나기도 한다. 외상 이후 물질 사용으로 발생하는 급성 중독이나 금단 증상을 감별해야 하기 때문에 물질의 효과가 사라지고 나면 진단한다. 외상에 대한 반응은 복잡하고 다양하여 감별이 필요한 정신건강의학과 질환이 많다. 적응장애는 스트레스 요인의 심각도와 유형이 죽음, 폭력, 성폭력과 같은 위협적인 외상성 사건이 아닌 이별이나 해고와 같은 스트레스 생활 사건에 대한 반응이면 적응장애로 진단한다.

## 6) 치료

급성스트레스장애 치료에 대한 연구는 외상후스트레스장애와 비교하여 많이 부족하여 심리치료 또는 약물치료의 근거가 제한적이다. 임상에서 급성스트레스장애의 치료 원칙은 외상후스트레스장애와 유사하다.

## 7) 경과와 예후

많은 급성스트레스장애 청소년이 외상후스트레스장애로 진행하지만 전부는 아니다. 급성기 증상이 나타남으로 외상후스트레스장애의 발병을 예측할 수 있고 급성기 해리 증상이 외상후스트레스장애 발병을 예측하는 인자로 주목 받았으나, 아직 논란이 많다(Walker 2020).

## 5 적응장애(Adjustment disorder)

### 1) 정의

DSM-5에서 적응장애를 외상과 스트레스 요인 관련 장애의 범주에 포함시켰으며, ICD-11에서도 스트레스와 관련된 장애 안에 두고 있다. 이처럼 확인 가능한 스트레스의 존재와 그에 따르는 부적응적인 반응을 핵심적인 특징으로 한다. 적응장애는 일반적으로 양성의 예후를 가지면서, 흔하고, 일시적인 정신의학적 질병으로 이해되면서, 일반인들에게 좀 더 부담없이 받아들여지게 되었다. 따라서 임상가들이 이러한 진단을 낙인효과를 피하기 위해서 사용하여 왔고, 그 과정에서 엄격하게 진단기준을 사용하지 않았던 부분이 있다(Schweiger 2001). 이에 따라, 많은 경우에는 적응장애 진단의 신뢰도에 대해서 임상에서 문제를 제기하기도 하였다.

### 2) 역학

적응장애의 빈도는 연구에 따라서 다양하다. 청소년의 34.4%에서 응급실을 통해서 정신과로 입원 시 적응장애로 진단되었으며 청소년에서 가장 흔한 유형은 우울한 기분이 동반된 적응장애였다고 한다(Alvarado 2021). 다른 연구에서는 비정신병적인 정신과적 질환이 있는 청소년 외래 내원환자들 중에서 기분장애 다음으로 두 번째로 흔한 진단군(30.7%)으로 보고하였다(Pelkonen 2007). 이러한 연구들로 보아 연구에 따라서 다양하나, 임상에서 흔하게 접할 수 있는 진단이다.

### 3) 원인

스트레스는 적응장애에 대한 원인 인자가 된다. 적응장애의 필수요소로 인식 가능한 스트레스 요인에 대한 반응으로 감정적 또는 행동적 증상이 존재하여야 한다. 스트레스 요인은 단일 사건일 수도, 또는 복수의 다양한 스트레스 요인일 수도 있다. 스트레스 요인은 반복적일 수도 있고 지속적일 수도 있다. 스트레스 요인은 한 사람에게 영향을 미칠 수도 있고 가족 전체 또는 더 큰 집단 또는 사회에 영향을 줄 수도 있다. 이러한 스트레스를 겪은 이후에 실제 적응장애로 이환이 될 지 여부에는 다양한 변수들과 회복력이 영향을 미치게 된다. 꼭 전형적인 외상적인 스트레스들만이 적응장애를 발생시키는 것은 아니라는 점을 이해해야 한다(Bui 2014). 예를 들면 새로운 학교에서의 부적응에 뒤이어 발생하는 적응장애의 경우에는 전학이라는 스트레스 인자들의 결과로도 발생할 수 있다. 각 개인들마다 감수성이 다양할 수 있으며 객관적으로 압도적인 스트레스가 어떠한 개인에게는 영향을 거의 미치지 않는 반면에, 다른 개인에게는 대재앙으로 느껴질 수도 있다. 또한 기존에 경험한 위중한 스트레스에 간신히 적응하고 있는 사람에게 사소하게 보이는 작은 스트레스가 겹쳐지는 것이 유의하게 균형을 뒤흔들어서 결과적으로 증상을 발생시킬 수도 있다.

## 4) 임상 특성 및 증례

스트레스가 시작된 이후 3개월 이내에 적응에 계속 문제가 생긴다면, 이 진단을 생각해 볼 수 있다. 상당수는 우울감이나 불안과 같은 정서적인 증상들을 보이나, 경우에 따라서는 품행장애에 해당되는 행동증상들도 함께 나타날 수 있다. 따라서 우울, 의욕 저하, 수면과 식사량의 변화, 에너지 저하, 불안, 초조 등의 증상들이 다양하게 나타나게 된다. 정의상으로는 스트레스 요인이 사라지고 6개월 이상 증상이 지속되지 않기 때문에, 6개월이 지난 후에도 증상들이 지속된다면, 다른 심리적인 요인이나 다른 질환의 공존 가능성들을 확인할 필요가 있다.

 증례

> 환아는 중학교 3학년 남학생으로 서울에서 부모님의 사업 실패 이후에 2학기가 시작하고 10월에 지방 소도시로 이사를 왔다. 가족들도 더 작은 집으로 이사를 가야 했다. 환아는 그동안 쭉 살아 오던 지역에서 친구들과 완전히 떨어져서 새로운 학교로 오는 것이 마음에 들지 않았으며 동시에 이전에 있었던 자신의 방도 없어진 것이 불만이었다. 새롭게 전학을 온 학교의 학급은 학생 수도 적었고 자신은 이미 친한 아이들 사이에 새삼스럽게 끼는 것도 불편하였다. 의욕이 없어 보이고 학교에서 쉽게 피곤을 느낀다고 하여, 아이가 자꾸만 조퇴를 하려고 한다고 하여, 12월 초에 소아청소년 정신과로 의뢰되었다. 아이는 경직된 표정으로 의기소침하였고, 말수는 적었고, 미래에 대한 불안감, 새로운 환경에 대한 실망감 등을 말하였다. 그렇지만 자살사고에 대하여 묻자, 자해를 해 본 적은 없고, 자살에 대한 뚜렷한 계획은 없다고 하였다.

# 5) 진단

**표 25-1. 적응장애의 DSM-5 진단기준(APA, 2013)**

A. 정서적 또는 행동적 증상이 확인 가능한 스트레스(들)에 대한 반응으로 발생하며, 스트레스(들)가 시작된 후 3개월 이내에 나타난다.

B. 증상이나 행동은 다음 중 하나 이상으로 입증되듯이 임상적으로 심각해야 한다.

  (1) 스트레스에 노출되었을 때 통상적으로 기대되는 정도보다 훨씬 심한 고통

  (2) 사회적, 직업적(학업적), 또는 다른 중요 영역의 기능에서 심각한 장해

C. 스트레스와 관련되는 장애가 또 다른 정신장애의 진단기준에 맞지 않아야 하며, 이미 존재하고 있던 정신장애의 악화가 아니어야 한다.

D. 증상이 사별 반응으로 나타나는 것이 아니다.

E. 스트레스 또는 그 영향이 종결되면 증상은 종결 후 6개월 이상 증상이 지속되지 않는다.

**다음 중 하나를 명시할 것**
- 309.0 (F43.21) 우울 기분이 있는 경우: 우울 기분, 쉽게 눈물이 남, 절망감 등의 증상이 두드러질 때 진단
- 309.24 (F43.22) 불안이 있는 경우: 신경과민, 걱정, 안절부절못함 또는 유아에서 분리불안 등의 증상이 두드러질 때 진단
- 309.28 (F43.23) 불안과 우울 기분이 있는 경우: 우울과 불안의 혼합된 증상이 두드러질 때 진단
- 309.3 (F43.24) 품행장애가 있는 경우: 품행장애가 두드러질 때 진단
- 309.4 (F43.25) 정서 및 품행 장해가 있는 경우: 정서 증상(예: 우울, 불안)과 품행장애가 모두 두드러질 때 진단
- 309.9 (F43.20) 불특정형: 부적응적 반응이 특정 아형으로 분류되지 않는 경우 진단

## 6) 감별진단과 동반질환

- **정상 애도 반응:** 적응 장애는 사랑했던 사람의 죽음에 따라 애도 반응의 강도나 질, 지속 정도가 문화적, 종교적 또는 연령에 적절한, 정상적으로 기대되는 정도보다 지나칠 때 진단할 수 있는데, 더 특정한 애도와 관련된 일련의 증상의 집합체는 지속성 복합 애도장애라고 하여 추가 연구가 필요한 진단적 상태로 DSM-5에서 포함시키고 있다.

- **정상 스트레스 반응:** 나쁜 일이 생겼을 때 대부분의 사람들이 당황하지만 이것을 보고 적응 장애라고 하지는 않으며, 적응 장애의 진단은 정신적 고통의 규모, 즉 기분, 불안, 행동의 변화가 정상적으로 예상되는 정도보다 더 과할 때, 부정적인 사건이 한 개인의 기능적인 손상을 유발할 때에만 진단한다.

- **급성스트레스장애 및 외상후스트레스장애:** 구분 기준은 시기, 증상 개요 모두를 고려하는데, 적응 장애는 외상성 사건에 노출된 직후 즉시 진단 가능하며 6개월까지 지속될 수 있는 반면, 급성스트레스 장애는 노출 후 3일부터 1개월까지만 진단할 수 있고, 외상후스트레스장

애는 외상 사건 후 최소 4주가 지난 후 진단할 수 있다. 한 개인의 증상이 급성스트레스장애나 외상후스트레스장애의 모든 증상을 만족시키지 못할 때 적응 장애 진단을 내릴 수 있다. 또한 급성스트레스장애 및 외상후스트레스장애는 기본적으로 공포 반응에 기반하는 특징적인 증상들이 있고, 그에 반하여 적응장애는 광범위한 여러 증상들을 포함한다.

동시에 적응장애에서는 공존질환도 흔히 나타나는데, 생명을 위협할 수 있는 자살 시도 및 자살이 흔히 관련된다. 따라서 심각하지 않은 진단으로 보고 위험도를 간과하지 않도록 주의를 요한다.

## 7) 치료

일단 적응장애가 발생하면 치료는 빠를수록, 증상의 조절에는 도움이 된다. 스트레스 요인 및 그 영향을 경감시키는 것이 치료적 개입의 중요한 목표가 된다. 치료 시에는 환경에 대한 평가와 함께 신체 증상이 있다면 이학적, 신체적인 검사도 함께 시행한다. 특히 자살 위험성에 대한 평가가 함께 이루어져야 한다. 적응장애에 대해서는 비약물적 정신치료가 일차적으로 고려된다. 치료를 위한 정신치료에는 단기 정신치료, 대인관계 정신치료, 단기 역동 정신치료, 단기 지지 정신치료 등이 있다. 또한, 비약물학적인 치료로 인지 행동 치료 및 문제 해결 기술 훈련 등등도 도움이 될 수 있다(Strain 2016). 약물치료는 우선적으로 사용하지는 않으나 제한된 범위에서 유용하며 불안과 우울 같은 특정 증상에 대해서 신중하게 사용할 수 있다.

## 8) 경과와 예후

적응장애 그 자체는 비교적 정신의학적 질병 중에서 가벼운 것으로 임상에서 판단하기 쉬우나 이는 주의를 요한다. 청소년에서의 적응 장애의 진단은 나중에 좀 더 심각한 정신과적 장애의 발생의 위험인자가 된다. 또한 적응장애는 자살 행동과 관계가 있다. 19명의 자살 청소년 희생자들의 주변인들을 대상으로 반구조화된 면담도구를 사용하여 진행한 연구에서 다른 진단들로 진단받은 자살 사례에 비하여 특히 적응장애로 진단된 자살 희생자들에서 자살에 이르는 과정이 유의하게 더욱 짧은 기간에 걸쳐 이루어졌다는 보고가 있었다(Portzky 2005). 또한 적응장애가 있는 청소년들에서 자살사고와 관련해서도 성별의 차이가 있었는데, 여성 청소년들의 경우에 더욱 더 높은 자살사고 경향을 보였다고 한다. 97명의 적응장애가 있는 청소년들을 대상으로 자살 관련 증상들을 조사한 결과 27%의 소녀들과 18%의 소년들에서 자살

관련 증상들을 보였고, 이 중 6%의 소녀들은 뚜렷한 자살 경향을 보였다(Ferrer 2014). 따라서 임상가는 이러한 위험성들에 대해서 주의할 필요가 있다.

## 📖 참고문헌

구정일, 김태형, 은헌정 등. 한국판 임상가용 아동 및 청소년을 위한 외상후 스트레스장애 척도 의 신뢰도 및 타당도 연구. 신경정신의학 2006;45(6):571-577.

김형욱, 김태형. 임상가용 아동 및 청소년을 위한 외상후 스트레스장애 척도를 통한 학교폭력 피해 아동의 인지행동집단치료 효과: 예비연구. 대한불안의학회지 2007;3(2):97-103.

안현의. 청소년의 심리적 외상에 관한 탐색적 연구: 외상후 스트레스 증상과 성격특성을 중심으로. 한국심리학회지 상담 및 심리치료 2005;17(1):217-231.

오경자, 이혜련, 홍강의 등. K-CBCL 아동 · 청소년 행동 평가척도. 중앙적성연구소 서울 1997

이광민, 정성훈, 이원기, 정운선. 한국판 아동용 외상 후 증상 보고와 부모용 외상 후 증상 보고에 대한 신뢰도 및 타당도 연구. 소아청소년정신의학 2011;22(3):169-181

이영식. 재해를 당한 소아청소년에 대한 치료적 접근. 소아청소년정신의학 2002; 13(1):24-29.

이호분, 민성길, 전여숙 등. 청소년에서 폭력에의 노출과 관련된 정신의학적 증상. 신경정신의학 1998;37(2):251-260.

재난정신의학위원회. 재난과 정신 건강. 지식공작소 서울 2004

조수철, 김붕년, 김재원 등 한국어판 DISC-IV(Diagnostic Intelview Schedule for Chi.ldren Version IV)의 신뢰도 및 타당도. 소아청소년정신의학 2007;18(2):138-144.

주혜선, 안현의. 외상후 위기 체크리스트:개발 및 타당화 연구. 한국 심리학회지: 일반 2008;27(1):235-257

Allen JG. Coping with trauma: A Guide to Self-Understancling. Washington DC: American Psychiatric Press; 1995.

Amaya-Jackson L, March JS. Posttraumatic stress disorder in children and adolescents. Child and Adolescent Psychiatric Clinics of North America 1993;2:639-54.

American Psychiatric Association. Diagnostic and Statistical Manual of Mental Disorders, 5th edition: DSM-5. Washington DC: American Psychiatric Publishing; 2013.

American Psychiatric Association. Diagnostic and Statistical Manual of Mental Disorders (DSM-5). Washington DC: American Psychiatric Publishing; 2013. p991.

Bui E, Ohye B, Palitz S, Olliac B, Goutaudier N, Raynaud JP, et al. Acute and chronic reactions to trauma in children and adolescents. In: Rey JM ed. IACAPAP e-Textbook of Child and Adolescent Mental Health. Geneva: International Association for Child and Adolescent Psychiatry and Allied Professions; 2014.

CATS Consortium. Implementing CBT for traumatized children and adolescents after september 11: lessons learned from the Child and Adolescent Trauma Treatments and Services (CATS) Project. J Clin Child Adolesc Psychol 2007;36(4):581−92.

Cohen JA, Bukstein O , Walter H, et al. Practice parameter for the assessment and treatment of children and adolescents with posttraumatic stress disorder. J Am Acad Child Adolesc Psychiatry 2010;49(4):414−430.

Drury SS, Gleason MM, Theall KP, et al.(2012) Genetic sensitivity to the caregiving context: the influence of 5httlpr and BDNF val66met on indiscriminate social behavior. Physiol Behav ;106:728−35.

Earls F, Smith EM, Reich w. Investigating psychopatholgical consequences of a disaster in children: a pilot study incorporated a structured diagnostic interview. J Am Acad Child Aclolesc Psychiatry 1998;27:90−5.

Everstine DS, Everstine L. The Trauma Response. New York: Norton Professional Books 1993

Finkelhor D, Dziuba−Leatherman J. Children as victim of violence: A national survey, Pediatrics 1994;94:413−20.

Foa EB, Steketee G, Rothbaum BO. Behavioral/Cognitive conceptualizations of posttraumatic stress disorder. Behav Ther 1989;20:155−76.

George Alvarado, Danielle Laraque. In: American Academy of Pediatrics Textbook of Pediatric Care. Chapter 210: Adjustment disorder in Children and adolescents. Accessed [06 12, 2021]. https://pediatriccare.solutions.aap.org/book.aspx?bookid=1626

Gleason MM, Zamfirescu A, Egger HL, Nelson CA, Fox NA, Zeanah CH(2011). Epidemiology of psychiatric disorders in very young children in a Romanian pediatric setting. Eur J Child Adolesc Psychiatry. ;20:527−35.

Gleason MM, Fox NA, Drury S, et al.(2011) Validity of evidence−derived criteria for reactive attachment disorder: indiscriminately social/disinhibited and emotionally withdrawn/inhibited types. J Am Acad Child Adolesc Psychiatry ;50:216−31.

Guyon−Harris KL, Humphreys KL, Fox NA, Nelson CA, Zeanah CH. Course of Disinhibited Social Engagement Disorder From Early Childhood to Early Adolescence. J Am Acad Child Adolesc Psychiatry. 2018 May;57(5):329−335.e2. doi: 10.1016/j.jaac.2018.02.009. Epub 2018 Mar 15.

Gwendolyn Portzky, Kurt Audenaert, Keesvan Heeringen. Adjustment disorder and the course of the suicidal process in adolescents. Journal of Affective Disorders 2005;87:265−79

Hinshaw−Fuselier S, Boris NW, Zeanah CH. Reactive attachment disorder in maltreated twins. Infant Ment Health J. 1999;20(1):42−59.

Hodges J, Tizard B. Social and family relationships of ex—institutional adolescents. J Child Psychol Psychiatry. 1989;30(1):77—97.

Hoksbergen R, ter Laak J, Rijk K, van Dijkum C, Stoutjesdijk F. Postinstitutional autistic syndrome in Romanian adoptees. J Autism Dev Disord 2005;35:615—23.

Hoven CW, Duarte CS, Lucas CP, Wu P, Mandell DJ, Goodwin RD, et al. Psychopathology among New York city public school children 6 months after September 11. Arch Gen Psychiatry 2005;62:545—552.

James J. Strain. Adjustment disorders. In: Casey, Patricia R. ed. Trauma— and Stressor—Related Disorders: A Handbook for Clinicians 1st Edition. American Psychiatric Association Publishing; 2016. pp59—75.

Kim EJ, Nam HS, Kim HB, Chung US, Lee SH, Chae JH. A Retrospective and Prospective Follow—up Study of Psychological Distress in the Danwon High School Survivors of the Sewol Ferry Disaster. Psychiatry Investig 2018;15(3):261—5.

Kim YS, Cheon KA, Kim BN, et al. The Reliability and Validity of Kiddie—Schedule for Affective Disorders and Schizophrenia—Present and Lifetime Version—Korean Version. Yonsei Med J 2004;45:81—9.

Laia Ferrer, Teresa Kirchner. Suicidal tendency in a sample of adolescent outpatients with Adjustment Disorder: Gender differences. Comprehensive Psychiatry 2014;55:1342—1349

Lee SH, Kim EJ, Noh JW, Chae JH. Factors Associated with Post—traumatic Stress Symptoms in Students Who Survived 20 Months after the Sewol Ferry Disaster in Korea. J Korean Med Sci 2018;12;33(11):e90

Lee SH, Nam HS, Kim HB, Kim EJ, Won SD, Chae JH. Social Support as a Mediator of Post—traumatic Embitterment and Perceptions of Meaning in Life among Danwon Survivors of the Sewol Ferry Disaster. Yonsei Med J 2017;58(6):1211—1215

McLaughlin K. Posttraumatic stress disorder in children and adolescents: Epidemiology, pathogenesis, clinical manifestations, course, assessment, and diagnosis. https://www.uptodate.com/contents/posttraumatic—stress—disorder—in— children—and—adolescents—epidemiology—pathogenesis—clinical—manifestations—course—assessment—and—diagnosis?topicRef=104096&source=see_link 2019

Mesquita AR, Belsky J, Li Z, Baptista J, Carvalho—Correia E, Maciel P, et al. Institutionalization and indiscriminate social behavior: Differential—susceptibility versus diathesis—stress models for the 5—HTTLPR and BDNF genotypes. Physiol Behav 2015;152:85—91.

Pelkonen M, Marttunen M, Henriksson M, Lönnqvist J. Adolescent adjustment disorder: precipitant stressors and distress symptoms of 89 outpatients. Eur Psychiatry 2007;22(5):288—95.

Pitrnan RK, Van der Kolk BA, Orr SP, et al. Naloxone reversible stress, induced analgesia in posttraumatic stress disorder. Arch Gen Psychiatry 1990;47: 541-7.

Reems R. Children birth to three entering state's custody. Infant Ment Health J 1999 ;20:166-74.

Rutter M, Colvert E, Kreppner J, et al. Early adolescent outcomes for institutionally-deprived and non-deprived adoptees. I: disinhibited attachment. J Child Psychol Psychiatry 2007 ;48:17-30.

Roy P, Rutter M, Pickles A. Institutional care: associations between overactivity and lack of selectivity in social relationships. J Child Psychol Psychiatry2004 ;45:866-73.

Sadock BJ, Sadock VA, Ruiz P. Reactive Attachment Disorder and Disinhibited Social Engagement Disorder in Kaplna & Sadock's synopsis of psychiatry 11th Ed. 2015; pp.1117-221.

Schweiger U., Hohagen F. Adjustment Disorders. In: Henn F., Sartorius N., Helmchen H., Lauter H., eds. Contemporary Psychiatry. Springer; 2001. https://doi.org/10.1007/978-3-642-59519-6_121

Seim AR, Jozefiak T, Wichstrøm L, Kayed NS. Validity of reactive attachment disorder and disinhibited social engagement disorder in adolescence. Eur Child Adolesc Psychiatry. 2020;29(10):1465-76.

Seim AR, Jozefiak T, Wichstrøm L, Lydersen S, Kayed NS. Reactive attachment disorder and disinhibited social engagement disorder in adolescence: co-occurring psychopathology and psychosocial problems. Eur Child Adolesc Psychiatry. 2020 Nov 13. doi: 10.1007/ s00787-020-01673-7. Online ahead of print.

Sonuga-Barke EJS, Kennedy M, Kumsta R, Knights N, Golm D, Rutter M, Maughan B, Schlotz W, Kreppner J. Child-to-adult neurodevelopmental and mental health trajectories after early life deprivation: the young adult follow-up of the longitudinal English and Romanian Adoptees study. Lancet 2017;389:1539-1548.

Stoddard FJ Jr, Luthra R, Sorrentino EA, Saxe GN, Drake J, Chang Y, et al. A randomized controlled trial of sertraline to prevent posttraumatic stress disorder in burned children. J Child Adolesc Psychopharmacol 2011;21(5):469-77.

Strawn J , Keeshin B. Pharmacotherapy for posttraumatic stress disorder in children and adolescents. https://www.uptodate.com/contents/pharmacotherapy- for-posttraumatic-stress-disorder-in-children-and-adolescents 2019

Terr L. Children of Chowchilla. Psychoanal Study. Child 1979;34: 547-623.

Terr L. Chowchilla revisited. Am J Psychiatry 1983;140:1543-50.

Terr L. Family anxiety after traumatic events. J Clin Psychiatry 1989;50(suppl):15-9.

van der Kolk BA, McFarlane AC, Weisaeth L. Traumatic Stress: The effect of overwhelming expenence on mind, body, and society. New York: Guilford Press; 1996.

Walker JR. , Teague B, Memarzia J, Meiser—Stedman R. Acute stress disorder in children and adolescents: A systematic review and meta—analysis of prevalence following exposure to a traumatic eventJournal of Affective Disorders 2020. Reports 2 100041

Yehuda R, Southwick SM, Perry BD, et al. Interactions of the hypothalamic—pituitary—adrenal axis and the catecholamine system in posttraumatic stress disorder. In: Giller EL (ed), Biological Assessment and Treatment of Post—traurnatic Stress Disorder. Washington DC: American Psychiatric Press; 1990.

Zeanah CH, Smyke AT, Koga SF, Carlson E. Attachment in institutionalized and community children in Romania. Child Dev 2005;76: 1015—28.

Zeanah CH, Smyke AT, Dumitrescu A. Attachment disturbances in young children. II: indiscriminate behavior and institutional care. J Am Acad Child Adolesc Psychiatry 2002;41:983—989.

# 26 수면-각성 장애
## Sleep-wake disorder

이유진

우리는 매일 수면을 취하고 잠에서 깨어나 각성해서 일상생활을 하는 주기를 반복한다. 우리가 사는 시간의 1/3을 차지하는 수면은 신체적, 정신적, 인지적 건강을 위해 필수적이다. 수면부족이나 수면의 질이 떨어지는 경우 비만, 심혈관 질환, 인지장애, 불안, 우울 등과 연관되어 수면은 신체적, 정신적 건강과 밀접하다. 수면은 생리적으로 운동성과 외부자극에 대한 반응성이 떨어져 있는 상태로 정의되며, 혼수(coma)나 혼미(stupor)상태와 구분되는 점은 비교적 쉽게 각성상태로 돌아올 수 있는 가역적이라는 점이다.

## 1 수면의 기능

수면은 신체에 필수적인 다양한 기능을 가지는데 체온조절과 에너지 보존 기능을 갖는다. 또한, 면역기능을 유지하는 데에 중요한 역할을 한다. 인지기능에 대해서는 서파수면과 렘수면 모두 기억의 저장에 중요한 역할을 한다. 학습을 하고 난 뒤 수면을 취하는 것이 장기기억 저장에 도움이 된다. 렘수면은 기억의 저장뿐 아니라 감정처리에도 역할을 한다고 알려져 있다.

## 2 수면의 구조(Sleep Architecture)

수면은 급속안구운동수면, 렘수면(Rapid Eye Movement Sleep, REM sleep)과 비급속안구운동수면, 비렘수면(Non Rapid Eye Movement Sleep, NREM sleep) 단계로 나뉜다. 단계의 평가는 수면다원검사를 통해 얻어진 생체신호를 판독하여 구분하며 1960년대부터 Rechtschaffen and Kales (R&K) 체계로 판독해왔지만, 2007년 이후에는 미국수면의학회에서 제시하는 기준에 따라 판독한다.

### 1) 비렘수면(NREM sleep)

비렘수면 시에 생리적인 변화를 살펴보면 "이완하고 휴식하는 수면"임을 알 수 있다. 심박수와 호흡수, 혈압이 감소하고 뇌혈류량도 감소한다. 체온은 일정하게 유지된다. 음경 발기는 거의 일어나지 않으며 수면 단계가 진행될수록 각성의 역치가 증가하여 잘 깨지 않는 깊은 잠으로 가게 된다. 비렘수면은 수면다원검사 중 뇌파소견에 따라 N1, N2, N3 3단계의 수면 단계로 구분된다. N1 단계는 전체 수면단계의 약 5% 정도를 차지하며, 사실상 각성에서 수면으로 넘어가는 이행 단계이다. 따라서, 수초 내지 수분 내로 N2단계로 넘어간다. 수면다원검사의 30초 Epoch에서 뇌파의 알파파가 50% 이하로 감소하며 저진폭, 혼합 주파수파가 나타난다. 안전도(Electrooculography)상 느린 안구운동이 관찰될 수 있다. N2단계는 전체 수면 중 50%를 차지하여 가장 높은 비율을 차지하는 수면의 단계이다. 수면다원검사상 뇌파에서 12−14Hz의 수면방추체, 0.5−2Hz의 K 복합체가 관찰되는 것이 특징적인 소견이다. N3단계는 전체 수면시간의 15%를 차지한다. 수면다원검사상 0.5−2.5Hz의 서파가 30초 Epoch의 20% 이상 차지할 때 해당 Epoch을 N3단계로 판독하며 서파수면이라고 불리기도 한다.

### 2) 렘수면(REM sleep)

깨어있을 때와 비슷한 생리적 변화를 보여 렘수면은 "역설적인 수면"이라고 불리기도 한다. 심박수와 호흡수, 혈압의 다양한 변화가 관찰되고 뇌의 산소소모량이 증가하며 깨어있을 때와 비슷하게 뇌의 활발한 활동이 관찰된다. 체온의 변화가 있으며 남성에서 음경이 발기된다. 신체 근육의 긴장도가 떨어져 신체의 움직임이 소실된다.

뇌파에서는 저진폭 혼합주파수파가 관찰되며 톱니 모양파가 관찰되기도 한다. 안전도(Electrooculography, EOG)상 빠른 안구운동이 관찰된다. 근전도에서는 근긴장소실이 나타나는 것이 특징적이다.

### 3) 수면 주기(Sleep Cycle)

정상 성인에서는 수면은 비렘수면과 렘수면이 번갈아 나타나며 이러한 패턴은 90-120분 정도의 주기를 지니고 반복된다. 서파수면이라 불리는 N3단계 수면은 수면 초기에 주로 나타나고 이후 점차 감소한다. 반면 렘수면의 경우 시간이 지나며 수면의 후반부에 두드러지게 나타난다. 이런 비렘수면-렘수면의 수면주기는 하룻밤의 수면에서 4-6회 반복적으로 나타나게 된다.

## 3 연령에 따른 수면의 변화

연령에 따라 수면의 양과 구조가 다를 수 있다. 신생아기에는 17-19시간의 수면을 취하고, 렘수면이 전체 수면 시간의 50-80% 이상을 차지한다. 성인기 수면과 달리 신생아기에는 렘수면으로 수면을 시작하기도 한다. 렘수면의 비율은 연령이 높아지면서 점점 줄어들어 6개월에는 전체 수면의 3분의 1정도로, 만 2세에는 성인기와 비슷한 수준인 전체 수면시간의 20-25%로 줄어든다. 서파수면은 생후 2-6개월에 걸쳐 뇌가 발달하면서 나타나게 된다. 서파수면은 아동기에 가장 길게 나타나고, 청소년기 이후 점차로 줄어든다. 아동기에서 청소년기를 거치면서 겪는 또 다른 큰 변화는 일주기 리듬이 지연되는 것이다. 즉, 취침 시간과 기상 시간이 점차로 늦춰지게 되는데, 이런 리듬의 지연은 청소년기를 지나며 22세경 피크에 이르는 데 길게는 3시간 정도까지 미뤄진다고 한다(Roenneberg 등 2004).

노년기가 되면서 서파수면은 더욱 감소하고 수면 분절이 많아져 수면 중 자주 깨게 된다. 수면유지의 지표인 입면 후 각성(wake after sleep onset, WASO) 시간이 증가하고 수면 효율이 감소한다. 청소년기와는 반대로 일주기 리듬이 전진되어 초저녁잠이 많고 새벽에 일찍 깨는 경향이 생긴다.

## 4 수면-각성의 조절

두 과정 모델은 일주기 리듬과정(process C)과 항상성 과정(process S)이 상호 작용하여 수면-각성을 조절한다는 가설이다(Borbely, 1982). 일주기 리듬은 뇌의 시상하부의 시교차 상핵에 그 중추가 있어 일주기 각성 신호를 통해 수면-각성을 조절한다. 낮 동안 이런 각성 신호는 증가하고 밤에는 감소한다. 이러한 일주기 리듬은 심부체온, 멜라토닌(Melatonin), 코르티솔(Cortisol) 등의 변화로 확인할 수 있다. 우리는 빛이나 식사시간과 같은 외부 시간 자극(Zeitgeber)이 없는 상태에서는 약 24.2시간 주기를 따르게 되므로 매일 외부 시간 자극에 의해 24시간으로 맞추어(Entrainment) 살게 된다. 항상성 과정은 깨어 있을수록 증가하는 수면 압력을 이야기 하는데, 깨어 있는 시간이 늘어날수록 뇌에 아데노신이 축적되어 졸리움이 증가하고 회복수면이 발생하는 과정이다. 수면을 취하면 수면 압력이 감소하게 된다. 수면-각성의 조절에 대한 이 가설에서 우리는 일주기 각성 신호가 감소하고, 항상성을 통해 수면 압력이 높으면 잠을 자게 되고, 수면을 취해서 수면 압력이 낮아지고 일주기 각성 신호가 증가하면 아침에 잠에서 깨게 된다. 앞서 언급한 청소년기 일주기 리듬이 지연되는 것은 일주기 시스템의 개편과 일주기 시스템과 항상성 기전의 상호작용에 기인한다(Carskadon 2008, Hagenaue 등 2009). 청소년기에는 항상성에 기인한 수면 압력에 덜 민감하고, 천천히 반응하여 밤늦게까지 깨어있을 수 있게 되고 일주기 리듬의 지연과 함께 작용하여 늦게 자고 늦게 일어나는 패턴이 흔하게 된다(Jenni 등 2005).

## 5 권장 수면 시간

기본적으로 필요한 수면 시간은 개별적으로 다르다. 즉, 잠이 원래 많은 사람도 있고 잠이 원래 적은 사람도 있다. 하지만 바쁜 현대인의 생활 속에 수면 부족은 아주 흔한 건강문제일 수 있어 미국국립수면재단(2015)에서는 연령대별 권장 수면 시간을 명시하고 있다(Hirshkowitz 등 2015). 이 권장 수면 시간은 그동안 이루어졌던 연구 결과들에 기반하여 전문가들의 합의된 의견으로 제시되는데 〈표 26-1〉과 같다.

표 26-1. 연령대별 권장수면시간(Hirshkowitz 등 2015)

| | 연령 | 권장수면시간 |
|---|---|---|
| 신생아 | 0-3개월 | 14-17시간 |
| 유아 | 4-11개월 | 12-15시간 |
| 걸음마기 | 1-2세 | 11-14시간 |
| 학령전기 | 3-5세 | 10-13시간 |
| 학령기 | 6-13세 | 9-11시간 |
| 청소년기 | 14-17세 | 8-10시간 |
| 초기성인기 | 18-25세 | 7-9시간 |
| 성인기 | 26-64세 | 7-9시간 |
| 노년기 | 65세이상 | 7-8시간 |

## 6 청소년의 수면부족

수면부족은 청소년기 짧은 수면시간의 가장 흔한 원인이다. 청소년에서는 만성적인 수면부족으로 인해 주간 졸리움과 수면 빚(sleep debt)을 특징으로 하는 행동유발 수면부족증후군이 흔히 발생한다. 대개 학업 등의 이유로 스스로 수면을 많이 취하지 않아 주간에 일상생활에 충분한 정도의 각성을 유지하지 못하게 된다. 국제수면장애분류기준 제3판(International classification of sleep disorders-3)에서는 과수면의 중추성 질환(Central disorders of hypersomnolence) 중 수면부족증후군(Insufficient sleep syndrome)으로 명명되어 있다. 국내 청소년의 경우 수면부족은 상당히 심각한 문제로 2012년 중, 고등학생 8,010명을 대상으로 이루어진 연구에서 평균 주중 수면시간은 6시간 3분에 그쳤고, 평균 주말 수면시간은 8시간 41분으로 주중에 부족한 잠을 주말에 보충하고 있었다(Lee 등, 2012). 미국수면재단에서 권장하는 청소년 수면시간이 8-10시간임을 감안할 때, 국내 청소년의 수면부족 문제는 상당히 심각하다. 수면부족은 우울, 집중력 저하, 자살사고 등의 정신적 문제를 증가시킬 뿐 아니라 청소년 과체중 등 신체적 문제와도 연관되어 중요하다(Lee 등 2012; Kang 등 2014; Lee 등, 2016).

## 7 수면-각성장애

수면-각성 장애의 분류는 국제수면장애분류 제3판(ICSD-3), 정신장애 진단 및 통계 편람 제5판(DSM-5), 국제질병분류 제10판(ICD-10)에 따라 차이를 보인다. 국제수면장애분류가 가장 상세한 분류법으로 2014년 발간된 제3판에는 수면장애를 불면증, 수면관련 호흡장애, 과수면 중추성 질환, 일주기리듬 수면-각성 장애, 사건수면, 수면관련 운동장애, 기타수면장애의 7개 카테고리로 분류하고 있는데, 주로 수면의학을 전문으로 하는 영역에서 사용된다. 정신의학 분야에서 기본적으로 활용되는 정신장애 진단 및 통계 편람 제5판(DSM-5) 분류체계에서는 수면-각성장애를 불면장애, 과수면장애, 기면병, 호흡관련 수면장애, 일주기 리듬 수면-각성장애, 비렘수면각성장애, 악몽장애, 렘수면행동장애, 하지불안증후군, 물질/약물 유발 수면장애 10개의 질환으로 분류하고 있다. 여기서는 정신장애 진단 및 통계 편람 제5판 (DSM-5) 분류체계에 기반하여 수면-각성 장애들을 소개하고자 한다.

### 1) 불면장애(Insomnia disorder)

소아청소년 불면증의 유병률은 1-6%정도라고 보고되고 있으나, 신경발달장애나 만성적인 신체적 혹은 정신 질환을 갖는 경우 이보다 높다고 한다(Owens 과 Mindell, 2011). 아동기의 행동성 불면증은 대개 취침저항이나 야간 수면 중 잦은 각성 증상을 보이는데 3세 이전 아동의 20-30%가 보일 정도로 흔하다. 정신생리성 불면증은 불면증상이 낮의 일상생활에 영향을 줄까 걱정할 정도로 인지기능이 발달한 청소년기에 더 흔하다. 정신생리성 불면증은 국제수면 장애 분류기준 2판(ICSD-2)에 기술된 불면증의 한 형태로 만성 불면증을 이해하는 데에 그 개념이 유용하다. 그 과정을 살펴보면, 스트레스로 인해 급성 불면증상을 경험하면서, 불면증상이 지속될 것에 대한 불안과 두려움으로 심신의 긴장이 올라가고 이로 인해 잠을 자기 어려운 불면증이다. 전체 불면증의 25% 정도를 차지한다. 불면 증상/각성이 침실, 침대, 어두움 등 수면 환경과 행동적으로 조건화되어 거실에서 TV를 보면서는 졸다가도 막상 침실에 들어가 잠을 청하면 각성하여 잠들기 어려운 현상을 보인다. 따라서 이를 '조건화된 불면증'이라고도 한다. 불면증에서는 인지적인 요소도 흔한데, 실제 수면에 대한 재앙적 사고/걱정, 역기능적 사고나 인지적인 수면 전 각성이 십대 청소년과 젊은이 불면증에서 보이기도 한다.

소아청소년 불면증에 FDA 승인된 수면제 등의 약물치료는 아직 없고 필요한 경우 승인외로 사용하는 실정이다. 약물치료는 연구를 통한 정확한 데이터는 없으나 경험적으로 일부 벤조디아제핀(benzodiazepine) 계통 약물이나 클로니딘(clonidine), 트라조돈(trazodone), 머타자핀(mirtazapine), 멜라토닌(melatonin), 졸피뎀(zolpidem) 등이 사용될 수 있다. 멜라토닌 제제가 특히 일주기 리듬의 지연으로 입면이 어려운 불면증상에 효과적임이 보고되었다(Ferracioli-Oda 등, 2013). 하지만 약물 치료 시에도 반드시 행동적 치료 중재 즉, 비약물적 치료가 함께 시행되어야 한다. 불면증에 대한 행동적 치료 중재 혹은 비약물적 치료는 불면증의 인지행동치료이며 자극조절요법, 취침시간 제한요법, 이완요법, 인지치료로 구성된다. 자극조절요법은 '졸릴 때만 침실에 들어간다'와 '침실에서는 공부나 일을 하지 않는다'와 같은 지침을 포함하며, 취침시간 제한요법은 취침시간을 의도적으로 줄여서 수면효율을 높인 후에 다시 연장해주는 방법이다. 생체 되먹임을 이용한 이완요법이나 명상을 이용해 환자 스스로 과도하게 올라가 있는 긴장을 해소하도록 도울 수 있다. 건강한 수면 습관을 교육하고 유지하도록 하는 것도 중요하다. 청소년들의 경우 특히 취침 전 스마트폰 사용으로 인해 빛(특히, 블루라이트)에 노출되면 멜라토닌의 분비를 억제하여 리듬을 더 지연시켜 불면증상을 악화시킬 수 있다(Cajochen 등, 2011). 그러므로 취침 2시간 전부터는 스마트폰, 태블릿 등 눈과 가까운 거리의 빛 노출을 금하도록 하는 것도 중요하다.

## 2) 일주기 리듬 수면-각성장애(Circadian rhythm sleep-wake disorder, CRSD)

개인마다 수면 각성 주기가 다르며 일주기 리듬의 차이가 있을 수 있다. 그러나, 개인의 생물학적 일주기 리듬과 실제 생활 스케줄 혹은 해가 뜨고 지는 환경적 시간과 차이가 발생할 경우 불면 등의 수면 문제와 주간 졸림 등이 나타날 수 있다. DSM-5의 일주기 리듬 수면-각성 장애진단기준에 따르면 생리적 일주기 리듬과 실제 생활에서 요구되는 수면-각성 스케줄과의 차이로 인하여 지속적이고 반복적으로 발생하는 수면 장애를 말한다. 이러한 수면 장애는 과도한 졸림이나 불면 혹은 둘 다 유발하여야 한다.

DSM-5에서는 일주기 리듬 수면-각성장애를 6가지의 유형으로 나누고 있으며 각각의 특징적인 임상 양상은 다음과 같다. 먼저, 지연형은 새벽 2-3시가 넘어서 잠이 들고 오전 10-11시까지는 자야하는 리듬이 반복된다면 의심해 봐야 한다(그림 26-1). 지연형의 경우 일반적 수면 시간대인 오후 10시에서 아침 6시까지 자려고 애를 써도 잘 수 없어 학업이나 직장 생활 등에 어려움을 겪는다. 아침 시간에 피로하고 졸림을 느끼는 반면 야간에 상대적으로 각성상태를 잘 유지한다. 흔히 "올빼미형", "저녁형 인간"이라고 한다. 청소년기에 흔한 유형으로 청소년과 젊은 성인의 7-16%의 유병률을 보인다(ICSD, 2014). 야간 스마트폰 사용 등이 악화요인

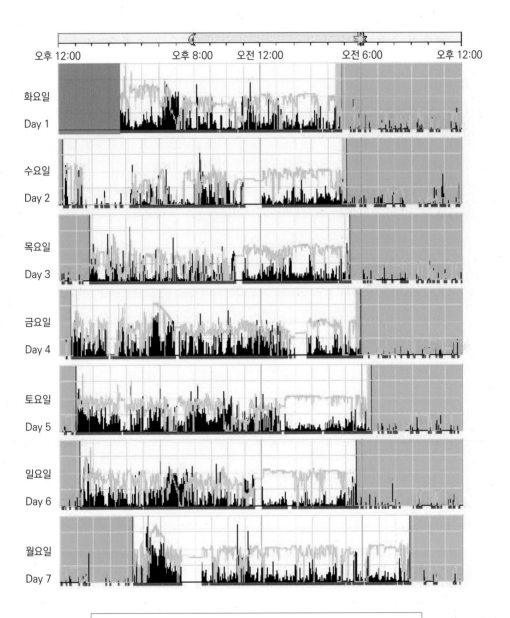

파란색: 수면(Sleep), 검은색: 활동도(Activity), 노란색: 백광(White light)

그림 26-1. 불면증상과 아침 기상의 어려움을 주소로 내원한 17세 일주기 리듬 수면각성 장애(지연형) 청소년의 활동계측기(actigraphy)로 평가한 8일간의 actogram: 매일 새벽 5-6시의 입면시간과 정오 이후의 기상 패턴을 보여주고 있다.

이 된다. 진전형은 이른 아침에 더 잘 깨어 있고 저녁 시간에 피로와 졸음을 느끼며 흔히 "종 달새형", "아침형 인간"으로 불린다. 불규칙형은 수면 각성 주기가 일정하지 않고 와해되어 있 다. 총수면시간은 정상인과 비슷하나 수면이 분절되어 불규칙하게 24시간에 흩어져 있다. 야 간에는 불면을 주간에는 졸리움을 호소할 수 있다. 비 24시간형의 경우 24시간 보다 길거나 짧은 일주기 리듬을 지니고 있어 수면-각성 주기가 계속 지연되거나 진전되는 특징을 갖는다. 빛과 같은 외부 시간 자극에 의해 24시간으로 맞추어(Entrainment) 지는 과정이 이루어지지 않는다. 시각장애인이나 외상성 뇌손상 환자에게서 보일 수 있으며, 수면-각성 주기에 따라 불면 증상 혹은 주간 졸음이 나타난다. 교대근무형은 교대 근무자들에게 나타나며 불면 및 주간 졸림을 모두 보일 수 있다.

일주기 리듬 수면-각성 장애의 치료는 일주기 리듬의 조절을 위하여 점진적으로 늦게 자고 늦게 일어나는 방식으로 수면-각성 주기를 지연시키는 시간요법을 하기도 하지만 더 흔히 사 용되는 치료법은 광 치료이다. 10,000 lux 정도의 빛을 쪼여 일주기 리듬을 변화시킨다. 아침에 광 치료를 시행할 경우 일주기 리듬이 진전되므로 지연형 환자들에게 아침 광치료가 사용된 다. 저녁에 시행하면 일주기 리듬을 지연시키므로 진전형 환자들에게 저녁 광치료를 시행 한다.

약물 치료로는 승인외로 멜라토닌 혹은 멜라토닌 수용체 효현제인 라멜테온(ramelteon) 등 을 사용할 수 있다. 라멜테온은 국내에 도입되지 않은 약제이나, 현재 국내에서 사용되고 있 는 멜라토닌 수용체 효현 작용을 갖는 항우울제 아고멜라틴(agomelatine)은 우울증 환자에서 일주기 리듬 조절에 효과가 있다는 보고가 있다(Kasper 등 2010). 이러한 제제들은 수면을 촉 진하고 일주기 리듬을 조절하는 기능을 가진다. 그러나 일주기 리듬 수면-각성장애의 치료에 서 유일한 FDA 승인 약물은 모다피닐(modafinil)로 일주기 리듬 수면-각성장애에서 나타나 는 주간 졸림을 치료하는 데 쓰인다.

### 3) 과수면장애(Hypersomnolence disorder)

과도한 졸림 혹은 과수면은 수면부족, 신경학적 질환이나 수면-각성을 조절하는 뇌 손상, 수면장애로 인한 야간 수면의 질 저하, 일주기 리듬 등의 문제로 발생할 수 있다. 과수면은 주 의력, 집중력, 기억력 등의 인지기능에 영향을 미치고 업무 효율 저하와 사고 증가 등의 사회 적 문제를 일으킨다. 일차성 과다수면은 다른 기질적인 원인이 없이 과수면이 1개월 이상 지 속되는 경우 진단이 가능하다. 원래 잠이 많은 Long sleeper와의 감별이 필요하다. Long sleeper의 경우 정상적인 수면 구조, 수면 생리, 수면 효율, 수면 각성 주기를 보이고, 또한 수면의 질 저하가 없고, 충분히 수면을 취했을 때에는 주간 졸림 증상을 보이지 않는다.

DSM-5에 따르면 적어도 7시간 이상 수면을 취하였음에도 다음의 증상 중 적어도 1가지 이상이 3개월 동안 1주일에 3일 이상 지속될 경우 과수면 장애를 진단할 수 있다. 기준이 되는 증상은 하루 중 여러 차례 잠을 자거나 잠에 빠지는 경향, 9시간 이상 잤음에도 피로가 회복되지 않는 수면, 갑자기 잠에서 깰 경우 이후 각성상태를 유지하기 어려움 등이다. 심한 졸림 혹은 과수면을 보이는 경우 감별진단이 중요한데 청소년들의 경우 앞에 언급한 행동 유발 수면부족 증후군 즉, 실질적으로 수면이 부족하여 심한 졸리움을 호소하는 경우가 흔하다. 또한, 수면무호흡증, 기면병, 사건수면, 일주기 리듬 수면-각성 장애 등 다른 수면장애로 인한 주간 졸림을 배제하여야 한다. 비전형 우울증이나 양극성 장애의 우울삽화에서도 주간 졸림을 호소할 수 있으므로 감별이 필요하다. 흔한 질환은 아니지만, 주기적인 과수면과 동반되는 식욕과다, 성욕 항진, 공격성과 탈억제를 보이는 경우 클레인-레빈 증후군(Kleine-Levin syndrome)을 생각할 수 있다.

## 4) 기면병(Narcolepsy)

기면병은 과도한 졸림과 수면과다증을 보이는 대표적인 질환으로 일반 인구에서 유병률은 0.02-0.04%이다. 국내 청소년을 대상으로 시행된 연구에서의 유병률은 0.015%로 보고되었다(Shin 등, 2008). 주로 청소년기에서 초기 성인기에 발병하고 초기 증상은 아동기부터 시작되기도 한다. 특징적인 증상으로는 갑자기 수면에 빠지게 되는 수면발작이 있다. 이러한 수면발작은 이야기하거나 걷는 중과 같이 보통은 잠들지 않는 상황에서도 나타날 수 있다. 또한, 탈력발작 증상은 웃거나 화가 나는 등 정서적으로 흥분되는 상황에서 갑자기 힘이 빠지는 증상으로 수 초에서 수 분간 지속되는데, 얼굴 근육의 힘이 빠져서 표정이 변하거나 고개가 떨구어지거나 다리에 힘이 빠지는 증상으로 표현되는 것이 흔하다. 탈력발작 중 의식소실은 동반되지 않는다. 수면마비는 수면 중 정신은 깨어났으나 몸은 움직일 수 없는 증상으로 흔히 가위눌림이라고 하는 현상이다. 입면기, 출면기 환각을 증상을 경험하기도 한다. 위 네 가지 증상 이외에 야간 수면분절 증상도 기면병 환자에서 흔히 관찰되는 증상이다.

DSM-5 기면병의 진단기준에 따르면 3개월 이상 일주일에 3일 이상 주간에 심한 졸림이 있고 다음 중 한 가지 이상에 해당할 때 진단할 수 있다. 1) 한 달에 적어도 몇 차례 이상 반복되는 탈력발작 2) 뇌척수액에서 하이포크레틴(hypocretin)의 저하 소견(hypocretin-1 immunoreactivity value ≤110 pg/mL 혹은 정상인의 수치의 1/3 이하) 3) 야간수면다원검사에서 렘수면잠복기가 15분 이하, 혹은 다중수면잠복기검사(Multiple Sleep Latency Test, MSLT)상 평균 수면잠복기가 8분 이하이고 짧은 렘수면 잠복기 2회 이상(sleep-onset REM latency, SOREMP: 렘수면잠복기가 15분 미만일 경우를 의미)이 있다.

DSM-5 진단기준에서는 임상 증상으로 기면병 진단이 가능하나, 임상적 양상만으로 기면병을 진단하는 것은 불확실한 경우가 많아 야간 수면다원검사와 다중수면잠복기검사를 시행하여 객관적으로 심한 졸리움과 SOREMP를 확인하는 것이 권장된다.

기면병에 대한 치료는 주간 졸리움과 탈력발작 등의 증상을 조절하는 것이다. 수면발작의 치료에는 모다피닐(modafinil)과 같은 중추신경계 각성제를 쓴다. 탈력발작, 수면마비, 입면기 출면기 환각 등 렘수면관련 증상에는 렘수면을 억제하는 SNRI제제인 벤라팍신(venlafaxine)이 가장 흔히 사용되고, 프로작(prozac)과 같은 SSRI제제, 클로미프라민(clomipramine), 이미프라민(imipramine)과 같은 삼환계 항우울제를 쓰면 효과적이다. 일정한 시간에 계획된 낮잠을 자도록 하면 도움이 되므로 청소년의 경우 학교에서 점심시간이나 쉬는 시간에 짧은 낮잠을 권유하기도 한다. 기면병 청소년이 병력상 수업 중 심한 졸리움으로 성적이 떨어지거나, 교사에게 꾸중을 듣거나, 친구들의 놀림 대상이 되는 경우도 흔하여, 우울증상 등이 동반되기도 하므로 증상이 있는 경우 정확한 진단과 치료가 중요하다.

## 5) 호흡-관련 수면장애(Breathing-related sleep disorder)

수면 중 호흡에 문제가 생기는 질환으로 DSM-5에서는 폐쇄성수면무호흡 저호흡증후군(Obstructive sleep apnea hypopnea, OSA), 중추성 수면무호흡증후군(Central sleep apnea, CSA) 수면관련 저환기증(Sleep-related hypoventilation)의 3가지 질환이 포함되나 여기서는 임상적으로 흔한 폐쇄성수면무호흡 저호흡증후군에 대한 내용을 주로 다루고자 한다. 폐쇄성 수면무호흡 저호흡증후군는 수면 중 상기도의 부분적인 폐쇄로 인하여 동맥혈 산소포화도가 감소하고, 호흡 노력으로 각성하게 되는 것이 특징이다. 따라서, 수면 중 자주 깨는 수면 유지의 어려움이 생기고 수면의 질이 떨어져 자도 잔 것 같지 않은 비회복성 수면과 주간 졸림이 심해진다. 코골이가 대표적인 증상이고 중년 남성, 과체중, 작은 턱, 말단비대증, 갑상선기능저하증이 위험인자인데, 이러한 경우 상기도가 좁아지기 때문이다. 아동기 폐쇄성수면무호흡 저호흡증후군의 일차적인 위험인자는 편도나 아데노이드가 크거나, 두개 및 안면 기형, 신경근육질환, 비만 등으로 상기도 폐색 위험을 높이는 경우이다. 합병증으로 부정맥, 고혈압 등의 심혈관 질환이 발생 혹은 악화될 수 있어 중요하고, 우울증, 기억력 저하, 집중력 저하와 같은 신경심리증상도 동반된다.

진단을 위해서는 야간수면다원검사가 필수적이다. 코와 입에서의 공기의 흐름이 10초 이상 완전히 중단되는 것을 무호흡, 부분적으로 줄어들면서 산소포화도의 저하나 각성이 동반되는 경우 저호흡이라고 한다. 1시간 수면 동안 무호흡 및 저호흡의 횟수를 무호흡–저호흡 지수 (Apnea hypopnea index, AHI)라고 하는데, DSM-5 진단기준에서는 야간수면다원검사상 AHI가 5 이상이면서 코골이 등 수면 중 호흡장애가 관찰되거나 주간 졸림과 피로 등의 증상이 보일 경우, 혹은 무호흡–저호흡 지수가 15 이상일 경우 폐쇄성 수면무호흡증후군 진단이 가능하다. 질환의 증증도는 무호흡–저호흡 지수가 15 미만인 경우 경도, 15 이상 30 미만인 경우 중등도, 30 이상인 경우 중증으로 정의한다. 국제수면장애분류 제3판(ICSD-3)에 따르면 소아 폐쇄성수면무호흡 저호흡증후군의의 경우 무호흡–저호흡 지수가 1 이상인 경우로 성인과 진단기준이 다르지만 어느 연령까지 소아의 기준을 적용할지 규정하지는 않았다. 따라서 13–18세 청소년의 경우는 성인 기준을 혹은 소아 기준을 유연하게 사용한다.

치료는 소아의 경우 아데노이드편도 절제술이 일차적으로 고려되지만, 청소년기 이후에는 지속적 상기도 양압술를 고려하기도 한다. 체중이 증가하면 목이 굵어지고 혀가 커져 상기도를 압박하여 공기의 흐름에 대한 저항이 증가해 폐쇄성 수면무호흡이 심해지므로 과체중이나 비만한 경우 체중 감량도 중요한 치료이다.

## 6) 사건수면(Parasomnia)

사건수면은 수면으로부터 부분적인 각성상태와 관련된 질환으로 수면 중 나타나는 비정상적인 생리적 변화 및 행동 양상을 일컫는다. 사건수면은 주로 렘수면에서 발생하는 경우와 비렘수면에서 발생하는 경우로 나누어 볼 수 있다. DSM-5에서는 사건수면을 비렘수면 각성장애(NREM sleep arousal disorders), 렘수면행동장애(REM sleep behavior disorder), 악몽장애(nightmare disorder)의 3가지 유형으로 분류하고 있다. DSM-IV에서는 비렘수면 각성장애를 수면보행증과 야경증 두 가지로 나누어 진단하였으나 DSM-5에서는 통합되어 두 가지 임상 양상 중 하나를 보이면 비렘수면 각성장애로 진단하도록 개정되었다.

### ① 비렘수면 각성장애(NREM sleep arousal disorders)

소아의 10–30%에서 한 번 이상의 수면보행 증상을 경험하고, 2–3%에서는 종종 경험하는 정도로 흔하다. 반복적인 수면보행 증상으로 일상생활에 영향을 줄 정도로 진단할 수 있는 경우는 1-5%의 유병률을 보인다. 반복적이지 않은 야경 증상의 경우 18개월 소아의 36.9%, 30개월 소아의 19.7%가 경험할 정도로 흔한 증상이다. 수면보행증은 주로 수면 초반 서파수면(비렘 3단계 수면)에서 불완전하게 각성이 되면서 보이는 증상이다. 단순한 행동을 보이기도 하지만 집안을 돌아다니기도 하고, 집 밖으로 나가는 경우도 있어 위험할 수 있다. 야경증은 자다가 갑자기 일어나 자율신경계 항진을 동반하여 소리를 지르거나 우는 증상이 특징이다. 심하게 불안해하며 지남력의 혼돈으로 사람을 잘 알아보지 못한다. 주로 4-12세에서 나타나며 남자 어린이에서 더 흔하다. 비렘수면 3단계에서 나타나는 현상이다. 악몽장애와 달리 비렘수면 각성장애에서의 수면보행증이나 야경증 증상은 아침에 일어났을 때 수면 중 증상을 기억하지 못한다. 낮에 심한 운동으로 인한 피로, 수면박탈 등으로 서파수면이 늘어나면 증상이 악화되기도 한다.

DSM-5 진단기준에 따르면 수면 초반 1/3 시기 중에 반복되는 불완전한 각성이 수면보행증 혹은 야경증을 동반하며 꿈이나 관련된 기억이 없을 때 진단할 수 있다. 수면보행증형과 야경증형으로 나눌 수 있다. 진단을 위해 야간수면다원검사를 반드시 시행할 필요는 없다. 다만, 서파수면 중 각성을 일으킬 수 있는 수면 무호흡증 등의 수면장애와 수면 중 간질 감별을 위해 수면다원검사 및 뇌파검사를 시행할 수 있다. 비렘수면 각성장애 증상은 대개 아이가 자라 중추신경계가 발달되면서 호전된다. 대개 치료는 필요하지 않으나 가족 내 스트레스 관리가 필요할 수 있고, 증상이 심한 경우 소량의 진정제를 쓰기도 한다. 성인이 되어도 증상이 지속되거나 청소년기, 초기 성인기에 나타날 때에는 신경학적 문제와 연관성이 있을 수도 있어 정밀검사가 필요하다.

### ② 악몽장애(Nightmare disorder)

렘수면에서 발생하므로 렘수면이 흔히 나타나는 새벽녘에 흔히 나타난다. 성인의 약 50%가 종종 악몽을 경험하고, 대체로 병이나 스트레스가 있을 때 악화된다. 악몽 시에 잠에서 깨워도 해는 없다. DSM-5 진단기준에 따르면 반복적으로 길고 극도로 불쾌하고 선명히 기억되는 꿈이 수면 후반부에 나타나며 불쾌한 꿈에서 깨어났을 때 지남력이 온전하고 또렷한 정신 상태를 유지하는 경우에 진단할 수 있다. 대개 치료는 필요하지 않으나 심한 경우 렘수면을 억제하는 삼환계 항우울제, 벤조디아제핀 등을 사용한다. 혹은 Terazosin과 같은 alpha-1 길항제를 사용해 볼 수도 있다.

### ③ 렘수면행동장애(REM sleep behavior disorder)

렘수면에서는 근육의 긴장도가 최저치가 되어 몸을 움직일 수 없는 것이 정상적이다. 하지만 신경퇴행 등의 원인으로 이런 렘수면 중 근긴장 소실이 나타나지 않아 렘수면 중 꿈 내용을 행동으로 옮기는 질환이 렘수면행동장애이다. 때리고 발로 차는 등의 폭력적인 행동으로 나타나거나 침대 밖으로 달려나가는 등 과격한 행동을 보이기도 하여 환자 본인은 물론 동침자도 다칠 위험성이 있다. 파킨슨병이나 루이소체 치매의 초기 증상으로 나타날 수 있다. 중년 이상의 남성에서 흔히 나타나고 급성으로 나타나면 약물이 원인이 아닌지 의심해 봐야 한다. 렘수면 억제작용이 있는 항우울제, 진정제 같은 약물이나 술을 갑자기 끊으면 나타날 수 있다. 소아나 청소년에서는 매우 드문 질환으로 이 연령대에 보이면 기면병, 폐쇄성 수면무호흡저호흡 증후군 등 다른 수면장애의 증상은 아닌지 감별해야 한다.

DSM-5 진단기준에 따르면 수면 중 반복적으로 말이나 복잡한 행동을 보이고 이러한 행동이 렘수면이 나타나는 수면 시작 후 90분이 지난 이후, 특히 수면 후반기에 많이 발생하며 환자가 증상을 보일 때 깨우면 완전한 각성이 이루어지며 다음 두 가지 조건 중 한 가지 이상을 만족시킬 때 진단할 수 있다. 1) 야간수면다원검사상 렘수면 중 근긴장 저하의 소실 2) 렘수면 행동장애를 시사하는 병력 혹은 시누클레인병증(Synucleinopathy) 진단받은 경우(예. 파킨슨병)가 있다. DSM-5 진단기준에는 수면다원검사를 하지 않아도 병력으로 렘수면 행동장애를 진단할 수 있도록 되어 있으나, 중년 이후의 남성에서 수면무호흡증이 매우 흔하고 치료로 사용되는 벤조디아제핀 계통의 클로나제팜(clonazepam)은 수면무호흡증을 악화시킬 수 있어서, 수면다원검사를 통해 렘수면 중 근긴장 저하의 소실을 확인하고 수면무호흡증을 배제하는 것이 정확하다.

기본적으로 수면 중 행동으로 다치지 않도록 수면 환경을 안전하게 하는 것이 중요하다. 약물치료가 효과적이며 클로나제팜(clonazepam) 0.5-2 mg을 취침 전에 복용하는 것으로 비교적 잘 조절된다. 멜라토닌이나 카바마제핀(carbamazepine)을 사용하기도 한다.

## 7) 하지불안증후군(Restless legs syndrome, also called Willis-Ekbom disease)

잠을 자려고 누우면 주로 다리가 움직이고 싶은 느낌으로 잠을 이루지 못하는 수면장애로 이상감각을 동반하거나 동반하지 않는다. 중년에 가장 유병률이 높지만 소아, 청소년에서도 수면문제를 일으킬 때 놓치기 쉬운 질환이다. 청소년에서의 유병률은 2% 정도로 보고되었다(Piccietti 등 2007). 아직 원인은 명확하게 밝혀져 있지 않으나 중추성 도파민 기능과 뇌내 철결핍과 연관된다고 생각된다(Allen 2004). 임상적으로는 철결핍성 빈혈, 말초신경질환, 임신, 말기신장질환, 파킨슨병과 연관이 있다.

개정된 국제하지불안증후군 진단기준(Revised International Restless Legs Syndrome Study Group diagnostic criteria, 2012)에 따르면 12세 이상 연령에서 다음의 5가지 기준을 모두 만족할 경우 하지불안증후군을 진단할 수 있다(DSM-5도 거의 동일하다).

1) 다리를 움직이고 싶은 충동이 있다. 이러한 충동은 항상은 아니지만 대체로 다리의 불편하고 불쾌한 감각과 동반되거나 이러한 감각으로 인하여 생긴 것으로 느껴진다. 2) 다리를 움직이고 싶은 충동과 이에 동반되는 불쾌한 감각이 쉬거나 움직이지 않을 때 시작되거나 악화된다. 3) 다리를 움직이고 싶은 충동과 이에 동반되는 불쾌한 감각이 움직임에 의해 부분적으로 혹은 완전히 호전된다. 4) 다리를 움직이고 싶은 충동과 이에 동반되는 불쾌한 감각이 밤이나 저녁에 악화된다. 5) 위에 열거한 특성이 온전히 다른 의학적 상태나 행동 상태에 기인하는 것이 아니다.

12세 이하 소아에서의 하지불안증후군의 진단을 위해서는 기본적으로 위에 언급한 진단기준을 만족하면서 소아가 스스로 하지불편감을 말로 할 수 있거나, 1차 친족에서의 가족력이나 수면다원검사에서 주기성사지운동지수가 5이상 인지 확인하는 것이 필요하다. 실제 소아 하지불안증후군 환자의 80%에서 가족력을 보고한다(Picchietti 등 2007). 치료는 혈청 페리틴(ferritin) 농도가 50 mcg/L 이하의 경우 철분을 보충한다. 혹은 엽산 농도를 측정하여 낮으며 보충해준다. 약물 치료로는 로피니롤(ropinirole)과 프라미펙솔(pramipexole)이 FDA 승인을 받은 치료제이다. 이외에도 클로나제팜(clonazepam), 가바펜틴(gabapentine), 프레가발린(pregabalin) 등을 사용해 볼 수 있다. 비약물 치료로는 다리 마사지, 따뜻한 목욕, 가벼운 운동, 카페인 금지 등이 도움이 된다.

## 8 수면-각성장애와 정신질환

불면, 과수면 등의 수면문제는 기분장애 청소년들에서 흔히 관찰되는 증상이다. 주요우울증 아동과 청소년을 대상으로 한 연구에서 과수면은 36%에서 불면 증상은 74%에서 관찰되었다. (Ryan 등 1987) Dahl (1998)은 소아 청소년에서 기분과 수면문제는 서로 상호 영향을 미치는 양방향성의 관계임을 주장하였다. 청소년 코호트에서 불면 증상이나 수면부족은 우울증의 위험을 높임이 제시되기도 하였다 (Sivertsen 등 2013). 수면부족은 국내 연구에서도 자살사고나 자살 시도와의 연관성이 높음이 제시되기도 하였다(Lee 등 2012; Kang 등 2014). 주의력결핍과잉행동장애에 이환된 소아청소년도 다양한 수면문제를 보고하기도 한다. 25-50%의 주의력결핍과잉행동장애 환아의 부모가 수면저항, 입면의 어려움, 수면 중 잦은 각성, 아침 기상의 어려움, 주간 졸리움 증의 수면문제를 호소한다는 보고가 있다(Owens 2005). 또한, 소아청소년기 하지불안증후군은 주의력결핍과잉행동장애와의 감별이 필요한 질환이기도 하다.

## 참고문헌

Allen R. Dopamine and iron in the pathophysiology of restless legs syndrome (RLS). Sleep Med 2004;5:385-391.

Allen R, Picchietti D, Auerbach M, Cho Y, Connor J, Earley C, et al. Evidence-based and consensus clinical practice guidelines for the iron treatment of restless legs syndrome/Willis-Ekbom disease in adults and children: an IRLSSG task force report. Sleep Med 2018;41:27-44.

American Psychiatric Association. Diagnostic and Statistical Manual of Mental Disorders (DSM-5), 5th ed. American Psychiatric publishing; 2013. p. 361-422.

Borbély AA. A two-process model of sleep regulation. Hum Neurobiol 1982;1:195-204.

Cajochen C, Frey S, Anders D, Späti J, Bues M, Pross A, Mager R, Wirz-Justice A, Stefani O. Evening exposure to a light-emitting diodes (LED)-backlit computer screen affects circadian physiology and cognitive performance. J Appl Physiol 2011;110:1432-38.

Carskadon MA. Maturation of processes regulating sleep in adolescents. In: Marcus CL, Carroll JL, Donnelly DF, Loughlin GM (eds) Sleep in Children: Developmental changes in sleep patterns. Informa Healthcare;2008.

Dahl R. The development and disorders of sleep. Adv Pediatr 1998;45: 73-90.

Ferracioli-Oda E, Qawasmi A, Bloch MH. Meta-analysis: melatonin for the treatment of primary sleep disorders. PLoS One 2013;17:e63773

Hagenauer MH, Perryman JI, Lee TM, Carskadon MA. Adolescent changes in the homeostatic and circadian regulation of sleep. Dev Neurosci 2009;31: 276-84.

Hirshkowitz M, Whiton K, Albert SM, Alessi C, Bruni O, DonCarlos L, Hazen N, et al. National Sleep Foundation's updated sleep duration recommendations: final report. Sleep Health. 2015;1:233-43

International classification of sleep disorders. 3rd ed. Darien, IL: American Academy of Sleep Medicine;2014.

Jenni OG, Achermann P, Carskadon MA. Homeostatic sleep regulation in adolescents. Sleep 2005;28:1446−54.

Kang SG, Lee YJ, Kim SJ, Lim W, Lee HJ, Park YM et al. Weekend catch−up sleep is independently associated with suicide attempts and self−injury in Korean adolescents. Compr Psychiatry 2014;55:319−25.

Kasper S, Hajak G, Wulff K, Hoogendijk WJ, Montejo AL, Smeraldi E et al. Efficacy of the novel antidepressant agomelatine on the circadian rest−activity cycle and depressive and anxiety symptoms in patients with major depressive disorder: a randomized, double−blind comparison with sertraline. J Clin Psychiatry 2010;71:109−20.

Lee BH, Kang SG, Choi JW, Lee YJ. The Association between Self−reported Sleep Duration and Body Mass Index among Korean Adolescents. J Korean Med Sci. 2016;31:1996−2001.

Lee YJ, Cho SJ, Cho IH, Kim SJ. Insufficient sleep and suicidality in adolescents. Sleep 2012;35:455−60.

Owens J. The ADHD and sleep conundrum: A review. J Dev Behav Pediatr 2005;26:312−322.

Piccietti D, Allen RP, Walters AS, Davidson JE, Myers A, Ferini− Strambi

L. Restless legs syndrome: prevalence and impact in children and adolescents—the Perds REST study. Pediatrics. 2007;120:253−66.

Roenneberg T, Kuehnle T, Pramstaller PP, Ricken J, Havel M, Guth A et al. A marker for the end of adolescence. Curr Biol 2004;14: R1038−R9.

Ryan ND, Puig−Antich J, Ambrosini P, Rabinovich H, Robinson D, Nelson B et al. The clinical picture of major depression in children and adolescents. Arch Gen Psychiatry 1987;44:854−661.

Shin YK, Yoon IY, Han EK, No YM, Hong MC, Yun YD, et al. Prevalence of narcolepsy−cataplexy in Korean adolescents. Acta Neurol Scand 2008;117:273−8.

Sivertsen B, Harvey AG, Lundervold AJ, Hysing M. Sleep problems and depression in adolescence: results from a large population− based study of Norwegian adolescents aged 16−18 years. Eur Child Adolesc Psychiatry 2013;28:681−9.

# 자해와 자살
## Self injury and Suicide

박태원

# Ⅰ. 자해

## 1 서론

자해는 청소년의 가장 심각한 문제 중 하나로 인식되고 있는데, 최근 온라인 미디어와 소셜 네트워크(Social Networking Services, SNS)의 발달로 청소년의 자해 장면이나 방법에 대한 내용이 공유되면서 청소년들 사이에서 더욱 심각한 형태로 확산되고 있다. 해외에서도 청소년의 비자살적 자해의 평생 유병률이 17.2%로 높고(Swannell 등 2014), 국내에서도 2017년 학생정서행동특성검사에서 중학교 1학년 학생의 7.9%, 고등학교 1학년 학생의 6.4%에서 자해 경험을 보고했다(송화선 2019).

자해의 정의는 영어권에서도 'self-mutilation', 'self-injurious behavior', 'self-harm', 'non-suicidal self injury (NSSI)' 등 다양하게 기술되고 있다. Simeon과 Favazza(2001)는 자기 자신에게 위해를 가하는 행동을 상동형, 주요형, 강박형, 충동형 등 크게 네 가지로 분류했는데, 자해 직전의 높은 긴장도가 자해로 풀리거나 완화된다는 점에서, 현재 이슈가 되는 청소년의 비자살적 자해는 대부분 충동형에 해당한다고 할 수 있다.

비자살적 자해의 범위를 어디까지 인정할지에 대해서 논란이 있어 왔다. 폭식이나 식사의 거부, 약물의 과다복용(청소년들은 이를 약물자해로 부르기도 한다.) 등도 비자살적 자해로 인정할 것인지, 자살의도가 있는 자해도 포함할 것인지 등에 대해서 논란이 있으나, DSM-5에서는 이러한 비자살적 자해의 진단적 근거를 제시하면서(APA 2013; 표 27-1), '자살의도가 없으며 신체에 직접적인 손상을 주는 행위'로 자해의 범위를 정하였고, 식사거부나 약물과다복용과 같은 간접적 자해 행위, 자살의도가 있는 행위, 일회성 자해 행위 등은 포함하지 않았다.

가장 흔한 비자살적 자해 방법은 손목이나 팔을 칼로 긋기이다. 그 외에도 피부 태우기(화상), 피부를 긁거나 후벼파기, 때리기, 머리 찧기, 자기가 자신의 몸에 문신하기, 주사기를 이용한 피뽑기(사혈), 자신의 피부를 바느질로 뜨는 보디스티치 자해 등 점차 다양해지고 있으며, 이전보다 더 자극적인 형태의 자해 방법이 SNS와 유튜브와 같은 온라인매체를 통해 확산되고 있다.

자해가 시작되는 연령은 국내외 연구에서 대략 12-14세 사이로 알려져 있다(Heath 등 2008; 이동귀 등 2016). 자해를 시작하는 나이가 어릴수록 자해가 더 심각해지고 오래가는 경향을 보이며, 성인기에 경계선인격장애로 이환될 가능성이 높아진다(Groschwitz 등 2015). 청소년의 자해는 15-16세에 정점을 이르고 이후부터는 점차 감소한다(Plener 등 2015).

여자 청소년의 경우에 좀 더 자해가 흔하다고 알려져 있는데, 이는 남녀의 주요 자해 방법에 다소 차이가 있기 때문이다. 즉, 남자 청소년에서 벽을 치는 행동을 흔히 보이는 데 비해 여자 청소년은 주로 커팅을 사용하여 출혈이 발생하기 때문이다. 한편 손목이나 팔 이외의 부위에 자해를 하는 청소년의 경우에는 자살위험성이 보다 더 높아진다고 알려져 있다(Carroll 등 2016).

## 2 원인

### 1) 생물학적 요인

청소년 자해의 생물학적 요인에 대한 연구는 매우 제한적이고 주로 성인 경계선인격장애에 대한 연구가 대부분이다. 현재까지 진행된 연구로 생리적 반응성, 대뇌 전전두엽과 변연계, 코티졸 반응성과 HPA 축(Hypothalamic-Pituitary-Adrenal axis), 내인성 오피오이드와 같은 신경펩타이드, 세로토닌이나 도파민 같은 신경전달물질 등에 관한 연구가 대부분인데(Groschwitz와 Plener 2012; Bresin과 Gordon 2013), 자해 자체보다는 충동성이나 공격성과 관련된 내용이 많으므로 자해의 직접적인 생물학적 요인에 대해서는 알기 어렵다. 유전 연구는 주로 세로토닌 유전자에 대한 연구가 많았는데, 아직 일치된 결론에 이르지는 못했다. 다만 이러한 다양한 생물학적 연구 결과에서 유추할 수 있는 것은, 적어도 자해가 '스트레스에 대한 부적절한 반응'과 관련된다는 점이다(Groschwitz와 Plener 2012).

## 2) 심리적 요인

자해를 하게 되는 심리적 동기는, 자해가 청소년에게 어떤 역할을 하는지, 즉 자해의 심리적 역할(자해의 기능)과 같은 뜻으로 풀이할 수 있다. 자해의 심리적 동기로 가장 흔히 거론되는 것은 자해를 통해 긴장을 이완시키고 정서적 고통을 일시적으로 멈추거나 회피할 수 있다는 점이다. 심한 불안, 우울, 죄책감, 자기혐오, 분노 등의 감정에 휩싸여 있을 때 청소년은 자신의 몸에 신체적인 상처를 가함으로써 일시적으로 심리적 고통을 중단시킬 수 있기 때문이다(Klonsky 2009). 많은 자해 청소년들이 자신의 생각이나 감정을 표현하기 어려워하고 심리적 고통을 해결하는 능력이 부족하다는 점도 이를 뒷받침한다. 또한 낮은 자기 효능감이나 낮은 자존감을 가진 경우에 흔히 자기 자신을 책망하는데, 이런 경우 자기처벌의 형태로 자해를 선택하기도 한다. 그 외에도 타인의 관심 끌기, 상대방을 조종하기, 자해와 관련된 마술적 사고, 자해하는 청소년 간의 연대감, 이인증이나 무감각과 같은 해리 상태에서 벗어나 자신이 살아 있다는 느낌을 얻기 위해 자해를 선택한다.

## 3) 사회환경적 요인

자해의 사회환경적 요인의 메타분석에서 기존의 자해 경험, DSM상의 B군 인격장애, 무망감, 이전 자살사고나 자살시도 내력, 또래의 자해 행동에 노출된 경험, 학대받은 기왕력 등이 관찰됐다(Fox 등 2015).

자해 청소년의 발달력을 살펴보면, 학대와 같은 구체적인 외상을 경험한 경우가 많았다. 발달 초기의 방임이나 학대는 애착을 불안정하게 만들어, 피학대 아동은 적절한 감정표현이나 의사전달 능력을 갖추지 못하며, 스트레스에 대한 대처 능력이나 충동을 조절하는 능력도 제대로 발달시키지 못한다. 이러한 아동은 성장하면서 우울, 위축, 불안, 분노 등 부정적인 감정을 자주 경험할 수 밖에 없는데, 피학대 아동은 학대의 원인을 가해자 문제로 인식하지 않고 자신의 탓으로 돌리곤 한다.

전술한 바와 같이 SNS와 온라인 미디어의 발달도 자해가 확산하는 데 큰 영향을 주고 있다. SNS나 유튜브에 올라온 타인의 자해를 보고 배우며, 자신의 자해 모습을 이러한 매체에 올리면서 또래 집단과의 소속감이나 연대감, 집단 내의 지위획득 등을 경험한다.

## 3 평가와 진단

### 1) 자해에 대한 평가

임상가는 자해 청소년을 대할 때 아무런 선입견 없이 대해야 하며, 그들의 행동을 이해하고 싶고 자해의 목적(즉, 자해가 그들에게 어떤 역할을 하는지)에 대해 알고 싶다는 자세로 접근하는 것이 필요하다. 자해 동기, 자해 수단, 자해 유형, 자해가 흔히 발생하는 상황(예: 밤에 혼자 있거나 술을 마셨을 때 등), 자해에 의한 손상 정도, 자해 충동의 심각도, 자해의 반복성, 자해 빈도 등을 물어보면서 함께 자살사고가 있는지도 확인한다. 아울러 중요한 정보를 놓치지 않으면서 자해 위험성을 정량화하기 위해 추가적으로 자해 관련 척도를 활용할 수도 있다.

또한, 자해에 대한 정보 외에 자해 청소년에서 보이는 다른 정신병리, 자해의 위험요인이나 보호요인, 가족과 학교를 비롯한 청소년의 지지체계에 대한 정보를 얻는 것도 향후 자해의 치료개입에 많은 도움을 줄 수 있다.

### 2) 비자살적 자해의 진단

자해는 흔히 다른 정신병리를 동반하지만 다른 동반질환 없이도 자해가 발생할 수 있으므로 DSM-5에서는 비자살적 자해와 관련된 진단기준을 '앞으로 연구되어야 할 항목'에 넣어 제시하였는데(APA 2013: 표 27-1), 이러한 시도는 자해를 진단하는 과정에서 지나치게 경계선인격장애 등으로 판단하는 것을 막으려는 의도도 숨어있다(Zetterqvist 2015). 한편 이러한 진단기준의 제시가 향후 자해에 대한 연구에 도움이 될 수도 있지만, 반면 자해 청소년에 대한 지나친 낙인찍기라는 비판도 있다.

### 3) 동반질환

자해의 동반 정신병리로 경계선인격장애가 가장 흔하지만, 다른 인격장애, 우울장애, 물질사용장애, 외상후스트레스장애, 섭식장애, 불안장애, 해리성장애 등이 흔히 동반된다.

DSM 진단체계에서 인격장애 진단은 18세 이후에 내릴 수 있지만, 많은 자해 청소년은 이미 경계선 인격장애의 특성을 보이기도 한다. 정서 불안정, 만성적 공허감, 반복적 자해 및 자살시도, 대상에 대한 극단적 이상화와 평가절하, 분노조절의 어려움 등은 자해 청소년에서 자주 관찰되는 현상이다. 경계선인격장애에서 동반되는 자해를 경계선인격장애가 아닌 경우와 비교한 연구에서는 전자의 경우에 좀 더 자해 빈도가 많고 자해 정도가 심하며, 동반된 정신병리가 더 많고 자살사고, 우울증상, 감정조절 문제 등도 더 심각하다고 보고하였다(Favazza 2012).

자해 청소년에서 자주 관찰되는 현상 중 하나가 섭식과 관련된 문제이다. 특히 신경성 폭식증이나 폭식장애 등의 섭식장애가 흔히 관찰되는데, 자해나 폭식문제 환자 모두에서 충동이나 기분 조절에 어려움을 보이며, 심리적으로 낮은 스트레스 대처 능력, 낮은 자존감, 부정적 자기상을 보인다는 점에서 서로 유사하다.

자해 청소년의 발달력 상 학대 기왕력이 자주 관찰된다는 점에서 외상후스트레스장애도 자해와 관련된다. 신체학대, 성적 학대, 정서적 학대 등과 같은 학대는 하나씩 단독으로 나타나기보다는 절반 정도에서 여러 학대가 겹치는 중복학대의 형태로 나타나기 때문에 문제가 더욱 심각해진다. 이러한 학대 경험은 애착형성, 자존감, 정서조절능력, 스트레스 대처능력이 발달하는데 심각한 방해요인으로 작용하므로 장차 아동이 성장하면서 이러한 문제들을 해결하기 위해 결국 자해에 의지하는 계기가 된다.

## 4 자해의 치료와 예방

### 1) 자해의 치료

자해가 비록 청소년의 비적응적인 대처 전략을 의미하지만, 그들에게는 여전히 효과적인 대처수단으로 인식되므로, 섣불리 자해 청소년에게 자해를 포기하라고 요구하면 청소년은 치료 자체를 쉽게 받아들이지 않을 것이다. 임상가는 항상 이러한 점에 유의하면서 조심스럽고 신중하게 그들에게 치료계획을 제안해야 한다.

치료법을 결정할 때는 자해의 유형이나 동기를 먼저 고려해야 할 것이다(Westers 등 2016). 예를 들어 감정적 스트레스가 원인이라면 자해를 대신할 수 있는 스트레스 완화법을 알려주고, 공허감과 무감각한 느낌을 벗어나 '살아있는 느낌'을 위해 자해를 하는 경우라면 자해 대신에 샤워를 하거나 매운 음식을 먹으면서 비슷한 느낌을 경험할 수 있음을 알려주고 공허감을 견뎌낼 수 있는 대안을 제시한다. 자신의 고통을 표현하고 타인과 소통하기 위해 자해를 하는 경우에는 자신의 감정을 적절히 표현할 수 있는 의사소통 기술을 소개한다. 자기혐오나 죄책감으로 자신을 처벌하기 위해 자해를 하는 청소년이라면 자기 자신에 대해 관대해지고 좀 더 허용적인 관점을 제시한다.

자해 청소년은 대인관계에서 이미 큰 어려움일 지니고 있는 경우가 많아 치료자와 관계를 형성하기가 쉽지 않지만, 치료를 이어나가기 위해서는 먼저 그들과 적절한 관계를 맺는 데 초점을 둬야 할 것이다. 또한 자해 청소년의 가족이나 학교를 비롯한 지지체계를 파악하고 대처하며 필요하다면 관련 전문가들과 협조하여 지지체계를 재구성할 필요도 있다. 청소년과의 관계를 형성하고 안전을 확보할 수 있다면 구체적으로 자해의 동기를 탐색하고 자해와 관련된 감정을 다뤄나간다. 아울러 자해청소년의 잠재적 강점, 적절한 주변 생활의 관리(밤늦게 혼자 있거나 음주 상태와 같은 자해를 유발하는 상황 피하기 등)를 통한 자해 예방도 중요하다. 특히 청소년과 삶의 의미와 목표에 대해 이야기하고, 현실적인 목표치를 설정하여 이를 실천해 나갈 방법을 함께 모색하는 것도 효과적이다.

자해에서 흔히 사용되는 치료로는 약물치료, 인지행동치료, 변증법적 행동치료, 정신화기반치료(마음헤아리기치료; Mentalization-based treatment, MBT), 가족기반 치료, 감정조절을 위한 집단치료 등이 있다.

### (1) 약물치료

자해에서 직접적으로 효과를 발휘하는 약물은 아직 없는 실정이다. 우울장애처럼 자해와 동반되는 질환을 타겟으로 하거나 충동을 억제하는 데 도움이 될만한 약물을 주로 사용하게 되는데, 항우울제(예: 플록세틴), 항정신병약물(예: 아리피프라졸, 클로자핀), 오피오이드 길항제(예: 날트렉손), 기분안정제 등이 있다. 이러한 약물을 단독으로 사용할 수도 있지만, 인지행동치료와 같은 다른 정신치료와 병행하는 경우가 많다(Turner 등, 2014).

### (2) 인지행동치료(Cognitive Behavioral Therapy, CBT)

CBT는 비합리적이며 부정적인 사고를 보다 합리적이고 생산적인 사고로 변화시켜 자해 행동을 조절하는 치료법이다. CBT는 자해에서 흔히 동반되는 불안장애, 우울장애, 행동장애 등에 대한 일차적인 치료기법이기도 하다. 아울러 자해 청소년의 비합리적 신념이나 사고체계를 수정하고, 스트레스 상황에서 적절한 정서조절 전략과 문제 해결 기술을 익히는 것이 포함된다.

### (3) 변증법적 행동치료(Dialectical Behavioral Therapy, DBT)

DBT는 경계성 인격장애에 초점을 둔 인지행동치료의 한 형태로 개발됐다(Linehan 1993). DBT에서는 마음챙김(mindfullness), 고통의 감내, 감정조절, 대인관계 향상 등에 관한 기술이 포함되어 있는데, 특히 마음챙김은 DBT의 토대가 되며 가장 핵심적인 기술이라 할 수 있다. 청소년 자해의 경우에는, 위의 네 가지 기법에 더해 수인(validation)을 기반으로 하는 '중간 길 걷기(walking the middle path)' 기술을 포함하는 가족기반 집단 DBT 프로그램을 운용하기도 한다(Rathus와 Miller 2015).

## 2) 학교와 가정에서의 개입

학교에서 자해 학생을 발견하면 학교 안 위기개입 시스템을 가동하고, 주기적인 상담을 통해 학생을 모니터링 하면서, 외부의 전문가와 협조하여 해당 학생에게 필요한 중재를 제공한다. 자해학생과의 상담에서는 자해 학생이 자신의 생각이나 감정을 충분히 표현하도록 돕고, 학생의 마음에 공감하면서 자해를 대신할 수 있는 적절한 대응방법을 상의한다. 또한 학생 간 자해행동의 전염을 방지하는 것이 중요한데, 자해에 대한 섣부른 토론을 자제하고 자해에 대한 구체적인 정보나 잘못된 정보가 퍼지는 것을 막아야 할 것이다. 아울러 집단상담이나 교육을 통해 학생들이 적절한 인식과 문제 해결 능력을 키워 스트레스에 대처할 수 있도록 돕는다.

부모가 자녀의 자해 사실을 알게 된다면, 쉽지 않겠지만 부모는 냉정하고 차분하게 대응할 필요가 있다. 아울러 자녀의 자해 행동 자체에 초점을 두기보다는 자해를 통해 표출하고 해소하려는 감정을 이해하고 수용하려고 노력한다. 흔히 가정에서 자해가 일어나는 경우가 많은데, 부모는 자해가 일어나는 상황을 파악하여 그들이 자주 사용하는 자해 도구를 치우고, 자해를 하게 되는 상황에 자녀가 혼자 놓이지 않도록 해서 자해 가능성을 줄여나가도록 한다.

# II. 자살

## 1 서론

전 세계적으로 매년 80만 명 정도가 자살로 목숨을 잃고 있다. 15세에서 19세 사이의 청소년 인구에서 자살은 세 번째 사망원인을 차지하고 있으며(WHO 2019), 국내의 경우에도 2009

년부터 지금까지 자살이 청소년 사망원인 1위를 차지하고 있다. 2016년을 기준으로 OECD 회원국의 평균 청소년 자살률이 인구 10만 명당 평균 5.9명인데 비해 한국은 8.2명으로 10위를 차지하여 OECD 평균보다 1.4배 높은 수치를 보였다(보건복지부 2020). 청소년 자살 사망률은 2011년에 9.4명으로 최고치를 기록한 이후 꾸준히 감소하여 2015년에 7.6명까지 감소했다가 2016년부터는 다시 증가세로 돌아섰는데 이후 매년 평균 5.2%씩 전년도에 비해 늘어나고 있다(보건복지부 2020). 아울러 최근 일 년 동안 심각하게 자살을 생각한 적이 있는 사람의 분율인 '자살생각률'은 청소년의 경우 2018년에 13.3%로 나타나 전년 대비 1.2% 증가한 수치를 보였다(보건복지부 2020). 다른 연구에서는 최근 일 년 동안 자살을 심각하게 고려한 경우가 8.3%였고, 3.2%는 실제로 자살시도 경험이 있었다(Kwon 등 2018).

최근 자살과 학생정신건강연구소에서는 여섯 가지 주요 자살 위험요인(정신장애, 이전 자살시도, 우울, 불안, 가족해체, 일탈행동 등)에 근거하여 자살 청소년을 세 가지 유형으로 나눠서 서로 비교했다(Kwon 등 2020). 주요 자살위험 요인을 찾아낼 수 없었던 유형이 49%로 가장 높았고, 가족 문제가 심각한 환경위험유형이 24%, 정서문제가 두드러진 우울유형은 27%에서 관찰됐다. 이는 청소년의 자살이 그만큼 예측하기 어렵고 충동적으로 발생한다는 것을 의미하지만, 한편으로는 청소년의 자살 원인을 좀 더 세밀하게 평가해야 하고, 기존과는 다른 방식으로 접근해야 함을 시사한다.

남녀의 차이를 보면, 여학생의 경우에 남학생에 비해 상대적으로 높은 수준의 우울과 불안을 보이고 자살사고와 자살시도가 남학생에 비해 흔하지만, 자살에 의한 사망률은 오히려 남학생이 더 높다. 이는 여학생이 약물의 과다복용, 자해 등으로 자살을 시도하는 것에 비해서, 남학생의 경우에는 뛰어내리기와 같은 치명적 자살 방법으로 자살을 시도하는 경우가 많기 때문이다. 외국의 연구에서는 청소년 자살자의 남녀성비에서 남자가 2배 이상 높았지만, 국내의 경우에는 남녀성비 차이가 외국만큼 크지는 않았다(교육부·자살과 학생정신건강 연구소 2015).

성적 지향성이 동성애이거나 양성애인 남성은 이성애인 경우보다 자살률이 높았는데, 이는 동성애를 보이는 경우에 사회적인 낙인이 찍힐 수 있고, 부모나 또래로부터 거절당할 가능성이 높기 때문으로 풀이되는데, 여학생의 경우에는 이러한 현상이 관찰되지 않았다(Conner와 Goldston 2006).

성인에서 가장 흔한 자살방법이 목매달기인데 반해, 청소년에서 가장 흔한 자살방법은 뛰어내리기이며, 청소년 자살이 성인에 비해 상대적으로 충동적인 면이 많아서 보다 즉각적인 방법을 선택하는 것으로 여겨진다.

## 2 자살의 위험요인

### 1) 환경적 요인

또래나 가족과의 단절, 부모의 이혼, 사랑하는 사람의 상실, 학업실패, 신체적/성적 학대 등 다양한 스트레스 유발 사건이 자살과 관련된다. 이러한 사건들이 직접적으로 자살을 유발하지 않는 경우에도, 이러한 사건들은 절망감과 실망을 일으키며, 이러한 감정에 압도된 청소년은 충동적으로 자살을 실행하게 된다. 특히 이러한 요인들이 청소년이 원래 가지고 있는 정신병리와 결합하게 되면 자살시도나 성공률이 상승하게 된다. 정신장애로 입원한 청소년을 대상으로 자살시도나 자살사고 유무에 따라 구분해서 시행했던 한 연구에서는, 여러 스트레스 요인 중 대인관계 상실 경험이 자살시도군에서 유의하게 높게 나타났다(Stewart 등 2019).

긍정적인 부모 자녀 관계는 청소년 자살의 중요한 보호요인이지만, 지지적이지 못하고 갈등상황이 반복되며 서로 감정적으로 고립되어 있는 가정은 자살의 주요 위험요인이다.

또래관계를 비롯한 학교 환경도 자살에 영향을 미친다. 청소년기는 애착대상이 부모로부터 또래로 옮겨가는 시기로, 상대적으로 중요해진 또래관계에서 심각한 변화가 발생하면 자살에 영향을 준다. 특히 대인관계 면에서 사회기술이 부족하고 낮은 자존감을 보이는 청소년이 또래로부터 거절당하는 경우에 자살 위험성이 증가한다. 학교폭력은 피해 학생뿐만 아니라 가해 학생의 자살사고도 높이는 것으로 알려져 있는데, 따돌림의 피해자이면서 동시에 가해자인 경우에 특히 더 위험한 것으로 알려져 있다(Kim 등 2005).

자해와 마찬가지로 자살의 경우에도 인터넷과 온라인미디어의 영향이 점차 증대되고 있다. 청소년 자살의 경우 그 전염성이 매우 크기 때문에, SNS 등을 통해 자살에 대한 정보를 얻거나 미디어를 통해 연예인 등의 자살 상황을 구체적으로 접하게 되면 청소년 자살의 유행으로 이어질 수 있다. 한편 인터넷과 미디어는 자살 위기 청소년들이 즉각적으로 도움을 받을 수 있는 창구역할도 수행하므로 적절한 인터넷 환경의 조성은 청소년 자살을 방지하는 데 기여할 수 있다.

## 2) 심리적 요인

다양한 정신장애가 청소년 자살과 관련되는데, 자살하는 청소년의 90%에서 우울장애, 불안장애, 조현병, 외상후스트레스장애 등 한 가지 이상의 정신장애가 동반되는 것으로 보고되었다(Shaffer와 Craft 1999).

성인의 경우보다 비중이 적긴 하지만, 성인에서처럼 청소년에서도 우울장애가 가장 흔히 자살과 관련된다. 이러한 우울장애가 이전의 자살시도 경험과 같은 강력한 자살 위험 요인과 함께 존재한다면 향후 자살 위험성은 크게 증가한다. 특히 이러한 이전 자살시도력은 여자보다 남자 청소년에서 높은 자살 예측성을 보였다(Gould 등 2003).

자살 행동을 보인 청소년은 그렇지 않은 청소년에 비해 공격적이고 충동적으로 행동하는 경향이 있으며(송동호 등 1996), 문제 해결 능력이 부족하고 가족이나 또래로부터 지지받지 못한다고 느끼곤 한다. 이러한 상황은 그 자체로 자살과 관련된 정신장애를 유발하기도 하지만, 정신장애 없이도 충분히 자살의 위험요인이 될 수 있다.

음주나 흡연 같은 물질남용도 자살의 위험요인인데, 음주가 여자 청소년의 자살시도를 3배 이상 높이며, 남자청소년의 경우에는 영향이 더 커서 17배나 상승한다(Groves 등 2007).

전술한 바와 같이 청소년의 비자살적 자해시도 경험도 청소년의 자살시도를 유의하게 증가시킨다고 알려져 있다(Kwon 등 2018).

## 3 자살의 평가

### 1) 자살의 징후

청소년의 자살은 흔히 충동적으로 일어나므로 미리 그 징후를 파악하기 힘들지만, 청소년에서 보이는 자살징후에 민감할 필요가 있다. 흔히 관찰되는 자살징후를 보면, 자살 목적으로 약을 모으거나 위험한 물건을 감추고, 자해나 자살 관련 사이트를 자주 검색하며, 일기나 메모에서 죽음을 암시하는 표현을 많이 사용하는 경우 등이다. 자신에게 중요한 물건을 다른 사람에게 주면서 주변을 정리하거나 유서 등을 작성하며, 자살 이후의 주변 사람의 반응이나 사후에 일어나는 일에 관심을 보이는 경우도 자살의 직접적 징후이다. 또한, 자살에 대해 관심을 보이거나 농담처럼 자살을 말하고, 가족과 친구를 비롯하여 주변 사람들을 피하며, 무력감을 표현하고 평소와 달리 자신을 비하하는 발언을 자주 할 수도 있다. 또한 분노 표현이 많아지고 반항적인 행동을 자주 보이게 되며, 학습에 대한 흥미 상실, 식사와 수면 습관의 급격한 변화 등이 나타나기도 한다.

## 2) 임상 면담 및 척도 평가

청소년의 자살 위험을 평가하기 위해서는 전술한 자살징후를 면밀하게 관찰하고 직접적으로 자살 생각을 물어봐야 한다. 자살위험성이 높은 청소년이라도 자살에 대한 구체적으로 질문을 받는다고 스트레스가 증가하거나 자살사고가 늘어나지는 않는다(Gould 등 2005). 청소년이 제공한 정보나 면담 시에 보이는 모습만 보고 판단해서는 안 되며 보호자나 주변 사람들이 제공하는 정보까지 포함해서 포괄적으로 자살위험성을 평가한다. 정보수집 과정부터 보호자나 주변 주요 인물을 참여시켜 진행하는 것은 향후 청소년 자살의 예방과 치료를 위해서도 필요한데, 예를 들어 청소년이 치명적인 자살수단에 대한 접근하지 못하도록 하려면 보호자나 주변 인물의 역할이 매우 중요하기 때문이다.

자살 고위험군 청소년을 선별한 데 유용한 검사로는 자기보고척도인 레이놀드 자살사고 척도(Reynolds' Suicidal Ideation Questionnaire: SIQ-Reynolds)와 Beck 자살사고척도(Scale for Suicidal Ideation: SSI-Beck), 임상가 평정척도인 콜롬비아 대학 자살 심각성 척도(Columbia-Suicide Severity Rating Scale: C-SSRS) 등이 있다.

이러한 자살위험성의 평가와 더불어 자살위험성을 높일 수 있는 다른 요인들(예: 우울감, 절망감, 낮은 자존감, 스트레스 사건, 좌절을 견디는 능력, 과민함 등)도 함께 평가할 필요가 있다. 청소년은 성인과 달리 우울장애나 조현병과 같은 정신장애 없이도 충동적으로 자살하는 경우가 많아, 평소 절망감이 크고 충동성이 높은 경우에는 작은 위기와 갈등 상황에서도 극단적인 선택을 할 가능성이 크다. 우울장애, 물질사용장애, 품행장애, 주의력결핍과잉행동장애 등이 동반되어 있다면, 평소 스트레스 상태에 대한 평가 외에도 이러한 질환의 임상 양상 변화에 주목해야 하고, 필요시에는 적극적으로 동반질환을 치료해야 한다.

## 4 자살의 치료와 예방

### 1) 자살의 치료

#### (1) 약물치료

자살 자체에 효과적인 약물치료는 없지만, 불안이나 우울, 물질남용과 같은 동반 질환을 타겟으로 하거나, 해당 청소년에서 보이는 충동성이나 공격성 문제 등을 조절하기 위해 약물치료를 시도한다. 우울장애나 불안장애에 사용되는 선택적 세로토닌 재흡수 차단제(SSRI), 비정형 항정신병 약물, 기분안정제 등이 효과적인데, 최근에는 코에 뿌리는 케타민이 급성 자살충동에 효과적이라고 알려져 있으나, 18세 이하에서는 안전성이 확립되지 않았으므로 청소년에서 사용하는 것은 앞으로 많은 연구가 필요해 보인다.

#### (2) 정신치료

자살 고위험군의 치료로서 흔히 개인정신치료, 인지행동치료, 변증법적 행동치료, 가족치료, 집단치료 등을 사용한다. 이러한 치료를 통해 자살의 위험성을 평가하고 자살과 관련된 위험요인을 줄이면서 보호요인을 늘려나간다. 아울러 갈등해소, 스트레스 대처능력, 대인관계에서의 문제 해결 능력이나 사회기술 등을 향상시켜 나가는 것이 필요하다.

#### (3) 입원치료

자살 고위험군의 경우에는 흔히 입원치료를 고려하는데, 현재 자살 가능성이 매우 높고(최근 자살시도력이 있거나 구체적인 자살계획을 세운 경우 등), 우울이나 물질남용을 비롯한 동반된 정신병리가 악화된 경우, 가족 문제가 자살위험성을 높여 분리가 필요하거나 가족이 환자를 집중관찰하기 어려워 안전 확보가 어려운 경우 등에서 입원치료가 필요하다.

### 2) 자살 예방

#### (1) 학교프로그램

청소년 자살을 예방하기 위해 다양한 프로그램이 시행되고 있으나 그 효과에 대해서는 앞으로도 지속적인 연구가 필요하다. 학교는 청소년 자살의 영향을 가장 크게 받는 곳이며 또한 자살 예방에 가장 중요한 곳이기 때문에 많은 청소년 자살 예방프로그램은 학교를 기반으로 개발되어 시행되고 있다.

학교에서 시행되는 자살 예방 대책을 보면 우선 모든 학생을 대상으로 커리큘럼식 교육을 실시하고 자살 위험도가 높은 청소년에 대해서는 게이트키퍼(gate keeper) 등을 활용한 선별적 접근하며, 심한 우울증을 앓고 있거나 자살시도 경험이 있는 고위험군을 정해서 예방적 프로그램을 시행하는 것이다(조인희 2012). 게이트키퍼는 자살 위험성이 높은 학생을 발견하고 적절하게 도움을 주는 사람들로서, 교사, 상담교사, 또래 등이 자원으로 활용된다. 게이트키퍼를 통해 자살 위험성이 높은 학생을 발견한다면 주기적인 모니터링, 대처기술을 강화하고 회복력을 얻을 수 있도록 적절한 개인 또는 집단 상담프로그램을 가동하면서 필요시에는 외부 정신건강 전문가를 비롯한 지역사회의 지지체계를 활용한다. 만약 학생의 자살 사건이 발생한다면 적절한 사후 후속 조치를 실행하여 추가적인 모방 자살이 발생하지 않도록 해야 하는데, 이를 위해서는 자살 사건에 대해 학생과 교직원이 제대로 이해하고 대응하도록 교육하고(예: 자살을 낭만적 사건이나 영웅적 사건으로 미화하지 않기, 자세한 사항을 전달하지 않기 등), 학생과 교직원들이 애도감정을 표현하도록 격려하며 추가적인 자살예방 교육이나 자살 고위험군을 선별하여 적극적인 치료적 개입을 실시하는 것이다.

### (2) 보호요인의 강화

자살위험요인을 줄이는 것도 치료와 예방에 중요하지만 보호요인을 증대시킬 수 있다면 회복력을 향상시키고 자살 위험의 감소로 이어질 수 있다. 청소년 자살에서 흔히 알려진 보호요인으로는, 자살 수단에 대한 접근을 차단하거나 최소화하기, 가족이나 또래집단과의 지지와 유대강화, 종교적 신념, 스트레스 상황에 대한 적절한 대처기술의 습득, 적절한 삶의 목표 설정 등을 예로 들 수 있다. 자살 고위험군 학생을 대상으로 하여 보호요인을 증진시키는 프로그램에서는 적절한 대처기술이나 문제해결 능력을 강화하는 것에 주로 초점을 두고 있다.

### 결론

청소년기의 자해와 자살은 최근 가파르게 증가하고 있으며 가장 심각한 청소년 문제로 대두되었다. 자해나 자살 문제는 청소년기에 갑자기 생겨난 것이라기보다는, 아동기부터 경험해 온 다양한 스트레스 상황을 이제는 청소년이 적절히 대처하지 못한다는 증거기도 하다. 따라서 청소년이 자해나 자살을 시도하는 이유와 원인을 잘 이해하고 청소년 개인의 상황과 특성에 맞는 중재치료를 찾아 이를 적극적으로 시행해 나갈 필요가 있다.

## 참고문헌

교육부·자살과 학생정신건강 연구소. 2015 학생 자살 예방 정책 세미나: 학생 자살 현황과 향후 정책의 방향성. 서울:교육부·자살과 학생정신건강 연구소;2015.

김재엽, 이근영. 학교폭력 피해 청소년의 자살생각에 대한 연구. 청소년학연구 2003;17:121-149.

보건복지부·중앙자살예방센터. 2020 자살예방백서;2020.

송동호, 이홍식, 전여숙, 정유숙. 청소년 자살기도자의 정신의학적 특성. 신경정신의학 1996;35:1336-1373.

송화선. 자해청소년 급증 경보. 신동아 2019년 4월 7일 URL: https://shindonga.donga.com/3/all/13/1686942/1

이동귀, 함경애, 배병훈. 청소년 자해행동: 여중생의 자살적 자해와 비자살적 자해. 한국심리학회지: 상담 및 심리치료 2016;28:1171-1192.

조인희. 청소년 자살. 정신건강정책포럼 2012;6:3-31.

American Psychiatric Association. Diagnostic and Statistical Manual of Mental Disorders. 5th ed. Washington, DC: American Psychiatric Press; 2013.

Bresin K, Gordon KH. Endogenous opioids and nonsuicidal self-injury: a mechanism of affect regulation. Neurosci Biobehav Rev 2013;37:374-83.

Carroll R, Thomas KH, Bramley K, Williams S, Griffin L, Potokar J, et al. Self-cutting and risk of subsequent suicide. J Affect Disord 2016;192:8-10. doi: 10.1016/j.jad.2015.12.007.

Conner KR, Goldston DB. Rates of suicide among males increase steadily from age 11 to 21: Developmental framework and outline for prevention. Aggress Violent Behav 2006;12:193-207.

Favazza AR. Nonsuicidal self-injury: how categorization guides treatment. Curr Psychiatry 2012;11:21-6.

Fox KR, Franklin JC, Ribeiro JD, Kleiman EM, Bentley KH, Nock MK. Meta-analysis of risk factors for nonsuicidal self-injury. Clin Psychol Rev 2015;42:156-167.

Gould MS, Greenberg T, Velting DM, Shaffer D. Youth suicide risk and preventive interventions: a review of the past 10 years. J Am Acad Child Adolesc Psychiatry 2003;42:386-405.

Gould MS, Marrocco FA, Kleinman M, Thomas JG, Mosthoff K, Cote J, et al. Evaluating iatrogenic risk of youth suicide screening programs: a randomized controlled trial. JAMA 2005;293:1635-43.

Groschwitz RC, Plener PL. The Neurobiology of Non−suicidal Self−injury (NSSI): a review Sui-cidol Online 2012;3:24−32.

Groschwitz RC, Kaess M, Fischer G, Ameis N, Schulze UM, Brunner R, et al. The association of non−suicidal self−injury and suicidal behavior according to DSM−5 in adolescent psychi-atric inpatients. Psychiatry Res 2015;228:454−61.

Groves SA, Stanley BH, Sher L. Ethnicity and the relationship between adolescent alcohol use and suicidal behavior. Int J Adolesc Med Health 2007;19:19−25.

Heath N, Toste J, Nedecheva T, Charlebois A. An examination of non−suicidal self−injury among college students. J Ment Health Counseling 2008;30:137−56.

Kwon H, Hong HJ, Kweon Y. Classification of adolescent suicide reports. J Kor Acad Child and Adolesc Psychiatry 2020;31:169−78.

Kim YS, Koh Y, Leventhal B. School bullying and suicidal risk in Korean middle school stu-dents. Pediatrics 2005;115:357−63.

Klonsky ED. The functions of self−injury in young adults who cut themselves: clarifying the evidence for affect−regulation. Psychiatr Research 2009;166:260−8.

Kwon H, Lee J, Kim AR, Hong HJ, Kweon Y. Risk factors for suicidal ideation and attempts in adolescents. J Korean Acad Child Adolesc 2018;29:114−21.

Kwon H, Hong HJ, Kweon Y. Classification of adloescent suicide based on student suicide reports. J Korean Acad Child Adolesc 2020;31:169−76.

Linehan MM. Cognitive behavioral treatment of borderline personality disorder. New York, NY: Guilford Press;1993.

Plener P, Schumacher T, Munz L, Groschwitz R. The longitudinal course of non−suicidal self−injury and deliberate self−harm: a systematic review of the literature. Borderline Personal Disord Emot Dysregul 2015;2:2. doi: 10.1186/s40479−014−0024−3.

Rathus JH, Miller AL. DBT Skills Manual for Adolescents. New York, NY: Guilford Press;2015

Shaffer D, Craft L. Methods of adolescent suicide prevention. J Clin Psychiatry 1999;60:70−4.

Simeon D, Favazza AR. Self−injurious behaviors: phenomenology and assessment, In Simeon D, Hollander E, eds. Self−injurious behaviors: Assement and treatment. American Psychiatric Publishing;2001:1−28.

Stewart JG, Shields GS, Esposito EC, Cosby EA, Allen NB, Slavich GM, et al. Life stress and suicide in adolescents. J Abnorm Child Psychol 2019;47:1707−22.

Swannell SV, Martin GE, Page A, Hasking P, St John NJ. Prevalence of nonsuicidal self−injury in nonclinical samples: systematic review, meta−analysis and meta−regression. Suicide Life Threat Behav 2014;44:273−303.

Turner BJ, Austin SB, Chapman AL. Treating nonsuicidal self—injury: a systematic review of psychological and pharmacological interventions. Can J Psychiatry 2014;59:576—85.

Westers NJ, Muehlenkamp JJ, Lau M. SOARS model: risk assessment of nonsuicidal self—injury Contemp Pediatr 2017;33:25—31.

World Health Organization. Suicide [cited 2019 Sep 2]. Available from URL: https://www.who.int/news—room/fact—sheets/detail/suicide.

Zetterqvist M. The DSM—5 diagnosis of nonsuicidal self—injury disorder: a review of the empirical literature. Child Adolesc Psychiatry Ment Health 2015;9:31. doi: 10.1186/s13034—015—0062—7.

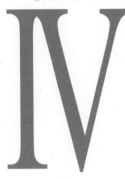

청/소/년 발/달/과
정/신/의/학

# IV 청소년 문제의 평가

# 청소년 면담
## Youth Counseling

신동원, 정유숙

## 1 도입

청소년의 정신의학적 평가를 적절히 수행하기 위해서는 이 시기의 생물학적-심리사회적 발달 상태의 특징에 대한 이해가 중요하다. 이에 대해서는 본 책의 1부에서 다루는 청소년 심리발달과 청소년 뇌 신체발달 장들의 내용을 참고할 수 있겠다. 청소년 시기는 뇌발달이 상당히 이루어지고 있으나 억제, 충동조절이나 중요한 의사결정에 필요한 집행기능은 성인 수준으로 충분히 발달되지 않은 상태에서(Sowell 등 2001; Cuffe 2010), 다른 한편으로는 자율과 독립성 획득 대한 욕구가 커지는 시기이기 때문에 다양한 문제 행동이나 위험 상황에 처할 가능성이 증가하게 되어 실제 생활에서는 어른들의 도움이 필요한 경우가 많다. 그럼에도 스스로는 혼자 판단과 결정을 할 수 있다고 믿고 있기 때문에 주변의 도움을 거부하거나 그런 도움들을 자신에 대한 간섭이라고 여기기도 한다. 이런 자율과 독립성 획득 욕구는 이 시기의 중요한 발달과제이기도 한데 과제 수행이 잘 이루어지기 위해서는 부모의 지지와 적절한 개입이 매우 중요하다. 청소년들은 어떤 상황에서는 스스로 주변의 도움이 필요하다고 느낄 때도 있지만 그동안 부모의 도움을 거부해 왔던 청소년들은 그 대상을 부모 이외의 또래나 또 다른 주변인에게서 찾는 경우도 있다. 청소년의 정신의학적 평가를 위한 면담의 목적은 정신병리의 존재나 발달학적 이탈과 부적응적 정신심리적 반응 양상 등과 함께 보호와 회복 요인 등을 확인하여 적절한 치료적 개입에 대한 계획을 세우는 것이다. 이를 위해서는 청소년의 복잡한 마음 상태와 함께 가족, 또래집단, 학교 등 여러 청소년이 접하는 주변 체계들과의 유기적 연결망에 대한 이해가 동반되어야 한다.

## 2 청소년 정신의학적 평가의 일반적 원칙

### 1) 의뢰 주체 및 의뢰 동기의 파악

내원을 누가 주도하였는지, 주도한 사람들의 동기가 무엇이고, 내원 권유에 대한 이유가 무엇인지 등에 대한 평가가 있어야 한다. 흔하지는 않으나 청소년이 직접 내원을 요청 한 경우도 있지만, 대부분에서는 청소년 자신의 내원 의사가 아닌 부모가 내원을 주도한다(Lempp 등 2012). 부모에 의해 내원한 경우에도 부모의 주도적 동기가 있는 경우와 학교나 다른 사회적 기관에서 내원을 권유한 경우 등이 있다. 내원 시 정신의학적 문제들에 대한 평가나 치료적 개입 등의 동기가 주가 되지만, 부모 한편이 다른 부모에 대해 문제 상황에 대한 비난 및 책임 전가 등의 가족적 역동이 내원 동기가 되는 경우도 있다. 그러므로 의뢰를 요청한 사람과 의뢰가 요청 과정에서의 상황을 이해하면 평가뿐 아니라 평가 이후 치료과정을 어떻게 설명하고 치료 과정에서 누구로부터 어떤 도움을 받을 수 있는지 예측할 수 있다.

### 2) 면담 환경 구성

초진 진료 시 부모와 청소년을 같이 만나기, 부모 먼저 만나고 청소년을 나중에 만나기, 청소년을 먼저 만나고 부모를 나중에 만나기 등 면담 환경을 다르게 할 수 있다. 어떤 면담 환경을 선택할지는 의뢰 주체나 의뢰 동기 등에 따라 달라질 수 있지만 일반적으로 부모와 청소년을 같이 만나 면담의 목적과 형식을 설명한 후 청소년을 단독으로 면담하는 것이 이 시기의 청소년의 특성을 고려할 때 효율적인 면담이 이루어질 수 있다. 부모와 청소년을 같이 면담하면서 청소년과 부모 사이의 관계를 평가 할 수 있으며 내원 이유에 대한 설명을 통해 청소년 단독 면담을 위한 기초적 정보를 얻을 수 있다. 청소년과 부모를 같이 면담할 때에는 평가자는 청소년이 평가자를 부모의 대리인으로 인식하지 않도록 부모-청소년 관계를 파악하고 내원한 문제에 대해 보고하는 정도로 면담 시간을 짧게 하도록 하고 청소년 단독 면담 시간으로 넘어가는 것이 좋다. 부모를 먼저 면담하는 경우 청소년은 부모가 부모의 관점으로 상황을 기술함으로 자신보다는 부모의 의견이 우선시 되고 자신의 의견은 축소될 것을 염려할 수 있으며, 또한 평가자를 부모의 대리인 역할로 더욱 인식할 수 있어 이는 추후 면담시 청소년에게 저항적이고 방어적 태도를 증가 시킬 수 있다(Cuffe 2010). 청소년 단독 면담시에는 충분한 면담 시간을 통해 치료적 관계 형성을 맺도록 해야 한다. 청소년 단독 면담 이후 청소년이 기억하지 못하는 어린 시절 발달 과정이나 개인력에 대한 자료 수집과 부모의 견해에 대한 청취를 위해 부모 면담이 필요함을 설명하도록 한다.

## 3) 치료적 관계 형성

청소년에 대한 첫 면담 시 자료 수집과 치료적 관계 형성이라는 두 가지 영역을 아우르게 되는데 주소와 현 병력 등에 대한 자료 수집에 초점을 맞추게 되면 특히 자발적 내원이 아닌 청소년에서는 치료적 관계 형성에 방해가 될 수 있으며 자료 수집도 충분히 이루어지기 어려운 경우가 많다(Cuffe 2010). 첫 면담은 학교, 학년, 학원, 학과목 등 청소년의 일반적 상황들에 대한 질문으로 시작하는 것이 좋다. 청소년들이 비교적 편하게 느낄 수 있는 영역의 질문들로 면담을 시작하면 이후의 면담 과정이 좀 더 매끄럽게 될 수 있다. 내원 이유에 대한 질문 시에는 부모와 청소년의 의견이 다를 수 있고 의견이 다를지라도 청소년의 의견이 존중된다는 것을 언급하도록 한다. 내원 이유에 대해 부모는 그것이 청소년 자신의 문제라 볼 수 있지만 청소년은 자신의 문제가 아닌 부모나 가족의 문제로 인식할 수 있다. 청소년 자신이 문제점이라 느끼는 것과 자신과 가족에 대해 변화를 원하는 것이 있다면 그것이 무엇인지 표현할 수 있도록 한다. 문제에 대한 청소년의 견해를 질문시 문제를 부정하거나 반복적으로 '모른다' 는 답을 하는 경우 아직 치료적 관계 형성이 아직 안 된 상태로 면담 진입 과정을 위해 좀더 시간을 할애 하도록 한다.

## 4) 면담 시 청소년의 반응 특징에 따른 평가자의 대처

### (1) 거부적 면담 태도를 보일 때

비자발적 내원인 경우는 면담에 참여하기를 원하지 않는다거나 대답을 거부하기도 한다. 부모에 의해 강압적으로 왔을 때 스스로 원하지 않는 상황을 만든 부모에 대한 불만이 거부적 태도로 나타나기도 하며 자신을 또래와 '무엇인가 다르고 이상한 사람으로 취급한다'며 주변의 시선을 민감하게 의식하기도 한다. 어떤 경우에는 평가자가 자신을 어떻게 평가할 지 긴장되고 불안한 마음이 거부적 태도로 나타나기도 한다. 이럴 때는 초반에는 내원 사유인 문제에 대한 질문으로 시작하기 보다는 청소년의 흥미나 관심사, 취미 활동 및 장점 등의 주제로 면담을 진행할 수 있다. 일부 매우 방어적인 청소년은 자신에 대한 개인적인 정보를 말하는 것도 꺼려하기도 하지만 대부분의 청소년들은 이런 주제에 대해 좀 더 편하게 느끼게 된다. 부모 등 내원 주체가 보고한 문제들에 대해서는 동의하지 않는 청소년들도 생활 중에 경험하는 스트레스 관련 주제나 가족이나 또래에서의 관계의 어려움 관련 주제는 비교적 쉽게 받아들이고 표현할 수 있다.

## (2) 모른다는 답변을 자주 할 때

자발적 내원이라 하더라도 양가적 감정을 느끼는 주제에 대해서는 잘 표현을 못하고 '모른다'는 대답을 할 수 있다. 특히 정서적 개입이 많은 부모 등의 대상에 대해서는 양가적 감정을 통합하지 못하고 혼란스러워 하기도 하는데 이럴 때에는 양가적 감정이 자연스러운 것이라는 것을 수용해 주고 양가적 감정을 표현하도록 격려 하도록 한다. 자신에 대해 긍정적 표현을 하는 것에 대해 '잘난 척'하는 것으로 보여질까봐 '모른다' 또는 '없다'고 표현하기도 한다. 이런 때에는 정말 없다고 생각하는 것인지, 의견은 있으나 이런 걱정때문에 모른다고 하는지 한번 더 탐색해 보는 과정이 필요하다.

## (3) 답변을 잘 하지 못할 때

이 시기의 청소년들이 자신을 어떻게 볼 지에 대해 주변의 시선을 매우 의식하는 시기임을 고려하여 자신에 대한 직접적 표현이나 기술을 어려워할 때에는 친구나 다른 사람들이 청소년에 대해 어떻게 기술하는지 질문하거나 또는 투사적 질문들이 청소년이 좀더 편안하게 대답하도록 돕는 방법이 된다.

## (4) 단답형의 답변을 주로 할 때

면담에서 질문은 가능하면 개방형 질문이 좋으나 개방형 질문에 대한 대답을 어려워하면 몇 가지 예상 될 수 있는 답변 예들을 언급하면서 이것 외에도 청소년의 고유한 답이 있을 수 있음을 언급하도록 한다.

## (5) 증상에 대한 보고를 어려워할 때

청소년 자신의 내현화 증상들에 대해서는 어느 정도 보고할 수 있다. 그러나 아동기보다는 자신에 대한 인식이 발달하지만 성인기에 비해 아직 자신에 대한 인식이 미숙한 상태로서 외현화 증상이나 문제 행동들에 대해서는 객관적으로 충분한 기술을 못할 수 있으므로 외현화 행동에 대해서는 부모를 통한 자료수집이 더 효과적일 수 있다(Cantwell 등 1997; Kramer 등 2004).

## 3 비밀 유지

　성인과 달리 청소년은 아직 부모가 보호자 역할을 하고 있으며 실제 생활에서 부모에게 의존하는 영역들이 있어, 면담 내용 및 과정에 대해 절대적인 비밀 유지를 하기 어려운 경우가 많다. 그렇지만 자신의 비밀을 다른 사람 특히 보호자가 아는 것에 대해 매우 민감해 하는 청소년 시기의 특징을 고려하면 비밀 유지에 대한 고려는 중요한 사항이다. 부모와 청소년 동반 면담 시 부모에게 문제에 대한 대략적 내용과 진단에 대해서는 언급하지만 청소년이 보고한 구체적 사항에 대해서는 비밀이 유지될 것임을 설명하는 것이 필요하다. 자해나 타해 위험성 등 청소년이나 다른 사람의 안전에 위해를 초래할 가능성이 있는 상황은 보호자에게 고지되나 그런 상황이 아닌 경우 비밀 유지가 되고 부모에게 전달 시에는 미리 청소년에게 알릴 것임을 설명하도록 한다. 그럼에도 청소년은 평가자와 면담 내용이 부모에게 알려질 수 있다는 생각을 하기도 하며 어떤 부모들은 청소년과의 면담 내용을 세세히 알기를 원하기도 한다. 그렇지만 청소년과의 비밀유지를 위해 부모를 완전히 배제하는 것은 적절하지 않다. 구체적 면담 내용을 알리지는 않지만 부모에게는 증상이나 문제가 어떤 것이고 어떤 진단이 고려되고 동반되는 공존질환들이 무엇인지 등에 대한 설명을 하도록 하며 추후 치료 계획이 세워진 이후에는 치료 과정에서의 부모의 역할 등을 요청할 수 있을 것이다. 이런 논의가 있을 것이라는 것을 청소년에게 알리는 것이 필요하다. 청소년은 자신이 면담한 모든 내용이 알려지기를 원하지 않기도 하지만 특정 내용은 부모와 공유하기를 바랄 때도 있다. 면담을 종료하면서 청소년에게 면담 내용 중 비밀 유지를 원하는 내용이 어떤 것인지 질문을 함으로서 부모와의 면담 시 논의할 내용을 조율할 수 있다.

## 4 바람직한 평가자 태도

### 1) 긍정적이고 공감적 태도 및 탄력성 모델 적용

　평가자는 청소년에게 긍정적이고 공감적인 태도를 유지해서 청소년이 최대한 편안한 마음으로 면담에 임할 수 있도록 돕는다. 평가를 위한 면담 중 문제점이나 약점만 노출된다면 청소년이나 가족은 평가 과정이나 이후의 치료에 부정적 시각을 갖고 저항감이 생길 수 있다. 문제점과 약점 이외에 보호요소와 강점을 확인하고 긍정적 관계를 구축하면서 탄력성을 강화하는 방향으로 면담을 진행한다.

## 2) 포용적 태도

청소년은 타인에 대해 이전 시기보다 좀 더 객관적인 시각을 갖는 것에 비해 자신이 경험하는 상황이나 사건에 대해서는 주관적이고 자신 위주로 보는 경우가 자주 나타난다. 따라서 문제 발생 시 원인을 자신에게 귀인하기 보다는 부모나 주변 사람들 탓으로 돌리게 된다. 청소년의 보고에 따라 전적으로 상황이나 사건을 이해하면 객관적 사실 파악이 충분히 안될 수 있으므로 동일 상황이나 사건에 대해 청소년과 부모가 어떤 시각을 갖는지 각각 탐색하면서 모든 입장을 경청하고 다양한 입장들을 이해하고 포용적인 태도를 취하는 것이 바람직하다.

## 3) 깊이 있는 면담을 위한 태도

부모가 의뢰 주체인 경우 더 두드러지는데 청소년은 평가자를 부모의 대리인으로 보는 경우가 많다. 치료적 관계 형성이 충분히 안된 상태에서 문제 행동이나 비적응적 반응 등에 대해 조기에 직면시키고 해결방안을 제시하는 경우 청소년은 평가자를 중립적인 대상보다는 부모의 대리인으로 더욱 인식하게 된다. 면담 진입을 통한 치료적 관계 형성과 함께 사건이나 상황에 대해 무슨 일이 있었는지 실체를 파악하고 이유가 무엇인지, 그에 대한 느낌이나 생각 등에 대해 깊이 있게 이해하려면 충분한 시간 동안 또는 필요하다면 수 회기를 통해 면담이 이루어질 수 있도록 시간 안배를 해야 한다.

## 4) 문제 행동에 대한 중립적 태도

청소년 자신의 부모에 대한 일탈적 반항 행동 등 사회적 통념을 벗어나는 문제 행동에 대해 어떻게 개입할지에 대한 숙고가 필요하다. 청소년에게 유연하고 수용적 면담 태도는 필요하지만 일반적 수준을 벗어나는 문제 행동에 대한 과도한 수용은 청소년에게 일탈행동에 대한 허용의 의미로 전달되고 추후 스스로의 행동에 대한 정당성을 부여하여 부모-자녀 관계를 더욱 악화시킬 수도 있으므로 조심스러운 접근이 필요하다.

## 5) 비판단적 태도

평가자는 자신이 생각하는 흔한 상황을 청소년에게 적용해서 청소년도 그럴 것이라고 간단히 추정해서 면담을 진행하는 것은 바람직하지 않다. 예를 들어, 청소년에게 양부모가 존재한다든지, 이성에게 관심이 있을 것으로 추정해서 면담을 진행하면 한부모와 살고 있는 청소년이나 동성에 관심이 있는 청소년은 면담자가 편견이 있을 것이라고 여겨 솔직하고 편하게 면담에 임하기 어렵다. 면담자는 정중하고 배려하는 태도를 취하고 비판단적인 질문을 하는 것이 매우 중요하다.

## 6) 청소년기 언어 소통 방식의 특성 이해

청소년과 성인인 평가자의 발달 단계가 다름에서 오는 의사소통의 오해를 고려해야 한다. 성인들 사이에서는 자연스럽게 받아들여지는 단어나 표현이 청소년 시각에서는 부담스러울 수 있으며 반대로 청소년 사이에서 자연스럽게 사용되는 언어들이 평가자 입장에서는 과도하고 지나친 표현이라 여겨질 수 있다. 그러므로 평가자는 청소년들의 언어 소통 방식을 이해하고 이를 수용하는 태도를 보여 주는 것이 면담 과정을 원활히 하는 데에 도움이 된다.

## 7) 다양한 영역 및 다양한 경로를 통한 정보 수집

청소년은 상황에 따라 발휘되는 기능이 다를 수 있다. 가족, 학교, 학원, 또래관계, 부모 이외 다른 어른들과의 관계 등에서 서로 다른 태도나 기능 수준을 보일 수 있으므로 여러 영역에서 다수의 정보 제공자가 필요할 수 있다. 이런 과정을 통해 각각 영역에서의 청소년의 문제점뿐 아니라 강점을 파악하여 치료적 개입 시 다른 영역에서의 적응 행동으로 확장할 수 있다. 평가자는 청소년의 여러 일상생활 영역에서의 다양하고 통합적인 정보를 얻어야 한다.

## 8) 평가 및 치료 과정에서 적절하게 부모를 포함

청소년이 원하는 독립성을 인정해 주고 철저한 비밀유지를 위해 부모를 치료 과정에서 배제하는 경우가 있다. 과정에서 배제된 부모는 부모의 부정적 감정을 직접-간접적으로 청소년에게 표현함으로써 장기적으로 치료 효과 저하를 일으킬 수 있다. 또한 가정에서 부모가 치료적 개입의 조력자로서 할 수 있을 역할을 못하게 하는 면도 고려해야 한다. 평가자는 부모뿐 아니라 청소년이 속한 다양한 집단과 좋은 동맹을 맺도록 해야 한다.

## 9) 발병 전후 부모나 가족의 기능에 대한 객관적 평가

부모나 가족의 문제가 청소년에게 부정적 영향을 주어 증상이나 문제 발생에 기여하기도 하지만 심각한 청소년의 정서-행동 문제가 발병 전에는 비교적 건강하였던 가족의 기능 저하에 기여할 수도 있다는 것을 평가자는 고려해야 한다(Hechtman 1996).

## 10) 부모의 대행이 아닌 부모와 동반하는 역할

면담 초반 경계적이었던 청소년은 평가자와 치료적 관계 형성이 이루어진 후 평가자를 오히려 부모의 대행으로 생각할 수 있다. 부모의 조언에는 부정적이던 청소년이 평가자의 의견은 매우 경청하는 모습을 보이게 된다. 긍정적 치료 관계 형성이 이후의 치료적 개입에 도움이 되기도 하지만 평가자가 부모가 될 수 없기 때문에 청소년의 마음에서 부모를 배제한 부모의 대행이 아닌 부모와 함께 동반하는 역할이 필요할 것이다.

## 5 청소년 면담의 실제

청소년 면담의 실제적인 방법에 대해 기술하고자 한다.

### 1) 실제 면담의 진행

정신건강의학과에서 환자의 정신병리를 알고자 할 때 기본적으로 사용하는 것이 정신상태검사이다. 청소년의 정신병리를 파악하기 위해 정신상태검사는 유용하지만 청소년의 심리적 특성과 발달 정도를 파악하려면 정신상태검사만으로는 충분하지 않다. 신체 건강에 대한 전반적이고 대략적인 정보를 얻기 위해 체계별문진을 하는 것처럼 청소년의 정신건강에 대한 정보를 얻기 위해 HEEADSSS 인터뷰를 사용하는데 이는 청소년의 심리사회적 평가를 위한 뼈대가 된다(Goldenring과 Cohen 1988, Klein 등 2014). HEEADSSS는 청소년의 참여를 높이고 정신건강을 이해하는 유용한 선별방법이다.

HEEADSSS 인터뷰는 청소년 혼자서 완성하는 것이 가장 좋다. 부모가 같이 있을 경우, 부모 등 다른 어른이 면담실에 같이 있을 경우, 청소년은 솔직하게 자신의 문제를 이야기하기 어렵기 때문에 청소년 혼자서 면담을 마치도록 한다. 평가자는 부모와 청소년에게 자신을 소개하고 청소년이 환자임을 분명히 한다. 부모는 면담실을 나가고 청소년과 면담을 진행한다. 그렇지만 부모를 평가에서 완전히 제외시키는 것은 아니다. 부모가 면담실을 나가기 전과 면담이 끝나서 방으로 돌아왔을 때 부모에게 우려 사항에 대해 질문하거나 말할 수 있도록 기회를 주어 부모도 평가에 참여하도록 한다. 부모님 혹은 다른 어른이 없이 청소년만 면담하는 것이 청소년이 솔직하게 자신의 문제를 이야기하고 책임감을 가지고 건강을 돌보는 데 더 도움이 된다고 설명을 하면 부모나 어른들은 대부분 쉽게 수용을 한다. 청소년과 면담이 시작되면 위에서 기술한대로 기밀성에 대해 알려준다. 이제부터 청소년의 삶, 관심사 및 행동에 대해 많은 개인적인 질문을 할 것이라고 설명하고 면담을 시작한다. 청소년의 취미나 근래의 관심사 등 위협적이지 않은 일들에 대해 먼저 면담을 시작하는 것이 청소년의 불안이나 긴장을 줄이는 데 도움이 된다. HEEADSSS는 중요하지만 덜 위협적인 것에서 시작해서 점차 더 개인적인 질문으로 이어진다. 그러므로 일반적으로 HEEADSSS 순서대로 진행을 하는 것이 좋다. 그러나 이것은 일반적인 이야기이고 가정에 대한 이야기가 성생활보다 더 위협적인 예외도 있다. 그러므로 환자의 주호소 문제를 미리 보고 HEEADSSS 순서와 상관없이 환자가 덜 위협적으로 여길 것 같은 부분부터 면담을 시작할 수도 있다.

환자와 환경의 문제점이나 약점만을 밝히는 것이 면담의 전체 목적이 아니다. 문제점이나 약점만 가진 환자는 없다. 문제나 위험요소를 극복하기 위해서는 환자와 환자를 둘러싼 환경의 강점을 활용하는 것이 중요하다(Schlechter 등 2019). 환자가 가진 긍정성이 위험을 이기는 내인력으로 작용할 수 있으므로 환자의 긍정적인 속성을 찾아본다. 환자의 강점이나 내인력은 추후 환자 치료에 활용할 수 있다. 잘 하는 것이 무엇인지, 자신의 장점이 무엇인지와 같은 긍정적인 질문으로 면담을 시작하면 면담에 앞서 긴장이나 불안을 경감시키는 데 도움이 된다. 그러나 처음부터 지나치게 긍정적인 면을 강조하면 위험한 요소를 간과하게 되어 적절한 개입이 어려울 수 있으므로 치료자의 균형 있는 태도가 중요하다.

면담을 진행하면서 환자가 얼마나 변화를 원하는지, 환자가 처한 상황에 대한 맥락 등을 파악한다. 환자가 해낸 것, 환자가 피한 위험을 알아내고 그에 대해 칭찬을 할 수도 있다.

면담은 개인적인 질문보다는 일반적인 질문을 먼저 하는 것이 진행에 도움이 된다. 예를 들어, 청소년의 음주 문제에 대해 면담을 할 경우, 청소년 또래의 아이들 가운데 술을 마시는 경우가 있는지, 아는 친구 중에 술을 마시는 친구가 있는지, 가까운 친구 가운데 술을 마시는 친구가 있는지, 청소년 자신이 술을 마시는지, 얼마나 자주 어디에서 누구와 마시는지 등으로 일반적인 질문에서 시작하여 점차 개인적인 질문으로 좁혀가는 것이 좋다. 이렇게 하면 청소년은 처음부터 개인적인 질문을 받는 것보다 덜 위협적으로 느낀다.

한 번의 만남을 통해 청소년의 모든 측면을 다룰 수 없는 경우가 많다. 시간이 부족하다면 문제와 가장 관련이 있는 영역에 집중하도록 한다.

## (1) 가정(H, home)

가정 환경에 대한 질문은 일반적인 것으로 받아들여지므로 면담을 시작하는 방법으로 좋다. 가정에 근거한 질문이 아니라 열린 질문을 하도록 한다. 엄마, 아빠에 대해 이야기 해줄래? 라는 질문보다는 어디에 사니? 네가 사는 환경에 대해 이야기해줄래? 라고 묻고 이후에 누구와 같이 사니?라고 묻는 것이 더 바람직하다. 집의 상황, 가족의 생활, 가족 관계, 안정성에 대해 파악을 해서 가족이 어디 사는지, 누구와 함께 사는지, 근처에 사는 다른 가족이 있는지에 대해 묻는다. 이사, 실직, 이혼 등의 이유로 사는 곳이 바뀌고 같이 사는 사람들이 바뀌었다면 이러한 변화가 청소년에게 심각한 스트레스가 되었을 수가 있다. 필요하다면 집의 형태와 구조, 각 방은 누가 사용하고 있고 청소년은 누구와 같은 방을 사용하는지, 불편한 것은 없는지 언제부터 그렇게 살았는지를 알아본다. 가정환경의 변화나 환경 자체가 부모로부터 독립을 추구하고 또래와 가까워지면서 긍정적인 자아상을 확립해야 하는 청소년에게 부정적인 영향을 미쳤을 수 있다. 집 근처에 살면서 청소년의 삶이나 가족에게 주요한 영향을 미치는 사람이 있는지 파악한다. 근래 다문화가정이 증가하면서 가족의 문화적 배경을 알아보는 것은 특히 청소년이 속한 문화적 배경 및 다른 문화와의 화합이나 충돌, 갈등에 대한 것들을 이해하는 데 도움이 된다. 가족의 종교와 청소년의 종교에 대해 질문을 해서 종교적인 갈등은 없는지 종교가 청소년에게 미치는 영향은 없는지 알아본다. 집에서 사용하는 언어, 가족들이 사용하는 언어를 질문한다. 가족들 간의 관계에 대해 질문을 하고 가장 가까운 가족, 갈등관계에 있는 가족에 대해 알아본다. 집에서 누구와 대화를 하고 많은 시간을 보내는지 물어본다. 집에 새로운 사람이 들어와 같이 사는지, 최근에 누군가 집을 떠난 적이 있는지, 최근 이사를 한 적이 있는지, 가출을 한 적이 있는지 질문한다. 가족 간에 싸움을 한 적이 있는지, 싸울 경우 무엇에 대해 가장 많은 다툼이 있는지 물어본다. 이런 질문들을 통해 청소년에게 가족의 의미와 영향을 파악하고 문제점뿐 아니라 청소년을 지지할 자원을 이해할 수 있다.

집안의 디지털기기의 종류와 사용자, 사용방법에 대해 알아본다. 예를 들어 거실의 TV를 어른들이 크게 틀어놓는 것이 방에 있는 환자의 수면이나 독서에 방해가 될 수 있다. 각 방에 있는 TV가 가족 간의 접촉과 대화를 맞는 요인 가운데 하나가 될 수도 있다. 가족들의 디지털 기기 사용에 대해 파악해서 그것이 청소년의 생활에 미치는 영향을 알아본다.

## (2) 교육/ 일(E, education/ employment)

학교나 직장에 대한 소속감을 파악하고 교사, 또래, 직장 사람들과의 관계, 수행의 변화,

집단 괴롭힘이나 따돌림 등에 대한 정보를 얻는다. 학교나 직장에 대해 어떤 점을 좋아하거나 싫어하는지 질문한다. 청소년이 잘 하고 있는 것이 무엇인지, 최근 학교나 직장에 변경사항이 있었는지, 최근에 학교나 직장을 바꾼 적이 있었는지, 앞으로의 계획을 알아본다. 학교 친구들, 학교가 안전하다고 느끼는지, 그 이유에 대해 물어본다. 따돌림이나 괴롭힘을 당하거나 당한 적이 있는지 그것을 어떻게 대응했는지 누가 도와주었는지 그에 대한 느낌이 어땠는지 물어본다. 정학이나 퇴학을 당한 적이 있는지, 학교에 다니지 않은 기간이 있었는지, 출석을 잘 하고 있는지 알아본다.

학교나 교육에 대해 소속감이나 유대감이 높으면 물질사용, 이른 성경험, 폭력, 결석 등의 위험이 낮아진다(Resnick 등 1997). 소속감은 공부에 대한 열의에 도움이 되고 또래와의 유대감을 높여서 청소년이 안전한 환경에 있도록 돕는다. 그러므로 청소년이 학교에 대한 소속감이 얼마나 갖고 있는지 파악하는 것이 유용하다.

성적을 물어보고 잘하는 과목, 좋아하는 과목, 어려운 과목을 물어보고 이유를 물어본다. 학교 외에 다른 활동이나 교육에 대해 물어보는데, 활동의 종류, 시간, 좋아하는지, 잘 하는지 알아본다.

어른이 되면 무엇을 하고 싶은지, 어떤 일을 하면서 살고 싶은지, 그것을 위해 지금 무엇을 준비하고 있는지 알아본다. 장래의 진로와 적성에 대해 아무런 계획이 없는 경우나 아니면 충분한 정보 없이 서둘러서 계획을 확정하는 경우 모두 바람직한 발달과정은 아니다. 장래의 진로나 적성에 대해 구체적인 계획이나 희망을 가지고 있는지 알아보고 희망하는 진로나 적성에 대해 얼마나 많은 정보와 경험이 있는지도 확인해서 적절한 정보와 경험과 통합이 된 장래에 대한 계획인지 알아본다.

## (3) 식사(E, eating)

청소년의 디지털 미디어 사용이 증가하는 요즘, 청소년의 비만이나 식이장애의 유병률도 같이 높아지고 있다(Saul과 Rodgers 2018). 건강한 식이 습관을 가지고 있는지, 청소년이 자신의 건강을 어떻게 돌보는지, 식사, 운동과 수면패턴에 대해 파악한다. 청소년 비만은 성인기의 고혈압과 당뇨병과 연관이 있다. 청소년이 디지털 미디어를 하며 간식이나 식사를 하는 경우 비만의 위험은 증가한다. 과식하지 않고 규칙적인 식사를 하고 몸에 좋지 않은 단 음식, 탄산음료, 튀긴 음식만 제한을 해도 이러한 위험을 감소시킬 수 있다. 청소년이 건강한 식이 습관을 가지고 있는지 파악하기 위해 아침, 점심, 저녁 식사를 언제 어디에서 누구와 무엇을 먹는지 물어본다. 스트레스와 연관된 과식, 폭식 혹은 굶기 등 행동이 있는지 알아본다. 청소년이 가지고 있는 신체상이나 자아존중감이 식이 습관과 연관이 있을 수 있다. 자신의 외모나 체중에 대해 어떻게 생각하는지와 같은 열린 질문을 통해 청소년이 가지고 있는 외모에 대한 생각을 물어볼 수 있다. 청소년이 자신의 몸에 대해 어떻게 생각하는지 마음에 드는 부분과 마음에 들지 않는 부분이 있는지 묻는다. 최근에 체중이나 식습관에 변화가 있었는지, 하루에 얼마나 많은 운동을 하는지, 건강한 식습관이 무엇이라고 생각하는지 물어본다. 과식 후에 운동, 토하거나 하제, 이뇨제 등으로 과도한 보상행동을 하는지 알아보는데 이런 행동은 식이장애와 연관될 가능성이 높다.

수면은 청소년의 건강한 발달에 중요한 요인이 된다. 과다한 디지털 기기의 이용은 청소년의 생활, 수면에 부정적인 영향을 미칠 수 있다(LeBourgeois 등 2017). 청소년의 수면환경이 건강한지, 충분한 수면을 취하는지, 규칙적인 수면을 취하는지 알아본다. 잠들기 전에 무엇을 하는지, 그런 활동이 입면에 방해가 되지 않는지 확인한다. 잠자리에서 디지털 기기의 사용은 수면을 방해하므로 청소년이 잠자리에 디지털 기기들이 있는지, 잠들기 전에 디지털 기기들을 사용하는지 알아본다.

### (4) 활동과 또래 관계(A, activities/ peer relationships)

가족이나 학교 또는 일터에서 보내는 시간을 제외하면 청소년은 많은 시간과 활동을 또래와 같이 한다. 또래와의 관계 혹은 활동은 청소년의 자기상, 자아존중감에 많은 영향을 미친다. 또래와의 관계를 파악함으로써 청소년 자신이 스스로를 어떻게 대하는지 이해할 수 있다. 친한 친구가 있니? 이름을 말해볼래? 그 친구들과 뭘 하고 노니? 이런 간단한 질문으로 시작을 한다. 이런 질문에 대해 쉽게 답하지 못하는 청소년에 대해 특별한 관심이 필요하다. 친구를 사귀지 못하거나, 친구들과 어울려서 즐거운 활동을 못하고 늘 지루하고 재미가 없다고 말하는 청소년은 우울증 등 다른 병리적인 증세가 있을 가능성이 있으므로 이 부분에 대해 더욱 상세한 질문이 필요하다.

또래 폭력의 피해는 자해 행동 등 부정적인 영향을 미치므로(Geel등 2015) 대인관계, 위험한 행동, 청소년 자신이 스스로를 어떻게 대하는지 자신에 대한 태도를 알아본다. 친구들 그리고 가족과 무엇을 하며 노는지 물어본다. 신체적, 물리적, 경제적으로 위험한 활동을 하는지 알아본다. 스포츠나 기타 활동에 참여하는지 알아보고 그러한 활동을 할 때 보호조치를 충분히 하는지 알아본다. 보호조치가 없다면 보호장치를 마련하지 못하는 등 환경적인 요인 때문인지, 위험에 대한 인식이 부족한 탓인지, 스스로에 대해 보호할 필요를 못 느끼는지 등 그 이유에 대해서도 알아본다. 교회그룹, 클럽 또는 기타 동아리 활동에 정기적으로 참석하는지, 활동 참석이 어떤 의미와 재미가 있는지 알아본다. 취미는 청소년에게 다양한 의미가 있을 수 있다. 취미활동에 들이는 시간, 열정, 돈 등을 알아보고 취미가 청소년의 생활에 미치는 영향을 알아본다. 책을 읽는 것을 좋아하는지 어떤 종류의 책을 읽는지, 독서에 어려움이 있는지 있다면 이유가 무엇인지 파악한다. 핸드폰, PC 등 디지털 기기 이용 시간, 종류, 방법을 알아보고 청소년의 일상에 미치는 영향을 파악한다. 소셜미디어 사용에 대해 알아보는데 사용 시간, 종류를 알아보고 소셜미디어를 통한 관계들이 청소년에게 어떤 영향을 미치는지 알아본다. 소셜미디어를 통해 온라인으로 괴롭힘을 당했다거나 관계로 인한 트라우마가 있었는지 알아본다. 어떤 음악을 좋아하는지 어떻게 음악을 듣는지 음악을 듣는 것이 생활에 미치는 영향을 파악한다.

### (5) 약, 흡연, 음주(D, drug, cigarettes, alcohol)

술, 담배, 약물 등 물질남용은 청소년의 정신건강문제에 흔히 동반될 수 있다(Deas 와 Brown 2006). 물질 남용이 있는지, 그와 연관된 위험한 행동에 대해 알아본다. 청소년들은 이런 부분에 대해 어른이 질문을 할 경우 상당히 위협적인 것으로 받아들일 수 있다. 청소년이 긴장을 하거나 방어적이 되지 않도록 주의가 필요하다. 술, 담배, 약 등에 대해 질문을 할 때는 일반적인 경우에서 청소년의 경우로 범위를 좁혀가며 질문을 하는 것이 좋다. 또래 아이들 가운데 술, 담배, 약을 하는 아이들이 있는지, 친구 중에 약, 흡연, 음주를 하는 친구가 있는지, 청소년 자신이 하거나 해 본 적이 있는지 물어본다. 이런 행동에 대해 친구나 가족들이 알고 있는지, 청소년이 할 때 친구들은 무엇을 하는지 알아본다. 약, 담배, 술은 그 자체로 청소년의 정신건강에 해로운 영향을 미칠 수 있지만 그것을 구하는 과정이나 하는 과정에서 생기는 사고가 청소년을 위험에 빠지게 할 수 있다. 약, 담배, 술을 한다면 어디에서 누구와 하는지 어떻게 구하는지, 만약 문제가 생겼을 때 믿을만한 어른에게 도움을 청할 수 있는지를 알아본다. 도움을 청했을 때 어떤 일이 생겼는지 알아본다. 가족의 약, 흡연, 음주는 청소년이 이들 물질을 사용할 위험을 높인다. 가족 가운데 약, 흡연, 음주를 하는 사람이 있는지 이로 인한 문제는 없는지 물어본다.

## (6) 성생활(S, sexuality)

일반적으로 청소년의 성생활에 대한 면담은 전체 면담 가운데 가장 예민한 부분이다. 청소년이 위협적으로 느끼거나 불안해 하지 않도록 특별히 세심한 주의가 필요하다. 이제부터 청소년의 매우 개인적인 부분, 성적인 면에 대해 질문을 하려고 하는데 이것은 청소년을 이해하고 돕기 위한 것임을 말하고 시작하는 것도 좋다.

성에 대한 지식, 이해, 경험, 성정체성, 성지향성 등을 알아보는데 성적인 부분은 치료자 자신의 편견이나 가정에 근거한 질문이 되지 않도록 특히 주의가 필요하다. 청소년은 자신의 성 정체성이 출생 시 배정된 성별에 부합하지 않는 것 같다고 느끼거나 확신을 할 수도 있으며 이성보다 동성에게 로맨틱한 느낌을 가지고 있을 수 있다. 동성과 로맨틱한 관계를 가지고 있을 수도 있다. 평가자가 자신이 일반적이라고 생각하는 성정체성, 성지향성을 근거로 질문을 할 경우, 일부 청소년은 불편함을 느끼고 성에 대한 자신의 생각이나 행동을 솔직하게 표현하지 않을 수 있다. 치료자 자신의 가정에 근거하지 않은, 열린 질문을 통해 청소년의 성 문제에 접근을 하는 것이 중요하다.

질문은 일반적인 경우에서 청소년의 개인적인 경우로 좁혀가는 것이 좋다. 또래의 청소년 가운데 이성이나 동성과 로맨틱한 관계를 가지는 경우가 있는지, 주변 친구들 가운데 그런 관계를 가진 친구가 있는지, 청소년 자신도 동성이나 이성과 그런 관계를 가진 적이 있는지 순으로 물어본다. 자신의 성정체성이 출생 시 배정된 성에 부합하는지, 만약 그렇지 않다고 느낀 적이 있다면 언제 어떤 상황에서 그렇게 느꼈는지 물어본다. 청소년의 성정체성이 청소년의 삶에 미치는 영향에 대해 파악을 한다.

청소년이 성경험이 있었는지, 성경험이 즐거운 경험이었는지, 원하지 않는 강압에 의한 관계는 없었는지 알아본다. 안전한 성관계가 무엇을 의미하는지 질문해서 청소년의 성에 대한 지식, 이해 및 인식에 대해 알아본다. 몇 명의 성파트너가 있었는지 피임은 어떻게 하고 있는지 파악한다. 원하지 않는 성관계나 성접촉을 한 적이 있는지 안전하지 않은 성관계를 통해 성병이나 임신의 위험을 느끼거나 실제 성병이나 임신을 한 적이 있는지 알아본다.

## (7) 자살/ 자해/우울/기분(S, suicide/ self-harm/depression/mood)

기분장애 등의 증세가 있는지 확인을 하고 그런 증세가 있을 때 어떻게 대처하는지 알아본다. 청소년기 우울증은 성인에 비해 수면, 식욕, 체중, 에너지 상실 등의 증세가 더 많이 나타난다(Rice 등 2019). 우울증으로 인한 에너지 상실이 귀찮다, 할 일을 미룬다 등으로 표현될 수가 있고 자신의 불쾌한 기분이 우울증이라기 보다는 스트레스 탓으로 돌리기도 한다. 청소년기 우울증은 자살, 자해, 위험한 행동 등과 연관되므로 우울증상이 있는지 잘 살펴보는 것이 좋고 일단 의심이 된다면 자살, 자해, 위험한 행동에 대해서도 살펴봐야 한다. 청소년에게 자신의 기분에 대해 1–10점 사이에 어디에 해당하는지 물어본다. 자신의 기분이나 감정기복, 분노 등에 대해 걱정한 적이 있는지 물어본다. 평소보다 더 슬프거나 우울하지 않은지, 항상 지루함을 느끼는지, 전에는 재미있게 했던 것들에 흥미를 잃었는지, 친구들과 보내는 시간이 즐거운지, 대부분의 시간에 혼자 있는 게 더 좋은지를 알아본다. 긴장을 풀거나 기분이 나아지기 위해 알코올이나 약물을 사용하기 시작했는지 확인한다. 수면 부족에 의해서도 우울증세와 유사한 증세가 나타날 수 있음으로 청소년이 충분히 수면을 취하는지를 확인한다. 기분장애로 인해 수면 패턴의 변화가 나타날 수 있으므로 이에 대한 확인도 필요하다.

청소년의 자살 사고와 자살 행동은 이후 청소년의 행동과 사회 정서적 기능에 부정적인 영향을 미친다(Reinherz 등 1995). 우울증상이 의심이 된다면 자살이나 자해 등 위험한 행동에 대해서도 상세히 살핀다. 특히 과거의 자살 행동은 앞으로의 자살에 대한 유의한 위험요인이 되므로 과거 자살 시도를 했던 적이 있었다면 자살 위험에 대해 상세히 알아본다. 자살계획, 실행을 한 적이 있는지, 죽고 싶은 생각이 드는지, 얼마나 자주, 언제 그런 생각이 드는지, 그럴 때는 무엇을 하는지 알아본다. 기분을 나아지게 혹은 기분이 안정되기 위해 자해를 했다고 하면 자살 의도가 없었다고 해도 주의 깊게 위험요인들을 파악해야 한다. 다른 사람을 해칠 생각을 해 본 적이 있는지, 실제 실행을 했었는지 물어본다.

## (8) 안전(S, safety)

사고, 자살, 자해, 타해 등은 청소년의 건강을 위협하는 주요 요인이다. 폭력적인 행동과 연관이 될만한 사건이나 환경이 있는지 알아본다. 괴롭힘, 따돌림, 성폭력, 가정이나 학교에 폭력이 있는지 청소년 주변에 폭력집단에 관여하는 사람을 알고 있는지 물어본다. 자신을 보호하기 위해 칼이나 무기가 필요하다는 생각을 한 적이 있는지, 집이나 이웃이 안전하다고 느끼는지 물어본다. 심각한 부상을 입은 적이 있는지, 차 안에서 항상 안전 벨트를 착용하는지, 취했거나 취한 운전자와 함께 차를 타본 적이 있는지, 활동을 위해 안전 장비를 사용하는지 확인한다.

타인과 갈등이 생겼을 때 어떻게 갈등을 해결해 왔는지, 앞으로 문제가 있을 때 어떻게 해결하려고 하는지 물어본다. 청소년이 폭력에 대해 어떻게 생각하는지, 문제해결을 위해 폭력을 사용하는 것을 본 적이 있는지, 청소년 자신이 폭력으로 문제를 해결하려 한 적이 있는지 알아본다.

## 2) 면담의 정리

청소년과 함께 평가 결과를 정리 요약한다. 청소년에게 문제가 있을 때 문제를 상의하고 이야기할 수 있는 믿을만한 어른이 있는지 물어본다. 청소년에게 필요한 후속 의뢰가 있는지 확인을 하고 청소년과 논의를 한다. 청소년의 동의를 얻어서 청소년이 지속적으로 도움을 받을 수 있도록 가족이나 기관에 연계를 하고 필요한 서류작업을 마무리한다. 청소년에게 문제가 생기거나 도움이 필요하면 언제라도 다시 방문할 수 있음을 설명하고 면담을 마친다.

면담이 끝나면 청소년의 발달 단계에 대해 요약하고 기록한다. 평가의 결과 및 후속 계획에 대해 임상 기록지에 적어 문서화한다.

### 참고문헌

Cantwell DP, Lewinsohn PM, Rohde P, Seeley JR. Correspondence between adolescent report and parent report of psychiatric diagnostic data. J Am Acad Child Adolesc Psychiatry 1997;36:610−9.

Cuffe SP. Assessing Adolescents. In: .Dulcan MK, editor. Dulcan's Textbook of Child and Adolescent Psychiatry 1st ed. Washington, DC: American Psychiatric Publishing, Inc.; 2010. p. 47−8.

Deas D, Brown ES. Adolescent substance abuse and psychiatric comorbidities. J Clin Psychiatry 2006;67(7):e02.

Goldenring JM, Cohen E. Getting into adolescent heads. Contemp. Pediatr 1988; 5: 75−90.

Hechtman L. Families of children with attention deficit hyperactivity disorder: a review. Can J Psychiatry 1996;41:350−60.

Klein DA, Goldenring JM, Adelman WP. HEEADSSS 3.0: The Psychosocial Interview for Adolescents Updated for a New Century Fueled by Media. Contemp. Pediatr 2014; 31: 16−28.

Kramer TL, Phillips SD, Hargis MB, Miller TL, Burns BJ, Robbins JM. Disagreement between parent and adolescent reports of functional impairment. J Child Psychol Psychiatry 2004;45:248−59.

LeBourgeois MK, Hale L, Chang A−M, Akacem LD, Montgomery−Downs HE, Buxton OM.

Digital media and sleep in childhood and adolescence. Pediatrics 2017;140(Supplement 2):S92−6.

Lempp T, Lange D, Radeloff D, Bachmann C. The Clinical Examination of Children, Adolescents and their Families. In: Rey JM, editor. IAAPAP Textbook of Child and Adolescent Mental Health. Geneva: IACAPAP; 2012. pp.1−13.

Reinherz HZ, Giaconia RM, Silverman AB, Friedman A, Pakiz B, Frost AK, et al. Early psychosocial risks for adolescent suicidal ideation and attempts. J Am Acad Child Adolesc Psychiatry 1995; 34(5):599−611.

Resnick MD, Bearman PS, Blum RW, Bauman KE, Harris KM, Jones J, et al. Protecting adolescents from harm. Findings from the National Longitudinal Study on Adolescent Health. JAMA 1997;10;278(10):823−32.

Rice F, Riglin L, Lomax T, Souter E, Potter R, Smith DJ, et al. Adolescent and adult differences in major depression symptom profiles. J Affect Disord 2019; 15;243:175−181.

Saul JS, Rodgers RF. Adolescent Eating Disorder Risk and the Online World.
Child Adolesc Psychiatr Clin N Am 2018;27(2):221−8.

Schlechter AD, O'Brien KH, Stewart C. The Positive Assessment: A Model for Integrating Well−Being and Strengths−Based Approaches into the Child and Adolescent Psychiatry Clinical Evaluation. Child Adolesc Psychiatr Clin N Am 2019;28(2):157−69.

Sowell ER, Thompson PM, Tessner KD, Toga AW. Mapping continued brain growth and gray matter density reduction in dorsal frontal cortex: Inverse relationships during postadolescent brain maturation. J Neurosci 2001;21:8819−29

van Geel M, Goemans A, Vedder P.A meta−analysis on the relation between peer victimization and adolescent non−suicidal self−injury. Psychiatry Res 2015;15;230(2):364−8.

# 심리평가
## Psychological Assessment

## I. 개별 심리평가 Individual Psychological Assessment

저자 고영건

### 1 청소년을 위한 심리평가

청소년기는 일종의 '심리적 유예기(psychological moratorium)'에 해당된다(Erikson 1963). 청소년들은 아동기와 성인기 사이의 과도기적인 모습을 보인다. 그렇기 때문에 임상 장면에서 청소년을 대상으로 심리적 특성에 대한 평가를 진행할 때는 청소년기에 관한 기본적인 이해가 선행되어야 하며 구체적인 평가 방법과 절차를 선택하는 데도 특별한 주의가 필요하다.

심리평가(psychological assessment)는 개인의 특성에 대한 정보를 제공해주는 다양한 검사를 활용해 개인을 체계적으로 이해함으로써 개인이 삶에서 경험하는 문제들을 보다 적응적이고 성숙한 방식으로 해결할 수 있도록 돕는 절차를 말한다(Gary 2016). 기본적으로 심리평가는 심리측정법(psychometric method)과는 다르다. 심리측정은 지적인 능력이나 특정 영역에서의 기술 수준을 객관적으로 평가하는 절차를 말한다. 이러한 접근에서는 주로 자료 수집과 평가에서의 '객관성'에 초점을 맞춘다. 따라서 심리측정에서는 기계적이고 자동화된 방식으로 검사를 실시하고 채점하며 해석할 수 있을 정도의 표준화된 절차를 중시한다. 이러한 점 때문에 심리측정적 접근에서 평가자의 전문성은 상대적으로 중요한 역할을 하지 않는다.

하지만 심리측정과 같은 기계적이고 자동화된 접근만으로는 인간의 마음과 행동이 나타내는 복잡하고도 미묘한 특징들을 적절히 포착해내기 어렵다. 심리측정적으로 제아무리 정교하게 표준화된 평가방법을 사용한다 하더라도, 그러한 방법을 통해 수집된 정보가 검사 목적에 부합되는 정보를 제공해 주는지를 전문적으로 검토하는 과정은 필수적이다. 이것이 바로 임상 장면에서 요구되는 전문가의 역할이라고 할 수 있다.

일반적으로 임상장면에서는 다양한 형태의 심리평가 기법들을 활용한다. 하지만 그럼에도 불구하고 마치 심리평가 접근이 단일한 과정인 것처럼 논의되는 경우가 있다. Kiesler (1966)는 이러한 문제를 '동일성의 허구(uniformity myth)'라고 불렀다. 심리평가에서 동일성의 허구 문제를 고려하는 것은 중요하다.

심리평가는 청소년이 보다 성숙하고 행복한 삶을 살 수 있도록 도울 수 있는 효과적인 도구이지만 현실에서 그러한 효과가 실제로 나타나기 위해서는 심리평가 과정에서 '사실이지만 쓸모 없음'의 함정에 빠져서는 안 된다. 사실 청소년의 심리적 특성을 정확하게 평가할 수 있다고 알려진 측정 도구들은 대단히 많다. 문제는 그러한 측정 도구들이 청소년들이 실제 삶의 문제들을 효과적으로 해결해 나갈 수 있도록 돕는 데 얼마나 효과적인지는 의문이다.

예를 들면, 우울감을 호소하는 청소년을 대상으로 심리평가를 통해 그 청소년의 우울 수준을 평가하는 것은 충분히 가능한 일이다. 비록 임상 장면에서 내담자나 환자의 우울 수준에 대한 객관적인 평가가 필수적인 정보에 해당될지라도, 이것이 심리평가가 제공하는 유일한 정보가 되어서는 안 된다. 심리평가의 핵심과정은 수검자에 대한 심리학적 이해를 바탕으로 문제를 명료화하고 치료 계획을 수립하며 최종적으로 치료 결과를 평가할 수 있는 기준까지도 포함하는 것(박영숙 등 2010)이어야 하기 때문이다. 따라서 심리평가가 우울한 사람에 대해 단순히 우울한 상태에 있다는 것을 알려주는 식으로만 진행되어서는 안 된다.

근원적으로 심리평가가 어려운 이유 중 하나는 그 대상 영역이 바로 보이지 않는 마음의 세계라는 점과 밀접한 관계가 있다. 주요 심리평가 내용은 행복감, 자존감, 유능감, 신뢰감, 우울감, 불안감, 외로움 등 주로 내현적인 행동들이다. 이러한 내현적인 행동들은 객관적으로 평가하기가 매우 어렵다. 특히, 임상적 평가에서는 개인의 특성을 문제 상황의 맥락 속에서 주의 깊게 평가하는 것이 중요하다(Woody 1980).

어떤 의미에서 우리의 마음은 '읽기 힘든 커다란 지도'와 같다고 할 수 있다(마리오 푸익 2012). 그 지도 속에는 선명하고 밝은 부분도 있지만 어두운 그림자도 있다. 특히 이 지도의 한 쪽 영역은 글씨가 투명잉크로 쓰여 있어서 촛불을 가까이 비추고서 바라볼 때만 메시지를 정확하게 읽을 수 있다. 이러한 점들 때문에 주로 임상 장면에서는 자동화된 방식의 심리측정보다는 전문가에 의한 심리평가가 더 중시된다. 그리고 심리평가 영역에서 가장 체계적으로 교육받고 엄격한 임상수련과정을 거치는 대표적인 정신건강 전문가는 바로 임상심리전문가다.

본 장에서는 임상 장면에서 청소년들을 대상으로 활용할 수 있는 주요 심리평가 기법들을 소개하고자 한다. 단, 심리평가에 활용되는 검사들이 매우 다양한 관계로 이 글에서는 종합심리검사에 전형적으로 포함되는 검사인 동시에 수검자를 직접 평가하는 검사 위주로 다루고자 한다.

## 2  심리평가의 핵심요소로서의 임상 면접

심리평가는 본질적으로 치료적 기능을 수행할 수 있다(박영숙 등 2010). 효과적인 심리평가를 위해서는 검사자와 수검자 간 치료적 관계가 선행되어야 하는데 그 자체가 치료적인 의미를 가질 수 있다. 또 심리평가 결과는 수검자에게 새로운 통찰의 기회를 제공해 줄 수 있다. 심리평가가 치료적 기능을 수행하는 데 임상 면접은 핵심적인 요소 중 하나다. 면접 과정에서 심리평가에 대한 구조화가 이루어지기 때문이다.

심리평가의 구조화를 위해 면접 과정에서 검사자는 수검자의 주요 관심사 혹은 적응 상의 문제를 파악하고 수검자와 치료적인 관계를 형성해야 한다. 또 검사자는 면접 과정에서 수검자와 심리평가의 목표에 대해 합의함으로써 심리평가에 대한 수검자의 동기 수준을 높이고 구체적으로 어떤 심리검사를 사용할 것인지에 대해서도 수검자와 정보를 공유하게 된다. 청소년을 대상으로 한 심리평가 과정에서는 수검자의 참여 동기를 강화하는 작업이 매우 중요하다.

흔히 임상 장면에서는 적응에 어려움을 겪거나 정신과적인 문제 증상을 나타내는 수검자들이 심리평가에 참여한다. 보통 임상 장면에서 심리평가는 수검자가 자신의 생활에서 오랫동안 불만족감 혹은 불편감을 경험한 후 전문적인 평가가 필요하다고 생각하게 될 때 진행된다. 이처럼 수검자가 자발적으로 전문적인 평가를 받기로 결심하는 경우도 있지만, 때로는 가족이나 소속 기관으로부터 전문적인 평가를 받아보라는 요구를 받고서 평가에 참여하게 되는 경우도 있다. 또 때때로 청소년 수검자의 부모들은 담당 교사로부터 전문적인 평가를 받아보라는 압력을 받기도 한다.

이 모든 경우, 어떤 이유에서든지간에 전문적인 평가가 필요하다는 점은 동일하지만 심리평가를 필요로 하는 구체적인 이유는 제 각각일 수밖에 없다. 바로 그렇기 때문에 심리평가에서 검사자의 중요 과제 중 하나는 바로 앞서 이러한 수검자들 간 동기 수준에서의 차이를 파악하는 것이다. 이런 점을 고려해 볼 때, 심리평가 과정에서는 임상적 면접을 통해 심리평가에 대해 구조화하는 것이 특별히 중요한 의미를 갖는다.

심리평가의 구조화 과정에서 필수적으로 고려해야 할 개념 중 하나는 바로 '승화된 긍정성'이다. 이것은 인간의 강점과 약점 그리고 미덕과 악덕이 통합된 긍정성을 말한다(고영건과 김진영 2012). 이러한 승화된 긍정성을 이해하기 위해서는 소원과 희망의 차이를 구분하는 것이 중요하다. 소원은 사람들이 이루어지기를 바라는 것으로서 사람들은 저마다 원하는 것이 다르다. 삶에서 사람들의 소원은 이루어지는 것보다는 이루어지지 않는 것이 훨씬 더 많다. 이런 점에서 임상 장면에서 대부분의 수검자는 수많은 좌절과 상처 경험을 안고서 심리평가에 참여한다.

중요한 점은 삶에서 희망이 오직 한 가지 형태로만 존재한다는 것이다. 그것은 바로 자신의 삶이 가치가 있다고 믿느냐 아니면 무가치하다고 믿느냐 하는 점이다. 소원이 이루어지지 않아 좌절하더라도 희망을 간직하는 한 우리는 절망에 빠지지 않을 수 있다. 하지만 희망을 잃어버리는 순간 삶은 걷잡을 수 없이 무너져 내리게 된다. 따라서 임상 면접을 통한 심리평가의 구조화 과정에서의 핵심 과제는 바로 수검자와 치료적 관계를 맺음으로써 수검자에게 희망을 선물하는 것이다.

청소년을 대상으로 한 심리평가 과정에서 주의를 기울여야 할 또 다른 측면은 수검자의 독립성과 사생활 보호 문제이다. 임상 장면에서 청소년 수검자들은 주로 부모와 함께 방문하는 경우가 많다. 그러한 청소년 수검자들과 치료적 관계를 맺기 위해서는 기본적으로 심리평가 과정에 대해 동의를 구하는 것이 필요하다. 또 심리평가 결과를 부모나 교사에게 전달하는 경우에도 청소년 수검자와 충분한 대화를 통해 동의를 구한 후에 진행하는 것이 중요하다.

임상적 면접 과정에서 얻은 정보는, 심리평가 결과를 해석하는데 중요하게 활용된다. 면접은 형식상 구조화 정도에 따라 비구조화된 면접, 반구조화된 면접, 그리고 구조화된 면접으로 분류할 수 있다. 비구조화된 면접에서는 일정한 틀 없이 수검자의 주호소 문제 등에 따라 자유롭게 면접을 진행한다. 또 반구조화된 면접에서는 대략적인 질문 내용을 미리 정해 놓고 그 범위 내에서 자유롭게 면접을 진행한다. 마지막으로 구조화된 면접에서는 구체적인 질문의 내용과 질문방식 등 세부사항들을 정해놓고서 표준적인 방식으로 면접을 진행한다.

임상 장면에서 청소년을 대상으로 사용되는 대표적인 구조화된 면접으로는 DICA (Diagnostic Interview Schedule for Children and Adolescent)를 들 수 있다. 이것은 성인용 구조화된 면접도구인 DIS (Diagnostic Interview Schedule)를 청소년 면접도구로 변형한 것이다(Herjanic과 Reich 1982). 개정판 DICA는 13-17세 사이의 청소년에게 적용할 수 있으며 대인관계, 사회적 기능, 및 다양한 정신과적 증상들에 관한 질문항목으로 구성되어 있다. 기본적으로 DICA는 높은 수준으로 구조화되어 있기 때문에 검사자가 전문성을 발휘할 수 있는 여지가 상대적으로 적으며 부모와 청소년이 보고하는 내용 간 일치도가 상대적으로 떨어진다는 문제가 있다(Reich 2000).

## 3 청소년용 자기보고식 검사

심리평가에 활용되는 심리검사의 주요한 형태 중 하나는 바로 자기보고식 검사이다. 자기보고식 검사를 통해 개인의 특성을 평가하기 위해서는 수검자가 검사 문항에 신뢰롭게 응답할 수 있어야 한다. 하지만 자기보고식 검사를 통해 개인의 특성을 평가하고 그러한 평가치의 신뢰도와 타당도를 검증하는 것은 매우 어렵다. 왜냐하면 사람들은 자기 내면의 현재 상태를 잘 모를 뿐만 아니라 과거 경험에 대해서도 잘 기억해내지 못하기 때문이다. 설사 개인이 과거의 경험을 잘 기억하고 있다 하더라도 그것이 실제와 얼마나 일치하는 지를 확인하기는 대단히 어렵다.

정신과 환자와 정상인이 자신의 특성에 대해 스스로 보고하는 내용을 비교한 연구(Greene 1991)에 따르면, 놀랍게도 정상인이 다양한 문제증상들에 대해 실제 정신병 환자 또는 신경증 환자보다도 자신에게 문제가 더 많다고 보고하는 것으로 나타났다. 예를 들면, "당신은 타인에 대해 비판적입니까?"라는 질문에 대해서 정신병 환자들은 39%, 신경증 환자들은 32% 그리고 정상인들은 69%가 "그렇다"라고 응답했다. 하지만 객관적으로는 명백히 정신병 환자들과 신경증 환자들이 문제행동들을 더 많이 나타낸다. 이러한 연구 결과는 자기보고식 검사 결과를 활용할 때는 특별한 주의가 필요하다는 점을 보여준다.

자기보고식 검사의 또 다른 약점은 긍정편향의 문제이다(크리스토퍼 피터슨 2010). 흔히 사람들은 자기보고식 검사에서 자신을 실제보다 더 좋게 평가하려는 경향이 있다. 따라서 개인의 특성을 평가할 때 오직 자기보고식 검사에만 의존하는 것은 적절하지 않다.

하지만 자기보고식 검사의 이러한 한계가 개인의 특성을 평가할 때 자기보고식 검사를 활용하는 것이 불가능하다는 점을 의미하지는 않는다. 다음의 조건을 충족시키는 경우 자기보고식 검사로도 개인의 특성을 평가하는 것이 가능할 수 있다.

첫째, 자기보고식 검사 결과에 측정오차가 포함될 가능성을 있는 그대로 인정하는 것이다. 자기보고식 검사로는 오차 없이 개인의 특성을 평가하기는 것이 사실상 불가능하다. 하지만 온도계, 기압계, 속도측정기 같은 과학적인 도구도 완벽하지 않은 것은 마찬가지다. 어떤 과학적인 도구도 오차는 존재하기 마련이다. 따라서 측정도구에서 중요한 점은 해당 측정값이 오차를 감안하더라도 얼마나 유용한가 하는 것이다. 가구를 수리할 때 불완전한 도구를 사용할 경우 그 작업은 매우 힘든 일이 될 수 있다. 하지만 아무리 결함이 많은 공구를 사용하더라도 맨손으로 작업할 때보다는 훨씬 더 낫다.

둘째, 자기보고식 검사가 불완전한 점을 고려해 통계적인 방법을 사용해서 그러한 약점을 보완하는 것이다(대니엘 길버트 2006). 예를 들어, 두 사람이 동전을 던져서 앞면이 나온 사람이 식사비를 내기로 했다고 가정해 보자. 만약 동전을 10번 던져서 한 명이 7번을 이긴다면 이것은 통계적으로 어느 정도는 일어날 수 있는 일이다. 하지만 같은 조건으로 동전을 100번 던졌을 때 한 사람이 70번이나 이긴다면 이것은 통계적으로는 매우 예외적인 사건이라고 할 수 있다. 사실 이러한 사건이 일어날 확률은 0%에 가깝다.

이러한 원리를 자기보고식 검사에 적용해 보면 다음과 같다. 총점이 10점인 자기보고식 우울 검사를 청소년 1,000명에게 실시한 결과, 평균점수가 7점이고 표준편차가 1점인 것으로 나타났다고 가정해 보자. 이 검사에서 철수가 9점을 받고 영수가 5점을 받는 경우, 확률적으로 철수가 영수보다 더 우울한 상태에 있다고 해석하는 것은 타당한 주장이 될 수 있다. 비록 완벽한 것은 아니더라도 그러한 주장은 과학적으로도 충분히 정당성을 인정받을 수 있다.

대표적인 청소년용 자기보고식 검사로는 청소년용 다면적 인성검사(MMPI-A: Minnosota Multiphasic Personality Inventory-A)를 들 수 있다. 이것은 청소년의 성격 및 정신병리를 평가하는 도구들 중 가장 널리 사용되는 검사(한경희 등 2017)로서 만 13-18세 청소년에게 활용될 수 있으며 478문항에 대해 '예/아니오'로 응답하도록 구성되어 있다.

MMPI-A는 성인용 다면적인성검사(MMPI-2)를 청소년용으로 표준화한 것이다. 성인용 검사인 MMPI-2를 청소년에게 그대로 적용할 수 없는 이유 중 하나는 성인용 척도를 사용할 경우, 반사회성 척도(Pd) 등에서 성인들보다 더 높은 점수를 나타내기 때문이다. 또 성인용 질문지에는 청소년에게 질문하기 적절하지 않은 문항들이 포함되어 있었으며 약물남용, 학교적응, 가족갈등, 식사문제 등 청소년기에 흔히 발생하는 문제와 관련된 문항들이 충분히 포함되어 있지 않았다.

MMPI-A와 MMPI-2는 타당도 척도와 임상척도로 구성된 점이나 척도의 점수산출방법 등 검사의 주요 특징은 서로 유사하다. 〈표 29-1〉은 MMPI-A의 주요 척도들을 보여준다.

MMPI-A에서는 어느 척도의 T 점수가 65점 이상이 되는 경우 임상적으로 유의미한 상승으로고 평가한다. 이러한 경우, 〈표 29-1〉에 소개된 척도별 기준에 기초해 프로파일을 해석하는 것이 가능하다. 그리고 T 점수가 60-64점 사이에 해당되는 경우에는 약간 높은 상승으로 간주한다. 이러한 경우에는 프로파일 해석을 시도하되, 잠정적인 해석으로 활용하는 것이 필요하다.

**표 29-1. 청소년용 다면적 인성검사 (MMPI-A)의 주요 척도**

| | 척도명 | 척도의 의미와 일반적 성격특성 |
|---|---|---|
| 타당도 척도 | 무응답(?) | 질문에 응답하지 않거나 예-아니오에 모두 응답한 문항 수 |
| | 무선반응 비일관성(VRIN) | 일관성 없이 응답하는 경향성 |
| | 고정반응 비 일관성(TRIN) | 획일적으로 한쪽으로(예 또는 아니오)만 응답하는 경향성 |
| | 비전형성1(F1) | 검사의 전반부 문항에 대해 비전형적으로 응답하는 경향성 |
| | 비전형성2(F2) | 검사의 후반부 문항에 대해 비전형적으로 응답하는 경향성 |
| | 비전형(F) | 심각한 부적응을 나타내는 방향으로 응답하는 경향성 |
| | 부인(L) | 사소한 약점조차도 인정하지 않는 방어적 경향성 |
| | 방어성(K) | 지적이고 세련된 방식으로 방어하는 경향성 |
| 임상척도 | 1.Hs(건강염려증) | 정신적 스트레스를 신체적으로 표현하는 경향성 |
| | 2.D(우울증) | 스트레스 사건에 대한 반응으로서의 우울 증상 |
| | 3.Hy(히스테리) | 타인의 애정 및 사회적 인정에 대한 욕구 수준 |
| | 4.Pd(반사회성) | 권위적 인물에 대한 반감과 충동적인 경향성 |
| | 5.Mf(남성/여성성) | 전형화된 남성적 흥미 혹은 여성적 흥미 정도 |
| | 6.Pa(편집증) | 타인의 동기에 대한 의심과 경계 수준 |
| | 7.Pt(강박증) | 강박적 사고와 불안 수준 |
| | 8.Sc(분열증) | 비관습적인 사고 및 행동 경향성 |
| | 9.Ma(경조증) | 사고의 비약과 기분의 고양 그리고 활동성의 과도한 증가 |
| | 0.Si(내향성) | 사회적 상황으로부터의 고립 정도 |

# 4 로르샤흐 검사

로르샤흐(Rorschach)검사는 심리평가에 활용되는 검사 중 가장 대표적인 투사검사라고 할 수 있다. 투사적 가설에서는 수검자에게 모호한 자극을 제시할 경우, 수검자가 응답 과정에서 자신의 내면의 정보를 자연스럽게 드러내게 된다고 주장한다. 하지만 심리평가의 역사에서 투사적 가설(projective hypothesis)을 둘러싼 대립은 가장 치열한 논쟁을 양산했던 주제 중의 하나다(Exner 1993).

로르샤흐 검사는 주요한 성격검사 중 하나다. 그렇다면, 로르샤흐 검사로는 어떻게 성격을 측정할 수 있을까? 예컨대, MMPI-A의 경우에는 성격의 다양한 측면에 대해서 수검자가 스스로 자신의 상태가 어떤 지 응답하게 된다. 따라서 수검자가 응답한 내용을 체계적으로 정리해서 그 결과를 수검자의 성격과 연관지어 해석하는 데는 별다른 문제가 발생하지 않는다.

하지만 로르샤흐 검사에서 수검자는 낯선 인상을 주는 10장의 잉크반점 카드가 무엇처럼 보이는 지에 대해서 응답하게 된다. 수검자가 자신에 대해서 응답한 것이 아니라 처음 보는 낯선 카드에 대해서 응답한 내용이 어떻게 그 사람의 성격을 드러내 줄 수 있다는 것일까?

이러한 물음에 대한 전통적인 설명 중 하나는 로르샤흐 카드가 모호하고 애매한 인상을 주기 때문에 피검자는 그 카드에 응답하는 과정에서 자신의 욕구, 흥미, 그리고 전반적인 심리적 조직화 경향성을 드러낸다는 것이다(Weiner 1998). 하지만 카드가 애매하기 때문에 누군가 응답과정에서 추측해서 답했을 경우, 그렇게 카드에 대해서 단지 추론했을 뿐인 내용이 정말로 그 사람의 성격을 나타낸다고 보장할 수 있을까?

사실 로르샤흐 검사와 관련된 가장 대표적인 이슈 중 하나는 수검자의 반응이 '그냥 그렇게 보였기 때문에, 응답한 것일 뿐'이라는 수검자의 방어적인 태도에 대해서 어떻게 하면 과학적인 해석틀을 유지할 수 있을 것인가 하는 문제라고 할 수 있다. 이러한 의문에 답하기 위해서는 로르샤흐 검사의 창안자라고 할 수 있는 헤르만 로르샤흐(Hermann Rorschach)의 견해부터 살펴볼 필요가 있다.

1921년에 헤르만 로르샤흐는 '심리진단법(Psychodiagnostics)'이라는 이름으로 로르샤흐 검사 기법에 관한 기념비적인 저술을 발표하였다. 그 책 서문에서 헤르만 로르샤흐는 비록 경험적인 기초 위에서 저술된 것이기는 하지만, 로르샤흐 심리진단법의 이론적 토대가 아직은 미약하기 때문에 차후에 지속적인 보완작업이 필요하다고 제시하였다. 이처럼 처음에 헤르만 로르샤흐는 로르샤흐 검사의 본질에 대해 이론적으로 단정짓는 것을 매우 경계하였다. 하지만 그러한 전제 하에서, Rorschach(1921)는 그 검사가 무의식을 탐구하는 도구로 오인되어서는 안된다고 조심스럽게 제안하였다.

그 후 헤르만 로르샤흐는 과학적인 재능과 심리학적인 통찰력에 기초하여 로르샤흐 검사에 대한 이해를 충실하게 증진시켜 나갔다. 그러나 비극적인 사건이 일어났다. 1922년 4월에 헤르만 로르샤흐는 복부의 통증으로 고통 받다가 병원 응급실에 입원하였고 그 다음날 아침에 세상을 떠났다. 이 때 그의 나이는 겨우 37살이었다. 그러한 비극적인 사건이 일어나기 몇 주 전에 헤르만 로르샤흐는 로르샤흐 검사와 정신분석 간 관계에 대한 그간의 연구 성과를 발표하기 위한 원고를 준비하고 있었다. 하마터면 사장될 뻔 했던 그 글은 그의 동료에 의해 1923년에 발표되었다(Exner 1993). 그 논문에서는, 놀랍게도 로르샤흐 검사와 무의식의 관계에 대한 헤르만 로르샤흐의 처음 생각이 뒤집어져 있었다. 그 논문에서 헤르만 로르샤흐는 로르샤흐 검사에 대한 수검자의 반응이 무의식에 대한 깊이 있는 통찰을 제공해 줄 수 있다고 주장하였다(Weiner 1998).

헤르만 로르샤흐가 사망한 이후, 로르샤흐 검사를 정신역동적인 이론에 접목하고자 했던 많은 임상가들이 로르샤흐 검사의 유용성을 과대추정하고서 다소 비현실적인 주장을 펼치기도 했다. 일례로 1950년대와 1960년대에, 많은 검사자들이 로르샤흐 검사를 '마음에 대한 X-ray같은 것'으로 간주하기도 했다. 그 과정에서 많은 사람들이 로르샤흐 검사의 임상적 가치를 비난하였고 심지어는 로르샤흐 검사가 심리검사로서 가치가 없다는 극단적인 비난이 제기되기도 했다. 하지만 이러한 비난은 주로 로르샤흐 검사의 실시절차와 해석 원리에 대한 오해에서 비롯된 것들이 대부분이다. 이런 점에서 로르샤흐 검사에 대해 올바르게 이해하기 위해서는 먼저 로르샤흐의 '카드특성(card pull)'에 관해 살펴볼 필요가 있다.

로르샤흐 카드에는 자극으로서의 명백한 특징과 모호한 특징 두 가지가 모두 들어 있다 (Weiner 1998). 만약 수검자가 잉크반점들의 물리적인 자극 특성에 기초해 반응하게 되면 그 때의 반응들은 주로 명백한 카드특성에 근거해서 형성된 것으로 평가할 수 있다. 이러한 명백한 자극특성들에는 1) 잉크반점들이 단순하고 붙어있는 형태(카드 I, IV, V, VI, VII)인지 아니면 복잡하고 흩어져 있는 형태(카드 II, III, VIII, IX, X)인지 여부 2) 전통적으로 결정적인 조각들(Critical bits)이라고 불리는 움직임 반응을 유발하는 잉크반점들의 형태, 음영, 색채 속성들 3) 다양한 사물들과의 전반적인 유사성 등이 포함된다.

대조적으로 수검자가 자신의 개인적인 연상내용에 기초하여 잉크반점들에 반응하게 되면, 그때의 반응들은 주로 모호한 자극 특성에 근거해서 형성된 것으로 볼 수 있다. 명백한 카드특성에 기초해 형성된 반응에는 수검자의 독특한 성격역동에 대한 정보가 거의 들어있지 않은 반면, 모호한 카드특성에 기초한 반응에는 개인의 내면에 존재하는 욕구, 태도, 갈등 및 관심 등 다양한 투사적 정보들이 담겨져 있다. 따라서 로르샤흐 결과를 효과적으로 해석하기 위해서는 피검자의 로르샤흐 반응에서 명백한 카드특성에 기초한 반응과 모호한 카드특성에 기초한 반응, 즉 투사적인 반응을 구분해내는 것이 무엇보다 중요하다고 할 수 있다.

이러한 문제와 관련해서 Weiner (1998)는 다음과 같은 예를 제시한 바 있다. 예를 들어, 로르샤흐 검사에서 대부분의 수검자는 음영의 자극특성이 두드러지는 4번이나 6번 카드에 응답할 때 동물가죽과 같은 반응을 적어도 하나 정도는 나타낸다. 흔히 로르샤흐 검사에서 동물가죽과 같은 재질 반응은 대인관계에서 친밀한 관계를 편안하게 받아들일 수 있는 특성을 반영하는 것으로 해석된다. 따라서 4번이나 6번 카드에서 동물가죽 반응을 나타낸 사람은 평균 수준의 애착능력을 지니고 있다고 해석할 수 있다. 하지만 어느 청소년이 남들과는 다르게 9번 카드에서 재질 반응을 나타냈다고 가정해보자. 더구나 그 청소년이 9번 카드의 분홍색 부분에서 '끈적끈적한 솜사탕' 반응을 나타냈다고 해보자. 그렇다면, 이러한 응답 패턴은 그 청소년에 대한 독특한 투사적 정보를 산출할 수 있는 좋은 기회를 제공해 준다.

그 청소년은 4번나 6번 카드의 주요 특징 중 하나인 진한 검정색과 회색 자극에 의해 울적한 감정을 경험했고 이러한 조건 하에서는 친밀감에 대한 지향성을 표현하는 것을 힘들어 했을 수 있다. 반면에 밝고 유쾌한 파스텔톤의 인상을 주는 9번 카드에서는 상대적으로 친밀한 관계에 대한 욕구를 더 잘 드러낸 것일 수 있다. 다만, 그 경우에도 그 청소년은 친밀한 관계에 대한 욕구를 양가적이고 구강기적인 형태로 표현했다고 해석할 수 있다. 왜냐하면 "끈적끈적한 솜사탕" 반응은 전형적으로 색채와 음영이 혼합되어 나타난 반응이기 때문이다.

물론 이러한 해석들은 추론에 해당되기 때문에 추가 정보를 통해 검증되기 전까지는 결론을 내리기 보다는 잠정적인 가설의 형태로 다루는 것이 바람직하다. 그럼에도 불구하고, 이러한 접근은 로르샤흐의 카드특성과 성격역동에 관한 심리학적인 지식에 기초한 합리적인 해석이라고는 할 수 있다.

로르샤흐 검사를 실시하고 해석하는 과정은 심리평가 중에서도 가장 높은 수준의 전문성을 필요로 한다. 왜냐하면, 로르샤흐 검사를 실시하고 해석하기 위해서는 Exner (1993)의 종합체계와 같은, 학술적으로 공인된 원칙에 기초해 수검자의 언어적인 반응을 '로르샤흐 언어'로 번안해내는 과정에 대한 충실한 이해가 필요하기 때문이다.

Exner (1993)의 종합체계에서는 수검자의 반응을 채점하여 구조적 요약(structural summary) 자료로 환산해낸 뒤, 규준 자료에 의거해 과학적인 해석을 진행한다. 예를 들면, 구조적 요약에서 'Lambda'는 수검자가 잉크 반점에서 주로 형태 특징에 대해 언급하고 형태 특징 이외의 복잡하고 애매모호한 특징들에 대해서는 상대적으로 적게 언급하는 경향성을 나타낸다. Lambda 값이 크면, 카드 자극에 대해 회피적인 태도로 반응했음을 뜻하며 그 값이 작으면, 카드 자극과 적절한 거리를 유지하지 못하고 과도하게 빠져들었음을 의미한다.

## 5 그림 검사

청소년을 대상으로 실시할 수 있는 대표적인 그림 검사로는 집-나무-사람(H-T-P) 그림 검사를 들 수 있다. Buck (1948)은 대부분의 연령층이 누구나 쉽게 그릴 수 있는 친숙한 대상이며 개인의 무의식적인 면을 반영하는 상징성이 두드러진 소재로 집-나무-사람을 제시하였다. HTP 검사에서는 수검자에게 이 세 가지 대상에 대해 그림을 그리도록 한 후, 추가 질문을 통해 개인의 특성을 파악하고자 시도하게 된다.

심리학적인 관점에서 볼 때, 그림은 일종의 '비언어적인 언어'로서 훌륭한 의사소통 수단이 될 수 있다. HTP 검사에서 집은 수검자의 가정에 대한 태도와 부모 및 가족과의 관계를 상징적으로 보여준다. 그리고 나무는 인생과 성장 그리고 자아상을 상징하는 이미지에 해당된다. 뿌리에서 가지 혹은 열매까지로 이어지는 나무의 발달상은 삶이 전개되어 나가는 모습을 비유적으로 보여준다. 수검자의 입장에서 볼 때, 나무를 그리는 것은 자기 자신을 직접 드러낸다는 느낌이 덜 들기 때문에 상대적으로 방어적인 태도도 줄어드는 경향이 있다. 결과적으로 나무 그림은 수검자의 무의식적인 감정과 갈등을 반영해 주는 것으로 알려져 있다. 또 사람은 자아상, 이상적 자기 모습, 의미 있는 타인의 모습에 대한 주관적인 지각 내용 등을 보여준다.

HTP 검사를 해석할 때는 지우개를 사용하는 방식, 그림의 크기와 위치, 필압과 선의 처리 방식 등을 종합적으로 평가한다. 지우개를 많이 사용하는 것은 불안, 강박적 특성, 우유부단함 등과 관계있다. 그리고 보통 그림은 종이의 중앙에 위치하지만 상하좌우 어느 한 쪽으로 치우치는 경우 정서적인 불안정성과 관계있다. 그림의 크기는 종이의 사이즈를 고려해 적절히 균형을 맞춘 형태가 일반적이다. 종이에 비해 지나치게 큰 그림은 자기중심성 혹은 과도한 성취욕 등을 반영할 수 있는 반면, 그림의 크기가 작은 경우는 심리적인 위축감과 관계있다. 지나치게 필압이 강하게 나타나는 경우 긴장 수준이 높거나 공격적인 성향과 관계가 있다. 대조적으로, 필압이 약하게 나타나는 경우는 자아강도가 약하고 불안정하거나 에너지 수준이 낮은 것으로 해석된다. 선의 처리 방식 면에서 음영이 포함되는 것은 정서적인 불편감과 관계있으며 선이 굵은 것은 정서적인 안정성 그리고 선이 가늘게 나타나는 것은 섬세한 성격과 관계가 있다.

HTP 검사에 더해 동적 가족화(KFD: Kinetic Family Drawing) 검사를 진행하는 것도 청소년 수검자를 이해하는 데 중요한 도움을 줄 수 있다. KFD 검사는 청소년이 지각하는 가족 구성원들에 대한 생각과 감정 그리고 태도 등을 시각적으로 보여준다. 청소년의 KFD 검사에는 가족 내에서 수검자에게 가장 중요한 영향을 주거나 부정적인 영향을 주는 사람에 대한 정보가 상징적으로 담기게 된다. 또 KFD 검사는 가족들 간 힘의 분포, 친밀감 그리고 단절감 등 가족 내 역동을 잘 보여준다(Burns & Kaufman, 1987). 이러한 정보는 임상 장면에서 청소년을 진단하고 치료하는데 중요한 역할을 할 수 있다.

KFD 검사에 나타난 가족들의 모습은 임상적으로 중요한 정보를 제공해 준다. 실제 가족 중에서 그림 속에 담기지 않은 사람이 있거나, 가족이 아닌 사람이 그림 속에 포함되어 있는지 등을 살펴보는 것은 중요하다. 가족 중 일부가 그림에서 빠지는 경우 그 사람에 대한 수검자의 태도는 부정적인 것으로 해석할 수 있다. 때때로 우울한 수검자는 KFD 검사에서 자기자신을 빠뜨리고 그리기도 하는데 이러한 경우에는 자존감이 낮거나 우울한 상태에 있는 것으로 해석된다.

그림 속에서 가족 구성원 모두가 의미 있게 상호작용하고 있는지 여부 그리고 구성원들 중 일부만 상호작용하거나 가족들 간 상호작용이 전혀 드러나지 않는지에 따라 수검자가 가족을 바라보는 관점을 이해하는 것이 가능하다. 예를 들어, 가족들이 모여서 게임을 함께 하거나 함께 작업하는 그림에서는 가족들 간 상호작용이 의미 있게 나타나지만, 가족 구성원들이 서로 각자 다른 활동을 하고 있는 경우 상호작용이 없거나 부족한 것으로 해석할 수 있다.

KFD 검사를 해석할 때는 청소년이 가족들을 그린 순서에 대한 정보도 중요하다. 이러한 순서 정보는 수검자가 바라보는 가족 내 서열을 반영하거나 수검자가 심리적으로 중요하게 생각하는 순위를 반영하기도 한다.

KFD 검사에 나타난 가족의 얼굴표정은 수검자가 경험하는 정서적인 반응에 대한 직접적인 정보를 제공해 주기도 한다. KFD 검사에서 인물들의 얼굴 표정이 생략되는 경우, 수검자가 가족 내에서 경험하는 정서적인 어려움으로부터 심리적으로 거리를 두고자 하는 시도로 해석할 수 있다. 또 특정 인물만 나머지 가족들과 다른 방향을 바라보고 있는 것으로 그리는 경우, 이것은 수검자가 해당 인물에 대해 거부감을 나타낸 것으로 해석된다.

## 6 개인용 지능 검사

웩슬러(Wechsler) 지능검사는 전 세계적으로 청소년과 성인의 지능(IQ)과 인지적인 능력을 평가하는 데 가장 널리 활용되는 검사이다(Kaufman과 Lichtenberger 2006). 웩슬러 지능 검사는 수검자의 IQ를 정확하게 평가해줄 뿐만 아니라, 임상 장면에서 개인의 정신 병리를 평가하고 성격 특징과 내면의 갈등을 이해하는데 필요한 정보를 제공해 준다.

일반적으로 웩슬러 지능검사에서는 표준편차 정보를 활용해 개인 간 지능의 차이를 비교한다. 웩슬러 지능검사에서는 표준화 과정에서 원점수를 평균이 100이고 표준편차가 15인 점수의 분포로 변환한다. 따라서 누군가가 웩슬러 지능검사에서 IQ 130의 점수를 얻었다면, 이는 규준집단 평균치(100)에 비해 표준편차로 2배 더 큰 값으로서 백분위로는 상위 약 2% 수준에 해당된다.

웩슬러 지능검사 중 현재 한국에서 청소년을 대상으로 가장 널리 사용되는 검사는 K-WISC-V (Korean Wechsler Intelligence Scale for Children Fifth Edition)다. 이 검사는 만 6 세 16 세 사이의 아동 및 청소년을 대상으로 표준화되었다(Kimbell 2015). K-WISC-V의 경우, 소검사는 모두 16개이며 전체IQ, 기본 지표 5개, 추가 지표 5개로 구성되어 있다(곽금주, 장승민 2019). 표 29-2에는 K-WISC-V의 소검사가 소개되어 있다.

K-WISC-V는 인지신경과학 등 최근의 심리학 연구 결과들을 반영하는 동시에 CHC 이론에 기초해 표준화되었다. CHC (Cattell-Horn-Carroll) 이론은 인간의 인지 능력 구조에 대한 대표적인 이론으로 평가받고 있다(Keith & Reynolds, 2010). 이 이론은 3명의 심리학자, 레이몬드 카텔(Raymond B. Cattell), 존 혼(John L. Horn) 그리고 존 캐롤(John B. Carroll)의 실증적인 연구 성과를 바탕으로 하고 있다.

CHC 이론에서는 지능이 70여개의 좁은 능력(1층위)과 10여개의 넓은 능력 그리고 일반지능 g(3층위)의 위계적 모형으로 구성되어 있다고 파악한다(김상원과 김충육, 2011). 이 이론은 아동용에서 성인용에 이르기까지 많은 지능검사들을 제작하는 데 중요한 이론적 토대를 제공해 주었다.

전통적으로 아동용 지능검사는 일반지능 g 요인에 대해 높은 설명력을 갖는 유동성 지능

표 29-2. K-WISC-V의 소검사

| | | |
|---|---|---|
| **전체 척도** | 언어이해 | 공통성, 어휘, 상식, 이해 |
| | 시공간 | 토막짜기, 퍼즐 |
| | 유동추론 | 행렬추리, 무게비교, 공통그림찾기, 산수 |
| | 작업기억 | 숫자, 그림기억, 순차연결 |
| | 처리속도 | 기호쓰기, 동형찾기, 선택 |
| **기본지표척도** | 언어이해 | 공통성, 어휘 |
| | 시공간 | 토막짜기, 퍼즐 |
| | 유동추론 | 행렬추리, 무게비교 |
| | 작업기억 | 숫자, 그림기억 |
| | 처리속도 | 기호쓰기, 동형찾기 |
| **추가지표척도** | 양적추론 | 무게비교, 산수 |
| | 청각작업기억 | 숫자, 순차연결 |
| | 비언어 | 토막짜기, 퍼즐, 행렬추리, 무게비교, 그림기억, 기호쓰기 |
| | 일반능력 | 공통성, 어휘, 토막짜기, 행렬추리, 무게비교 |
| | 인지효율 | 숫자, 그림기억, 기호쓰기, 동형찾기 |

을 적절히 측정해내지 못하였다. 유동성 지능(fluid intelligence)은 자동적으로 수행할 수 없는 새로운 문제들을 풀기 위해 심사숙고하고 개념을 형성하며 분류하고 가설을 도출하는 동시에 검증하는 등의 정신적인 조작을 하는 지적 능력을 말한다. 유동성 지능과 대비되는 개념으로는 결정적 지능(crystallized intelligence)이 있다. 이것은 언어와 문화적 개념 및 정보를 습득하는 데 활용되는 지적 능력으로서 주로 교육경험에 의해서 영향을 많이 받는 능력을 말한다.

K-WISC-V는 유동적 지능을 더욱 강조하는 형태로 표준화된 것으로 보고되었다(곽금주와 장승민 2019). 또 K-WISC-V는 임상 장면에서 학습장애와 주의력결핍과잉행동장애(ADHD)의 문제를 보이는 청소년에 대한 심리평가 과정에서도 유용하게 활용될 수 있다. 예를 들면, 주의력결핍과잉행동장애 청소년은 K-WISC-V 소검사들 중 주의기능과 연관된 산수, 숫자, 기호 쓰기 소검사에서 저조한 수행을 보일 수 있다. 또 학습 장애 중 읽기 장애의 문제를 보이는 청소년의 경우에는 산수문제, 기호쓰기, 상식문제, 숫자 소검사에서 낮은 점수를 나타낼 수 있다.

## 7 맺음말

심리평가는 다양한 심리검사를 활용해 개인을 이해함으로써 개인이 성숙한 삶을 살 수 있도록 돕는 절차를 말한다. 심리측정적으로 아무리 정교하게 표준화된 평가방법을 사용하더라도, 수집된 정보가 검사 목적에 부합되는 지를 검토하기 위해서는 전문가가 필요하다. 일반적으로, 종합심리검사는 임상 면접, 자기보고식 검사, 로르샤흐 검사, 그림 검사, 개인용 지능 검사 등으로 구성된다. 효과적인 심리평가를 위해서는 검사자와 수검자 간 치료적 관계가 선행되어야 하며 그 자체가 치료적인 의미를 가질 수 있다. 그리고 심리평가 결과는 수검자에게 스스로를 새롭게 바라볼 수 있는 통찰의 기회를 제공해 준다.

## Ⅱ. 학교기반(집단) 스크리닝 평가 School-Based Screening Test

저자 강윤형

## 1 왜 학교기반인가?

청소년 정신건강에 대한 스크리닝 평가는 우리나라 청소년들이 가장 많은 시간을 보내는 학교에서 이루어지는 것이 접근성이라는 관점에서 합리적이라 할 수 있다. 전국의 학교 밖 청소년 숫자는 24만명으로 추정되며(2018년 12월기준), 점차 늘어나는 추세이고, 이들의 정신건강 문제에 대한 평가는 지역사회 기반으로 이루어져야 하지만, 대부분의 청소년이 학교에서 생활하고 있기 때문에, 학교에서 정신건강에 대한 스크리닝 평가가 이루어지는 것이 합당하다고 할 수 있다.

또한 정신건강상의 어려움을 갖고 있는 학생들은 학교생활에서 문제가 드러나기 때문에 교사들이 학생 정신건강의 문제점들에 대한 최초의 발견자가 될 가능성이 높으며, 학생의 문제행동에 대한 가장 정확한 평가자가 될 수 있다. 또한 교사들은 학생의 문제행동이 발견되었을 때 일차적으로 학교생활에서 학생에게 도움을 줄 수 있는 방안을 모색하고, 더 나아가서는 외부 치료기관과 연계를 시도할 수 있다.

## 2 학교 기반 스크리닝 평가의 두 줄기

청소년 정신건강에 대한 학교 기반 스크리닝 평가는 크게 두 줄기로 2005년부터 질병관리청(구,질병관리본부)에서 시행하고 있는 청소년 건강행태 온라인조사의 일부로 시행되는 것과 2007년부터 시행되어 2012년부터는 전국적으로 시행되고 있는 학생정서행동특성검사가 있다.

우선, 청소년 건강행태 온라인조사는 대한민국 청소년의 건강행태 현황파악을 통해 청소년 건강증진사업의 기획과 평가에 필요한 보건지표산출, 국가 간 비교가능한 청소년 보건지표 산출을 위해 시행되는 검사다. 교육부와 17개 시도교육청의 협력 하에 전국의 중1-고3 학생들을 대상으로 한 표본추출을 통해 400개교 학교 1,200학급에서 온라인 설문조사 방식으로 실시되는데 흡연, 음주, 신체활동, 비만 및 체중조절, 식습관, 정신건강, 손상 및 안전의식, 구강건강, 개인위생, 성행태, 아토피·천식, 인터넷 중독, 건강형평성, 폭력의 14가지 영역의 125개 문항으로 구성된다. 설문지 내용 중 정신건강과 관련된 항목은 지난 1년 동안의 우울감 경험, 자살생각, 자살계획, 자살시도 등에 대한 4개 항목이며, 매해 11월에 질병관리청 홈페이지를 통해서 결과를 확인할 수 있게 되어있다. 하지만 이 조사의 목적은 현황파악을 위한 것이고 청소년 정신건강관련해서도 우울과 자살문제에 국한되어 있는 것이어서, 청소년 정신건강 스크리닝 평가로써는 한계점이 많다고 할 수 있다.

다음으로 청소년 건강행태 온라인 조사와는 달리 학생들의 정서 및 행동문제를 조기에 발견하고 개입체계를 구축하는 데 목적으로 전국의 초등학교 1·4학년, 중학교 1학년, 고등학교 1학년 학생을 대상으로 이루어지는 학생행동특성검사다. 3년에 한 번씩 전체 학생들의 정신건강 상태를 파악하고 고위험군 학생들을 선별하고 필요한 도움과 조치가 이루어지는 검사로, 현재 우리나라에서 이루어지는 학교기반 스크리닝 평가를 대표한다고 할 수 있다.


## 3 학생정서·행동특성검사에 대한 이해

### 1) 역사 및 법적 근거

학생정서행동특성검사를 통한 정신건강 고위험군 학생의 선별 및 관리를 위한 노력의 시작은 2007년 학교보건법 개정이 그 출발이었다. 학교보건법은 학교의 보건관리와 환경위생 정화에 필요한 사항을 규정함으로써 학생 및 교직원의 건강을 보호 증진하게 함을 목적으로 하는 법으로, 개정과정을 거치면서 학생정서행동특성검사와 관련한 다음과 같은 법적근거들이 마련되었다.

- 「교육기본법」 제27조
- 「학교보건법」 제2조, 제7조, 제7조의2, 제9조, 제11조, 제18조의2, 제19조
- 「학교폭력예방 및 대책에 관한 법률」 제4조, 제11조의2, 제20조의4
- 「초중등교육법 시행령」 제54조
- 「학교건강검사규칙」 제4조의3

법적 근거의 주된 내용은 국가와 지방자치 단체가 학생과 교직원의 건강을 보호 증진하기 위한 기본 계획을 수립 시행하고 이에 대한 대책을 마련해야 하며, 학교의 장은 학생에 대해서 정신건강상태 검사를 실시하여야 한다. 필요한 경우에는 학부모의 동의 없이 실시가능하며, 정신건강 증진을 위해 필요한 조치를 해야한다는 내용이다.

이러한 법적근거에 의거해서 2007년부터 학생정신건강 검진사업이 개시되게 되었고, 전국 96개교를 대상으로 한 시범사업을 시작으로 2008-2011년에 대상자 확대, 2012년에는 전국의 모든 학생을 대상으로 한 전수조사가 학생정서·행동특성검사라는 이름으로 실시되기에 이르렀다. 2013년부터는 학생정서·행동특성검사의 효율적 시행을 위해 전국의 초등학교 1·4학년, 중학교 1학년, 고등학교 1학년으로 검사대상을 한정하였고, 온라인 조사 체계를 마련하였다. 이후, 학생정서·행동특성검사가 매년 체계적으로 진행되어 오면서 학생들의 정신건강에 대한 기본적인 현황 파악과 동시에 정신건강 고위험군(관심군) 학생의 사후관리, 정신건강 인식 개선, 학교 내 상담교사 및 보건교사 등 인력 인프라 확충과 같은 긍정적인 성과를 가져왔다. 최근 동일 검사도구의 지속사용에 따른 학습효과 방지, 시대적인 변화 반영을 위한 도구 개선의 필요성이 제기되어 기존 검사도구의 문제점 파악 및 전문가 집단의 논의를 통해 CPSQ(초등학생용 도구)와 AMPQ-II(중·고등학생용 도구)의 신뢰도 문항을 보완하고, 관심군 선정기준을 강화하였고, 2017년부터 새로운 도구(황준원등, 2017)인 CPSQ-II(초등학생용 도구)와 AMPQ-III(중·고등학생용 도구)를 사용해서 검사가 진행되고 있다. 검사의 목적은 첫째 학생의 성격특성과 긍정적 자원 파악 및 안내. 둘째, 학생정서·행동특성검사 및 관리체계 구축으로 학생 정서·행동문제 조기 발견 및 악화 방지. 셋째, 학생 정서·행동문제에 대한 적절한 개입을 통해 학습부진 문제 보정 및 학교생활 부적응 학생 예방·관리. 넷째, 학교의 역량강화

및 예방·지원시스템 구축으로 학생정서·행동문제 예방. 다섯째, 학교-지역사회 및 관계부처 공조체제 구축으로 학생 정서·행동문제, 학습부진, 학교생활 부적응 대응의 효율성 제고로 교육부 학생정신건강정책의 중심정책으로 자리잡게 되었다.

## 2) 학생정서·행동특성검사의 검사도구

학생정서·행동특성검사의 검사도구도 여러차례 현장의 요구를 반영하면서 변화해왔다. 2014년에는 학교급별 2종으로 사용되던 검사도구를 학교급별 1종으로 간소화하여, 초등학생은 CPSQ (Children Problem-Behavior Screening Questionnaire), 중고등학생은 AMPQ-II (Adolescent Mental Health Problem Behavior Screening Questionnaire-II)를 사용하게 되었고, 2016년에는 동일 검사도구의 지속사용에 따른 학습효과를 방지하고, 시대적 변화를 반영하여 검사도구 개선의 필요성이 제기되어 기존 검사도구를 수정·보완하여, 초등학생을 위한 CPSQ-II (Children Problem-Behavior Screening Questionnaire-II, 이하 CPSQ-II)도구를 개발하였고, 고등학생을 위한 AMPQ-III (Adolescent Mental Health Problem Behavior Screening Questionnaire-III)도구를 개발하여 2017년부터 새로운 검사도구에 의해 학생정서·행동특성검사를 실시하고 있으며, 검사 결과 절단점 기준에 따라 선별된 학생들은 관리지침에 준하여 전문기관으로 연계, 심층사정 및 치료를 제공하고 있다. 2018년에는 다국적 버전을 만들어 다문화 배경을 가진 학생들에게도 동일 검사가 진행되고 있으며, 신뢰도 문항 내용의 수정 및 보완, 자살위험군 선별 기준 추가(중·고등학생의 경우)등 지속적인 보완작업이 이루어지고 있다. 특히 2017년 새롭게 개발된 학생정서·행동특성검사는 이전 검사와는 달리 대상 학생의 성격특성을 내·외적 특성으로 나누어 다차원적으로 살펴볼 수 있으며, 강점 및 보호 요인 평가 등 아동·청소년의 긍정적 심리 특성을 파악할 수 있는 장점을 갖고 있다.

초등학생용 도구인 CPSQ-II는 총 65문항으로 내·외적 성격특성, 학교폭력피해, 부모자녀관계, 정서행동특성, 기타(건강요인, 상담경험 및 의사) 등의 문항으로 구성되어 있고 중·고등학생용 도구 AMPQ-III는 총 63문항으로 내·외적 성격특성, 학교폭력피해, 자살, 정서행동특성, 기타(건강요인, 상담경험 및 의사) 등의 문항으로 구성되어 있다. 학생 정서행동특성과 관련해서는 초등학생의 경우에는 집중력 부진, 불안, 우울, 학습/사회성부진을 평가하고, 중·고등학생의 경우에는 심리적 부담, 기분(우울), 불안, 자기통제부진 등을 평가하고 있다.

## 3) 검사실시 절차 및 과정

검사 시기는 매해 3월에 학교별로 기본계획을 수립하여 학교 내 협의체 구성, 교직원 연수, 가정통신문 발송 등 추진기반을 조성한 후, 4월부터 7월까지 온라인 검사 또는 서면 검사로 진행된다. 검사대상은 해당년도 초등학교 1·4학년, 중학교 1학년, 고등학교 1학년 학생이며 초등학생의 경우에는 학부모(또는 주양육자)가 자녀의 상태에 대해 검사를 시행하고, 중·고등학생의 경우는 학생의 자기보고식 검사로 진행된다. 검사 결과 관심군(일반관리군/우선관리군)으로 선별된 학생은 학교 내 면담을 진행하게 되며, 전문기관 및 병·의원 연계, 학교 내 지속관리 등의 사후관리를 진행하게 된다.

검사결과와 관련해서 용어정리를 해보면, 정상군은 정서·행동문제 총점이 기준 점수 미만인 학생을 의미하며, 관심군은 정서·행동문제 총점이 기준 점수 이상으로 학교 내 지속관리 및 전문기관 의뢰 등 2차 조치가 필요한 학생을 의미한다. 이 중, 자살위험 등 긴급조치를 요하는 학생을 포함하여 문제의 심각성이 상대적으로 높아 전문기관 우선 의뢰가 필요한 학생을 우선관리군이라고 하며, 나머지 관심군 학생을 일반관리군이라고 한다. 이들 관심군 학생들은 전문기관에서 실시하는 개별상담 및 검사등의 2차조치를 받게 되는데, 이를 심층평가라고 정의한다. 학생정서·행동특성검사는 특성검사로, 문제가 있다고 확정하는 진단검사가 아닌 성격특성 및 정서·행동발달 경향을 평가하는 선별검사라는 것을 분명히 하고 있다.

학생정서·행동특성검사 매뉴얼(교육부 2020)에 따르면, 관심군 학생에 대한 선별기준과 조치과정 전반에 대한 흐름도를 다음과 같이 명시하고 있다(표 29-3, 표 29-4).

학생정서·행동특성검사에서 정서행동항목에 대한 검사결과 기준점을 초과 시에 우선은 학교에서 상담이 이루어진다. 학교 담임이나 상담(교)사의 면담이나 상담을 통해서 학생의 문제유형을 파악하고, 심각성을 확인하게 된다. 기준점을 초과한 검사 결과 중에 위양성을 거르는 작업이라고 할 수 있다. 경우에 따라서는, 기준점을 초과하지는 않았지만 문제의 심각성이 큰 위음성의 학생들에 대해서도 상담과 면담을 통해서 관심군을 발견할 수도 있다. 이런 1차적인 학교 내 상담을 통해서 관심군 학생을 최종적으로 선별하게 된다. 관심군 학생은 우선관리군과 일반관리군으로 나뉘게 되는데, 우선관리군 학생에 대해서는 학교 내 집중관리와 병의원 즉시 의뢰등의 조치가 이루어지며, 일반관리군 학생에 대해서는 2차 전문기관 연계를 통한 심층평가와 학교 내 관리체계 구축을 통한 학교 내 지속관리가 이루어지게 된다(표 29-5). 우선관리군 학생은 기준점 초과 정도가 큰 학생들과 자살위험성이 있는 학생으로 구성되는데, 이

PART 4

청소년 문제의 평가

들에 대해서는 학교가 위기관리위원회를 소집해서 시급한 조치가 이루어져야 되는 경우가 많으며, 특히 자살위험성이 높은 경우에는 절차에 관계없이 병의원에 즉시 의뢰해야 되는 경우도 생긴다. 일반관심군 학생들의 경우에 반드시 지역 내 위센터, 청소년상담복지센터, 정신건강복지센터 등에서 심층평가를 받게 되며, 심층평가의 결과에 따라서 전문적 치료나 상담을 받도록 되어있다.

이처럼 학생정서·행동특성검사는 단순히 검사를 시행하는 것으로 그치는 것이 아니라, 검사 이후의 사후조치까지를 포괄하는 것이다. 2012년 학생정서·행동특성검사의 전국적 시행 후에 교육부에서는 2013년부터 2015년까지 3년에 걸쳐 전국에 교육청 단위별로 지역협력모델사업(자살과 학생정신건강연구소, 2015)을 시행하였고, 이를 통해 학생정서·행동특성검사 관심군에 대한 사후조치를 가능하게 하는 체계를 구축하였다. 지역협력모델사업은 학교–지역사회를 기반으로 학생정서·행동특성검사 관심군의 효과적인 연계체계를 확립하고, 학생정신건강 문제에 대한 학교–지역사회의 협력적·통합적인 네트워크의 조성과 학교와 지역사회의 총체적인 역량을 강화하는 것을 목적으로 이루어졌다. 또한 학생정서·행동특성검사 관심군의 2차기관 연계과정에서 가정형편으로 치료로 연계되지 못하는 문제나 보호자나 본인 미동의로 인해서 관심군 학생의 후속조치가 제대로 이루어지지 못하는 문제 등을 해결하기 위해서, 치료비 지원사업이나 정신건강전문가 학교방문관리사업 등을 시행해오고 있다.

표 29-3. 관심군 학생선별기준

| | 학부모 평가(온라인/서면검사) | | 학교 상(면)담 | | 관심군 |
|---|---|---|---|---|---|
| 초등학생 | ▸ CPSQ-Ⅱ 검사결과(정서 · 행동특성)<br>– 초 1 : 총점 남학생 20점, 여학생 17점 이상<br>– 초 4 : 총점 남학생 21점, 여학생 19점 이상 | → | 문제유형 및 심각성 확인 | → | ▸ 일반관리<br>▸ 우선관리 |
| | 학생 평가(온라인/서면검사) | | 학교 상(면)담 | | 관심군 |
| 중 · 고등학생 | ▸ AMPQ-Ⅲ 검사결과(정서 · 행동특성)<br>– 중 1 : 총점 남학생 31점, 여학생 33점 이상<br>– 고 1 : 총점 남학생 33점, 여학생 31점 이상 | → | 문제유형 및 심각성 확인 | → | ▸ 일반관리<br>▸ 우선관리 |
| | ▸ 자살관련문항(AMPQ-Ⅲ 53번, 57번)<br> 점수 합이 2점 이상<br>▸ 자살시도 문항(60번)에 '예'로 응답한 학생 중 신뢰도 문항(49번, 62번)의 합이 '5점' 이상 | → | 자살면담<br>'중간위험' 수준이상 | → | ▸ 우선관리 |

출처: 학생정서행동특성검사 및 관리매뉴얼(2020)

표 29-4. 학생정서·행동특성검사 흐름도

| 1차 검사(학교) | | 학교상담·면담 | | 관심군 선별 | | 전문기관 2차 조치 | | 병·의원 |
|---|---|---|---|---|---|---|---|---|
| 온라인/서면<br>검사 | → | 문제유형/<br>심각성 확인 | → | 우선관리/<br>일반관리/<br>자살위험 | → | Wee센터/<br>청소년상담복지센터<br>정신건강복지센터 등 | → | 전문치료<br>/상담 |

학교 내 지속관리 체계

관심군(일반관리군/우선관리군)
전문기관 의뢰 및 학교 내
상담 등 지속관리

표 29-5. 관심군 사후관리(사후관리) : 검사결과 위험수준별 관리체계 구축

| 관심군 | • (학교 내 관리체계 구축) 업무 총괄(부장교사 이상) 지정 의무화, 협의체(보건·상담·담임 등)운영 등<br>• (학교 내 지속관리) 학교상담 정례화(분기별 1회 이상), 생명존중 및 자살예방 교육 강화(연 4시간 이상) 등<br>• (전문기관 연계) Wee센터·정신건강복지센터 등 연계, 전문기관 2차 조치 등 |
|---|---|
| 우선관리 | • (학교 내 집중관리) 학교장·교사·학부모, 전문기관·병의원 관계자 등으로 구성된 위기대응팀 운영 의무화, 학교상담 강화(월 1회 이상) 등<br>• (병의원 즉시의뢰) 검사절차와 관계없이 자살위험 학생 등 긴급을 요하는 학생 확인 즉시 전문기관·병의원 의뢰체계 구축, 운영 |

## 4) 학생정서 · 행동특성검사의 성과와 한계

학생정서·행동특성검사는 학생정서·행동문제 조기발견을 위한 검사체계의 확립, 검사도구 개선을 통한 선별력 향상, 학교급별·지역별·성별에 따른 문제행동 파악 및 해결방안 제고 가능, 사후관리체계의 안정화 등의 성과를 통해 우리나라 학생정신건강정책의 대표정책으로 자리매김하는 성과를 낳았다(자살과 학생정신건강연구소 2016). 99% 이상의 학생들이 검사에 참여하고 있고, 신뢰도 문항을 보완하고 관심군 선정기준을 강화하여 선별의 적정성을 향상시키고 있으며, 수년간 진행된 방대한 자료들을 통해 학교급별·지역별·성별에 따른 다양한 문제행동들과 관심군, 자살위험군의 현황을 확인 분류하여 시도교육청별로 해결방안과 문제행동 예방계획 수립을 위한 기반을 마련했다고 볼 수 있다. 특히 검사를 통한 문제의 조기발견에서부터 사후관리에 이르는 과정과 절차들이 국내 대부분의 학교에서 일관되게 시행되고 있어서 학생정신건강관리의 체계가 견고히 구축되었다고 할 수 있다.

이런 성과들에도 불구하고, 관심군 학생들의 2차연계에서 보호자 미동의 등의 이유로 적절

한 조처가 이루어지지 못하고 있는 점, 학생 개개인의 입장에서는 3년에 한 번씩 시행하는 검사이기 때문에 학생정서·행동특성검사에서 찾아내지 못하는 관심군 학생의 선별 및 조치의 문제점, 방대한 데이터에도 불구하고 학생정서·행동특성검사 실시 현황 및 관리군 현황, 성격특성과 정서행동특성을 분석하기 위한 제한된 자료로만 활용되고 폐기되는 점 등은 한계로 남아있다고 할 수 있다. 이를 극복하기 위한 노력으로, 교육부 정신건강전문가 학교방문관리사업(자살과 학생정신건강연구소, 2016)이 진행되어, 정신과 의사를 포함한 정신건강전문가가 학교를 직접 방문하여 학생이나 보호자를 적극 설득하여 2차연계를 도모하고, 학생정서·행동특성검사에서 선별되지 않은 관심군 학생들을 선별해내는 노력들이 이루어져왔고, 시도교육청별로 이에 대한 체계들이 속속 마련되어 가고 있다.

## 4 기타 평가 도구들

### 1) 교사용 학생 자살징후체크리스트

학생정서·행동특성검사 이외에 학생들의 정서·행동발달의 이상징후 중 자살위험성이 인지될 때, 교사들이 활용할 수 있도록 제작된 것으로(자살과 학생정신건강연구소 2017), 자살학생 보호자 보고에 의한 심리부검(자살원인규명) 분석 결과에 기초하여 자살학생이 사망 전 보였던 모습을 바탕으로 구성된 내용이다. AMPQ-III와는 달리, 초·중·고 모든 학생을 대상으로 학교 내 생활에 대한 관찰을 통해 모든 교사들이 상시로 사용할 수 있는 있는 도구이며, 체크리스트 항목은 14문항으로 구성되어 있다. 체크리스트를 통해 최근 3개월 이내의 학생변화를 체크하게 되는데, 아래의 항목 중에, 최근 3개월 이내에 변화된 모습들을 3개 이상 보이는 학생이나, * 항목은 1개일지라도 해당되는 학생은 교내 담당교사에게 연계하여 자살관련 심층면담을 실시하게 된다. 학교 내 심층면담을 통해 자살위험성을 파악하고, 자살위험군인 경우 학교 내 위기관리위원회가 소집되고 전문기관 의뢰 등 즉각 조치를 취하게 된다.

(교사용 학생자살징후 체크리스트)

1. 평소와 달리 숙제를 잘 안 해온다.
2. 수업시간에 자주 졸거나 딴 생각을 하는 것처럼 보인다.
3. 성적이 많이 떨어졌다.

4. 무단 지각, 조퇴, 결석이 많다.

5. 친구들과 어울리지 않고 혼자 있는 시간이 많다.

6. 표정이 어둡고 울적해 보인다.

7. 갑자기 살이 너무 빠져 보이거나 쪄 보인다.

8. 위생 및 청결상태가 좋지 않다.

9. 학교에서 문제행동을 일으키거나 비행행동을 한다.

10. 최근 가정문제(부모 이혼, 사별, 경제적 문제 등) 또는 학교문제(학교폭력, 따돌림)를 경험했다.

11. 최근 친구, 지인 등의 자살 사망을 경험했다.*

12. 일기, 노트, SNS 등에 슬픈(죽음 관련) 내용의 글을 작성하였다.*

13. '죽고 싶다', '내가 이 세상에 없다면...' 등 자살과 관련된 말을 한다.*

14. 자해, 자살시도 경험이 있다.*

## 2) 강점난점 설문지(Strengths and difficulties questionnaire, SDQ)

SDQ는 4-16세의 소아청소년(본인, 부모, 교사)을 대상으로 정신병리를 선별하기 위한 5개의 소척도, 총 25문항으로 이루어진 짧은 설문지이다. 영국의 Robert Goodman이 1997년에 Rutter Questionnaire를 기본으로 하여 개발한 이래 40여개 언어로 번역되어 연구와 임상에 사용되고 있다. 우리나라에서도 안정숙 등(2003)에 의해 한국어판 SDQ (the Korean version of SDQ : SDQ-Kr)가 개발된 이래 학교를 중심으로 소아청소년의 정신병리 선별도구로 사용되어 왔다. SDQ는 비슷한 용도로 개발되어 사용되어온 한국어판 아동행동조사표(the Korean version of child and adolescent behavior checklist : K-CBCL)에 비해 문항수가 적고 (K-CBCL의 경우 118문항), DSM-IV, ICD-10의 진단분류학적 개념을 차용하여 이루어졌다는 점, 소아청소년의 긍정적 속성을 함께 조사해서 피검사자의 심리적 저항을 줄이고 응답률을 높인다는 점에서 학교현장에서 사용하기 편리한 도구라 할 수 있다. 실제로, 2016년부터 시작된 '정신건강전문가 학교방문 관리사업'에서 사용되어 왔다. SDQ는 강점 소척도로 사회지향행동, 난점 소척도로 과잉행동(hyperactivity), 정서증상, 행실문제, 또래문제에 대한 각각 5문항씩의 질문으로 구성되어 있다. SDQ는 4세부터 16세까지의 소아청소년에게서 사용할 수 있으며, 검사의 주체에 따라, 자기보고식(11-16세), 부모보고식, 교사보고식 설문지로 나뉘어져 있는데, 문항내용이 동일하므로, 따로 사용할 수도 있고, 함께 시행해서 진단의 정확도가 높힐 수도 있다.

SDQ 검사설문지와 해석방법은 다음과 같다(표 29-6, 표 29-7).

강점 점수는 총 10점으로 높을수록 긍정적이고, 난점 점수는 총 40점으로 낮을수록 긍정적이다. 난점 점수는 자가보고식과 부모보고식, 교사보고식에서 절단점이 다르며, 절단점을 넘어서는 경우에는 2차기관 연계 및 심층평가 등의 후속조치가 필요하다. SDQ 검사는, 학생정서·행동특성검사가 시행되는 초등학교 1·4학년, 중학교 1학년, 고등학교 1학년 학생들이 아닌, 초등학교 2, 3, 5, 6학년과 중학교 2, 3학년, 고등학교 2, 3학년 학기초에 선별검사로 사용해서 학생들 입장에서는 3년에 1번 시행되는 학생정서·행동특성검사의 보완적 검사로 활용되어 사용될 수 있다.

## 3) 기타 검사도구들

대규모의 자연재해나 감염병 유행, 심각한 사고 후의 응급상황, 자살 등으로 인한 학교 구성원의 사망사건 등 학교가 위기상황에 직면했을 때, 학교구성원들을 위한 응급심리지원은 필수적이다. 응급상황에서 고위험군을 선별하고 적절한 심리지원이 가능 하도록 조처를 취할 때, 우울증 선별척도인 PHQ-9의 축약판인 한국판 PHQ-2 (Patient Health Question-naire-2)와 외상후스트레스장애(PTSD)위험군의 1차선별을 위한 PC-PTSD-5 (Primary Care PTSD Screen 랫 DSM-5)을 사용할 수 있다. 혼란스러운 재난 현장과 같이 의료기관과 자원이 한정된 상황에서 1차선별을 위해 사용될 수 있는 검사들이다.

PHQ-2와 PC-PTSD-5 선별검사는 다음과 같다(표 29-8, 표 29-9).

PHQ-2의 경우, 절단점 3점으로, 3점 이상이면 우울증을 의심해야 하며, 후속조치가 이루어지는 것이 필요하다. PC-PTSD-5검사의 경우는, 총점이 0-1점인 경우는 정상, 2점인 경우는 경도-중등도의 스트레스를 경험하고 있는 것으로, 3점 이상의 경우는 고도의 스트레스를 경험하는 것으로 판정하고 후속조치가 이루어지는 것이 필요하다. 이와 더불어, 자살생각을 묻는 질문(최근에 차라리 죽는 것이 더 낫겠다고 생각하거나, 어떻게든 자해를 하려고 생각한다)에 '예'라고 답하는 경우에도 후속조치가 필요한 것으로 간주해서, 응급심리지원을 받을 수 있도록 하는 것이 필요하다.

표 29-6. SDQ자가 설문지(만 11~17세용)

## [강점 난점 설문지]

각 문항을 읽고 '전혀 아니다', '다소 그렇다', '분명히 그렇다'에 해당하는 칸에 v 표시해주십시오.
확신이 서지 않거나, 문항의 내용이 어리석게 보이더라도 빠짐없이 대답해주시면 도움이 되겠습니다.
지난 6개월 동안 당신이 어떻게 지내 왔는지에 근거해서 말해 주십시오.

당신의 이름 _____ 남/여

생년월일 _____

| | 전혀 아니다 | 다소 그렇다 | 분명히 그렇다 |
|---|---|---|---|
| 나는 다른 사람들한테 잘 하려고 노력한다. 나는 그들의 감정을 배려한다. | ☐ | ☐ | ☐ |
| 나는 안절부절 못 하고, 오랫동안 가만히 있지 못한다. | ☐ | ☐ | ☐ |
| 나는 자주 머리나 배가 아프거나 몸이 아프다. | ☐ | ☐ | ☐ |
| 나는 보통 다른 사람들과 물건을 함께 나눈다. (예, 음식, 게임 또는 연필 등) | ☐ | ☐ | ☐ |
| 나는 매우 화가 나고 자주 불같이 성질을 낸다. | ☐ | ☐ | ☐ |
| 나는 주로 혼자 있는다. 나는 일반적으로 홀로 놀거나 혼자 있으려고 한다. | ☐ | ☐ | ☐ |
| 나는 주로 시키는 대로 한다. | ☐ | ☐ | ☐ |
| 나는 걱정이 많다. | ☐ | ☐ | ☐ |
| 나는 누군가가 다치거나, 속상해 하거나, 아파 보이면 도움을 준다. | ☐ | ☐ | ☐ |
| 나는 언제나 꿈틀거리고 꼼지락거린다. | ☐ | ☐ | ☐ |
| 나는 적어도 한 명 이상의 좋은 친구가 있다. | ☐ | ☐ | ☐ |
| 나는 많이 싸운다. 나는 내가 원하는 것을 다른 사람이 하게 만들 수 있다. | ☐ | ☐ | ☐ |
| 나는 자주 불행하고, 낙담하며, 눈물이 난다. | ☐ | ☐ | ☐ |
| 내 나이의 다른 사람들이 대체로 나를 좋아한다. | ☐ | ☐ | ☐ |
| 나는 쉽게 주위가 분산되고, 집중하기가 어렵다. | ☐ | ☐ | ☐ |
| 나는 낯선 상황에서 불안해진다. 나는 쉽사리 자신감을 잃는다. | ☐ | ☐ | ☐ |
| 나는 좀 더 어린 아이들에게 친절하다. | ☐ | ☐ | ☐ |
| 나는 자주 거짓말을 하거나 속인다는 비난을 받는다. | ☐ | ☐ | ☐ |
| 다른 아이들이나 젊은 사람들이 나를 놀리거나 괴롭힌다. | ☐ | ☐ | ☐ |
| 나는 자주 사람들을 자진해서 돕는다. (예, 부모, 선생님, 또는 아이들) | ☐ | ☐ | ☐ |
| 나는 생각한 다음에 행동한다. | ☐ | ☐ | ☐ |
| 나는 집이나 학교 또는 어떤 곳에서 내 것이 아닌 것을 가져온다. | ☐ | ☐ | ☐ |
| 나는 내 나이의 사람들보다 어른들과 더 잘 지낸다. | ☐ | ☐ | ☐ |
| 나는 두려움이 많고 무서움을 잘 탄다. | ☐ | ☐ | ☐ |
| 나는 내가 하는 일을 끝까지 마친다. 나는 주의력이 좋다. | ☐ | ☐ | ☐ |

서명 _____ 기록일 _____

도움을 주셔서 감사합니다.

출처: 보건복지부(2014). 2014년 정신보건사업 안내

## 표 29-7. SDQ 채점 및 해석

**강점난점(Strengths and Difficulties Questionnaire: SDQ-Kr)해석방법**

| | |
|---|---|
| **채점방법** | 1) 각 문항에서 전혀 아니다-0점, 다소 그렇다-1점, 분명히 그렇다-2점으로 환산<br>2) 역점수 문항은 반대로 환산 |

| 강점 | 사회지향행동 | 1, 4, 9, 17, 20 | |
|---|---|---|---|
| **난점** | 과잉행동 | 2, 10, 15, 21*, 25* | *역점수 문항 |
| | 정서증상 | 3, 8, 13, 16, 24 | |
| | 품행문제 | 5, 7*, 12, 18, 22 | |
| | 또래문제 | 6, 11*, 14*, 19, 23 | |

3) 각 문항 점수를 합산하여 총점 구함
4) 하위척도별 해석지침
　① 부모보고

| 구분 | | 정상 | 경계선 | 개입필요 |
|---|---|---|---|---|
| 총점 | | 0-13 | 14-16 | 17-40 |
| 강점 | 사회지향행동 | 6-10 | 5 | 0-4 |
| 난점 | 과잉행동 | 0-5 | 6 | 7-10 |
| | 정서증상 | 0-3 | 4 | 5-10 |
| | 품행문제 | 0-2 | 3 | 4-10 |
| | 또래문제 | 0-2 | 3 | 4-10 |

　② 교사보고

| 구분 | | 정상 | 경계선 | 개입필요 |
|---|---|---|---|---|
| 총점 | | 0-11 | 12-15 | 16-40 |
| 강점 | 사회지향행동 | 6-10 | 5 | 0-4 |
| 난점 | 과잉행동 | 0-5 | 6 | 7-10 |
| | 정서증상 | 0-4 | 5 | 6-10 |
| | 품행문제 | 0-2 | 3 | 4-10 |
| | 또래문제 | 0-3 | 4 | 5-10 |

　③ 자기보고

| 구분 | | 정상 | 경계선 | 개입필요 |
|---|---|---|---|---|
| 총점 | | 0-15 | 16-19 | 20-40 |
| 강점 | 사회지향행동 | 6-10 | 5 | 0-4 |
| 난점 | 과잉행동 | 0-5 | 6 | 7-10 |
| | 정서증상 | 0-5 | 6 | 7-10 |
| | 품행문제 | 0-3 | 4 | 5-10 |
| | 또래문제 | 0-3 | 4-5 | 5-10 |

| | |
|---|---|
| **해석지침** | 1) 총 강점점수는 10점이며, 높을수록 바람직하며, 총 난점점수는 40점으로 낮을수록 바람직함<br>2) 점수의 범위<br>　- 부모가 작성했을 경우: 총점 17점 이상일 경우 개입고려<br>　- 교사가 작성했을 경우: 16점 이상일 경우 개입고려<br>　- 자기보고일 경우: 20점 이상일 경우 개입고려 |

**표 29-8. 우울증 선별척도(한국판 PHQ-2)**

지난 2주 동안 당신은 다음과 같은 문제로 얼마나 자주 괴로웠습니까?

| 항 목 | 전혀 없음 0 | 며칠동안 1 | 1주일 이상 2 | 거의 매일 3 |
|---|---|---|---|---|
| ① 무슨 일을 하는데 있어 흥미나 재미를 거의 느끼지 못한다. | | | | |
| ② 기분이 쳐지거나, 우울하거나, 희망이 없다고 느낀다. | | | | |

**표 29-9. 외상후스트레스장애 선별척도(PC-PTSD-5: Primary Care PTSD Screen for DSM-5)**

살면서 두려웠던 경험, 끔찍했던 경험, 힘들었던 경험, 그 어떤 것이라도 있다면, 그것 때문에 지난 한달 동안 다음을 경험한 적이 있습니까?

| 항 목 | 아니오 | 예 |
|---|---|---|
| ① 그 경험에 관한 악몽을 꾸거나, 생각하고 싶지 않은데도 그 경험이 떠오른 적이 있었다. | 0 | 1 |
| ② 그 경험에 대해 생각하지 않으려고 애쓰거나, 그 경험을 떠오르게 하는 상황을 피하기 위해 특별히 노력하였다. | 0 | 1 |
| ③ 늘 주변을 살피고 경계하거나, 쉽게 놀라게 되었다. | 0 | 1 |
| ④ 다른 사람, 일상 활동, 또는 주변 상황에 대해 가졌던 느낌이 없어지거나, 그것에 대해 멀어진 느낌이 들었다. | 0 | 1 |
| ⑤ 그 사건이나 그 사건으로 인해 생긴 문제에 대해 죄책감을 느끼거나, 자기 자신이나 다른 사람에 대한 원망을 멈출 수가 없었다. | 0 | 1 |

## 참고문헌

고영건, 김진영. 멘탈 휘트니스 긍정심리 프로그램. 서울: 학지사; 2012.

교육부. 2020년 학생정서·행동특성검사 및 관리 매뉴얼. 학생정신건강지원센터, 2020.

교육부. 2020년 학생정서·행동특성검사 종합보고서. 학생정신건강지원센터, 2020.

곽금주, 장승민. K-WISC-V 실시와 채점 지침서. 서울: 인싸이트; 2019.

김상원, 김충육. 아동 인지능력 평가의 최근 동향: CHC이론과 K-WISC. 한국심리학회지: 학교 2011;8(3):337-58.

안정숙, 한준규, 노경선, RobertGoodman. 한국판 강점 난점 설문지(Strengths and Difficulties Qeustionnaire)개발. 신경정신의학 2003;42(1):141-8.

대니엘 길버트. 행복에 걸려 비틀거리다(서은국, 최인철, 김미정 역). 서울: 김영사; 2006.

박영숙, 박기환, 오현숙, 하은혜, 최윤경, 이순묵, 김은주. 아동, 청소년, 성인대상 최신심리평가. 서울: 하나의학사; 2010.

마리오 푸익. 내 인생의 차이를 결정짓는 자기대면. 파주시: 아름다운 사람들; 2012.

크리스토퍼 피터슨. 긍정심리학 프라이머(김인자, 백수현 외 역). 서울: 물푸레; 2010.

자살과 학생정신건강연구소. 학생 정신건강 지역협력모델 구축/ 지원사업 운영매뉴얼. 교육부, 2015.

자살과 학생정신건강연구소. 정신건강 전문가 학교방문 지원 사업 운영매뉴얼. 교육부, 2016.

자살과 학생정신건강연구소. 2016 학생정신건강 지역협력모델 구축·지원 사업 보고서. 교육부, 2016.

자살과 학생정신건강연구소. 교사용 학생 자살징후 체크리스트. 교육부, 2017.

자살과 학생정신건강연구소. 학생정서·행동특성검사 관심군 및 학교차원의 정신건강 위험 인지 자살학생 심층분석구소, 교육부, 2018

한경희, 임지영, 김중술, 민병배, 이정흠, 문경주. 다면적 인성검사-청소년용 매뉴얼 개정판 MMPI-A(원저자: Butcher, JN, Williams, CL, Graham, JR, Archer, RP, Tellegen, A, Ben-Porath, YS, Kaemmer, B.). 서울: 마음사랑; 2017.

황준원, 김동일, 반건호, 안동현, 이영식, 고혜정외. 학생정서·행동특성검사도구개발연구. 경기도교육청, 2017

Buck JN. The H-T-P test. Journal of Clinical Psychology 1948;4:151-9.

Burns RC, Kaufman, SH. Kinetic family drawings (K-F-D): An introduction to understanding children through kinetic drawings. New York: Brunner/Mazel; 1970.

Erikson EH. Childhood and society (2nd ed.). New York: W. W. Norton & Company; 1963.

Exner JE. The Rorschach: V. 1: A comprehensive system. 3rd ed. Nashville, TN: John Wiley & Sons; 1993.

Groth-Marnat G, Wright AJ. Handbook of psychological assessment. 6th ed. Nashville, TN:

John Wiley & Sons; 2016.

Greene, RL. The MMPI–2/MMPI: An interpretative manual. Massachusetts: Allyn and Bacon; 1991.

Herjanic, B, Reich, W. Development of a structured psychiatric interview for children: Aggreement between child and parent on individual symptoms. Journal of Abnormal Child Psychology 1982;10:307–24.

Kaufman, AS, Lichtenberger, E. Assessing adolescent and adult intelligence (3rd ed.). Hoboken, NJ: Wiley; 2006.

Keith, TZ, Reynolds, MR. Cattell–Horn–Carroll abilities and cognitive tests: What we've learned from 20 years of research. Psychology in the Schools 2010;47(7):635–50.

Kiesler, DJ. Some myths of psychotherapy research and the search for a paradigm, Psychological Bulletin 1996;65:110–36.

Kimbell, A. An overview of the WISC–V. London: Pearson Education; 2015.

Reich, W. Diagnostic interview for children and adolescents (DICA). Journal of the American Academy of Child & Adolescent Psychiatry 2000;39(1):59–66.

Rorschach, H. Psychodiagnostics.(Trans. and ed. by Paul Lemkau and Bernard Kronenberg. Bern: Verlag Hans Huber.; 1922.

Weiner, IB. Principles of Rorschach interpretation. New Jersey: Lawrence Erlbaum Associates; 1998.

Woody, RW ed. Encyclopedia of clinical assessment: V. 1. San Francisco: Jossey–Bass; 1980.

# 30

# 생물의학적 평가
## Medical Assessment

최지욱

    청소년기의 정신의학적 진단 평가에 있어서 우선으로 중요한 것은 자세한 병력청취와 정신상태검사이다. 그러나 정신과 신체의 상호작용에 대한 이해 및 생물학적 정신의학의 발전과 더불어 신체검사나 각종 생물학적 검사에 대한 중요성도 증가하였다. 특히 청소년기는 급격한 신체적 성장과 호르몬의 변화가 큰 시기이므로 이러한 생물학적인 변화가 청소년기의 심리와 행동에 미칠 수 있는 영향에 대한 이해와 고려가 필수적이다. 그러나 아직은 생물학적 검사들만으로 청소년기 정신질환의 진단을 명확하게 내릴 수 있는 경우는 드물다. 즉 청소년 문제의 정신의학적 평가에 있어서 생물학적 검사들은, 널리 다양하게 임상에서 사용될 수 있는 선별검사나 진단 도구라기보다는, 정신의학적인 증상을 보이는 기질적인 원인을 찾아내거나 정신건강의학과 치료에 따른 신체적인 상태의 변화에 대한 관찰과 평가가 주된 임상적인 목적이라 할 수 있다. 그러므로 지금 현재 임상에서는 1) 병력이나 가족력, 면담 시 관찰 사항, 신체적 검사 등에서 의심되는 특별한 기질적인 원인에 대한 검사가 필요하거나, 2) 약물치료 등의 정신의학적 치료과정에서 필요한 경우에 제한적으로 이용되는 것이 일반적이다.

    그러나 최근 분자유전학, 신경생물학, 기능적 그리고 해부학적인 뇌영상학, 신경내분비학, 신경생리학 등에서의 새로운 기술들의 눈부신 발전을 통하여 다양한 연구들이 진행되어 오고 있으며, 이러한 연구 결과들과 문헌들의 축적과 더불어 청소년기 정신질환들과 문제들에 대한 병인론적 혹은 생물학적 이해가 깊어지고 있다. 지금 현재로서는 정신의학적 영역에서 최신의 생물학적 검사 기술들의 상당 부분이 연구용으로 활발하게 이용되고 있으나, 향후 진단, 치료에 대한 선택, 경과나 예후에 대한 예측, 새로운 치료법 개발 등에서 다양하게 중요한 보조적 역할을 해나갈 것으로 기대된다.

## 1 병력 청취 및 신체검사

뇌영상학, 유전학 및 생화학적인 평가 도구의 눈부신 발달에도 불구하고, 이것들이 병력청취와 신경학적 검사를 비롯한 신체검사의 중요성을 대신할 수는 없다. 시진을 시작으로 신체 전체에 대해 계통적으로 시행하는 이학적 검사는 내과에서 시행하는 신체검사와 크게 다르지 않으나, 검사 시행에 앞서 자세한 병력청취와 정신상태검사를 통해 환자의 상태를 정확히 평가한 후 융통성을 가지고 신체검사에 임해야 한다. 예를 들어 폭력이나 자해 행동, 섭식장애 관련 증상 등이 있을 때 신체적 손상이나 신체적 변화를 파악해야 한다. 현재나 과거 병력, 수술, 입원, 장애, 알레르기, 가족력, 복용 약물, 신체적인 질환 및 발달 상태 등의 의학적 병력 청취는 정신의학적 평가에서도 필요하다. 또한, 정신의학적인 행동증상이나 발달지연 등을 동반하는 유전적인 질환들의 특징들에 대해 살펴볼 필요가 있다.

특히 청소년기의 신체적인 발달은 신체적인 성장과 성적인 발달로 특징지어진다. 호르몬의 변화로 인해 이차 성징의 발달과 신장과 체중의 증가, 그리고 생식 기능의 시작 등을 특징으로 하는 사춘기가 되는데 여자의 경우 10세, 남자의 경우 13세경에 시작된다. 사춘기 초기에 성장의 최고 속도를 보이다가 성적 성숙도의 최고점을 이루게 되며 남자의 경우 여자에 비해 2-3년 늦게 나타난다(Benton 등 2010). 이러한 급격한 신체적인 발달은 청소년기의 심리적인 문제들과도 연관되는 경우가 많으므로 키, 체중, 2차 성징의 시작, 월경이나 몽정의 시작 등에 대한 파악뿐만이 아니라 이에 대한 심리적 반응에 대해 파악할 필요가 있다.

정신의학적 증상으로 나타날 수 있는 많은 의학적 질환이나 상태들에 대해 인지하고 있어야 하며(표 30-1), 병력 청취나 면담 시 관찰소견 상 의심되는 경우 활력 징후 측정 및 자세한 이학적 검사와 해당하는 검사실 검사 및 추가적인 검사들을 하는 것이 필요하다. 특히 뇌 손상, 의식 소실, 경련, 두통, 구토, 마비, 균형감각의 소실, 국소 신경학적 징후를 동반하는 경우 자세한 신경학적 검사와 추가 검사가 필수적이다.

**표 30-1. 정신의학적 증상을 나타낼 수 있는 의학적 상태들**

| 신경학적 질환들 | 대사성 전신성 질환들 |
|---|---|
| 뇌전증 | 전해질불균형 |
| 두부손상 | 간성뇌증 |
| 뇌종양 | 요독증 |
| 기면병 | 포르피린증 |
| 외상후뇌증 | 간렌즈핵변성(윌슨병) |
| 정상압수두증 | 만성저산소증 |
| 편두통 | 저혈압 |
| 뇌졸중 | 고혈압성뇌증 |
| 헌팅턴병 | **감염 질환들** |
| 다발경화증 | 결핵 |
| 특발성기저핵석회화 | 바이러스성 뇌막염과 뇌염 |
| 이염(색)백질형성장애 | 박테리아혈증과 바이러스혈증 |
| **내분비 질환들** | 뇌농양 |
| 갑상샘저하증 | 바이러스성 간염 |
| 갑상샘항진증 | 감염단핵구증 |
| 부신저하증 | 스트렙토코쿠스감염 |
| 부신항진증 | PANDAS |
| 부갑상샘저하증 | AIDS |
| 부갑상샘항진증 | 뇌매독 |
| 저혈당 | **자가 면역 질환들** |
| 당뇨병 | 전신홍반루프스 |
| 뇌하수체저하증 | **독성 상태** |
| 크롬친화세포종 | 약물 혹은 알코올 남용 |
| 생식샘자극호르몬이상 | 독성물질(중금속, 일산화탄소, 유기인 등) |
| **종양** | **영양 결핍** |
| 중추신경계종양(일차성 혹은 전이성) | 비타민 $B_{12}$, 니코틴산, 티아민, 엽산 결핍 |
| 내분비계 종양 | 미량금속결핍 |
| 신생물딸림증후군 | 영양실조와 탈수 |

주. PANDAS= pediatric autoimmune neuropsychiatric disorders associated with streptococcal infection.


# 2 기본 선별검사

일반적으로 병력 조사, 신체 검진, 정신상태검사, 약물치료 등의 요소들을 고려하여 임상가가 선별검사를 선택하고 시행한다. 정신병적 상태, 의식상태의 변화, 기분의 변화나 불안, 인지기능의 저하 등과 같이 내과적, 신경과적 질환들을 감별해야 하는 정신의학적 증상이 있는 경우에는 이들 원인을 감별하기 위해 선별검사를 시행할 수 있다. 대부분의 경우, 청소년에게서 정신건강의학과 약물치료를 시작하기 전에 반드시 기본 선별검사가 필요한 것은 아니다. 그러나 약물치료 부작용의 위험을 높일 수 있는 가족력이나 병력을 가지고 있는 경우 관련 선별검사를 시행할 수 있다. 또한, 사용하는 특정 약물이 가질 수 있는 부작용에 대하여 약물사용 시작 전 기초 평가와 이후 모니터링을 위해 연관된 선별검사를 시행한다(Walkup 등 2009). 정신건강의학과를 방문하는 청소년들을 대상으로 시행하는 기본 선별검사에는 일반혈액검사, 전해질, 혈당, 간기능 검사, 신장기능 검사, 갑상샘 기능 검사, 소변검사, 심전도, 약물 스크리닝(요중/혈중) 등이 있다.

## 1) 혈액 검사

혈액학적 기능의 이상은 여러 정신의학적 증상을 유발할 수 있고, 정신건강의학과적 치료 중 특히 약물치료의 경우 혈액학적 기능에 영향을 미칠 수 있다. 정신건강의학과를 방문한 청소년에게 전체혈구계산(complete blood count, CBC)은 기본 선별검사로 시행할 수 있다. 적혈구, 혈색소, 적혈구용적률 등은 빈혈, 비타민 혹은 미네랄 결핍 등에 대한 정보를 제공한다. 우울증이나 정신증이 빈혈과 연관될 수 있다. 엽산과 비타민 $B_{12}$ 결핍은 섬망이나 정신증과 연관되며, 알코올을 남용하거나 에스트로젠 계통의 피임제를 복용하는 청소년에게서도 관찰될 수 있다(Benton 등, 2010). 리튬, 발프로에이트, 카바마제핀의 경우 약물치료 시작 전 백혈구와 혈소판 검사를 포함하는 전체혈구계산 시행이 권장되며, 클로자핀의 경우 치명적인 무과립구증의 위험이 있으므로 치료 시작 전과 치료 경과 중 백혈구 검사와 감별계산을 반드시 시행하고 추적 관찰하여야 한다(Walkup 등 2009).

## 2) 전해질 검사

나트륨, 칼륨, 염소, 인, 마그네슘, 칼슘 등의 이상은 여러 정신의학적 증상들과 연관된다. 칼륨, 염소, 인, 칼슘의 감소, total CO2의 증가는 섭식장애 환자 중 제거 행동을 하거나 하제를 남용하는 경우에서 관찰될 수 있고, 심인성 구토 환자에게서도 관찰된다. 인과 total CO2 수치의 이상은 과호흡을 하는 불안장애 환자에서 보일 수 있다. 칼륨 수치의 감소는 전신 쇠약감, 피로감, 심전도 변화와 연관될 수 있으며 치명적인 상태로 진행할 수도 있다. 나트륨의 감소는 부적절항이뇨호르몬분비증후군, 심인적 수분 과다 섭취 등과 연관되고 섬망의 형태로 나타나기도 한다. 칼슘의 이상은 정신증, 우울증, 섬망, 과민성, 허약감 등과 연관된다(Sadock 등 2015).

## 3) 간기능 검사 및 지질 검사

간기능 검사에는 아스파트산아미노기전달효소(aspartate aminotransferase, AST), 알라닌 아미노기전달효소(alanine aminotransferase, ALT), 알칼리성인산염분해효소(alkaline phosphatase, ALP), 감마글루타밀전이효소(gamma glutamyl transferase, GGT), 알부민, 프로트롬빈시간, 빌리루빈, 녹말분해효소 등이 포함되며, 다양한 신체 질환에서 간기능 검사의 이상소견이 나타날 수 있다. 병력과 신체검사상 관련된 질환이나 상태가 의심되거나, 약물치료의 부작용에 대한 위험성이 높은 경우 간기능 검사를 시행할 수 있다. 간을 통하여 대사되는 약물 중, 특히 발프로에이트나 카바마제핀과 같은 약물을 사용하기 전에 간기능 검사를 시행하도록 한다. 녹말분해효소 수치의 증가는 췌장질환이 있거나 제거 행동을 보이는 섭식장애 환자에서 관찰된다. 최근 비정형 항정신병약물의 사용 증가와 더불어 고혈당, 인슐린 저항성 및 당뇨, 고지혈증 등 대사질환의 위험이 증가하고 있다. 이에 따라 이러한 약제들을 사용하는 환자들에 대하여 체중, 체질량 지수, 허리둘레, 혈압 측정과 함께 혈당과 지질 수치를 검사하도록 권고되고 있다(Pappadopulos 등 2002 ; Walkup 등 2009).

## 4) 신장기능 검사 및 소변검사

신장기능 검사에는 혈액요소질소, 크레아티닌, 소변검사, 24시간 소변 크레아티닌 청소율이 포함된다. 신장기능의 이상은 정신상태, 특히 의식상태의 변화를 유발할 수 있다. 리튬을 복용하는 청소년의 경우 치료 전, 그리고 추적 관찰할 때 신장기능을 측정하며, 치료범위가 좁으므로 사용 중 혈중 리튬 농도 검사가 필요하다. 가임기 여자 청소년의 경우 임신의 여부 확인이 필요하거나, 리튬, 발프로에이트, 카바마제핀 등 선천성 기형 유발 가능성이 있는 정신건강의학과 약물을 사용하기 전 기본 검사로 임신 반응 검사가 필요하다.

## 5) 신경호르몬 검사

청소년 환자들에게 내분비 검사들을 기본 선별검사로 시행할 필요는 없다. 그렇지만 갑상샘 호르몬 검사는 유용할 수 있다. 갑상샘 호르몬의 이상은 우울, 불안, 공황증상, 초조감, 지적 기능 저하, 정신병 증상 등을 유발할 수 있다. 갑상샘 이상을 측정하기 위한 검사로는 티록신, 삼요오드티로닌, 갑상샘자극호르몬 등이 포함된다. 갑상샘 호르몬의 이상은 주의력결핍 과잉행동장애와 유사한 행동 문제를 보일 수 있는 것으로 이전부터 보고되어 왔다(Weiss와 Stein 1999). 갑상샘기능항진증, 갑상샘기능저하증, 그리고 갑상샘호르몬 저항 증후군 모두 주의력결핍 과잉행동장애와 유사한 증상을 일으킬 수 있는 것으로 알려져 있다. 갑상샘 질환의 가족력이 있거나, 저체중 출산, 성장 지연, 언어 및 청각 결함이 있는 아동 청소년들에서는 최소한 갑상샘자극호르몬 검사를 할 것이 권장되고 있다(Zametkin 등 1998).

청소년기는 항정신병약물과 연관된 프로락틴의 변화에 더 민감한 시기이다. 프로락틴의 생산과 기능은 에스트로겐의 자극과 관련이 있으며, 가임기의 여성과 경구용 피임제를 사용하는 여성들에서 항정신병약물로 인하여 프로락틴 수치가 높아질 위험이 가장 큰 것으로 알려져 있다. 청소년기에 관한 연구가 많이 이루어지지는 않았지만, 현재까지의 연구 결과들을 종합할 때, 1) 청소년기의 고프로락틴혈증은 항정신병약물의 용량에 비례하고, 2) 시간이 지남에 따라 정상화되는 경향이 있으며, 3) 약물을 중단한 후에는 정상상태로 회복되고, 4) 약물과 연관된 고프로락틴혈증을 경험한 청소년의 대부분이 사춘기를 지나면서 정상적으로 성장하는 것으로 정리된다(Correll 등 2006). 임상적으로는 프로락틴 수치가 정상 기준의 상한치의 2배 이상이거나 약물 시작 전 기저치에 비해 2배 이상으로 상승하였을 때 유의하여야 하겠으며, 아직까지 확립된 지침은 아니지만 여자 청소년의 경우 프로락틴 수치를 6개월 단위로 추적 관찰할 것이 추천된다(Becker와 Epperson 2006).

청소년 정신건강의학과 환자에서 선별 혹은 진단을 위한 목적으로 신경호르몬 검사를 시행하는 것이 도움이 된다는 증거는 현재까지는 없다(Kutcher 1997). 특정 자극 검사 중 덱사메타손 억제 검사, 갑상샘자극방출호르몬 검사, 부신피질자극방출호르몬 검사들도 이에 해당하며, 청소년 정신질환들에 대한 진단적 타당도는 밝혀져 있지 않다.

## 6) 심장기능 검사: 심전도

최근 비정형 항정신병약물 등의 정신건강의학과 약제들을 청소년 대상으로 많이 사용하게 되면서, 심전도로 대표되는 심장 기능에 대한 검사의 중요성이 이전보다 더 강조되고 있다. 심장질환의 병력이 있거나 심장질환의 위험이 큰 경우(가족 내 급사, 심장질환, 고혈압, 심장 부정맥 등의 병력이 있는 경우), 그리고 심장에 영향을 미칠 가능성이 있는 약제들을 사용하게 되는 경우들에서는 치료 전에 심전도를 시행하여야 한다. 섭식장애 환자에서 제거 증상을 보이는 경우 칼륨 수치의 감소로 심전도의 변화를 유발할 수 있기에, 심전도를 정기적으로 시행하여야 한다.

정신건강의학과 약제 중에서는 삼환계 항우울제, 지프라시돈, 티오리다진, 그리고 리튬이 심장기능에 영향을 미칠 수 있는 것으로 보고된다. 삼환계 항우울제는 심전도에서 PR, QT, QRS 간격의 증가, ST 분절 및 T 파의 이상 등과 연관이 된다(Gutgesell 등 1999). QT 간격의 증가는 다형성심실빈맥, 부정맥, 급사 등과 연관되며, 정신건강의학과 약제 중에서는 지프라시돈과 티오리다진이 청소년 및 성인에서 QT 간격의 증가와 가장 관련이 있는 것으로 보고되고 있다(Blair 등 2005). 리튬 치료는 양성 가역성 T 파의 변화와 동방결절 기능의 문제를 일으킬 수 있다.

주의력결핍과잉행동장애에서 중추신경자극제 치료를 시작하기 전에 심전도를 기본 선별검사로 시행하는 것은 추천되지는 않지만(AACAP 2007), 청소년이나 가족에서 심장질환이나 문제가 있는 경우 병력을 확인하고 신체 검진을 통하여 필요하다고 판단할 때 시행할 수 있다. 그렇지만 현재의 원칙에서는 신체적으로 건강한 청소년의 경우 중추신경자극제 치료 이전에 심전도를 반드시 시행할 필요는 없다(Perrin 등 2008).

## 7) 약물 선별검사

청소년에서 약물 남용의 문제는 단독으로 나타나는 경우도 있고, 자살 시도나 다양한 정신의학적 질환에 동반하여 나타나는 경우도 있다. 알코올, 아편, 암페타민, 코카인, 대마초, 펜시클리딘, 각종 벤조다이아제핀, 바비튜르산염, 아세트아미노펜, 아스피린 등의 약물 남용 및 중독이 의심되는 청소년의 경우 약물 선별검사를 시행하여야 한다. 혈중 혹은 요중으로 시행할 수 있으며, 소변을 이용한 검사는 혈액을 이용한 검사보다 사용된 약물과 그 대사물질이 더 오랫동안 검출되는 경우가 많아서 흔히 사용된다. 약물 복용 후 소변 내에서 검출될 수 있는 대략적인 시한은 복용 용량과 기간, 신장기능 간기능 등에 따라 다양하게 나타난다. 특히 약물의 종류에 따라 소변검사에서 검출될 수 있는 시한이 약물마다 다양한데, 암페타민, 코데인, 모르핀 등의 아편 물질의 경우 약 2–3일, 코카인의 경우 6–8시간(대사물질의 경우 2–4일), 벤조다이아제핀계 약물의 경우 약 3일, 대마초의 경우 4–6주, 펜시클리딘의 경우 1–2주, 단기 작용 바비튜르산염의 경우 24시간, 알코올의 경우 약 7–12시간, 장기 작용 바비튜르산염의 경우 3주 정도로 알려져 있다. 단, 알코올이나 바비튜르산염의 경우 혈액 검사에서 가장 잘 검출되는 것으로 알려져 있으며, 알코올에 의한 중독이 의심되는 경우, 혈중알코올농도를 측정한다. 정신병 증상이 최근 시작되었거나, 최근 심한 불안, 초조감을 보이는 경우, 혹은 설명되지 않는 행동 변화가 최근 나타난 경우 약물 선별검사를 시행할 수 있다. 자살 시도 등으로 아세트아미노펜이나 아스피린을 과량 먹은 것이 의심되는 경우 혈중 농도 검사 및 동반될 수 있는 신체적 정신의학적 증상에 대한 평가와 즉각적인 대처가 필요하다.

## ③ 유전 검사

정신유전학의 연구 결과들이 미래의 DSM 진단체계에 반영되어 유전검사결과가 정신의학적 진단의 주요 부분을 이루게 될 것이라는 예측을 하기도 하지만(Kendler 2006), 현재의 의학수준은 유전검사를 정신의학적 진단의 근거로 사용할 정도로 확립되지는 않았다. 그렇지만 정신질환에서의 유전적 및 환경적 위험요인들이 계속 밝혀짐에 따라 정신의학의 영역에서도 유전 상담사의 역할이 점점 증가할 것으로 기대되고 있다(Finn과 Smoller 2006).

약물유전학 분야에서는 개개인의 유전적 다양성에 따라 치료약물에 대한 반응이나 부작용에 차이가 있을 것이라는 이론적 기반하에 임상적으로는 정신질환을 지닌 개체에게 최적의 맞춤 약물치료를 제공하려고 시도하고 있다. 세로토닌 5-HT2A 수용체 유전자의 다형성으로 항정신병약물인 클로자핀에 대한 치료반응을 예측할 수 있다는 연구 결과(Arranz 등 2000)나, 우울증에서 세로토닌 재흡수 차단제에 대한 반응이 세로토닌 수송체 유전자에 의해 매개된다는 것(Serretti 등 2001)들이 대표적인 사례라고 할 수 있겠다. 주의력결핍과잉행동장애에서 카테콜아민 체계와 연관된 도파민 및 노르에피네프린 관련 유전자들이 주요 치료약제인 메틸페니데이트나 아토목세틴에 의한 임상증상의 호전 등의 치료반응을 예측한다는 연구 결과들도 주목할 만하다(McGough 2006 ; Stein과 McGough 2008 ; Cheon 등 2009). 그렇지만 이러한 연구 결과들을 실제 임상에서 이용하기 위해서는 대규모의 환자들을 대상으로 한 연구들에서 계속 확인이 되어야 하겠다.

## ④ 뇌영상 검사

뇌영상 검사는 살아있는 사람의 뇌를 직접적으로 영상화하여 형태와 기능을 평가하는 기술로, 컴퓨터의 급속한 발전과 더불어 혁신적으로 발전한 검사도구들이다.

아직은 임상에서 뇌영상 검사가 청소년 정신장애의 진단 목적으로 사용되기보다는 정신의학적인 증상을 보이는 다른 종양이나 뇌손상 등의 신경학적 질환이 의심될 때 감별 진단하기위해 전산화단층촬영(computed tomography, CT)이나 자기공명영상(magnetic resonance imaging, MRI)을 필요한 경우에 시행하는 것이 일반적이다.

그러나 최근 들어 뇌영상 기법들을 이용하여 뇌의 형태적 혹은 기능적 특성을 직접 관찰하는 것은 청소년 정신장애들의 연구에서 점점 더 중요해지고 있다. 이는 뇌영상 연구들을 통해질환이나 상태들에 대한 이해를 높임으로써 향후 보다 개별적이고 구체적인 치료방법의 개발이나 치료반응 측정 및 예후 예측 등에 활용될 수 있기 때문이다.

청소년 정신의학에서 관심 질환이나 상태에 대한 뇌의 형태학적 특성을 연구하기 위한 뇌영상 도구들로는 해부학적 자기공명영상이나 확산텐서영상(diffusion tensor imaging, DTI)등이 있으며, 뇌의 기능적인 특성을 연구하기 위한 것으로는 기능적 자기공명영상, 양전자방출 단층촬영(positron emission tomography, PET), 단일광자방출 전산화단층촬영(single photon emission computed tomography, SPECT), 그리고 자기공명분광검사(magnetic resonance spectroscopy, MRS) 등이 있다. 최근 들어서 인공방사능 물질 사용이 필요한 양전자방출 단층촬영이나 단일광자방출 전산화단층촬영보다는, 인체에 큰 해로움 없이 반복 촬영이 가능한자기공명영상이 청소년 정신의학의 뇌 영상 연구에 있어서 가장 널리 이용되고 있다(Plioplys와 Asato 2010). 또한, 유전적 지표와 뇌영상을 결합하는 영상유전학 연구도 활발히 진행되고있다. 특정 유전 형질을 지니고 있으면서 동시에 질환에 걸리는 사람의 뇌 구조적 및 기능적특징을 섬세하게 구분할 수 있고, 이를 바탕으로 유전자에서 뇌기능으로, 그리고 최종적으로표면적인 정신행동증상 및 특징적인 정신질환으로 이어지는 연결고리를 규명해 나갈 수 있다(Kim 등 2018).

## 1) 전산화단층촬영

전산화단층촬영은 서로 대칭적으로 위치한 X-선 관구와 검출기가 횡단 또는 회전운동을하면서 수많은 방향에서 투과된 X-선양을 측정하여 컴퓨터로 재구성한 단면영상이다. 청소년 정신장애 자체보다는 종양이나 뇌혈관 질환 같은 기질성 뇌질환을 감별하기 위해 흔히 사용되어왔다. 하지만 공간 해상도가 훨씬 우수한 자기공명영상의 이용이 일반화됨에 따라 임상 진료, 특히 소아청소년 정신건강의학과에서 전산화단층촬영의 이용은 매우 제한적이다. 연구에서도 X-선 노출과 연관된 윤리적 문제로 이용이 제한적이다. 현재 주로 임상에서 사용되는 경우는 뇌손상이나 급성 뇌출혈 등으로 급박한 뇌상태 평가가 필요하거나, 장시간의 촬영 협조가 어렵거나 몸속 금속물질 등 자기공명영상 촬영 금기의 경우 전산화단층촬영이 대신 사용된다. 또 양전자방출 단층촬영과 같이 해부학적 위치를 제공하는 보조적인 기능으로도 사용되고 있다.

## 2) 양전자방출 단층촬영

양전자방출 단층촬영에서 사용되고 있는 동위원소는 $^{11}C$, $^{18}F$, $^{13}N$, $^{15}O$ 등이 있는데, 이들을 리간드에 붙여 생체 내에 주입하면 뇌에 도달한 동위원소가 붕괴하면서 양전자를 방출하고 이것은 조직 내에 존재하는 전자를 만나 충돌하여 한 쌍의 광자를 생성하면서 서로 180도 각도를 둔 궤도에서 감마선을 방출하게 되는데, 이때 조직을 통과하는 감마선을 180도 방향에서 동시에 탐지하여 컴퓨터로 영상을 재구성하면 양전자방출 단층촬영 영상이 된다. 주입하는 방사능 물질의 성질에 따라 뇌 혈류량, 뇌 산소이용도, 뇌 당대사, 중추신경계 신경전달물질 수용체 기능과 분포 등을 다양하게 측정할 수 있다. 그러나 짧은 반감기를 가진 동위원소를 만드는 데 필요한 높은 비용의 시설과 인공방사능 물질 노출 문제로 청소년 뇌영상 연구에는 제한점을 가진다.

## 3) 단일광자방출 전산화단층촬영

단일광자방출 전산화단층촬영은 양전자방출 단층촬영과 비슷하게 미량의 방사능 물질을 인체 내에 주입하여 방출되는 감마선을 측정하는 것이나, 양전자방출 단층촬영은 각기 180도 궤도에서 한 쌍의 광자가 두 개의 감마선을 방출하는 것을 동시에 측정하는 것에 비해 단일광자방출 전산화단층촬영은 하나의 광자가 방출하는 감마선을 탐지한다. 양전자방출 단층촬영에 비해 상대적으로 긴 반감기를 가진 동위원소를 사용하므로 비용 면에서 유리하여 정신의학 영역에서 뇌 혈류량이나 뇌 신경전달물질 체계 연구에 사용되어 오고 있으나(Kim 등 2010), 양전자방출 단층촬영에 비해 상대적으로 낮은 해상도와 인공방사능 물질 노출 문제로 청소년 뇌 영상 도구로써 사용이 제한적이다.

## 4) 자기공명영상

1980년대부터 임상에서 사용되기 시작한 이후로 자기공명영상은 실제 뇌의 해부학적 모습에 가장 가까운 영상을 보여주기 때문에 현재에도 임상적으로 가장 널리 쓰이는 뇌영상 도구이다. 전산화단층촬영에 비해 촬영 비용이 많이 들기는 하나, 해상도가 뛰어나서 백질과 회백질을 구분하기가 쉽고, 피질하 구조물들의 관찰에도 유리하기 때문이다.

자기공명영상은 강력한 자기장하에서 수소핵의 자기공명현상을 이용하여 영상 정보를 얻는 것으로, 뇌 그 자체의 해부학적인 모습을 보여줄 뿐만 아니라, 최근 급격한 기술적 발전에 힘입어 다양한 특별한 기법을 사용하면 뇌의 활성도나 조직 자체의 질에 대한 다양한 정보도 얻을 수 있다. 이러한 다양한 기법들의 발전과 함께 이들을 통합하면 서로 상호 보완적인 정보를 제공할 수 있게 된다.

청소년 정신의학의 여러 분야에서 자기공명영상을 이용한 연구들이 활발하게 진행되고 있는데, 이는 살아있는 사람의 뇌의 상태를 비침습적으로 직접 관찰할 수 있고, 인공방사능 물질의 사용이나 X-선 노출의 부담이 없이 안전하게 반복적으로 촬영할 수 있음으로써, 성장 과정에 있는 청소년들의 뇌 발달의 경과나 질환의 특성, 경과나 치료에 따른 변화 과정 등에 대한 많은 정보를 얻을 수 있기 때문이다.

### (1) 구조적 자기공명영상

임상적으로 가장 흔히 사용되는 목적은 맨눈으로 볼 수 있는 뇌의 국소적 병변이나 해부학적 이상을 찾아내기 위해서이므로 구조적 자기공명영상은 가장 흔히 보는 자기공명영상이다. 그러나 대부분의 정신의학적 장애는 구조적 뇌영상에서 맨눈으로 관찰될 정도의 해부학적 이상을 보이는 경우는 드물다. 따라서 주로 정신의학적인 증상을 보일 수 있는 뇌손상이나 종양 등의 신경과적인 질환이나 이상을 감별 진단하기 위해 사용된다.

갑자기 발생한 정신증 증상이나 의식의 변화, 국소 신경학적 증상, 신체 활력 징후의 이상, 혹은 경련 등의 증상을 보일 때 뇌 자기공명영상 검사가 필요할 수 있다. 현재 1 mm 이하의 얇은 단면을 얻을 수 있을 만큼 해상도가 뛰어나며, 횡단면뿐만 아니라 시상면과 축삭면으로도 영상을 얻을 수 있으므로 피질하 구조물들의 관찰에도 유리하다(그림 30-1). 또한, 촬영할 때 영상획득 파라미터를 여러 가지로 조절하여 T1강조영상, T2강조영상, 양자밀도강조영상 등 다양한 영상을 만들어 낼 수 있는데, 뇌 실질들은 이러한 영상에서 서로 다른 특성으로 표현되므로, 뇌 병변들도 서로 다른 특성을 보일 수 있어 이상 여부를 판독하는 데 유용하게 사용할 수 있다(그림 30-2).

임상적인 뇌 병변 유무 판독 이외에도 청소년 정신의학의 다양한 연구에 있어서 이용되고 있는데, 특정 환자군이나 관심 집단에서 뇌 전체나 국소적 뇌 영역의 부피의 미세한 차이나

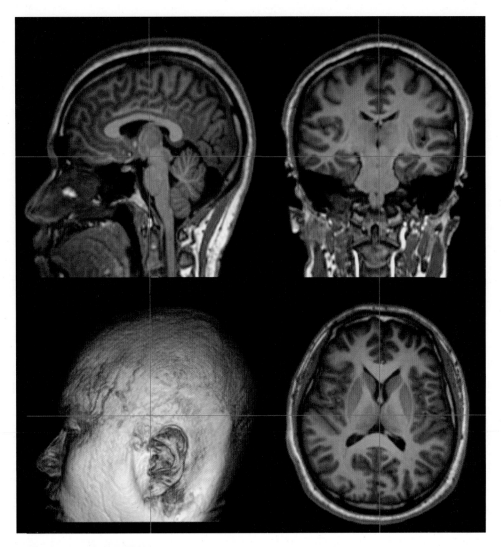

그림 30-1. 뇌 자기공명영상

변화를 알아내는 데 사용되어 왔다(Peterson 2001; Shaw 등 2006).

최근 영상 처리 기술 및 분석 기술의 급격한 발달로, 뇌의 각 영역에서의 부피뿐만이 아니라 뇌피질의 두께, 뇌이랑의 패턴, 피질하 구조물의 형태 등의 통계적인 차이를 알아낼 수 있다. 해부학적 뇌영상이 가지는 높은 해상력으로 인해, 다른 자기공명영상 도구들에서 얻는 뇌활성화, 신경섬유 행로, 뇌 대사물질의 농도 등의 정보들의 해부학적 위치를 제공함으로써, 뇌발달의 과정과 뇌 발달에 이상을 보이는 병적인 상태에 대한 보다 다양한 정보와 더욱 깊은

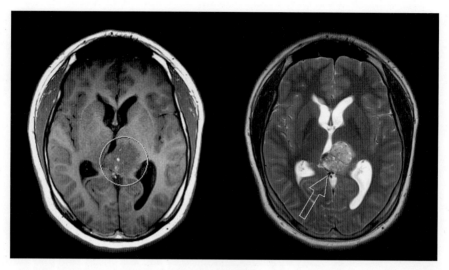

그림 30-2. 청소년 환자(남, 15세)에서 최근 발생한 두통으로 시행한 뇌 자기공명영상에서 발견된 병소(좌-T1 강조영상, 우-T2강조영상)

이해를 제공하고 있다. 현재의 구조적 자기공명영상의 해상도로 세포수준의 정보에 대해서는 직접적으로 알 수 없으나, 뇌 발달의 가소성에 관한 연구에 따르면 유전과 경험이 뇌에 미치는 영향이 신경세포의 시냅스 수준뿐 아니라 뇌 피질의 구조에까지 미치며, 이를 구조적 자기공명영상을 이용하여 측정할 수 있는 것으로 보고되고 있다(Elbert 등 1995; Buonomano와 Merzenich 1998; Thompson 등 2001; Teicher 등 2012).

## (2) 기능적 자기공명영상

기능적 자기공명영상은 감각, 동작, 혹은 인지 수행 등에 의한 신경세포 활성화에 따른 국소 대사 및 혈역학적 변화를 뇌 자기공명영상 상의 신호 강도 차이로 변환시켜 영상화시키는 검사법이다. 혈액산소수준 의존(blood oxygenation level dependent, BOLD) 기법이 가장 많이 이용되고 있는데, 이는 신경세포 활성화에 따른 혈류증가로 일시적 산화 헤모글로빈 증가와 상대적 탈산화 헤모글로빈 감소에 따른 자성 변화를 감지해 영상정보를 얻는 기법이다. 인지, 감정, 감각, 운동 등 인간의 다양한 정신적 활동에 따른 뇌의 국소적 혹은 네트워크에서의 활성 상태를 간접적으로 관찰할 수 있으므로, 현재 청소년 정신의학에서 정상발달이나 특정 질환이나 상태, 혹은 치료에 따른 뇌 기능의 차이에 관한 연구에 가장 활발하게 이용되고 있다(Bush 등 2008; Kim 등 2015; Yoo 등 2018).

### (3) 확산텐서영상

확산텐서영상은 수초화된 신경섬유 내부에 있는 물분자의 확산을 정량화하고 가시화함으로써 백질의 미세구조 변화나 백질 신경섬유삭의 구조적 이상을 알아볼 수 있어, 현재 임상적으로는 허혈성 뇌출혈 혹은 뇌손상의 경우 초기 평가에 사용되고 있다. 연구 도구로서는, 주의력결핍 과잉행동장애나 자폐스펙트럼장애, 조현병 등의 특정 질환의 병태생리로 추정되는 뇌신경회로의 이상이나, 언어나 학습, 작업 기억 등 뇌 발달 및 경험에 의한 뇌 발달의 가소성 대한 보다 직접적인 정보를 제공할 수 있는 유용한 도구이다(Pavuluri 등 2009; Choi 등 2009). 뇌백질의 통합성을 반영하는 분할 비등방도(fractional anisotropy, FA)값 등의 정보뿐만이 아니라, 신경로 추적법을 이용한 3차원적인 신경섬유의 방향과 구조도 알아볼 수 있다.

### (4) 자기공명분광검사

수소핵의 자기공명을 이용하는 자기공명영상과는 달리 자기공명분광검사는 여러 다른 핵들의 자기공명을 탐지하도록 고안되었다. 뇌는 여러 가지 단백질, 지질, 아미노산, 신경전달물질 및 신경대사물질 등으로 이루어져 있으며, 이들을 이루는 탄소, 수소, 산소, 질소, 인 등의 원자가 어떤 분자에 속해 있느냐에 따라 핵 주변의 전기 화학적 환경이 다르므로 핵자기공명의 주파수가 미세하게 차이를 보이는 것을 이용하여 해당 물질의 농도를 생체 내에서 측정하는 기법이다. 사용되는 원자핵에 따라, $^1$H MRS, $^{31}$P MRS, $^{13}$C MRS 등으로 나뉘며, 흔히 측정되는 대사물질로는 NAA (N-acetyl aspartate), tCr (total creatine), tCh (choline-containing compounds)이며, 이외에도 glutamate/ glutamine, γ-amino (GABA), myo-inositol (Ins) 등이 있다. 청소년 정신의학에서는 주의력결핍과잉행동장애, 기분장애, 불안장애 등 다양한 정신질환들에서 연구되고 있으며, 특정 뇌영역에서의 이러한 대사물질들의 이상이 보고되고 있다(Chang 등 2003; Lim 등 2003; Moore 등 2006).

## 5 신경생리학적 검사

### 1) 뇌파 검사

뇌파 검사는 두피에 붙인 전극을 통하여 그 부위의 대뇌피질의 신경세포에서 나오는 전기적 활동을 직접적으로 측정하는 검사이다. 임상적으로 뇌파의 적응증은 주로 간질과 기타 신

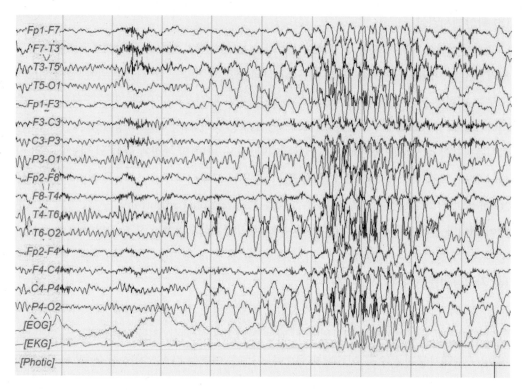

**그림 30-3. 환청, 환시, 강직간대발작, 의식소실을 보인 여자 17세 환자의 뇌파 이상소견**

경과적 장애들(종양, 외상, 대사 장애 등)을 평가하기 위하여 시행한다. 국소적 신경학적 증상, 인지기능이나 의식의 변화, 갑자기 발생한 환각 등의 정신증 증세나 자동증 등의 간질 양상이 관찰될 때 시행하게 되며(그림 30-3), 특히 자폐스펙트럼장애 아동의 경우 20%에서 경련성 장애를 동반하는데, 사춘기에 들면서 두 번째의 발생 증가 시기를 보이므로 이에 대한 고려가 필요하다(Volkmar와 Nelson 1990).

## 2) 수면 다원 검사

수면다원검사는 신체에서 발생하는 뇌파, 안구운동, 근전도, 심전도 등 동시에 발생하는 다양한 생리적 신호들과 코골이, 호흡기류, 호흡운동, 혈중산소포화도 등을 종합하여 기록하는 검사이다. 불면증, 수면 무호흡증, 주기성 사지운동증, 야뇨증, 렘수면행동장애, 몽유병 등 각종 수면장애의 진단에 유용하다. 야간수면을 분석하는 수면다원검사가 대표적인 수면검사지만, 기면증 등의 과다수면증을 보이는 질환을 진단하기 위해서는 추가로 주간에 수면잠복기

반복검사가 필요하다.

## 3) 사건관련 유발전위

유발전위는 뇌피질이 특별한 감각자극에 대하여 어떻게 반응하는가를 측정하는 것으로 특정 정보를 내포하고 있는 자극을 반복 제시한 후, 이 자극 처리와 관련한 뇌의 전기적 활동만을 얻을 파형을 말한다. 특히 인지자극과 관련된 유발전위를 사건관련 전위라 부르는데, 컴퓨터로 평균화하여 양성파와 음성파로 나누어진다. 특정한 파가 나타나는 시간에 따라서 P300파 등의 명칭을 붙이기도 한다. 아직은 임상적인 적용은 제한적이나, 위치 정보에 대한 문제점이 있지만 기능적 자기공명영상이나 양전자방출 단층촬영과 같은 기능적 뇌영상에 비해 밀리초(msec) 단위의 우수한 시간 해상도와 비침습적으로 쉽게 뇌기능을 평가할 수 있다는 장점이 있는 연구 도구이다.

## 4) 정량화 뇌파

최근 컴퓨터의 발전과 디지털 뇌파기의 개발로 수치화된 뇌파 데이터를 쉽게 얻을 수 있게 되었다. 이 자료들을 전산 분석하여 특정 시간대에 정량화된 파형을 추출하는 것이 가능하게 되었고, 이를 활용한 뇌 기능의 평가, 질병의 조기 진단 및 특성화, 약물의 효과 판정, 간질 발작의 예측 등에 활용하려고 하는 연구들이 활발히 진행되고 있다. 이처럼 컴퓨터를 이용하여 뇌파와 사건관련전위를 정량화하여 명암이나 색깔로 표현함으로써 뇌의 지형학적 지도를 만들어내는 검사를 뇌파 매핑 또는 사건관련전위 매핑이라고 한다. 정량화 뇌파는 주파수별 뇌파의 활성 정도와 양을 정량화하여 분포 범위와 시간에 따른 변화 정보를 제공해 준다. 이를 통해 우울장애, 주의력결핍 과잉행동장애 등의 정신건강의학과적 진단 및 치료에 관련된 연구들이 진행되고 있다(Park 등 2017).

📖 **참고문헌**

American Academy of Child and Adolescent Psychiatry. Practice parameter for the assessment and treatment of children and adolescents with attention-deficit/hyperactivity disorder. J Am Acad Child Adolesc Psychiatry 2007;46:894-921.

Arranz MJ, Munro J, Birkett J, Bolonna A, Mancama D, Sodhi M, et al. Pharmacogenetic prediction of clozapine response. Lancet 2000;355:1615-1616.

Becker AL, Epperson CN. Female puberty: clinical implications for the use of prolactin-modulating psychotropics. Child Adolesc Psychiatric Clin N Am 2006; 15:207-220

Benton T, Njoroge W, Kim A. Pediatric Evaluation and Laboratory Testing. In: Dulcan's Textbook of Child and Adolescent Psychiatry. Washington, DC. London, England: American Psychiatric Publishing, 2010. pp.111-122.

Blair J, Schahill L, State M, Martin A. Electrocardiographic changes in children and adolescents treated with ziprasidone: a prospective study. J Am Acad Child Adolesc Psychiatry 2005;44:73-9.

Buonomano DV, Merzenich MM. Cortical plasticity: From synapses to maps. Annual Review of Neuroscience 1998;21:149-86.

Bush G, Spencer TJ, Holmes J, Shin LM, Valera EM, Seidman LJ, et al. Functional magnetic resonance imaging of methylphenidate and placebo in attention-deficit/hyperactivity disorder during the multi-source interference task. Arch Gen Psychiatry 2008;65(1):102-14.

Chang L, Cloak CC, Ernst T. Magnetic resonance spectroscopy studies of GABA in neuropsychiatric disorders. J Clin Psychiatry 2003;64 Suppl 3:7-14.

Cheon KA, Cho DY, Koo MS, Song DH, Namkoong K. Association between homozygosity of a G allele of the alpha-2a-adrenergic receptor gene and methylphenidate response in Korean children and adolescents with attention-deficit/hyperactivity disorder. Biol Psychiatry 2009;65(7):564-70.

Choi J, Jeong B, Rohan ML, Polcari AM, Teicher MH. Preliminary evidence for white matter tract abnormalities in young adults exposed to parental verbal abuse. Biol Psychiatry 2009;65(3):227-34.

Correll CU, Penzner JB, Parikh UH, Mughal T, Javed T, Carbon M, et al. Recognizing and monitoring adverse events of second-generation antipsychotics in children and adolescents. Child Adolesc Psychiatric Clin N Am 2006;15:177-206.

Elbert T, Pantev C, Wienbruch C, Rockstroh B, Taub E. Incresed cortical representation of the finger of the left hand in string players. Science 1995; 270:305-7.

Finn CT, Smoller JW. Genetic counseling in psychiatry. Harv Rev Psychiatry 2006;14:109-21.

Gutgesell H, Atkins D, Barst R, Buck M, Franklin W, Humes R, et al. AHA Scientific Statement: cardiovascular monitoring of children and adolescents receiving psychotropic drugs. J Am Acad Child Adolesc Psychiatry 1999;38:1047-50.

Kendler KS. Reflections on the relationship between psychiatric genetics and psychiatric nosology. Am J Psychiatry 2006;163:1138-46.

Kim BN, Kim JW, Kang H, Cho SC, Shin MS, Yoo HJ, et al. Regional differences in cerebral perfusion associated with the alpha-2A-adrenergic receptor genotypes in attention deficit hyperactivity disorder. J Psychiatry Neurosci 2010; 35(5):330-6.

Kim JI, Yoo JH, Kim D, Jeong B, Kim BN. The effects of GRIN2B and DRD4 gene variants on local functional connectivity in attention-deficit/hyperactivity disorder. Brain Imaging Behav 2018;12(1):247-57.

Kim SY, Choi US, Park SY, Oh SH, Yoon HW, Koh YJ, et al. Abnormal activation of the social brain network in children with autism spectrum disorder: an FMRI study. Psychiatry Investig 2015;12(1):37-45.

Kutcher SP. Child and Adolescent Psychopharmacology. Philadelphia, PA, WB Saunders;1997.

Lim MK, Suh CH, Kim HJ, Kim ST, Lee JS, Kang MH, et al. Fire-related post-traumatic stress disorder: brain 1H-MR spectroscopic findings. Korean J Radiol 2003;4(2):79-84.

McGough J. Attention-deficit/hyperactivity disorder pharmacogenomics. Biol Psychiatry 2005;57:1367-73.

Moore CM, Biederman J, Wozniak J, Mick E, Aleardi M, Wardrop M, et al. Differences in brain chemistry in children and adolescents with attention deficit hyperactivity disorder with and without comorbid bipolar disorder: a proton magnetic resonance spectroscopy study. Am J Psychiatry 2006;163(2):316-8.

Pappadopulos E, Jensen PS, Schur SB, MacIntyre JC 2nd, Ketner S, Van Orden K, et al. "Real world" atypical antipsychotic prescribing practices in public child and adolescent inpatient settings. Schizophr Bull 2002;28:111-21.

Park JH, Hong JS, Han DH, Min KJ, Lee YS, Kee BS, et al. Comparison of QEEG Findings between Adolescents with Attention Deficit Hyperactivity Disorder (ADHD) without Comorbidity and ADHD Comorbid with Internet Gaming Disorder. J Korean Med Sci 2017;32(3):514-21.

Pavuluri MN, Yang S, Kamineni K, Passarotti AM, Srinivasan G, Harral EM, et al. Diffusion tensor imaging study of white matter fiber tracts in pediatric bipolar disorder and attention-deficit/hyperactivity disorder. Biol Psychiatr 2009;65(7):586-93.

Perrin JM, Friedman RA, Knilans TK. Cardiovascular monitoring and stimulant drugs for attention-deficit/hyperactivity disorder. Pediatrics 2008;122:451-3.

Peterson BS. Neuroimaging studies of Tourette syndrome: A decade of progress. Adv Neurol 2001; 85:179-96.

Plioplys S, Asato MR. Neurological Examination, Electroencephalography, and Neuroimaing. In: Dulcan's Textbook of Child and Adolescent Psychiatry. Washington, DC. London, England: American Psychiatric Publishing; 2010. pp.123-134.

Serretti A, Zanardi R, Rossini D, Cusin C, Lilli R, Smeraldi E. Influence of tryptophan hydroxylase and serotonin transporter genes on fluvoxamine antidepressant activity. Mol Psychiatry 2001;6:586-92.

Sadock BJ, Sadock VA, Ruiz P. Kaplan & Sadock's Synopsis of Psychiatry. 11th ed. Wolters Kluwer; 2015. pp266-283.

Shaw P, Eckstrand K, Sharp W, Blumenthal J, Lerch JP, Greenstein, et al. The neural correlates of attention deficit hyperactivity disorder: an ALE meta-analysis Journal of Child Psychology and Psychiatry 2006;47(10):1051-62.

Stein MA, McGough JJ. The pharmacogenomic era: promise for personalizing attention deficit hyperactivity disorder therapy. Child Adolesc Psychiatric Clin N Am 2008;17:475-90.

Thompson PM, Cannon TD, Narr KL, van Erp T, Poutanen VP, Huttunen M, et al. Genetic influences on brain structure. Nature Neuroscience 2001;4(12):1253-8.

Teicher MH, Anderson CM, Polcari A. Childhood maltreatment is associated with reduced volume in the hippocampal subfields CA3, dentate gyrus, and subiculum. Proc Natl Acad Sci U S A 2012;28;109(9):E563-72.

Volkmar FR, Nelson DS. Seizure disorders in autism. J Am Acad Child Adolesc Psychiatry 1990;29(1):127-9.

Walkup J, Work Group on Quality Issues. Practice parameter on the use of psychotropic medication in children and adolescents. J Am Acad Child Adolesc Psychiatry 2009;48(9):961-73.

Weiss RE, Stein MA. Thyroid function and attention deficit hyperactivity disorder. In: Attention Deficit Disorders and Hyperactivity in Children and Adults. Edited by Accardo PJ, Blondis TA, Whitman BY, et al. New York, Marcel Dekker; 1999. pp.419-430.

Yoo JH, Kim D, Choi J, Jeong B. Treatment effect of methylphenidate on intrinsic functional brain network in medication-naïve ADHD children: A multivariate analysis. Brain Imaging Behav 2018;12(2):518-31.

Zametkin AJ, Ernst M, Silver R. Laboratory and diagnostic testing in child and adolescent psychiatry. J Am Acad Child Adolesc Psychiatry 1998;37:464-72.

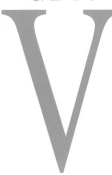

청/소/년 발/달/과
정/신/의/학

# V 청소년 정신건강 문제 접근

# CHAPTER

## 31

# 생물학적 치료
## Biological Treatment

김붕년, 김예니

정신의학의 진단은 원인에 근거하지 않는 특성 때문에 수십년간 질병분류의 어려움을 겪어왔다. 정신의학에서 진단 분류와 약물 효과의 기전은 서로 달리 움직이는 것처럼 보이기도 한다. 한 약물이 여러 진단에 효과가 있기도 하고, 한 진단에 다양한 약물이 효과가 있다. 특히 청소년기의 정신 병리는 급격한 사춘기 뇌의 변화에 의하여 병리의 표현형과 약물에 대한 반응이 비전형적인 경우도 흔하다. 청소년기의 충동성과 역동적 변화가 증상과 복합되면, 임상가는 진단이 명확하지 않은 상태에서 환자가 호소하는 증상들만을 근거로 약물치료를 시작하기도 한다. 이러한 어려움 때문에 청소년기 약물치료에는 자세한 병력 청취와 진단, 경과 변화 및 약물에 대한 반응 관찰이 필수적이다.

또한, 청소년기는 오토바이 운행 또는 아르바이트를 시작하거나 흡연, 음주를 시도하기도 하며 뇌의 변화뿐 아니라 신체적 변화도 동반된다. 약물치료의 반응과 효과, 부작용에 관련해 고려해야 하는 환경적, 생물학적 변화들이 빈번하기 때문에 소아기부터 진단을 받고 안정적으로 치료를 받던 환자의 경우라도 사춘기라는 변화 앞에서 진단 및 약리효과에 대한 재평가와 새로운 부작용 발생의 가능성 등에 대한 지속적인 평가가 요구된다(Klylylo 등 2014).

# I. 약물치료

## 1 청소년기의 생리적 특성과 약력학(Pharmacokinetics)

약물의 흡수는 위의 pH, 약물이 위장 관을 통과하는 데 걸리는 시간, 장내 흡수 면적 등에 영향을 받는데 위산의 생성이나 장운동의 경우 생후 1년 이후에는 성인의 경우와 큰 차이 없이 비슷해진다(Martin 2003). 따라서 건강한 청소년의 약물흡수는 성인기와 뚜렷한 차이를 보이지 않는다.

반면 약물의 분포, 대사, 그리고 배설은 성인기와 다소 차이를 보인다. 청소년 시기에는 전체 체중에 대한 지방의 비율이 점차 증가하여 성인기 초기까지 증가하는 양상을 보인다. 체지방의 증량은 대부분 지용성인 정신 약물의 분포 범위 확대에 기여하므로 일정한 혈중 농도를 유지하기 위해서는 더 많은 약물이 필요하게 된다. 세포 외액의 양은 성인기에 비해 소아기와 초기청소년기에 높다. 따라서 체내 수분에 분포하는 약물의 경우 체중에 준하여 용량을 조절하면, 청소년기에는 성인기에 비해 혈중 약물 농도가 낮아진다.

청소년의 경우 성인에 비해서 신체에서 간이 차지하는 비율이 높아 상대적으로 대사가 빠르게 이루어진다. 약물의 간 대사는 phase 1와 phase 2로 나뉘는데 phase 1은 시토크롬(cytochrome: CYP) 효소 또는 혈장 에스터라제 알데하이드 산화효소(plasma esterase aldehyde oxidase) 등의 효소가 대사에 관여하며 phase 2에서는 포합 과정이 이루어진다. 시토크롬 효소체계의 양상은 사춘기를 전후하여 성인과 비슷해진다. CYP3A4은 15세경까지 성인에 비해서 낮은 양상을 보이며, CYP2C9, CYP1A2는 소아기에 성인에 비해서 높은 수치를 보이다가 사춘기가 지나면서 성인과 비슷해진다. 따라서 이러한 효소들을 이용하여 대사되는 약물들의 혈중 농도가 연령에 따라 달라질 가능성이 있다.

사구체 여과율과 요세관 분비는 성인기에 비해서 소아청소년 시기에 활발하다. 이는 약물 청소율 증가 및 빠른 반감기와 관련이 있는 것으로 보인다. 소아기가 진행하는 동안 약물배출의 속도가 서서히 감소하지만, 사춘기 진입하면서 배출이 급격히 감소하고 사춘기 중기 또는 말기에 성인과 동일하게 된다(Jatlow 1987). 전반적으로, 청소년기에는 성인기와 비교하여 체중 대비 높은 용량의 약물이 필요하지만, 사춘기에 접어든 청소년의 약력학적인 특성이 급격히 성인기의 특징을 띨 수 있다. 따라서, 소아기나 청소년 초기부터 복용하는 약물 용량은 청소년기 동안 진행되는 약력학적 변화에 따라 세심한 조정이 요한다.

## 2 청소년기 약물치료 원칙

소아청소년 대상 약물 치료 시작 전에는 환자와 환자 보호자에게 앞으로 시행하고 하는 약물치료의 목적과 이득, 치료의 과정과 위험성(정신과 치료 일반적 위험과 소아청소년 관련 위험성), 약물치료 외의 대체 치료 방법(대체 치료방법에는 치료를 받지 않고 경과를 관찰하는 방법이 포함되어야 한다), 마지막으로 소아청소년 장기적 약물치료 관련하여 연구의 부족으로 알려지지 않은 위험이 있을 수 있다는 설명을 포함한 동의를 얻어야 한다(Popper 1987).

청소년에서의 약물 치료 시의 원칙은 소아기, 성인기와 동일하며 청소년기에 특별히 유의해야 하는 점은 다음과 같다.

1) 진단과 약물치료의 목표 증상을 명확히 한다.
2) 흡연, 음주 등 약물대사에 영향을 줄 수 있는 과거 병력과 내과적 질환에 대해서 평가하고 필요 시 검사실 검사를 시행한다.
3) 초경이나 변성기 시작 등을 비롯한 성 성숙도에 대한 평가를 시행한다.
4) 약물 치료 전에 환자와 보호자가 작성하는 증상 평가 도구 등을 이용하여 약물 치료에 따른 증상의 변화를 객관화한다.
5) 소량에서 시작하여 천천히 증량하나 기대하는 약물의 효과를 얻기 위해서 적절한 복용량 및 복용기간을 유지한다.
6) 약물 치료에 따른 효과와 부작용을 관찰하며 임상적 판단에 따라 기타 생물학적 치료 및 정신사회치료의 적용을 고려한다.
7) 주기적으로 증상과 부작용에 대하여 재평가하고 약물치료 중단의 가능성에 대하여 고려한다.

## 3 청소년기 약물치료의 적응증

미국 FDA에서 소아청소년의 치료에 승인한 약물 중 우리나라에서 사용 가능한 약물은 〈표 30-1〉과 같다(2020년 기준). 지속적으로 소아청소년 대상 치료 약물 승인이 늘고 있으나 아직 기준을 특정 질환에 두고 있거나 특정 질환에서 일부 증상으로 제한하고 있다. 따라서 제시된 임상기준에 준하여 치료 약물을 선택할 경우에 선택의 범위가 좁아지는 어려움이 있

## 표 31-1. 미국 FDA에서 17세 이하 청소년을 대상으로 사용승인이 된 약물(2020년)

| 약물 | 적응증 | 승인 나이 |
|---|---|---|
| 메칠페니데이트(methylphenidate) | 주의력결핍 과잉행동장애 | 6세 이상 |
| 아토목세틴(atomoxetine) | 주의력결핍 과잉행동장애 | 6세 이상 |
| 클로니딘 서방형<br>(clonidine, extended-release) | 주의력결핍 과잉행동장애 | 6세 이상 |
| 플루옥세틴(fluoxetine) | 우울증 | 8세 이상 |
| | 강박증 | 7세 이상 |
| 에스시탈로프람(escitalopram) | 우울증 | 12세 이상 |
| 서트랄린(sertraline) | 강박증 | 6세 이상 |
| 플루복사민(fluvoxamine) | 강박증 | 8세 이상 |
| 클로미프라민(clomipramine) | 강박증 | 10세 이상 |
| 듀록세틴(duloxetine) | GAD | 7세 이상 |
| 리스페리돈(risperidone) | 자폐스펙트럼장애의 이자극성, 공격성, 자해행동 등 | 5-16세 |
| | 조현병 | 13세 이상 |
| | 양극성장애 1형에서 조증삽화와 혼재성삽화(0.5-6 mg) | 10세 이상 |
| 팔리페리돈(paliperidone) | 조현병<br>(<51 kg – 최고 6 mg; >51 kg – 최고 12 mg) | 12세 이상 |
| 올란자핀(olanzapine) | 조현병 | 13세 이상 |
| | 양극성장애 1형에서 조증삽화와 혼재성삽화<br>(2.5-30 mg) | 13세 이상 |
| 아리피프라졸(aripiprazole) | 조현병 | 13세 이상 |
| | 양극성장애 1형에서 조증삽화와 혼재성삽화(10-30 mg) | 10세 이상 |
| | 자폐스펙트럼장애의 이자극성 | 6세 이상 |
| | 뚜렛장애 | 6세 이상 |
| 퀘티아핀(quetiapine) | 조현병 | 13세 이상 |
| | 양극성장애 1형에서 조증삽화 (400-600 mg) | 10세 이상 |
| 클로자핀(clozapine) | 치료 저항성 조현병 | 16세 이상 |
| 피모자이드(pimozide) | 뚜렛장애(0.05-0.2 mg/kg.day 또는 <10 mg/day) | 12세 이상 |
| 할로페리돌(haloperidol) | 뚜렛장애(0.05 m–0.075 mg/kg/day) | 3세 이상 |
| 리튬(lithium) | 양극성장애(혈중농도 0.8-1.2 mEq/L) | 12세 이상 |
| 이미프라민(imipramine) | 유뇨증 | 6세 이상 |

다. 임상 진료에서는 청소년기의 특징으로 인해 진단기준에는 맞지 않으나 환자에게 고통을 주는 증상들을 완화하기 위한 약물 선택이 필요한 경우가 종종 있으므로, 소아청소년에서 정신과적 약물들의 적응증에 대한 지속적인 보완이 필요하다.

## 4 정신자극제

### 1) 약물의 특징

국내에서 상용되고 있는 정신자극제는 methylphenidate로서 신경 세포의 말단에 저장되어 있는 도파민을 시냅스 틈새로 유리하거나 도파민의 재흡수를 차단하고 도파민 분해효소인 단가아민 산화제를 억제하며 노르에피네프린관련 신경전달체계에도 영향을 주어 그 약리적 작용을 나타낸다. Methylphenidate의 적응증은 주의력결핍과잉행동장애이며, 일부 기면증의 증상에 쓰이기도 한다. 약물의 제형에 따라 약효지속시간, 혈중 농도의 변화는 달라진다. Penid의 경우 복용 후 30분에서 1시간 이내에 효과를 보이기 시작하여 2시간 내에 최고 혈중 농도에 도달하여 5시간 정도 효과가 지속된다. Concerta는 OROS (osmotic controlled-release oral delivery system) 약물 전달 기술을 통하여 12시간 그 효과가 지속되어 하루 한 번 아침에 복용하게 된다. OROS 약물 전달 시스템은 삼투압을 이용하여 일정한 속도로 약물 방출을 유지해 주는 제형이다. Concerta는 OROS 제형을 이용하여 1–2시간 내에 효과를 보이기 시작하고 6–8시간에 최고 혈중 농도에 도달한다. 청소년에는 하루에 72 mg/day 이상은 FDA허가가 나 있지 않으며, 어느 연령에서도 2 mg/kg 이상은 허가되지 않는다. Bisphentin CR 조절방출캡슐, medikinet retard 캡슐은 penid와 concerta 중간정도인 6–8시간 정도 효과가 지속되며 3–4시간 정도에 최고 혈중농도에 도달한다. Methylphenidate는 불안이나 긴장이 심하거나, 약물남용, 녹내장, 운동틱 또는 뚜렛증후군의 가족력이 있는 환자에서 사용이 권고되지 않는다.

### 2) 청소년에서의 약물 치료

13–18세 사이의 220명의 주의력결핍과잉행동장애로 진단된 청소년을 대상으로 정신자극제 중 concerta의 효과를 알아보기 위한 다기관, 위약대조군 연구(Wilens 등 2006)가 시행되었다. 이 연구에서 복용 약물의 용량은 18 mg/day로 시작하여 증상의 호전여부와 부작용의 심

각도 여부를 일주일 단위로 평가하여 최대 용량 72 mg/day이내에서 각 대상에게 필요한 약물 용량을 결정하였다. 이후에 2주간의 이중 눈가림 위약-대조군 연구과정으로 진행되었다. 그 결과 177명 중 37%인 65명이 72 mg/day을 복용하였고 약물 치료군 52%, 위약군 31%에서 유의한 임상적 호전이 있었으며 심각한 부작용은 보이지 않았다. Methylphenidate의 부작용은 다양하다. 식욕저하, 불면, 불안, 복부 불편감, 두통, 졸리움, 어지러움이 주된 부작용으로 이들 대부분은 시간에 따라 경감되는 양상을 보인다.

식욕저하는 약물의 용량과 연관이 있으며(Stein 등 2003), 약물을 처방하는 중에 환자의 체중과 키 그리고 체질량지수를 세심하게 확인해야 한다. 식욕저하로 인한 체중감소를 보이는 경우 약물 복용을 음식과 같이 하거나 아침식사 후에 하도록 한다. 이와 함께 약물의 효과가 없는 이른 아침이나 늦은 저녁에 추가로 간식을 먹거나 영양가 높은 고칼로리의 음식을 먹도록 한다(Cortese 등 2013). 또한 약물의 제형을 바꾸어 서방형제제를 속방형제제로 바꾸어 저녁 시간에 식욕 증가의 효과를 시도해 볼 수 있다. 이후에도 식욕저하 및 체중감소가 지속이 되는 경우에는 약물의 용량을 줄이거나 다른 계열의 약물인 atomoxetine 등으로 변경한다.

불면 등의 수면문제가 있는 경우 우선 불면자체가 약물과 관련이 있는 지 알아보는 것이 중요하다. 주의력결핍과잉행동장애로 진단된 청소년 경우 약물 치료 이전부터 수면 문제를 보이는 경우가 많으며 일과의 변화, 비디오게임에 몰두 등의 생활상의 변화가 수면양상의 변화로 연결될 수 있다. 따라서 약물 치료 전 및 약물 치료 과정에서 수면 양상에 대해서 알아보는 것이 권고된다. 불면이 직접적으로 약물과 관련이 있다면 작용시간이 짧은 제형으로 바꾸거나 감량 혹은 다른 계열의 약물을 시도해 볼 수 있다.

청소년기의 고용량 복용과 관련하여 심혈관계부작용에 대한 관찰이 필요하다. 심혈관계 부작용에 대한 연구(Hammerness 등 2009)에서 주의력결핍과잉행동장애로 진단받은 청소년의 경우 1.5 mm/kg/day까지 OROS-MPH를 복용 시 6주 이후에 평균 약 3 mmHg 이완기 혈압의 증가와 평균 약 4회/min의 맥박의 증가를 보였고 수축기 혈압은 약 6개월 이후에 5 mmHg 증가하였다. 심전도상 임상적으로 유의미한 이상 소견은 관찰되지 않았다.

Faraone 등(2008)은 문헌고찰을 통해서 methylphenidate 치료가 키와 몸무게의 성장 지연에 영향을 주지만 이 영향은 시간에 따라 줄어들게 되며 최종 키와 몸무게에 미치는 영향이 미비한 것으로 보고하였다. 또한 성장 지연은 약물 용량과 관련이 있으며 약물 치료 중단 시에 성장의 지연은 정상화 되는 경향이 있다고 하였다.

## 5 비정신자극제(Atomoxetine)

Atomoxetine은 정신자극제가 아니면서 주의력결핍과잉행동장애가 주 적응증인 약물이다 (Michelson 등 2001, 2002). 특히 주의력결핍과잉행동장애에 불안이나 틱이 동반된 경우 또는 정신자극제로 인한 불안(Geller 등 2007)과 틱(Allen 등 2005)증상이 악화되는 경우에 사용할 수 있다. 약물남용의 병력이 있는 경우, 정신자극제를 시도했으나 임상적 효과가 없거나 부족한 경우도 고려해 볼 수 있다.

Atomoxetine은 24시간 효과가 있고 수면이나 불안 그리고 틱을 악화시키지 않으며, 하루 중 아무 때나 복용해도 된다. Atomoxetine은 노르에피네프린의 재흡수를 억제하여 시냅스 틈에서 그 농도를 높이고 전전두엽에서의 도파민을 증가시켜 증상의 호전을 가져온다. 따라서 atomoxetine을 복용하는 경우 불안, 우울 그리고 틱의 완화를 보고하는 경우도 있다(Klykylo 등 2014). Atomoxetine은 최고 효과에 이르는 데에 6주 정도 소요되지만, 첫 용량에서도 효과가 관찰될 수 있다. Atomoxetine을 연구한 13개 연구를 취합하여 601명의 12-18세 청소년의 결과를 메타분석한 결과 537명(89.4%)에서 3개월 이상 치료를 지속하였고 219명이 2년 이상 치료를 지속 중이었으며, 평균 용량은 1.41 mg/kg/day 였다(Wilens 등 2006b).

Wilens 등(2009)은 atomoxetine 복용 시 부분적으로만 효과가 있었던 6-17세의 아동 청소년을 대상으로 OROS-methylphenidate을 병용하였을 때 주의력결핍과잉행동장애 증상과 실행기능의 호전을 보고하였다. 이 연구에서 참여자들은 평균 1.1 mg/kg/day의 atomoxetine과 1.0 mg/kg/day의 OROS-MPH를 복용하였다. 불면, 이자극성, 식욕의 저하 등의 부작용은 atomoxetine을 단독 복용하는 경우보다 유의하게 높은 비율로 나타났다. 또한 OROS-MPH의 병용 복용은 atomoxetine의 혈중 농도에는 영향을 주지 않는 것으로 보고하였다.

## 6 항우울제

### 1) 약물의 특징

항우울제는 선택적 세로토닌 재흡수 억제제와 삼환계 항우울제, 단가아민 산화제 억제제 (MAO inhibitor)가 있다. 그리고 이와는 작용기전이 다른 항우울제로 나눌 수 있는데 이는 '비정형 항우울제'라고도 불린다.

▶ 선택적 세로토닌 재흡수 억제제(selective serotonin reuptake inhibitor, SSRI)

SSRI에는 fluoxetine, sertraline, fluvoxamine, paroxetine, citalopram, 그리고 escitalopram이 있다. 다른 항우울제와 달리 주로 세로토닌에 선택적으로 작용하여 약리적 효과를 나타낸다. 우울증, 강박증, 범불안장애, 사회불안장애, 공황장애, 외상후스트레스장애 그리고 식이장애 등 치료에 사용된다. 이 중 fluoxetine과 escitaloprm은 우울증에서, fluvoxamine과 sertraline은 청소년 강박증에 대한 처방 미국 FDA에서 승인되었다. 구토, 메스꺼움, 체중변화, 변비, 식욕저하, 성욕 감퇴, 불안이나 신경질, 불면이나 과다 수면, 발한 등이 비교적 흔한 부작용이다.

▶ 삼환계항우울제(tricyclic antidepressant: TCA)

삼환계 항우울제로는 amitriptyline, nortriptyline, imipramine, 그리고 clomipramine 등이 대표적이다. 이들은 주로 노르에피네프린의 재흡수를 억제함으로써 효과를 나타내며 이외에 도파민 재흡수 억제, 항콜린 작용, 항히스타민 작용 등을 보인다. Clomipramine의 경우 그 약리효과가 다른 삼환계 항우울제와 비슷하나 세로토닌의 재흡수를 억제하는 효과가 특히 뚜렷하여 강박증에 효과적으로 적용된다.

▶ 그 외의 항우울제

기존의 항우울제와 기전과 부작용을 달리하는 약물로서 bupropion, venlafaxine, mirtazapine, trazodone 등이 있다. Bupropion은 노르에피네프린과 도파민의 재흡수를 억제하여 그 효과를 나타낸다고 알려져 있으며 venlafaxine은 세로토닌과 노르에피네프린의 재흡수를 억제하며, mirtazapine은 노르에피네프린과 세로토닌의 길항작용을 함으로서 그 약리효과를 나타낸다. Trazodone의 경우 시냅스 후 5–HT2a 길항제이며 노르에피네프린과 세로토닌의 재흡수를 억제하여 그 약리효과를 나타낸다.

## 2) 청소년에서의 약물 치료

청소년 우울증 치료에 FDA 공인을 받은 약물은 fluoxetine(8세 이상), escitalopram(12세 이상) 두 가지 항우울제이다. Duloxetine은 범불안장애의 약물 치료제로 7–17세에서 FDA공인을 받았다. 강박증에는 sertraline(6세 이상), fluoxetine(7세 이상), fluvoxamine(8세 이상), clomipramine(10세 이상)이 FDA 공인을 받았다.

▶ 청소년기 우울증

청소년 우울증(439명)을 대상으로 한 연구인 '청소년우울증의 치료'(Treatment for Adolescents with Depression Study, TADS)에서 fluoxetine치료가 인지행동 치료에 비해서 효과적이었다고 보고하였다(March 등 2004). 구체적으로 보면 fluoxetine의 용량은 하루 10~40 mg이었고 약물 단독 치료 시 60.6%, 인지행동치료 단독 시 43.2%, 위약 치료 시 34.8%에서 호전을 보였다. 약물과 인지행동치료를 병합하였을 경우에 치료반응은 71.0%이었다.

주요우울장애로 진단 받은 청소년을 대상으로 시행한 2개의 무작위 위약대조군 연구에서 escitalopram을 10~20 mg/day 복용한 군은 위약대조군에 비해서 유의한 증상 호전을 보였다(Wagner 등 2006; Emslie 등 2009). 소아와 청소년(264명)을 대상으로 한 Wagner 등(2006)의 연구에서 6~17세 사이의 전체 대상군에 대해서 분석을 시행했었을 때는 증상의 호전이 유의한 차이를 보이지 않았으나, 12세~17세 사이의 청소년을 대상으로 분석을 시행했을 때는 escitalopram 약물복용군이 위약대조군에 비해 유의한 증상의 호전을 보인 것으로 나타났다. 청소년(157명)을 포함한 Emslie 등(2009)의 연구에서는 escitalopram 약물복용군이 위약대조군에 비해 유의한 증상의 호전을 보였다.

소아청소년 우울증 환자를 대상으로 한 venlafaxine의 효과에 대한 위약대조군 연구에서 평균 109.2 mg/day를 복용한 12~17세 사이의 청소년군은 치료 반응이 위약대조군에 비해 유의하게 있었으나, 평균 80.4 mg/day를 복용한 7~11세 사이의 소아군은 위약대조군에 비해서 우울증상의 호전이 유의하지 않았다(Emslie 등 2007). 청소년 우울증의 SSRI 약물치료는 약 40~60% 정도의 치료반응이 있으며 다른 약물에 비해서 부작용이 적은 것으로 보고되고 있다.

'치료저항성 청소년우울증 치료'(Treatment of Resistant Depression in Adolescent: TORDIA)에서는 SSRI 약물치료에 호전을 보이지 않은 334명의 청소년에서 12주간 다른 종류의 SSRI 약물치료, venlafaxine 약물치료 그리고 각각의 약물과 인지행동치료의 병합치료로 그룹을 나누어 비교 분석하였다(Brent 등 2008). Venlafaxine의 용량은 하루 150~225 mg이었고 SSRI은 하루 20~40 mg의 fluoxetine, paroxetine, 그리고 citalopram이었다. 인지행동치료와 약물치료를 병합한 치료의 경우 치료 반응은 54.8%이었고, 이는 단독 약물치료를 시행했을 때의 치료반응인 40.5% 보다 높았다. SSRI 단독치료의 치료반응은 48.2%이었고, venlafaxine 단독치료의 치료 반응은 47.0%이었으며, SSRI 단독치료와 venlafaxine 단독치료 간에는 치료 반응의 유의미한 차이가 없었다.

▶ 청소년기 불안장애

범불안장애, 분리불안장애, 사회불안장애를 가진 소아청소년을 대상으로 sertraline 약물치료, 인지행동 치료와 이 둘을 병행한 병합 치료를 비교한 '아동청소년불안의 멀티모달치료연구'(The Children and Adolescent Anxiety Multimodal Treatment Study: CAMS)의 결과 sertraline 단일치료군이 위약군보다 효과가 좋았으며, 인지행동 단일치료군과는 치료반응이 통계적으로 유의한 차이가 없었다. Sertraline과 인지행동 병합치료군은 sertraline 이나 인지행동 단일치료군보다 통계적으로 유의미하게 우수한 치료반응을 보였다(Walkup 등 2008).

7세에서 17세사이의 범사회불안장애 환자를 대상으로 한 duloxetine의 효과에 대한 10주 위약대조군 시험에서 하루 30-120mg 용량의 duloxetine 치료군은 59%에서, 위약군은 42%에서 증상 호전(improvement)을 보였고 duloxetine 치료군은 42%에서, 위약군은 34%에서 관해(remission)를 보였다(Strawn 등 2015b).

▶ 청소년기 강박증

청소년 강박증에서 SSRI의 효과는 비교적 일관되게 보고되고 있다. 강박증에는 sertraline(6세 이상), fluoxetine(7세 이상), fluvoxamine(8세 이상)이 FDA 공인을 받았다. 강박증을 진단받은 7-17세의 소아청소년 112명을 12주 동안 sertraline(평균용량 167 mg/day, range 200 mg/day까지)과 인지행동 치료군 그리고 위약군으로 분류하여 비교하였을 때, setraline과 인지행동치료 병합군이 sertraline, 인지행동치료 단일치료군보다 효과가 우수하였다(Pediatric OCD treatment study team, 2004). 강박증을 진단 받은 7-17세의 소아청소년 103명을 13주 동안 비교하였을 때 fluoxetine(평균용량 24.6 mg/day, range 10-60 mg/day)치료군에서 49%, 위약군에서 25%의 호전을 보였다(Geller 등 2001). 강박증을 진단 받은 8-17세의 소아청소년 120명을 10주 동안 비교하였을 때 fluvoxamine (165 mg/day, range 50-200 mg/day)치료군에서 42%, 위약군에서 26%의 호전을 보였다(Riddle 등 2001).

TCA는 소아청소년의 우울증 치료에서 위약에 비해서 그 효과가 일관되지 않지만 clomipramine은 10-17세 사이의 소아청소년 강박증에서 효과가 있어 10세 이상의 아동청소년 강박증에 대해서 미국 FDA의 승인을 받았다. 강박증을 진단 받은 10-18세의 소아청소년 60명을 8주 동안 비교하였을 때(clomipramine 용량 200 mg/day 까지) 치료군 37%, 위약군에서 8% 호전을 보였다(DeVeaugh-Geiss 등 1992).

### 3) 항우울제와 자살

현재 미국 FDA는 항우울제(그리고 노르에피네프린 재흡수 억제제로 개발된 atomoxetine)가 자살관련 사고 및 행동(suicidality)을 증가시킬 수 있다는 블랙 박스 경고를 약물 설명서에 명시하도록 하고 있다. 4,582명이 참여한 24개의 무작위 통제연구들만 모아서 분석한 바(Hammad 등 2006)에 의하면 SSRI의 자살관련 사고 및 행동 위험률(risk ratio)은 위약에 비하여 1.66이었다. 항우울제 중에서도 paroxetine과 venlafaxine은 아동청소년에서 처방시 자살사고에 대한 주의싶은 관찰이 권고된다(Brent 등 2008; Wagner 등 2004; March 등 2007). 고의적인 자해의 위험은 고용량의 SSRI로 치료를 시작하는 청소년들이 중간정도 용량으로 치료를 시작하는 청소년들보다 높았다(Miller 등 2014).

블랙 박스 경고 이후 지속적 의견 제기 및 추가 분석이 이루어지고 있다. 소아청소년 주요 우울장애에서 진행된 항우울제 임상시험의 후속 메타분석은 항우울제 사용과 청소년 자살사이에 연관성을 입증하는 데에 실패하였다(Bridge 등 2007; Strawn 등 2015a). Bridge 등(2007)은 자살생각 및 시도 비율은 항우울제 치료군에서 3%였고 위약군에서 2%였다고 보고하면서도, 항우울제가 제공하는 임상적 이익이 잠재적 위험을 능가한다고 보고하였다(Bridge 등 2007). Hammad 등(2006)의 보고에 의하면 항우울제의 사용이 자살 사고와 자살 관련 행동을 증가시킬 수 있지만, 자살로 인한 사망은 없었다. 또한 국가별 SSRI약물의 처방 증가 이후 오히려 자살이 감소되었다는 보고가 있으며 약물 처방 감소와 함께 자살관련 사고 및 행동의 증가가 있었다는 보고가 있다(Hamilton 등 2007). 따라서, 항우울제와 자살관련 사고 및 행동의 인과성에 대해서는 향후 더 많은 연구와 임상경험이 필요하다. 현재 약물 치료 시 자살 사고 및 행동에 대한 평가를 지속하고, 필요할 경우 정신 사회 치료를 병행하면서 의사의 판단 하에 약물치료를 하도록 권고하고 있다. 또한 위와 같은 약물 정보에 관해 보호자와 환자에게 설명 및 교육을 하는 것이 필요하다.

---

## 7 항정신병 약물

### 1) 약물의 특징

항정신병 약물은 흔히 정형 또는 제1세대 항정신병 약물과 비정형 또는 제2세대 항정신병

약물 그리고 clozapine으로 나뉜다. 제1세대 항정신병 약물은 도파민(D2 receptor)에 대해서 길항 작용이 뚜렷하다. 주로 정신증과 공격성, 틱 조절에 쓰이며 추체외로 부작용, 정좌불능 등의 운동 부작용이 두드러진다. Haloperidol, chlorpromazine, 그리고 pimozide 등이 청소년에서 많이 쓰인다. 비정형항정신병 약물은 도파민과 세로토닌에 길항작용을 가지며 정신증, 양극성 장애의 급성 삽화, 틱 장애, 과민하고 공격적인 행동 조절 등의 치료에 유용하다. 제2세대 항정신병 약물에는 risperidone, olanzapine, quetiapine, ziprasidone, aripiprazole, 그리고 amisulpride 등이 있다. 대표적인 부작용으로 졸림, 운동 부작용, 어지러움, 현기증, 체중 증가, 소화불량 등이 있다. 제2세대 항정신병 약물은 제1세대 정형 약물에 비해서 운동 부작용은 적은 반면에 체중 증가, 혈당과 혈중 지질 증가 등의 대사 관련 부작용이 두드러진다. 최근 개발된 paliperidone extended-release의 경우 risperidone 성분을 OROS 전달 시스템을 이용하여 보다 안정적인 혈중 농도를 유지할 수 있도록 해준다.

Clozapine은 비정형 항정신병 약물로 분류되기도 하나 수용체에 대한 친화도가 다른 항정신병약물과 다른 양상을 보이며 약물 치료의 효과가 우수한 반면에 체중 증가, 무과립구증, 경련, 교정된 QTc 증가 등의 심각한 부작용이 있어 따로 분류되어 다루어진다.

## 2) 청소년에서의 약물 치료

비정형 항정신병 약물 중 risperidone (10세 이상), aripiprazole (10세 이상), quetiapine (10세 이상), olanzapine (13세 이상)은 양극성장애의 급성기 조증 삽화와 혼재성 삽화 치료 약물로 미국 FDA의 승인을 받았다. 비정형 항정신병 약물 중 risperidone, olanzapine, aripiprazole, quetiapine은 13세 이상의 조현병, paliperidone은 12세 이상의 조현병 치료 약물로 미국 FDA의 승인을 받았다. Haloperidol (3세 이상), pimozide (12세 이상), aripiprazole (6세 이상)은 뚜렛장애 치료에 FDA 승인을 받았다. Risperidone (5-16세), aripiprazole (6세 이상)은 자폐스펙 트럼장애의 이자극성, 공격성, 자해행동 치료 약물로 미국 FDA의 승인을 받았다.

#### ▶ 청소년기 양극성 장애

3주간 10-17세 사이의 양극성장애(169명)로 진단된 아동청소년을 대상으로 한 이중 눈가림, 무작위 배정 위약대조군 연구에서 급성 조증과 경조증 삽화시 risperidone 0.5-2.5 mg/day을 복용한 그룹과 risperidone 3-6 mg/day을 복용한 그룹의 약물 치료는 모두 위약군에 비해 효과적이었다(Haas 등 2009). 3주간 양극성장애(277명) 1형으로 진단된 아동청소년을 대상으로 한 이중 눈가림, 무작위 배정 위약대조군 연구에서 급성 조증과 혼합형 삽화에서 que-tiapine 저용량(400 mg/day)와 고용량(600 mg/day)이 위약군보다 조증증상에 효과적이었으며 저용량은 64%, 고용량은 58% 그리고 위약군은 37%에서 호전이 있었다(DelBello 등 2007). 3주 동안 양극성 장애(161명) 1형으로 진단된 청소년을 대상으로 한 이중 눈가림, 무작위 배정 위약대조군 연구에서 조증과 혼합형삽화에서 olanzapine 치료군이 44.8%에서 위약군은 18.5%에서 증상의 호전이 있었다(Tohen 등 2007). 4주 동안 양극성 장애(296명) 1형으로 진단된 아동청소년을 대상으로 한 이중 눈가림, 무작위 배정 위약대조군 연구에서 조증과 혼합형 삽화에서 aripiprazole 저용량(10 mg/day)과 고용량(30 mg/day)이 위약군보다 조증증상에서 효과적이었으며, aripiprazole 저용량은 44.8%, 고용량은 63.3% 그리고 위약군은 26.1%에서 호전이 있었다(Findling 등 2009). Treatment of Early Age Mania study에서는 6-15세의 양극성 장애(279명) 1형으로 진단된 소아청소년 조증과 혼합형삽화를 대상으로 risperidone, lithium, divalproex 약물간 비교연구를 하였을 때, risperidone (68.5%)이 lithium (35.6%) divalproex (24%)보다 유의미하게 우수한 치료반응을 보였다(Geller 등 2012).

단일반응에 효과가 부족한 양극성 장애를 앓는 환자들 경우 약물을 추가하여 두 가지 약물을 병용해야 하는 경우가 있다. Kowatch 등(2000a)에 의하면 6주간 한 가지의 기분안정제로 치료한 환자 중 58%가 두 번째 기분안정제의 병용치료가 필요하였고, 두 종류의 기분안정제를 병용하는 경우 치료반응 한 개의 기분안정제 단독치료에 반응하지 않은 환자의 80%에서 치료반응을 가져왔다. FDA는 10세 이상의 양극성장애 1형 조증 또는 혼합형 삽화에서 lithium 또는 valproate에 반응하지 않는 경우 quetiapine이나 aripiprazole 추가 사용을 승인하였다. 양극성장애를 진단받고 divalproex를 처방받고 있는 30명의 청소년에서 이중 눈가림 위약군 대조로 quetiapine을 추가하였을 때, quetiapine 추가군(87%)이 위약 추가군(53%)보다 조증 증상의 우수한 치료효과를 보였다(DelBello 등 2002).

### ▶ 청소년기 조현병

평균 14.7세의 조현병을 진단 받은 소아청소년을 대상으로 시행한 연구에서 risperidone을 복용한 군은 74%, olanzapine을 복용한 군은 88%, haloperidol을 복용한 군은 53%에서 치료반응을 보였다(Sikich 등 2004). 이 연구에서는 점진적으로 약물을 증량하였고 종결 시 평균 복용량은 risperidone 4.0 mg/day, olanzapine 12.3 mg/day, 그리고 haloperidol 5.0 mg/day이었고, 약물 복용은 8주간 시행하였다. 조현병을 진단 받은 13-17세 사이의 청소년을 대상으로 한 위약대조군 연구에서 risperidone 복용을 각각 저용량(1–3 mg/day)과 고용량(4–6 mg/day)군으로 나누어 약물 반응을 분석한 결과 치료 반응은 각각 65%, 72%이었고 이는 위약군의 반응비율인 35%보다 높았다(Haas 등 2009).

6주간 조현병을 진단 받은 청소년(107명)을 대상으로 이중 눈가림 위약군 대조연구를 실시한 결과 olanzapine 치료군(평균용량 11.1 mg/day)에서 유의미하게 증상의 호전이 있었다(Kryzhanovskaya 등 2009). 6주간 조현병을 진단 받은 청소년(302명)을 대상으로 이중 눈가림 무작위 배정 위약군 대조연구에서 aripiprazole 저용량(10 mg/day)과 고용량(30 mg/day) 치료군에서 위약군보다 우수한 치료효과를 보였다(Findling 등 2008). 6주간 조현병을 진단 받은 청소년(222명)을 이중 눈가림 위약군 대조연구에서 quetiapine 저용량(400 mg/day)과 고용량(800 mg/day) 치료군에서 위약군보다 우수한 치료효과를 보였다(Findling 등 2012). 6주간 조현병을 앓고 있는 청소년(12–17세, 201명)을 이중 눈가림 무작위 배정 위약군 대조연구에서 paliperidone 중간용량(3–6 mg/day)이 저용량 (1.5 mg/day)이나 고용량(6–12 mg/day)보다 치료효과가 우수했다(Singh 등 2011).

### ▶ 자폐스펙트럼장애의 이자극성(irritability)

자폐스펙트럼장애를 진단 받은 5–17세 소아청소년을 대상으로 한 8주간 이중 눈가림 무작위 배정 위약군 대조연구에서 risperidone치료군(69%)이 위약군(12%)에 비하여 이자극성 호전을 보였다(McCracken 등 2002). 18개월 연장 연구에서 risperidone치료군에서 치료효과가 유지되었다(McDougle 등 2005). 96명의 5–17세 자폐스펙트럼장애 환아들에서 risperidone 고용량(1.25 또는 1.75 mg/day)은 위약군보다 이자극성에 대한 치료효과가 좋았으나, risperidone 저용량(0.125 또는 0.175 mg/day)은 위약군과 차이가 없었다(Kent 등 2013).

### ▶ 틱장애

틱이 심하여 통증이나 사회적 어려움을 유발하지 않는 경우, 약물 치료보다는 경과 관찰하는 것이 권고된다. 틱은 일반적으로 시간이 지나면 호전되기 때문이다(Leckman 2002). 약물을 처방해야 하는 경우 clonidine과 같은 알파2 노르아드레날린 수용체 효현제가 우선적으로 시도되어야 하며, 비정형 항정신병 약물은 체중 증가나 이상 지질 혈증 등의 부작용 때문에 이득과 위험을 잘 따져서 신중하게 사용되어야 한다(Wagner와 Pliszka 2017). 약물 중 aripiprazole (6세 이상), haloperidol (3세 이상), pimozide (12세 이상)은 뚜렛장애 치료 약물로 미국 FDA의 승인을 받았다. 하지만, haloperidol과 pimozide는 추체외로 부작용을 유발할 수 있으며, pimozide는 심전도 이상(QTc 간격 연장)을 유발할 수 있다. 따라서 haloperidol과 pimozide는 다른 비약물적 치료 및 약물치료를 시도하고 효과가 없을 시에 사용하여야 한다. Weisman 등(2013)이 haloperidol, pimozide, ziprasidone, risperidone에 대한 위약군 대조연구 5개 결과에 대한 메타분석을 실시하였다. 모든 항정신증약물이 위약보다 우수한 치료효과를 보였으며 표준화된 평균의 차이는 0.61 (95% 신뢰구간 0.36−0.86) 이었다. 항정신증 약물간 틱증상 감소 치료효과의 차이는 없었다.

Zheng 등(2016)이 틱장애 치료 연구 6개를 메타분석한 결과 aripiprazole이 틱증상을 감소시켰다. Sallee 등(2017) 이 133명의 7−17세 뚜렛장애 소아청소년을 대상으로 한 8주간의 이중 눈가림 무작위 배정 위약군 대조연구에서 aripiprazole 저용량(5 또는 10 mg/day)에서는 45.9%, 고용량(10 또는 20 mg/day) 치료군에서는 54.2%에서 치료반응을 보였으며, 저용량군과 고용량군 모두 위약군보다 우수한 치료효과를 보였다. 하지만 고용량군이 좌불안석증, 손떨림과 같은 부작용으로 연구에서 탈락하는 비율이 보다 높았다. 유한익 등(2013)이 61명의 6−18세 뚜렛장애 소아청소년을 대상으로 한 10주 눈가림 무작위 배정 위약군 대조연구에서 위약군보다 aripiprazole 투약군이 유의미한 틱 치료효과를 보였다. 뚜렛장애에서 권고되는 aripiprazole치료 용량은 50kg 보다 체중이 낮은 아이는 5 mg/day이고 50kg 보다 체중이 높은 아이는 10 mg/day이다[Abilify (Package insert), 2019].

## 3) Clozapine

소아기에 발병한 조현병 환자를 대상으로 6주간 이중 눈가림 무작위 배정 위약군 연구에서 haloperidol과 clozapine의 치료 효과를 비교 분석하였고 그 결과 clozapine이 조현병의 음성 및 양성 증상 조절에 효과적이라고 보고하였다(Kumra 등 1996). 이 연구 참여한 소아청소년의 평균나이는 14.0 (±2.3)세이었고 clozapine 복용량은 176 (±149) mg/day, haloperidol 복용량은 16 (±8) mg/day이었다. 이 연구에서 저자들은 경련과 무과립구증에 대한 주의 깊은 관찰을 권고하였다. Clozapine과 olanzapine을 비교한 8주 이중 눈가림 무작위 배정 위약군 연구(Shaw 등 2016)에서 7−16사이 25명의 치료 저항성을 보이는 조현병 환자를 비교하였을 때 clozapine(평균용량 327 mg/day)이 olanzapine(19.1 mg/day)보다 우수한 치료결과를 보였다. 특히 음성증상의 경우 clozapine이 유의미하게 보다 나은 치료 효과가 있었다.

자폐스펙트럼장애증 청소년에서의 risperidone, haloperidol 그리고 clozapine의 공격성 조절 효과를 알아본 사례보고(Lambrey 등 2010)에서 clozapine이 유의하게 효과적이었음을 보고하였다. 상기 사례보고에서 risperidone은 1.75–3 mg/day 복용하였고, haloperidol은 3–6 mg/day, clozapine은 475 mg/day 복용하였다. 이러한 연구 결과는 clozapine이 기존의 약물로 잘 조절이 되지 않는 자폐스펙트럼장애 청소년의 공격성에서 유용한 치료적 효과를 보일 가능성을 제시한 것이라 하겠다.

청소년기 clozapine약물치료 시 무과립구증 발생양상, 예후 등의 특징에 대한 구체적인 연구는 아직 부족한 실정이다. 심각한 부작용이면서 약물 중단의 주요 요인 중에 하나이므로 이에 대한 연구가 필요하다. Clozapine 치료의 효과에 대한 긍정적인 보고가 많아질수록 더욱 그 필요성이 절실하다고 하겠다. 또한 clozapine을 비롯한 항정신병약물과 관련한 체중 증가에 대해서는 보고되고 있으나 향후 장기적이며 청소년기에 특징적인 영향을 아우르는 연구가 있어야겠다.

# 8 기분 조절제

## 1) 약물의 특징

기분 조절제에는 lithium과 여러 종류의 항경련제가 포함되어 있다. Lithium은 양극성 장애의 조증 증상 조절과 유지치료에서 효과적이며 청소년에서 폭발적이며 공격적인 품행장애가 동반되었을 때 또한 효과적이다. Lithium의 치료용량은 증상의 호전 정도, lithium의 혈중 농도, 부작용의 유무에 따라 달라진다. 적정 혈중 농도는 0.6–1.1 mEq/L이다. 손떨림, 체중증가, 구역, 구토, 진정작용, 인지 장애, 다음, 다뇨, 입마름, 설사, 여드름 등이 흔한 부작용이며 신장 질환, 심장 질환, 갑상선 질환, 경련의 병력이 있는 경우 이에 대한 검진 및 검사실 검사를 시행해야 한다. 과다 복용, 탈수 그리고 염분섭취에 따라서 lithium의 혈중 농도가 달라진다. 혈중 농도가 높은 경우에 구역, 구토, 불안정한 걸음, 어눌한 발음, 착란을 보일 수 있고 심하면 경련이나 혼수 상태 및 사망에까지 진행될 수 있어 임의 과다 복용이 없도록 환자와 보호자 교육이 필요하다.

항경련제 중 valproic acid, carbamazepine, lamotrigone, topiramate는 성인의 양극성 장애의 급성 치료와 예방에 효과가 있다고 알려져 있으며 특히 lamotrigine은 양극성 장애의 우울증에 효과가 있다고 알려져 있다. Valproic acid의 권장 혈중 농도는 50–125 µg/L이며, carbamazepine은 4–14 μg/L을 유지하도록 권고되고 있다. 증상의 호전 및 부작용의 여부 등을 평가하여 약물의 증감을 결정한다. 대부분의 항경련제는 구역, 속쓰림, 구토, 설사, 변비, 졸음, 피로, 어지러움, 인지 장애 등을 유발할 수 있으나 항경련제의 종류에 따라 세부적인 부작용은 차이가 있어 valproic acid의 경우에는 체중의 증가를, topiramate의 경우에는 체중의 감소를 보인다.

## 2) 청소년에서의 약물 치료

Lithium은 위약대조군 연구와 대규모의 공개연구에서 양극성 장애로 진단 받은 청소년의 급성 조증 치료에 효과적임이 보고되었다. 8주 동안 이중맹검 위약군 대조연구에서 7–17세 81명 청소년에서 조증증상이 lithium 치료군(평균 혈중 농도 0.98 mEq/L)에서 위약군보다 효과적으로 개선되었으며, CGI-I 점수에서 lithium 치료군은 47% 위약군은 21%에서 임상 증상 개선이 있었다(Findling 등 2015). 25명의 물질남용이 동반된 양극성 장애 청소년을 대상으로 한 6주 동안 이중맹검 위약군 대조연구에서 위약군 대비 lithium 치료군(평균 혈중 농도 0.97 mEq/L)에서 임상적 호전이 있었다(Geller 등 1998).

Divalproex 위약대조군 연구에서는 10–17세 사이의 양극성 장애의 청소년의 혼재성삽화와 조증삽화 치료에 있어서, divalproex의 약물 치료가 위약과 비교 시 유의한 효과차이가 없다고 보고되었다(Wagner 등 2009). 이 연구에서 혈중 약물 농도는 80–125 ug/ml를 유지하였다.

Lamotrigine은 청소년의 양극성 우울증에서 효과적이며 최근에 시행된 연구에서 소아청소년의 양극성장애의 치료에서 효과가 있음이 보고되었다(Biederman 등 2010). 이 연구는 12주간 시행된 개방연구로 12세 이하의 아동은 160.7 (±128.3) mg/day의 용량을 복용하였고, 12세에서 17세 사이의 청소년은 219.1 (±172.2) mg/day의 용량을 복용하였으며, 심각한 부작용 없이 양극성장애 소아청소년에서 우울증상의 호전을 보였다. 이 보고에 의하면, lamotrigine을 복용한 일부 청소년에서 피부발진이 관찰되었으나 약을 중단하고 모두 개선되었다.

## 9 항불안제 및 기타 약물

### 1) 항불안제

항불안제로는 lorazepam, clonazepam, 그리고 alprazolam 등의 benzodiazepine과 buspirone이 있다. 초조, 불면, 불안증상 등의 조절에 쓰일뿐만 아니라 antipsychotics로 인한 부작용의 조절에 사용한다. Benzodiazepine의 흔한 부작용으로 졸음, 현기증 등이 있을 수 있고 일부의 경우 흥분, 초조 증상을 유발하기도 한다. Benzodiazepine의 최소 약물 사용 승인 나이와 일반적으로 사용되는 약물 용량은 다음과 같다. Lorazepam은 12세 이상에서 1–6 mg/day, alprazolam은 18세 이상에서 0.5–6.0 mg/day이며 triazolam은 18세 이상에서 0.125–0.25 mg/day이다. Diazepam은 생후 6개월 이상에서 0.1–0.3 mg/kg/day이며, chlordiazepoxide는 6세 이상에서 5 mg bid–qid의 용량을 복용한다. Oxazepam은 6세 이상에서 승인이 되었으며 청소년의 경우 10 mg tid로 복용한다. Clonazepam은 승인 나이가 특정되어 있지 않으나 일반적인 복용용량은 0.5–3.0 mg/day이다(Witek 등 2005).

### 2) Beta-blocker

Propranolol과 nadolol이 대표적이며 불안, 초조와 공격성, akathisia, lithium-induced tremor 치료가 주된 적응증이다. 소아청소년에서는 고혈압의 경우 2–4 mg/kg/day의 용량을 복용하도록 되어 있다. 10–18세 소아청소년을 대상으로 외상(trauma) 이후 12시간 이내에 propranolol을 복용하도록 한 위약 대조군 연구를 보면 위약을 복용한 경우에 비해 propranolol을 복용한 남자에서 6주 뒤에 외상후스트레스장애 증상이 줄어드는 경향을 보였다. 이는 통계적으로 유의하지는 않았다. 반면에 여자에서는 위약군과 약물치료군이 별다른 차이를 보이지 않았다(Nugent 등 2010). 이 연구에서 propranolol의 용량은 2.5 mg/kg/day로 최고 80 mg/day를 넘지 않도록 하였다.

### 3) Clonidine

Clonidine은 주의력결핍과잉행동장애와 뚜렛 장애를 포함한 틱장애의 치료에 사용된다. 미국 FDA에서는 clonidine 서방형이 주의력결핍과잉행동장애 치료에 승인되어 있다. clonidine의 경우 틱장애에서는 비약물치료시 일차적으로 시도해볼 수 있는 약으로 권고되고 있으나 FDA 승인은 되어 있지 않다. 반면, 주의력결핍과잉행동장애에서는 clonidine 서방형이 주의력결핍과잉행동장애 치료에 FDA 승인이 되어 있으나, 일차적으로 주의력결핍과잉행동장애 치료에 적용되는 약물들이 효과가 없을 경우에 clonidine을 이차적으로 선택하게 된다. Clonidine은 알파 2 노르아드레날린 수용체 효현제이다. 졸림을 유발할 수 있어 약물 치료 초기 2-4주에는 자기 전에 복용하는 것이 좋으며 이후에는 반감기가 짧아 하루 3번 또는 4번 나누어 복용해야 한다. 점진적으로 약물을 증량 또는 감량하도록 하며 매 3일마다 0.05mg이하 속도로 증량하도록 권고되어 있다. 일반적으로 0.1-0.3 mg/day 의 용량을 복용한다. 흔한 부작용은 입마름, 졸림, 어지러움, 위약감 등이 있다. 기존에 심혈관계 질환을 가지고 있는 경우에는 약물 복용 전에 주의 깊은 평가가 필요하다.

# II. 비약물적 치료

## 1 전기경련요법(Electroconvulsive therapy)

소아청소년 전기경련치료는 그 사용에 있어서 아직 논란이 있다. 따라서 현재 소아청소년에서는 드물게 적용되지만, 1, 2차 약물 요법에 실패하거나 신속한 증상완화가 필요한 경우 중요한 옵션이다(Benson과 Seiner, 2019). 12세 미만의 소아에서 적용되는 것에 대해서는 그 근거가 부족하며(Ghaziuddin 등 2013; Sachs와 Madaan 2012), 청소년에서 고려해 볼 수 있는 경우는 다음과 같다. 미국 소아 및 청소년 정신의학회(American Academy of Child and Adolescent Psychiatry, AACAP)에서는 다음 세 가지 경우 ECT가 환자에게 도움이 될지 고려하여 시도해 볼 수 있다고 권고한다(Ghaziuddin 등 2004). 1)치료저항성 우울증(Birmaher 등 2007), 심각한 정신증을 동반한 우울증, 조현정동장애, 조현병 또는 정신증을 동반하거나 동반하지 않은 조증삽화, 긴장증, neuroleptic malignant syndrome, 그리고 심각한 자해 증상(Ghaziuddin 등 2004, 2013)의 임상적 진단이나 증상으로 보이면서 동시에 2) 소아청소년에서 서로 다른 계열의 두 가지 이상의 약물치료 시도를 포함한 다른 치료 호전을 보이지 않거나, 3) 그 증상의 정도가 심각하여 지속적으로 심한 장애를 유발하거나 생명을 위협하여 급속한 치료를 요하는 경우이다.

AACAP의 가이드라인에 따르면 전기경련치료에 대한 임상적 결정을 위하여 종합적 정신과적 진단평가, 자세한 병력 청취, 목표 증상 임상척도를 이용한 평가, 기존의 모든 약물치료력 및 기타 정신치료력에 대해서도 평가가 필요하다. 또한 전기경련충격 전에 신체적 검진, 혈액검사, 뇌파, 뇌영상 검사를 진행해야 한다. 전기경련치료의 절대적 금기는 없으나 상대적 금기는 잘 고려해야 한다. 모든 여성 환자는 사전에 임신여부를 평가하고, 청소년은 전기경련치료전 기억력 검사를 진행해야 한다. 치료가 끝난 이후에도 3-6개월 간격으로 기억력에 대한 평가가 일어나야 한다. 전기경련치료 이후에도 약물치료는 지속되어야 하므로 이에 대해서도 사전에 계획을 수립해야 한다(Ghaziuddin 등 2004). AACAP 가이드라인은 10-12회기의 전기경련치료를 권고하고 있다. 전기경련치료를 5, 6회기 실시한 이후에 임상적 호전 여부에 대하여 평가하고 전기경련치료에 반응이 없다고 판단되는 경우에는 치료를 지속 여부를 임상적 득실을 고려해야 한다(Ghaziuddin 등 2004).

　무작위 대조군 연구는 매우 드물지만 전기경련요법은 긴장증(80%), 조증(80%), 우울증(63%), 조현병(42%)에서 효과가 있었다고 보고하였다(Kutcher와 Robertson, 1995). 기존의 약물치료에 반응하지 않는 396명의 우울장애를 진단 받은 청소년에서 전기경련치료를 실시하였을 때, 50%의 환자에서 증상의 완화를 보고하였으나 정량적인 수치를 제공하지는 않았다(Rey와 Walter 1997). 조현병의 경우 전기경련치료를 실시하였을 때 기분장애보다는 증상의 완화되는 비율이 보다 낮고 증상 완화를 유지하는 기간도 보다 짧은 것으로 보인다(Baeza 등 2010, Ghaziuddin 등 2011). 또한 전기경련치료와 항정신증 약물을 혼합하였을 때 보다 더 나은 임상적 결과를 얻는 것으로 보인다. 112명의 조현병 환자를 대상으로 항정신증약물만 치료한 군 그리고 전기경련치료를 약물치료에 병합한 군을 비교하였을 때, 전기경련치료와 항정신증약물을 병합하여 사용한 군은 74%에서 호전을 보였고, 항정신증약물만 사용한 군은 50%에서 증상호전을 보였다(Zhang 등 2012).

　벤조다이아제핀에 반응하지 않거나 증상이 심각하여 생명 위협이 있는 자폐스펙트럼장애에 동반된 긴장증 환자에서도 전기경련치료가 가능한 치료 방법 중의 하나로 고려될 수 있다(Wachtel 등 2010, Wachtel 등 2019). 자폐 스펙트럼 장애가 있는 22명의 청소년(8-26세)에서 약물 치료 실패 후 전기경련치료의 추가로 긴장증의 현저한 임상증상 개선을 보였다(Wachtel 등 2019).

　심각한 자해 행동이 있는 자폐스펙트럼 장애 환자에서도 전기경련치료가 가능한 치료방법 중의 하나로 고려될 수 있다(Wachtel 2009, D'Agati 2017). 전기경련치료를 시작하기 전에 자해 및 위험의 정도, 자해 행동에 대한 근본적인 평가, 가능한 기저 원인에 대하여 평가가 필수적이다. 모든 동반 질환(예: 긴장증, 불안)을 평가하는 것이 매우 중요한데, 자해에 동반된 다른 증상들을 약물 등으로 완화시키면, 자해가 같이 완화되는 경우도 있기 때문이다. 자해가 감소할 수 있게 때문이다. 긴장증이 동반된 자폐스펙트럼 장애 환자 22명을 대상으로 한 연구에서, 전기경련치료는 긴장증을 완화시켰을 뿐만 아니라, 자해가 동반된 약 20명의 환자에서 자해도 완화시켰다(Wachtel 등 2019).

전기경련치료의 안정성 및 효과성에 대한 추가적인 연구가 필요하며, 심각한 임상적 상태에서는 객관적인 위험성 대비 임상적 이득에 대한 면밀한 분석 후 시행 여부를 결정할 필요가 있다(Wachtel 등 2011). 또한 치료 시행 전에 반드시 환자와 보호자에게 치료에 대한 충분한 설명과 동의를 받는 게 필요하다(Sachs와 Madaan 2012). 환자가 치료 과정에 대하여 발달학적으로 가능한 수준에서 정확한 이해가 있고, 치료 적응증과 치료 목적에 대하여 충분히 동의하는 것은 불필요한 오해와 혼란을 예방할 수 있다. 또한, 환자가 치료계획과 의사결정에 관여한다고 느끼도록 도우면서 동시에 환자가 느끼는 불안함을 완화시킬 수 있다.

## 2 경두개 자기 자극술(Transcranial Magnetic Stimulation, TMS)

Quintana (2005)에 의하면, 1999년에서 2004년까지 총 1034명의 아동청소년(2주–18세) 에서 TMS를 실시한 48건의 연구들에서 35개의 연구가 단일 펄스(single pulse) TMS (980명), 3개의 연구는 짝을 이룬 펄스(paired-pulse) TMS (20명), 7개의 연구는 반복적인(repeated) TMS (34명), 3개의 연구는 단일 및 반복적인 TMS를 모두 사용했다. 18세 미만 아동청소년에서 TMS는 다양한 중추 신경계 신경세포의 성숙/활성, 경련성 질환에서 신경세포의 가소성 측정, 운동 피질 기능을 측정하는 데 사용되었다. 또한 반복적인 TMS는 주의력결핍과잉행동장애, 주의력결핍과잉행동장애 동반한 뚜렛증후군 및 우울증과 같은 정신과적 질환에 적용되었다.

Donalson 등 (2014)에 의하면, 청소년 우울장애에서 가장 일반적인 TMS 적용은 좌측 등측 전두엽 피질 위의 고주파 TMS (10 Hz)였으며, 세션 수(10-30), 세션 기간(10-37.5 분) 및 강도(운동 임계 값의 80-120%) 등으로 다양했다. 치료 저항성 우울증 환자(103명)에는 6주에 걸쳐 매일 활성 TMS 단일 요법(48명) 또는 가짜(sham) TMS (55명)를 무작위로 실시한 결과 해밀턴 우울증 평가척도(HAM-D-24) 점수의 변화가 TMS 그룹과 sham 그룹 간에 차이가 나지 않았으며, 관해율 역시 TMS 실시한 군에서 29.2%, 가짜(sham) TMS 군에서 29.0%으로

그룹간 차이가 나지 않았다(Coarkin 등 2021).

513명 이상의 2–17세 아동청소년 대상으로 한 48건의 연구 결과의 분석에 따르면 비침습적 뇌자극의 부작용은 일반적으로 경미하고 일시적인 것으로 났으며[두통(11.5%), 두피 불편 (2.5%), 경련(1.2%), 기분 변화(1.2%), 피로(0.9%), 이명(0.6 %)] 심각한 부작용이 비교적 적었다 (Krishnan 등 2015).

정상발달 118명, 주산기 뇌졸중/뇌성마비 101명, 경미한 외상성 뇌손상 121명, 정신증 37명 을 포함한 384명(1–18세, 평균연령 13세) 의 아동청소년을 대상으로 조사한 결과 TMS 시행 후 심각한 부작용은 발생하지 않았다. 이 연구에서 뇌손상이 있거나 간질을 진단 받은 아동 청소년이 100명 이상 포함되었으나, 경련은 보고되지 않았다. 단일 및 짝을 이룬 펄스 TMS (542340 자극)와 반복적인 TMS (300만 자극) 사이의 내약성이 서로 비슷하였다. TMS와 관련 된 두통은 건강한 참가자(13%)보다 주 산기 뇌졸중(40%)에서 더 흔했지만 경미하고 자연적으 로 이완되었다. 시간이 지남에 따라 부작용 빈도가 50% 이상 감소하면서 내성이 향상되었다 (Zewdie 등 2020).

## 3 안구운동 둔감화 재처리법
### (Eye Movement Desensitization and Reprocessing, EMDR)

Brown (2017)이 외상후스트레스장애의 사회심리적인 치료에 대하여 메타분석한 연구에서 EMDR의 효과도 분석하였다. 이 연구에서 2002–2016년 사이에 실시된 네 개의 표준 프로토 콜 EMDR 연구(Chemtob 등 2002; de Roos 등 2011; Tang 등, 2015; Wadaa 등 2010) 및 EMDR Integrative 그룹 치료 프로토콜을 사용한 6개의 연구(Jarero 등, 2008)가 포함되었다. 그 결과 그룹치료가 개별치료보다 낮은 치료효과를 보였으며, 치료자가 교사인 것 보다는 정 신과의사/심리학자/치료사와 같은 전문가가 진행할 때 치료효과가 높았다. 같은 연구에서 EMDR, 인지행동치료, KIDNET(어린이를 위한 내러티브 노출 요법), 교실 기반 중재 치료에 있어서, 소아청소년 외상후스트레스장애에 대한 치료효과를 비교하였을 때 네 가지 치료 모 두 모두 높은 효과를 냈다.

Moreno–Alcázar (2017)의 메타분석에서는 외상후스트레스장애치료에서 EMDR요법의 효 능을 분석하였다. 이 분석에서 8개의 EMDR 요법에 대한 이중 눈가림 연구가 포함되었는데, 외상관련 증상과 불안에 대하여 유의미한 효과를 보이며, 인지행동치료와 유사한 효과를 보이는 것으로 보고하였다(Moreno-Alcázar 등 2017). Beer (2018) 등은 9개의 이중 눈가림 연구를 포함한 15개의 소아청소년의 외상후스트레스장애 관련 연구를 분석하여 EMDR 치료의 효과를 검토하였다. 그 결과 모든 연구에서 EMDR 치료 후 외상후스트레스장애 증상과 기타 외상관련 증상이 현저히 감소했다고 보고했다.

## 4 뉴로피드백(Neurofeedback)

2004년부터 2010년까지의 14개의 연구를 포함하여 주의력결핍과잉행동장애에서 뉴로피드백의 효과를 메타분석한 Lofthouse (2012)는 주의력결핍과잉행동장애에서 뉴로피드백이 "아마도 효과적일 것이다" 이라고 보고하였다. Van Doren 등이 2017년까지 10개의 연구를 포함하여(뉴로피드백 256명; 대조군 250명) 메타분석한 결과, 부주의에 대한 그룹 내 뉴로피드백 치료효과는 뉴로피드백 직후 치료의 효과크기(effect size)는 0.64였고, 2개월에서 1년 추적관찰에서 치료의 효과 크기는 0.80로 증가했다고 보고하였다. 과잉 행동/충동성과 관련하여 뉴로피드백 치료의 효과크기는 치료 직후 0.50, 추적관찰에서는 0.61였다. 가짜(sham) 치료 등 대조군의 경우 치료 후 부주의에 대하여 치료의 효과크기는 0.28이었고 추적관찰에서는 유의한 치료효과가 없었다. 메칠페니데이트 등 약물을 이용한 적극적 치료는 부주의에 대해 높은 치료효과를 보였다. 약물치료의 효과크기는 치료 직후 1.08이었고 추적관찰 시는 1.06이었다. 또한 과잉행동/충동성에 대하여 약물치료의 효과크기는 치료 직후 0.74이었고, 추적관찰 시 0.67이었다. 따라서 뉴로피드백은 과잉행동/충동성보다는 부주의에 효과가 있으며 약물보다는 치료효과가 부족하지만 대조군보다는 우수한 효과를 보였다.

## 📖 참고문헌

Abilify [package insert] (2019). Tokyo, Japan: Otsuka Pharmaceutical Co, Ltd.

Allen AJ, Kurlan RM, Gilbert DL, Coffey BJ, Linder SL, Lewis DW, et al. Atomoxetine treatment in children and adolescents with ADHD and comorbid tic disorders. Neurology 2005;65(12):1941-9.

Baeza I, Flamarique I, Garrido JM, et al. Clinical experience using electroconvulsive therapy in adolescents with schizophrenia spectrum disorders. J Child Adolesc Psychopharmacol 2010;20:205−209.

Beer R. Efficacy of EMDR therapy for children with PTSD: A review of the literature. J EMDR pract res 2018;12(4):177−95.

Benson NM, Seiner SJ. Electroconvulsive therapy in children and adolescents: Clinical indications and special considerations. Harv Rev Psychiatry 2019;27(6):354−8.

Biederman J, Joshi G, Mick E, Doyle R, Georgiopoulos A, Hammerness P, et al. A prospective open−label trial of lamotrigine monotherapy in children and adolescents with bipolar disorder. CNS − Neuroscience and Therapeutics 2010;16:91−102.

Birmaher B, Brent D, AACAP Work Group on Quality Issues, et al. Practice parameter for the assessment and treatment of children and adolescents with depressive disorders. J Am Acad Child Adolesc Psychiatry 2007;46:1503−26.

Brent D, Emslie G, Clarke G, Wagner KD, Asarnow JR, Keller M, et al. Switching to another SSRI or to venlafaxine with or without cognitive behavioral therapy for adolescents with SSRI−resistant depression: the TORDIA randomized controlled trial. JAMA 2008;299:901−13.

Bridge JA, Iyengar S, Salary CB, Barbe RP, Birmaher B, Pincus HA, et al. Clinical response and risk for reported suicidal ideation and suicide attempts in pediatric antidepressant treatment: a meta−analysis of randomized controlled tirals. JAMA 2007;297(15):1683−1696.

Brown RC, Witt A, Fegert JM, Keller F, Rassenhofer M, Plener PL. Psychosocial interventions for children and adolescents after man−made and natural disasters: a meta−analysis and systematic review. Psychol Med 2017;47(11):1893−905.

Chemtob CM, Nakashima J, Carlson JG. Brief treatment for elementary school children with disaster−related posttraumatic stress disorder: a field study. J Clin Psychol 2002;58(1):99−112.

Croarkin PE, Elmaadawi AZ, Aaronson ST, Schrodt GR Jr, Holbert RC, Verdoliva S, et al. Left prefrontal transcranial magnetic stimulation for treatment−resistant depression in adolescents: a double−blind, randomized, sham−controlled trial. Neuropsychopharmacology 2021 Jan;46(2):462−9.

Cortese S, Holtmann M, Banaschewski T, Buitelaar J, Coghill D, Danckaerts M, et al; European ADHD Guidelines Group. Practitioner Review: Current best practice in the management of adverse events during treatment with ADHD medications in children and adolescents. J Child Psychol Psychiatry Allied Discip 2013;54(3):227−46.

de Roos C, Greenwald R, den Hollander-Gijsman M, Noorthoorn E, van Buuren S, de Jongh A. A randomised comparison of cognitive behavioural therapy (CBT) and eye movement desensitisation and reprocessing (EMDR) in disaster-exposed children. Eur J Psychotraumatol 2011;2(1):5694.

DeVeaugh-Geiss J, Moroz G, Biederman J, Cantwell D, Fontaine R, Greist JH, et al. Clomipramine hydrochloride in childhood and adolescent obsessive-compulsive disorder-a multicenter trial. J Am Acad Child Adolesc Psychiatry 1992;31(1):45-9.

D'Agati D, Bloch Y, Levkovitz Y, Reti I. rTMS for adolescents: Safety and efficacy considerations. Psychiatry Research 2010;177:280-5.

D'Agati D, Chang AD, Wachtel LE, Reti IM. Treatment of severe self-injurious behavior in autism spectrum disorder by neuromodulation. J ECT 2017;33:7-11.

DelBello MP, Adler CM, Whitsel RM, Stanford KE, Strakowski SM. A 12-week single-blind trial of quetiapine for the treatment of mood symptoms in adolescents at high risk for developing bipolar I disorder. The journal of clinical psychiatry 2007;68:789-95.

Donalson AE, Gordon MS, Melvin GA, Barton DA, FItzgerald PB. Addressing the Needs of Adolescents with Treatment Resistant Depressive Disorders: A Systematic Review of rTMS. Brain Stimulation 2014;7(1):7-12.

Emslie GJ, Findling RL, Yeung PP, Kunz NR, Li Y. Venlafaxine ER for the treatment of pediatric subjects with depression: results of two placebo-controlled trials. Journal of the American Academy of Child & Adolescent Psychiatry 2007;46:479-88.

Emslie GJ, Ventura D, Korotzer A, Tourkodimitris S. Escitalopram in the treatment of adolescent depression: a randomized placebo-controlled multisite trial. J Am Acad Child Adolesc Psychiatry 2009;48(7):721-9.

Faraone SV, Biederman J, Morley CP, Spencer TJ. Effect of stimulants on height and weight: a review of the literature. J Am Acad Child Adolesc Psychiatry 2008;47:994-1009.

Findling RL, Robb A, Nyilas M, Forbes RA, Jin N, Ivanova S, et al. A multiple-center, randomized, doubleblind, placebo-controlled study of oral aripiprazole for treatment of adolescents with schizophrenia. Am J Psychiatry 2008;165(11):1432-41.

Findling RL, Nyilas M, Forbes RA, McQuade RD, Jin N, Iwamoto T, et al. Acute treatment of pediatric bipolar I disorder, manic or mixed episode, with aripiprazole:a randomized, double-blind, placebo-controlled study. J Clin Psychiatry 2009;70(10):1441-51.

Findling RL, McKenna K, Earley WR, Stankowski J, Pathak S. Efficacy and safety of quetiapine in adolescents with schizophrenia investigated in a 6-week, double-blind, placebo-controlled trial. J Child Adolesc Psychopharmacol 2012;22(5):327-42.

Findling RL, Robb A, McNamara NK, Pavuluri MN, Kafantaris V, Scheffer R, et al. Lithium in the acute treatment of bipolar I disorder: a double-blind, placebo-controlled study. Pediatrics 2015;136(5):885-94.

Geller B, Cooper TB, Sun K, Zimerman B, Frazier J, Williams M. Double-blind and placebo-controlled study of lithium for adolescent bipolar disorders with secondary substance dependency. J Am Acad Child Adolesc Psychiatry 1998;37(2):171-8.

Geller DA, Hoog SL, Heiligenstein JH, Ricardi RK, Tamura R, Kluszynski S, et al; Fluoxetine Pediatric OCD Study Team. Fluoxetine treatment for obsessive-compulsive disorder in children and adolescents: a placebo-controlled clinical trial. J Am Acad Child Adolesc Psychiatry 2001;40(7):773-9.

Geller D, Donnelly C, Lopez F, Rubin R, Newcorn J, Sutton V, et al. Atomoxetine treatment for pediatric patients with attention-deficit/hyperactivity disorder with comorbid anxiety disorder. J Am Acad Child Adolesc Psychiatry 2007;46(9):1119-27.

Geller B, Luby JL, Joshi P, Wagner KD, Emslie G, Walkup JT, et al. A randomized controlled trial of risperidone, lithium, or divalproex sodium for initial treatment of bipolar I disorder, manic or mixed phase, in children and adolescents. Arch Gen Psychiatry 2012;69(5):515-28.

Ghaziuddin N, Kutcher SP, Knapp P, Bernet W, Arnold V, Beitchman J, et al. Work Group on Quality Issues; AACAP: Practice parameter for use of electroconvulsive therapy with adolescents. J Am Acad Child Adolesc Psychiatry 2004;43:1521-1539.

Ghaziuddin N, Dumas S, Hodges E. Use of continuation or maintenance electroconvulsive therapy in adolescents with severe treatment-resistant depression. J ECT 2011;27:168-74.

Ghaziuddin N, Walter G, editors. Electroconvulsive Therapy in Children and Adolescents. New York, NY: Oxford University Press; 2013.

Haas M, Delbello MP, Pandina G, Kushner S, Van Hove I, Augustyns I, et al. Risperidone for the treatment of acute mania in children and adolescents with bipolar disorder: a randomized, double-blind, placebo-controlled study. Bipolar disorders 2009;11:687-700.

Haas M, Unis AS, Armenteros J, Copenhaver MD, Quiroz JA, Kushner SF. A 6-week, randomized, double-blind, placebo-controlled study of the efficacy and safety of risperidone in adolescents with schizophrenia. Journal of Child and Adolescent Psychopharmacology 2009;19:611-21.

Hamilton BE, Miniño AM, Martin JA, Kochanek KD, Strobino DM, Guyer B. Annual summary of vital statistics: 2005. Pediatrics 2007;119(2):345-60.

Hammerness P, Wilens T, Mick E, Spencer T, Doyle R, McCreary M, et al. Cardiovascular effects of longer-term, high-dose OROS methylphenidate in adolescents with attention deficit hyperactivity disorder. J Pediatr 2009;155:84-9.

Hammad T, Laughren T, Racoosin J. Suicidality in pediatric patients treated with antidepressant drugs. Archives of general psychiatry 2006;63:332−9.

Jarero, I, Artigas, L, Montero, M. The EMDR integrative group treatment protocol: application with child victims of a mass disaster. Journal of EMDR Practice and Research 2008;2: 97−105.

Jatlow PI. Psychotropic drug disposition during development. In: Popper C, ed. Psychiatric Pharmacosciences of Children and Adolescent. Washington, DC:American Psychiatric Press;1987. 27−44.

Jensen PS, Buitelaar J, Pandina GJ, Binder C, Haas M. Management of psychiatric disorders in children and adolescents with atypical antipsychotics: a systematic review of published clinical trials. European Child & Adolescent Psychiatry 2007;16:104−20.

Jorm AF, Allen NB, O'Donnell CP, Parslow RA, Purcell R, Morgan AJ. Effectiveness of complementary and self−help treatments for depression in children and adolescents. Medical Journal of Australia 2006;185:368−72.

Kent JM, Kushner S, Ning X, Karcher K, Ness S, Aman M, et al. Risperidone dosing in children and adolescents with autistic disorder: a double−blind, placebo−controlled study. J Autism Dev Disord 2013;43(8):1773−83.

Krishnan C, Santos L, Peterson MD, Ehinger M. Safety of noninvasive brain stimulation in children and adolescents. Brain Stimul. 2015;8(1):76−87.

Klykylo WM, Bowers R, Weston C, Jackson J. Green's Child and Adolescent Clinical psychopharmacology. 5th ed. Philadelphia:Lippincott williams & wilkins;2014. 9−12.

Kryzhanovskaya L, Schulz SC, McDougle C, Frazier J, Dittmann R, Robertson−Plouch C, et al. Olanzapine versus placebo in adolescents with schizophrenia: a 6−week, randomized, double−blind, placebo−controlled trial. J Am Acad Child Adolesc Psychiatry 2009;48(1):60−70.

Kumra S, Frazier JA, Jacobsen LK, McKenna K, Gordon CT, Lenane MC, et al. Childhood−onset schizophrenia. A double−blind clozapine−haloperidol comparison. Archives of general psychiatry 1996;53:1090−7.

Kutcher S, Robertson HA. Electroconvulsive therapy in treatment resistant bipolar youth. J Child Adolesc Psychopharmacol 1995;5:167−75.

Lambrey S, Falissard B, Martin−Barrero M, Bonnefoy C, Quilici G, Rosier A, et al. Effectiveness of clozapine for the treatment of aggression in an adolescent with autistic disorder. Journal of Child and Adolescent Psychopharmacology 2010;20:79−80.

Leckman JF. Tourette's syndrome. Lancet 2002;360(9345):1577−86.

Lofthouse N, Arnold LE, Hersch S, Hurt E, DeBeus R. A review of neurofeedback treatment for pediatric ADHD. J Atten Disord. 2012;16(5):351−72.

March J, Silva S, Petrycki S, Curry J, Wells K, Fairbank J, et al. Fluoxetine, cognitive−behavioral therapy, and their combination for adolescents with depression: Treatment for Adolescents With Depression Study (TADS) randomized controlled trial. JAMA 2004;292: 807-20.

March JS, Entusah AR, Rynn M, Albano AM, Tourian KA. A Randomized controlled trial of venlafaxine ER versus placebo in pediatric social anxiety disorder. Biological psychiatry 2007;62:1149-54.

Martin A. Pediatric psychopharmacology: Principles and practice. London, England: Oxford University Press; 2003.

McCracken JT, McGough J, Shah B, Cronin P, Hong D, Aman MG, et al. Research Units on Pediatric Psychopharmacology Autism Network: Risperidone in children with autism and serious behavioral problems. N Engl J Med 2002;347(5):314-21.

McDougle CJ, Scahill L, Aman MG, McCracken JT, Tierney E, Davies M, et al. Risperidone for the core symptom domains of autism: results from the study by the autism network of the research units on pediatric psychopharmacology. Am J Psychiatry 2005;162(6):1142-8.

Miller M, Swanson SA, Azrael D, Pate V, Stürmer T. Antidepressant dose, age, and the risk of deliberate self-harm. JAMA Intern Med 2014;174(6):899-909.

Michelson D, Faries D, Wernicke J, Kelsey D, Kendrick K, Sallee FR, et al; Atomoxetine ADHD Study Group. Atomoxetine in the treatment of children and adolescents with attentiondeficit/hyperactivity disorder: a randomized, placebo-controlled, dose-response study. Pediatrics 2001; 108(5):E83.

Michelson D, Allen AJ, Busner J, Casat C, Dunn D, Kratochvil C, et al. Once-daily atomoxetine treatment for children and adolescents with attention deficit hyperactivity disorder: a randomized, placebo-controlled study. Am J Psychiatry 2002;159(11):1896-1901.

Moreno-Alcázar A, Treen D, Valiente-Gómez A, Sio-Eroles A, Pérez V, Amann BL et al. Efficacy of Eye Movement Desensitization and Reprocessing in Children and Adolescent with Post-traumatic Stress Disorder: A Meta-Analysis of Randomized Controlled Trials Front Psycho 2017; 10(8):1750.

Nugent NR, Christopher NC, Crow JP, Browne L, Ostrowski S, Delahanty DL. The efficacy of early propranolol administration at reducing PTSD symptoms in pediatric injury patients: a pilot study. Journal of Traumatic Stress 2010;23:282-7.

Pediatric OCD Treatment Study (POTS) Team. Cognitive-behavior therapy, sertraline, and their combination for children and adolescents with obsessivecompulsive disorder: the Pediatric OCD Treatment Study (POTS) randomized controlled trial. JAMA 2004;292(16):1969-76.

Popper CW. Medical unknowns and ethical consent: prescribing psychotropic medications for children in the face of uncertainty, in Psychiatric Pharmacosciences of Children and Adolescents. Edited by Popper CW. Washington, DC:American Psychiatric Press;1987. 127-61.

Rey JM, Walter G. Half a century of ECT use in young people. Am J Psychiatry 1997;154:595–602.

Riddle MA, Reeve EA, Yaryura–Tobias JA, Yang HM, Claghorn JL, Gaffney G. et al. Fluvoxamine for children and adolescents with obsessive–compulsive disorder: a randomized, controlled, multicenter trial. J Am Acad Child Adolesc Psychiatry 2001;40(2):222–9.

Quintana H. Transcranial magnetic stimulation in persons younger than the age of 18. J ECT 2005;21(2):88–95.

Sachs M, Maddan V. Electroconvulsive therapy in children and adolescents: Brief overview and ethical issues. Am Acad Child Adolesc Psychiatry 2012.

Salle F, Kohegyi E, Zhao J, McQuade R. Cox K. Sanchez R. et al. Randomized, doubleblind, placebo controlled trial demonstrates the efficacy and safety of oral aripiprazole for the treatment of Tourette's disorder in children and adolescents. J Child Adolesc Psychopharmacol 2017; 27(9): 771–81.

Sikich L, Hamer RM, Bashford RA, Sheitman BB, Lieberman JA. A pilot study of risperidone, olanzapine, and haloperidol in psychotic youth: a double–blind, randomized, 8–week trial. Neuropsychopharmacology 2004;29:133–45.

Singh J, Robb A, Vijapurkar U, Nuamah I, Hough D. A randomized, double–blind study of paliperidone extended–release in treatment of acute schizophrenia in adolescents. Biol Psychiatry 2011;70(12):1179–87.

Stein MA, Sarampote CS, Waldman ID, Robb AS, Conlon C, Pearl PL, et al. A dose–response study of OROS methylphenidate in children with attention–deficit/hyperactivity disorder. Pediatrics 2003;112(5):e404.

Strawn JR, Welge JA, Wehry AM, Keeshin B, Rynn MA. Efficacy and tolerability of antidepressants in pediatric anxiety disorders: a systemic review and meta–analysis. Depress Anxiety 2015;32(3):149–57.

Strawn JR, Prakash A, Zhang Q, Pangallo BA, Stroud CE, Cai N, et al. A randomized, placebo–controlled study of duloxetine for the treatment of children and adolescents with generalized anxiety disorder. J Am Acad Child Adolesc Psychiatry 2015;54(4):283–93.

Tang, TC, Yang, P, Yen, CF, Liu, TL Eye movement desensitization and reprocessing for treating psychological disturbances in Taiwanese adolescents who experienced Typhoon Morakot. Kaohsiung Journal of Medical Sciences 2015; 31: 363–69.

Tohen M, Kryzhanovskaya L, Carlson G, Delbello M, Wozniak J, Kowatch R, et al. Olanzapine versus placebo in the treatment of adolescents with bipolar mania. Am J Psychiatry 2007;164(10):1547–56.

Van Doren J, Arns M, Heinrich H, Vollebregt MA, Strehl U, Loo SK Sustained effects of neurofeedback in ADHD: a systematic review and meta-analysis Eur Child Adolesc Psychiatry. 2019;28(3):293-305.

Wachtel LE, Contrucci-Kuhn SA, Griffin M, Thompson A, Dhossche DM, Reti IM. ECT for self-injury in an autistic boy. Eur Child Adolesc Psychiatry 2009;18:458-63.

Wachtel LE, Hermida A, Dhossche DM. Maintenance electroconvulsive therapy in autistic catatonia: a case series review. Prog Neuropsychopharmacol Biol Psychiatry 2010;34:581-587.

Wachtel LE. Treatment of catatonia in autism spectrum disorders. Acta Psychiatr Scand 2019;139:46-55.

Wachtel LE, Dhossche DM, Kellner CH. When is electroconvulsive therapy appropriate for children and adolescents? Medical Hypotheses 2011;76:395-9.

Wadaa, NN, Zaharim, NM, Alqashan, HF The use of EMDR in treatment of traumatized Iraqi children. Digest of Middle East Studies 2010;19:26-36.

Wagner KD, Berard R, Stein MB, Wetherhold E, Carpenter DJ, Perera P, et al. A multicenter, randomized, doubleblind, placebo-controlled trial of paroxetine in children and adolescents with social anxiety disorder. Arch Gen Psychiatry 2004;61(11):1153-62.

Wagner KD, Jonas J, Findling RL, Ventura D, Saikali K. A double-blind, randomized, placebo-controlled trial of escitalopram in the treatment of pediatric depression. Journal of the American Academy of Child & Adolescent Psychiatry 2006;45:280-8.

Wagner K, Plitzka SR. Treatment of child and adolescent disorders. In: Schatzberg AF, Nemeroff CB eds. The American Psychiatric Association Publishing textbook of pscyhopharmacology. American Psychiatric Association Publishing;2017. pp.2233-340.

Wagner KD, Redden L, Kowatch RA, Wilens TE, Segal S, Chang K, et al. A double-blind, randomized, placebo-controlled trial of divalproex extended-release in the treatment of bipolar disorder in children and adolescents. Journal of the American Academy of Child & Adolescent Psychiatry 2009;48:519-32.

Walkup JT, Albano AM, Piacentini J, Birmaher B, Compton SN, Sherrill JT, et al. Cognitive behavioral therapy, sertraline, or a combination in childhood anxiety. N Engl J Med 2008;359(26):2753-66.

Weisman H, Qureshi IA, Leckman JF, Scahill L, Bloch MH. Systematic review: pharmacological treatment of tic disorders—efficacy of antipsychotic and alpha-2 adrenergic agonist agents. Neurosci Biobehav Rev 2013;37(6):1162-71.

a Wilens TE, McBurnett K, Bukstein O, McGough J, Greenhill L, Lerner M, et al. Multisite controlled study of OROS methylphenidate in the treatment of adolescents with attention-deficit/hyperactivity disorder. Arch Pediatr Adolesc Med 2006a;160:82-90.

b Wilens TE, Newcorn JH, Kratochvil CJ, Gao H, Thomason CK, Rogers AK, et al. Long-term atomoxetine treatment in adolescents with attention-deficit/hyperactivity disorder. J Pediatr 2006b;149(1):112-9.

Wilens TE, Hammerness P, Utzinger L, Schillinger M, Georgiopoulous A, Doyle RL, et al. An open study of adjunct OROS-methylphenidate in children and adolescents who are atomoxetine partial responders: I. Effectiveness. J Child Adolesc Psychopharmacol 2009;19:485-92.

Witek MW, Rojas V, Alonso C, Minami H, Silva RR. Review of benzodiazepine use in children and adolescents. Psychiatric Quarterly 2005;76:283-96.

Yoo HK, Joung YS, Lee JS, Song DH, Lee YS, Kim JW et al. A multicenter, randomized, double-blind placebo-controlled study of aripiprazole in children and adolescents with Tourette's disorder. J Clin Psychiatry 2013; 74(8):e772-80.

Zewdie E, Ciechanski P, Kuo HC, Giuffre A, Kahl C, King R, et al. Safety and tolerability of transcranial magnetic and direct current stimulation in children: Prospective single center evidence from 3.5 million stimulations. Brain Stimul 2020;13(3):565-75.

Zhang ZJ, Chen YC, Wang HN, et al. Electroconvulsive therapy improves antipsychotic and somnographic responses in adolescents with first-episode psychosis—a case-control study. Schizophr Res 2012;137:97-103.

Zheng W, Li XB, Xiang YQ, Zhong BL, Chiu HF, Ungvari GS, et al. Aripiprazole for Tourette's syndrome: a systematic review and meta-analysis. Hum Psychopharmacol 2016;31(1):11-18.

# 32 정신치료
## Psychotherapy

정선주

## 1 정신치료의 기본적 개념

정신치료는 언어적 방법을 통하여 환자의 사고, 감정, 행동을 변화시키고자 하는 다양한 형태의 치료적 개입을 말한다. 이 장에서는 정신분석 이론을 기반으로 한 심층 정신치료를 중심으로 설명하고자 한다. 정신분석적 심층 정신치료는 증상이나 행동 문제의 제거가 아닌 심리적 기능의 다양한 측면(무의식적 갈등, 내적 대상 관계, 방어 기제 등)을 변화시켜 개인의 삶에 대한 적응과 만족도를 향상시키는 것을 목표로 한다는 점에서 기타 정신치료나 상담과 구분된다. 치료 기간은 갈등 영역의 범위와 치료 경과에 따라 수개월에서 수년까지 걸릴 수 있다. 일반적으로 주 1회 이상의 빈도로 45–50분간 시행한다. 심층 정신치료는 신경증적 정신구조를 갖고 있고, 심리 지향적이며 행동화하지 않고 감정을 관찰할 수 있는 능력을 갖고 있는 청소년을 대상으로 하며 부모 또는 보호자가 장기간 지속될 치료를 지지할만한 심리적, 경제적 자원을 가지고 있는 경우에 시행할 수 있다. 이 장의 마지막에는 심층 정신치료가 일차적 치료 선택이 아닌 경우로 판단될 때 적용할 수 있는, 정신분석적 이론을 토대로 한 지지 정신치료에 대해서 간략하게 소개하고자 한다.

## 2 청소년을 대상으로 한 정신치료의 특수성과 고려사항들

청소년기의 발달적 특성들은 정신치료 과정에서 다음과 같은 어려움을 초래한다. 첫째, 청소년기는 부모로부터의 분리–개별화가 이루어지는 시기이므로 성인인 치료자에게 의존하고 도움을 받는 것에 대한 거부감이 강할 수 있다. 둘째, 현재 자신의 몸과 주변의 관계에서 일어나는 새로운 변화에 몰입해 있기 때문에 과거의 경험이나 갈등을 돌아보는 치료적 작업에 흥미를 갖지 않을 수도 있다. 마지막으로 청소년기는 상대적으로 자아 강도가 약해지고 행동화 경향이 강해지는 시기이므로 언어를 사용하여 감정 및 충동을 조절하는 것을 목표로 하는 정신치료를 견디지 못할 수도 있다. 따라서 청소년을 대상으로 정신치료를 시행할 때에는 다음과 같은 성인 정신치료와의 차이점을 고려해야 한다.

1) 성인 환자와 달리 부모나 외부 환경에 의해 치료가 시작되는 경우가 많기 때문에 청소년 자신이 치료 동기를 가질 수 있도록 도와야 한다. 즉 치료 동맹을 맺기 위한 초기 치료 기간이 성인 치료보다 강조되고 기간도 충분해야 한다.

2) 청소년기는 자아가 상대적으로 약화되어 있으므로 본능적 욕구(성욕이나 공격성)의 내용보다 방어 해석에 중점을 두어야 한다. 특히 치료 초기에는 자아를 강화하거나 지지하는 기법을 사용하는 것이 바람직하다. 훈습은 제한적으로만 가능하고 전이를 다루는 방식도 성인 환자와 다르게 해야 할 경우가 있다.

3) 치료자는 전이 대상뿐 아니라 부모로부터 분리되기 위한 이행 대상(어른 친구, 교육자, 이행적 부모), 자아 이상, 롤 모델, 보조 자아, 보조 초자아 등 다양한 역할을 해야 한다.

4) 청소년 치료에서의 초점은 현재–여기에 있어야 한다. 현재 청소년에게 중요한 신체적 변화와 정체성 혼란, 관계에 대한 갈등, 가까운 미래에 대한 두려움 등을 다루어 주는 것이 무의식 속에 억압된 과거의 갈등이나 감정에 대한 병식보다 더 중요할 수 있기 때문이다.

5) 청소년 정신치료의 목표는 갈등의 해소가 아닌 보다 나은 자아기능을 갖고 자존감을 높임으로써 정상적인 발달 궤도로 돌아가게 하는 것이다. 따라서 청소년을 대상으로 하는 정신치료는 상대적으로 짧은 기간에 끝나고 종결 시기가 치료 과정의 결과가 아닌 청소년의 대학 진학이나 취업 등 외부적인 상황 변화와 맞물려서 일어나는 경우도 많다.

## 3 청소년 정신치료를 위한 평가 및 치료 준비 단계

청소년의 심리적 갈등과 발달 수준, 가족 역동 및 지지체계에 대해 평가하고 치료 계획을 세운 후 청소년 및 부모와 치료적 계약을 맺기까지의 과정을 말한다.

## 1) 청소년에 대한 평가

청소년이 평가받게 된 이유에 대해서 미리 알고 있었는지, 이에 대해서 어떻게 느끼는지를 묻는다. 내원 원인이 된 증상의 빈도, 기간 및 심각도, 이로 인한 사회적 부적응 정도, 발달력과 주요 심리적 외상 사건, 신체 상태, 대상 관계 형성 능력과 공감 능력, 판단력, 좌절에 대한 내성, 충동에 대한 조절 능력 등을 평가하고 치료에 대한 동기와 자기 성찰 능력의 수준도 알아본다. 청소년기 발달 과제와 관련하여 가족 밖의 환경에서 자율적인 주도권을 가지기 시작하였는지, 흥미를 나누고 함께 활동하는 또래 친구나 그룹이 있는지, 청소년이 자신의 동일 연령군에 비해서 어떤 영역에서 어떻게 다른지, 그리고 그 문제가 얼마나 오래된 것인지 평가한다.

## 2) 부모 및 환경에 대한 평가

부모의 관점에서 보는 청소년 문제와 현 병력, 청소년의 이전의 적응 정도, 발달력 등을 알아본다. 가족 환경의 감정적인 톤(따스함/차가움, 활발한 소통/대화없음)과 부모와 자녀 사이에 공감과 신뢰가 있는지, 어려움이 있을 때에 도움을 청할 수 있는 분위기인지, 드러나는 증오나 공격적인 태도가 있는가 여부 등을 파악한다. 내원하게 된 문제에 대해서 과거, 그리고 현재 부모가 어떻게 반응하고 대처하는지에 대해 알아본다. 부모가 문제의 원인을 자녀에게 전가하고 있지는 않은지, 반대로 지나친 죄책감이나 불안을 표현하고 있는지도 살펴보아야 한다. 부모 사이의 갈등이 있는지 여부와 평가 과정에서 한쪽 부모가 배제되어 있다면 그 이유를 탐색한다. 부모 자신의 개인력에 대해서도 청취하되, 특히 자신의 청소년기에 대해서 어떻게 기억하고 있는지 물어보는 것은 청소년 자녀의 문제에 대한 부모의 시각에 자신의 청소년기에 해소되지 않은 갈등이 개입되었는지를 알아볼 수 있는 기회이다. 마지막으로 청소년의 치료를 위해 부모가 얼마나 정서적, 경제적 지원을 해 줄 수 있는지도 평가한다.

## 3) 진단적 인상

평가 결과를 보여주는 정신역동적 가설에는 청소년의 주요 핵심 갈등, 불안의 원인, 대상 관계, 좌절, 분노, 죄책감 등을 다루기 위해 사용하는 주요 방어기제에 대해 서술한다. 이러한 가설은 치료 과정 중 계속해서 수정될 수 있는 초안임을 명심해야 한다.

## 4) 치료 계획 및 권고를 위한 면담

진단적 인상, 가족의 치료에 대한 지지 가능성, 청소년의 적응 정도, 현실적인 제약 등을 고려하여 치료 계획을 설정한다. 평가 결과를 알려주고 치료를 권고하기 위한 면담도 청소년과 먼저 하는 것이 좋은데 그 이유는 결국 치료의 주체가 청소년 자신이라는 사실을 알리기 위함이다.

## 5) 평가 및 치료 준비 단계에서 주의할 점들

청소년과의 첫 면담에서 비밀 보장 원칙에 대해서 알려주어야 하고 치료자가 자신의 편에서 자기의 문제에 도움을 주는 사람이라는 인상을 주어야 한다. 평가 기간 중 아이가 자신의 문제를 부인하거나 부모의 탓으로 돌려도 이에 대해서 직면하거나 도전하지 않도록 한다. 부모가 훈육방법에 대한 충고나 중재를 원하더라도 평가가 모두 끝나고 치료적 동맹이 이루어지기 전까지는 하지 않는 것이 좋다. 청소년과 부모 모두 장기간 지속될 치료를 위해 의식적인 결정을 내릴 시간적 여유를 주는 것이 바람직하지만 평가와 실제 치료 시작까지 너무 긴 시간적인 간격을 갖지 않는 것이 좋다. 대개의 경우 청소년 치료는 부모나 학교, 기타 외부 기관에 의해 인식된 위기 상황에서 의뢰된 경우가 많고 청소년의 낮은 좌절 내성과 충동성, 감정적 불안정성을 고려할 때 치료 시작을 너무 오래 기다리게 하지 않는 것이 좋다.

## 6) 치료를 거부하는 청소년에 대한 개입 방법

부모들이 치료를 일종의 처벌처럼 느끼게 했거나 부모에 대한 반항이 극에 달한 경우 부모가 원한다는 이유만으로도 치료를 거부할 수 있다. 간혹 부모가 치료자에게 자신들은 어떻게 해도 자녀를 설득할 수 없다고 호소하는 경우가 있는데 이때 부모 자신의 저항과 양가 감정이 작용하고 있지는 않은지, 자녀에게 한계를 정하고 통제해야 하는 부모로서의 기능에 문제가 있는 것은 아닌지 탐색해야 한다. 치료자는 부모의 태도에 동조하지 말고 단호하고 인내심 있는 태도를 견지함으로서 부모가 자녀에게 보여주지 못한, 돌보는 사람이 가져야 할 태도를 알려줄 수 있다. 청소년의 치료 거부가 완강한 경우 아이에게 생각하고 결정할 시간을 줌으로써 스스로가 통제권을 가지고 있다는 것을 알려주면 청소년이 스스로 도움을 원할 때 치료를 찾을 가능성이 커진다.

# 4 치료 초기단계

## 1) 주요 기법적 고려 사항들

치료 초기의 가장 중요한 과제는 청소년과의 치료적 동맹을 맺는 것이다. 이 시기에는 사소한 직면이나 해석도 위협으로 느껴질 수 있으므로 주의해야 한다. 치료자가 자신을 꿰뚫어 보고 조정하려는 사람이 아닌 실제로 도움을 주려는 사람이고 자신과 함께 치료 과정을 함께할 파트너라는 인상을 주도록 한다.

## 2) 치료적 동맹의 형성과 유지

### (1) 치료적 동맹의 정의

치료적 동맹이란, 치료 작업 동안 일어나는 강렬한 심리적 저항을 극복하여 의식적, 무의식적으로 치료자에게 협조하고 치료자의 도움을 받아들일 준비가 되어 있는 것을 말한다. 청소년 자신이 스스로를 이해하고 이해받고자 하는 소망을 갖고 있다는 것을 알아차려야 치료적 동맹을 맺을 수 있는데 여기에는 청소년기의 중요한 발달 과제인 자기 인식과 자기 관찰 능력이 관여하기 때문에 치료적 동맹의 발달과 유지를 위한 노력은 성인 치료보다 청소년을 대상으로 하는 치료에서 더욱 중요하다. 치료적 동맹을 맺기 위한 가장 중요한 기법은 청소년의 감정과 방어 기제에 대한 시기 적절한 해석이며 이를 통해 청소년은 자신의 행동이 내부의 감정에서 유래된다는 것을 알게 된다. 치료의 일시적 중단과 재개를 요청하는 청소년의 경우 이러한 요청 밑의 동기에 대한 탐색도 필요하지만 요청을 받아줌으로써 시행착오를 허락하는 것이 치료적 동맹을 강화시켜주기도 한다. 치료적 순응이란 진정한 치료적 동맹이 생기기 전에 증상이 좋아지는 것처럼 보이는 경우로서 가족 내의 비밀이 드러날 것에 대한 두려움, 부모와 치료자 간에 충성 갈등, 부모의 치료에 대한 양가 감정 등이 작용하여 치료를 조기에 끝내려는 저항의 한 형태이다.

### (2) 치료적 동맹이 맺어졌다는 것을 알게 하는 신호

치료적 동맹이 성공적으로 이루어지면 청소년은 자기의 감정적 경험을 성찰하는 경향을 보이고 자신이 갖고 있는 한계를 인정하고 좀더 객관화할 수 있게 되며 양가 감정 역시 받아들이게 된다. 그리고 치료자의 개입에 대해서도 방어적이고 비판적인 태도가 아닌 호기심을 갖고 탐색해보려는 태도를 보이기 시작한다.

### (3) 치료적 동맹의 유지

청소년기에는 자아 기능의 기복이 심하기 때문에 치료적 동맹 역시 쉽게 흔들리는데, 치료자가 이러한 변화에 유연한 태도를 보일 수 있어야 한다. 가장 흔한 치료적 동맹에 대한 위협은 치료 과정에서 발생하는 불편한 정서로 인한 경우(저항)가 가장 많고 이것이 바로 치료를 통해 다루어져야 할 내용이다. 간혹 부모가 청소년의 치료 과정에 방해를 하거나 가까운 사람의 질병이나 죽음과 같은 상실 경험과 같은 외부적 원인들로 인해 치료적 동맹이 불안정해질 수도 있다.

## 5 치료 중기 단계

### 1) 치료 중기의 주요 기법적 고려 사항들

심층 정신치료는 청소년 환자의 저항(방어)과 전이를 체계적으로 탐색하고 해석함으로써 자아의 경계와 연속성을 회복시키고 개별화 과정을 촉진시켜 준다. 청소년기에는 욕동의 힘에 비해 자아가 상대적으로 약화되어 있으므로 적절한 강도와 시기적절한 개입이 요구된다. 정신치료에서는 해석보다 직면이 더 많이 사용되며 무의식의 내용을 다루기 앞서 자아를 지지하고 건강한 방어를 격려하면서 충동 조절력의 강화를 목표로 한다.

### 2) 치료적 관계: 전이와 역전이, 실제적 관계

### (1) 전이

전이는 환자가 자신의 성격 구조를 반영하는 중요하고 특징적인 인간관계의 양식을 치료자와의 관계에서 드러내는 현상이다. 전이 감정의 탐색과 해석을 통해 청소년은 억압된 내적 갈등과 대상관계에 대한 자아의 조절 능력을 갖게 된다. 하지만 아래에 기술하는 특정 전이 현상들은 치료 동맹을 방해하고 저항으로 작용할 수 있으므로 치료자가 이를 조기에 인식하여 적절히 다루어주어야 한다.

#### ① 성애적 전이

치료자를 성적 욕구의 대상으로 느끼게 되는 현상으로 이는 잠복기 동안 억압되었던 외디푸스기 소망이 풀려나면서 발생하는 것일 수도 있고 실제로 치료자를 성적으로 흥분시키는 대상으로 느껴서 나타날 수도 있다. 치료자에 대한 강렬한 성적 감정은 아직 자신의 성에 대해서 충분한 조절 능력을 갖지 못하는 청소년에게 매우 위협적으로 느껴져서 치료에 저항하는 이유가 될 수 있다. 치료자는 차분하고 중립적인 태도와 한계 설정을 통해 이들의 성적 흥분을 가라앉히고 희석시켜야 한다. 또한 성애적 전이가 치료에 대한 저항이나 돌봄이나 친밀감에 대한 욕구의 표현일 가능성을 탐색하여야 한다.

### ② 이상화 전이

치료자를 가장 강하고 완벽하고 모든 것을 다 아는 사람으로 여기는 현상이다. 이는 청소년기의 정상적인 자기애적 상태의 일환으로서 치료자가 자기들에게 동일한 이상화를 돌려주는 거울의 역할이 되어 줄 것을 기대한다. 일반적인 경우 치료과정이 진행되고 청소년의 자기애적 균형이 안정되면 자기뿐 아니라 치료자에 대해서도 현실적 평가를 할 수 있게 되므로 너무 빨리 직면하거나 해석하지 말고 공감적으로 수용해주는 태도가 필요하다.

### ③ 부정적 전이

청소년 환자가 치료자를 공격하거나 증오하는 태도를 보이는 현상으로서 이는 모든 성인에 대한 공격적 태도의 일환일 수도 있고 방어적으로 수치심이나 불안, 부적절감 등 고통스러운 감정을 덮기 위해 나타날 수도 있다. 청소년이 자신의 분노에 대해서 탐색하고 이해할 수 있도록 도우려면 청소년의 감정을 객관적으로 수용하고 반격을 피하면서 공감적 태도를 갖도록 노력해야 한다. 하지만 치료자가 위협을 느낄 정도의 과도한 공격적인 태도에 대해서는 단호하게 직면하고 제한 설정을 해야 한다.

### ④ 초자아 전이

청소년은 자신의 초자아를 성인들에게 투사하여 자신은 반항하고 상대는 비판하는 사람으로 만드는 경향이 크다. 대개의 경우 잠복기 때 가졌던 가혹하고 경직된 초자아를 치료자에게 투사한다. 자신이 양심에 어긋난 행동을 한 후에 치료자가 비난이나 제한 설정을 하게끔 함으로써 죄책감을 해소하려는 것이 이런 예이다. 이때 치료자는 자신의 도덕적 태도를 주입하지 말고 책임 있는 어른으로서의 태도를 견지해야 하며 청소년으로 하여금 자신의 판단에 대해서 생각해보고 최선의 방법을 찾아낼 수 있도록 도와야 한다.

## (2) 역전이

역전이는 환자에 대한 치료자의 정서적 반응이다. 치료자의 미해결된 갈등이 반영된 역전이 반응은 치료에 장애물이 되기도 하지만 치료자가 자기분석을 통해 환자로부터 오는 전이에 의한 자신의 감정적 반응으로 인식할 수 있다면 환자를 이해하는 데 유용한 자료가 되기도 한다. 치료자는 자신의 역전이 감정을 지나치게 억눌러서 인식하지 못하거나 행동화하는 일이 없도록 주의해야 한다. 청소년 정신치료 중 흔하게 나타나는 치료자의 역전이 중 특히 주의해야 할 것은 다음과 같다. 첫 번째, 치료자 자신의 청소년기 갈등(의존, 통제, 불확실성에 대한 갈등 등)이 되살아나서 청소년과 지나치게 동일시하거나 그 주제를 회피하는 경우이다. 두 번째는 치료자가 부모의 역할에 동일시하게 되면서 종결을 통한 청소년의 분리-개별화를 막게 되는 경우이다. 세 번째로는 치료자가 부모와 경쟁적인 위치에 서서 역전이적 침습을 보이는 경우이다. 청소년이 부모에 대해서 비난하고 불평할 때 치료자가 청소년의 편에 지나치게 동일시하고 편을 들게 되는 경우 의심해보아야 한다. 청소년이 부모에 대해서 반항한다고 해도 항상 그 밑에는 불안과 죄책감이 있기 때문에 치료자의 침습적인 태도에 위협을 느끼거나 반대로 자신의 불안과 죄책감을 상쇄시키기 위해 행동화를 하고는 치료자가 시킨 것이라고 책임전가를 할 수도 있다. 그 외에 행동화를 자주 하는 충동적인 청소년, 치료에 강한 저항을 보이는 청소년들에 대한 역저항도 역전이의 한 유형으로 들 수 있다. 이 경우 치료자 자신의 유아적 초자아가 자극되어 청소년의 말에 강한 반박을 하거나 청소년의 순종을 얻어내기 위해 다소 처벌적이거나 호전적인 요구를 하는 경우도 있으므로 주의해야 한다.

## (3) 실제적 관계

청소년 정신치료에서 치료자는 전이 대상뿐 아니라 부모로부터 분리-개별화 단계의 이행 대상(어른 친구, 교육자이행적 부모), 자아 이상, 롤 모델, 보조 자아 및 보조 초자아 등 다양한 역할을 하게 되며 이러한 관계는 모두 청소년기 발달 과제 숙달을 촉진시키는 것을 목표로 한다.

치료자는 환자가 가져오는 모든 자료에 적극적인 관심을 보이고 관계를 부드럽게 이끌어가야 하지만 조금만 과해져도 청소년이 침습적으로 느낄 수 있으므로 중립성을 지키는 것이 중요하다.

### 3) 저항

저항은 치료 과정의 전진을 저해하는 환자의 방어적인 태도 또는 행동을 말하며 흔히 전이 현상이나 불안을 일으키는 갈등을 피하기 위한 방어로 나타날 수 있다. 성격적 저항이란 개인의 성격 자체가 갖고 있는 치료에 저항하는 특성(예를 들면 불안을 생각이나 말로 표현하기를 지속적으로 거부하는 것)으로서 치료 과정의 결과로 발생하는 저항과 구분되어야 한다. 저항은 치료 과정이 어느 정도 성공적으로 일어나고 있다는 증거이며 또한 청소년의 자아 기능이 상당히 견고하다는 것을 알려주는 지표이기도 하다. 저항이 전혀 없는 경우 오히려 심각한 자아의 결함이나 치료자와 결합하려는 강렬하고 퇴행적인 전이를 시사한다. 저항이 나타나는 경우 청소년이 무엇을, 왜, 어떻게 피하려고 하는지를 이해하는 과정 자체가 중요하므로 너무 빨리 직면하거나 인지적 수준의 성찰을 돕기 위한 해석은 하지 않는 것이 좋다. 때로는 저항에 대한 치료자의 너무 빠른 개입이 청소년 환자에게는 공격이나 비난으로 받아들여질 수도 있다.

### 4) 훈습

Blos (1962)는 청소년기에는 갈등을 해소하기 어렵고 이러한 갈등이 정체성에 통합되어 인생을 살아가면서 숙달하게 될 과제가 된다고 하였다. 또한 청소년기에는 마그마 분출이 지속되는 활화산처럼 새로운 이슈들이 계속 등장하기 때문에 획득한 병식에 대한 훈습을 하기 위한 안정적인 시간을 확보하기 어렵다는 주장도 있다. 초기, 중기 청소년들의 경우 현재의 어려움을 해결하고 미래에 대한 두려움을 통제하는 것에 초점을 두고 치료가 진행되는 경우가 많고, 과거의 경험이 현재의 어려움에 어떻게 연관되는지 이해하고 치료자의 분석적 기능을 내재화하는 것은 후기 청소년기에 이르러야 가능해진다.

## 6 치료 종결기

### 1) 종결의 결정

청소년이 발달적 고착 상태에서 벗어나 이후의 발달 과제들을 해결할 수 있는 충분한 능력을 갖게 되었다고 판단되었을 때 종결을 결정한다. 청소년 환자에게서 다음과 같은 변화를 보이기 시작하면 종결 가능성을 고려해 볼 수 있다. 증상이 호전되고 치료자에 대해서 보다 객관적인 태도를 보이며, 치료에 대한 관심이 우호적으로 감소하면서 또래와의 관계가 더욱 중요해진다. 자신과 타인의 감정을 인정하고 표현할 수 있게 되며 부모에 대해서도 장단점을 객관적으로 평가할 수 있게 된다. 청소년은 이제 치료를 통해 얻게 된 자기 이해와 자아 조절 능력을 치료 외의 상황에서 적용해보려고 시도한다. 종결 시점은 치료자와 충분히 상의 후에 청소년 자신이 정하도록 하되, 일단 결정이 되면 변경하지 않는 것이 좋다.

## 2) 종결 결정 후 종결 시점까지의 치료 구조

전이 반응이 강하게 나타났던 치료일수록 치료 구조를 종결일까지 동일하게 유지하는 것이 좋다. 만일 환자의 자아 수준이 낮고 지지적인 기법을 주로 사용한 경우라면 회기 빈도를 점차적으로 줄여가기도 한다.

## 3) 치료의 중단 및 조기 종결

청소년의 경우 증상이 호전되거나 시급한 문제가 해결되면 갑자기 치료 중단을 요구하는 경우가 많다. 상호 합의된 종결이 아니더라도 어느 정도 기간을 두고 상호 존중과 호의를 가지고 마칠 수 있도록, 그리고 앞으로 도움이 필요하면 언제라도 돌아올 수 있다는 것을 알려주는 것이 바람직하다. 청소년 환자의 경우 이후 새로운 문제가 발생할 때, 또는 자신이 치료에 대한 동기나 책임을 좀더 갖게 되었을 때에 치료 재개를 원하는 경우가 많기 때문이다. Novick (1977)은 청소년 환자에 특이하게 나타나는 치료 종결과 관련된 현상으로 청소년들이 치료 초기부터 갖고 있는 '일방적 치료계획'에 대해서 언급하였는데 이것은 청소년들이 치료 초기부터 일방적으로 떠날 시기를 미리 마음 속에 정해 놓고 있다가 선언하는 경우를 말한다. 이는 부모로부터의 분리-개별화의 전이적 시도일 수도 있으나 부모로부터 분리되는 대신 치료를 떠남으로서 부모에 대한 의존을 포기하지 않으려는 행동화일 수도 있다. 이외에도 청소년이 일방적으로 종결을 원하는 경우는 자신의 갈등을 직면하지 않기 위해서나 치료자를 조정하거나 버림 받는 것에 대한 불안을 느끼지 않기 위한 것이 아닌지 검토해 보아야 한다. 치료자가 환자에 대해 지나친 애착이나 혐오 감정을 갖고 있는 경우, 과도한 치료적 야망을 갖거나 환자와 동일시하게 되는 경우 청소년 환자와의 성공적인 종결 과정을 방해할 가능성이 있다. 청소년이 일방적으로 치료 중단을 결정한 경우라도 치료자가 과도한 감정적 반응을 보여서 청소년이 죄책감을 느끼거나 자신의 치료가 실패한 것이라고 느끼지 않도록 주의해야 한다.

## 4) 종결기의 치료 작업

종결기는 청소년의 삶에서 주요 대상과의 분리와 상실에 대한 해결되지 못한 갈등을 드러낼 수 있는 중요한 시기이므로 치료자는 종결일까지 중립적이고 일관된 태도로 치료 작업을 계속해야만 한다. 과거의 상실 경험이 되살아나면 이를 부인하거나 회피하기 위한 다양한 시도가 나타날 수 있는데 흔히 치료자에게 화를 내거나 치료의 중요성을 부인하는 형태로 나타난다. 이러한 시도의 의미를 탐색하는 과정에서 자기애적 상처와 무가치감, 죄책감을 동반하는 슬픔과 애도의 감정, 성숙과 독립을 향한 갈등 등 분리와 관련된 정서적 주제들이 나타난다. 즉, 종결이라는 현재의 상실 경험에 대한 치료적 작업을 통해 과거의 상실과 연관된 외상을 통합하고 수정할 수 있는 기회를 제공하게 된다.

## 7 부모와의 치료적 작업

### 1) 부모와의 치료적 작업의 중요성

부모와 견고한 치료적 동맹을 맺기 위한 노력은 청소년 치료의 성패를 결정짓는 중요한 작업이다. 청소년 자녀의 치료 과정에서 부모는 죄책감, 소외감, 실패감, 분노 등 견디기 힘든 감정을 갖는 경우가 많고 이러한 감정을 다뤄주지 않으면 치료가 실패할 가능성이 높다. 부모와 면담 빈도와 지속 여부는 청소년의 연령, 주된 문제와 증상의 심한 정도 등을 고려하여 결정한다. 자발적으로 치료를 찾아온 후기 청소년의 경우 치료 계약과 일정, 부모와의 접촉 여부에 대해 청소년 자신이 치료자와 상의하여 결정하게끔 해주는 것이 바람직하다.

### 2) 부모와의 치료 작업에서 다룰 사안들

부모에 대한 개입은 치료의 초기 단계부터 시작되어야 한다. 부모간에 치료에 대한 엇갈린 태도가 있지는 않은지, 부모가 치료에 대해서 모순된 입장을 보이지는 않은지 살펴야 한다. 또한 청소년과 부모가 치료 상황을 그들 사이의 양가적 갈등을 해결하기 위한 장으로 이용하려는 경우 이에 대해서 적극적인 개입을 하여야 한다. 치료자는 정신치료의 목표가 증상 제거가 아닌 청소년의 자율성과 자기 조절 능력, 연령에 적절한 발달 수준의 획득에 있다는 사실을 부모들에게 초기부터 명확하게 알려야 한다. 치료자는 부모가 치료에 대해서 가질 수 있는 양가 감정과 불안감을 수용하고 부모–자녀 간의 건강한 측면을 격려해야 한다. 부모와의 면담 시간 중에는 청소년의 치료 시간 밖에서의 생활에 대한 정보를 얻고 부모와 청소년 간의 상호작용 안에서 부모가 겪는 어려움에 대해 중점적으로 다룬다. 간혹 부모가 개인 치료를 원하거나 치료자가 부모에게 개인 치료를 권유할 경우 다른 치료자에게 의뢰한다.

## 8 지지 정신치료

### 1) 정의와 치료 목표

정신분석적 지지 정신치료는 무의식적 갈등과 정신역동에 대한 해석 대신 이에 대한 이해를 바탕으로 청소년의 방어기제, 적응 및 통합 능력을 강화시키기 위한 개입을 주로 시행한다. 따라서 성공적인 지지정신치료는 치료자의 기술과 직관, 임상적인 직감에 더 많이 의존하게 되며 치료자의 오랜 기간의 수련과 임상 경험을 필요로 한다. 지지 정신치료의 치료 목표는 정신적 균형상태를 회복하고 자아기능을 강화시키는 것이다. 지지 정신치료를 통한 정신구조의 변화는 정상적 발달 과정에서 이루어지는 정신구조의 변화와 유사하다. 치료자는 환자가 이해받는다는 느낌을 받고 변화될 수 있는 기회를 최대화하기 위해 환자의 자아 기능(발달 수준)과 치료 개입 간에 정교한 조율을 할 수 있어야 한다.

### 2) 적응증

크게 두 가지의 서로 다른 범주로 나눌 수 있다. 첫 번째는 비교적 건강했던 환자들이 갑자기 삶의 위기 상황에 처했을 경우로 지지적 기법을 위주로 하는 위기 개입으로 충분하다고 판단되는 경우이다. 두 번째 범주는 만성적이고 심각한 자아 왜곡이나 결함이 있는 경우로서 여기에는 조현병이나 양극성 장애, 경계성 인격 장애를 포함한 심각한 인격 장애 환자들이나 뇌의 기질적 결함이나 정상 이하의 지능을 갖고 있는 환자들이 포함된다. 그 외에도 자신에 대한 이해나 성격 변화에 대한 동기가 낮고, 심리적 성향이 부족한 경우, 심각한 행동화나 신체화 증상, 만성적인 약물 남용 문제가 있는 경우, 심각하고 장기적인 환경적 스트레스가 있는 경우, 장기간의 심층 정신치료를 받을 수 있는 외부 환경적 여건이 조성되지 않는 경우 지지 정신치료를 시행할 수 있다.

### 3) 지지 정신치료의 기법들

지지 정신치료의 기법 중 정신분석적 수련 과정을 거치지 않아도 사용할 수 있는 것으로는 안심을 시키고 희망을 주기, 충고와 제안, 교육, 환자의 감정 수용, 환경적 개입, 격려와 칭찬, 제한 설정과 금기, 장점을 강조하고 승화를 격려하기, 명료화 등이 포함된다. 하지만 환자가 가지고 있는 부적응적인 방어기제 사용을 감소시키거나 포기하게 하고 적응적인 방어 기제를 강화시키는 개입을 위해서는 환자의 정신구조 및 방어 체계, 자아 기능에 대한 정확한 평가를 요하며 이를 위해서는 정신분석적 치료에 대한 수련과 경험이 필요하다. 지지 정신치료에서 적당한 정도의 긍정적 전이는 치료 동맹의 기반이 되므로 다루지 않아도 되지만 지나친 이상화나 성적 전이, 부정적 전이는 즉각적으로 다루어야 한다. 환자의 감정에 대해서 충분히 이해하고 수용해주되, 실제적인 의사–환자 관계를 직면시키고 외부의 다른 관계 안에서도 이 같은 관계 패턴이 나타난다는 것에 주목하게 할 필요도 있다. 전이에 대해 어떻게 개입을 할 것인지를 결정하기 위해서는 이에 대한 이해가 있어야 한다. 의존적인 환자에게는 충고가 도움이 될 수 있지만 의존에 대한 두려움이 있는 환자에게는 직접적인 충고가 오히려 부정적인 반응을 일으킬 수 있기 때문이다. 치료자의 역전이에 대한 인식이 지지 정신치료에서 더욱 중요한데 그 이유는 환자에게 직접적인 개입을 해야 할 때에 그러한 개입의 결정이 환자의 자아 결함이 아닌 치료자의 필요나 소망에 의한 것일 가능성이 있기 때문이다. 치료자 자신이 모든 답을 갖고 있다는 자기애적 소망이나 구원 환상을 충족시키는 것이 아닌지, 환자에 대해서 가학적 통제 또는 피학적 순응을 하는 것이 아닌지에 대해서 인식하는 것이 중요하다. 지지 정신치료에서는 자아 강화나 적응력 증진을 저해하는 모든 행동과 태도를 저항으로 간주한다. 저항이 나타나면 행동의 의미를 충분히 이해하려고 노력하되, 직면과 명료화를 통해 적극적으로 해결해야 한다.

### 참고문헌

반건호. 청소년의 정신치료의 개관. 정신분석 2003;14(1):11-8.
Freud A. Adolescence. Psychoanal St Child 1958;13:255-78.
Fraigberg S. Some considerations in the introduction to therapy in puberty. Psychoanal St Child

1955;10:264–86.

Geleerd ER. Some aspects of psychoanalytic technique in adolescence. Psychoanal St Child 1957;12:263–83.

Novick J. Termination of treatment in adolescence. Psychoanal St Child 1976;31:389–414

Blos P. The contribution of psychoanalysis to the psychotherapy of adolescents. Psychoanal St Child 1983;38:577–600

Meeks JE and Bernet W. The Fragile Alliance: An Orientation to Psychotherapy of the Adolescent, 5th ed. Malabar, Fla:Krieger Publishing Co;2001.

Mishne JM. Clinical Work with Adolescents. New York:The free press;1986.

Schimel J. Psychotherapy with adolescents:The art of interpretation. Adolescent Psychiatry 1986;13;178–187.

Tolchin M and Orlandini A. News From the Field. J Am Acad Psychoanal Dyn Psychiatr 2004;32:389–93.

McCarthy JB. Resistance and Countertransference in Child and Adolescent Psychotherapy. Am J Psychoanal 1989;49:67–76.

Pine F. Developmental Theory and Clinical Process. New Haven: Yale University Press;1985.

Pinsker H A Primer of Supportive Psychotherapy. New Jersey:Analytic Press;2002.

Rockland LH.Supportive Therapy—A Psychodymic Approach. NY: Basic Books;1989.

Werman DS The Practice of Supportive Psychotherapy. New York:Brunner/Mazel;1984.

# 인지행동치료
## Cognitive Behavioral Therapy

박준성

정신의학적 진료나 상담이라면, 대개 환자의 표현을 들어주고 수용해주다가 환자에게 깨달음이 오도록 치료자가 해석해주는 방식의 정신치료기법이 주류를 이루어 왔다. 이에 반해 인지행동치료는 치료자가 환자 얘기를 들어주기보다 가르쳐주고, 스스로 깨닫기를 기다리기보다 환자의 삶에 개입하며, 수용보다 변화를 강조한다. 특히 환자의 생각, 즉 인지 변화를 중요시하는 치료를 인지치료, 환자의 행동 변화를 중요시하는 치료를 행동치료라고 한다.

흔히 우울증으로 진단된 사람 중에 '모든 문제는 나 때문'이라며 자책을 하는 사람이 많은데, 인지치료는 우울증상이 특정 유형의 생각때문에 생긴다고 본다. 1967년 Aaron Beck이 창안한 기법으로 모든 행동의 앞에는 생각 즉 인지가 존재하며 우울, 강박, 중독 같은 온갖 문제행동과 증상의 원인을 부정적인 상황보다 부적절한 해석 때문이라고 보는 인지이론에 기초한 치료법이다. 따라서 이러한 역기능적 인지를 교정하면 행동의 변화는 따라온다고 본다.

뜨거운 물체를 만지면 우리는 본능적으로 손을 떼는 행동을 하는데, 이때 '뜨거운 물체'처럼 환경의 변화가 우리에게 가해지는 것을 자극(stimulus), '손을 떼는 행동'처럼 우리가 환경에 변화를 주는 것을 반응(response) 또는 반사(reflex)라고 한다. 우리가 하는 행동은 1) 먹기, 숨쉬기, 눈 깜빡이기, 피하기, 잡기 등 배우지 않아도 할 수 있는 선천적으로 타고난 행동과, 2) 경험을 통해 후천적으로 배워서 하게 되는 행동으로 나눌 수 있다. 전자를 배우지 않아도 할 수 있다고 해서 무조건반사(unconditioned reflex), 구름이 끼면 비가 오는 경험을 반복적으로 하면서, 점차 '구름이 끼면 비가 온다'는 사실을 배우고 우산을 가지고 가는 행동은, 학습된 행동이라는 점에서 조건반사(conditioned reflex)라고 부른다. 조건반사는 다시 1) Pavlov

의 실험에서 종을 치고 고기를 주는 경험을 반복하니까 '종을 치면 고기를 준다'는 것을 알게 된 개처럼 특정 상황을 반복적으로 경험하다 보니 그 상황이 닥치면 신체반응이 자연스레 나타나는 반응적(고전적) 조건화(respondent conditioning)와 2) 우리에 갇힌 쥐가 아무 행동이나 하다가 우연히 레버를 누르니 먹이가 나오는 경험을 반복하면서 '레버를 누르면 먹이가 나온다'는 것을 알게 된 것처럼 자신이 다양한 행동을 하다가 어떤 행동이 효과적인지 알게 되는 조작적 조건화(operant conditioning)로 나눌 수 있다. 행동주의(behaviorism)에서는 인간의 행동을 환경의 자극에 대한 인간의 반응으로 이해하며 타고난 몇 가지 행동패턴을 제외한 인간 행동 대부분이 환경과의 상호작용과 체험 속에 학습된 것이라 본다. 그리고 바람직한 행동이건 문제행동이건 일단 학습된 경험은 지울 수 없으며, 문제행동을 줄이기 위해서는 과거 학습보다 강력한 새로운 학습 체험이 필요하며, 인지의 변화는 그 과정 중에 따라온다고 본다.

얼핏 보면 인지치료와 행동치료는 상반되는 것 같지만 사실 인지의 변화를 통해 새로운 행동과 체험을 하게 되며, 행동과 체험의 변화를 통해 인지의 변화가 나타나기에, 상호보완적이기도 하다.

## 1 인지치료

인지치료에서 환자의 생각을 변화시키기 위해 가장 많이 사용하는 기법은 '설명'과 '질문'이다. 설명과 질문은 사실 교육에서 가장 많이 사용하는 방법이며, 인지치료는 '교육'을 치료적 목적으로 사용하는 것이라고 볼 수도 있다. 치료를 위한 상호작용도 주로 말과 글처럼 언어적 수단을 통해 이루어지며, 대체로 치료자가 가르치고 환자가 배우는 형태를 띤다. 하지만 주입식 교육이 저항감을 불러일으키며 실패하기 쉽듯이 인지치료도 치료자가 일방적으로 시행하면 실패하기 쉽다. 그래서 인지치료에서는 협력적 경험주의(collaborative empiricism)라는 치료자의 태도를 중요시한다. 이는 치료자가 자칫 질환에 대해 많이 안다는 자신감으로 환자의 경험을 부정하거나 무시하지 않고 환자의 체험과 표현을 존중하고 함께 협력하며 증상호전이라는 목표를 향해 나아가는 자세를 말한다.

설명은 환자에게 미처 생각하지 못했던 새로운 정보와 관점을 전달하 치료자의 풍부한 경험을 바탕으로 한 설명이 환자의 주관적 경험과 일치할 경우, 환자는 이해받는다는 느낌을 느끼며 생각이 달라지고 치료적 제안에 따를 가능성이 높아지게 된다. 예를 들어 그동안 자신이 우울한 이유는 전부 '어린 시절 아버지에게 맞아서'라고 생각해 왔던 환자에게 치료자가 '겁이 많은 기질'로 태어나서 우울증이 되기 쉬웠던 측면, 학교에서 따돌림 당한 경험, 아버지에게 학대당한 경험, 아버지도 사실 할아버지에게 학대당하며 자란 점 등 여러 가지가 환자의 우울에 영향을 미친 것 같다고 설명하자, 환자 스스로 우울증의 원인에 대한 생각이 다소 변하면서 아버지에 대한 분노가 줄어들 수 있다. 이처럼 환자 스스로 품고 있던 '문제의 원인에 대한 생각'에 새로운 시각을 제시하며 환자 생각의 변화를 통해 증상의 완화를 꾀하는 기법을 사례구조화(case formulation)라고 한다. 또 심리교육(psychoeducation)도 매우 핵심적인 인지치료 기법 중 하나인데, 예를 들어 '심장이 뛰고 미칠 것 같다'고 표현하는 환자의 주관적 경험을 잘 들어주면서 전체 양상을 파악한 후, 그런 증상을 공황이라고 설명해주는 것이다. 흔히 동반되는 증상, 원인, 경과, 치료방법 등에 대해 제대로 심리교육이 시행되면 부적절한 문제해결시도가 줄어들고 효과적인 치료에 집중할 수 있게 된다. 이처럼 새로운 정보 제공은 생각에 변화를 일으킬 가능성을 높인다.

인지치료를 할 경우 반드시 하게 되는 설명으로 인지모델 교육이 있다. 인지모델이란, 사람이 어떤 상황 또는 선행사건(antecedent)을 경험하면 어떤 생각이 들게 되고, 그 생각에 따른 결과로 특정 느낌, 욕구, 행동을 하게 된다는 것이다. 예를 들어 날씬하고 예쁜 친구를 보자, '예쁘네'라는 생각이 들면서 그 결과 부러움이라는 느낌, '나도 살을 빼고 싶다'는 욕구, '점심 굶기'라는 행동을 하게 되었다고 보는 것이다. 인지치료에서는 특히 '어떤 생각을 했는지'를 중요하게 본다. 정상 체형인데도 계속 살을 빼려는 청소년에게 그 이유를 묻자 친구들이 자신을 따돌리는데(상황) 이는 자신이 뚱뚱하기 때문(생각)이라고 말했다면, 이 청소년은 자신이 경험하는 '따돌림'의 원인을 자신의 '뚱뚱함' 때문이라고 '생각'하고 있으며, 이러한 생각은 '과도한 살빼기'라는 '행동'으로 연결되고 있음을 알 수 있다. 이처럼 선행사건, 생각, 결과(느낌, 행동)가 서로 밀접하게 연결되어 있음을 환자에게 설명함으로써 강력한 통찰을 불러일으킬 수 있다.

자동사고와 도식(schema)에 대한 설명도 중요하다. 흔히 생각을 둘로 나누면 자동사고와 도식으로 나눌 수 있다. 자동사고는 얕은 생각, 도식은 깊은 생각이라고 볼 수 있다. 자동사고(automatic thought)는 상황을 경험할 때마다 자동적으로 하게 되는 생각을 말한다. 앞의 예시에서 '예쁘네', '따돌림 당한 건 내가 뚱뚱하기 때문이야', 보도를 걷다가 돌부리에 걸려 넘어질 뻔한 상황을 경험하고 순간적으로 '하마터면 넘어질 뻔했네'라는 생각이 들었다면, 이런 생각을 자동사고라고 한다. 중요한 것은 상황마다 사람마다 자동사고가 다르다는 점이다. 똑같은 상황에서 '도로공사를 제대로 해놨어야지. 사람들이 일을 이렇게 대충 하나?'라는 생각을 했을 수도 있다. 하지만 한 사람은 대체로 다양한 상황에서도 비슷한 유형의 자동사고를 하는 경향이 있다. 유독 남탓을 하거나 자기탓을 하기도 하고 상황을 부정적으로 보기도 하고 긍정적으로 보기도 한다. 이처럼 그때그때 달라지는 생각의 밑에 깔려있는 사고방식이나 생각하는 패턴을 우리는 성격이라고 부르기도 하는데, 인지치료에서는 매 순간 다양하게 떠오르는 자동사고들의 근본에 보다 핵심적인 믿음, 확신, 즉 도식이 깔려 있기 때문이라고 본다. 그리고 이런 도식은 어린 시절 반복되는 경험을 통해 형성된다고 본다. 예를 들어 중간고사에서 2개를 틀려 반에서 2등을 한 학생이 '또 실수했네. 역시 난 안 돼'라는 생각이 들었다고 하자. 조금만 실수를 해도 이런 생각을 하게 되는 이유는 근본적으로 '절대 실수하면 안 돼'라는 완벽주의, 엄격한 기준 같은 도식이 깔려 있기 때문이라고 보는 것이다. 인지치료 과정을 단순하게 2단계로 나눈다면, 1) 자동사고와 도식을 찾고, 2) 자동사고와 도식을 변화시키는 것이라고 볼 수 있다. 따라서 자동사고와 도식에 대해 설명하는 것은 인지치료를 하는데 있어서 매우 중요한 기본작업이다.

인지치료에서는 인지오류(cognitive error) 또는 인지왜곡(cognitive distortion) 때문에 증상 및 행동 문제가 나타난다고 보기 때문에 이에 대한 설명도 매우 중요하다. 기말고사에서 겨우 2개 틀렸을 뿐인데 시험을 망쳤다고 생각하는 이분법적 사고, 이성으로부터 거절당한 후 다들 날 싫어한다고 생각하는 과잉일반화, 자주 보지 않는 친구 이름이 기억나지 않는다고 스스로 치매라고 자책하는 낙인찍기, 충분한 증거 없이 다들 날 바보로 여길 거라고 확신하는 마음읽기, 이 시험에 떨어지면 끝장이라 생각하는 재앙화 등 다양한 종류가 있다.

인지치료에서 광범위하게 사용되는 질문 기법은, 흔히 소크라테스식 질문법(Socratic questioning)이라고 한다. '프랑스의 수도가 어디야?'처럼 단순 정보를 묻는 질문과 달리, 소크라테스식 질문법은 질문을 통해 상대가 생각하게 만든다. '제가 왜 우울증이 된 건가요?'라고 묻는 환자에게 답을 설명해주지 않고, 오히려 '왜 우울증이 되었다고 생각하세요?'라고 질문한다. 이런 질문을 통해 '어릴 때 아빠가 저를 많이 혼내셨어요. 또 시험에 다 맞았는데도, 한 번도 칭찬한 적이 없었어요. 그래서 제가 이렇게 우울해진 것 같아요'처럼, 환자 스스로 자신의 생각을 탐색하고 표현하고 깨닫게 된다. '다른 이유는 없을까요? 그렇게 생각하는 증거가 있나요? 생각과 잘 맞지 않는 증거도 있나요? 앞으로 어떻게 될까요? 가장 잘못된다면 어떻게 될까요? 다른 사람이라면 어떻게 생각할까요?' 같은 추가 질문들을 통해, 자동사고와 도식을 확인하고, 자신의 생각이 얼마나 진실인지 검증하고, 개념을 분석하고, 보다 논리적으로 생각하고, 궁극적으로 자동사고와 도식이 보다 합리적으로 변하도록 돕는 인지치료에서 매우 핵심적인 기법이다. 즉, 우리가 답을 설명해주지 않고 스스로 답을 찾아내도록 돕는 것이다. 사실 자동사고 찾기, 생각과 사실 구분하기, 느낌과 욕구 구분하기, 내 생각의 오류 유형 분류하기, 미래 예측하기, 실제 확률 예상하기, 장단점 따지기, 증거 조사하기, 생각의 양 측면 역할 연기하기, 도식 찾기, 걱정 평가하기, 생각의 효과 예상하기, 파이챠트 그리기 등 대부분의 인지치료 기법들은 소크라테스식 질문법을 사용한다. 자동사고와 도식을 찾고 변화시키는 과정에서 소크라테스식 질문법은 핵심적이며, 이처럼 다양한 기법들을 통해 생각을 변화시킴으로써 행동과 증상의 변화를 유도하는 과정을 인지재구조화(cognitive restructuring)라고 부른다 (Wright 등 2019).

## 2 행동치료

### 1) 기술훈련

언어, 예절뿐 아니라, 병 따기, 문 열기, 컴퓨터 켜기 등 굉장히 많은 행동을 배울 때 우리는 다른 사람이 하는 행동을 보고 따라한다. 이처럼 모범이 되는 행동을 보면서 배우는 것을 모델링, 관찰학습(observational learning), 사회학습(social learning)이라고 하며 이런 모델링은 우리가 인식하지 못한 채 은연 중에 배우기도 한다. 모델링을 통해 문제행동을 줄이는 방법을 모델링치료라고 한다. 통장 만들기, 집 팔고 사기 등 복잡한 행동을 하는 방법을 다른 사람의 설명을 듣고 배울 수 있는데 이처럼 언어를 매개로 새로운 행동방식을 가르쳐주는 것을 교육 또는 교수법이라고 한다. 배워야 할 새로운 행동을 직접 해보도록 하는 것을 행동시연(behavioral rehearsal)이라고 하며 상대와 함께 연습하면 역할극(role playing)이라고 한다. '자 한번 해봅시다'라며 새로운 행동을 해보도록 부추기는 것을 촉진(prompting)이라고 하고 '이제 조금만 더 큰 목소리로 말해 봅시다'처럼 처음에는 쉬운 목표부터 시작해서 점차 목표를 높여가는 방법을 조형(shaping)이라고 한다. '고개를 조금 들고 말해봅시다'처럼 행동의 개선점을 언급해주는 것을 교정적 피드백(corrective feedback)이라고 한다. 이처럼 어떻게 하는지 설명해주고(교육), 보여주고(모델링), 행동시연, 역할극, 촉진, 조형, 피드백 등을 종합적으로 해주면서 한 가지 기술을 제대로 몸에 익히도록 도와주는 방법을 기술훈련(skills training)이라고 한다. 아동청소년기에 친구와 다툴 때 상대의 말을 잘 들어주고 자신의 마음을 잘 표현하고 갈등을 해결하는 방법을 가르치는 사회기술훈련(social skill training), 상대의 무리한 요구에 거절하지 못하고 자꾸 이용당하는 사람에게 도움이 되는 주장훈련(assertion training) 등 기술훈련의 종류는 매우 다양하다.

## 2) 행동관리

바람직한 행동을 하면 보상하고, 문제행동을 하면 제재함으로써 표적 행동의 빈도를 늘리거나 줄이려 한 방법은 아마도 인류가 가장 오래 전부터 써온 행동치료 방법 중 하나일 것이다. 보상과 제재, 당근과 채찍, 행동관리, 보상제도, 토큰경제 등으로 불린다. 토큰경제는 집, 학교, 장기 입원시설, 감옥 등에서 바람직한 행동을 하면 토큰을 얻을 수 있으며 이 토큰을 이용해 자신이 실제로 원하는 물건이나 권리를 얻을 수 있도록, 토큰이라는 중간교환수단을 사용하는 방법을 말한다. 토큰이 아니라 점수를 사용할 수도 있다. 예를 들어 오늘 자녀가 오후 6시까지 숙제를 마쳐서 2점을 벌었고, 1점 당 컴퓨터 게임을 30분 할 수 있다고 약속했으면, 오늘은 게임을 1시간 할 수 있는 것이다. 중간교환수단을 두는 이유는 다양한 방법을 통해 점수를 벌고 번 점수를 통해 다양한 보상을 얻을 수 있게 하려는 것이다. 점수를 주면 보상이 되고, 점수를 깎으면 제재가 된다. 행동관리를 하는 관리자가 관리대상보다 강력한 통제력을 가지고 있을 때에만 적용할 수 있다. 부모가 자녀에게 컴퓨터게임시간을 주지 않으려 해도 청소년 자녀가 맘대로 게임을 해버린다면 이 방법을 시행할 수가 없다.

보상(reward)은 어떤 행동을 했을 때 받게 되는 좋아하는 결과물이다. 일을 하고 나서 받는 월급이 대표적인 보상이다. 보상을 내가 좋아한다면 아마도 또 보상을 받고 싶어서 일을 더 열심히 할 것이다. 이처럼 보상을 받고 나서 다음 행동의 빈도를 늘려주었다면 강화물(reinforcer)로 작용했다고 말한다. 이처럼 강화물을 받고 행동의 빈도가 늘어나는 현상을 정적강화(positive reinforcement)라고 한다. 반응대가(response cost)는 어떤 행동을 했을 때 겪게 되는 싫어하는 결과물이다. 동생과 싸워서 오늘은 컴퓨터를 못하게 되었다거나, 신호위반시 내게 되는 벌금 등이 반응대가이다. 벌, 처벌, 손해, 제재라고도 한다. 어떤 행동의 결과 반응대가를 치르게 되면, 다음에 그 행동을 하게 될 가능성이 줄어드는데, 이처럼 처벌을 받고 그 행동의 빈도가 줄어드는 현상을 정적처벌(positive punishment)이라고 한다.

조금 독특한 행동관리기법으로 차별강화(differential reinforcement)와 타임아웃(time out)이 있다. 차별강화는 문제행동을 줄이기 위해 처벌을 사용하기보다 문제행동과 반대되는 행동을 하면 보상을 사용하는 것을 말하는데, 예를 들어 학교에서 욕을 자꾸 해서 문제가 되는 학생에게, 욕을 하면 처벌하는 대신 욕을 안 하는 시간이 길수록 보상하는 방법이다. 타임아웃은 문제행동을 하면 원래 잘 누리고 있던 강화물로부터 일정시간 접근하지 못하게 하는 방법으로, 예를 들어 아이가 친구들과 잘 놀다가 친구를 때리는 일이 발생하자, 일정시간 옆방에 있게 하는 것이다. 같이 놀고 싶을텐데 놀지 못하게 하니 일종의 처벌이라고 볼 수 있다.

다른 사람의 행동빈도를 늘리거나 줄이고 싶을 때 보상과 제재는 가장 손쉽게 떠올리는 방법이지만, 통상적인 보상에 반응하지 않거나, 딱히 보상할 방법이 없는 경우도 있으며, 제재를 했더니 오히려 행동 빈도가 늘어나는 경우도 있는 등 만능의 방법은 아니다.

행동보다 앞선 상황을 선행사건(antecedent), 또는 상황, 환경이라 하고, 행동으로 인해 변화된 것을 결과(consequence)라고 한다. 강화와 처벌은 결과에 변화를 줌으로써 행동에 변화를 주는 방법이었다면, 상황에 변화를 줌으로써 행동에 변화를 주는 방법도 있다. 이런 방법을 자극통제(stimulus control)라고 하는데 선행사건, 선행자극에 변화를 준다는 의미이다. 예를 들어 아빠와 함께 있는 주말에는 아무 문제가 없다가, 아빠가 지방에 일하러 내려가는 주중에만 엄마를 때리는 품행장애 청소년의 경우, 아빠가 집에 함께 있는지 여부가 그의 비행 빈도에 영향을 미치는 것이다. 아빠가 집 근처로 직장을 옮겨 주중에도 집에 함께 있게 되면서 비행의 빈도가 줄어들었다면 자극통제의 방법을 사용한 것이다. 범죄가 많이 발생하는 골목의 조명을 밝게 교체하거나, 부모 몰래 밤새 게임을 해서 문제가 되었는데 밤에 자동으로 인터넷이 차단되도록 설정하는 방법, 주의력결핍 과잉행동 아동의 방을 단순하게 정리하는 방법 등 상황에 변화를 주는 모든 방법들이 자극통제라고 볼 수 있다.

## 3) 노출치료

100미터를 달리고 누워 있으면 숨이 가쁘고 심장은 빨리 뛰지만, 팔다리는 피곤하면서 이완되는 경험을 할 수 있다. 이처럼 평소에 팔다리의 근육을 이완하려면 쉽지 않은데, 10초가량 근육에 강하게 힘을 준 뒤 지쳐서 힘이 빠져 있으면 자연스럽게 이완이 된다. 1929년 Edmund Jacobson은 불안, 불면, 긴장의 치료방법으로 전신의 근육을 차례차례 힘을 주었다가 이완시키는 점진적 근이완법(progressive muscle relaxation)을 개발하였다. Joseph Wolpe는 이완이 불안에 효과적인 이유는 불안과 이완이 서로 공존하기 어려우며 상호억제(reciprocal inhibition)하기 때문이라고 보고, 불안의 치료법으로써 체계적 둔감법(systematic desensitization)을 개발했다. 1) 먼저 불안과 상반되는 반응, 불안할 때 불안을 줄일 수 있는 방법, 예를 들어 근이완법을 가르친다. 2) 불안을 유발하는 상황들을 불안의 정도에 따라 서열(hierarchy)을 정한다. 3) 가장 불안을 유발하는 정도가 약한 상황부터 상상해 보게 하고, 불안이 사라질 때까지 계속 상상하게 한다. 4) 그 상황에서 더 이상 불안이 느껴지지 않으면, 불안유발 수준이 조금 높은 상황을 상상하게 한다. 이처럼 체계적으로 불안유발 상황에 직면 또는 노출하는 훈련을 통해 불안유발 상황으로부터 둔해지도록 훈련하는 것이다. 이 방법을 사용하기 위해서는, 현재 불안을 유발하는 상황을 떠올리면 주관적으로 얼마나 불안함을 느끼는지 계속 확인할 필요가 있는데, 이를 주관적 불편감 척도(subjective units of discomfort scale, SUDs)라고 한다. 불안유발 상황에 대한 직면이나 노출은 상상으로 할 수도, 가상현실 기기를 이용할 수도, 역할극으로 할 수도, 실제로 할 수도 있다. 예를 들어 개에 대한 공포가 심한 경우, 1) 근이완법을 가르친 후, 2) 불안의 서열을 정하고, 3) 개라는 글씨를 보여주고, 불안점수(SUDs)를 묻고, 100점 만점에 10점이라고 하자, 계속 글씨를 보며 근이완법을 하게 하고, 4) 한참 후에 이제 0점이라고 하면, 다음 단계로 넘어가서 개를 귀엽게 그린 그림을 보여주고, 불안점수를 묻고… 이 과정을 계속 반복한다. 체계적 둔감법은 발표불안, 비행공포, 뱀공포, 시험불안 등 다양한 불안에 적용할 수 있으며 공황장애의 경우 자신의 심장이 뛰고 호흡이 가빠지는 감각에 더욱 불안을 느끼게 되는데, 이런 내적인 신체감각에 대한 노출치료를 내부자극 노출(interoceptive exposure)이라고 한다(Spiegler와 Guevremont 2004).

## 3 2세대 인지행동치료

1980년대 들어 하나의 문제를 해결하기 위해 여러 인지치료, 행동치료 기법들을 함께 사용하는 방식이 유행한다. 예를 들어 공황장애에 심리교육, 호흡법, 인지재구성, 상황노출, 신체증상노출 등을 한꺼번에 사용하고 강박장애에 심리교육, 노출 및 반응방지, 인지재구성 등을 함께 사용하는 것이다. 이외에도 사회불안장애, 주요우울장애, 범불안장애 등 다양한 진단별로 최적화된 심리교육, 인지재구성 전략을 제공하는 표준 치료매뉴얼이 만들어지고, 이에 따라 효과성을 입증하는 연구들도 대량으로 쏟아져 나오게 된다. 이때부터 본격적으로 인지행동치료라고 부르게 되며, 인지치료와 행동치료가 따로 시행되던 시기에 비해 발전된 형태이기에 제2의 물결 또는 2세대 인지행동치료의 시대라고 부른다. 이 시기의 ABC는 선행사건, 생각(믿음), 결과(느낌, 행동)를 의미하며, 행동치료보다는 인지치료가 중요시되었다.

# 4 3세대 인지행동치료

1990년대 들어 명상이 하나의 정신치료기법으로 주목받기 시작한다. Jon Kabat–Zinn이 개발한 명상기반 스트레스감소(mindfulness based stress reduction:MBSR)는 기껏해야 2시간짜리 구조화된 명상 프로그램 8회기에 불과한데도 난치성 신체질환과 통증, 정신적 고통에 효과가 있음을 보여주었다. Teasdale은 MBSR과 인지치료를 접목하여 명상기반 인지치료(mindfulness based cognitive therapy)를 개발하였으며, 우울증에 효과성을 입증하였다.

1990년대의 또 다른 큰 변화는 환자의 행동을 철저하게 행동주의적으로 이해하려는 움직임이 점차 대세를 이루게 된 것이다. 이를 철저한 행동주의(radical behaviorism) 또는 기능적 맥락주의(functional contextualism)라고 하며, 행동을 이해하기 위해서는 행동을 하기 전 상황과, 행동을 하고 난 후의 결과를 이해할 필요가 있다고 본다. 예를 들어 아버지가 주중에 지방으로 일을 하러 갔을 때에만 엄마를 협박해서 돈을 뜯어내는 품행장애 청소년의 경우, 아버지가 집에 없는 상황과, 엄마를 협박하면 돈을 준다는 결과를 보면, '엄마를 협박하는 행동'이 어째서 지속되는지 이해할 수 있다. 이처럼 3세대 인지행동치료에서의 ABC는 선행사건, 행동, 결과를 의미하며 행동의 결과를 기능이라고도 부르고, 선행사건을 상황이나 맥락이라고도 부르기에, 행동을 이해하기 위해 맥락과 결과를 중요시하는 행동주의 관점을 기능적 맥락주의라고 부르는 것이다.

조작적 학습이론에 따르면 행동의 결과에 따라 행동의 빈도가 늘거나 주는 현상을 정적강화, 부적강화, 정적처벌, 부적처벌 4가지로 구분하고 이를 행동치료에 이용하는데, 3세대 인지행동이론에서는 이를 강박, 중독, 자해 등 환자의 다양한 임상문제를 이해하는데도 이 4가지 관점을 이용한다. 이처럼 '어째서 이 환자가 그 행동을 했을까?'에 대한 답을 찾기 위해 임상적인 행동문제를 철저하게 행동주의로 분석하는 방법을 임상행동분석(clinical behavior analysis)이라고 부른다. 예를 들어 폭력을 통해 원하는 것을 얻은 후 폭력이 늘어난 경우나 알코올이나 도박 같은 중독적 활동을 통해 즐거움을 얻으면서 중독적 활동이 늘어난 경우 모두 자신의 행동을 통해 원하는 것을 얻으면서 행동이 늘어나기에 정적강화가 일어났다고 본다. 왠지 손이 더러운 것 같고 마음이 불편한데 손을 씻으니 마음이 편해지는 경험을 하면서 자꾸 손을 씻는다면, 손목에 자해를 함으로써 순간의 심리적 고통이 줄어드는 경험을 하면서 자꾸 자해를 한다면, 자신의 행동을 통해 고통이 줄어들면서 그 행동의 빈도가 늘어나기에 부적강화가 일어난 것이다. 장난쳤다가 선생님께 혼난 후 장난치기가 줄었다면 학교에서 따돌림을 당한 후 학교에 가지 않으려 한다면, 정적처벌이 일어난 것이다. 친구들과 놀다가 규칙을 어겨 잠시 같이 놀지 못하는 경험을 하면서 규칙 어기는 행동이 줄었다면 잘 누리던 결과가 줄어들며 행동의 빈도도 줄어들었기에 부적처벌이 일어난 것이다.

Kohlenberg와 Tsai는 철저한 행동주의적 관점을 통해 치료자와 환자의 관계를 분석하고 촉진하는 치료기법을 개발하였는데 이를 기능분석 정신치료(functional analytic psychotherapy)라고 한다. 2세대 인지행동치료에서는 공감이나 정서적 교류 없이 인지적인 소통만 한다는 오해가 있었는데, 기능분석 정신치료는 인지행동치료에서 얼마나 깊이 공감하고 정서적으로 소통할 수 있는지 보여준다. 또 행동활성화(behavioral activation)도 인지치료적 요소 없이 철저한 행동분석을 바탕으로 한 행동활성화만으로 강력한 우울 감소효과를 보여주었다.

1990년대에는 2세대 인지행동치료로 해결되지 않는 심각한 문제나 여러 문제가 동반된 경우에도 치료할 수 있는 보다 포괄적인 치료기법들이 개발되었는데 대표적으로 수용전념치료(acceptance commitment therapy, ACT), 변증행동치료(dialectical behavior therapy, DBT)가 있다. 둘 다 행동치료적 특성이 강하며 명상을 치료에 적극적으로 활용하는 공통점을 가지고 있다.

수용전념치료는 1999년 Hayes가 개발한 치료기법으로 각종 불안장애 우울장애 쪽에 효과가 입증되고 있다. 심리적으로 고통 받는 사람들은 심리적으로 경직되어 1) 자꾸 과거를 후회하거나 미래를 걱정하며, 2) 고통스러운 현실로부터 자꾸 회피하려 하고, 3) 자신의 생각을 확신하는 인지융합(cognitive fusion), 4) 자신에게는 부정적인 한 가지 모습만 있다고 생각하는, 내용으로서의 자기(self as concept), 5) 어떻게 살아야 할지 목표 없이 방황하며, 6) 무기력하거나 충동적이고 쓸모없는 행동을 한다고 본다. 이와는 반대로 심리적으로 유연해지면 1) 현재에 집중하고 감사하며, 2) 고통스러운 현실도 수용하게 되고, 3) 자신의 생각이 틀릴 수도 있다고 생각하는 탈융합(defusion), 4) 자신에게 여러 모습이 있음을 알고 전체적으로 볼 줄 아는, 맥락으로서의 자기(self as context)가 생겨나며, 5) 자신에게 진정 소중한 가치가 무엇인지 깨닫고, 6) 가치를 위해 최선을 다하는 전념(commitment)의 태도로 살아가기에 심리적 고통이 줄어든다고 본다. 이처럼 수용과 전념을 강조하기에 수용전념치료라고 부르며 이러한 치료모델을 심리 유연성(psychological flexibility) 또는 육각 모델이라고 한다.

변증행동치료는 Linehan이 원래 경계성 성격장애, 유사자살행동을 하는 환자들을 치료하려는 목적으로 개발하였으나, 점차 주요 우울장애, 양극성 정동장애, 물질남용장애, 식사장애 등 다양한 정신의학적 문제로 적용범위를 넓혀나가고 있다. 기본적으로 인지행동치료지만 수용도 강조하며, 명상을 핵심적인 치료기법으로 사용하고, 변증적 철학을 매우 중요시한다. 치료모드로는 1)주 1회 개인치료, 2)주 1회 기술훈련, 3)위급할 때 치료자에게 연락하여 배운 기술을 실제로 연습할 수 있도록 돕는 전화상담, 4)치료자들도 매주 만나 각자의 사례에 대해 논의하는 동료자문팀 등 4가지가 있다. 개인치료에서는 수용적인 분위기에서 대개 환자와 함께 행동분석을 하게 되며, 기술훈련에서는 변화중심적인 분위기에서 명상, 대인관계, 감정조절, 고통감내 기술을 배우게 된다. 1)핵심명상 기술훈련에서는 마음을 관찰하는 훈련을 반복함으로써 자기이해가 늘고 마음관찰능력과 현실수용능력이 향상되도록 돕는다. 2)대인관계 기술훈련에서는 너무 타인을 신경쓰다 손해보지도 않고, 너무 이기적으로 행동하다 관계를 그르치지도 않게 소통하는 방법을 배운다. 3)감정조절 기술훈련에서는 보다 깊은 감정을 인식함으로써 충동적인 감정을 조절하도록 돕는다. 4)고통감내 기술훈련은 얼핏 보면 회피행동과 비슷해 보이지만, 극도로 고통스러운 순간 자해나 자살기도보다 부작용이 적은 대체행동을 찾는 것이다. 변증적 철학은 이분법적 사고에서 벗어나 유연하게 생각하는 것이며, 탈융합, 균형, 중용과 비슷하다고 볼 수 있다. 자신의 생각이 절대로 옳다거나 둘 중에 하나만 옳다고 확신하거나 극단적 생각에 빠져 우왕좌왕하지 않고, 내 생각이 틀릴 수도 있다고 생각하고 때로는 둘 다 맞을 수도 있다고 생각하며 중간의 적절한 균형을 찾는 것이다.

## 5 청소년 대상 인지행동치료

현재 소아청소년 대상으로 치료효과가 입증된 인지행동치료로는, 뚜렛장애 외상후스트레스장애, 강박장애, 발모증, 공포증, 섭식장애, 공황, 등교거부, 적대적 반항장애 및 품행장애, 자폐범주장애, 우울장애, 주의력결핍과잉행동장애 등이 있다. 대개 'Treatment that work'시리즈로 영문 치료매뉴얼이 각각 나와 있으며 일부 한글로 번역된 것도 있다. 청소년 대상으로 치료효과가 입증된 것으로는 주의력결핍과잉행동장애, 적대적 반항장애 및 품행장애, 자폐범주장애, 자살기도 및 자해, 주요우울장애 등이 있다(Nathan과 Gorman 2015).

### 1) 적대적 반항장애 및 품행장애

적대적 반항장애와 품행장애 아동청소년 대상으로 가장 널리 사용되는 인지행동치료는 부모관리훈련(parent management training, PMT), 흔히 부모교육이라고 부르는 방식이다. 거의 아동의 행동분석과 정적강화를 주요 치료기법으로 사용하며, 연구근거가 매우 풍부하고, 비슷하면서 조금씩 다른 다양한 버전이 다양하게 존재한다. 주로 부모를 교육하여 아동청소년을 치료하는 간접치료 내지 환경 개입방식이다. Kazdin의 PMT가 가장 유명하고 세계적으로 널리 사용되며, Incredible years, Parent Child Interaction Therapy, Positive parenting Program도 꽤 알려져 있고 대개 매뉴얼도 출간되어 있다. 단점은 대체로 청소년 대상으로는 효과가 부족하거나 효과 입증에 실패했다는 점이다. Kazdin의 PMT는 행동관찰, 정적강화를 강조하며, 의도적 무시, 조형, 학교프로그램, 숙제프로그램, 가족모임, 효과적인 질책, 타협 등의 주제를 다룬다(Kazdin, 2007).

가족치료를 기본으로 하고 인지행동치료가 조금 추가된 형태의 치료들이 있다. 다중체계치료(multisystemic therapy), 다차원적 치료위탁돌봄(multidimensional treatment foster care), 기능적 가족치료(functional family therapy), 단기 전략적 가족치료(brief strategic family therapy) 등이 여기에 해당된다. 가족을 하나의 단위로 보고, 청소년의 행동문제는 개인의 문제가 아니며 가족의 문제가 청소년에게 드러난 것으로 본다. 대개 범죄청소년을 대상으로 연구가 진행되었으며 상당히 치료효과가 있다고는 하지만 시설입소나 위탁가정에서 시행되며 가족치료사, 사회복지사, 경찰, 법원 등 굉장히 막대한 자원이 투여된다는 점과 매뉴얼을 구하기 어렵다는 단점이 있다.

적대적 반항장애, 품행장애 아동청소년들을 대상으로 직접 집단 인지행동치료를 시행하는 방식이 있다. 대표적으로 Lochman의 대처능력 프로그램(coping power program), Kazdin의 문제해결기술훈련(problem solving skill training), 좋은 행동게임(good behavior game)이 있다. 원래 Lochman은 초등학교를 졸업하고 중학교에 들어갈 나이의 청소년을 대상으로 4–5개월 동안 18회에 걸쳐 아동집단을 진행하는 분노대처 프로그램(anger coping program)을 개발하였다(Larson과 Lochman 2014). 학교와 집에서 공격성이 줄어들긴 하였지만 아직 효과가 부족하다고 판단되어, 약 18개월 동안 34회에 걸쳐 아동집단을 진행하고 동시에 16회에 걸쳐 부모교육도 진행하는 대처능력 프로그램을 개발하고, 공격성 감소, 사회성과 자존감 향상, 문제해결기술, 과제수행, 학습능력 향상 및 3년 뒤에도 약물사용이 적다는 것을 확인하였다. 아동집단에서는 1–6회기에 걸쳐 규칙을 정하고 보상과 제재를 적용하며 정리기술, 감정인식기술을 가르친다. 7–10회기에는 기억력 게임이나 탑쌓기 게임을 하는 도중에 조금씩 강도를 높여가며 놀림으로써 감정조절훈련을 한다. 11회기에는 이완훈련을 하고 12–14회기에는 같은 상황도 관점에 따라 다르게 해석할 수 있다는 점을 가르치는 인지치료를 한다. 15회기에는 문제해결모델(PICC model)을 가르치는데 이는 1) 문제확인(problem identification), 2) 해결방법 모색(identify all choices), 3) 결과예상(consequences of each choice), 4) 방법선택 및 평가(choose a solution)를 의미한다. 16–19회기에는 문제해결모델을 사회적 문제 상황에 직접 적용해보는 연습을 한다. 20–24회기에는 학년이 바뀌면서 복습하는 시간을 가지고, 25회기에는 문제해결모델을 교사와의 갈등에, 26회기에는 친구 사귀는 데, 27회기에는 친구집단에 들어가는 데, 28회기에는 형제갈등에, 29–30회기에는 또래의 압력을 거절하는 데, 31회기에는 나쁜 친구집단의 압력에 대처하는 데 적용하는 훈련을 한다. 32–34회기에는 치료를 복습하고 정리하게 된다. 부모집단에서는 학습지원, 부모의 스트레스관리, 관계증진, 강화와 처벌, 문제해결훈련 등을 가르친다(Wells 등 2019).

## 2) 자폐스펙트럼장애

자폐스펙트럼장애를 위한 인지행동치료는 1) 학령전기 조기 개입, 2) 학령기 및 청소년기 개입, 3) 성인기 개입으로 나눠볼 수 있다. 이중 학령전기 조기 개입은 주로 응용행동분석(applied behavior analysis)을 기반으로 하고 있으며, 요즘에는 배워야 할 복잡한 기술들을 세분화해서 자연스러운 놀이환경이나 일상생활 속에서 하나씩 숙달시키는 개별시도훈련(discrete trial training) 방식으로 변화하고 있다. Joint Attention Symbolic Play Engagement and Regulation (JASPER), focus playtime intervention (FPI), Preschool Autism Communication Trial (PACT), Early Start Denver Model (ESDM)등 다양한 프로그램이 시도되고 있고 통계적으로 어느 정도 효과를 보여주고 있으나, 아직 아동마다의 개인차가 크다. 어떤 아동이 어떤 치료를 받아야 할지 애매한 부분이 많으며, 치료 자원이 제한적이기에 우리가 치료를 선택하기보다 지역별로 가능한 치료를 받을 수밖에 없는 상황이다. 학령기 및 청소년기에는 사회기술훈련, Picture Exchange Communication System (PECS), 자폐스펙트럼장애 아동청소년의 불안이나 행동문제를 위해 수정된 인지행동치료를 적용한 연구들이 효과를 보여주고 있다. 성인기 개입 연구는 소아청소년기 연구에 비해 연구가 매우 빈약한데 그나마 사회기술훈련, 불안을 위한 인지행동치료 등이 효과를 보여주고 있다.

청소년기 자폐스펙트럼장애를 위한 사회기술훈련으로 '부모와 함께하는 자폐스펙트럼장애 청소년 사회기술훈련(Social Skills for Teenagers with Developmental and Autism Spectrum Disorders: The PEERS Treatment Manual)'이 번역되어 있다. 정보교환소통, 직접 대화하는 방법, 스마트폰이나 전자기기를 통해 소통하는 방법, 적절한 친구를 선택하는 방법, 적절하게 유머를 사용하는 방법, 다른 사람들의 대화에 끼어드는 방법, 대화에서 자연스레 빠져나오는 방법, 여럿이 함께 어울리는 방법, 게임에서 규칙을 지키는 방법, 놀림이나 당황스러운 말에 대처하는 방법, 괴롭힘이나 나쁜 평판에 대처하는 방법, 갈등에 대한 대처방법, 소문 및 뒷담에 대한 대처방법 등을 매우 구체적으로 다뤄준다(Laugeson과 Frankel 2013).

### 3) 주의력결핍과잉행동장애

주의력결핍과잉행동장애를 위한 인지행동치료는 약물치료에 비해 효과가 부족하고 치료가 중단되면 효과도 사라진다는 제한점이 있지만, 약물치료만으로 효과가 부족할 때, 부작용 때문에 약물치료를 하기 어려울 때 상당히 도움이 될 수 있다. 소아의 경우 대개 부모나 교사 교육을 통해 보상, 규칙준수, 학습, 정리, 계획, 자기조절 기술을 가르치는 연구들이 다수 시행되어 효과적이라고 보고되고는 있으나 매뉴얼을 구하기 힘들며, 성인의 경우 환자에게 직접 교육하는 방식을 통해 치료하며 번역된 매뉴얼도 몇 가지 있다. 이중 수전 영과 제시카 브라맘의 '청소년 및 성인을 위한 주의력결핍과잉행동장애의 인지행동치료'는 1) 주의력결핍, 충동성, 감정조절 등 환자가 흔히 겪는 문제 별로 구체적인 대처방법을 제시하고 있으며, 2) 주의력결핍과잉행동장애 환자에서 흔히 동반되는 문제들에 대한 치료방법도 함께 제공하고, 3) 청소년도 고려해서 프로그램이 제작되었다는 점이 특징이다. 크게 4부분으로 나뉘는데, 1부에서는 프로그램에 대한 소개, 2부에서는 주의력, 기억력, 조직화 및 시간관리, 충동성 등 핵심증상, 3부에서는 문제해결, 대인관계, 불안, 좌절 및 분노, 기분저하 및 우울증, 수면, 물질남용 등 공존질환 및 연관문제, 4부에서는 미래준비에 대해 다룬다(Young과 Bramham 2019).

### 4) 우울, 자살기도, 자해

청소년 우울증상에 대해 다양한 비약물학적인 치료들이 시행되었다. 그 중 인지행동치료는 어느 정도 우울증상을 줄여주며, 기능을 향상시키고, 약물치료와 함께 시행할 경우 재발을 예방하는 것으로 보인다. 하지만, 통상적인 인지행동치료는 아직 청소년 자살기도, 자해를 줄이는 효과는 보여주지 못하고 있는데, 라투스와 밀러의 청소년용 변증행동치료는 이 분야에서 다른 어떤 치료기법보다도 유망한 결과를 보여주고 있다. 청소년 변증행동치료는 원래 성인용으로 개발된 변증행동치료를 청소년용으로 수정한 것으로, 1) 기술훈련을 부모와 함께 시행하며, 2) 필요하면 가족치료와 부모교육을 추가하고, 3) 청소년의 인지능력의 차이를 고려하여 보다 쉬운 용어를 사용하고, 내용을 줄이고, 삽화나 사진, 이야기 등을 넣었으며, 4) 기술

훈련에 중도의 길 걷기 기술을 추가하였다(Rathus와 Miller 2017).

인지행동치료는 약물치료의 효과가 부족하거나 없을 때, 매우 효과적인 보조치료나 대체치료가 될 수 있다. 또 소아청소년 대상으로 굉장히 많은 근거기반의 인지행동치료 기법들이 개발되어 있으며 매뉴얼만 읽어보면 금새 배워 바로 써먹어 볼 수도 있다. 하지만 누구나 요리를 할 수 있어도 요리를 잘하려면 많은 연습이 필요하듯이, 누구나 인지행동치료를 할 수 있지만 치료효과가 있으려면 많은 연습을 필요로 한다. 국내에도 인지행동치료에 숙달된 치료자가 많아지기를 기대해 본다.

## 📖 참고문헌

Kazdin AE. 말썽 많은 아이 제대로 키우기: 학습원리에 따른 부모관리훈련. 서울:시그마프레스;2007.

Laugeson EA, Frankel F. 부모와 함께하는 자폐스펙트럼장애 청소년 사회기술훈련. 서울:시그마프레스;2013.

Larson J, Lochman JE. 아동청소년의 분노조절 사회기술훈련: 분노대처 프로그램 가이드북. 서울:학지사;2014.

Nathan PE, Gorman JM. A guide to treatments that work, 4th ed. New York:Oxford University Press;2015.

Rathus JH, Miller AL. 청소년을 위한 DBT 다이어렉티컬 행동치료. 서울:더 트리 그룹;2017.

Spiegler MD, Guevremont DC. 행동치료. 서울:시그마프레스;2004.

Wells KC, Lochman JE, Lenhart LA. 아동·청소년의 분노조절 부모교육: 대처능력 프로그램 가이드북. 서울:학지사;2019.

Wright JH, Brown GK, Thase ME, Basco MR. 인지행동치료. 서울:학지사;2019.

Young S, Bramham J. 청소년 및 성인을 위한 ADHD의 인지행동치료. 서울:시그마프레스;2019.

송동호, 신원철

    가족치료는 문제의 원인과 결과의 관계를 선형적인 것으로 보지 않고 가족 전체를 하나의 체계로 보기 때문에 문제의 인과관계를 순환적인 것으로 본다(김유숙 2003). 즉, 환자를 가족과 긴밀하게 상호작용하는 유기적 존재로 이해함으로써 환자의 문제나 증상은 개인의 문제라기보다는 가족관계의 역기능과 직접적으로 연관되어 있다고 본다. 따라서 가족의 상호작용 패턴에 초점을 두고 지금-여기에서 어떤 상호작용이 일어나는가를 잘 파악하는 것이 문제 해결에 큰 도움이 된다고 생각한다.

    이를 위해 가족이라는 하나의 체계 속에 들어 있는 부부, 부모-자녀, 형제 그리고 각 개인 등의 하위체계(subsystem)간의 경계선을 살펴봄으로써 가족의 친밀도, 의사전달의 정도, 문제 해결을 위한 상호교류 정도 등을 알 수 있게 된다(Minuchin 1979). 또한 가족마다 하나의 체계로 기능하기 위해서 가족 전체를 지배하는 가족규칙이 있다. 이는 명문화되어 있거나 가시적이지도 않고, 가족들 자신도 인식하지 못하고 있지만 가족 내에서 나타나고 있는 반복적인 행동의 패턴으로 특정 가족을 반복해서 관찰하면 그 가족의 규칙이 무엇인지 파악할 수 있다. 가족규칙은 성역할, 행동규범, 의사소통 방식, 감정표현 방식 등과 연관되어 흔히 드러나게 된다(Haley 1971). 가족의 언어적, 비언어적 의사소통 방식을 정확히 파악함으로써 가족의 상호작용 패턴을 알 수 있는데 무엇을 말하는가 뿐 아니라 어떻게 그것을 전달하는가가 매우 중요하며 가족치료를 통해 새로운 방식의 의사소통 방식을 경험하게 되면 가족 전체는 좀 더 효과적인 가족 내 상호작용을 할 수 있게 된다.

    건강한 가족은 가족구성원의 발달과 가족 전체의 기능발달을 촉진시킬 수 있어야 한다. 애착의 관점에서 본다면, 이 목표는 안전기지/안전한 피난처를 제공함으로써 이루어질 수 있다. 가족 구성원들이 서로에게 안전감을 느끼게 되면 자유로운 탐색이 가능해지고 서로 간에 상호주관성(intersubjectvity)의 경험이 이루어지게 된다. 상호주관성은 두 사람 사이나 어떤 집단 속에서, 한 사람의 주관적 경험이 다른 사람의 주관적 경험에 지속적으로 영향을 미치고 또한 반대 방향으로도 영향을 미치는 대인관계 과정을 의미한다. 이러한 상호주관성 경험들 안에서 가족 구성원들의 정서 상태가 공동조절(co-regulation)되고, 경험의 의미가 공동 창조(co-creation of meaning) 되면서 각 구성원들은 일관된 자서전적 이야기를 형성하게 된다. 건강한 가족의 모든 구성원들은 서로의 주관적 경험에 대해 상호주관적 영향을 받으면서도 자기경험의 통합성과 고유함을 희생하지 않는다. 가족 내의 친밀감 속에서도 가족 구성원들 각자가 자신의 자율적인 관심, 믿음, 활동들을 발달시킬 수 있다. 가족은 자율성과 친밀감에 대한 인간의 욕구들을 조화시킬 수 있다. 또한 가족은 각 가족 구성원들에게 다른 사람을 사랑할 때 자신을 희생할 필요가 없고, 자신을 발달시키는 동안 다른 이와의 관계를 희생시킬 필요가 없다는 것을 보여줄 수 있다. 치료자는 건강한 부모와 자녀가 맺는 관계들을 가족 구성원들이 치료과정에서 경험할 수 있게 해야 한다. 치료자의 일반적인 목표는 가족 구성원들이 일상에서 주관적 경험, 상호주관적 경험들을 알아차리고 표현하도록 하는 것이다(Hughes 2009).

# 1 청소년기 가족의 체계 변화

청소년기 자녀는 가족체계 안과 바깥을 좀 더 자유롭게 드나들면서 지금까지 절대적인 가치와 권위였던 부모의 영향을 조금씩 벗어나 새로운 대상과 새로운 생각들을 접하고 이를 가족체계 안으로 끌어들이기도 한다. 이를 통해 가족들도 새로운 가치체계를 접하게 되는 경우도 있는데 이때 가족이 지금까지 유지했던 가족규칙이나 의사소통 방식, 훈육 양식 등을 조정하여 자녀의 독자적이거나 모험적인 행동이 원래 체계에서 다소 이탈되더라도 어느 정도 허용되는 방향으로 정적피드백(positive feedback)이 이루어져야 한다. 이를 통해 자녀는 자신감과 책임감이 있고 자율적이면서도 부모나 다른 가족원과 친밀한 관계를 계속 유지할 수 있게 된다. 가족 주기에 따른 이러한 변화를 일탈된 행동으로만 받아들여 부모가 경직된 경계선을 가지고 의사소통을 하지 않으면 청소년기의 자녀는 독립이라는 발달과제를 달성할 수 없게 되고 의존적이고 순종적인 어린아이와 같은 모습으로 남게 되거나 여러 가지 행동문제를 일으키는 청소년이 될 수 있다.

부모가 더 이상 완벽한 권위를 유지할 수 없다는 사실 때문에 두려움을 느끼게 되어 청소년 자녀 생활의 모든 부분들을 더욱 통제하려 할 수 있는데 이런 시도는 대개 성공하기 어렵다. 오히려 청소년기 자녀가 가족체계 밖-학교나 친구관계-에서의 일들을 스스로 처리하기 어려우면 가족체계 내로 들어와 의존할 수 있게 허용하며, 준비가 되었을 때 가족체계 밖으로 다시 나가 독립성을 실험할 수 있게 해야 한다. 가족 전체가 이런 융통성을 갖게 되면 가족구성원들이 새로운 위치에서 한 단계 더 성장하게 된다. 자녀들이 청소년기를 맞는 이 시기에 부모들은 중년기의 위기를 맞게 되는 경우도 있는데 중년의 부부문제나 직업에 대한 회의가 몰려올 수 있다. 또한 확대가족과의 관계도 재정립되는 시기로 노년을 맞은 조부모에 대해 좀 더 배려하는 방향으로 관심이 이행된다.

이러한 상황에서의 가족치료는 가족 발달이 연속적으로 이루어지도록 적절한 경계와 구조를 유지하면서 새로운 세대가 독립성을 더 가질 수 있도록 하여 가족 구성원들이 자신에 대한 관점을 적절히 변형시키도록 돕는 것이라고 할 수 있다.

## 2 청소년 가족과의 치료적 관계 맺기

청소년 가족이 치료를 받으러 오게 되면 어느 누구도 안전감을 느끼지 못한다. 부모는 성인으로서 정체성의 중심이 되는 부모 역할에서 실패했다는 느낌을 경험하기 쉽다. 부모들은 자녀의 행동이 부모의 행동 때문이라거나, 자녀의 문제를 스스로 해결하지 못하는 무능한 부모라는 이야기를 듣게 될까봐 두려울 수 있다. 자녀들은 자기들의 문제 때문에 가족이 치료를 받으러 오게 되었다고 비난 받았을 수 있고, 치료자가 결점을 찾아내고 행동을 바꾸라고 지적할지 모른다는 두려움을 가질 수 있다. 치료자가 처음으로 해야 할 일은 모든 가족 구성원들이 안전감을 느끼게 하는 것이다. 치료자는 우선 부모와 함께 안전감을 확립하는 작업을 하고, 그 다음으로 치료자와 부모가 함께 자녀에게 안전감을 제공하게 된다.

가족치료를 할 때 치료자는 다음의 방법으로 안전감을 촉진하게 된다(Hughes 2017). 치료자는 'PACE'의 태도 즉, 유쾌함(playfulness), 수용(acceptance), 호기심(curiosity), 공감(empathy)의 태도를 유지해야 한다. 치료자는 가족 구성원이 치료자에게 미치는 영향에 대해 분명하고 개방적인 의사소통을 함으로써 가족구성원에 대한 치료자의 상호주관적 경험을 가족구성원들이 명료하게 경험할 수 있도록 한다. 치료자는 가족구성원들 각각이 치료자에게 깊이 이해받고 있다는 느낌을 갖게 하기 위해 노력한다. 치료자는 가족 구성원 각자의 경험을 이해하고자 하는 의도를 가져야 하고, 이 사실을 가족 구성원들도 느끼게 되어야 한다. 가족들이 안전하게 모든 경험을 표현할 수 있는 장소가 만들어지면, 가족 구성원 간의 경험의 차이가 이해되고 해결되거나, 가족이 함께 만들어가는 이야기 속에 통합될 수 있게 된다.

전체 가족을 대상으로 하는 가족 치료 회기를 시작하기 전에, 부모와의 치료적 관계를 형성하기 위해서 청소년기 자녀를 제외하고 몇 번의 부모 회기를 갖는 것이 필요한 경우가 많다. 부모가 치료자의 표현에 의해 상처받거나, 자녀가 부모의 표현에 의해 상처받을까 하는 걱정 없이, 자녀에 대한 부모 자신의 생각과 감정이 표현되고 경청되는 데 안전한 환경을 부모에게 제공하여야 한다. 일단 부모가 치료자와의 회기 안에서 자기 자신에 대해 안전하다고 느끼고 가족 내에 존재하는 문제가 무엇이든지 의논할 수 있다는 것을 깨달으면 부모는 어느 정도의 자신감을 가지고 치료에 전념할 수 있게 되며, 치료 과정에 빠른 진전이 가능해진다.

치료자는 부모와 의사소통하기 시작할 때에 가족 내에서 부모의 양육 역할과 권위적인 역할에 대해 부모를 존중하는 태도를 보여야 한다. 가족의 모든 구성원에게 무엇이 최선인지를 결정하는 책임은 부모에게 있다. 부모는 가족 구성원에게 가장 좋은 것을 제공하기 위해 가족으로서 무엇을 어떻게 성취하고 싶은지 결정할 책임도 있다. 부모가 진료실로 온 이유가 무엇이든 문제를 다루는 치료자의 노력이 부모의 기본 가치를 위협하지 않을 것을 확인 시켜 주어야 한다. 치료자의 개입이 부모가 가족을 위해 유지해 온 핵심 목표에 도움이 될 것이라는 확신을 주어야 한다.

부모가 치료를 받으러 오게 된 어려움에 대해 치료자 앞에서 솔직하게 인정하기 위해서는 부모의 주관적인 경험을 치료자가 수용해주는 경험이 필요하다. 부모들이 치료자에게 판단받고 비판당한다고 느끼면, 수치심, 방어, 분노로 반응 할 가능성이 있다. 자녀에게 심각한 문제가 있다는 것을 치료자에게 확신시키려고 더 노력할 수도 있다. 치료자의 언급을 받아들이지 않고 방해할 수도 있다. 누가 자녀를 가장 잘 아는가에 대해 치료자와 경쟁하는 태도를 보이게 될 위험도 있다. 치료자는 부모가 자녀에게 헌신하고 있음을 느끼고 있고, 부모가 최선을 다하고 있다는 것을 알고 있다고 부모에게 알려줄 필요가 있다. 치료자는 부모의 행동보다는 자녀를 위한 부모의 동기와 목표를 보고 반응하여 의사소통해야 한다. 치료자와의 상호주관적 경험 속에서 부모는 자녀에 대한 자신의 더 깊은 생각과 감정을 깨닫게 되고 표현할 수 있게 된다. 이러한 감정에는 분노, 절망 그리고 지속적인 불안이 포함될 수 있다.

부모에게서 자녀의 행동과 자녀와의 관계에 대한 걱정을 듣는 동안, 치료자는 부모가 경험하고 있는 어려움에 대하여 수용하고, 호기심과 공감을 가지고 소통한다. 문제의 원인에 대해 어떠한 판단도 하지 않는다. 치료자는 부모의 관점으로 가족을 경험하고 상황에 대해 끊임없는 호기심의 태도로 질문하면서 부모의 관점을 더 깊게 만들어 준다. 치료자는 부모와 자녀의 내면의 삶에 대해 더 많이 이해하려고 계속 노력하며, 그렇게 함으로써 부모에게도 그와 같은 개방적이고, 호기심 넘치고, 어떠한 판단도 하지 않는 자세를 갖도록 격려한다. 치료자는 청소년 자녀가 보이고 있는 행동의 이면에 무엇이 있는가에 대해 깊은 관심을 가져야 하며 이런 이해가 변화의 열쇠가 될 수 있다는 것을 부모에게 알려야 한다. 자녀의 행동에 대해 가능성 있는 이유가 이해되면 치료자는 부모가 자녀를 판단하지 않고 수용하고 이해하고 공감할 수 있는 능력을 촉진해야 한다.

치료자는 아이의 행동에 영향을 미친다고 느껴지는 부모의 행동에도 주목해야 한다. 가족치료에 오는 부모들은 만성적인 분노, 가혹한 훈육, 치료적 도움의 거부, 자녀에 대한 무시, 자녀에 대한 공감부족 등의 행동들을 보일 수 있다. 부모가 자녀에게 공감하기 위해서 자녀가 한 행동의 이유를 이해하는 것이 중요한 것처럼, 치료자가 부모에게 공감하기 위해서는 부모가 한 행동의 이유를 치료자가 이해하는 것이 중요하다. 치료자가 자신에게 공감하는 것을 느끼면, 부모는 스스로도 불편하게 느꼈던 행동을 했을 때에도 자기 자신에 대해 더 잘 인정하게 되고 공감할 수 있게 된다. 이러한 치료적 관계 속에서 부모는 부모로서의 자기(self)에 대해 수치심을 느끼고 자책하며 회피하거나 분노하기 보다는 자기의 행동에 대한 적절한 죄책감과 후회를 느끼며 관계 회복에 대한 노력을 시작할 수 있게 된다. 치료자의 공감을 경험하면, 부모도 마찬가지로 자녀에게 더 잘 공감할 수 있게 된다.

부모의 행동을 탐색하기 위해서 치료자는 부모에게 자신의 양육에서 가장 문제되는 부분이 무엇인지 물어본다. "부모님은 자신의 어떤 행동을 바꾸고 싶으시죠?", "아버님의 어떤 행동이 어떻게 달라지면 윤서에게 도움이 될까요?" 치료자는 부모 자신이 했던 행동의 이유에 대해서 스스로 어떻게 생각하고 있는지에 대해서도 호기심의 태도를 가져야 한다. 부모 자신의 행동의 이면에는, 자녀가 잘 성장하도록 도우려는 갈망, 자녀에 대한 사랑과 헌신, 자녀의 요구를 맞춰줄 수 있을지에 대한 자신감의 결핍, 부모로서의 전반적인 수치심, 자녀에게 거절당할 거라는 두려움, 부모로서 실패하는 두려움, 인생이 너무 힘들다는 느낌, 자녀의 동기/의도가 부정적이라는 추정, 이미 해온 행동 외에는 다른 선택이 없을 것이라는 무력감 등의 여러 가지 내용들이 있다는 것을 치료자와 부모가 함께 탐색하면서 알아가게 된다. 행동의 뿌리를 이해하게 되면서 치료자와 부모는 부모의 행동에 공감할 수 있게 되고 부모는 필요하다면 기꺼이 자신을 변화하려 한다. 이 모든 상의는 PACE(유쾌함, 수용, 호기심, 공감)의 태도를 통해 이루어진다.

부모 행동의 이면에 그동안 스스로 알지 못하고 표현되지 못했던 부모 자신의 동기가 있었다는 것을 깨닫게 되면서, 부모는 자녀의 행동의 이면에도 아직 부모가 모르는 자녀의 동기가 존재할 수 있다는 것을 가정할 수 있게 된다. 자녀에 대해 부모가 걱정하는 것을 치료자가 수용하고 호기심과 공감의 태도로 상호 주관적인 환경을 만들 수 있다면, 치료자가 부모, 자녀 모두와 함께 이러한 주제를 탐색할 수 있게 된다. 내재해 있는 수치심이 사라지면서 부모는 자기 자신에게 더 많이 공감할 수 있게 되고, 변화가 생길 가능성도 커진다.

## ③ 청소년기 가족의 치료 기법

### 1) PACE의 태도

가족 구성원 내의 상호주관적 경험을 촉진하기 위해, 유쾌함(playfulness), 수용(acceptance), 호기심(curiosity), 공감(empathy)의 태도가 중요하다.

### (1) 유쾌함(playfulness)

유쾌한 태도는 안전감을 증진시킬 수 있다. 치료자가 유쾌한 태도를 치료회기에 통합시킬 수 있다면, 고통스러운 경험들은 지속되는 관계에서 한 가지 측면에 불과할 뿐이라는 것을 깨닫게 될 수도 있다. 유쾌한 태도를 통해서, 사건에 대한 정서적/반영적(affective/reflective) 경험이 한결 가볍고 편안해질 수 있다. 유쾌함은 애정이나 보살핌의 표현보다는 더 쉽고 편하게 느껴질 수 있다.

### (2) 수용(acceptance)

치료자는 가족 각각의 주관적 경험의 모든 측면을 있는 그대로 수용한다. 어떤 행동은 수용되지 못할 수 있지만 그 행동을 이끄는 생각, 느낌, 바람, 상상, 의도는 수용될 수 있다. 각자의 경험이 치료자에게 평가받거나 판단되지 않고 수용받는 경험을 하게 되면서, 가족 구성원 각자도 자신의 이야기 안에 자신의 경험을 수용할 수 있게 된다.

### (3) 호기심(curiosity)

치료자는 가족구성원의 경험에서 특정 행동의 이유를 밝히기도 하고 그 이면의 여러 가지 다른 이유들까지도 탐색할 수 있다. 자신에게 그 경험이 어떻게 느껴졌고, 이것이 어떤 의미이고, 어떻게 자신을 변화시켰는지, 그리고 이 사건을 통해서 어떤 결론에 도달하게 되었는지를 묻는다. 호기심의 태도에서 나오는 질문들을 통해서 치료자는 가족 구성원이 자신에 대해 더 잘 알 수 있도록 도울 수 있고, 치료자도 더 깊이 이해하고 공감할 수 있게 된다. 수용과 공감을 경험하는 안전감 속에서 더 깊은 탐색도 가능해진다. 치료의 과정에서 호기심과 공감을 통해 상호주관성이 드러난 경험을 하게 되면 지금보다 더 포괄적이고 일관적인 수용이 가능해진다.

### (4) 공감(empathy)

가족구성원이 주관적으로 경험했던 사건에 대해서 치료자가 호기심의 태도로 이면의 생각, 느낌, 의도 등을 탐색하고 이 내용들은 평가받지 않고 치료자에게 수용되어진다. 이 과정에서 치료자는 가족구성원의 주관적 경험을 상호주관적으로 경험하게 된다. 치료자의 경험은 이제 정서적/반영적이다. 가족구성원과 함께 치료자는 사건과 관련된 정서를 공동조절하고, 의미를 공동창조한다. 이것이 상호주관적인 공감이다. '함께하는 공감(empathy with)'이 중요하다. 치료자의 공감은 가족구성원에 의해 경험되지 않는다면 소용이 없다. 가족구성원의 경험에 대한 치료자의 공감이 가족구성원에 의해 경험되어질 때, 가족구성원은 자기 자신에 대한 공감을 경험하게 된다. "공감의 공동경험(joint experience)"이 중요하다. 공감은, 한 사람이 상대방의 세계에서 사건에 대해 상대방이 경험한 것을 경험하고, 그 사건 속에서 상대방과 함께하는 상호주관적 경험이다. 공감은 타인에 의해 '감동받고', 그 경험을 표현해서 상대방이 그가 '감동받은 것'에 의해 다시 '감동하는' 것을 포함한다.

## 2) 질문 방법

가족의 기능 상태와 상호작용 패턴을 파악하기 위해서는 체계론적 관점에 따른 적절한 질문을 하는 것이 바람직하다. 이를 위해 가족치료에서 흔히 사용하는 질문 방법에 대해 살펴보고자 한다(Nichols 2016).

## (1) 순환적 질문(circular question)

순환적 질문의 기본 가정은 순환적 인과관계이다. 엄마는 아들이 늦게 귀가하기 때문에 잔소리를 하게 된다고 하고 아들은 엄마가 잔소리를 하니까 집에 일찍 들어오기 싫어 귀가가 늦어진다고 이야기할 수 있다. 역기능적 가족(dysfunctional family)의 상호작용 패턴은 이와 같이 어느 것이 원인이고 어느 것이 결과라고 이야기하기 힘든 경우가 많은데 이럴 때 누가 원인인가를 밝혀내기보다는 가족 내의 상호 연관성과 더 큰 상위체계와의 관계를 강조하는 것이 중요하다. 예를 들면 "상현이가 학교를 빠지지 않은 날에는 어떤 점이 다른가요?", "집에 일찍 들어오면 가족 중 누가 제일 먼저 반가워하나요?", "그리고 나면 가족 내에서 무슨 일이 일어나나요?"와 같이 관계상의 패턴을 드러내는데 도움이 될 수 있는 질문들이다. 순환적 질문을 이용하면 가족 구성원이 자신을 관계적 맥락에서 바라볼 수 있게 되고, 다른 가족 구성원의 관점으로도 그 관계적 맥락을 볼 수 있게 되면서, 문제의 순환적 성격이 분명해질 수 있게 된다.

순환적 질문을 유형별로 살펴보면,

① 한 가족구성원으로 하여금 다른 두 가족구성원 간의 관계나 상호작용에 관해서 말하도록 하는 질문이 있다. "아버지가 보실 때 엄마와 딸 아이가 가장 이야기가 잘 통하는 화제는 어떤 것들인가요?", "그럴 때 둘째 아이는 기분이 어때 보이나요?"라고 질문하는 것이 그 예이다.

② 가족구성원들에게 어떤 실제적 상황이나 가상적 상황에 대한 가족 구성원들 각각의 반응에 순위를 매겨 보게 할 수도 있다. "성적이 올라가면 가족 중에 누가 가장 기쁜 내색을 할까요? 그 다음은 누군가요?", "아버지가 해외 출장을 가시면 누가 제일 힘들어하나요? 반면에 제일 좋아하는 사람은 누구인가요?"와 같은 예이다.

③ 치료시간에 함께 오지 못한 가족구성원의 관점으로 현재 이야기하고 있는 문제를 바라볼 수 있도록 질문할 수도 있다. "만일 오늘 아빠가 이 자리에 와 계시다면, 엄마가 영우에게 지금 하신 이야기를 듣고 무엇이라고 말씀하실까요?", "혹시 따님과 제가 통화를 할 수 있다면 우리 집에서 가장 큰 문제가 무엇이라고 할 것 같으세요?"와 같은 경우이다.

이러한 다양한 유형의 순환적 질문을 통하여 가족 구성원들 간의 상호작용 패턴을 드러나게 하고 현재의 문제에 영향을 미치는 상호작용적 요인들을 함께 밝혀감으로써 상호작용의 고리와 연계성을 보다 잘 이해하고 이런 상호작용 패턴을 바꿀 수 있도록 하는데 도움이 되는 방법을 탐색하고 전략을 개발할 수 있게 된다.

## (2) 가정형 질문

가족 내에서 상호작용의 악순환이 일어나고 있어 현재의 문제가 해결될 수 있는 어떠한 가능성도 없는 것처럼 느껴지는 상황에서 가상적인 장면을 상상해 보게 함으로써 가족이 지니고 있는 내적 자원들을 찾아보는 질문 방법이다(Selekman 2005). 예를 들어 "만일 기적 같은 일이 일어나서 오늘 여기 오시게 된 바로 그 문제가 감쪽같이 해결되었다고 생각해볼게요. 내일 아침 아현이가 스스로 일어나 학교 갈 준비를 하고 있다면 부모님은 어떤 반응을 보이실까요? 그걸 보고 아현이는 또 어떤 반응을 보일 것 같으세요? 오빠는 이럴 때 아현이에게 뭐라고 할까요?", "만약 아빠가 저녁 7시에 집에 오셔서 식구들과 함께 식사를 하고 엄마와 함께 설거지를 하면서 도란도란 이야기를 나누신다면, 이 장면을 동영상 카메라로 촬영해서 화면을 통해 제가 보게 된다면, 어떤 장면들이 나오게 될까요? 민아는 그 때 뭘 하는 모습을 제가 보게 될까요? 연우는요?", "혹시 따님하고 이야기를 좀 할 수 있게 되어서 서로 마음속 깊이에 있는 말을 나눌 수 있게 된다면 아빠로서 그동안 결코 이야기 할 수 없었던 어떤 이야기를 하게 되실까요? 그런 이야기를 할 때 기분은 어떨 것 같으세요? 그러면 따님의 반응은 어떨까요? 그런 반응을 보시면 따님과의 거리감이 지금과는 어떻게 다르게 느껴지실까요?" 와 같은 질문들이다. 가족들은 청소년기에 있는 자녀의 커다란 변화와 문제 행동들에 압도되어 그 자녀를 포함해서 가족 안에 가지고 있는 여러 가지 잠재력과 가능성들을 찾아내지 못하는 경우가 많다. 이럴 때 치료자가 이에 관한 새로운 시각을 가질 수 있도록 도와주면 이미 그들 속에 가지고 있던 것을 재발견하게 되어 문제를 바라보는 시각이 훨씬 여유로워 지고 긍정적으로 문제 상황을 해결할 수 있는 힘을 얻게 됨으로 예상외로 문제가 쉽게 해결될 수도 있다.

## 3) 재정의(Reframing)

어떤 문제, 사건, 상황 등에 대한 가족의 관점을 수정하거나 재구성하는 것으로 가족 구성원들에게 정면으로 도전하거나 부정하지 않으면서 그 상황과 행동에 대한 대안적 시각을 제공하는 것이다. 가족들의 고착된 관점을 가볍게 흔들어 놓아 같은 문제를 저렇게 다르게 볼 수도 있구나 하는 마음이 들면 긍정적 변화의 가능성은 높아진다. 일단 어떤 상황이나 행동의 의미가 변화하면 그 상황과 행동에 대한 전형적인 반응도 달라지기 때문이다.

### (1) 가족 전체의 체계문제로 재정의

청소년 자녀를 '문제아'로 지목하던 관점을 각 가족구성원들이 상호영향을 미치는 가족체계의 문제로 바꾸어 볼 수 있도록 하는 것이다. 비행이나 성격상의 문제들을 자녀 개인 내에 존재하는 문제로 보던 가족 구성원들의 관점이 가족 전체가 관련된 상호작용의 악순환의 문제로 재정의 하게 되면 이는 가족치료를 가능하게 하는 기반이 되는 동시에, 변화의 희망이 좀더 구체화되도록 하는 역할을 할 수 있다.

### (2) 긍정적으로 재정의

가장 보편적인 재정의는 기존의 상황이나 행동에 기존에 부여되던 의미와 다른 뜻의 새 이름을 부여하는 것으로 이루어진다. 예를 들어, 부모가 자녀를 '게으르다'고 보는 관점을 '서두르지 않는다, 느긋하다, 편안하다, 신중하다, 성격이 좋다'등으로, '반항적이다'라고 보는 관점을 '자신의 영역을 추구해 가려 한다. 성인이 되고자 애쓰고 있다. 독립심이 강하다'등으로 다르게 볼 수 있도록 하면 부모의 자녀에 대한 느낌과 행동이 바뀌고 청소년인 환자 자신도 자기를 바라보는 시각이 긍정적으로 달라짐으로써 문제 해결의 실마리를 찾기 훨씬 수월해진다.

## 4) 의사소통 훈련

환자나 보호자 한 명을 상대로 상담하는 것에 익숙한 치료자는 가족 전체 여러 명을 한꺼번에 만나게 되면 그것만으로도 매우 혼란스럽고 부담스러워서 그 가족의 상호작용을 여유를 가지고 파악할 수 없게 된다. 더욱이 가족 구성원들이 저마다 자기 이야기, 특히 다른 가족에 대한 불평과 비난을 쏟아 놓으면서 긴장도가 높아지게 되면 치료자는 무력감을 느끼곤 한다. 치료시간 초기에 우선 사용할 수 있는 의사소통 방법은 '마이크'를 활용하는 것이다. 주변에서 쉽게 가져올 수 있는 물병이나 볼펜 등을 마이크라고 지칭하고 할 이야기가 있는 사람은 반드시 마이크를 들어야 말할 수 있도록 규칙을 정해주는 것이다. 이렇게 치료 장면에서부터 의사소통하는 방법들을 하나씩 익혀가는 것이 실질적인 변화를 일으키는 데에 가장 효과적인 방법이다. 치료시간을 마칠 때에 가족들에게 반드시 부탁할 주의사항은 치료시간이 끝난 후 치료자 없이 가족끼리 있는 상황에서 가족치료 상황에서 나온 말이나 행동에 관해서 이야기하지 말도록 하는 것이다. 즉, 가족치료시간에 나온 이야기 중에 불만스러운 부분이 있었다면 그것은 다음 가족치료시간에 와서 치료자가 있는 상황에서 함께 다루어 보기로 약속하는 것이다. 그렇지 않으면 특히 청소년기의 자녀들은 자유롭게 자신의 의견을 이야기 하지 않을 가능성이 높다. 이미 '이야기해봤자 우리 엄마, 아빠는 절대로 바뀔 사람들이 아니다'라는 결론을 가지고 부모들에 의해 억지로 치료실에 끌려 온 청소년들이 어렵게 이야기를 꺼냈다가 치료실 문을 나서면서 부모에게 꾸지람이나 핀잔을 듣게 되면 다음 시간부터는 입을 봉하고 있게 되기 때문이다.

의사소통 훈련의 구체적 방법으로 '나 전달법'이 있다. '나'를 주어로 하여 이야기 함으로써 '너'를 비난하기보다는 자신의 생각이나 느낌을 표현하는 데에 주력하게 하는 것이다. 우선 치료시간에서부터 "나는 가족들이 모두 집에 들어올 때까지는 걱정이 되어서 잠을 못 자는데 그러면 다음 날 아침 몸이 피곤하니까 자주 신경질을 부리게 되는 것 같아", "나는 부모님이 내 성적표를 보고 기뻐하실 줄 알았는데 수학 점수가 전보다 떨어졌다고 실망하시면서 아무 칭찬도 하지 않으셔서 나는 노력해 봤자 소용이 없구나 하는 생각이 들었어요" 라고 표현해 보도록 돕는 것이다.

또한 표현된 이야기에 반응하는 방법도 꼭 익히도록 해야 하는데 '공감적 반응'을 하는 것이다. 가장 먼저 쉽게 익힐 수 있는 방법은 맞장구를 치는 것인데 상대방이 한 말을 거의 그대로 다시 되풀이해 주는 방법이다. 예를 들면, "너는 엄마가 네 전체 성적이 올라서 좋아할 줄 알았는데 수학 점수 떨어진 것만 가지고 뭐라고 하니까 공부할 마음이 없어져 버렸다는 말이구나", "그러니까 요새 새로 전학 온 그 아이가 네 눈에 아주 거슬리는구나"와 같이 상대방의 말을 알아들은 대로 반드시 다시 되풀이해서 이야기해 줌으로써 이야기한 사람이 자신의 말이 다른 가족들에게 제대로 전달되었는지를 확인할 수 있게 하며 다음 단계의 이야기를 더 할 수 있도록 돕는 역할을 하게 된다. 특히 청소년기의 자녀들은 이런 반응이 없이는 부모들과 오래 이야기하기 힘든데 부모들은 급한 마음에 자녀들에게 오히려 자신들의 입장 설명이나 변명, 적절하다고 생각하는 해결책들을 훈계의 방식으로 쏟아내는 경우가 많이 있다. 이럴 때 치료자가 개입하여 직접 공감적 반응을 자녀들에게 해 주게 되면 청소년기 자녀도 부모에게 와는 다른 개방적이고 긍정적인 반응을 치료자에게 보이게 됨으로 은연중에 부모들에게 좋은 역할 모델이 될 수 있다.

처음에는 문제 행동이나 부정적 상호작용 패턴에 관한 내용으로 이야기를 시작하지만 '나 전달법'과 '공감적 반응'을 통해 서로 이야기를 나누다 보면 차츰 자신이 가지고 있었던 의도나 느낌과 같이 좀 더 내면에 있던 이야기들을 털어놓게 되며 여기에서부터 새로운 해결 가능성을 찾을 수 있게 된다. 이러한 경험들이 축적되면 자연스럽게 가족들끼리 있는 상황에서도 새로운 방식의 의사소통 방법을 사용하게 되며 상호작용의 패턴도 긍정적으로 변화하게 된다.

## 5) 상호주관적 경험의 증진을 위한 정서적/반영적 대화(affective/reflective dialogue)

가족치료에서 부모-자녀의 안정애착과 상호주관적 경험을 증진시키려고 할 때, 치료자는 가족 구성원 간에 감정과 의도를 공유하고 함께 깨닫도록 도와야 한다. 안전한 상호주관적 공간에서, 경험을 더 충분히 탐색하고 발견하고 받아들여서, 그 경험이 각자에게 미치는 영향에 대해 상대방이 공감을 느끼도록 돕는다. 자녀들은 자기가 원하고 생각하고 느끼는 것에 대해서 완전히 알지는 못할 수도 있으며, 관련된 행동의 의미에 대해서 거의 이해하지 못하기도 한다. 그래서 자기 내면에 대해 부모와 소통하는 기술이 부족하다. 부모들도 특정 경험들을 자신들의 자서전적 이야기에 통합시키기 어려워한다. 치료자가 부모와 자녀들 모두에게 정서적/반영적 대화에 참여할 수 있게 도울 수 있어야 한다.

정서적/반영적 대화는 일반적으로 다음 순서를 따르게 된다(Hughes 2007).

**(1) 사건(event)**; 어떤 사건을 묘사한다.

> 치료자 : "어제 엄마가 컴퓨터를 껐을 때, 효주가 엄마에게 욕하고 소리를 질렀다고 엄마에게 들었어요. 어떤 일이 있었던 거지요?"

**(2) 경험(experience)**; 사건 그 자체와, 그것에 대한 경험을 구분해야 한다.

> 치료자 : "그 때 무슨 생각을 하고, 어떤 기분이 들었었지요?"
> 효주 : "난 컴퓨터를 더 하고 싶었는데 엄마가 안된다고 해서 화가 났어요"
> 치료자 : "아, 알겠어요. 컴퓨터를 더 하고 싶었는데, 엄마가 안된다고 해서 화가 났었군요"

**(3) 동기(motive)**; 그 사건에 대해서 자기와 타인이 가졌을 것이라고 자녀가 추측하는 동기를 탐색한다.

> 치료자 : "효주 생각에는, 엄마는 왜 안된다고 하신 거지요?"
> 효주 : "엄마는 내가 원하는 것에는 항상 관심이 없어요. 친구들과 게임에서 만나기로 했는데, 내 약속 같은 건 엄마는 신경도 쓰지 않아요. 엄마는 내 마음 따위는 중요하지도 않다구요."

(4) 영향(impact); 그 사건에 대한 자녀의 경험이 이제 치료자에게 영향을 끼친다.

치료자 : "아, 효주가 원하는 걸 엄마가 무시하고 신경 쓰지 않아서, 그래서 엄마가 컴퓨터를 꺼버렸다고 생각하는 군요. 그래요. 효주가 원하는 것, 효주의 약속을 엄마가 무시한다면, 그건 싫겠네요.. 정말 싫겠어요."

(5) 정상화(normalization); 자녀가, 그 사건에 대한 치료자의 경험을 경험하고 그 사건에 대해서 새로운 의미를 함께 만들어 냄으로써, 그 사건과 관련된 수치심과 두려움이 훨씬 줄어든다. 새로운 의미의 맥락하에서는 그 행동은 이전보다 정상적인 것이 된다.

치료자 : "아. 이제 알겠어요. 엄마가 효주를 무시하고, 효주의 약속을 무시한다고 생각이 든다면, 효주가 화를 내는 것도 무리가 아니겠네요. 너무 속상했을 것 같아요."

(6) 소통(communication); 자녀는 이제 자신이 그 사건에 대해서 발견한 더 깊은 의미를 부모와 소통하도록 격려 받는다. 소통을 통해서, 자녀는 깊은 의미를 더 잘 간직하게 되고, 부모도 자신의 의미를 이해한다는 상호주관적 경험을 할 가능성이 높아진다.

치료자 : "지금 그 생각을 부모님께 말해본 적 있나요? 지금 한 번 말해보죠. 엄마가 효주에게 지금 컴퓨터 끄라고 했을 때, 효주에게 안된다고 할 때, 효주는 엄마가 효주를 무시한다는 생각이 들고 그러면 너무 괴롭다고 말해봐요."

효주: "엄마, 엄마가 나에게 안된다고 말하면, 난 엄마가 내가 원하는 걸 무시한다는 생각이 들어요. 그러면 난 엄마에게 쓸모없는 사람인 거 같아서 괴로워요."

(7) 이해와 공감(understanding and empathy); 부모는 이제 자녀가 그 사건에 대해서 갖고 있는 의미에 대해서 이해와 공감을 표현하도록 격려 받는다. 그 사건에 대한 자녀의 경험을 부모가 경험하게 되면서, 치료자와 함께 그 사건에 대한 더 깊은 의미를 공동창조하게 된다.

엄마 : "효주야! 내가 널 무시하는 걸로 그렇게 네가 생각하는 줄 정말 몰랐어. 너에게 중요한 친구와의 약속을 내가 별 것 아닌 걸로 생각하는 거 같았구나, 너를 무시하는 걸로 느꼈구나. 내가 컴퓨터를 껐을 때 네가 왜 그렇게 화를 냈는지 이제 알겠어. 앞으로는 내가 너에게 안된다고 말할 때에라도, 네가 원하는 것이 나에게도 중요하다는 것을 보여줄 방법을 찾아야겠어."

정서적/반영적 대화의 과정에서 치료자는 다음과 같은 측면들을 고려해야한다.

① 연결-균열-회복(connection-break-repair)

가족과 상호주관적 연결을 유지하는 것이 우선적인 치료 목표이다. 정서적/반영적 대화의 주제들은 종종 관계의 손상을 가져오기 쉬우므로, 치료자는 관계의 균열들을 알아채고, 수용하고, 그것에 대해 호기심을 갖고, 회복의 과정을 시작한다. 손상은 회피해야 하는 것이 아니다. 관계의 균열은 가족 관계와 자신에게 새로운 변화를 가져올 좋은 기회로 이용할 수 있다.

② 따라가고-이끌고-따라가기(follow-lead-follow)

치료자는 가족 구성원의 리드를 따라가고, 경험에 참여하고, 호기심을 갖고, 반응을 한다. 치료자는 관련 있는 주변 영역들로 가족을 이끌고 탐색하며 숨겨진 뜻을 설명하고 탐구한다. 그리고 다시 가족들이 보이는 반응을 따라간다. 필요하다면 치료자는 그 동안 가족들에게 회피되었던 영역으로 가족들을 이끌어 간다.

③ 비언어적인 소통(nonverbal communication)

비언어적인 소통은 우리의 내적인 삶을 표현하고, 다른 사람의 내적 삶을 이해하는 기본적인 중요한 수단이다. 가족구성원에 관한 깊은 호기심, 그 대화에서 과정과 내용을 수용함을 소통하는 언어적인 교류는 비언어적 반응과 잘 조율되어야 한다. 그 내용이 긍정적인 경험을 다루고 있을 때는 대화 안에 자발적인 즐거움과 격려가 있게 된다. 부정적인 경험과 관련된 내용을 이야기 할 때는 소통에 공감과 위로가 담겨야 한다. 치료자는 자신의 비언어적인 능력을 발휘하여 안전한 분위기를 만들고, 가족구성원의 정서적 상태와 조율하며, 더 깊이 관계하고 정서적 소통을 용이하게 한다.

④ 정서적/반영적 균형과 통합(affective/reflective balance & integration)

개인이 자신의 주관적인 경험을 표현하면, 치료자는 인지적, 정서적인 두 가지 측면 모두에서 이 경험을 수용하게 된다. 치료자가 이 경험에 대해 호기심을 가지고 더 깊이 탐색할수록 치료자는 더욱 더 깊게 개인을 이해할 수 있게 되고, 이를 통해 더 깊은 공감이 가능해진다. 공감이 깊어질수록 경험을 더 완벽하게 이해하게 된다. 이해와 공감을 통해 반영적인 대화에 정서적인 요소가 균형 있게 포함되고 통합되어야 가족 구성원의 주관성이 상호주관성의 영역에서 경험될 수 있다.

⑤ 의미들의 공동창조(co-creation of meanings)

대화를 통해서 일차적(사람-사람) 상호주관성 그리고 이차적(사람-사람-사건) 상호주관성의 경험들이 나타난다. 상호주관적 경험 속에는 잘 맞는 정서, 공동 주의, 적절한 의도들이 존재한다. 애착관계에서 상호주관적인 소통이 일어나면, 정서가 조절되고, 이해가 깊어지며, 탐색하고 있는 사건과 서로에 대한 경험의 의미가 공동창조된다.

## 📖 참고문헌

김유숙, 전영주, 김수연. 가족평가 핸드북. 서울: 학지사; 2003

송동호, 이혜련, 김영기. 가족치료. In: 대한소아청소년정신의학회. 청소년 정신의학. 서울: 시그마프레스; 2012. pp.584-90.

Hughes D. The Communication of Emotions and the Growth of Autonomy and Intimacy within Family Therapy. In: Fosha, D., Siegel, D., Solomon, M. The Healing Power of Emotion. Affective Neuroscience, Development and Clinical Practice. New York: W. W. Norton & Company; 2009. p.280-303 가족치료에서 감정 소통 및 자율성과 친밀성의 성장. In: 노경선, 김건종 번역, 감정의 치유력. 서울: 눈출판사; 2013. pp.313-37.

Haley J. Changing Families. New York and London; Grune & Stratton; 1971

Hughes D. Attachment-Focused Family Therapy. New York: W.W. Norton & Company; 2007. 노경선, 서상훈, 박정미, 박영환, 신원철, 조재일 외 번역. 애착중심가족치료. 서울:눈출판그룹; 2017.

Minuchin S. Families & Family Therapy. Massachusetts: Harvard University Press; 1979

Nichols M. Davis S. Family Therapy; Concepts and Methods. Massachusetts: Allyn & Bacon; 2016. 김영애 번역. 가족치료 개념과 방법. 서울: 시그마프레스; 2017

Sadock B, Sadock V, Ruiz. P. Kaplan and Sadock's Synopsis of Psychiatry, 11th ed. Philadelphia; Lippincott Williams and Wilkins; 2014

Selekman M. Pathway to Change; Brief Therapy with Difficult Adolescents. New York: The Guilford Press.; 2005. 김유순 번역. 변화로 가는 길; 다루기 어려운 청소년을 위한 단기치료. 서울: 박학사; 2015

# CHAPTER

# 35 청소년 상담
## Adolescent Counseling

김동일

## 1 청소년 상담과 청소년 상담자

### 1) 청소년 상담

#### (1) 청소년 상담의 정의

최근 청소년 상담 영역을 독자적인 상담 영역으로 구분하여 발전시키고자 하는 노력이 늘어나고 있다. 청소년들은 급격한 신체적 발달과 가정과 학교에서의 인간관계, 학업에서 오는 스트레스 등에서 오는 문제를 호소하는 등, 성인과는 다른 발달 과정에 놓여 있기 때문에, 청소년 상담 영역은 성인 대상의 상담 이론을 바탕으로 하기보다는 청소년의 특성을 고려하여 차별적인 접근이 이루어져야 한다(김동일 등 2020).

그렇다면 청소년 상담은 무엇인가. 청소년 상담은 청소년 및 청소년의 주변인과 청소년 관련 기관을 대상으로 하여 봉사, 자문 활동, 그리고 매체를 통하여 청소년의 바람직한 발달 및 성장을 추구하는 활동이자(박재황 등 1993), 성장기에 있는 청소년이 자신의 잠재 가능성을 최대한 실현하며 사회에 잘 적응하도록 도와주기 위한 전문적인 활동이며(이성진 1996), 청소년이 원하는 것을 그들에게 알맞은 방법으로 적재적소에 제공하여 그들이 행복하게 살아갈 수 있도록 돕는 활동으로(구본용 2002) 정의할 수 있다. 이를 종합하면 청소년 상담이란, 성인이 아닌 청소년들이 잠재 가능성을 펼치고 바람직한 발달을 거쳐 사회에 기여하는 행복한 성인으로 성장하도록 돕는 전문적인 활동이라 볼 수 있다.

## (2) 청소년 상담의 목표

청소년 상담의 목표는 무엇인가? 일부 연구는 청소년 상담의 목표를 문제 해결과 이상심리의 치료, 문제 발생의 예방, 발달 촉진, 탁월성의 성취(박성수 등 1997)로 보고하였다. 또 다른 연구에서는 청소년 상담의 목표를 청소년의 건강한 성장에 보다 초점을 맞추어, 치료적 개념과 구분한 후 청소년기의 발달 과제 및 일상생활에서 당면한 문제 해결, 잠재력 발휘, 주변 환경의 긍정적 변화, 삶의 지혜를 목표(구본용 2002)라고 제시하였다.

이를 통해 보았을 때 청소년 상담의 목표는 크게 세 가지로, 문제 해결과 문제 예방, 그리고 성장이라고 볼 수 있다(그림 35-1). 즉, 청소년이 경험하는 부정적인 상황과 문제를 효과적으로 해결할 수 있도록 돕고, 나아가 문제가 생기기 전에 사전조치를 취해 예방하도록 하며, 긍정적 사고와 개인 능력을 길러 건강한 발달을 촉진하여 지혜로운 방향으로 성장하도록 하는 것을 돕는 것이 청소년 상담의 궁극적인 목표인 것이다.

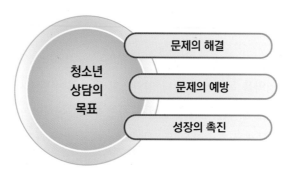

그림 35-1. **청소년 상담의 목표**

## (3) 청소년 상담의 현황

청소년 상담은 점점 그 규모가 큰 폭으로 증가하는 추세다. 「청소년 백서 및 한국청소년상담복지개발원 상담통계」에 따르면 청소년 상담 대상자는 〈표 35-1〉처럼 2009년 약 400만 명에서 2018년 612만 1,586명으로 꾸준히 증가하고 있으며, 초·중·고등학교의 학령기 청소년들의 비중이 70% 이상을 차지하고 있었다. 청소년 상담수요자의 학교급별 비율을 살펴보았을 때, 2018년 기준 초등학생 26%, 중학생 25%, 고등학생 22%, 대학생 3%, 기타(무직 청소년, 학부모 등) 24%로 나타났다.

우리나라 청소년들이 어떤 고민을 주로 가지고 상담에 임하는지에 관한 상담 내용과 연도별 현황을 〈표 35-2〉에서 살펴보면 다음과 같다. 2018년 기준 우리나라의 청소년들이 호소하는 주요 문제는 대인관계(26%), 학업 및 진로(16.6%), 정신건강(14.6%), 일탈 및 비행(10.3%), 인터넷/컴퓨터 사용(8.4%), 가정(7.6%), 성격(6.7%) 등의 순으로 나타났다. 이러한 결과는 청소년 상담에서 항상 중요한 주제인 학업과 진로 문제에서 더 나아가 최근에는 대인관계 및 정신건강, 컴퓨터 및 스마트폰 과의존 등의 문제도 상담 내용으로 등장하게 된 것을 시사한다. 이에 따라 청소년 상담자는 시대적 흐름을 읽고, 변화하는 청소년들의 니즈(Needs)를 파악하여 관련 분야를 다루어줄 수 있는 상담적 역량을 갖추어야 할 것이다.

**표 35-1. 최근 10년간 전국 청소년 상담대상 현황 비교**  (단위: 명)

| 상담 건수 | 초등 | 중등 | 고등 | 대학 | 기타 | 합계 |
|---|---|---|---|---|---|---|
| 2009년 | 971,993 | 1,102,538 | 810,411 | 67,062 | 1,119,473 | 4,071,477 |
| 2018년 | 1,599,385 | 1,538,560 | 1,360,754 | 178,731 | 1,444,156 | 6,121,586 |

출처 : e-나라지표.

**표 35-2. 도별 전국 청소년 상담내용 현황**  (단위: 건)

| 순위 | 상담 내용 | 2009 | 2018 |
|---|---|---|---|
| 1 | 대인 관계 | 529,874 | 1,329,866 |
| 2 | 학업/ 진로 | 681,393 | 839,102 |
| 3 | 정신 건강 | 202,276 | 738,188 |
| 4 | 일탈/ 비행 | 425,959 | 522,910 |
| 5 | 컴퓨터/인터넷 | 381,085 | 427,140 |
| 6 | 가정 | 259,158 | 388,601 |
| 7 | 성격 | 266,379 | 340,885 |
| 8 | 단순 정보 제공 | 349,159 | 253,835 |
| 9 | 활동 | 141,798 | 86,943 |
| 10 | 성 | 93,674 | 86,701 |
| 11 | 생활 습관 태도 | 71,013 | 41,507 |
|  | 계 | 3,401,768 | 5,055,678 |

출처 : e-나라지표.

## 2) 청소년 상담사

### (1) 청소년 상담사의 자질

청소년의 발달적 특성과 청소년들이 겪는 어려움의 특징은 성인의 그것과는 뚜렷한 차이가 있다. 따라서 청소년을 상담하는 이들은 상담사라면 보편적으로 갖추어야 할 인간적 자질뿐 아니라, 특별히 '청소년'을 대상으로 하는 상담사로서의 전문가적 자질을 갖춰야 할 필요가 있다. 여기에서는 청소년 상담사의 전문가적 자질을 집중해서 살펴보려한다. 청소년 상담사는 청소년의 발달 특성에 따른 단계별 고유의 행동을 이해하고 진단할 수 있어야하는데, 이는 성인에게는 문제로 진단될 수 있는 행동이 청소년 시기에는 정상 범주에 속하는 것일 수도 있기 때문이다. 청소년 상담사는 내담자 청소년의 호소문제가 단순한 발달 위기 상의 행동인지, 일탈 행동 혹은 심각하게 다루어야 할 문제인지를 잘 판단해야한다. 이를 위해서는 필연적으로 청소년의 발달 특성 및 정상 범주의 행동에 대한 이해가 선행되어야 할 것이다. 이같이 청소년 발달단계를 포함한 청소년 상담사로서의 전문가적 지식은 상담 이론에 대한 풍부한 지식, 다채로운 실습 경험과 적합한 훈련, 자격을 갖춘 슈퍼바이저의 지도와 같은 것들을 통해 학습 및 습득될 수 있다.

### (2) 청소년 상담사의 역할

청소년 상담사에게는 여러 가지 역할이 부과된다. 청소년 상담사의 첫 번째 역할은 상담 장면에서 청소년의 호소 문제에 대해 상담적 개입을 하는 역할이다. 여기에는 효과적 상담을 수행하기 위한 심리검사의 해석 및 활용도 포함된다. 청소년 상담자의 두 번째 역할은 청소년 상담과 관련한 연구를 설계하고 직접 실행하는 것이다. 연구는 청소년 상담과 관련한 학문적 뒷받침을 도와 청소년 상담 영역이 발전하도록 한다. 세 번째로, 청소년 상담사는 청소년 관련 정책 전문가로서의 역할이 있다. 청소년들의 바람직한 발달과 성장을 돕기 위한 청소년 상담 정책을 개발하고 행정 업무를 담당하며 상담기관을 설립 및 운영하는 역할은 상담을 직접 수행하는 것만큼이나 중요하다. 마지막으로, 청소년 상담사에 대한 교육 및 훈련을 맡는 후학양성의 역할이 있다. 초심 청소년 상담사의 전문성을 길러 주기 위해서 많은 경험이 있는 대가들의 가르침이 필요하기 때문이다. 이같이 다양한 역할을 효과적으로 수행할 수 있도록 하기 위해 우리나라의 청소년 상담 국가 자격증은 중점을 두는 역할에 따라 급수로 자격을 구분하고 있다.

## (3) 청소년 상담사의 활동 영역

한국청소년상담복지개발원에서는 청소년 상담사의 활동 영역을 국가정책 차원, 민간 차원, 교육 차원의 세 가지 영역으로 제시하고 있다(그림 35-2). 첫째로 국가정책 차원으로서, 한국 청소년상담복지개발원을 비롯한 지역별 청소년 상담복지센터, 법무부나 경찰청, 군, 사회복지 기관, 청소년 관련 복지시설 등에서 청소년 상담을 담당하고 있다. 둘째로 민간 차원으로서, 개인이 운영하는 사설 상담연구소나 사회복지기관, 기타 아동·청소년 대상 시설 등에서 청소년 상담을 수행하고 있다. 마지막으로 학교 청소년 상담사와 초·중·고등학교에 임용되어 배치된 상담교사, 대학의 학생상담센터 소속 상담자들이 청소년의 호소 문제에 대한 상담 및 교육 차원의 청소년 상담 업무를 맡고 있다.

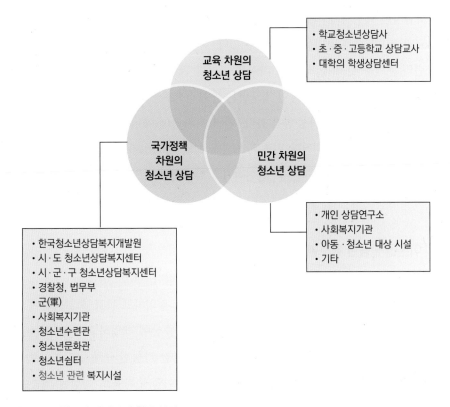

그림 35-2. **청소년 상담자의 활동 분야**

## 2 청소년 상담 이론 및 상담 실제

### 1) 청소년 상담 이론

#### (1) 정신분석이론을 활용한 청소년 상담

정신분석 이론이 청소년 상담 실제에 주는 시사점을 찾아보면 다음과 같다.

첫째, 정신분석 이론에서는 6세까지의 삶의 경험이 아동의 전반적인 성격을 결정한다고 본다. 어린 시절의 경험이 무의식 속에 깊이 자리 잡고 성인이 된 이후에도 지속적인 영향을 주는 것이라 본다. 그러므로 청소년 내담자를 만날 때는 어린 시절의 성장 경험이 현재에도 영향을 줄 수 있다는 것을 염두에 둘 필요가 있다. 실제 상담에 있어서 심리적 문제의 해결을 위해서는 무의식 속에 억압되어 있는 생각, 감정, 경험 등을 꺼내어 내담자가 그것을 이해하고 수용하기 위해 상담자는 내담자가 마음속에 떠오르는 것을 자유롭게 말할 수 있도록 하는 자유연상(free association)과 같은 방법을 사용할 수 있다.

둘째, 청소년의 문제를 원초아, 자아, 초자아의 균형과 관련지어 해석할 수 있다. 예를 들어 원초아로 에너지가 쏠려 있다면 내담자인 청소년은 충동적으로 행동하고 주변 사람들과 갈등이 생기거나 사회적 규범을 어길 가능성이 높다. 반면 초자아에 에너지가 쏠려 있다면 과도한 사회적 규범에 대한 생각에 억압되거나 위축된 모습을 보일 가능성이 높다. 후자의 경우 과각성된 사회적 규범에 대한 인지를 내려두고 현실적이고 합리적인 판단을 할 수 있는 자아의 힘을 키워주는 것이 필요할 것이다.

#### (2) 행동주의 이론을 활용한 청소년 상담

행동주의적 접근이 청소년 상담에 주는 시사점은 다음과 같다.

첫째, 해당 학생의 문제 행동을 관찰 가능한 행동 용어로 정의하고 목표를 설정하여 개입 및 평가할 수 있다. 예를 들어 '집중력 부족', '산만함'이라는 증상에 개입하고자 할 때는 이를 '공부할 때 책상에 앉아 10분 이상 책을 보지 못함'과 같이 관찰 가능한 구체적인 용어로 정의한 다음 이를 상담에서의 개입 목표로 설정할 필요가 있다. 이렇게 목표로 설정된 행동은 일정 기간 동안 관찰하고 기록되어 수치화되며, 이후 선행 조건과 후속 결과 분석을 통해 구체적인 상담 절차가 진행된다. 절차에 따른 결과를 평가해 보고 개입의 효과가 별로 없었다고 판단되면 개입 방법을 수정할 수도 있다.

둘째, '모델링'을 통해 사회적 기술의 습득과 필요한 행동 연습을 할 수 있다. 예를 들어 교우관계에서 위축된 정서를 경험한 학생의 경우 다른 사람들과의 관계에서 자신을 표현할 수 있도록 돕기 위해 상담자가 영화, 비디오, 책 등의 자료를 활용하여 모델링하거나 상담자와 연습을 통해 모델링 해 볼 수도 있다.

셋째, 청소년의 '자기효능감'을 상승시키도록 한다. 청소년 상담자는 행동주의 상담을 통해 청소년의 자기 효능감을 향상할 수 있는 원리, 즉 ① 성취해야 할 목표와 현재 성취한 것 사이의 간격 극복을 위해 분명하게 향상된 것에 대한 구체적인 피드백을 자주 할 것, ② 장기 목표뿐 아니라 단기적인 하위목표를 갖도록 하여 도전 가능성을 높일 것 ③ 적절한 도전감을 유지할 것, ④ 실패했을 경우 획득 가능한 지식 또는 인지적 기술의 부족 때문이라고 귀인할 것을 활용하여 청소년 내담자의 자기효능감을 상승시킬 수 있다(Bandura 1997).

## (3) 인지치료이론을 활용한 청소년 상담

인지 치료적 접근이 청소년 상담에 주는 시사점은 다음과 같다.

첫째, 인지치료에 의하면 청소년기는 유년 시절 경험을 통해 형성된 인지 도식이 점차 강화되어 정립되는 시기다. 아동기에 비해 인지과정이 무엇인지 더 명료화되어 치료의 적용이 보다 용이한 시기기도 하다. 그러나 각 청소년마다 발달수준이 개인차가 있기 때문에 청소년 개인별로 감정을 파악하고 이를 인지와 연결할 수 있는 다양한 방법을 상담자가 이해하고 있을 필요가 있다. 대화만으로 감정과 사고의 구분을 어려워하는 청소년이 있다면 감정 제스처 게임(여러 감정 단어를 보고 표정과 동작으로 이를 표현하여 상대방이 맞추도록 하는 것)이나 콜라주(잡지에서 오려낸 사진들을 붙여서 감정을 표현하도록 하는 것) 만들기, 사고 기록지 등의 다채로운 방법을 활용할 수 있다(Friedberg 와 McClure, 2002).

둘째, 인지치료에서는 우울, 불안 그리고 공격성을 가진 청소년들이 그 사고 내용에 어떤 차이가 있는지를 구분하고 그 특성에 맞는 개입을 할 필요가 있다고 보았다(Friedberg 와 McClure, 2002). 우울한 청소년은 부정적 인지 도식을 가지고 있어서, 부정적인 사건에 대한 경험은 매우 확대하여 생각하면서도 긍정적인 사건은 금방 잊거나 무시하는 경향이 있다고 보았다. 그러면서 '나는 문제를 해결할 수 없어.' '나는 실패할 거야.'와 같은 생각을 많이 하기 때문에 매우 무기력하다. 따라서 우울한 청소년을 상담할 때는 어떤 활동을 할 때 조금이라도 활기가 생기는지를 파악하고 이 순간을 확장하는 개입을 찾아볼 필요가 있다. 반면 불안한 청소년은 자신이 두려워하는 미래의 일이 닥칠 때 자신은 대처할 수 있는 능력이 부족하다고 생각한다. 따라서 늘 긴장되어 있으며 두려움을 자주 경험한다. 따라서 체계적 둔감법 등을 적용하여 긴장을 이완시키고, 과하게 형성된 불안을 형성하는 인지과정에 대한 적극적 개입 전략을 적용할 필요가 있다. 마지막으로 공격적인 청소년은, 분노의 감정이 핵심을 이루기 때문에 먼저 분노의 감정을 자각하고 그 강도를 구분할 수 있도록 해야 한다. 이후 분노의 감정과 공격적인 행동을 구분하도록 하여 상담자는 분노의 감정에 대해서는 공감을 표현하면서도 다른 사람을 공격하는 행동에 대해서는 보다 적절한 표현 방식을 익히도록 제안해야 한다. 이러한 공격적인 내담자에게는 다른 사람에 대한 공감 훈련, 상황 인식 연습 등도 할 수 있도록 할 필요가 있다.

### (4) 인간 중심 이론을 활용한 청소년 상담

인간 중심 이론적 접근이 청소년 상담에 주는 시사점은 다음과 같다.

첫째, 청소년들이 가지고 있는 자기실현 경향성을 잘 발휘할 수 있도록 적절한 환경을 제공해주어야 한다. 인간중심 상담이론은 청소년들을 교육과 훈육의 대상으로 여기기보다는 '온전히 기능하는 개인'으로 성장할 가능성이 있는 존재로 인정해야 함을 강조한다.

상담자 내담자 관계에서 상담자가 내담자를 온전히 기능하는 개인으로서 충분히 존중하고 경청하고 있다는 것을 나타내기 위해 상담자가 제공할 수 있는 환경으로 개방형 질문을 통한 탐색, 요약, 감정 반영, 직면, 자기 개방 등이 있다.

둘째, 내담자의 기능을 돕기 위해 공감적 이해, 무조건적인 긍정적 존중 그리고 일치성을 제공해주어야 한다. 내담자에게 각각의 개입의 의미는 다음과 같다. 먼저 내담자를 공감적으로 이해한다는 것은, 내담자의 감정에 함몰되지 않으면서 상담자가 마치 자신이 내담자의 시선으로 느끼고 이해하는 것을 의미한다. 이어서 무조건적인 긍정적 존중의 태도란, 상담자가 내담자의 가치관, 생각, 감정 등에 대해 평가하지 않고 있는 그대로 수용한다는 것을 의미한다. 마지막으로 일치성은, 상담자가 상담 관계에서 경험하는 감정을 부인하지 않고 기꺼이 표현하고 개방한다는 것을 의미한다(Rogers 와 Sanford, 1985: Corsini 와 Wedding, 2000 재인용). 상담자가 마음속에서 경험하는 것과 내담자에게 표현하는 것 사이에 괴리감이 없고 진솔하다는 의미이다.

## 2) 청소년 상담 실제

### (1) 청소년 상담 초기

#### ① 안전감 확보

상담의 시작 단계에서 내담자들이 가지고 있는 불신감을 없애고 상담에 대한 신뢰를 가지게 하기 위해서 가장 먼저 확보되어야 할 것이 안전감이다. 이를 위해서는 무비판적이고 우호적이며, 따뜻하지만 전문적인 분위기를 형성하며 낙관적이고 희망적인 태도를 유지하는 것이 매우 중요하다. 또한 안전감 확보를 위해 내담자가 상담을 통해 원하는 것이 무엇이고, 상담에서 무엇을 바라고 있는지를 들으려는 자세가 필요하다.

#### ② 마음 열기

청소년 내담자의 마음을 열기 위해 첫 회기에 여러 교구를 활용하는 것도 도움이 된다. 많이 활용하는 도구의 예로는 루미큐브, 스토리텔링 카드게임 등이 있다. 청소년 내담자와 재미있게 할 수 있는 게임이나 교구를 적극 사용하여 라포를 형성하면 청소년의 마음을 열 수 있을 뿐 아니라 심리적 문제를 다룰 수도 있다. 이러한 마음 열기 과정은 불안이 높고 방어가 많은 청소년과 상담을 시작하는 데 꼭 필요한 과정이기도 하다.

#### ③ 상담의 구조화

상담의 시작 단계에서는 상담 시간, 상담 취소, 비밀유지의 원칙 등에 대해서 상담 구조화하는 작업이 꼭 필요하다. 간혹 청소년 내담자들 중에서 상담이 단회로 끝나는 줄 아는 경우가 있다. 구조화는 내담자에게 상담이 무엇이고 어떻게 진행되는지를 설명하여 이같이 내담자가 상담에 관한 오해를 갖지 않도록 돕는다. 상담 구조화의 첫 번째 대상은 상담 시간이다. 가급적 일주일에 한 번 정해진 시간에 규칙적으로 만나며, 상담 시간 외의 개인적인 연락은 허용하지 않는다. 두 번째는 상담 취소 방침에 대한 것이다. 상담을 취소하거나 미루어야 할 일이 생길 때나, 상담 종결을 희망할 때에 관하여 설명한다. 마지막으로 비밀보장의 원칙에 대해서 설명한다. 기본적으로 상담에서 얘기되는 모든 내용은 담임교사나 부모에게도 비밀이 보장됨을 내담자에게 설명하며 아울러 비밀보장의 원칙의 예외사항도 설명한다. 자살이나 타살, 위협의 가능성이 있을 때는 이러한 비밀보장의 원칙이 깨지고, 내담자의 신변안전의 위험성을 제거하는 것에 일차적인 목표를 두게 됨을 상담 구조화 시 다루어야 한다.

④ 상담 목표 설정

상담 초기 단계에서 내담자가 어떤 문제를 다루고 싶은지, 어떤 목표를 달성하고자 하는지에 대해 내담자와 합의를 하게 된다. 모든 상담의 대상이 그러하지만, 특히 청소년을 대상으로 하는 경우에는 내담자가 비자발적으로 내방하는 경우가 많다. 그래서 상담자는 초기 단계에서 내담자가 원하는 상담 주제와 내담자가 변화되기를 원하는 부분이 무엇인지를 탐색하고 내담자와 함께 합의하는 과정이 필요하다.

## (2) 청소년 상담 중기

### ① 호소 문제 접근과 사례 개념화

상담 목표 설정이 되면 상담은 중기로 접어들게 되어 본격적으로 내담자의 호소문제를 다루기 시작한다. 상담자는 고유한 이론적 배경에 따라 내담자의 호소 문제를 바탕으로 사례 개념화를 하고, 다양한 기법들을 사용한다. 구체적인 사례개념화 내용과 기법들은 상담자가 어떤 상담이론을 기반으로 하느냐에 따라 각기 상이하다(앞장의 네 가지 상담이론을 참고하라).

### ② 상담 속도의 점검

청소년 상담시 상담자는 상담 속도를 지속적으로 점검할 필요가 있다. 내담자의 속도를 존중해주면서 내담자가 받아들일 수 있는 정도까지 작업이 이루어질 수 있기 때문이다. 상담의 속도는 의뢰인이나 보호자인 부모와 교사의 기대와 관련되기도 한다. 때문에 적절한 진행 속도가 어떠해야 하는지에 대해 부모나 교사와 상의하는 것도 상담 속도를 다루는 하나의 방법이 된다.

### ③ 내담자의 발달 특성 고려

마지막으로 청소년 상담에서는 청소년들의 발달적 측면을 고려하는 것이 중요하다. 청소년기에는 신체적, 심리적, 정서적 측면에서 다양한 방면으로 성장이 이루어진다. 따라서 상담자는 내담자의 호소 문제를 이해하는 과정이나 변화를 촉진하는 과정에서 청소년기의 발달적 특성을 찬찬히 고려해야 하며 상담을 통해 청소년 내담자가 다음 단계로 발달하거나 더 성장할 수 있도록 도와야 한다. 이를 위해 상담사는 내담자의 자기 이해 증진을 돕고, 내담자가 하는 선택과 내담자의 행동을 점검하는 능력을 키워주며, 자신이 당면한 문제를 효과적으로 다룰 수 있는 대처 기술을 습득하도록 도울 수 있다.

### (3) 청소년 상담 종결

#### ① 종결 시기

상담 종결은 상담 초기에 설정한 상담 목표가 달성되었을 때 이루어진다. 목표를 구체적으로 설정했을 경우, 그 목표의 달성 정도를 백분률(%)로 살펴볼 수 있다. 일례로, 강박증이 심한 청소년 내담자가 상담 초기에 목표를 하루에 손을 다섯 번 씻는 것으로 정했다면, 상담 종결 회기에서 이러한 목표가 얼마나 달성되었는지 평가해 볼 수 있다. 상담 종결은 가지고 있었던 문제가 100%로 해결되어야만 이루어지는 것이 아니다. 문제가 완전히 해결되지는 않았지만, 상담자와 내담자가 서로 합의했던 목표가 어느 정도 달성되었고, 만족할 정도의 적응 능력이 생겼을 때 상담 종결을 선언할 수 있다.

#### ② 종결 시 생각해봐야 할 질문들

온전한 종결을 위해 내담자는 다음과 같은 질문에 대해서 답을 생각해 볼 수 있다.

- 상담을 받기 전과 비교해서 나에게 변화가 일어난 것이 있는가?
- 상담 받기 전에 내가 가지고 있던 문제가 어느 정도 해결되었는가?
- 상담을 통해 내가 얻은 것은 무엇인가?
- 지금 일어난 변화에서 내가 스스로 기여한 부분은 무엇인가?
- 나는 이제부터 어떤 선택을 해나가고 싶은가?
- 상담이 종결된 이후 발생할 수 있는 문제는 무엇인가?
- 그 문제가 발생했을 때 나는 어떠한 방식으로 대처해 나갈 수 있을까?

## 3 청소년 상담이 지향해야 할 방향

### 1) 청소년 내담자를 위한 진로 상담

#### (1) 정의와 필요성

「청소년보호법」에 따르면 청소년이란 만 19세 미만인 자를 말한다. 따라서 청소년 진로상담이라고 할 때는 학교 안과 밖의 모든 청소년을 대상으로 하여야 한다. 청소년 진로상담을 주로 학교에서 교사를 중심으로 행해지는 진학 위주의 상담으로만 이해하고 적용하는 것은 좁은 의미의 해석이 될 것이다. 이에 청소년 진로상담에서는 세상과 청소년 자신이 자신과 연결고리로서 일에 대한 청소년 내담자의 인식을 성숙하게 하고 자신의 미래를 잘 준비해 나가도록 도와야 할 것이다.

많은 진로 발달 이론가는 청소년기에 주목한다. 그 이유는 청소년기에 특별히 진로 선택을 위한 교육적 수행이 이루어지기 때문이다(Sharf 2006). 특히 우리나라 청소년들은 그간 치열한 입시 스트레스 속에서 삶의 가장 핵심적 주제라고 할 수 있는 진로에 대한 고민은 중요성이 경시되어왔다. 입시 위주로 진행된 학업과 진학 중심의 학교 진로 교육은 '나는 앞으로 어떻게 살아야 할 것인가' 혹은 '내 삶 속에서 일이 주는 의미는 무엇인가'와 같은 온전한 의미의 진로교육의 주제와 분리되어 있음을 반영한다.

우리나라 청소년의 주요 고민은 주로 진로와 성적이 1, 2순위를 차지한다. 이 같은 경향성은 중, 고등학생뿐만 아니라 대학을 진학한 대학생을 대상으로 한 연구 결과에서도 크게 다르지 않다. 대학생 역시 여전히 구체적 진로 대안이 없거나, 전공적성이 불일치하거나, 진로 결정에 대한 부모와의 갈등, 취업의 어려움, 진로 계획 실천의 어려움 등(이제경 등 2012)으로 고민하고 있다. 즉, 대학 진학을 했을 뿐이지 진로 문제는 사라지는 것이 아니며, 구체적인 양상과 내용이 달라졌을 뿐이다. 따라서 청소년 진로상담을 이해하는 과정에서 대학 진학 위주의 접근이나 대학 진학 후 취업을 목표로 하는 단기적 관점에서 벗어나 생애주기를 반영한 통합적 관점에서의 진로상담이 필요하다.

## (2) 청소년 진로 상담 과정

진로상담의 과정에 대해 가장 초기에 언급한 학자는 Williamson (1939; 김봉환 등, 2013 재인용)이다. 그는 상담자가 내담자에 관한 정보를 분석하고, 요약하고, 문제를 진단하며, 내담자의 가능성을 예측하고, 실제 상담하고, 추수지도하기의 여섯 가지 단계로 진로상담의 기본적인 단계를 제시한 바 있다. 김봉환 등(2006)도 진로상담의 전개과정도 유사한데 관계 수립하기, 문제를 평가하기, 목표를 설정하기, 개입하기, 종결 및 추수지도하기의 다섯 가지 요소로 나누어 제시하고 있다.

학교 현장에서 특별히 진행되는 청소년 진로상담에도 적용할 수 있다. 학교에서 이루어지는 진로상담은 이미 교사가 학생들과 형성한 관계를 기반하여 내담자를 분류하고 상담에서 제시되는 주 호소 문제에 초점을 맞추어 진행할 수 있다는 점이 일반 진로상담 과정과는 차별화되는 점이다. 학교 진로상담 과정에서 특별히 고려되어야 할 두 요인은, 전 생애 발달의 측면에서 진로상담의 과정과 절차를 논의하는 일과 내담자 개인별 진로 결정 정도에 따라 차별적인 진로상담을 논의하는 일이다.

## 2) 청소년 내담자를 위한 학습 상담

### (1) 정의와 필요성

학습상담은 '학습'의 개념을 어떻게 정의하느냐에 따라 범위와 대상이 달라진다. 좁은 의미에서 학습은 국가 또는 학교 같은 교육 제도 체제가 제공하는 학업을 일정 수준 이상으로 성취하는 것(이재규 등 2013)으로 정의될 수 있는데, 이 경우 학습 상담은 국가나 학교 단위에서 수행되는 성취도 평가 및 시험에서 원하는 수준의 성취를 이루도록 돕는 과정이라 볼 수 있다. 그리고 학습 상담의 대상 또한 제도권 교육 기관에 재학 중인 학생 혹은 특정한 종류의 시험을 준비 중인 수험생으로 한정된다. 좁은 의미의 학습 상담은 학습자의 인지 능력과 정서적 상태를 객관적으로 평가한 이후에, 학업 성취 수준을 설정한 후 성취도 향상을 위한 시간 관리 방법 혹은 과목별 학습 전략을 가르치고 실천할 수 있게 돕는 과정으로 제한된다. 이같은 경우에 학습 상담은 '학업 상담'과 같은 용어로 사용되는 것이 바람직하다.

넓은 의미에서 학습은 개인이 생존과 번영을 위해 무엇인가를 배우고 익히는 모든 과정(이재규 등 2013) 혹은 과거 경험의 결과로서 비교적 영속적인 행동의 변화가 일어난 상태(김춘경 등 2016)로 정의될 수 있는데, 이 경우 학습 상담은 단순히 시험 점수나 등수를 이전보다 높이는 것을 목표로 하지 않는다. 대신 자신의 인지, 정서, 행동을 관리하고 조절하는 방법, 효율적인 학습 전략 등을 배우고 그것을 실제 학습 장면에서 자기 주도적으로 적용하는 과정을 돕는 것을 목표로 한다.

### (2) 학습 상담 과정

#### ① 상담 관계 형성 및 상담 구조화

학습 상담에서도 상담자와 내담자 간의 라포 형성은 중요하다. 학습 상담은 청소년의 자발성에 의해 시작되기보다는 부모나 교사에 의해 비자발적으로 시작되는 경우가 많고, 부모나 교사가 학습 문제를 심각하게 지각하는 데 반해 청소년 내담자 당사자는 오히려 문제가 없는 것으로 인식하는 경우가 많기에 청소년 내담자의 상담 동기가 높지 않은 것이 일반적이다. 이러한 내담자의 내담 경위를 고려해보았을 때, 상담 관계가 제대로 형성되지 못하면 상담자는 부모나 교사를 대리하여 또 다른 공부 잔소리를 하는 사람으로 인식되기 쉽다. 상담자는 청소년 내담자와의 신뢰 있는 관계를 형성하기 위해 상담 자체에 대한 내담자의 거부반응과 불만을 수용해 주고, 학습과 관련하여 겪었던 부당한 대우나 갈등에 공감적으로 반응하면서 관계를 형성해 나가야한다.

### ② 학습 문제의 진단

학습 문제의 원인은 매우 다양하다. 개인적 요인뿐만 아니라 가족, 또래, 학교와 같은 환경적 요인에 의해서도 유발되며, 우울이나 불안과 같은 정서적 요인의 영향도 많이 받는다. 그렇기 때문에 정확한 진단이 선행되어야 학습 문제의 원인과 심각성을 객관화하여 상담을 진행할 수 있다. 학습 문제를 진단하기 위해서는 관찰과 면접에 기초한 정보의 수집과 함께 다양한 심리검사를 활용하여야 한다. 관찰과 면접을 통해 수집해야 하는 정보는 〈표 35-3〉과 같다. 심리검사는 청소년의 인지 및 정서적 특성을 객관적으로 평가하고 내담자에 관한 정보를 수집하는 데 목적이 있다. 검사를 통해 객관화할 수 있는 대표적인 인지적 특성으로는 지능과 주의 집중능력이 있다. 지능의 경우 지필 형태로 실시되는 단체용 검사보다는 개인용 검사를 활용하는 것이 바람직하다. 가장 활발하게 활용되고 있는 개인용 지능검사는 웩슬러 지능검사이다. 주의집중 능력은 자기보고 또는 타인에 의한 평정에 근거한 검사와 개인의 능력을 객관화하는 검사로 구분되는데, 전자는 실제 능력이 아닌 주관적 인식에 근거한 것이기 때문에 후자에 비해 타당도가 떨어진다. 그래서 능력검사를 실시하는 것이 바람직하다. 내담자의 우울, 불안 등의 정서적 특성이 학습에 미친 영향을 평가하기 위해서는 심리적 건강성 또는 내담자의 기질적 특성을 파악하는 것도 요구된다. 이를 위해서는 표준화된 검사뿐만 아니라 투사검사도 활용하는 것이 바람직하다.

**표 35-3. 학습상담을 통해 수집해야 하는 정보**

- 학습과 관련된 호소 문제
- 학습상담을 통해 변화하기를 기대하는 것
- 최근 시험에서의 과목별 성적 및 석차
- 성적 및 석차의 변화 추이
- 현재의 공부 방법(학원, 과외, 학습지 등을 포함)
- 형제들의 학습 태도 및 성적
- 학교나 교사에 대한 태도
- 교우관계

### ③ 상담 목표의 설정

학습 상담에서의 상담 목표 설정하기란 매우 중요한 문제이다. 일반적으로 학습 상담의 목표는 '학업과 관련된 적응적 행동의 증가와 그로 인한 성취도 향상'이라 할 수 있다. 하지만 대부분의 학부모는 물론 청소년 내담자도 '성적 향상'만을 상담의 목표로 삼고 짧은 시간 안에 그 목표가 이루어지기를 희망한다. 성공적인 상담을 위해서는 적응적 행동의 증가에도 관심을 기울여야 한다. 또한 구체적인 상담 목표를 설정할 수 있어야 한다. '공부를 재미있게 하고 싶다' '집중력을 높이고 싶다'와 같은 두루뭉술한 목표를 '매일 아침 9시 전 하루의 공부 계획을 세우고 밤 10시에 실천 여부를 평가한다'와 같은 구체적이면서도 도달 가능한 목표로 바꾸어 주는 것이 필요하다. 이를 위해 증가시켜야 할 행동과 감소시켜야 할 행동을 목록화하여 상담 목표를 단계적으로 설정하는 것이 바람직하다.

#### ④ 개입 전략 설정 및 개입

학습 문제의 원인 및 심각도에 따라 개입 전략은 차이가 난다. 개입 전략을 설정함에 있어 우선적으로 고려해야 할 것은 학습 문제가 개인 내적 문제에 의한 것인지 혹은 가족이나 또래, 학교와 같은 환경적 요인에 의한 것인지를 구분하는 것이다.

개인 내적 문제에서 기인하는 학습 문제의 경우, 인지, 정서, 행동적 요인으로 다시 구분하여 개입 전략을 설정할 수 있다. 낮은 지능이나 주의집중 능력과 같은 인지적 요인에 의해 유발된 학습 문제의 경우, 학습 결손 정도를 파악하여 결손을 메워 나갈 수 있는 체계적 학습 프로그램을 구성하여 실행할 수 있어야 한다. 이러한 학습자들은 일반적인 학습자들이 자연스럽게 습득하여 적용하고 있는 학습 전략을 모른 채 학습하고 있을 가능성이 높기 때문에 중심 내용 파악 전략이나 암기 전략과 같은 인지를 활용한 학습 전략을 가르칠 필요도 있다.

정서적 요인에서 기인한 학습 문제의 경우 학습으로 인해 경험했던 수치심, 좌절감, 분노 등에 공감적으로 반응하되, '자신이 무능해서' 혹은 '다른 누군가 때문에' 원하는 만큼의 성적을 얻지 못한 것이 아니라 '노력의 정도나 방법 때문'이었음을 깨닫도록 하는 것이 중요하다. 특히 자신의 인지적 무능을 감추기 위해 회피하는 방식으로 반응하는 학습자의 경우는 과거 절망적인 성적을 받았던 때의 구체적인 공부 방법을 탐색하여 방법에서의 문제점을 찾아 나가는 것이 필요하다. 이를 통해 '능력' 귀인을 '노력' 귀인으로 바꾸고 지능은 변화 가능한 것이라는 인식을 만들어 줄 경우 적절한 숙달 목표와 수행 접근 목표를 형성할 수 있다.

## 4 글을 마치며

청소년 상담은 크게 문제 해결과 예방, 성장이라는 세 가지 목표를 가진다. 즉, 청소년들이 겪는 부정적인 마음의 문제들을 보다 효과적이고 효율적으로 해결할 수 있도록 돕고, 이러한 문제가 발발하기 사전에 이를 예방할 수 있도록 도우며, 궁극적으로 보다 긍정적인 사고와 능력을 길러 건강한 발달을 돕는 것이다.

본 장에서는 정신건강 전문가의 청소년 상담에 대한 이해를 돕기 위하여 청소년 상담의 개념과 목표, 청소년 상담 이론과 실제 및 앞으로 청소년 상담 영역이 어떻게 진화해 가야 하는지를 진로상담과 학습상담 측면에 성찰하여 기술하였다. 본 장을 학습함으로써 지금까지의 청소년 상담에 대한 여러 가지 학문적, 제도적, 실천적 변화를 종합적으로 이해하고 향후 청소년 내담자를 대상으로 상담함에 있어서 걸맞는 성장과 배움을 기대한다.

## 참고문헌

김동일, 김은향, 김지연, 김형수, 박승민, 이명경, 이원이, 이은아, 이제경, 이주영, 정여주, 최수미, 최은영. 청소년 상담학 개론(Adolescent Counseling). 서울: 학지사; 2020.

김봉환, 강은희, 강혜영, 공윤정, 김영빈, 김희수, 선혜연, 손은령, 송재홍, 유현실, 이제경, 임은미, 황매향. 진로상담. 서울: 학지사;2013.

김봉환, 정철영, 김병석. 학교진로상담. 서울: 학지사;2006.

김춘경, 이수연, 이윤주, 정종진, 최웅용. 상담학 사전 = Encyclopedia of Counseling / 김 춘경 연구책임 ; 이수연 [외] 공동연구. 2016.

구본용. 청소년 상담 모형의 정립과 발전과제. 한국청소년상담원 9회 청소년상담학세미나, "한국에서의 청소년상담-미래와 전망". 2002.

박성수, 박재황, 황순길, 오익수. 청소년상담정책연구. 서울: 청소년 대화의 광;1993.

박재황, 남상인, 김창대, 김택호. 청소년상담교육과정개발연구. 서울: 청소년 대화의 광장;1993.

이성진. 청소년상담 발전의 방향과 과제. 제3회 청소년상담학세미나 자료집. 1996.

이재규, 김종운, 김현진, 박혜숙, 백미숙, 송재홍, 신을진, 유형근, 이명경, 이자영, 전명남 학 습상담. 서울: 학지사;2013.

이제경, 선혜연, 김선경. 대학생의 효율적 진로상담체계구축을 위한 진로문제 유형분류와 개 입방안. 한국기술교육대학교. KOREATECH-HRD연구센터. 2012.

한국청소년개발원. 청소년상담론. 서울: 교육과학사; 2004.

한국청소년상담원. 문제 유형별 상담 실적. 2004.

e-나라지표 http://www.index.go.kr/potal/main/EachDtlPageDetail.do?idx_cd=1600

Bandura, A. (1997). Self Efficacy. 박영신, 김의철 공역. 자기효능감과 삶의 질. 파주: 교육과 학사;2001.

Corsini, R. J., & Wedding, D. Current Psychotherapies. 김정희 역. 현대심리치료(제6판). 서울: 학지사;2004.

Friedberg, R. D., & McClure, J. M. Clinical practice of cognitive therapy with children and adolescents. Guilford Press. 정현희, 김미리혜 공역. 아동과 청소년을 위한 인지치료. 서울: 시그마프레스;2002.

Rogers, C. R., & Sanford, R. C. Client-centered psychotherapy. In H. I.1985.

Sharf, R. S. Applying Career Development Theory to Counseling (4th ed.). 이재창, 조붕환, 안희정 외 6인 역. 진로발달 이론을 적용한 진로상담(제4판). 서울: 아카데미프레스;2008.

Williamson, E. G. How to counsel students. New York: McGraw-Hill;1939.

# 36 디지털 치료제
## Digital Therapeutics

박민현

정신의학 분야는 디지털 치료제(digital therapeutics)가 가장 활발하게 적용되리라 기대되는 분야이다. 이 장에서는 디지털 치료제의 전반적인 개념 및 청소년 정신의학 영역에서의 디지털 치료제의 현황 등을 살펴보도록 하겠다.

## 1 디지털 치료제(Digital Therapeutics)의 정의 및 종류

### 1) 디지털 치료제의 개념

디지털 치료제는 디지털 기술 기반으로 질병 예방, 관리, 치료의 목적을 가지고 환자에게 직접 적용되는 근거기반(evidence-based)의 소프트웨어 제품(DTA 2018)을 의미하며 원격의료(telemedicine)와 함께 비대면 의료의 한 축을 이룬다. 기존 치료제에 비해 개발에 소요되는 시간과 비용이 크게 단축되며, 데이터 기반의 개별화된 치료에 대한 접근성을 높일 수 있다는 장점이 있다.

디지털 치료제는 인허가 분류체계상으로는 의료기기로 분류되지만, 소프트웨어를 통하여 기존 의약품과 유사한 치료 기능을 제공한다는 측면을 고려한다면 의약품에 가깝다고도 볼 수 있다. 디지털 치료제는 제1세대 치료제인 알약이나 캡슐, 제2세대 치료제인 항체, 세포 등에 이어 제3세대 치료제로 주목받고 있다.

〈표 36-1〉에 기존 제1, 2세대 치료제와 제3세대 치료제인 디지털 치료제의 공통점과 차이

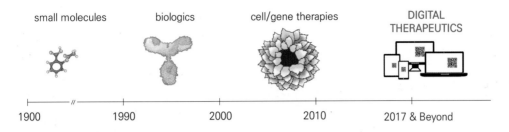

**그림 36-1. 기술발전에 따른 신약(의약품) 개념의 변화**

(InCrowdNow 2018)

**표 36-1. 기존 제1,2세대 치료제와 제3세대 디지털 치료제의 비교**

| | | 기존 치료제 | 디지털 치료제 |
|---|---|---|---|
| 공통점 | | 특정질환에 대한 치료효과가 임상시험을 통해 객관적으로 검증된 치료제로서 의사가 처방(OTC의 경우 의사 처방 없이 사용 가능) | |
| 차이점 | 개발기간 및 비용 | 인허가 및 임상시험 과정에서 오랜 시간 소요<br>개발 원가가 높음 | 비교적 짧은 시간내에 개발 가능<br>개발 비용 및 서비스 제공 단가 낮음 |
| | 모니터링 | 진료시간외에는 환자상태 모니터링 불가 | 24시간 및 실시간 환자상태 모니터링 가능 |
| | 부작용 | 독성 및 부작용 있음 | 독성 및 부작용 없음 |
| | 데이터 | 환자데이터 수집, 관리, 저장 어려움 | 환자데이터 맞춤 분석 가능<br>(환자 스스로 데이터 수집, 관리) |

OTC, over-the-counter
(한국보건산업진흥원 2019) 자료 재구성

점이 요약되어 있다.

## 2) 디지털 치료제의 종류

디지털치료제 얼라이언스 DTA (Digital Therapeutics Alliance)는 미국 등 9개국에서 디지털치료제를 개발하는 산업체들의 비영리협회이다. Akili, Pear Therapeutics, Big Health, Propeller, Omada 등의 디지털 치료제에 특화된 신생 업체뿐 아니라 Norvatis, Sanofi, Otsuka, Merck 등 글로벌 제약사 등 총 28개 업체가 참여하고 있다. DTA는 디지털 치료제의 종류를 〈표 36-2〉와 같이 독립형(standalone), 증강형(augment), 보완형(complementary)으로 구분하고 있으며, 사용 목적에 따라 〈표 36-3〉과 같이 건강관리(wellness)제품, 질병 예방 및 만성질환 관리, 복약최적화, 질병치료로 구분하고 있다.

**표 36-2. 디지털 치료제의 종류**

| 구분 | 내용 |
|---|---|
| Standalone (독립형) | 다른 약물의 개입 없이도 독립적으로 질병을 치료하도록 설계된 것으로, 기존 치료제를 대체하여 단독으로 사용할 수 있고, 다른 치료와 병행하여 사용될 수 있음. 주로 인지행동치료(CBT)에 사용되는 모바일 앱이 대표적임. |
| Augment (증강형) | 기존 약리학적 치료요법과 병용하여 치료효과를 강화하기 위해 만들어진 치료제로 일반적으로 당뇨병과 같은 만성질환 치료 효과 향상을 지원함 |
| Complementary (보완형) | 기존 치료법을 보완하도록 설계된 디지털 방식으로, 치료약물과 함께 자가건강상태 관리를 개선시키며 질병의 중요요인인 비만, 고혈압 등과 관련된 행동패턴 및 생활습관을 관리함. |

(GlobalData 2019) 자료 재구성

**표 36-3. 디지털 치료제의 사용 목적별 분류**

| 분류 | 건강관리 제품 (wellness제품) | 질병 예방 및 만성질환 관리 | 복약최적화 | 질병 치료 |
|---|---|---|---|---|
| 인허가 | 규제기관 재량 | 안전성, 유효성 검증 및 규제기관 인허가 | | |
| 제품효과 | 질병, 장애에 대한 의학적 효능 주장 없음 | 경, 중도 위험 효능 주장(예: 질병 진행률 억제) | 중, 고도 위험 효능 주장(예: 병행 치료제의 효과 증대) | 중, 고도 위험 효능 주장(예: 직접적 임상 유효성 주장) |
| 임상근거 | 임상시험을 통한 근거 기반 치료효과 입증 | | | |
| 처방 | 의사처방불필요 | 의사처방필요 또는 일반의약품(OTC) | | 의사처방필요 |
| 기존 치료제와의 관계 | 독립사용/병용 | 독립사용/병용 | 반드시 병용 | 독립사용/병용 |

OTC: over-the-counter
(DTA 2018) 자료 재구성

디지털 치료제는 특정 질병 또는 장애를 대상으로 하며 근거기반 치료를 위해 기존 의약품처럼 임상시험을 통해 치료효과를 검증 받고 규제기관의 인허가를 거쳐 대부분 의사의 처방을 통해 환자에게 제공되며 보험 적용 또한 가능하다는 점에서 웰니스(wellness) 기기 등의 기타 디지털 헬스케어 제품과 차이가 있다. 디지털 치료제는 인허가 분류체계 상으로는 의료기기 관련 소프트웨어 중 하드웨어를 동반하지 않는 소프트웨어 의료기기(SaMD, Software as a Medical Device)의 한 종류로 분류 된다(Orthogonal 2019).

## 2 청소년 정신 영역의 대표적 디지털 치료제 상품 및 효과성 기전

정신의학 분야는 행동 중재(behavior intervention)를 통한 치료효과 개선이 큰 분야이고 기존 제약사들이 신약 개발에 실패를 거듭하고 있는 분야로서(한국산업기술평가관리원 2020) 현재 개발되고 있는 디지털 치료제 제품 파이프라인에서 절대 다수를 차지하고 있다(DTA 2018).

또한 정신의학 분야는 장기 치료가 필요한 경우가 많으며 치료에 많은 노동력과 비용을 투자하여야 하는 경우가 많아 앞으로도 디지털 치료제의 개발 및 수요가 지속적으로 이루어질 것으로 전망되는 분야이다.

현재 해외에서 승인 또는 가승인을 받은 정신건강의학과 영역(노인 및 치매 관련 제외)의 대표적인 디지털 치료제는 〈표 36−4〉와 같다.

소아청소년, 젊은 성인을 타깃으로 한 정신의학 분야의 디지털 치료제는 인지적 접근 방식의 상담과 행동 교정을 결합한 인지행동치료 중심(cognitive behavioral therapy, CBT)의 치료제 개발이 주를 이루고 있다. 한편, 비디오 게임의 방식을 통해 흥미유발, 동기 유발을 하는 형태의 게임형 치료제 개발도 활발한데 아이러니하게도 이러한 소아청소년 대상의 비디오게임형 디지털 치료제는 노인 대상의 인지기능 저하 방지 및 치료를 목적으로 한 기능성 게임의 효과성에 주목하게 되면서 이를 중요한 근거중의 하나로 하여 개발에 박차를 가하게 되었다.

그 중 인지행동치료 방식, 게임 방식, 전자 알약 방식의 대표적 디지털 치료제인 reSET, EndeavorRx, Abilify MyCyte 및 현재 개발 중인 Cognoa에 대해 살펴 보겠다.

### 1) 리셋(reSET) − 인지행동치료 방식의 디지털 치료제

세계 최초의 디지털 치료제 리셋(reset)은 2017년 9월 미국 FDA로부터 환자 치료 용도로 첫 판매허가를 받았다. 리셋은 총 399명의 약물 중독자에게 12주 동안 실시한 임상시험을 통해 치료 순응도를 향상시키는 것을 입증하였다. 리셋은 별도의 하드웨어 기기 없이 애플리케이션만으로 인지행동치료(CBT)를 수행할 수 있도록 개발되었는데, 텍스트 및 애니메이션 등 다양한 컨텐츠를 통해 인지행동 치료를 제공한다. 의사에 의해 리셋이 처방되면 환자는 자신의 휴대폰에 리셋을 설치하고 인지행동치료를 시작하게 된다.

**표 36-4. 해외에서 승인 받은 정신건강의학과 영역의 대표적인 디지털 치료제**

| 제품명 | 기업/연구소 | 대상 질병 및 사용목적 | 대상 연령 | FDA승인여부 및 승인일자 |
|---|---|---|---|---|
| EndeavorRx FDA (2020) (Mueller 2020) | Akili Interactive | ADHD 치료용 게임 AKL-T01(FDA)<br>– 소아 주의력결핍과잉행동장애(ADHD)<br>– 8-12세 ADHD 환자 치료를 위한 게임 기반 치료제<br>*최초로 FDA 허가된 게임 형태 디지털치료제 | 8-12세 | ○<br>2020.06.15 |
| reSET (Vlagsma, Duits et al. 2020) | Pear Therapeutics | 약물남용 억제를 위한 중독 치료 모바일 앱<br>– 알코올 및 약물 중독(opioid 제외)<br>– 약물 중독 치료를 위한 인지행동치료 (CBT) 디지털 앱(기존 약물 및 관리치료와 병행하여 12주 처방)<br>*최초로 FDA 허가된 디지털 치료제 | 18세 이상 | ○<br>2017.09.14 |
| reSET-O (Wang, Gellings Lowe et al. 2021) (Velez, Colman et al. 2021) (Maricich, Xiong et al. 2021) (Thommen, Pfeuty et al. 2015) (Maricich, Bickel et al. 2021) | Pear Therapeutics | 오피오이드 사용장애 치료제<br>– opioid(마약류 진통제) 중독<br>– opioid중독 치료를 위한 인지행동치료 (CBT) 디지털 앱(기존 약물 및 관리치료와 병행하여 12주 처방) | 18세 이상 | ○<br>2018.12.10 |
| Somryst (Morin 2020) | Pear Therapeutics | 불면증 치료앱<br>– 불면증<br>– 만성불면증 치료를 위한 인지행동치료 (CBT) 디지털 앱(9주 처방) | 22세 이상 | ○<br>2020.03.26 |
| Abilify Mycite (Drugs.com 2020) (Administration 2018) | Proteus Digital Health | 조현병 치료 알약에 특수 센서 내장<br>– 조현병, 양극성장애 제1형, 주요우울증의 부가적 치료<br>– 항정신병 약물인 aripiprazole에 센서를 삽입하여 환자의 약물 복용과 그에 따른 상태를 모니터 할 수 있는 패치와 앱을 포함하는 시스템 | 24세 이상 | ○<br>2017.11.13 |
| FreeSpira (Tolin, McGrath et al. 2017) (Kaplan, Mannarino et al. 2020) (FDA 2018) | Palo Alto Health Sciences | 디지털 앱을 통해 외상 후 스트레스 장애 치료<br>– 외상후스트레스장애(PTSD)<br>– 외상후스트레스장애 증상을 치료하기 위한 디지털 앱 (4주 처방) | 18세 이상 | ○<br>2018.08.23 |

| 제품명 | 기업/연구소 | 대상 질병 및 사용목적 | 대상 연령 | FDA승인여부 및 승인일자 |
|---|---|---|---|---|
| Nightware Kit (Cairns 2020) (O'Keefe 2020) (Dougherty 2020) | Nightware | 애플워치 플랫폼 상의 앱으로 트라우마성 악몽을 치료<br>- 외상후스트레스장애(PTSD)<br>- 사용자의 수면 패턴을 학습한 후, 심장박동과 움직임을 통해 사용자가 악몽을 꾸고 있는지 여부를 판단, 잠에서 깨지 않을 정도의 진동으로 악몽을 간섭함. | 22세 이상 | ○<br>2020.11.06 |
| Sleepio (Elison, Ward et al. 2017) | Big Health | 수면장애 치료 온라인 상담프로그램 | 18세 이상 | ×<br>유럽<br>CE인증 |
| Deprexis (Twomey, O'Reilly et al. 2020) | GAIA | 우울증<br>우울증치료를 위한 인지행동치료(CBT) 디지털치료제(10주 처방) | 18세 이상 | 임시적 승인 |
| Vorvida (Zill, Christalle et al. 2019) | (US rights acquired by Orexo) | 알코올 문제 개선을 위한 온라인 플랫폼<br>- 알코올 사용장애(그러나 진단을 필요로 하진 않음)<br>- 인지행동치료(CBT) 기반 개입, 구입에 따라 180일 액세스 가능하나 사용 기간 및 빈도는 자율에 맡김<br>- AI 기반으로 개인화됨 | 18세 이상 | 임시적 승인 |
| PEAR-004 (Therapeutics 2020) | Pear Therapeutics | 조현병 양성 증상 개선을 위한 치료앱<br>- 비전형 약물치료와 병행<br>- 가장 최근RCT 결과 플라시보 앱과 유의한 차이 없었음 | 18-65세 | 임시적 승인 |

출처: mHealthSpot 2018

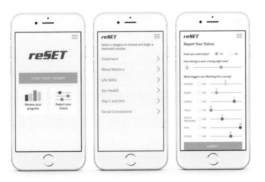

그림 36-2. Pear Therapeutics의 리셋

출처: mHealthSpot 2018

알코올 및 약물사용장애 치료제인 reSET에 이어 오피오이드에 특화된 reset-O가 2018년 FDA승인되었다(Wang 등 2021).

## 2) EndeavorRx - 게임 방식의 디지털 치료제

EndeavorRx는 주의력결핍과잉행동장애(Attention-Deficit/Hyperactivity Disorder, ADHD) 디지털 치료제로 2020년 6월 FDA 승인을 받음으로써 의사의 처방을 받고 치료제로 사용되는 최초의 게임이 되었다. 환아가 게임을 처방 받으면 태블릿 PC에 게임 앱을 설치하고 외계인을 조종하는 게임을 하는 것인데 하루에 25분, 주 5일, 4주간 게임을 하게 된다. 게임을 하는 동안 주의력 결함에 관계되는 시상-피질 시스템의 교란(thalamo-cortical dysfunction)을 개선시킴으로써 효과가 나타난다는 것이 하나의 치료 기전일 수 있음이 제시되었다 (Anguera 등 2017).

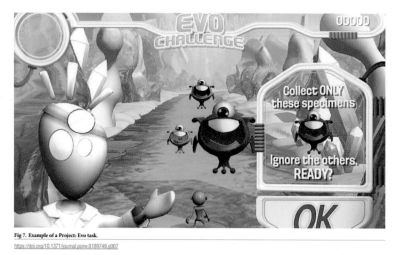

Fig 7. Example of a Project: Evo task.
https://doi.org/10.1371/journal.pone.0189749.g007

출처: EndeavorRx 2020

EndeavorRx training은 주의력결핍과잉행동장애와 일반어린이(typically developing children) 모두에서 spatial working memory의 향상을 보였으며 주의력결핍과잉행동장애 증상이 심할수록 개선 정도가 큰 것으로 나타났다(Davis 등 2018).

게임형 치료제의 효과성이 인정 받으려면 단순 개입 전후 비교뿐 아니라 전이효과(transfer effect)에 대한 평가가 있어야 하는데 전이효과는 1) 훈련을 한 인지기능 이외의 다른 인지기능도 개입을 통해 향상, 2) 훈련이 끝난 이후에도 치료효과가 지속 되는 것으로 판단할 수 있다

(Aldao 등 2010 ; McLaughlin 등 2011 ; Lim 등 2012 ; Oei와 Patterson 2014). Oei와 Patterson은(Oei와 Patterson 2014) 직접적으로 훈련을 한 인지기능과 유사한 인지기능까지만 향상되는 것을 near transfer effect, 밀접하게 관련되지 않은 인지기능까지 향상시키는 것을 far transfer effect로 분류하였다. EndeavorRx 외에도 ATENTIVmynd, REThink, Mindlight, Mightier, RECOGNeyes, SPARX 등의 소아청소년 대상의 게임형 디지털 치료제가 개발 중이거나 개발 완료되었으나 near transfer effect를 초과하여 far transfer effect까지 보인다는 보고는 없으며(David, Cardoş et al. 2019, McDermott, Rose et al. 2020) EndeavorRx는 훈련 9개월 후에도(Anguera 등 2017) MindLight는 6개월 후에도 효과성이 유지(Schoneveld 등 2018)된다는 연구 결과가 나오기는 하였으나 게임형 디지털 치료제의 효과성이 장기적으로 유지된다고 할 수 있는 근거도 아직 부족한 실정이다.

### 3) Abilify MyCite

Abilify MyCite는 기존 아빌리파이정에 소화 가능하도록 특수 제작한 칩을 내장하였다. 조현병 환자들이 복약을 거부하는 경우가 많다는 점에 착안하여 개발이 시작되었는데 환자가 Abilify MyCite를 복용하게 되면 약제에 탑재된 칩이 위산에 녹으면서 스마트폰으로 신호를 보내는 방식을 통해 보호자 또는 의료진이 환자의 복약 순응도를 객관적으로 확인할 수 있는 방식이다. 2017년 11월에 FDA의 승인을 받았다(FDA 2018).

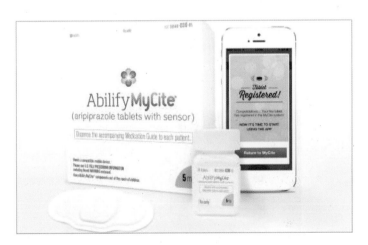

그림 36-3. Abilify MyCite 전자알약
출처: Mycite 2019

## 4) Cognoa

회사명이자 제품명인 Cognoa는 자폐를 비롯한 다양한 발달장애(neurodevelopmental disorders)를 조기에 진단할 수 있도록 하여(아래 그림 참조) 보호자를 돕는 것을 목표로 개발 중인 치료제이다. 아직 FDA승인을 받은 상태는 아니며 효과성에 대해서도 여러 논란이 있는 상태이다(Furfaro 2018).

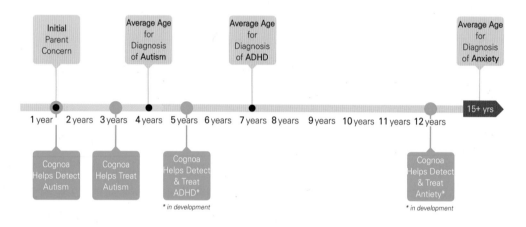

출처: Cognoa 2020

Cognoa는 미국 스탠퍼드대 연구진과 공동으로 구글 글래스(Google Glass)를 사용하여 자폐증이 있는 아동들이 다른 사람의 감정을 파악할 수 있도록 도움을 주는 연구를 진행 중이다(Furfaro 2019).

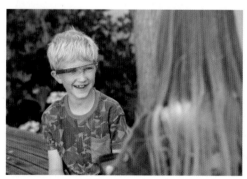

출처: Furfaro 2019

## 3 디지털 치료제의 현황과 전망, 향후 과제

### 1) 글로벌 디지털 치료제 시장

디지털 치료제 시작은 크게 행동 교정(behavior management), 만성질환관리(chronic condition management), 처방준수(medication adherence support), 데이터 수집(data gathering and analysis) 등 4가지 분야로 구분할 수 있는데, 가장 큰 규모를 보이는 분야는 행동 교정으로 전체 시장의 31%를 차지한다(이현경 2019). 글로벌 디지털치료제 시장은 미국, 유럽을 중심으로 급격하게 성장하여 아시아, 태평양 지역에 이르기까지 광범위하게 성장세를 나타내고 있으며 정신의학 분야도 가파른 연평균 성장률을 지속해 나갈 것으로 예상되는 대표적인 분야이다. 글로벌 디지털 헬스케어 시장은 2018년 1,420억 달러 규모로, 2020년에는 2,000억 달러를 넘어설 것으로 전망된다(문세영 2018).

미국은 의료보험 체계가 사보험 중심으로 되어있으므로 미국 정부는 민간 중심의 디지털 헬스케어 R&D 활성화를 규제혁신을 통하여 유도하려는 입장을 취하고 있다.

미국 FDA는 디지털 기술 규제에 대한 효율적 접근 필요성을 강조하는 Digital Health Innovation Action Plan을 2017년 7월 발표하여 디지털 헬스 제품에 대한 규제 완화 방안을 밝혔다(FDA 2017). 이어 COVID −19와 함께 우울, 불면 등 정신건강이 악화하고 있는 현실에서 정신건강 치료에 대한 접근성을 높이고자 2019년 Enforcement Policy for Digital Health Devices for Treating Psychiatric Disorders During the Coronavirus Disease 2019 (COVID−

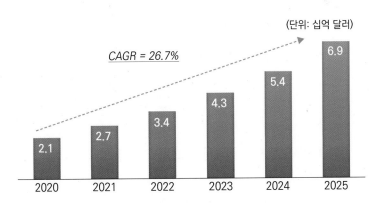

**그림 36-4. 2020-2025 글로벌 디지털치료제 시장규모 및 전망**

(CAGR, compound annual growth rate, 연평균 성장률)
자료: Research and Market, 한국바이오경제연구센터(2020.05.) 자료를 기반으로 재작성
출처: 한국바이오경제연구센터 2020

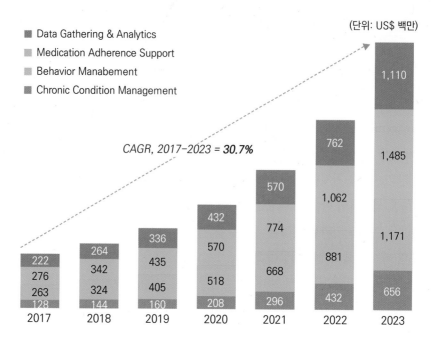

그림 36-5. **디지털치료제 분야별 시장 규모 및 전망**

출처: KOTRA 2019

19) Public Health Emergency를 발표하여 COVID-19 유행 기간 동안 한시적으로 FDA의 승인없이 정신건강영역의 디지털 치료제를 시판할 수 있도록 허가하였다(FDA 2020).

영국의 경우 디지털 헬스 케어 관련 구체적인 정책을 NHS (National Health Systems)를 통해 추진하고 있는데 디지털 혁신 기술을 활용하여 영국의 공공 보건이 직면하고 있는 COVID-19 유행 및 장기 치료 대기 등의 문제점을 해결하고자 하는 입장을 취하고 있다(NHS 2021).

## 2) 국내 현황

국내에서 아직 허가를 받은 디지털 치료제는 없지만 스타트업을 중심으로 임상시험 진행 중이다. 2021년 정부 R&D 예산 중 한국판 뉴딜의 '디지털 뉴딜' 비대면 산업 지원의 일환으로 디지털 치료제 개발 지원 예정이다(과학기술정보통신부 2021).

제도적으로는 '의료기기산업 육성 및 혁신 의료기기 지원법(의료기기 산업법)'을 통해 신속한 식약처 인허가와 신의료기술평가제도의 혁신의료기술 평가를 통한 시장 진출이 예상된다.

혁신의료기기로 지정되면 다른 의료기기에 비해 심사단계에서 특례가 제공되는데 디지털치료제의 경우 혁신의료기기군 중 '첨단기술군'에 포함될 수 있다.

## 3) 디지털 치료제의 명암, 추후 발전 방향

디지털 기술은 오늘날 이미 우리 생활 속에 깊숙하게 자리하고 있으며 디지털 기술 없이는 하루도 살아가기 어려운 세상이 되었다. 이에 의료 역시 디지털 기술과의 연결고리에서 분리하여 생각하기 어려우리라는 것은 명약관화하다. 순환기내과 의사이자, 디지털 의료의 선구자로서 npj Digital Medicine을 창간한 Eric J. Topol은 '미래에 디지털 의료가 성공적으로 정착한다면 디지털 의료라는 용어가 별도로 쓰일 필요도 없이 그냥 의료라고 부르게 될 것이다. 그렇다면 우리는 npj Digital Medicine과 같은 디지털 의료만을 다루는 저널이 더 이상 필요하지 않게 될 것이다' 라고 하였다(Sheth, 2021).

그러나 현재는 디지털 기술이 의료계로 스며 들어가는 과도기적 시점으로서 어떠한 방향으로 디지털 기술을 수용하고 규제할 것이냐는 매우 중요한 문제이다.

디지털 치료제는 접근성이 우수할 뿐 아니라 저비용, 저위험이라는 명백한 장점이 존재한다.

그럼에도 불구하고 여러가지 논란의 여지 및 고려해야 할 사항들이 있는 것이 사실이다.

첫째로, 현재로서는 객관적인 효과성의 입증이 부족한 상태로서 추가적인 효과성 검증이 절실하게 필요하다. 일례로, 게임형 디지털 치료제의 경우 단기 효과성 지표 이외에도 전이성(transfer effect, 치료 지속성 및 인접 기능으로의 효과 확산)이 검증되어야 할 것이다. 디지털 치료제는 '개인화된(personalized)' 치료를 강조하고 있다. 그러나 현재의 디지털 기술로서 감별 분류해내기 어려우나 치료에 분명히 영향을 미칠 수 있는 개별적 특성에 의한 교란효과(confounding effect)를 배제하기 어렵다.

둘째, 디지털 치료제는 환자의 실사용 임상데이터(RWD, real world data)를 수집하게 된다. 이를 통하여 의료진과 환자 간의 소통을 원활하게 하고 의료 데이터를 환자 눈높이에 맞추어 가시화 함으로써 환자 스스로 능동적인 건강 관리를 할 수 있게 할 수 있으며, 수집된 빅데이터와 인공지능을 결합하여 질병 진단 및 예방, 효율적 치료의 목적으로 활용할 수 있다는 장점이 있다. 반면, 보안 및 개인정보관리에 대한 우려 또한 커질 수 있다.

마지막으로, 디지털 기술이 빠르게 발전하는 것에 발 맞추어 규제기관도 전문성을 가지고 유연하게 변화해야 한다. 이는 다각적인 관점에서 고려하여야 할 부분들이 있는데, 빠르게 변화하는 디지털 기술을 신속하게 도입하기 위해서는 규제기관이 전통적 방식의 규제 방식에서 벗어나 현실적인 규제 완화가 필요하기도 하지만, 규제기관 자체의 전문가 양성 등을 통하여 보다 전문성을 갖추고 실효적으로 디지털 치료제를 검증해야 할 능력과 인프라를 갖추어야 할 필요성이 있다. 디지털 치료제 개발 과정이 저비용, 저위험 구조이므로 진입장벽이 낮다고 판단하여 충분한 준비나 전문성을 갖추지 못한 기업들이 규제 완화를 틈타 무분별하게 부실한 디지털 치료제품을 양상해 낸다면 결국 피해는 고스란히 환자들의 몫이 될 것이고 디지털 치료제에 대한 불신이 커질 수 있다. 나아가, 기존의 웨어러블 기기 시장이 급격하게 성장했다 쇠퇴한 것처럼 디지털 치료제 시장이 유행처럼 빠르게 쇠퇴해 버리고 말지도 모를 일이다.

## 참고문헌

과학기술정보통신부. 과학기술정보통신부 2021년도 업무계획. 2021.

한국바이오협회 한국바이오경제연구센터. 디지털 의료(Digital Medicine) – 헬스케어의 경계를 확장하다. 2018.

이련경. 디지털 테라퓨틱스 시대의 도래. [cited 2021 March 12] Available from URL : https://news.kotra.or.kr/user/globalAllBbs/kotranews/album/2/globalBbsDataAllView.do?dataIdx=172711.

한국보건산업진흥원. KHIDI 바이오헬스 리포트. 2019.

한국산업기술평가관리원. KEIT PD issue report. 2020.

Administration, U. S. F. a. D. Drug approval package: Abilify MyCite (aripiprazole). [cited 2021 March 9] Available from URL : https://www.accessdata.fda.gov/drugsatfda_docs/nda/2017/207202Orig1s000TOC.cfm.

Aldao, A., Nolen-Hoeksema, S., Schweizer, S. Emotion-regulation strategies across psychopathology: A meta-analytic review. Clinical Psychology Review 2010;30: 217-37.

Anguera, J. A., Brandes-Aitken, A. N., Antovich, A. D., Rolle, C. E., Desai, S. S., Marco, E. J. A pilot study to determine the feasibility of enhancing cognitive abilities in children with sensory processing dysfunction. Plos One 2017;12: e0172616.

Cairns, E. Prescription apps take off during lockdown. [cited 2021 March 11] Available from URL: https://www.evaluate.com/vantage/articles/news/policy-and-regulation/prescription-apps-take-during-lockdown.

Cognoa. [Cited March 12] The current system is broken. Available from URL: https://cognoa.com/providers/.

David, O. A., Cardoș, R. A. I. , Matu, S. Is REThink therapeutic game effective in preventing emotional disorders in children and adolescents? Outcomes of a randomized clinical trial. European Child & Adolescent Psychiatry 2019;28:111-22.

Davis NO, Bower J, Kollins SH. Proof-of-concept study of an at-home, engaging, digital intervention for pediatric ADHD. PLoS One 2018;13(1):e0189749.

Digital Therapeutics Alliance Digital therapeutics: Combining technology and evidence-based medicine to transform personalized patient care. [cited 2021 March 15] Available from URL :https://www.digital.health/digital-therapeutics.

Dougherty, C. NightWare receives FDA marketing permission for first and only medical device to reduce sleep disturbances related to PTSD-associated nightmares in adults. [cited 2021 March 11] Available from URL : https://www.businesswire.com/news/home/20201110005434/en/NightWare-Receives-FDA-Marketing-Permission-for-First-and-Only-Medical-Device-to-Reduce-Sleep-Disturbances-Related-to-PTSD-Associated-Nightmares-in-Adults.

Drugs.com. Abilify discmelt (oral). [cited 2021 March 9] Available from URL : https://www.drugs.com/cons/abilify-discmelt.html.

Elison, S., Ward, J., Williams, C., Espie, C., Davies, G., Dugdale, S., et al. Feasibility of a UK community-based, eTherapy mental health service in Greater Manchester: Repeated-measures and between-groups study of 'Living Life to the Full Interactive', 'Sleepio' and 'Breaking Free Online' at 'Self Help Services'. BMJ Open 2017;7:e016392.

FDA. Digital health innovation action plan. 2017.

FDA. De novo classification request for EndeavorRx. [cited 2021 March 9] Available from URL : https://www.accessdata.fda.gov/cdrh_docs/reviews/DEN200026.pdf.

FDA. Enforcement policy for digital health devices for treating psychiatric disorders during the coronavirus disease 2019(COVID-19) public health emergency. [cited 2021 March 9] Available from URL : https://www.fda.gov/regulatory-information/search-fda-guidance-documents/enforcement-policy-digital-health-devices-treating-psychiatric-disorders-during-coronavirus-disease.

FDA. Freespira FDA summary file. [cited 2021 March 9] Available from URL : https://www.accessdata.fda.gov/cdrh_docs/pdf18/K180173.pdf.

Furfaro, H. Doubts, confusion surround Cognoa's app for autism diagnosis. [cited 2021 March 14] Available from URL : https://www.spectrumnews.org/author/hfurfaro/.

Furfaro, H. Tech firm's 'Superpower glass' for autism not so super, experts say. [cited 2021 March 14] Available from URL : https://www.spectrumnews.org/news/tech-firms-superpower-glass-autism-not-super-experts-say/.

GlobalData. (2019). Digital therapeutics(DTx) and their impact on healthcare. [cited 2021 March

12] Available from URL : https://store.globaldata.com/report/gdhcht025--digital-therapeutics-and-their-impact-on-healthcare/.

Kaplan, A., Mannarino, A. P., Nickell, P. V. Evaluating the impact of freespira on panic disorder patients' health outcomes and healthcare costs within the allegheny health network. Applied Psychophysiology Biofeedback 2020;45:175-81.

Lim, C. G., Lee, T. S., Guan, C., Fung, D. S., Zhao, Y., Teng, S. S., et al. A brain-computer interface based attention training program for treating attention deficit hyperactivity disorder. Plos One 2012;7:e46692.

Maricich, Y. A., Bickel, W. K., Marsch, L. A., Gatchalian, K., Botbyl, J., Luderer, H. F. Safety and efficacy of a prescription digital therapeutic as an adjunct to buprenorphine for treatment of opioid use disorder. Current Medical Research and Opinion 2021;37:167-73.

Maricich, Y. A., Xiong, X., Gerwien, R., Kuo, A., Velez, F., Imbert, B., et al. Real-world evidence for a prescription digital therapeutic to treat opioid use disorder. Current Medical Research and Opinion 2021;37:175-83.

McDermott, A. F., Rose, M., Norris, T., Gordon, E. A novel feed-forward modeling system leads to sustained improvements in attention and academic performance. Journal of Attention Disorders 2020;24:1443-56.

McLaughlin, K. A., Hatzenbuehler, M. L., Mennin, D. S., Nolen-Hoeksema, S. Emotion dysregulation and adolescent psychopathology: A prospective study. Behaviour Research and Therapy 2011;49:544-54.

mHealthSpot. Magellan health to pilot PEAR Therapeutics' digital therapeutic reSET. [cited 2021 March 15] Available from URL : https://mhealthspot.com/2018/01/magellan-health-pilot-pear-therapeutics-digital-therapeutic-reset/.

Morin, C. M. Profile of somryst prescription digital therapeutic for chronic insomnia: overview of safety and efficacy. Expert Review of Medical Devices 2020;17:1239-48.

Mueller, N. (2020). FDA permits marketing of first game-based digital therapeutic to improve attention function in children with ADHD. [cited 2021 March 9] Available from URL : https://www.fda.gov/news-events/press-announcements/fda-permits-marketing-first-game-based-digital-therapeutic-improve-attention-function-children-adhd.

NHS. NHS Digital. [cited 2021 March 10] Available from URL : https://digital.nhs.uk/.

O'Keefe, L. FDA permits marketing of new device designed to reduce sleep disturbance related to nightmares in certain adults. [cited 2021 March 11] Available from URL : https://www.fda.gov/news-events/press-announcements/fda-permits-marketing-new-device-designed-reduce-sleep-disturbance-related-nightmares-certain-adults.

Oei, A. C., Patterson, M. D. Are videogame training gains specific or general? Frontiers in Systems Neuroscience 2014;8:54

Orthogonal. (2019). Software as a medical device(SaMD): What it is & why it matters. [cited 2021] Available from URL : https://orthogonal.io/insights/software-as-a-medical-device-samd-basics/.

Schoneveld, E. A., Lichtwarck-Aschoff, A., Granic, I. Preventing childhood anxiety disorders: Is an applied game as effective as a cognitive behavioral therapy-based program? Prevention Science 2018;19:220-32.

Sheth, S. Interview With Eric J. Topol, MD. [cited 2021 March 15] Available from URL: https://www.acc.org/Membership/Sections-and-Councils/Medical-Students/Section-Updates/2021/01/12/19/44/Interview-With-Eric-J-Topol-MD.

Pear Therapeutics. Study of efficacy of PEAR-004 in schizophrenia. [cited 2021 March 11] Available from URL : https://clinicaltrials.gov/ct2/show/NCT03751280.

Thommen, Q., Pfeuty, B., Schatt, P., Bijoux, A., Bouget, F. Y., Lefranc, M. Probing entrainment of ostreococcus tauri circadian clock by green and blue light through a mathematical modeling approach. Frontiers in Genetics 2015;6:65.

Tolin, D. F., McGrath, P. B., Hale, L. R., Weiner, D. N., Gueorguieva, R. A multisite benchmarking trial of capnometry guided respiratory intervention for panic disorder in naturalistic treatment settings. Applied Psychophysiology and Biofeedback 2017;42:51-8.

Twomey, C., O'Reilly, G., Bültmann, O., Meyer, B. Effectiveness of a tailored, integrative internet intervention (deprexis) for depression: Updated meta-analysis. Plos One 2020;15:e0228100.

Velez, F. F., Colman, S., Kauffman, L., Ruetsch, C., Anastassopoulos, K. Real-world reduction in healthcare resource utilization following treatment of opioid use disorder with reSET-O, a novel prescription digital therapeutic. Expert Review of Pharmacoeconomics & Outcomes Research 2021;21:69-76.

Vlagsma, T. T., Duits, A. A., Dijkstra, H. T., van Laar, T., Spikman, J. M. Effectiveness of ReSET; a strategic executive treatment for executive dysfunctioning in patients with Parkinson's disease. Neuropsychological Rehabilitation 2020;30:67-84.

Wang, W., Gellings Lowe, N., Jalali, A., Murphy, S. M. Economic modeling of reSET-O, a prescription digital therapeutic for patients with opioid use disorder. Journal of Medical Economics 2021;24:61-8.

Zill, J. M., Christalle, E., Meyer, B., Härter, M., Dirmaier, J. The effectiveness of an internet intervention aimed at reducing alcohol consumption in adults. Deutsches Arzteblatt International 2019;116:127-33.

# 37 스트레스 중재
## Stress management

손정우

## 1 서론

청소년들은 아동기 및 성인기와는 또다른 스트레스를 경험하는 것은 잘 알려진 사실이다. 스트레스를 조정하는 것은 신체 건강 면에서도 중요한데 스트레스가 면역계, 순환기계, 신경계에 모두 영향을 주기 때문이다. 궁극적으로, 인간의 몸은 생존을 하기 위해 스트레스가 심한 상황에서 적응을 하게 된다. 그러나 스트레스가 만성적으로 지속되면 이 영향으로 인해 신경계, 내분비계, 면역계 등에 과도한 부담을 주게 된다. 특히 스트레스에 대한 반응으로 시상하부에서 분비되는 부신피질자극호르몬방출인자(corticotropin−releasing factor, CRF)는 뇌하수체 전엽에 작용하여 부신피질자극호르몬(adrenocorticotrophic hormone, ACTH)을 분비하도록 유도하며, ACTH는 부신 피질에서 코티졸(cortisol)의 합성 및 분비를 촉진시킨다. 코티졸의 만성 자극은 결국 심혈관계의 과다한 활성을 일으키고 만성적인 면역 기능 저하를 일으킬 것이다. 또한, 스트레스 반응의 부산물 중 하나인 산화질소(nitric oxide)도 신체 건강에 큰 문제를 일으킨다. 그러나 신체가 이완 반응을 지속적으로 유지하게 되면, 결국 체내의 산화질소 농도가 떨어지면서 이것이 신체 건강의 보호 인자로 작용한다.

현대의 서양 의학에서, 스트레스 중재를 위해 이완 반응을 촉진하는 요법들은 '보완 대체 의학(complementary and alternative medicine)'으로 분류되고 있다(Stockburger와 Omar 2015). '보완'이라는 용어는 일반적인 주류 의학적 영역에 보조 적용되기는 하지만 아직 주류 의학 영역이라고 할 수는 없다는 것을 의미하며, '대체'라는 용어는 주류 의학적 방법 대신 적용될 수도 있다는 의미를 지닌다. 보완 대체 의학의 또다른 표현으로 심신 요법(mind and body practices)이란 표현을 들 수 있다. 깊은 호흡, 명상, 요가, 점진적 이완(progressive relaxation), 유도된 심상(guided imagery) 모두 보완 대체 의학으로 분류될 뿐만 아니라 심신 요법으로 분류될 수 있다. 특히 호흡 요법, 유도된 심상, 점진적 근육 이완 등은 인간의 몸에 자연적으로 형성되어 있는 이완 반응을 보다 더 잘 유도하기 위해 고안된 방법이라 할 수 있다.

최근 전 세계적으로 주목받고 있는 '마음챙김(mindfulness)'도 이러한 보완 대체 의학이라는 흐름의 일환에서 청소년의 스트레스 및 정서, 행동 조절의 한 방법으로 다루어지고 있다. 마음챙김을 임상적으로 적용한 대표적인 프로그램인 '마음챙김 기반 스트레스 완화(mindfulness-based stress reduction, MBSR)'(곽영숙과 문덕수 2020)의 명칭에서도 알 수 있듯이, 마음챙김은 스트레스 조절 및 중재와 관련하여 체계가 갖추어진 방법이라 할 수 있다. 마음챙김 기반 스트레스 완화의 창시자인 Kabat-Zinn에 의하면, 마음챙김이란 의식적으로 현재의 순간에 무비판적으로 주의를 기울이는 것으로 정의된다. 결국, 마음챙김은 명상(meditation)에 뿌리를 두고 있는 바, 원래는 종교적, 영적으로 고안된 전통적 사색 요법에서 기원한 것이다. 그러나 이러한 방법들은 현재 임상적으로 원래의 종교적, 영적 색채를 배제한 채로 이용되고 있다.

비록 마음챙김 관련 요법이 아니라 하더라도 청소년에게는 스트레스 중재를 위해 앞서 언급한 여러 이완 요법들이 이루어지고 있다. 아직은 대규모의 무작위 통제 연구(randomized controlled study, RCT)의 보고가 많지는 않지만, 이 방법을 따르지 않은 연구 중에서도 주목할 만한 결과들은 상당히 보고되고 있고, 최근에는 무작위 통제 연구 및 메타 분석까지도 이루어지고 있다. 최소한 성인에서는 증거 기반의 연구들이 늘어나고 있으므로(Varvogli와 Darviri 2011) 청소년에서도 증거 기반 연구들이 확산될 수 있다.

Stockburger와 Omar (2015)는 청소년에서의 스트레스 관리 형태로 초점적 주의(focused attention), 열린 관찰(open monitoring), 초월 명상(transcendental meditation), 신심 기법(body-mind technique), 심신 기법(mind-body technique)을 제시하였다. 또한 곽영숙과 문덕수(2020)는 아동 및 청소년에서는 체계적으로 조사되어 온 5가지 유형의 명상으로 집중명상('초점적 주의'의 또다른 표현이다), 통찰명상('열린 관찰'의 또다른 표현이다), 초월명상, 심신 기법, 신심 기법 등을 제시하였다. 이러한 분류를 이용하여 청소년의 스트레스 중재를 위한 보완 대체 의학적 요법들을 소개할 것이다.

## 2 초점적 주의(Focused attention)

마음챙김을 기초로 한 초점적 주의를 이용한 방법에는 주로 5가지 방법이 논의된다(Simkin 과 Black 2014). 첫 번째는 앞에서 언급한 마음챙김 기반 스트레스 완화(MBSR)로, 1990년에 Kabat-Zinn이 서양의 일반인들이 실시하기 쉽게 개발한 명상 기법이다. 두 번째는 마음챙김 기반 인지치료(mindfulness-based cognitive therapy, MBCT)이다. 세 번째는 Linehan(1987) 이 경계성 성격 장애의 치료를 위해 개발한 변증법적 행동 치료(dialectical behavioral therapy, DBT)이다. 네 번째는 수용 전념 치료(acceptance and commitment therapy, ACT)이다. 이 치료는 Hayes(1984)가 심리적 유연성을 증강시키기 위한 기법의 하나로 개발하였다. 다섯 번째는 마음챙김 기반 재발예방 프로그램(mindfulness-based relapse prevention)이다. 이것 은 물질 남용 환자의 치료를 위해 개발되었다(Bowen 등 2009). 초점적 주의는 때로는 집중 명 상(concentrateve meditation)으로 불린다. 곽영숙과 문덕수(2020)는 상기한 5가지 초점적 주 의 기법 중 대표적 기법인 마음챙김 기반 스트레스 완화(MBSR)와 마음챙김 기반 인지치료 (MBCT)를 이렇게 설명하였다.

### 1) 마음챙김 기반 스트레스 완화(MBSR)

MBSR 프로그램은 8-10주간의 마음챙김 훈련을 통해 참여자들이 자신들의 생각이나 감정 에 함몰되지 않고 객관적인 입장에서 사건 및 경험을 인식하여 스트레스를 감소시키는 방법 을 훈련하는 프로그램이다. Kavat-Zinn이 처음 개발하였을 때는 만성 통증과 스트레스 관련 질병을 가진 환자를 대상으로 시행되었으나, 현재는 적용 범위가 매우 넓어졌다. MBSR 프로 그램은 대부분 매주 1회, 약 2시간 이상, 8-10주 동안의 집단 치료로 진행되며 마음챙김 명상 (mindfulness meditation), 몸에 대한 자기 인식(self-awareness of the body), 요가(Hatha Yoga), 스트레스 상황에서 마음챙김을 통한 방어 등을 수행한다.

청소년에 대한 MBSR 프로그램의 효과는 많이 보고되고 있으며, 무작위 통제 연구도 점점 늘어나고 있다. Biegel 등(2009)은 14-18세의 정신건강의학과 외래 환자 102명을 대상으로 무 작위로 MBSR 프로그램 그룹과 일반 치료 유지 그룹으로 나누어 MBSR 프로그램의 효과를 비교하였는데, MBSR 프로그램 그룹은 1주 2시간 동안 MBSR을 실시하였으며 8주간 진행하 였다. 5개월 이후 MBSR 프로그램 그룹에서는 약 45%의 환자들에서 초기 정신과 진단의 진 단적 향상을 보인 반면 일반 치료 유지 그룹은 1명만이 진단적 향상을 보였으며, 전반적 기능

평가 척도에서도 MBSR 프로그램 그룹에서 유의한 향상을 보였다. 또한 12–25세의 우울증 환자를 대상으로 시행한 MBSR 프로그램의 무작위 통제 연구 18개를 메타 분석하였을 때, MBSR 프로그램을 시행한 우울증 환자는 MBSR 프로그램이 끝난 뒤에 실시한 우울증 평가에서 대조군에 비해 긍정적인 효과(moderate effect) 수준의 우울증 감소 효과를 보였다. 이 중 7개 연구는 추적 평가를 실시하였는데 이 결과에서는 MBSR 프로그램 그룹과 대조군 그룹 간의 우울증 감소 효과에서 유의한 차이를 보이지는 않았다. 단, MBSR 프로그램 기간을 8주 이상 오래 실시한 연구에서의 추적 평가에서의 효과는 치료 기간이 상대적으로 짧았던 MBSR 프로그램 연구보다 뚜렷하게 크게 나타났다. 따라서, MBSR 프로그램 기간을 충분히 오래 갖는 것이 청소년 우울증 치료에서 의미가 클 것임을 시사하였다.

청소년 우울증 이외의 영역에서의 MBSR 프로그램의 효과도 연구되고 있다. Sharma (2020)는 청소년 주의력결핍과잉행동장애에 methylphenidate 처방과 MBSR 프로그램의 병행이 주의력결핍과잉행동장애 치료에 유의한 효과를 줄 뿐만 아니라 methlyphenidate의 고용량 처방으로 인한 가족의 부담을 덜어줄 것이라 제안하였다. Bohat와 Singh (2020)는 비행 청소년들의 스트레스와 불안의 감소에 MBSR이 효과가 있으며, 이들의 삶의 질의 향상에도 기여할 수 있다고 하였다.

## 2) 마음챙김 기반 인지치료(MBCT)

MBCT 프로그램은 1991년 Teasdale에 의해 시행되었으며, 원래는 주요 우울장애의 병력이 있던 환자에서 재발을 막기 위해 개발되었다(Teasdale 등 1995). MBCT 프로그램은 기존의 인지행동치료에 마음챙김 명상 등의 기법을 도입해 개발된 프로그램으로, 스트레스 상황이 우울 삽화로 자동적으로 이어지는 과정을 억제하는 것을 목표로 한다. MBCT 프로그램을 시행할 때 참여자들은 부정적 자극에 대해 무비판적으로 받아들이고 그 감정에 몰입하는 것만은 아니다. 자극을 객관적으로 바라보게 됨으로써 덜 반응하는 방법을 터득하게 된다. 보통 MBCT 프로그램은 8주간, 주 1회 2시간씩 진행되나, 상당한 부분은 환자들이 치료 시간 외의 일상에서 마음챙김을 수행하는 것으로 이루어진다. 이 8주간의 MBCT 프로그램에서 참가자들은 자신의 생각과 감정이 현실을 정확하게 반영하는 것이 아니라 자신의 사고 안에서 이루어진 정신적, 내적 사건임을 인식할 수 있도록 배운다. 프로그램 참여자들이 부정적 경험 기억에 집중하도록 격려하고, 이어서 그 경험에 동반하는 감정들에 집중하고 이때의 신체감각들을 알도록 격려한다. 수 분 후에 3분 '숨쉬는 공간'을 갖도록 요청하는데 이때는 호흡에 집중

하고 몸과 마음에 무엇이 일어나는지 집중하도록 요청하는 것이다. 이후 이완된 상태에서 자신에게 이제 어떤 것이라도 다룰 수 있다고 말하고 다시 몸 전체에 집중한다. 이렇게 배운 3분 호흡 공간을 좋지 않은 기분이 생길 때마다 일상에서 사용하도록 격려하며 정식 훈련을 이상에 통합시키도록 격려한다.

청소년에 대한 MBCT 프로그램의 효과는 자주 보고되고 있다. Bögels 등(2008)은 주의력결핍과잉행동장애, 적대적 반항 장애, 품행 장애, 자폐 스펙트럼 장애 등을 진단받은 외현화 장애 청소년 및 부모를 대상으로 MBCT 프로그램을 시행한 결과 청소년들의 주의력, 자기 조절 능력, 마음챙김 수준의 향상 등이 나타났다고 하였으며, 청소년들 스스로 외현화 증상과 사회적 문제가 감소하였다고 보고하였다. Haydicky 등(2015)에 의하면 13–18세의 청소년 주의력결핍과잉행동장애를 대상으로 1주 1회 90분, 총 8주 동안의 MBCT 프로그램을 진행한 결과 청소년 주의력결핍과잉행동장애에서 부주의, 행동 문제, 또래 관계 문제의 감소 등이 나타났고 부모들의 양육 스트레스도 감소하였다. Ames 등(2014)은 12–18세의 청소년 우울증을 대상으로 한 MBCT를 진행하였으며, 그 결과 우울감의 현저한 감소와 걱정, 반추 등이 현저히 줄어들었다고 하였다. 청소년에 대한 MBCT의 연구는 국내에서도 많이 진행되고 있다.

### 3) 초점적 주의 기법들의 효과에 대한 메타분석

김경은과 김진숙(2015)은 국내 연구를 중심으로 메타 분석을 이용하여 마음챙김을 활용한 청소년 집단 프로그램의 효과가 성인 집단 프로그램의 효과와 어떤 차이를 보이는지를 조사하였다. 2004년부터 2015년까지 출간된 총 141편의 논문을 대상으로 조사한 결과를 요약하면 다음과 같다.

① 마음챙김을 활용한 집단 프로그램의 효과는 성인과 마찬가지로 청소년 집단에서도 효과가 큰 것으로 나타났다. 특히, 중학생과 고등학생 집단은 대학생 혹은 성인 집단에서보다 더 큰 효과를 보이는 것으로 나타났다. 초등학생의 경우에는 중·고등학생보다 효과가 상대적으로 낮지만, 그래도 프로그램 전후 효과는 의미있게 나타났다.

② 마음챙김 방법의 종류별 효과 크기에서는, 청소년에서는 마음챙김과 기타 다른 접근법이 결합된 프로그램에서 가장 효과 크기가 컸고, 그 다음으로 큰 효과 크기를 보인 것은 MBCT 프로그램이었다. 의외로, 가장 효과 크기가 낮은 것은 MBSR 프로그램이었다. 반면 성인에서는 MBCT 프로그램의 효과 크기가 가장 컸고 그 다음은 ACT 프로그램이었다. 성인 집단에서 마음챙김과 다른 접근법이 결합된 프로그램의 효과 크기는 상대적으로 낮은 편이었

다. 국내에서 외국 연구와 달리 MBSR의 효과 크기가 상대적으로 낮게 나온 것에 대해서는 계속 논의가 필요한 상태이다. MBSR에 비해 상대적으로 다른 프로그램들은 인지적 접근 등이 낮다든지 등도 한 원인으로 거론된다.

③ 우울, 불안, 스트레스를 종속변인으로 한 효과 크기 비교에서는 청소년 집단에서도 성인과 마찬가지로 큰 효과크기를 보였으며, 특히 마음챙김의 경우에는 청소년 집단이 성인 집단에서보다 더 큰 효과 크기를 보였다.

한편 외국 연구로는 Regehr 등(2013)의 메타 분석이 있다. 메타 분석의 대상자는 대부분 대학생이었고 스트레스 완화 관련 24개 연구 총 1,431명의 참여자를 분석하였다. 스트레스 완화 중재 방식은 크게 3가지로 구분되었다. 첫째는 예술 기반 중재, 둘째는 심리-교육적 중재, 셋째는 행동 및 마음챙김 중재 방식이었다. 이 방식들 중에서 행동 및 마음챙김 중재 방식이 불안감의 감소와 유의하게 연관되었다. 또한, 마음챙김 프로그램으로 우울감과 cortisol 수치가 낮게 나오는 것도 확인되었다.

## 3 열린 관찰(Open monitoring)

열린 관찰은 다른 표현으로 통찰 명상이라고 한다. 이는 마음의 각 순간순간에서 일어나는 경험들을 관찰하는 것이다. 아무런 판단 없이 이러한 관찰 상태를 유지하여야 하기 때문에 참여자는 외부 자극에 대한 경험을 차단하고 그의 알아차림과 통찰을 증가시킬 수 있다. 통상적으로 열린 관찰은 3가지 종류가 있는데 Sahaja 명상, Sahaja Samadhi 명상, Sahaja Yoga 명상이 그것이다. 이 3가지 중 청소년에게는 Sahaja Yoga 명상만이 연구되었다(Stockburger와 Omar 2015).

Harrison 등(2004)은 8-12세의 주의력결핍과잉행동장애 아동 청소년 31명과 이들의 부모를 대상으로 Sahaja Yoga 명상을 실시하였다. 총 6주 기간 동안 주 2회 집에서 실시되었다. 명상 전후를 비교하였을 때 참여 학생들은 주의력결핍과잉행동장애 증상의 감소, 자존감 및 대인 관계의 질의 증가, 수면 패턴의 향상, 불안감의 감소, 학교 수업에서의 집중도의 증가 등을 보고하였다. 그러나 이 연구는 대조군이 없는 연구이다. 최근 보고된 주의력결핍과잉행동장애 관련 연구(Dadashali 등 2016)는 대조군이 있는 연구로, 8-11세의 주의력결핍과잉행동장애를 대상으로 Sahaja Yoga 명상을 실시한 군과 대조군을 비교하였을 때 주의력결핍과잉행동장애 증상, 부모의 스트레스, 유능감, 부모와의 애착 등에서 유의한 차이가 있었다고 하였다. Saha-ja Yoga 명상 등의 열린 관찰 기법을 이용한 연구는 최근에는 중동 지역에서도 많이 보고되고 있다. 방법론적으로 보다 더 정교하며 다수를 대상으로 한 비교 연구가 필요하다.

## 4 초월 명상(Transcendental meditation)

초월 명상에서는 몸을 이완시킨 상태에서 정신 활동이 가라앉도록 놓아둔다. 초점적 주의나 열린 관찰과는 달리 한 사물에 직접 집중을 맞추거나 알아차림을 시도하지도 않는다. 초월 명상을 연습하는 동안에는 생각이 흐트러지는 것을 피하기 위해 '만트라(Mantra)'라고 하는 진언들을 반복한다. 초월 명상의 목표는 생리적 각성을 가라앉히면서 마음의 명료함을 상승시키는 것이다.

초월 명상에 의한 여러 가지 생리적, 신경생화학적 연구들이 이루어져 왔다. 초월 명상 동안의 뇌파 상태는 수면 뇌파 상태와는 현저히 차이가 있으며 신체적 이완 상태임에도 불구하고 명료한 상태임을 반영하는 뇌파 상태가 나타났다. 또한, 초월 명상은 신경 가소성을 상승시킨다. 성인 초월 명상가의 뇌를 일반인과 비교하였을 때 좌측 전중심회(precentral gyrus), 우측 방추상회(fusiform gyrus), 우측 쐐기소엽(cuneus), 양측 전방 배측 섬엽(anterior dorsal insula)의 뇌 주름 정도(gyrification)이 유의하게 증가하였다(Luders 등 2012).

Grosswald 등(2008)은 11-14세의 초기 청소년 주의력결핍과잉행동장애들을 대상으로 초월 명상을 실시하였다. 초월 명상 전과 후의 비교에서 주의력결핍과잉행동장애 청소년들은 주의력 문제, 우울감 및 불안감의 감소를 보고하였으며, 학교 선생님들도 이들의 불안 및 우울감이 감소되었다고 보고하였다. 그러나 이 연구는 참여자의 수가 적었고 대조군이 없었다. 이 연구의 후속 연구로 Travis 등(2011)은 11-14세의 청소년 주의력결핍과잉행동장애 군을 2개 군으로 무작위로 나누어 각 군을 3개월의 간격을 두고 초월 명상을 실시하였다. 이때 뇌파 결과에서 두 군 모두 theta/beta ratio가 감소하였으며 주의력결핍과잉행동장애 증상의 감소가 유의하게 나타났다. 비록 방법론 상의 한계는 있지만 이 연구들은 초월 명상이 청소년 주의력결핍과잉행동장애 치료에 어느 정도 도움이 될 수 있음을 보여준다. 한편, Bandy 등(2020)은 대학생 1학년 외상후스트레스장애 환자를 대상으로 초월 명상을 실시한 군과 그렇지 않은 군을 비교하였을 때 초월 명상 실시군에서 외상후스트레스장애 증상 및 우울감의 유의한 감소가 있었음을 보고하였다. 결국 청소년을 대상으로 한 초월 명상 연구도 방법론적으로 보다 더 정교한 연구들이 필요한 상태이지만, 뇌영상 기법 등 신경과학적인 방법을 이용한다거나 대상군을 외상후스트레스장애 등으로 확대시킨다든지 등 보다 더 과학적으로 유용한 결과들이 보고되고 있다.

## 5 심신 기법(Mind-body technique)

여기에는 횡격막 호흡, 점진적 근육 이완, 근전도 바이오피드백(electromyographic biofeed-back), 기타 이완 요법 등이 해당된다.

### 1) 횡격막 호흡

횡격막 호흡은 다른 표현으로 깊은 호흡 기법(deep breathing technique)이라고도 한다. 횡격막 호흡은 참여자의 신체에 이완 반응을 자극할 수 있는 가장 쉬운 방법 중 하나이다. 이를 시행하는 참여자는 호흡을 천천히, 깊게 하여야 한다. 들숨 때는 코를 통하여 숨을 들이마시되 자신의 배가 충분히 부풀어 올라서 흉곽보다도 더 팽창될 때까지 숨을 들이마셔야 하고, 날숨 때는 입으로 천천히 끝까지 내쉬어 마치 배가 등에 닿는 느낌이 들 정도로 내쉬어야 한다. 이를 10회 정도 반복하면 몸이 이완되는 것처럼 느끼게 된다. 참여자는 호흡에만 집중하며 또한 자신의 마음에 떠오르는 어떠한 생각도 무시하여야 한다. 호흡을 한 번 할 때마다 "이완" 혹은 "평온함" 등 특정한 단어를 마음속에 떠올리는 것도 도움이 된다.

횡격막 호흡은 생리학적으로는 심박수와 혈압을 떨어뜨리며, 또한 뇌파에서 theta 파를 증가시키는데 이 현상은 부교감신경 활성도가 증가하였음을 반영하는 지표 중 하나이다. 횡격막 호흡으로 생각이 명료해지고 기분이 상쾌해진다. 또한, 스트레칭으로 유발되는 억제 신호와 신경계 및 비신경계 조직 전반에 발생하는 과분극(hyperpolarization)이 자율신경계를 일종의 초기화(reset) 상태로 맞추게 되므로, 결과적으로 심장, 폐, 뇌 피질, 변연계 신경계 간의 동기화(synchronization)를 일으킬 수 있다(Jerath 등 2006).

횡격막 호흡 혹은 깊은 호흡 요법의 청소년 대상 연구는 많지는 않으나, Gaines와 Barry (2008)의 연구에서는 이 기법이 남자 청소년의 공격성 조절에 효과가 있었다고 보고하였다. 미국 소아과학회의 인터넷판(2014)에서도 아동 청소년 스트레스 조절의 방법 중 하나로 이 기법을 소개하고 있다.

## 2) 유도된 심상(guided imagery)

유도된 심상 기법은 마치 참여자의 마음을 "작은 휴가"를 보내주는 기법이라 할 수 있다. 심상과 명상이 유사한 점을 보이긴 하나, 명상에 비해서 심상은 상상력과 시각화를 중심으로 이완 상태를 창출하는 면이 다르다 할 수 있다(방석찬과 김교현 1998). 유도된 심상 요법에 참여하는 청소년은 안전하고 편안한 장소(예; 바닷가, 계곡 등)를 떠올리게 되고, 이때 요법 진행자는 구체적으로 무엇이 보이는지, 어떤 느낌이 드는지 등을 질문하면서 청소년이 심상을 통해 더 깊은 안정감을 가질 수 있도록 도와준다. 청소년들에게 주로 이용되는 유도된 심상 기법의 예는 다음과 같다.

### (1) 즉석 휴가

청소년이 이완을 느낄 수 있는 장소를 마음속에 그려보게 한다. 그 장소는 해변, 숲 같은 자연일 수도 있고 참여 청소년 자신이 좋아하는 사물들(예; 자신의 방에 있는 나무 의자 등)일 수도 있다. 그 이후에, 자신이 그 장소에 있다고 상상하게 한다. 진행자는 참여 청소년에게 무엇이 보이는지, 들리는지, 어떤 내음이 나는지, 어떤 기분이 드는지를 느끼게 한다. 최대한 실제 상황에 있는 것처럼 체험하게 한다.

### (2) 기포 기법(Bubble technique)

청소년에게 자신이 부유하는 물 속에 있다고 상상하게 한다. 물이 몸을 잘 받쳐주고 있고 숨 쉴 수 있는 공기도 있어 아무런 걱정이 없는 상태이다. 그 이후에, 청소년 자신의 걱정이나 스트레스 등을 기포에 넣어 보자고 제안한다. 참여 청소년은 이 기포들이 물 속에서 부유하면서 멀리멀리 사라지는 것을 상상 속에서 체험하게 된다.

유도된 심상 기법은 성인에서는 외상후스트레스장애의 치료 방법 중 하나로 널리 알려져 있을 정도로(Strauss 등 2009) 정신건강의학과의 일부 임상 영역에서 중요 치료 기법으로 적용이 되고 있다. 유도된 심상 기법을 청소년에게 적용한 연구로 Weigensberg 등(2014)이 시행한 무작위 연구에 의하면 이 기법을 이용하여 라틴계 비만 청소년의 건강한 생활 스타일 변화 및 대사성 질환의 위험도를 낮추었다고 한다. 또한 청소년 연령이 포함된 신경성 폭식증 환자군을 대상으로 한 무작위 통제 연구에서 유도된 심상 기법이 과식 및 구토를 감소시키고 높은 고립감 등이 낮아지는 효과를 보였다(Esplen 등 1998). 한편 국내에서도 유도된 심상 기법 적용 연구는 간호학 분야를 중심으로 보고되고 있다(장순복 등 2007; 석민현과 윤영미 2001). 또한, 음악을 이용한 심상유도음악(guided imagery and music, GIM) 프로그램의 효과도 이루어지고 있다.

유도된 심상 기법은 청소년의 이완 효과를 촉진하기 위해 수 있는 유용한 기법 중의 하나임이 확인되고 있다. 그러나, 이 기법 역시 보다 정교한 방법의 연구들이 향후 더욱 필요한 상황이다. 특히, 특정 임상 상태의 청소년 집단을 대상으로 한 연구의 수는 다른 기법 이용 연구들에 비해 상대적으로 부족한 편이다. 향후 특정 임상 상태의 청소년을 대상으로 한 유도된 심상 기법 적용 연구가 더욱 필요하다.

## 3) 점진적 근육 이완(Progressive mascular relaxation)

점진적 근육 이완 기법은 근육의 긴장과 이완을 통해 스트레스와 불안을 줄이는 방법이다. 이 방법은 1920년대 초 미국 내과의사인 Edmund Jacobson에 의해 고안되었다. Jacobson은 근육의 긴장은 필연적으로 심적 불안감을 동반하기 때문에, 사람들이 근육의 긴장을 이완시키는 방법을 이용하게 되면 불안감을 줄일 수 있다고 하였다.

일반적으로 점진적 근육 이완 기법은 신체적 요인과 정신적 요인으로 구성된다. 신체적 요인에서는 다리, 복부, 흉부, 팔, 얼굴의 근육들에 긴장을 준 뒤 이 근육들을 이완하는 방식이 포함한다. 예를 들어 한 부위의 근육들을 약 10초간 긴장시킨 뒤 20초간 이완시키고, 이후 다음 부위의 근육들로 넘어간다. 정신적 요인은 참여자가 긴장과 이완의 느낌을 뚜렷하게 구별하여 느끼게 하는데 초점을 맞추고 있다. 반복적인 연습을 통해 청소년들은 짧은 시간 내에 어떻게 하면 효과적으로 이완을 할 수 있는지 익힐 수 있다.

점진적 근육 이완 기법을 근육별로 시도하게 될 때의 순서는 예를 들어 오른손잡이의 경우 오른발, 왼발, 오른쪽 종강이 근육, 왼쪽 종강이 근육, 오른쪽 허벅지, 왼쪽 허벅지, 엉덩이, 위, 흉부, 등 오른손과 팔, 왼손과 팔, 목과 어깨, 얼굴 순이다.

성인 등에서는 몇 가지 연구 논문들이 계속 보고되고는 있지만, 청소년에서 점진적 근육 이완 기법을 이용한 연구 보고는 많지는 않으며, 특히 정신의학적 임상 문제를 가지고 있는 집단에 대한 연구 보고는 적은 편이다. Nickel 등(2005)는 무작위 이중 맹검 조절 연구로 여성 청소년 천식 환자들을 대상으로 점진적 근육 이완을 실시하였을 때 혈압, 심박수 등의 유의한 저하가 나타남을 확인하였다. 또한 Nickel 등(2005)은 무작위 전향적 조절 연구를 통해 공격성이 높은 남자 청소년에서 공격성의 감소가 유의하게 나타났으며 건강과 관련한 삶의 질도 높아졌다고 보고하였다. 사회적 불안이 높은 고등학교 재학 청소년에서 사회적 불안을 감소시켰다는 보고도 있다(Joy 등, 2014). 국내에서는 청소년 운동선수를 대상으로 점진적 근육 이완을 실시하였을 때 일반 스트레스, 위장관계 스트레스, 우울, 불안이 감소되었으며 자아존중감이 증진되었다는 보고가 있다(박선남, 2001).

## 4) 바이오피드백(Biofeedback)

바이오피드백은 일반적 상황에서는 의식하지 못하고 있기 때문에 스스로의 조절이 어려운 자율신경계를 조절하기 위해, 참여자에게 그 자신의 생리적 정보를 알려주고 이를 통해 자신의 자율신경계 반응을 조절하는 방법이다. 참여자는 하드웨어 상에서 실제적이고 구체적인 형태로 제공되는 자신의 긴장 반응, 이완 반응의 생리적 정보를 시각적 혹은 청각적으로 체험하게 되고, 자신이 직접 훈련을 하여 자신의 심리 증상과 연관된 특정한 생리적 변수를 조절할 수 있게 된다. 바이오피드백 기법에서 과거부터 주로 이용되어 오던 생리적 정보는 심박수, 호흡, 피부 전기 전도도, 근전도 등이다. 최근에는 뇌파-기반 신경피드백(neurofeedback)도 등장하였으나, 긴장 반응에 대한 이완을 위해서는 앞서 언급한 심박수, 호흡, 피부 전기 전도도, 근전도 등이 더 많이 이용되고 있다.

스트레스 조절 및 이완 요법에서 가장 많이 이용되고 있는 생리적 정보는 심박 변이도(heart rate variability, HRV)이다. 우리의 심장 박동은 외부 환경 변화와 무관하게 일정 간격으로 정확하게 박동하는 것은 아니다. 특히 우리의 들숨 시기와 날숨 시기 각각에 따라 심장 박동수가 특정 범위 내에서 약간씩 변화하고 있다. 심박 변이도에도 앞서 언급한 것과 같이 자율신경계 활동이 크게 영향을 미치는 것으로 알려져 있다. 심박 변이도의 측정 방법에는 시간 영역 분석법, 주파수 영역 분석법, 비선형 분석법 등이 있다. 주파수 영역 분석법 중의 하나인 파워 스펙트럼 분석이 많이 쓰이는데 초저주파, 저주파, 고주파의 3가지 파워 스펙트럼 요소 중 특히 고주파(high frequency, HF) 요소가 생리적 연관성이 가장 높다. 고주파 요소는 주로 심장으로 분지하는 미주신경 활성을 반영하기 때문에 부교감 신경계의 활성을 대표하는 측정치로 받아들여지고 있다.

바이오피드백 요법은 정신건강의학과 영역에서 비교적 지속적으로 진행해왔기 때문에, 청소년을 대상으로 한 연구들도 보고되고 있다. Yetwin 등(2012)은 만성 통증 청소년에서 심박 변이도 바이오피드백을 시행하여 통증의 감소가 있었다고 보고하였다. Savard (2017)는 분노와 공격성을 보이는 청소년에게 심박 변이도 바이오피드백을 시행하였을 때 이들의 분노와 공격성이 줄어들었다고 보고하였다.

## 6 신심 기법(Body-mind technique)

이 기법은 몸–중심 기법(body-centered technique)이라 할 수 있으며 정신 집중을 향상시키면서 동시에 이완 효과도 유도하는 것을 목표로 한다. 몸–중심 기법은 단독 기법으로 실시할 때도 있지만, 앞서 언급하였던 초점적 주의, 열린 관찰, 초월 명상 등과 같이 실시하는 경우도 많다. 일반적으로 운동, 무용 요법, 기공, 요가, 태극권 등이 있다.

Wall (2005)은 태극권을 MBSR과 결합하여 중학생을 대상으로 실시한 뒤 결과를 보고하였다. 1주 한 시간씩 5주 동안 이 기법을 실시하였다. 이 결합 기법을 시행한 결과, 학생들은 자신들의 안녕감, 이완되는 느낌, 수면의 질, 타인과의 연결감, 자기 인식 등이 향상되었다고 느꼈다. 그러나 이 연구는 대조군이 없는 연구였다.

West 등(2004)은 대학생을 대상으로 한 연구에서 90분 동안의 아프리카 춤 실시군, Hatha 요가 실시군, 대조군에서 각 기법 전후의 스트레스 척도 점수 및 타액 cortisol 농도 등을 비교하였다. 이때 아프리카 춤 실시군과 Hatha 요가 실시군 모두 대조군에 비해 스트레스 점수는 유의하게 낮아졌다. 그러나 타액 cortisol 농도는 Hatha 요가 실시군에서는 유의한 감소를 보인 반면, 아프리카 댄스 실시군에서는 오히려 유의한 증가를 보였다. 즉, 아프리카 댄스 실시군이든 요가 실시군이든 심리적 스트레스 감소 효과는 유사하게 나타난 반면, 생리적 지표의 변화는 두 군에서 서로 상반된 결과가 나타났다. 저자들은 아프리카 댄스 실시군에서 생리적 각성 반응이 일어나 cortisol 농도의 증가 반응이 일어났을 것으로 해석하였다. 이러한 결과들은 신심 기법을 실시할 때 기법의 종류에 따라 심리적 변화와 생리적 변화가 서로 다르게 나타날 수 있음을 시사한다.

## 7 결론

청소년들에게 그들의 스트레스 조절을 위해 적절한 방법을 연결시키고 경험하게 하는 것은 매우 중요한 일이다. 만성적인, 해결되지 않은 스트레스는 수많은 심리적, 의학적 질환들을 일으키게 된다. 만성 두통, 복통, 심혈관계 질환, 신경계 질환, 면역학계 질환을 일으킬 수 있을 뿐만 아니라 소아청소년정신건강의학과 영역의 여러 임상적 질환들을 야기할 수 있다. 이러한 청소년 스트레스의 중재 조절 기법에는 앞서 언급한 초점적 주의, 열린 관찰, 초월 명상, 심신 기법, 신심 기법 등이 있다. 대부분의 경우, 이러한 기법들은 초기 효과는 좋은 편이다. 특히 초점적 주의 기법의 종류인 MBSR과 MBCT 등은 상당한 관심을 받게 되면서 이제 무작위 통제 연구도 자주 보고되고 있다. 그러나, 청소년 스트레스 중재 기법에 관한 대부분의 연구는 상대적으로 대단위 연구, 무작위 통제 연구, 중재 기간이 끝난 이후의 추적 관찰 연구 등이 부족한 실정이다. 이러한 점은 향후 스트레스 중재 기법의 효과에 관심이 있는 연구자들이 반드시 고려하여야 한다. 다행스럽게도 스트레스 중재에 대한 증거 기반 연구의 중요성을 고려하는 학자들이 늘어나고 있다(Varvogli와 Darviri 2011). 결국, 스트레스 중재 기법은 청소년들의 스트레스 조절 등에 상당히 유용한 작용을 하게 될 것이며, 궁극적으로 소아청소년정신건강의학과 등을 찾는 청소년 및 그 가족의 심리적, 경제적 치료 부담을 낮추는 데 크게 기여할 것이다.

### 참고문헌

곽영숙, 문덕수. 소아청소년에서 명상의 임상적 적용. 신경정신의학 2020;59:36-42.

김경은, 김진숙. 마음챙김 활용 프로그램의 효과에 대한 메타분석. 청소년상담연구 2015;23:135-155.

박선남. 점진적 근육이완요법이 청소년 운동선수의 행동상태와 정서반응에 미치는 효과. 아동간호학회지 2001;7:383-396

방석찬, 김교헌. 유도된 심상이 불안 감소에 미치는 영향. 한국심리학회지: 건강 1998;2:156-168

석민현, 윤영미. 지시적 심상요법이 청소년의 스트레스에 미치는 효과, Child Health Nursing Research 2001;7:359-370

장순복, 김소야자, 오가실, 유일영, 김희순, 김선아 등. 지시적 심상 요법이 남자 고등학생의 스트레스, 스트레스 대처 및 건강문제에 미치는 영향. 정신간호학회지 2007;16:41-50

American Academy of Pediatrics. Create a personal stress management guide. [Internet]. [cited 2014 Aug 4][about 11p.]. Available from: http://ww2.aap.org/stress/teen2-A.cfm

Ames CS, Richardson J, Payne S, Smith P, Leigh E. Innovations in practice: mindfulness-based cognitive therapy for depression in adolescents. Child Adolesc Ment Health 2015;19:74-78.

Bandy CL, Dillbeck MC, Sezibera VS, Taljaard L, Wilks M, Shapiro D, de Reuck J. Reduction of PTSD in South African university students using transcendental meditation practice. Psychological Report 2020;123:725-740.

Biegel GM, Brown KW, Shapiro SL, Schubert CM. Mindfulness-based stress reduction for the treatment of adolescent psychiatric outpatent: a randomized clnical trial. J Consul Clin Psychol 2009;77:855-866.

Bögels S, Hoogstad B, van Dun L, de Schutter S, Restifo K. Mindfulness training for adolescents with externalizing disorders and their parents. Behav Cong Psychother 2008;36:193-209.

Bohat T, Singh S. Effectiveness of mindfulness based interentions in reducing stress and anxiety amongst juvenile delinquents: a review. Indian J Health & Wellbeing 2020;11:159-163.

Bowen S, Chawla N, Collins SE, Witkiewitz K, Hsu S, Grow J, et al. Mindfulness-based relapse prevention for substance use disorder: a pilot efficacy trial, Subst Abus 2009;30:295-305.

Dadasali S, Srami GR, Kadivar P. Effectiveness of Sahaja Yoga training on the attention/hyperactivity, parental stress, academic self-efficacy and academic achievements in students with ADHD in Tehran. J Exceptional Children 2016;16: 77-90.

Esplen MJ, Garfinkel PE, Olmsted M, Gallop RM, Kennedy S. A randomized controlled trial of guided imagery in bulimia nervosa. Psychol Med 1998;28:1347-1357.

Gaines T, Barry LM. The effect of a self-monitored relaxation breathing exercise on male adolescent aggressive behavior. Adolescence 2008 Summer;43(170):291-302.

Grossward SJ, Stixrud WR, Travis F, Bateh MA. Use of the transcendental meditation technique to reduce symptoms of attention deficit hyperactivity disorder (ADHD) by reducing stress and anxiety: an exploratory study. Current Issues in Education [internet] 10. Available from: http://cid.de.asu/volume10/number2/

Harrison LG, Manocha R, Rubia K. Sahaja yoga mditation as a family treatment programme for children with attention deficit-hyperactivity disorder. Clin Child Psychol Psychiatry 2004;9:470-497.

Hayas SC. Making sense of spirituality. Behaviorism 1984;12:99-110.

Haydicky J, Shecter C, Wiener J, Duchame JM. Evaluation of MBCT for adolescents with ADHD and their parents: impact on individual and family functioning. J Child Fam Stud 2015;24:76-94.

Jerath R, Edry JW, Barnes VA Jerath V. Physiology of long pranayamic breathing: neural respirator elements ma provide a mechanism that explains how slow deep breathing shifts the autonomic nervous system, Med Hypotheses 2006;67:566-571

Joy FE, Jose TT, Nayak AK. Effectiveness of Jacobson's progressive muscle relaxation (JPMR) technique on social anxiety among high school adolescents in a selected school of Udupi district, Karnataka State. Nitte University Journal of Health Science 2014;4:86-90.

Linehan MM. Dialectical behavioral therapy for borderline personality disorder. theory and method. Bulletin of the Meninger Clinic 1987;51:261-276.

Luders E, Kurth F, Mayer EA, Toga AW, Narr KL, Gaser C. The unique brain anatomy of meditation practioners: alterations in cortical gyrification. Front Hum Neurosci 2012;6:1-9.

Nickel C, Kettler C, Muehlbacher M, Lahmann C, Tritt K, et al. Effect of progressive muscle relaxation in adolescent female bronchial asthma patients: a randomized, double-blind, controlled study. J Psychosom Res 2005;59:393-398.

Nickel C, Lhamann C, Tritt K, Loew TH, Rother WK, Nickel MK. Stressed aggressive adolescents benefits from progressive muscle relaxation: a random, prospective, controlled trial. Stress and Health 2005;21:169-175.

Savard JS(2017), Reducing adolescent anger and aggression with biofeedback: a mixed-methods multiple case study. [internet] Available from: https://aura.antioch.edu/etds/422

Sharma K. A review and a proposal for a combination treatment: reducing the smptoms of attention-deficit/hyperactivity disorder in adolescents by combining mindfulness-based reduction training with methylphenidate medication as a treatment. Proceedings of The National Conference on Undergraduate Research 2020; pp.614-624.

Simkin DR, Black NB. Meditation and mindfulness in clinical practice. Child Adolesc Psychiatr Clin N Am 2014;23:487-534.

Stockburger S, Omar HA. Part II-Stress and stress management strategies in adolescents. Dynamics of Human Health 2015;2

Strauss JL, Calhoun PS, Marx CE. Guided imagery as a therapeutic tool in post-traumatic stress disorder. In: Shiromani PJ, Keane TM, LeDoux JE, eds. Post-Traumatic Stress Disorder. Human Press;2009. p363-373

Teasdale JD, Segal Z, Williams JM. Hwo does cognitive therapy prevent depressive relapse and why should attentional control (mindfulness) training help? Behav Res Ther 1995;33:25-39.

Varvogli L, Darviri C. Stress management techniques: evidence-based procedures that reduce stress and promote health, Health Sci J 2011;5:74-89

Travis F, Grosswald S, Stixrud W. ADHD, brain functioning, and transcendental meditation practice. Mind & Brain. The Journal of Psychiatry 2011;2:73-81.

Wall RB. Tai Chi and mindfulness—based stress reduction in a Boston public middle school. J Pediatr Health Care 2005;19:230−237.

West J, Otte C, Geher K, Johnson J, Mohr DC. Effects on Hatha yoga and African dance on perceived stress, affect, and salivary cortisol. Ann Behav Med 2004;28:114−118.

Weigensberg M, Land CJ, Avila Q, Konersman K, Ventura E, Adam T, et al. Imagine HEALTH: results from a randomized pilot lifestyle intervention for obese Latino adolescents using Interactive Guided Imagery[SM]. BMC Complementary Altern Med 2014;14:1−13.

# 38

# 환경치료
## Milieu treatment

최정원

## 1 환경치료의 개념

    1940년대 세계대전 이후 정신과 환자가 급증하여 기존의 치료방식이 한계를 맞은 시대적 상황에서 환경치료는 시작되었다. 당시 영국의 한 육군병원에서 군인들 간의 환자 권익체계를 도입한 것이 기원으로 알려져 있다. 환경치료(Milieu treatment)란 이전까지 정신과 입원 치료에 관행처럼 내려오던 치료자의 권위적이고 억압적인 태도 대신에 치료진과 환자가 함께 병실 운영에 참여할 수 있도록 구성된 운영 체계를 의미하며 치료적 공동체라는 용어로도 불린다 (이영문 1997).

    Rioch와 Staton (1953)은 환경치료를 '보다 만족스러운 상호작용을 용이하게 하고자 하는 환자−환경 과정의 변형을 지향하는 치료적 과정'으로 정의하였다. Gunderson (1978)에 의하면 어떠한 형태의 병동을 운영하든지 간에 치료적 환경 내에서는 몇 가지의 치료적 과정이 나타날 수 있는데 이는 크게 3가지 주제로 요약된다. 첫째로는 책임과 의사 결정력의 균형 있는 배분이고, 둘째로는 프로그램 시행 역할 및 지도력의 명확성, 셋째로는 환자와 치료자 간의 깊은 상호 작용이다. 그는 치료적 환경에 긍정적 영향을 미칠 수 있는 5가지 요소로 억제 혹은 보호, 지지, 구조, 참여 및 타당성 등을 들었다. 억제 혹은 보호는 환자의 신체적 안정을 유지하고 자기 통제의 무거운 짐을 덜어주기 위한 것으로 입원 초기의 음식 제공, 쉴 수 있는 곳, 따뜻한 이불, 격려, 닫힌 문, 의학적 관리 등을 말한다. 지지란 환자를 더욱 편안하게 느끼게 하고 자존심을 향상시키는 사회적 지지망의 의식적 노력으로써 개인 정신치료, 재활 프로그램, 가족치료 등이 여기 속한다. 구조는 시간, 장소, 사람에 대한 일관적인 정보를 제공하는 것으로 환자 권익체계, 유니폼, 이름표, 투약시간, 취침시간, 규칙적인 병실 활동 시간 등이 여기에 속한다. 참여는 환자로 하여금 적극적으로 사회환경에 참석하도록 이끄는 과정을 말하는데 개방문, 개방 회진, 환자 간의 그룹치료, 문제의 언어적 표현, 자기 주장 경험 등이 그 예이다. 마지막으로 타당성이란 환자의 개인화가 제대로 이루어지고 있는지에 대한 확인작업으로 개인에 맞게 프로그램이 짜여졌는가에 관심을 갖고, 개인의 시간과 혼자만의 비밀을 가지려는 환자의 노력을 존중하며, 상실감에 유의하는 등의 치료적 노력을 의미한다. 이를 종합하면 병을 발현시킨 인간관계나 가족 상황을 병원 시스템을 이용하여, 보다 건강하고 치료적인 방법으로 재현시킴으로써 환자에게 건강한 방법으로 재적응할 수 있는 기회를 제공하는 것이 환경치료의 목표이다(이영문, 1993에서 재인용).

White (1972)는 환경치료에 관하여 다음과 같은 것들을 제시하였다. 1) 환경 치료에 속해 있는 모든 환자와 치료진은 상호간의 긍정적, 신뢰적 관계를 통해 '정상적 생활 환경'을 재현할 수 있도록 노력할 것, 2) 모든 환자와 치료진은 경직되고 수직구조적인 역할의식을 줄이도록 노력할 것(나는 의사니까, 나는 간호사니까, 나는 환자니까), 3) 치료자는 환경치료의 개념을 환자들이 이해할 수 있도록 적극적으로 교육할 것, 4) 각 환자의 감정이나 의견의 표현은 가능한 한 자유로울 수 있도록 허락될 것, 5) 병실의 모든 결정 사항은 회의를 통하여 민주적인 방식으로 진행될 것, 6) 환자가 입원 직후부터 자신을 위한 치료적 결정이나 규칙에 대한 사항을 알고 있도록 할 것, 7) 치료진은 환자가 자신의 치료 프로그램에 참여할 수 있도록 권장할 것, 8) 환자 스스로 병동의 치료활동에 능동적으로 참여하도록 노력할 것, 9) 환자들이 자신의 행위에 대한 책임을 질 수 있도록 교육받을 것, 10) 일방적인 의존성은 지양되고 공동의 집단 책임감은 강화될 것. 이 10가지 사항은 보다 나은 환경 치료를 위한 구체적인 치료전략이라 할 수 있다.

환경치료를 지향하는 치료자는 환자를 주어진 치료만을 받는 수동적인 대상이 아닌 자신의 생각, 감정을 지닌 능동적인 객체이자 치료자와 상호작용하는 관계로써 이해하는 것이 중요하다. 치료자만의 노력으로 환자가 치료되는 것이 아니라 환자를 통해서도 치료자의 생각이나 행동이 바뀔 수 있을 때 진정한 의미의 환경 치료가 가능한 것이다. 이러한 상호 영향 속에서 개인이 발달할 수 있는 토대를 병동에 그대로 옮겨 놓아 치료적인 환경을 만들고 그로부터 익힌 것을 퇴원 후의 환경에서도 적용할 수 있도록 일반화하고자 하는 환경치료의 개념은 현재 정신과 입원 병실, 재활시설, 낮병원의 운영 철학으로 확고한 입지를 가지고 있다.

## 2 입원치료

아동청소년을 위한 입원 병동은 1920년대에 미국에서 시작되었고 주로 뇌염 후유증으로 발생하는 행동 문제를 보이는 환아를 대상으로 이루어졌다. 당시에는 정서나 행동상의 문제에 대한 치료보다는 수용 기관의 성격이 강했고 이러한 전통은 수십 년간 지속되어 1980년대에는 특정 입원 기관에서 비행 청소년의 부모를 상대로 직접적인 광고를 하기도 했다. 그러나 이후 낮은 입원 문턱, 높은 퇴원 기준으로 입원이 장기화되면서 아동 인권문제와 함께, 입원치료를 유지하는데 드는 높은 사회적 지출에 대한 비판이 제기되었다. 1990년대 들어서며 탈원화를 지향하는 정신보건법의 제정과 의료제도의 개혁, 지역사회정신의학의 눈부신 발전으로 이러한 추세는 전환되었다. 일관성 있는 규칙이 갖춰진 가정이나 숙련된 전문 인력으로 구성된 지역사회 기반 돌봄을 통해 아동청소년의 정신건강 문제가 효과적으로 조절되는 경험이 누적되면서 정신건강의학 전반에 걸쳐 입원치료를 줄이는 쪽으로 변화가 지속되고 있다. 특히 일상의 많은 측면을 통제당하기 때문에 입원 등 거주 형태의 치료는 환자 입장에서 매우 저항감이 드는 치료 방법 중 하나이며 사실상 입원 치료 내에서 환자의 자율성은 상당히 배제되는 것이 사실이다. 부모의 일상적 보호와 지원을 받아오던 익숙한 가정 환경과 달리 가족과 분리된 공간에서 지내는 경험은 환자 및 가족 모두에게 혼란스럽고 두려운 경험이 될 수 있고, 청소년의 질병과 기능에 큰 영향을 미칠 수 있으므로 임상가는 입원 치료를 최후의 수단으로 사용해야 한다.

하지만 중증 정신질환이나 심각한 행동 문제를 보여 환자를 분리 관찰해야 하거나 즉각적인 약물적, 물리적 개입이 요구되는 경우에는 입원이 가장 안전한 환경에서 집중적이고 포괄적인 치료를 받을 수 있는 최적의 치료이다. 지역사회 기반의 접근법은 서비스 혜택을 받을 수 없는 환자에게 접근성이 배제될 수 있으며 심각한 정신병리적 문제가 과소 인식되거나 과소 치료될 수 있는 위험성도 가진다(Green과 Jacobs 2002).

따라서 임상가는 입원 병동이 아동청소년을 가정 환경으로 돌려보내기 위해 최소한의 필요한 개입을 제공해야 한다는 개념과 입원 기간이 임계점 이상으로 단축되면 단기적, 표면적인 증상 조절로 대체되어 입원 치료의 근본적 목적과 기능이 변질될 수 있다는 개념을 동시에 고려하는 통합적 시각을 가져야 한다. 또한 집중적 외래치료나 부분 입원 프로그램을 적극적으로 이용하여 입원치료의 대체 가능성을 유연하게 고려해야 한다. 마지막으로 입원 치료를 전체 치료 과정의 연속선상에 있는, 집중적인 평가와 치료가 필요한 특정 시점의 치료로 이해하는 것이 중요하다.

## 1) 입원 치료의 원칙

청소년의 입원 치료는 비교적 단기적으로, 위험한 상황에서 보호되는 환경에서 이루어져야 한다. 또한 입원 치료를 통해 증상이 완화된다 하더라도 퇴원 후 동일한 환경으로 복귀한 경우 환자의 상태가 입원 전과 같은 수준으로 돌아갈 위험성이 있기 때문에 입원 계획 당시부터 가족과 지역사회를 고려한 치료 설계가 매우 중요하다. 입원 치료는 퇴원 후 2차 진료와 사후 관리 계획이 존재하는 경우에 가장 효과적일 수 있다. Pffeifer와 Strzelecki(1990)의 연구에 따르면 입원 치료의 후속 조치가 입원 치료의 최종 결과에 대한 강력한 예측 변수로 나타났다.

입원 환자의 병실은 지역사회에서 효과적으로 관리할 수 없는 가장 심각하거나 복잡한 경우를 위하여 남아있어야 한다. 입원 치료 외에 다른 방법이 없을 경우의 최후의 수단으로 사용되어야 하고, 입원을 해야 한다면 가능한 한 체류 기간이 짧아야 한다(Green과 Jacobs 2002). 지적장애, 자폐스펙트럼장애, 품행장애처럼 질환의 중증도가 높고 만성화 혹은 치료에 반응이 불량한 경우는 높은 입원 치료 비용으로 인해 보호자의 경제적 부담이 크다. 현재 청소년 입원 환자 정신건강 서비스는 일시적인 위기에 대한 비교적 짧은 체류 기간의 급성기 병동이 표준적인 형태로 정착되었고 이에 따라 장기적 관리가 필요한 환자를 위한 주거 치료 프로그램, 청소년 교정시설, 그룹홈 및 사회복지시설로의 입소 환자 수는 증가하는 추세이다 (Blanz와 Schmidt 2000).

## 2) 입원치료의 적응증

가장 일반적이고 절대적인 입원의 기준은 '자타해의 위험이 뚜렷한 경우'이다. 보다 구체적으로 살펴보면 1) 자신이나 주변 사람에게 위해를 가하는 행동을 보일 때, 2) 자살을 고려 중일 때, 3) 정신증 등 정신과적 질환의 악화를 경험하는 경우에 입원치료가 요구된다. 하지만 임상적 상황에서 입원 적합성에 대한 기준은 문화, 자원, 전문성, 대안의 가용성에 따라 다를 수 있다. 청소년 자살 시도에 대한 의사의 입원 결정에 대한 연구에서 의사의 임상 경험은 입원 선택과 반비례하였다(Morrissey 등 1995). Guttermann 등(1993)에 의하면 입원 의뢰율은 환자가 평가를 받은 기관에 따라 상이하며 입원 의뢰의 편의성이나 외래치료의 단절과 관련이 있었다. 보험 적용이나 보건 제도와 같은 사회경제적 요소도 입원 치료 결정에 영향을 주는 것으로 나타났다(Patrick 등 1993).

실제 정신과 병동의 입원 환자의 진단을 살펴보면 정신증, 정동장애나 품행장애, 정신신체장애 환자군이 입원을 하는 경우가 흔하다. 정신증의 경우 의학적 평가, 종합적인 간호, 향정신성 약물 사용에 대한 관리 감독이 필요하므로 일반적인 지역사회 서비스에서 제공할 수 없는 다각적인 평가와 치료 목적으로 입원을 하게 된다. 정서나 품행장애는 매우 흔하게 발생하며, 발달 지연이나 의사소통 장애와 혼합될 경우 다양한 문제가 발생하여 동시에 관리하지 않는다면 외래 치료만으로 한계가 있다. 특히 심각한 정서적, 내인성 장애인 경우 지속적인 자살 행동 관리를 위해 입원이 필요할 수 있다. 하지만 품행장애 단독으로는 입원 치료의 효과에 대한 합리적인 증거가 없으며 오히려 의료화할 경우 행위에 대한 정당성을 부여할 수 있으므로 가능한 한 의료적 세팅과 거리를 두어야 한다. 정신신체장애의 경우 입원 치료를 통해 신체적, 심리적 문제를 동시에 해결, 관리해줄 수 있을 뿐 아니라 식이장애와 같이 부모가 신체적 장애를 강화시키는 압력으로 작용하는 경우 입원 자체가 관계를 재정립할 수 있는 중요한 치료적 과정이 되기도 한다. 지적장애, 자폐스펙트럼 장애와 같은 발달장애의 경우 구조화된 신경발달검사, 공존하는 신체 및 정신질환에 대한 평가, 사회적 상호작용 및 행동에 대한 기능적 평가에 초점을 맞추어야 하며 치료는 급성 행동 문제 관리를 위한 행동치료와 부모 교육, 약물치료 효과 확립이 입원 치료의 목표가 될 수 있다. 입원의 적응증 여부를 판단하기 위해 수치화한 양적 기준을 적용하려는 시도가 있었다. Steinhausen (1985)은 주요 영역의 기능 수준을 판단하는 CGAS (Children's Global Assessment SCale: Shaffer 등 1983)상 50점 이하가 입원 치료의 적응증이 되며, 50~70점의 경우 외래에서 치료가 가능하다고 하였다.

## 3) 입원치료의 과정

### (1) 목표 설정

입원 치료의 목표 설정을 위한 최적의 시기는 입원 전 가족이 입원을 약속했을 때이다. 목표를 설정할 때 치료팀은 환자가 가진 문제 리스트에서 우선 순위가 높은 항목을 식별하고, 가족에게 입원 치료를 통해 무엇을 바라는지 생각해 보라고 요청하여 치료팀과 가족 사이에 합의된 입원 목표를 완성한다. 이때 환자의 변화뿐만 아니라 부모들 또한 변화를 다짐하는 것이 매우 중요하다. 가능하면 입원 치료의 목표는 환아의 말로 표현되는 것이 가장 좋고, 무엇보다 쉽게 이해되어야 하며 현실적이고 주어진 시간 안에 성취할 수 있어야 한다. 치료 목표는 되도록 수량화 할 수 있는 것이 좋은데 치료 진척도를 검토하는 데 용이하기 때문이다. 특정 행동의 빈도 변화를 측정하는 것이 가장 흔하고 강력한 방법 중의 하나이다.

입원 치료의 목표는 사례에 따라 개별화되어야 하지만 크게는 평가 지향적 입원과 치료 지향적 입원으로 나누어 생각할 수 있다. 평가 지향적 입원의 중심 목표는 문제에 대한 더 나은 이해를 얻는 것이며, 치료 지향적 입원의 경우는 행동이나 상호작용의 패턴을 바꾸는 것이다. 입원 목표 설정이 가지는 기능은 다음과 같다. 첫째, 가족이 원하는 것이 무엇인지 알게 되어 입원 치료에 가족의 참여 동기를 강화할 수 있다. 둘째, 치료 계획-치료 목표를 달성하기 위한 팀의 처방-의 수립 기준이 된다. 셋째, 치료 결과의 판단 기준이 된다. 넷째, 환자에 대한 다양한 형태의 사례 논의를 위한 출발점이 된다.

입원 치료 목표 수립은 다음과 같은 원칙이 적용되는 것이 보다 이상적이다. 우선 달성 가능한 목표여야 하며, 치료되어야 할 명확한 목표가 명시되어야 한다(예 : 침뱉지 않기). 또한 환자의 자신감 회복과 같이 치료가 진행되면서 도달하고자 하는 방향성이 제시되어야 한다. 앞서 기술된 바와 같이 목표는 말로 명료하게 설명될 수 있어야 하며 가능한 한 환아 자신이나 가족의 표현이 이용되어야 한다. 목표는 숫자가 너무 많지도, 적지도 않게 제한되는 것이 좋으며 보통 5개 전후가 일반적이다. 목표는 측정할 수 있는 대상이어야 한다. 수립된 목표는 표준화된 문서 형식을 갖추어 부모 및 환아와 관련된 모든 전문가에게 공유되어야 한다. 수립된 목표는 항시 볼 수 있는 위치에 게시되어 환자와 치료자가 언제든 접근하여 확인할 수 있어야 한다. 목표는 치료 계획을 세우는 데 사용되어야 함은 물론, 모든 사례 논의의 출발점이 되어야 하고 최종 사례 회의에서 목표에 대한 진행 상황이 검토되어야 한다. 추후 사례 정리 시에도 목표는 주요 정보로 보관되고 유지되어야 한다.

## (2) 초기 평가

입원 초기 평가는 부모로부터 정확하고 풍부한 병력 청취를 하는 것으로 시작한다. 환자의 현재의 문제와 어려움, 과거의 개입 이력과 그 효과를 상세하게 다루어야 하며 현재와 과거의 행동에 대한 구체적인 예를 찾아 확인하는 것이 중요하다. 현재의 문제가 이전부터 있었던 문제와 별개로 생긴 것인지, 혹은 기존의 문제가 악화되어 생긴 것인지 감별에 주의해야 하며, 갑작스러운 변화나 스트레스 요인이 있었는지 확인한다. 부모 스스로 시도한 해결책, 무엇이 효과가 있었고 무엇이 실패했는지에 대해서 상세한 논의가 필요하다. 조사되어야 할 중요한 항목은 현재의 일상생활, 환자의 호불호, 환자가 가진 강점이나 재능, 과거에 경험한 신체적 질병이나 사고(신경학적 질병이나 손상은 특히 주의), 부모의 임신 계획이나 형제자매에 대한 정보, 형제자매에 대한 부모의 태도, 환아의 임신 중 사건(질병, 처방 약물, 불량했던 환경이나 독소 노출 등), 환아 출산과 관련된 사건, 환아의 초기 발달과 기질, 부모 각각의 배경과 주변 인과의 관계(부모가 헤어진 경우에도 조사 필요), 의붓가족의 존재 및 의붓가족을 최초로 만났던 경험, 각 부모의 정신과 병력, 보조 혹은 공동 양육자, 환아와 부모의 현재 건강 상태(신경학적 질환 및 신경학적 문제를 암시하는 행동-공격성, 지남력 손상, 특이한 감각 혹은 기억의 왜곡 등), 입원에 대한 환아의 생각이나 관점 확인 등이다. 가족 외에도 친구 관계, 또래 그룹에 대한 소속 정도, 담당 교사의 의견과 학교 생활에 대한 정보 또한 중요한 의미를 가진다.

입원 초기 평가에는 반드시 신체적 상태에 대한 검사가 필요하다. 비정상적인 얼굴 형태, 이형성 신체적 특징, 사지와 몸통의 비대칭성, 틱, 진전, 혹은 다른 비정상적인 운동, 신체 발달(신장, 체중, 두위), 일반적인 신체검사, 신경학적 검사(연성 운동학적 징후 포함)가 포함되어야 한다. 이러한 검사는 발달지연이나 운동 혹은 감각 이상 가능성에 대한 정보를 줄 수 있으며 필요할 경우 신경과 자문을 실시해야 한다. 발달장애뿐만 아니라 정신증에서도 기질적 원인을 배제하기 위한 평가를 잊어서는 안된다.

갑상선 기능 이상, 약물 남용, 급성 간헐성 포르피린증 등을 배제하기 위해 혈액검사가 필요하며, 취약 X 증후군과 같은 염색체 질환이 의심되는 경우에는 염색체 분석이나 유전학적 자문을 시행해야 한다. 뇌파검사는 뇌전증과 관련된 증상이 없더라도 보편적으로 시행되는데 아동에서 2-9%가 무증상의 비정상 뇌파 소견을 가지고 있으며, 자폐스펙트럼장애의 약 1/3에서 뇌전증이 동반되기 때문이다. 발달지연이나 그 밖의 뇌 기능의 이상이 의심되는 경우에 뇌MRI검사를 추가한다.

심리검사는 입원 환자의 평가에 중요한 부분을 차지한다. 객관적 검사로는 지능검사, 발달검사, 주의력 검사, 학습능력 검사, 신경심리검사, 성격 검사 등이 시행되며 투사적 검사로는 로르샤흐 검사, 주제 통각 검사, 집-나무-사람 검사, 운동성 가족화 검사, 문장 완성 검사 등이 대표적이다. 반구조화된 면담이나 각종 임상 평가 척도를 사용하여 진단적 결론을 확인하거나 증상의 변화를 측정하기도 한다.

이상의 초기 평가 진행 중에 임상의는 입원 환자와의 진단적 면담과 정신상태 검사를 시행하며 간호 기록 등 임상 관찰 소견을 확인해야 한다. 앞서 기술한 병력 청취, 임상 관찰 소견, 신체검사, 의학적 검사, 심리검사 결과를 종합하여 임상의는 단독 혹은 치료팀 회의를 통해 통합적인 진단적 해석을 내리고 이에 따른 치료 계획을 수립하여 입원 치료를 진행해 나간다.

## (3) 치료 진행

치료는 환자와 가족의 개별적인 요구에 맞춰져야 하지만, 모든 아동청소년을 위한 일반적인 요소들이 있다. 입원 서비스에서는 평가와 치료를 완전히 분리하기 어려울 수 있는데, 평가 지향적 입원이라 하더라도 종종 치료적 개입을 시도하여 퇴원 후 치료 수단으로써 효과와 가능성을 확인하는 과정이 필요하다.

약물 치료의 경우 입원 환경에서 객관적이고 밀착된 관찰을 통해 외래 치료에 비해 신속하게 약물을 적정 용량으로 사용할 수 있으며 부작용에 대해서도 즉각적인 개입이 가능하다. 약물 사용 시에 표적 증상, 약물의 종류와 용량, 환자의 반응과 특성 등에 대해 환자와 보호자에게 충분한 설명과 교육이 시행되어야 하며 퇴원 전에 외래에서 유지 가능한 용량과 용법으로 조정이 완료되어야 한다.

입원 환경에서 다른 환자 및 의료진과의 교류는 그 자체가 또래 및 어른과의 새로운 상호작용이며 병동이라는 작은 사회에 소속되는 것으로 집단에서 일어나는 우정과 경쟁에 대처하는 방법을 익히고 관계 방식을 바꿀 수 있는 기회와 경험을 제공한다. 병동에서 제공하는 다양한 집단 프로그램은 긴장을 풀어주고, 또래 간에 발생하는 문제를 확인하여 해결 방법을 찾을 수 있는 계기가 된다. 집단 프로그램은 심리치료, 인지행동치료, 작업치료, 신체활동, 예술활동 등 다양하게 시도되지만 환자마다 연령이나 기능의 차이가 있고 입원 기간이 한정되어 있으므로 그룹 역동을 이용하기보다는 작업이나 과제를 중심으로 진행하는 것이 더 잘 기능한다(Green과 Jacobs 2002). 스포츠 프로그램이나 행사도 환자 간의 경쟁적인 요소를 조절하고 협력을 중시하는 방식으로 운영되면 자존감과 협동성을 발전시키는 데 중요한 역할을 할 수 있다.

가족치료를 통해 부모 및 조부모, 형제자매 등 다양한 가족의 갈등을 파악하고 가족 내 힘의 서열, 희생양 등 가족 역동을 파악할 수 있다. 가족치료는 부모각자, 혹은 상대방의 훈육 방식과 자녀에 대한 태도를 탐색하고 문제 해결을 위한 의사소통을 할 수 있는 시간을 제공하며, 때로는 부와 모 별도의 개별 세션이 필요한 경우도 있다. 가족치료 과정에서 부모가 자녀 치료의 중요한 동력과 자원이 될 수 있다는 것을 이해하고 자녀를 다루는 방식이 변화한다면 환자에게 직접적이고 강력한 치료 효과를 발휘한다. 퇴원 후에 가정과 지역사회로 복귀하게 되어 적절한 치료를 이어나가는 데 있어서도 가족의 치료 참여는 매우 중요하다.

입원 중의 외출이나 외박은 지금까지 병동에서 달성한 것을 시험할 수 있는 기회를 제공해 준다. 입원 중 집에서 가족이랑 보내는 시간은 치료의 중요한 요소로 환자 및 가족을 포함한 환자 측에서의 피드백이 향후 치료 프로그램의 조정에 중요한 역할을 한다. 외출이나 외박 시에 학교나 지역사회 기관에 연락하거나 방문하게 되면 퇴원 후 환자를 맡게 될 서비스에 보다 원활하게 인계할 수 있다.

입원 시에도 지역사회 서비스와의 원활한 소통이 중요하다. 가족에 따라서는 입원 병동이 모든 것을 수행하면 환자와 가족들은 병동 의료진에게 지나치게 의존하여 지역사회 서비스로 복귀하기를 꺼리기도 한다. 하지만 환자 가족들에게 병동 입원은 전체 치료 과정의 일부라는 것을 이해시키고, 퇴원 후에도 치료 프로그램의 특정 요소가 유지될 수 있는 방법을 지역사회 및 가족과 함께 논의해서 이러한 문제를 해결해나가는 것이 중요하다.

### (4) 도전적이거나 공격적인 행동에 대한 관리

격리나 강박은 공격성이 조절되지 않는 아동청소년에서 치료적 중재로 사용된다. 강박은 신체의 자유가 침범당하고 주어진 상황을 통제할 수 없다는 두려움을 주기 때문에 트라우마를 남길 수 있으며, 질식이나 부상과 같은 사고 위험성, 의료진의 편의를 위한 남용 가능성과 같은 부정적 측면이 있으므로 자타해의 위험성이 임박한 상황에서 최후의 수단으로 인정된다. 공격적인 행동의 전조를 미리 알아채고 사전에 중재를 하는 것이 강박을 줄일 수 있는 최적의 방법이지만 완벽한 예방은 불가능한 것이 사실이다. 공격적인 행동이 나타나는 상황에 대해 의료진의 역량에 따라 순발력 있게 반응하는 방식보다는 공격적 행동에 대한 정기적이고 일관된 검토를 통한 일반적인 대응책을 세워놓는 것이 더 현실적이고 안정적인 대책이다. 특히 물리적 구속을 사용함에 있어 환자의 가장 흔한 불평은 구속 그 자체가 아니라 적용 원칙의 비일관성인 경우가 많으므로 사전에 원칙을 분명하게 해야 한다. 공격성 높은 청소년이 입원 병동에 있다는 것은 병동 직원들도 같은 위험한 환경에 묶여 있다는 의미로 직원 안전 측면에서도 병동 인력이 관리할 수 있는 공격적 행동의 유형과 수준에 대해 정기적으로 논의하는 것이 중요하다.

공격적인 행동은 종종 아이들의 일상적인 대응 방식일 수 있는데 그 이유는 더 효과적인 대응 전략을 배우거나 경험하지 못해서이다. 환자에게 공격적 방식 외에 더 적절하고 효과적인 방법이 있다는 것을 알려주고, 자신의 행동을 통제할 수 있는 기회를 만들어주는 것이 치료의 핵심이 되어야 한다. 따라서 강박 상황에서 의료진의 접근 방식과 태도가 매우 중요한데 환자의 공격에 대해 너무 빨리, 강압적, 권위적으로 분위기를 장악해버리는 경우 오히려 의료진의 권위와 물리적인 통제 방식에 초점이 맞춰질 수 있다. 아이들이 공격적인 행동을 보일 때 동반되는 강한 감정을 읽어주고 이를 어떻게 관리해야 할지 함께 고민하는 기회가 치료 과정에 포함되어야 한다.

즉각적으로 반응하지 않으면 공격적인 폭발로 이어질 수 있는 환자의 증상과 징후가 있다. 의료진이 이러한 증상과 징후를 숙지하고 환자에게 교육하면 신속한 개입을 통해 공격적인 폭발을 줄일 수 있다. 덥다는 느낌이나 상기된 표정, 심박수 증가, 끈적하거나 땀에 젖은 손, 대화에 반응을 하지 않는 모습, 눈맞춤이 안되는 상태, 가만있지 못하고 안절부절하는 모습, 긴장되거나 갇힌 느낌 등이 여기에 포함된다(Green과 Jabobs 2002). 환자와 함께 분노를 촉발하는 단서들을 함께 탐색하여 상황이나 환경에 대한 인식을 발전시키고 개인적인 대응 방식을 찾아 연습시키는 것도 효과적이다.

공격적 행동을 보이거나 예상될 때 신속하게 환자에게 개입하는 방법은 단계적 안정화이다. 단계적 안정화 방법은 첫째, 아이의 반응을 이끌어 낼 수 있는 정확한 문구, 음조, 어조, 정보가 담긴 언어를 사용하여 도움이 되는 대화를 시도하는 것이다(Cotton 1993; Green 과 Jabobs 2002). 이때 의료진이 공감과 협력적 태도를 보이는 것이 중요하다. 둘째, 효과적인 들어주기이다. 보통 치료팀은 상황을 개선시키기 위해 환자의 이야기를 듣기보다는 직접적으로 무언가를 해결해주려고 하지만 이보다 더 중요하고 쉬운 방법은 환자의 입장을 충분히 들어주는 것이다. 이 때 환자는 치료자에게 이해받았다는 긍정적 감정뿐만 아니라 언어화를 통해 생각이 정리되면서 자신의 문제에 대한 통찰적인 경험을 할 수 있다. 셋째 비언어적 단서를 통해 메시지를 전달하는 것이다. 환자에 대한 지지적인 제스처, 아이의 공간을 보장해주는 치료자의 위치, 환자와 눈을 맞추기 위한 무릎을 꿇은 자세나 쪼그려 앉기는 환자에 대한 관심과 진정성을 표현할 수 있다. 이러한 치료자의 태도는 환자에게 타인에 대한 이해와 인식을 가르치고 발전시키는 기회로도 작용한다. 마지막으로 공간 배치, 조용한 환경, 적절한 조명이나 실내 온도, 사생활 존중과 같은 요소도 폭력성을 성공적으로 관리하는 데 중요한 요소가 될 수 있다.

## (5) 입원 환경 활용

입원 병동에서는 부모와 자녀 간의 관계, 또래와의 상호작용을 직접적으로 평가하고, 병동 생활 속에서 환자의 능력을 다방면에서 관찰할 수 있다. 이러한 정보들은 환자의 고유한 기능 장애와 상황적 병리를 구분하는 데 도움이 되며, 환자의 강점과 약점을 파악해서 행동 변화 전략을 수립하는 기초가 될 수 있다. '허니문' 유형에 해당하는 환자는 입원 초창기에 거의 무증상으로 지낸 뒤에 서서히 문제를 드러내기 때문에 입원 기간이 지나치게 짧으면 치료팀이 평가의 오류를 범할 수 있다.

병동의 문화와 규칙을 통해 환자에게 사회의 표준이나 규범을 연습시키는 것이 입원 치료가 갖는 중요한 기능 중 하나이다. 이러한 점에서 청소년 대상의 병동 운영 시 반사회적 행동이 상호 강화되면서 치료적 풍조를 저해하는 경우가 발생한다. 청소년 시기의 아이는 확립된 질서를 거부하고 선망받는 행동을 하여 청소년 집단 내에서 우위를 점할 수 있다. 따돌림이나 폭력과 같은 특정 문제가 발생할 때는 입원 환자 전체가 참석하는 회의를 열어서 모두가 용납할 수 없는 방식으로 행동했다는 것을 강조하여 행동에 대한 책임을 지고 도덕성에 대한 가치를 부여하는 문화를 만드는 것이 중요하다. 병동 환경을 이용하여 긍정적인 행동을 강화시킬 수 있는데 레벨시스템이나 토큰경제시스템이 흔하게 사용된다. 동료 환자나 치료진과의 의사소통을 통해 환자의 어떠한 행동이 좋은 것이지 확인하여 특정 행동을 강화시키는 것도 입원 환경에서 흔히 활용되는 방법이다.

치료 과정에서 치료팀의 실수는 필연적으로 발생하며 이러한 실수는 치료적 요소로 작용할 수 있다. 환자에게 치료진의 실수를 인정함으로써 권위상으로 생각했던 어른을 다른 시각으로 볼 수 있는 기회를 제공해주며, 어른이 실수를 인정하고 실수를 통해 배운 점을 환자와 나누고 해결 방법을 찾아가는 노력을 보임으로써 환아들에게 실수를 통해 성장하는 좋은 모델로 남을 수 있다.

## (6) 퇴원

퇴원 단계에서 가장 중요한 작업은 퇴원 후 추가적인 치료 및 관리를 위한 계획을 수립하는 것이다. 환자가 퇴원 후 복귀하는 현지 의료서비스와 소통할 수 있는 준비가 필요하다. 입원 과정에서 중요한 역할을 했던 치료적 측면과 접근 방식에 대한 정보를 지역사회의 의료체계에 인계하는 것이 퇴원 준비의 핵심이다. 입원 과정에서 사용한 의약품, 치료팀에 합류했던 영역별 전문가에 의견이 담긴 다학제적 보고서의 작성을 통해 입원 치료의 과정과 결과물이 요약되어 퇴원 후 후속 치료를 담당할 전문가에게 전달되어야 한다.

환자의 퇴원이 가까워지면 치료 목표에 대한 진행 상황, 달성된 혹은 달성되지 못한 목표를 검토해야 한다. 다른 치료와 마찬가지로 입원 치료의 종결 단계에서는 치료자와의 관계에 대한 상실감이나 불안감으로 인해 환자가 복잡한 반응을 보일 수 있다. 경우에 따라 치료가 완전히 성공적이지 못한 경우, 입원 기간 동안 병동 대 가족 동맹의 문제가 발생한 경우에는 치료진을 이상화하거나 의존적인 태도를 보이면서 부모를 폄하하고 무시하는 행동을 하고 이에 대해 부모는 사기가 떨어지거나 치료진을 질투하는 반응을 보일 수 있다. 이를 피하기 위한 좋은 전략은 입원 치료 초기부터 환자에게 입원이 일시적이며 전반적인 입원 목적이 자신의 삶에 성공적으로 복귀하는 것임을 교육하고, 부모와 정기적으로 접촉하고 의사소통하는 것이다. 이러한 상황이 입원 중에 해결되지 않고 퇴원 시까지 강화된다면 퇴원 후 후속 작업의 필요성을 강조해야 한다.

## ③ 낮병원, 기숙치료

### 1) 낮병원

최근 아동청소년 입원 병상 수가 감소하면서 입원 치료가 부분 입원 치료인 낮병원으로 대체되어 가는 추세이다. 부분 입원은 여러 형태의 비입원치료 중에서는 가장 집중적인 서비스를 제공하는 형태이며, 입원 치료의 대안적 방법이나 퇴원 후 지역사회나 학교 복귀 전의 중간 단계, 혹은 급성 위기 중재를 위해 이용된다. 부분 입원은 대개 낮병원으로 운영되는데 주간에는 낮병원에서 재활치료 프로그램이나 훈련에 참여하고 저녁에는 귀가하여 가족의 케어를 받는 외래치료와 입원 치료의 장점을 부각시킨 개념이다. 부분 입원은 일반 입원 병동에서 이루어지는 경우와 별도의 부분 입원 병동을 운영하는 경우가 있다. 전자의 경우 환자는 퇴원 후에도 환경을 변화시키지 않으면서 한시적으로 치료팀과 동료 환자 그룹을 유지한 채 연속성 있는 치료 작업을 할 수 있다. 하지만 입원 환자와 부분 입원 환자의 구성에 따라 치료 인력의 업무가 탄력적으로 이루어져야 하므로 인력 운영의 어려움이 있을 수 있으며 부분 입원 환자의 입원 기간이 길어질 경우 입원 병동의 환경을 훼손할 수 있는 불필요한 외부적 요인으로 작용할 수 있는 한계점도 가진다. 자체적인 직원과 공간을 갖춘 부분 입원 병동의 경우 개방형 세팅으로 외래 치료에 비해 개별화된 목표에 맞추어 구조화되고 연속적인 재활 서비스를 제공할 수 있다. 입원 치료에 비해 가족이 치료 프로그램에 직접적으로 참여할 수 있고 가족의 돌봄 부담도 줄여주며, 비용이 상대적으로 적게 든다는 장점이 있다. 하지만 심각한 도전적, 공격적 행동 발생 시 적절한 대처가 어려워 파괴적인 행동 문제가 있는 환자에게 적용하기 어려운 치료 형태이며, 가족과 치료팀 간 동맹이 공고하지 않거나 가족의 협조도가 낮을 경우 치료의 효과가 떨어지거나 중단될 가능성이 높아 부분 입원 치료가 부적합할 수 있다. 외래

치료보다 구조화되고 집중적인 치료 프로그램이 필요한 환자에서 아이의 발달에 저해되지 않는 환경을 제공하는 가정이 있는 경우가 낮병원 치료의 적응증이 된다. 반면 환자가 도망가려 하거나 집에서도 다른 가족의 생활을 심각하게 방해하는 경우, 자살, 자해, 타해 위험성이 있는 경우는 낮병원 치료에 적합하지 않다.

## 2) 기숙치료

정신과 치료가 필요한 청소년 가운데 입원이나 부분 입원치료가 적합하지 않거나 장기적인 돌봄 환경이 필요한 경우 기숙치료 혹은 장기거주치료를 이용할 수 있다. 기숙치료시설은 운영 주체가 의료기관 외에도 학교나 정부 기관, 사회복지시설이 될 수 있으며 의료기관이 아닌 경우 정신과 진료는 자문이나 외부 촉탁의 형식으로 진행된다. 환자는 기숙치료시설에 수개월 이상 24시간 생활하게 되며 생활교육, 학교 수업, 치료 프로그램을 조직화하여 제공받는다. 기숙치료나 장기 거주치료를 받는 아이들은 중증의 정신장애와 함께 기능이 떨어진 가족을 가진 경우가 많다. 가족의 정신과적 질환으로 인해 아이에게 적절한 양육환경을 제공하기 어렵거나 아동 학대, 방임 등과 같이 가족이 제 기능을 하지 못하는 상황에서 환아에게 치료 및 양육환경이 동시에 요구되는 경우 기숙치료가 적합할 것으로 보인다. 환아가 기숙치료를 받는 동안 가족의 기능이 어느 정도 회복되었다면 가족들의 치료의 참여가 권장된다. 국내의 경우 국립중앙청소년디딤센터, 서울시립아동심리치료센터(임시보호조치시설), 청소년 쉼터, 국립청소년인터넷드림마을 등이 운영되고 있으며 의료기관 내에 설치된 치유형 대안학교 등을 통하여 기숙형 치료와 교육을 병행하는 곳도 있다.

---

📖 **참고문헌**

이영문, 김영기, & 노재성. (1997). 정신요양원에 수용중인 만성정신분열병 환자들에 대한 환경치료적 접근. 아주의학, 2(1), 78-84.

Rioch, D. M., & Stanton, A. H. Milieu therapy. Psychiatry 1953;16(1),65-72.

Gunderson, J. G. Defining the therapeutic processes in psychiatric milieus. Psychiatry 1978; 41(4), 327-35.

Green, J., & Jacobs, B. (Eds.). In-patient child psychiatry: modern practice, research and the future. New York: Routledge;2002. pp.3-9.

이영문. 환경치료의 이론과 실제. 용인: 용인정신병원; 1993. pp.17-21.

Pfeiffer, S. I., & Strzelecki, S. C. Inpatient psychiatric treatment of children and adolescents: A review of outcome studies. Journal of the American Academy of Child & Adolescent Psychiatry 1990; 29(6), 847-53.

Blanz, B., & Schmidt, M. H. Practitioner review: Preconditions and outcome of inpatient treatment in child and adolescent psychiatry. Journal of Child Psychology and Psychiatry 200;41(6), 703-12.

Morrissey, R. F., Dicker, R., Abikoff, H., Alvir, J. M. J., DeMarco, A., & Koplewicz, H. S. Hospitalizing the suicidal adolescent: an empirical investigation of decision-making criteria. Journal of the American Academy of Child & Adolescent Psychiatry 1995; 34(7), 902- 11.

Gutterman, E. M., Markowitz, J. S., LoConte, J. S., & Beier, J. Determinants for hospitalization from an emergency mental health service. Journal of the American Academy of Child & Adolescent Psychiatry 1993; 32(1), 114-22.

Padgett, D. K., Patrick, C., Burns, B. J., & Schlesinger, H. J. Ethnic differences in use of inpatient mental health services by blacks, whites, and Hispanics in a national insured population. Health Services Research 1994; 29(2), 135.

Cotton, N. Lessons from the Lion's Den. San Francisco, CA: Jossey-Bass Publications. 1993.

# 정신의학적 자문
## consultation-liaison psychiatry

이정

자문조정 정신의학(consultation-liaison psychiatry)은 신체질환을 가진 환자에게 정신과적 평가와 개입을 제공하는 정신건강의학과의 한 분야로 신체질환을 겪는 환자에게 생물학적, 정신적, 사회적, 발달학적 측면을 아우르는 포괄적이고 전인적 치료를 제공하는 데 목표를 두고 있다(Boland 2018). 따라서 자문조정 정신건강의학과 전문의는 정신과적 지식뿐만 아니라 내외과적 혹은 신경학적 신체질환에 대한 지식, 정신과적 증상을 일으킬 수 있는 약물 등에 대한 지식을 함께 갖추고 있어야 한다. 그리고 환자의 신체질환과 정신사회적 이슈가 어떻게 서로 영향을 주고 받는지에 대해 통합적으로 파악하여 이를 바탕으로 적절한 정신과적 개입 방향을 제시할 수 있어야 한다. 소아청소년은 발달적 특성상 심리적인 요소가 신체 증상으로 발현될 가능성이 높고, 신체 질환에 대한 이해도와 심리적 반응이 성인과 다르기 때문에, 신체질환을 가진 소아청소년을 위한 자문조정은 소아청소년에 대한 정신의학적 지식을 함께 필요로 한다. 따라서 국내에서는 소아청소년정신과 전임의 수련 프로그램의 필수적인 구성요소로 소아청소년 자문조정의학을 포함시키고 있다.

청소년에 대한 정신과 자문의 기본적인 접근법은 보다 어린 아동과 크게 다르지 않다. 하지만 청소년 시기의 인지발달, 심리사회적 발달학적 특성으로 인해 신체 질환에 대한 인지적 이해, 정서적 반응의 측면에서 청소년들이 보이는 특징적인 요소가 존재한다. 이번 장에서는 소아청소년 자문조정정신의학의 전반적인 내용은 간략하게 다루고 주로 청소년 환자의 특성에 초점을 맞추어 기술하였다.

# 1 소아청소년 자문조정 정신건강의학과 전문의의 역할

## 1) 정신의학적 평가와 개입

자문 정신건강의학과 전문의의 주된 역할은 신체질환을 가진 소아청소년에 대한 정신의학적 평가와 개입을 진행하는 것이다. 자문 평가의 목적은 동반된 정신질환에 대한 진단뿐만 아니라 신체질환의 직접적인 결과로 나타나는 심리적 증상과 심리적 스트레스와 관련되어 있는 신체 증상을 파악하는 데 있다. 또한 정신건강의학과 전문의는 신체질환에 대한 환자와 가족의 부적응적 대처방식과 행동들이 있는지 살펴보고 동시에 회복탄력성을 발휘할 수 있는 강점을 확인한다(DeMaso 등 2009). 정신건강의학과 전문의가 자문조정 역할을 수행할 때에는 전통적인 익명성, 절제, 중립성의 원칙을 고수하기보다는 환자 및 가족과 적극적으로 소통하여 자연스러운 치료적 관계를 형성하는 것이 자문 평가와 개입을 수월하게 도와준다(DeMaso 등 1996).

신체질병을 가진 청소년의 정신의학적 문제를 체계적으로 파악하는 유용한 방법은 공존질환(comorbidity)의 개념을 활용하는 것이다. 정신의학적 증상과 신체 증상은 '동시 발생한 공

**표 39-1. 신체질환과 관련된 정신과적 증상에 대한 체계적 접근(Shaw와 DeMaso, 2019)**

| |
|---|
| **1. 동시 발생한 공존질환(coincidental comorbidity):**<br>신체질환과 정신질환 사이에 직접적인 관련성이 없는 경우<br>• 신체질환의 발병 전후로 질환과 무관한 요소에 의해 정서장애가 나타나는 경우 |
| **2. 원인으로써의 공존질병(causal comorbidity):**<br>• 정신과적 증상이 신체질병의 직접적인 결과로 나타나거나 혹은 정신과적 증상이 신체 질환의 발생과 경과에 상당한 영향을 미치는 경우 |

| 2-1. 정신신체질환(psychosomatic illness):<br>정신질환의 이차적인 결과로 신체 증상이 나타나는 경우<br>• 신체증상 관련 장애(somatic symptom and related disorder)<br>• 식이장애로 인한 영양결핍으로 신체 증상이 생기는 경우<br>• 환자의 치료비순응 행동에 의해 신체질환이 악화되는 경우 | 2-2. 신체정신질환(somatopsychic illness):<br>신체질환과 그 치료의 직접적인 결과로 정신과적 증상이 나타나는 경우 | |
|---|---|---|
| | 신체질환/치료의 이차적인 결과로 나타나는 정신과적 증상<br>• 섬망<br>• 다른 의학적 상태로 인한 기분장애(mood disorder due to another medical condition) | 신체질환/치료에 대한 심리적 스트레스로 인한 정신과적 증상<br>• 적응장애<br>• 외상후스트레스장애 |

존질환(coincidental comorbidity)'과 '원인으로써의 공존질환(causal comorbidity)'으로 분류될 수 있으며 이러한 분류체계는 〈표 39-1〉에 정리하였다(Shaw와 DeMaso, 2019).

자문에서 가장 흔히 제공하는 치료적 개입으로는 향정신성 약물치료, 지지적 정신치료, 가족교육, 퇴원 후 정신건강의학과 치료자원 연결이 있다. 또한 보다 적극적인 개입이 가능한 경우 자문 정신건강의학과 전문의는 이에 더해 가족치료, 행동 수정 기법, 심상유도법과 이완훈련 등의 치료를 진행할 수 있다.

## 2) 환자와 가족의 대변인(advocacy)

소아청소년 환자 및 가족 중심(patient- and/or family-centered care)의 의료 제공의 필요성이 강조되고 있는 상황에서 자문 정신건강의학과 전문의는 청소년과 가족의 대변인 역할을 하여 환자 중심의 의료 제공을 촉진시킨다.

정신건강의학과 전문의는 신체질환을 청소년의 관점에서 바라볼 수 있는 유일한 사람으로서 청소년 환자가 자신의 신체질환에 대해 어떻게 이해하고 어떠한 심리적 요구를 가지고 있는지에 대해 가족과 의료진들에게 설명하는 역할을 수행한다. 청소년의 경우 자신의 예후에 대해 정확히 알기를 원하고 어떠한 치료를 하고 싶고, 하고 싶지 않은지에 대한 분명한 의견을 가지고 있음에도 이를 의료진과 부모에게 전달하는 데 어려움을 느낄 수 있다. 이때 자문 정신건강의학과 전문의는 청소년을 대변하여 부모와 다른 의료진에게 이러한 정보를 전달하는 역할을 할 수 있으며 환자 본인의 요구에 맞추어 적절한 의료 행위가 이루어질 수 있도록 조율할 수 있다. 또한 자문 정신건강의학과 전문의는 환자와 가족 전체의 가치관을 파악하고 이들의 대리인으로서 다른 의료진과 소통하는 역할을 맡기도 한다.

이러한 자문 정신건강의학과 전문의의 역할은 특히 환자가 청소년기에서 성인기로 이행되는 시점에 그 중요성이 더해진다. 신체질환을 가진 청소년은 성인으로 이행하는 과정에서 부모지도 감독 하에 이루어지던 건강의료 행위가 환자 본인이 독립적으로 수행하는 환자 중심의 건강의료 행위의 형태로 변화하여야 하는데, 이러한 변화는 많은 환자들에게 상당한 난관으로 작용한다(White 등 2018). 특히 어린 시절부터 복합만성질환으로 치료받아왔던 청소년의 경우 이러한 이행기에 보다 세심한 주의가 필요하며 개별 사례에 따라 성인병원의 의료진으로 변경하는 시점을 유연하게 적용하고 이행 과정에서의 치료순응도와 심리적 대처 과정을 살펴 볼 필요가 있다. 자문 정신건강의학과 전문의는 이러한 시기에 환자가 가지는 정신사회적 요구를 파악하고 적절한 개입을 하여 성인기로의 이행과정이 원활하게 이루어질 수 있도록 지원하는 역할을 수행할 수 있다.

### 3) 타과 의료진을 대상으로 한 조정(liaison) 역할

자문조정의학에서 자문(consultation)은 환자를 대상으로 제공되는 정신의학적 의료행위를 말하고, 조정(liaison)은 타과 의료진을 대상으로 제공되는 정신과적 의료행위를 의미하는 것으로 정의된다(Shaw와 DeMaso, 2019). 자문 정신건강의학과 전문의는 신체질환을 가진 청소년들이 치료를 거부하거나 행동화(acting out) 문제를 일으켰을 때, 타과 의료진을 대상으로 조정 역할을 수행하여 의료팀이 환자와의 관계를 회복하고 필요한 의료행위를 지속할 수 있도록 지원한다. 또한 말기 질환을 가진 소아청소년 환자를 치료하는 의료진들은 무력감과 죄책감 등의 감정을 경험하게 되는데, 정신건강의학과 전문의에게 자문을 구할 때는 은연 중에 이러한 의료진의 정서적 부담을 분담해주기를 바라기도 한다. 자문 정신건강의학과 전문의는 이러한 의료진들의 심리적 소진에 대한 개입을 제공할 수도 있다.

자문 정신건강의학과 전문의는 타과 의료진에 대한 교육을 통해 환자를 생물정신사회적 관점에서 통합적으로 살펴볼 수 있도록 촉진하고, 자문 의뢰가 보다 조기에 적절한 시점에 이루어질 수 있도록 권장할 수 있다.

## 2  청소년의 신체질환에 대한 대처 및 적응과정

의학의 발전으로 소아청소년기 질환의 치사율이 낮아지면서 소아암, 선천성 심기형, 대사성 질환 등의 심각한 신체질환을 가진 소아청소년 중 대부분이 성인기까지 살아남을 수 있게 되었으며 이러한 소아청소년이 치료 과정 중에 혹은 치료 후에 재활 과정에서 어떻게 대처하고 적응하며 일상생활을 영위하는지에 대한 관심이 높아지고 있다.

### 1) 발달 단계적 요소: 청소년

청소년들이 이 시기에 마주하는 발달과업은 부모로부터 심리적으로 독립하여 자율성을 획득하고 주체성을 수립하는 것이다. 이러한 개별화 과정에서 청소년들은 소속감과 유대감을 느낄 수 있는 또래 친구들과 관계를 보다 중요하게 여긴다. 또한 사춘기의 빠른 신체 변화는 청소년의 신체에 대한 자기 인식을 고조시키고 외모에 대한 집착을 야기한다.

이러한 맥락에서 청소년은 의학적 치료과정(특히 가시적인 외모 변화나 기능 장애를 초래하는 경우)에서 자신의 주체성과 신체완전성을 침해하는 경험으로 느낄 수 있다. 의학적인 검사와 치료를 따라가며 청소년은 전문가인 의료진의 권위를 수용하고 그들에게 자신의 신체에 대한 통제감을 양도해야 하는데, 이 과정에서 그들은 무력감을 포함한 다양한 심리적 반응을 보인다. 어떤 경우에는 퇴행하여 보호자에게 과도하게 의존하는 모습을 보일 수도 있고, 반대로 자신의 신체에 대한 통제감과 자율성을 침해받는 것에 대해 저항하며 검사나 치료를 거부할 수 있다.

청소년 시기의 인지발달은 질환경험의 측면에서 장단점을 동시에 가진다. 추상적 사고 능력의 발달로 질환의 예후와 치료의 잠재적 결과에 대해 과도한 우려와 두려움을 느낄 수 있다는 단점이 있는 반면에, 발달된 인지적 기술로 이러한 두려움을 다룰 수 있는 대처 방식 또한 다양해진다는 점에서 장점이 되기도 한다.

보다 어린 연령에서부터 만성신체질환으로 치료를 받아온 청소년의 경우 부모에 대한 신체적 의존도가 커서 부모로부터 분리되어 자율성을 획득하는 청소년기 발달 과업이 지연되기도 한다. 일부 청소년은 질환으로 인해 자신을 또래 친구들과 "다르다"고 느끼며 또래집단에서 소속감을 느끼지 못하고 소외되기도 한다. 이것은 부모와 가족에게 의존하는 것을 더욱 조장하기도 하고 때로는 부모, 또래 관계 모두로부터 심각한 소외감과 고립감을 경험하는 결과를 낳는다.

## 2) 대처 유형(coping style)

대처 유형이란 스트레스 요인에 대한 개인의 인지적, 정서적, 행동적 반응의 총체를 의미한다. 아동이 선택하는 대처 유형은 스트레스에 대해 선천적 기질에 따라 자동적으로 반응하는 양상과 아동이 커가면서 스트레스를 처리하기 위해 후천적으로 습득한 의도된 대처 반응 양상 사이의 상호작용 속에서 결정된다(Rudolph 등 1995; Compas 등 2012). 신체질환에 대한 소아청소년의 대처 유형을 분류하는 다양한 방식들에 대해서는 〈표 39-2〉에 정리하였다.

신체질환이 심각한 것일수록, 혹은 질환의 급성기에 놓여있다면, 질환과 치료 과정에서 환자가 외부 상황을 수정할 수 있는 여지가 적기 때문에, 외부 상황을 변경하려 하기보다는 당면한 상황을 수용하고 이에 대한 심리적 반응을 조절하여 상황에 자신을 맞추어가고자 하는 이차조종/정서중심(secondary control/emotion-focused) 대처 유형이 보다 바람직한 적응 방식으로 여겨진다(Compas 등 2012). 반면에 당뇨와 같이 만성질환에서 환자 스스로 꾸준한 건

표 39-2. 신체질환에 대한 소아청소년의 대처유형 분류

| Rudolph 등 1995 | Snell와 DeMaso 2010 | Compas 등 2012 |
|---|---|---|
| 접근지향적(approach-oriented) 대처<br>스트레스 요인이나 그에 대한 감정적 반응을 조절하고 관리하려고 노력하는 대처방식<br>예) 질환에 대해 적극적으로 질문함. 의사놀이나 의료기구에 관심을 보임. 시술 전 적극적으로 주위 사람들에게 지지를 요청함. | 문제중심(problem-focused) 대처<br>외부 스트레스 상황과 환경을 변화시키고자 하는 대처방식 | 일차조종(primary control)<br>객관적인 사건과 상황을 조절하고자 노력하는 대처방식 |
| | 정서중심(emotion-focused) 대처<br>스트레스에 대한 자신의 심리적 반응을 조절하는 대처방식 | 이차조종(secondary control)/<br>순응적(accommodative) 대처<br>현재 당면한 상황에 최대한 자신을 맞추어가고자 하는 대처방식 |
| 회피지향적(avoidance-oriented) 대처<br>신체적, 인지적, 정서적인 수준에서 스트레스를 경험하는 것 자체를 최대한 회피하고자 노력하는 대처방식<br>예) 입원 중 대부분의 시간을 잠을 자려고 노력함. 질환에 대한 대화나 언급을 회피함. | | 수동적 대처(passive coping) 혹은 철수(disengagement)<br>대처를 위한 노력을 보이지 않는 경우 |

강 관리와 조절이 필요한 경우에는 장기적인 적응 과정에서 일차조종/문제중심(primary control/problem-focused) 대처유형이 보다 효과적인 것으로 확인되었다(Snell와 DeMaso 2010). 회피와 부정 기제를 주로 사용하는 수동적 대처(passive coping) 유형은 정서적 스트레스 조절을 어렵게 하고 대처전략의 활용을 방해하기 때문에 신체질환에 대한 심리적 적응을 저해한다(Compas 등 2012). 다른 한편으로는 아동의 적응과정에서 중요한 것은 어떤 특정 대처방식을 사용하는지가 아니라, 아동의 특성에 따라 본인이 선호하는 대처방식을 충분히 활용할 수 있도록 허용되었는지 중요하다는 견해도 있다(Shaw와 DeMaso 2006).

종합하면 청소년 개개인의 선호에 따라 신체질환의 특성과 시점에 따라 대처유형이 유연하게 적용될 수 있을 때 보다 나은 심리적 적응 과정을 이루어낼 수 있을 것이다.

## 3) 신체질환의 특성

장기간의 투병기간, 복잡한 치료 방침, 불확실한 치료 과정과 예후를 가지는 신체 질환일수록 심리적 대처에 더 큰 어려움을 초래하고 부정적인 적응을 보일 위험성이 높아진다. 또한 신체질환이 환자에게 인지나 기분에 장애를 초래할 경우, 환자가 기존에 가지고 있던 대처 기술을 발휘하기 어렵게 하여 심리적 적응과정이 더욱 불리해진다.

## 4) 기질

기질적으로 불안한 아동의 경우 스트레스 요인을 회피하려는 대처유형을 보다 선호하는 반면에 그렇지 않은 아동은 스트레스 요인에 대한 정보를 보다 적극적으로 질문하고 알아가려는 시도를 보인다. 바람직한 적응을 위해서는 아동의 타고난 기질과 환경이 적절한 조화를 이루는 것이 중요하다.

## 5) 과거 의료경험 및 급성기 디스트레스 반응

### (1) 급성 디스트레스와 불안 반응

신체질환에 대한 급성 디스트레스와 불안 경험은 문제행동과 치료 비순응과 밀접한 관련성을 보인다. 외현화된 행동화 반응(언어적/신체적 저항, 비순응)은 신체질환이라는 당혹스럽고 불쾌한 상황에서 이를 회피하고자 하는 자기방어적 행동으로 나타나는 경우도 있다. 반대로 일부 청소년들은 신체질환으로 인해 상당한 두려움과 불안을 느낄 때 오히려 위축되고 수동적인 태도를 보이며 겉보기에는 치료에 협조적이고 순응적인 모습을 보일 수 있다.

### (2) 과거 의료경험

이전에 통증이 심한 시술 경험 혹은 치료 실패 경험을 가진 청소년의 경우 이후의 치료 과정에서 비슷한 일이 반복될 것이라는 염려로 더 심한 불안감을 경험한다. 자문 정신건강의학과 전문의는 과거에 환자가 어떤 의료경험을 하고 그때 어떤 심리적 반응과 대처유형을 보였는지 확인함으로써, 환자가 비적응적인 대처 방식은 줄이고 대신 자신의 심리적 강점을 발휘할 수 있도록 격려하여 심리적 적응과정을 지원할 수 있다.

### (3) 의료진의 행동양상

의료진이 의학적 시술 전, 혹은 시술 중 지나치게 많은 설명과 안심을 제공하는 경우, 정보 전달의 측면에서 효과적이지 않을 뿐더러, 오히려 본인의 의도와 다르게 환자의 회피적 정서 반응을 용인하고 조장하는 결과를 낳을 수 있다. 반대로 의료진이 자신의 불안과 걱정을 지나치게 부정하고 축소화하는 태도를 보이는 것 또한 바람직하지 않다. 의료진이 양극단의 어느 한 쪽으로도 치우치지 않을 때 환자와 가족과 효과적인 상호협력 관계를 만들어 갈 수 있다.

## 6) 부모 및 가족

만성신체질환을 가진 자녀를 돌본다는 것은 부모에게 상당한 스트레스로 작용한다. 정도에 차이가 있지만 부모는 대부분 두려움과 불안, 죄책감, 우울감, 원망과 분노 등의 부정적인 심리 반응을 경험한다. 자녀의 질환에 대한 부모의 심리적 적응과 인식은 부모보고식 자녀의 심리행동증상뿐만 아니라 아동 자가보고식 설문에서 드러나는 심리행동증상과도 관련성을 보였다. 또한 신체 질환을 가진 소아청소년의 삶의 질에 대한 여러 연구들에서 부모와 가족 기능 수준이 소아청소년의 정서적 적응과정에 신체질환의 심각도보다 더 큰 영향을 미치는 것으로 보고되었다(DeMaso 등 1991, 2000, 2004a, 2004b, 2014).

부모의 불안도가 높은 경우 자녀의 의학적 처치 시에 더 많은 디스트레스를 경험하는 것으로 알려져 있다(Melamed 1993). 이러한 부모의 과도한 디스트레스는 자녀의 정서적 요구에 적절한 반응을 보이지 못하게 하고 자녀가 효과적으로 대처할 수 있도록 지도하는 능력을 저해한다. 결국 이는 자녀의 건강상태와 삶의 질에 악영향을 끼칠 뿐만 아니라 의료진과의 관계에도 부정적인 영향을 초래한다(DeMaso and Bujoreanu 2013). 또한 부모가 자녀의 고통에 대해서만 과도하게 주의를 기울이며 자녀에게 지나치게 안심을 제공하거나, 죄책감으로 인해 자녀에게 적절한 통제 없이 지나치게 허용적인 태도를 보이게 될 경우에도 오히려 청소년의 적응에 부정적인 영향을 미친다.

## 3 청소년 정신과 자문의 평가 절차

신체질환을 가진 청소년에 대한 정신건강의학과 자문의 목표는 환자, 가족, 의료진으로부터 다각적인 정보를 얻어내고 이를 종합하여 생물정신사회적(biopsychosocial) 사례요약을 정리하여 환자, 가족, 타과 의료진에게 통합적인 치료 방향을 제시하는 것이다.

### 1) 환자 정보 및 주된 의뢰 이유 확인

자문 의뢰가 들어오면 우선 환자의 이름, 연령, 병록 번호, 주된 보호자와 연락처를 확인하고 필요 시 주진료과의 의료진과 직접 상의할 수 있도록 주치의 연락처를 확인한다. 자문의뢰 내용을 확인하여 의료진이 염려하고 있는 환자의 심리행동적 문제가 무엇인지, 그리고 이러한 문제에 대해 의료진은 해당 증상에 대해 평가, 치료, 정신건강의학과 전과 중 어떤 요청을 하고 있는지에 대해 확인한다.

## 2) 신체질환에 대한 과거와 현재의 의무 기록 확인

자문 정신건강의학과 전문의는 자문 진료를 시작하기 전에 반드시 의무기록을 먼저 검토하여야 한다. 의사의 초진 및 경과 기록, 간호 기록을 통해 환자의 신체 질환에 대한 병력과 현재 상황, 투약 중인 약물 정보를 확인하고 환자의 현재 의식 수준이 직접 면담이 가능한 상황인지를 미리 파악한다. 검체 및 영상 검사 정보 또한 검토하는데 특히 뇌 영상 검사를 시행한 적이 있다면 판독을 확인하여 병변 부위를 파악한다. 또한 환자가 이전에 의료사회복지팀에 의뢰된 적이 있다면 해당 기록을 확인하여 환자와 가족의 사회경제적 상황에 대한 정보를 추가로 파악한다.

## 3) 환자/보호자 첫 만남: 자문 면담에 대한 환자와 가족 준비시키기

정신의학적 개입을 요청하는 주체가 부모나 환자가 아니라, 의료진이라는 점에서 '자문 상황'에서의 정신건강의학과 진료는 특수성을 가진다. 때때로 환자와 가족 당사자는 정신건강의학과로 자문 의뢰가 되었다는 것을 모르는 경우도 있으며, 신체질환에 중점을 두며 정신건강의학과 자문 진료는 불필요한 것으로 느끼는 경우도 있다.

따라서 자문 정신건강의학과 전문의는 환자/보호자와 구체적인 면담에 들어가기에 앞서 자문 정신건강의학과 전문의로서의 본인을 소개하고 의뢰 이유에 대한 환자/보호자의 이해 정도를 파악한다. 그리고 정신건강의학과 자문의 역할과 목적에 대해 설명하고 환자/보호자가 그 절차에 참여해줄 것을 요청하여야 한다.

대부분의 환자/보호자들은 입원치료 과정이 심리적인 스트레스가 된다는 점에 동의하며 이러한 부분에 대한 자문 정신건강의학과 전문의와의 면담에 긍정적으로 반응한다. 이때 신체질환에 대한 청소년의 일반적인 심리적 반응을 설명하고, 신체질환이 심리에 미치는 영향, 심리행동이 질환에 미치는 영향에 대해 간단히 소개하는 것도 환자/보호자의 참여도를 올리는 데 도움이 된다.

자문 정신건강의학과 면담에 대해 환자/보호자의 동의를 얻은 후 구체적인 면담을 진행할 시점, 면담 순서, 면담 장소를 함께 상의하여 결정한다. 일반적으로 청소년 환자와의 면담 시 청소년과 먼저 부모와 분리된 공간에서 면담하는 것이 바람직하나, 신체적 질환으로 인해 입원한 상태의 청소년 환자들은 때로는 부모와 함께 이야기하는 것을 원하는 경우도 있다. 청소년 환자가 직접 면담이 가능한 상황이라면, 환자와 대화를 시작할 때 "부모와 따로 개별적으로 면담하거나 혹은 부모와 함께 면담할 수 있다." 설명하고 환자의 의사를 물어볼 수 있다. 주로 수동적으로 반응하여야 했던 입원 상황에 놓여있었던 청소년에게 구체적인 면담 방식에 대한 선택권을 주게 되면 환자에게 자율성과 능동성을 허용해줄 수 있고 환자가 면담에 보다 적극적으로 협조하도록 촉진한다.

만일 환자/보호자가 정신건강의학과 자문 면담에 대해 완강하게 거부 의사를 밝히는 경우 무리하게 면담을 강요하기보다는 그들의 의사를 일단 존중하는 것이 필요하다. 그리고 이를 의뢰한 의료진과 상의하여 자문개입을 종결할지, 기존 의료진이 자문의 목적과 이유에 대해 환자/보호자를 다시 한 번 설득할지에 대해 결정한다.

## 4) 청소년/보호자 면담

가능하다면 그리고 환자/보호자가 원한다면, 사생활이 보장되는 독립된 면담 공간을 확보하여 면담을 진행하는 것이 바람직하다. 첫 자문 면담에서 환자/보호자에게 비밀보장에 대해 설명하고 면담 내용 중 다른 의료진과 공유할 범위에 대해 미리 논의하고 알릴 필요가 있다. 자문 상황의 특성 상 충분한 면담의 시간과 횟수에 제한이 있는 경우가 많다. 따라서 가능하다면 평가 목적의 면담과 지지적 정신치료적 개입이 동시에 이루어지는 것이 바람직하다. 이후 필요하다면 주치의, 간호사로부터 환자/보호자의 심리, 행동에 대한 추가적인 정보를 획득한다.

## 5) 생물정신사회적(biopsychosocial) 사례요약

의무기록과 면담을 통해 얻어진 정보를 바탕으로 자문 정신과 의사는 생물정신사회적 사례요약을 기술한다. 이때 타과의뢰의 주된 의뢰사유뿐만 아니라, 진료과 의료진이 미처 파악하지 못했던 심리행동 증상 및 정신과적 개입이 필요한 문제를 발견했다면 이에 대한 기술도 사례요약에 포함시킬 필요가 있다.

## 6) 환자/보호자와 타과 의료진에게 사례요약을 설명하고 치료방침을 설명하기

사례 요약을 환자/보호자에게 설명하고 정신의학적 치료 방침을 설명하고 상의한다. 청소년 환자의 경우 이러한 사례요약과 치료에 대한 논의를 환자와 직접 논의함으로써 청소년이 치료의 주체로 느끼게 하여 치료에 대한 동기를 북돋을 수 있다. 보호자에게 사례요약을 제공할 때에는 신체질환에 대한 청소년의 인지적 이해수준과 심리적 반응에 대해 설명하고 이에 대해 부모가 어떻게 대처해야 하는지에 대한 교육이 함께 이루어질 필요가 있다. 그리고 지능 및 인지기능 검사, 투사적 정서평가 등의 추가적인 심리평가 실시가 필요하다면 환자/보호자에게 검사의 필요성에 대해 설명하고 의료진에게 이를 알려 검사가 진행될 수 있도록 한다.

## 4 청소년 시기 특별한 주의가 필요한 자문 증상과 상황

소아청소년 정신건강의학과 자문 진료에서 청소년 환자를 대상으로 특별한 주의를 기울여야 하는 상황인 '치료 순응도 문제'와 '생명을 위협하는 질환을 가진 청소년에 대한 접근'에 대해서 보다 자세하게 다루고자 한다.

### 1) 치료 순응도

청소년 연령 자체가 치료비순응의 중요한 위험인자로 거론될 정도로 청소년 환자의 치료 순응도 문제는 흔히 발생하고 각별한 주의가 필요하다(Shaw와 DeMaso 2019).

### (1) 청소년기 발달학적 특징과 치료 비순응

여러 연구에서 청소년 시기에 특히 치료 순응도에 문제가 급증하는 것으로 확인되었으며 청소년 시기의 발달학적 특징은 환자가 신체질환의 진단과 치료과정에 순응하는 능력에 직접적인 영향을 미친다(Killian 등 2018). 이러한 발달 특징에는 분리–개별화 갈등, 위험성 평가에 대한 어려움, 또래관계의 중요성이 있다(Shaw 2001).

#### ① 분리–개별화 갈등

분리–개별화는 청소년 시기의 핵심 발달 과제이며 부모–자녀 갈등을 유발하는 요소이다. 청소년들은 약물이나 치료에 순응을 요구하는 부모에게 다양한 방식으로 저항하며 부모와의 갈등을 행동화하고 부모에 대한 의존을 줄이고 자신의 자율성을 내세우기 위한 목적으로 치료를 회피하거나 거부하기도 한다.

또한 자녀의 질환에 대한 부모의 반응이 치료순응도에 영향을 미친다. 자녀의 질환에 죄책감을 가진 부모는 자녀의 행동을 적절하게 통제하지 못하여 치료 비순응 행동을 초래할 수 있다. 백혈병과 같은 중증 질병을 가진 자녀의 부모는 불안과 과각성 수준이 높아져 자녀를 과보호하게 되고 이런 양육 태도는 청소년의 자율성 요구와 충돌하게 하게 되어 치료 비순응을 야기하기도 한다.

### ② 위험성 평가에 대한 어려움

초기 청소년기에 있는 환자들은 구체적 조작기에 가까운 인지를 가지고 있어 치료와 관련된 판단력이 부족하고 비순응에 따르는 위험성을 폭넓게 고려하기 어렵다. 중기 이후의 청소년들도 이 시기에 특징적으로 나타나는 자아중심성으로 인해 "어떠한 경우라도 자신은 심각한 위험이나 죽음을 피해갈 수 있을 것"이라는 비합리적 신념 속에서 치료 비순응 행동을 보일 수 있다(Elkind 1967). 일부 청소년에서는 질환 혹은 치료제의 영향으로 인지적 능력의 저하가 동반될 수 있고 이로 인해 위험성에 대한 인지적 평가에 제한이 있을 수 있다.

### ③ 또래 관계의 중요성

또래 집단에 속하고 유지하고 싶은 청소년의 정상적인 욕구가 종종 치료 순응도를 방해한다. 청소년은 또래와의 동조를 중요하게 생각하는데, 이로 인해 일부는 만성 질병을 자신과 다른 또래를 구분 짓는 부정적인 낙인으로 받아들인다. 이러한 경우 청소년들은 친구들에게 만성 질병에 대해 숨기려 하고 이를 위해 학교에서 약물을 투약하는 것을 거부한다. 예를 들어, 장기이식이나 천식 또는 류마티스 관절염 질환에서 면역억제를 위해 사용하는 스테로이드 약물은 외모 변화를 초래하는데, 청소년은 이러한 외모 변화를 또래와 자신을 구분짓는 낙인으로 받아들이고 심리적 위축되어 해당 약제 투약을 거부할 수 있다.

## (2) 정신의학과적 요소

비순응이 청소년기에 특히 흔하지만 심각할 정도의 치료 비순응은 소수이며, 이런 경우에는 정신질환이 동반되었을 가능성이 높다. 흔히 동반되는 정신질환으로는 기분장애, 신체질환이나 치료 과정에 의한 외상후스트레스장애, 부모-자녀 갈등에 의한 정서적 문제 등이 있을 수 있다.

### (3) 치료순응도 문제에 대한 치료적 개입

청소년 치료순응도의 개선을 위해서는 환자 개인이 아니라 가족 전체를 대상으로 한 개입이 필요하다. 진단 시점에 청소년 환자와 가족을 대상으로 질환에 대한 교육을 하고, 치료 순응도에 가족의 협조가 중요하다는 점을 교육한다. 타과 의료진에게 가능하면 치료 절차와 약물을 간소화 해주도록 요청한다. 그리고 약물 복용을 잊지 않는 방법(예, 투약 시간 알람 맞추기, 약통을 잘 보이는 곳에 두기 등)에 대해 상의하고 구체적인 실천 행동을 결정한다. 치료 비순응을 보이는 청소년에 대한 일차적 접근은 부모의 관리감독 능력을 향상시키는 것이며, 이때 행동수정기법을 적용하여 부모가 보상을 적절하게 활용하여 청소년의 순응행동을 강화할 수 있도록 교육한다. 부모-자녀 사이에 갈등이 주된 문제라면 갈등완화를 목적으로 가족 치료적 개입을 진행할 수 있다.

## 2) 생명을 위협하는 질환을 가진 청소년에 대한 접근: 사전의료계획 수립 과정

성인뿐만 아니라 생명을 위협하는 질환을 가진 소아청소년 환자에서도 연명의료 등에 대한 사전의료계획 수립과정은 중요하며 이 때 소아청소년 환자의 의견을 반드시 반영하여야 한다 (Pousset 등 2009). 청소년과 그보다 어린 아동들도 자신에게 제공되는 돌봄과 치료에 대한 분명한 선호와 의향을 가지고 있다(Weiner 등 2012; Lyon 등 2009; Hinds 등 2005). 특히 청소년의 경우 추상적이고 철학적인 사고가 가능해지면서 죽음의 비가역성, 보편성에 대한 이해가 가능하고 치료과정에서 자신이 내린 결정으로 발생할 결과에 대해 이해할 수 있기 때문에 사전의료계획 수립과정에 직접 참여하여 보다 적극적인 의사결정자의 역할을 할 수 있다.

사전의료계획에 대한 논의에 앞서 질환의 부정적인 예후에 대해 소아청소년 환자에게 알릴 것인가에 대한 문제를 우선 다루어야 한다. 1950년대에서 70년대까지는 소아청소년에게 부정적인 예후에 대해 알리는 것은 오히려 아이의 희망을 꺾어 심리적으로 부정적인 영향을 끼치는 것에 대한 우려로 "절대 알리지 않는다"는 것이 주된 기조였다. 그러나 1960년대 후반 들어서 1980년대까지는 상황이 역전되어 "항상 알려야 한다"는 기조로 흐름이 바뀌었다. 부모와 의료진이 비밀에 부친다고 하더라도 아이들은 부모와 의료진의 대화를 엿듣거나 그들의 표정을 살피면서 부정적인 상황이라는 것을 대부분 눈치채게 되고 오히려 비밀에 부치는 것이 아이들의 심리적 반응에 대해 열린 소통을 하는 것을 가로 막아 해를 끼치게 된다는 것이다. 하지만 최근에는 무조건 알린다, 알리지 않는다는 흑백 논리적 사고를 벗어나 환자의 연령, 발달수준, 성격, 대처 유형, 가족의 문화와 상황을 종합적으로 고려하여 사례별로 유연하게 접근하는 방식이 권장되고 있다(Sisk 등 2016).

소아암을 가진 청소년을 대상으로 사전의료계획에 대한 설문조사 연구에서 청소년의 경우 대부분 암의 예후에 대한 이해를 잘 할 수 있고 의사결정에 참여하고 싶은 것으로 나타났으나 12%의 청소년은 말기가 되었을 때 연명의료와 임종기 준비에 대해 열린 의사소통을 하는 것이 불편하다고 응답하였다(Jacobs 등 2014). 따라서 말기 질환을 가진 청소년과의 면담에서는 청소년이 자신의 질환과 예후에 대해 어느 정도 자세히 알고 싶은지, 연명의료와 관련된 의사결정과정에 얼마나 참여하고 싶은지에 대한 본인의 의사를 먼저 확인하여야 한다. 정신건강의학과 전문의는 청소년과 소통하며 이러한 사전의료계획 수립 과정에서 청소년이 보이는 부정적인 감정적 반응에 대해 지지적 정신치료를 진행하는 동시에 청소년의 바람과 욕구를 파악하여 이를 부모와 의료진들과 공유하는 역할을 수행할 수 있다.

## 5 결론 및 제언

현대 의학의 발전에 따라 생명을 위협하는 질환을 가진 소아청소년의 장기 생존률이 현저히 상승하게 되면서, 한편으로는 복합적인 만성 신체질환을 가지고 성인기까지 생존하는 소아청소년의 숫자 또한 증가하였다. 신체질환을 가진 소아청소년의 삶의 질이 중요한 화두가 되었고 소아청소년의 신체적 영역뿐만 아니라, 심리 사회적 영역에서의 회복을 위한 정신사회적 개입의 필요성이 강조되고 있다. 따라서 생물정신사회적 관점에서 신체 질환이 환자와 가족에게 미치는 심리사회적 측면을 통합적으로 평가하고 개입을 제공하는 정신의학적 자문의 중요성은 갈수록 증가하고 있다.

특히 청소년은 추상적 인지 발달과 함께 자신의 삶에 대한 주체성과 자율성을 획득해 나가는 시기인데, 이 시점에 경험하는 신체 질환은 청소년의 주체성과 삶에 대한 통제력을 상실하는 심리적 위협으로 작용할 수 있으며 심리적 퇴행 혹은 치료 불순응 등과 같은 문제를 수반하기도 한다. 자문 정신건강의학과 전문의는 이러한 청소년의 심리사회적 발달에 대한 이해를 바탕으로 청소년이 신체질환이라는 한계 속에서도 심리적인 주체성과 자율성을 확보하며 독립된 사회 구성원으로써 성장할 수 있도록 청소년 환자와 가족을 심리사회적으로 지지하는 역할을 수행할 수 있다.

안타깝게도 임상 현실에서는 정신건강의학과 전문의 인력과 시간이 부족하고 입원 중 신체

질환에 대한 검사 및 치료와 정신의학적 개입의 병행이 어려움으로 인해 청소년 환자에 대한 자문에는 상당한 제약이 따른다. 이러한 현실적인 제약으로 입원 중 정신건강의학과 자문은 단편적인 면담 후 정신질환의 가능성을 평가하고 환자를 선별하여 외래치료로 연결하는 선에는 그치는 경우가 흔하다.

하지만 신체질환을 가진 청소년과 가족에 대한 통합적 이해와 치료가 중요해지는 상황에서 자문 정신의학적 개입은 기존에 정신질환에 대한 평가와 개입이라는 제한된 역할에 머무르지 않고 적극적으로 개입의 영역을 확대하여 청소년 환자가 치료의 주체로 기능할 수 있도록 돕는 대변인 역할, 타과 의료진을 대상으로 한 조정과 교육 역할도 수행해야 할 필요가 있다. 그리고 이것이 가능하도록 소아청소년을 대상으로 정신건강의학과 자문을 수행할 정신건강의학과 인력의 확보와 의료 환경의 개선에 노력을 기울여야 할 것이다.

## 📖 참고문헌

Boland RJ, Rundell J, Epstein S, Gitlin D. Consultation-Liaison Psychiatry vs Psychosomatic Medicine: What's in a name? Psychosomatics 2018;59(3):207-10.

Brown TM, Stoudemire A, Fogel BS, et al. Psychopharmacology in the medical patient, in Psychiatric Care of the Medical Patient. 2nd Edition. Edited by Stoudemire A, Fogel BS, Greenberg DB. New York: Oxford University Press;2000. pp 373-394.

Compas BE, Jaser SS, Dunn MJ, Rodriguez EM. Coping with chronic illness in childhood and adolescence. Annu Rev Clin Psychol 2012;8(1):455-80.

DeMaso DR, Campis LK, Wypij D, Bertram S, Lipshitz M, Freed M. The impact of maternal perceptions and medical severity on the adjustment of children with congenital heart disease. J Pediatr Psycho. 1991;16(2):137-49.

Demaso DR, Meyer EC. A psychiatric consultant's survival guide to the pediatric intensive care unit. J Am Acad Child Adolesc Psychiatry 1996;35(10):1411-3.

DeMaso DR, Spratt EG, Vaughan BL, D'Angelo EJ, Feen JRV der, Walsh E. Psychological functioning in children and adolescents undergoing radiofrequency catheter ablation. Psychosomatics 2000;41(2):134-9.

DeMaso DR, Lauretti A, Spieth L, van der Feen JR, Jay KS, Gauvreau K, et al. Psychosocial factors and quality of life in children and adolescents with implantable cardioverter-defibrillators. Am J Cardiol 2004;93(5):582-7.

DeMaso DR, Douglas Kelley S, Bastardi H, O'Brien P, Blume ED. The longitudinal impact of psychological functioning, medical severity, and family functioning in pediatric heart transplantation. J Heart Lung Transplant 2004;23(4):473-80.

DeMaso DR, Martini DR, Cahen LA, Bukstein O, Walter HJ, Benson S, et al. Practice parameter for the psychiatric assessment and management of physically ill children and adolescents. J Am Acad Child Adolesc Psychiatry 2009;48(2):213-33.

DeMaso DR, Bujoreanu IS. Enhancing working relationships between parents and surgeons. Semin Pediatr Surg 2013;22(3):139-43.

DeMaso DR, Labella M, Taylor GA, Forbes PW, Stopp C, Bellinger DC, et al. Psychiatric disorders and function in adolescents with d-transposition of the great arteries. J Pediatr 2014;165(4):760-6.

Elkind D. Egocentrism in adolescence. Child Dev 38(4):1025-34.

Hinds PS, Drew D, Oakes LL, Fouladi M, Spunt SL, Church C, et al. End-of-life care preferences of pediatric patients with cancer. J Clin Oncol 2005;23(36):9146-54.

Jacobs S, Perez J, Cheng YI, Sill A, Wang J, Lyon ME. Adolescent end of life preferences and congruence with their parents' preferences: results of a survey of adolescents with cancer: Adolescents' End of Life Preferences. Pediatr Blood Cancer 2015;62(4):710-4.

Killian MO, Schuman DL, Mayersohn GS, Triplett KN. Psychosocial predictors of medication non-adherence in pediatric organ transplantation: A systematic review. Pediatr Transplant 2018;22(4):e13188.

Lyon ME, Garvie PA, McCarter R, Briggs L, He J and D'Angelo LJ. 'Who will speak for me? Improving end-of-life decision making for adolescents with HIV and their families.'Pediatrics. 2009.vol.123, no.2:pp.199-206.

Melamed BG. Putting the family back in the child. Behav Res Ther 1993;31(3):239-247.

Perrin JM, Asarnow JR, Stancin T, et al. Mental health conditions and healthcare payments for children with chronic medical conditions. Acad Pediatr 2019;19(1):44-50.

Pousset G, Bilsen J, De Wilde J, Benoit Y, Verlooy J, Bomans A, et al. Attitudes of adolescent cancer survivors toward end-of-life decisions for minors. Pediatrics 2009;124(6):e1142-8.

Ramchandani D, Lamdan RM, O'Dowd MA, et al. What, why, and how of consultation-liaison psychiatry: an analysis of the consultation process in the 1990s at five urban teaching hospitals. Psychosomatics 1997;38(4):349-355.

Rudolph KD, Dennig MD, Weisz JR. Determinants and consequences of children's coping in the medical setting: conceptualization, review, and critique. Psychol Bull 1995;118(3):328-57.

Shaw RJ, Palmer L, Hyte H, Yorgin P, Sarwal M. Case study: Treatment adherence in a 13-year-old deaf adolescent male. Clin Child Psychol Psychiatry 2001;6(4):551-62.

Shaw RJ, DeMaso DR. Clinical manual of pediatric psychosomatic medicine: Mental health consultation with physically ill children and adolescents. Arlington, TX: American Psychiatric Association Publishing; 2006.

Shaw RJ and DeMaso DR (2019), Clinical Manual of Pediatric Consultation-Liaison Psychiatry, Second Edition, Washington, DC: American Psychiatric Association Publishing https://ebooks.appi.org//epubreader/clinical-manual-pediatric-consultationliaison-psychiatry

Sisk BA, Bluebond-Langner M, Wiener L, Mack J, Wolfe J. Prognostic disclosures to children: A historical perspective. Pediatrics [Internet]. 2016;138(3). Available from: http://dx.doi.org/10.1542/peds.2016-1278

Snell S, DeMaso DR. Adaptation and coping in chronic childhood physical illness, in Textbook of Pediatric Psychosomatic Medicine. Edited by Shaw RJ, DeMaso DR. Washington, DC, American Psychiatric Publishing, 2010. pp 21-31.

Wiener L, Zadeh S, Battles H, Baird K, Ballard E, Osherow J, et al. Allowing adolescents and young adults to plan their end-of-life care. Pediatrics 2012;130(5):897-905.

White PH, Cooley WC, TRANSITIONS CLINICAL REPORT AUTHORING GROUP, AMERICAN ACADEMY OF PEDIATRICS, AMERICAN ACADEMY OF FAMILY PHYSICIANS, AMERICAN COLLEGE OF PHYSICIANS. Supporting the Health Care Transition from adolescence to adulthood in the Medical Home. Pediatrics 2018;142(5):e20182587.

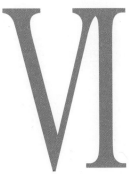

청/소/년 발/달/과
정/신/의/학

# VI 청소년 정신건강 지원체계

# 청소년과 관련한 국가정책
## Youth and National Policy

안동현

청소년은 아동기과 성인기의 중간에 위치하는 발달 단계에 놓인 젊은이들을 일컫는 개념이다. 실제 용어에 있어서도 많은 유사한 것들이 사용되어 청소년, 청년, 미성년, 연소자, 소년/소녀, 젊은이 등이 혼용되고 있으며, 영어로도 adolescent, youth, minor, juvenile, young people 등이 사용된다. 최근에는 'emerging adulthood'라고 하여 10대 후반부터 20대 초반의 후기청소년에서 초기 성인기에 이르는 개념도 대두되고 있다(Arnett, 2004). 용어와 개념에 따라 연령 구분을 포함한 시기적으로도 많은 차이를 보인다. 사회에서 이들은 현재와 미래를 잇는 가교에 위치하여 흔히 '미래의 주역'이라고 부른다. 따라서 국가는 이와 관련하여 이들에 대한 정책을 세우고 집행해야 하는데 아직 국내에서 이들에 대한 종합적이고 체계적인 국가정책이 부족하다.

그 예로 청소년과 관련한 국가정책 수립과 집행을 담당할 중앙정부기관이 지난 십수 년 사이에 국가청소년위원회에서 보건복지가족부의 아동청소년정책실을 거쳐 2010년 여성가족부의 청소년정책실로 바뀌는 우여곡절을 겪었다. 또한 선거 연령에 관한 수십 년간에 걸친 논의 끝에 2019년 12월 공직선거법이 개정되면서 선거가 가능한 연령을 19세에서 18세로 낮추었다. 이렇듯 아직도 명확하고 확고하며 통합적인 청소년관련 정책이 수립되어 있지 않은 상황에서 청소년과 관련한 국가정책을 논하는 것은 다소 무리가 있지만 지난 수십 년간 진행되어 온 청소년관련 국가정책을 개관해보고, 덧붙여 마지막에 청소년의 정신보건과 관련한 정책에 대해 살펴본다.

# 1 청소년 및 정책

## 1) 청소년의 개념

앞에서 간략하게 언급했지만 청소년은 그 개념과 목적에 따라 다양한 명칭으로 부르고 있다. 이는 근대 이전에 아동들이 성인식이나 통과의례 과정을 통해 곧바로 성인이 되던 것이 근대 산업화를 거치면서 아동과 성인의 중간에 위치하는 발달 단계로 소위 '청소년기(adolescence)'가 가 탄생하게 된 이후 다양한 정의가 존재하게 되었다. 학술적인 것뿐 아니라, 이들을 하나의 "정책" 대상으로 하는 목적이나 목표에 따라 정의와 규정이 달라지면서 더욱 그러하다. 특히 이들을 중요한 정책대상으로 하는 법령들이 제정 혹은 개정되면서 「민법」, 「미성년자 보호법」, 「소년법」, 「아동복지법」 등을 거쳐 「청소년육성법」, 「청소년기본법」 등으로 발전하면서 이러한 상이점은 더욱 고착되게 되었다. 그 가운데 가장 큰 차이는 「아동복지법」에서 규정하는 아동(children)은 0세부터 19세 미만으로 되어 있는 반면, 「청소년기본법」에서의 청소년(youth)은 9세 이상 24세 미만으로 규정되고 있어 9세부터 18세까지 아동 혹은 청소년을 대상으로 이들 법령에서 때로 정책의 중복 내지 경쟁, 혼란이 일어나고 있다.

하지만 이러한 현상은 국내에만 해당되는 것은 아니고, 전 세계적으로도 유사한 양상을 보이고 있다. 예를 들어 국제연합(이하 U.N.)에서도 아동권리협약에서는 아동(children)을 18세 미만(under 18 years old)으로 규정하고 있지만, 청소년(youth)에 관한 문서에서는 그 연령 범주를 15-24세로 제시하고 있다(UN, 2007). 이러한 현상은 전 세계적으로 대부분의 나라에서 유사하고, 다만 나라에 따라 아동과 청소년을 별도로 하는 정책을 펴는 것이 일반적인 현상이다.

그 외에도 각종 정책을 수립, 집행하는 부처나 기관에 따라 정책 대상이나 사업 성격 등에 따라 청소년을 규정하는 것이 다를 수 있기 때문에 이러한 혼란은 일부 불가피하게도 보여진다. 예를 들어 교육부에서는 청소년이라는 용어나 개념보다는 학생으로 분류하다보니 불가피하게 혼선이 빚어질 수 있다. 2019년 「공직선거법」 선거 연령 하향화의 논란에서 가장 크게 부각되었던 것 가운데 하나가 18세 연령으로 선거연령이 하향화되면 고등학교 3학년 학생들의 약 절반가량이 선거권을 갖게되어 고등학교가 정치의 장이 되어 학업 수행에 지장을 받을 수 있다는 주장이 있었다. 이런 반면, 「아동복지법」의 경우 아동시설에 보호조치 중인 보호대상 아동의 연령이 18세에 달하게 되면 해당 시설에서 퇴소시켜야 한다고 하고 있다(「아동복지법」 제16조). 하지만 현실적으로 이들의 퇴소 이후 자립이 어려운 경우가 많아 사회적으로 논란이 제기되고 있다. 그러다보니 Arnett (2004)는 'emerging adulthood'라는 개념을 제시하면서 전통적으로 후기 청소년기를 지나면서 성인에 이르지만 여전히 사회적 및 경제적 독립을 추구하는 것이 어려운 또 다른 세대에 대한 관심을 제기하기도 한다.

## 2) 청소년과 관련한 정책

정책(policy)이라 함은 학자에 따라 다소 견해를 달리하고 있지만, 정책이라 하면 '정부의 의사결정과 그의 결과적인 사업이나 산물(이해영, 2010)', '공공기관이 바람직하다고 판단하는 사회적 목표를 가지며 이를 달성하기 위한 공공적 수단을 확보하고, 대상을 향하여 적용하며 권위있는 결정에 의하여 수립된 기본방침(한국청소년개발원, 2003)', 좀 더 넓혀서 '일이 이루어지는 방법에 관한 함축적인 전제들(implicit assumption about the way things are done)(Gilliam 등, 2007)'이라고 정의한다.

정책의 가장 공식적인 형태로 국가가 사업을 시작하고 재정을 투입하도록 하는 법령의 제정 혹은 개정이 있다. 그 외에도 중앙정부 혹은 지방정부가 입법 수준까지는 가지 않더라도 정책담당자에 의해 입안 및 수행이 이루어지는 경우가 있다. 좀 더 넓은 비공식적인 형태의 정책으로는 대한청소년정신의학회와 같은 전문가단체의 규정 혹은 성명서도 정책에 포함될 수 있다. 물론 일부 정책학자들은 정책을 국가 내지 정부의 활동에 국한하는 수도 있지만, 실제 정책 입안과 수행, 평가의 전 과정에 국가 혹은 정부 단독이 아니라, 많은 전문가 혹은 관련 기관 및 단체들이 개입하기 때문에 특히 전문가단체들의 활동이 중요하다. 이런 점에서 청소년과 관련한 국가정책을 이해하는 것이 필요하다.

일반적인 정책의 특성을 살펴보면 정책은 "공공기관이 바람직하다고 판단하는 사회적 목표를 가지며 이를 달성하기 위한 공공적 수단을 확보하고, 대상을 향하여 적용하며 권위있는 결정에 의하여 수립된 기본방침"이라는 정의하에 따라 정책의 특성을 1) 정책목표, 2) 정책수단, 3) 정책대상자, 4) 공공기관의 권위 있는 결정, 5) 기본방침 등을 제시하였다(한국청소년개발원, 2003). 구체적으로 첫째, 정책은 반드시 공공적 목표를 포함하는데, 여기서 목표는 '공공적 혹은 사회적' 목표이기 때문에 개인적 혹은 개별적인 것과는 구별된다. 둘째, 정책은 목표달성을 위해 필요한 수단으로 인력, 물자, 비용, 강제력과 함께 홍보, 설득, 통보, 강제하는 등이 필요하다. 셋째, 정책은 반드시 대상자가 있어야 한다. 가출청소년과 같이 특정되는 경우도 있고, 전체 청소년을 대상으로 하는 수도 있다. 정책집행과 관련하여 혜택을 보는 대상도 있지만 때로는 불이익을 당하는 대상도 있을 수 있으므로, 이러한 사항을 충분히 고려하여 정책과정에 반영하는 것이 필요하다. 넷째, 정책은 공공기관의 권위 있는 결정이기 때문에 개인적이고 개별적인 것과는 차별화된다. 이러한 권위는 우선 법률에 의한 것이 가장 일차적이지만, 그 외에도 정책담당자는 그 부처의 직무범위 안에 해당사항에 대하여 자신의 지식, 경험, 안목, 가치관에 근거하여 필요한 절차를 거쳐 정책을 수립, 결정, 집행할 수 있다. 마지막으로 정책은 정책결정의 단계, 즉 정책과정을 통해 수립, 결정, 집행, 및 평가되지만 모든 정책이 완벽하고 구체적일 수 없는 경우가 대부분이다. 따라서 정책은 대개 기본방침만 정하고 많은 경우 집행과정에서 보완되기도 한다.

## 2 청소년과 관련한 국가정책

### 1) 한국의 청소년정책 변화

앞에서 이미 언급한 바와 같이 한국에서 청소년정책의 주무부처는 〈표 40-1〉과 같이 여러 행정 조직을 거쳐 2010년 여성가족부 청소년가족정책실로 결정되어 지금까지 유지되어 오고 있는데 많은 우여곡절을 겪었다(여성가족부, 2010).

국내 청소년정책의 발전과정 요약을 보면(보건복지가족부 2009; 김광웅 등 2009), 첫 번째 단계의 청소년정책은 「아동복리법」과 「미성년자보호법」이 제정된 1961년 및 뒤이은 1964년 대통령령에 기반하여 〈청소년보호대책위원회〉가 내무부(치안국 보안과 및 지방 경찰청 보안과) 및 무임소장관실 관장하에 설치되어 문제청소년에 대한 규제·보호 위주의 정책으로 시작되었다. 이후 위원회는 1977년 내무부에서 국무총리실 산하 〈청소년대책위원회〉로 변경되어 국무총리실 및 문교부에서 실질적인 업무를 담당하였다(정효주, 2010). 두 번째 단계로 보호 및 선도 위주의 청소년 정책에서 벗어나 1987년 「청소년육성법」이 제정되고, 이 법률을 근거로 1988년 6월 체육부내 청소년국이 신설되어 중앙정부 차원의 최초의 총괄집행 기능을 수행하게 되었다. 청소년조직은 이후 체육청소년부(1990년), 문화체육부(1993년), 문화관광부(1998년)로 각각 편제되었으며, 한국청소년기본계획 수립(1991년), 「청소년기본법」 제정(1991년), 제1차 청소년육성5개년기본계획 수립(1993-1997), 청소년헌장 제정(1990년) 및 개정(1998년) 등을 통해 성장하기 시작하였다. 이때는 불량 및 비행청소년에 대한 선도 및 보호와 함께 일반청소년을 대상으로 주로 육성위주의 정책이 강조되었다. 세 번째 단계는 1990년대 후반부에 사회적으로 청소년에 대한 유해환경의 심화로 인한 폐해가 심각해지자 육성 위주의 청소년정책에서 보

**표 40-1. 한국의 청소년 정책 연혁: 기본계획 및 담당 부처 중심으로**

| | 정권 | 담당부처 | 관련 법령 | 주요 정책 | 주요 성과 |
|---|---|---|---|---|---|
| 청소년 정책 수립 이전 시기 | 일제 (1910-1945) | 총독부 내무부 사회과 | 조선감화령 (1923) 조선감화령 개정 (1942) 조선교화령 (1942) | 감화원(영흥학교) 설치 경성소년심판소, 소년원 설치 | 성인과 소년의 구분, 식민지 탄압정책의 일환 |
| | 미 군정(1945-1948) | | 아동노동법규 (1946) | 남산소년교호상담소 설립 | 청소년 보호 및 선도 개념 도입 |
| | 이승만(1948-1960) 군사혁명정부 및 박정희(1961-1979) | 내무부 청소년보호대책위원회(1964) 법무부, 보건사회부, 문교부 | 소년법(1958)아동복리법(1961) 미성년자보호법 (1961) | 전쟁고아 및 부랑아 대책, 아동/청소년 정책의 혼재, 청소년단체(BBS연맹, 소년소녀선도협의회) 설립 | 위기 대처, 주로 비행청소년 보호 및 선도, 중앙정부 차원의 대책 수립 및 청소년 관련 단체 설립 |
| 청소년문제개선종합대책 (1985-1987) | 전두환 (1981-1987) | 국무총리실 청소년대책위원회(1977-1988); 문교부 청소년과(1983) | 청소년육성법 (1987) | 기존의 문제 대응에서 건전 육성 중심을 전환 | 법령 및 추진 체계 기획, 청소년 이용 시설 확충 |
| 한국청소년 기본계획 (1992-2001) | 노태우(1988-1993) | 국무총리실 청소년육성위원회(1988-2005) 체육부 청소년국 (1988) 체육청소년부 청소년정책조정실(1991) | 청소년기본법 (1991) | 일반 청소년의 건전한 활동, 수련활동 체계 마련 | 청소년기본법 제정으로 정책의 기본 체제 및 골격 확립 |
| | 제1차 청소년육성5개년계획(1993-1997) 김영삼 (1993-1998) | 문화체육부 청소년정책실(1993) | 청소년보호법 (1997) | 청소년정책의 독자적 영역 설정 필요성 제기, 한국청소년10개년 기본계획의 보완 필요성 | 청소년 수련거리, 시설 및 청소년지도사 등 인프라 마련, 청소년 보호 및 선도의 필요성 제기 |
| | 제2차 청소년육성5개년계획(1998-2002) 김대중 (1998-2003) | 문화체육부 청소년정책실 / 국무총리실 청소년보호위원회(1997) | 청소년성보호법 (2000) | 청소년을 보호대상으로 인식, 동반자적 청소년 지위 부여 및 청소년 참여 기초 마련 | 청소년 보호를 전담할 별도의 조직 구성 |
| 제3차 청소년육성5개년계획(2003-2007) | 노무현 (2003-2008) | 국가청소년위원회 (2005) | 청소년활동진흥법(2004) 청소년복지지원법(2004) | 청소년 인권 상황 변화(주5일제, 정보화, 인구감소 등)에 정책 변화 | 청소년 권리 신장 및 자발적 참여기반 구축, 청소년 복지 및 자립 지원, 청소년행정 체계 통합 일원화 |

| | 정권 | 담당부처 | 관련 법령 | 주요 정책 | 주요 성과 |
|---|---|---|---|---|---|
| 제4차 청소년기본5개년 계획(2008-2012) | 이명박 (2008-2013) | 보건복지부 아동청소년 정책실(2008) | | 아동정책과 청소년 정책 통합 추진, 보편적, 통합적 청소년정책 추진 | 청소년 사회적 역량 강화, 청소년 인권 및 복지 증진, 청소년 친화적 환경조성 |
| 제5차 청소년기본5개년 계획(2013-2017) | 박근혜 (2013-2016) | 여성가족부 청소년가족 정책실 청소년정책관 (2010) | 학교밖청소년지 원에 관한 법률 (2014) | 청소년 정책 추진 강화 | |
| 제6차 청소년기본5개년 계획(2018-2022) | 문재인 (2017-현재) | | | 청소년 정책 추진 강화 | |

출처: 안동현(2012), 조혜영(2018), 이현동·김영찬(2019)를 중심으로 저자가 재구성함.

호·구제의 필요성이 대두되면서 「청소년보호법」이 제정(1997년)되었고, 합의제 행정기구인 청소년보호위원회가 문화체육부소속으로 발족하였다가, 국무총리실 소속으로 이관되면서(1998년) 청소년조직이 육성은 문화관광부 청소년국, 보호는 국무총리실 산하 〈청소년위원회〉로 이원화되었다. 조직의 이원화로 인한 총괄적 정책수행의 어려움 등으로 인해 청소년육성정책과 보호정책을 통합하여 2005년 〈국가청소년위원회〉를 출범시켰고, 「청소년기본법」과 「청소년보호법」의 한계를 벗어나, 보다 구체적이고 개별적인 정책 개발과 수행을 위해 청소년 활동, 복지, 보호의 3대 정책영역을 정립하여 이의 근거가 되는 「청소년활동진흥법」, 「청소년복지지원법」과 「청소년보호법」에 추가로 「청소년성보호법」을 제정하였다. 네 번째 단계는 2008년 이명박 정부에 들어서서 이러한 청소년정책은 그동안 개별적, 독자적으로 수행되어오고 있던 아동정책과 합쳐 수행하기 위해 국가청소년위원회를 폐지하고 보건복지가족부 아동청소년정책실 산하로 통합하였다가, 불과 1년 반이 지나 아동정책은 보육정책과 함께 보건복지부에서 수행하도록 하고, 청소년정책은 여성 및 가족정책과 함께 여성가족부로 이관하여 청소년가족정책실에서 수행하도록 하였다. 2010년 이렇게 아동정책과 청소년정책이 분리된 이후 현재까지 이러한 이원화 정책은 현재까지 유지되어오고 있다.

청소년관련 정책은 다른 국가의 경우도 비슷한데 초기에는 문제 청소년, 부랑아, 우범 혹은 범법 청소년 등에 대한 대책에서 시작하여 그 대상이 전체 청소년으로 확대되고 따라서 건강한 청소년들의 육성과 함께 소외되거나 어려움을 겪는 청소년들에 대한 지원, 지도·감독, 선도, 치료 등이 병행된다. 국내의 경우 국가 정책이라고 하기는 어렵지만 정부 수립이후 본격적인 청소년정책이 수립된 시점을 1964년 내무부산하에 〈청소년보호대책위원회〉가 구성된 것으로 본다면 이 역시 문제청소년에 대한 선도·보호대책이 시급했기 때문이라고 볼 수 있다. 물론 그 이전 일제치하에서도 비슷한 사례를 볼 수 있는데, 일제의 병합이후 불령청소년들을 대상으로 하여 「조선감화령(1923년)」을 공포하고 〈감화원(영흥학교)〉을 설립하여 시행한 것에서 그 뿌리를 찾을 수 있다. 이후 1942년 「조선소년령」, 「조선감화령」을 제개정하여 공포하고 이를 토대로 〈경성소년심판소〉와 〈소년원〉을 설치하기에 이른다. 해방 후에 이는 「소년법」의 모체가 되고, 감화원은 소년원으로 명칭이 변경되어 거의 큰 골격은 그대로 유지된 채 현재까지 이어져 오고 있다(신정원, 2019). 또한 이와 유사한 형태로 해방 후 미군정 당국도 거리를 배회하는 아동 및 청소년들 문제를 해결하기 위한 정책을 세우는데 그 가운데 가장 눈에 띄는 것으로 〈남산소년교호상담소〉를 설립하여 문제청소년을 대상으로 여러 사업을 펼치고 정부수립 후에도 상당기간 상담소 활동을 이어 나간다(참고로 이때 상담소에서 발간한 도서목록을 보면 ≪학교용아동정신위생학(권기주), 1947≫, ≪兒童保護教育指要(김원규), 1947≫, ≪교육적 아동심 리학(권기주), 1947≫, ≪兒童精神衛生學 : 學校用(사이몬드, 퍼시발 말론), 1948≫ 등이 있다. 이 후 ≪버림 받은 十代 : 少年 非行 事例集(권순영), 1960≫, ≪당신의 어린이 : 1살 부터 6살까지(하 상락), 1960≫, ≪당신의 어린이 : 6세부터 12세까지(권영국), 1960≫, ≪당신 의 어린이 : 12세부터 20세까지 . 青年期篇(미국, 저자미상), 1960≫, ≪母子教室 :나는 두 살 짜리(松田道雄), 1968≫ 등이 있다). 정부 수립이후 뚜렷한 청소년정책은 찾아볼 수 없고, 한 국전쟁이후 수많은 전쟁 고아, 부랑아, 불량청소년, 우범청소년들이 시급한 사회 문제로 대두되었지만 정부는 손을 쓸 수가 없었고, 거의 전적으로 해외원조기관에 의해 설립된 고아원 등을 중심으로 시급한 문제를 해결할 수 밖에 없었다. 예를 들어 서울 홍제동의 〈동북소년원〉, 남산의 〈직업소년학교〉 등에 임시로 수용하였고, 1947년 사직동 사직공원 내에 있던 〈중앙보호소〉를 1957년 밀려드는 부랑아들을 수용하기 위해 응암동으로 옮겨 〈서울시립아동보호소〉로 확대이전하게 되었다. 시설 밖에 있는 많은 청소년들은 신문팔이, 구두닦이(일명 슈사인보이), 넝마주이, 식모, 펨푸 등으로 살아가기도 했고, 일부 혼혈아들은 해외입양을 보내기도 하였다. 이같은 대책에도 불구하고 많은 문제가 발생하자 정부는 점차 부랑아를 보호가 아닌 처리의 대상으로 여기기 시작했고, 〈소년원〉, 〈감화원〉에 수용하기 시작하였다. 1955년 소년범의 비율은 일반 범죄자의 약 20%를 차지할 정도로 높았다고 보고된다(소현숙, 2018). 결국 이러한 문제들을 처리하기 위해 「소년법」이 논의되고 1958년 제정·공포되었다. 그럼에도 불구하고 제대로된 청소년정책을 수립할 엄두를 내지 못하고 있다가 5.16쿠데타이후 혁명정부에 의한 개혁입법(「아동복리법」, 「미성년자보호법」)과 뒤이은 민간정부에 의해 내무부산하에 〈청소년보호대책위원회)를 설립하게 된다. 이것도 결국은 불량청소년을 위주로 한 처리대책이라고 볼 수 밖에 없다. 당시 소년범죄 증가율을 보면 1959년 24,759건에서 5년 후인 1964년 126,346건으로 무려 510%가 증가하였다. 이런 연유로 하여 위원회는 내무부 산하에 두고 실질적으로 중앙에서는 치안국 보안과, 지방에서는 각 경찰국 보안과에서 운영하였다(정효주, 2010). 이후의 청소년정책 및 담당 부처/부서에 관한 사항은 이미 앞에서 논의하였다.

## 2) 청소년정책의 목표 및 특성

### (1) 청소년정책의 목표 및 이념

청소년정책은 이미 앞에서 논의했듯이 여러 발전 단계를 거치면서 정책이념, 즉 목표를 '청소년이 사회구성원으로서 정당한 대우와 권익을 보장받음과 아울러 스스로 생각하고 자유롭게 활동할 수 있도록 하며 보다 나은 삶을 누리고 유해한 환경으로부터 보호될 수 있도록 함으로써 국가와 사회가 필요로 하는 건전한 민주시민으로 자랄 수 있도록 함(「청소년기본법」, 2조1항)'으로 하고 있다. 그리고 이러한 기본 이념을 구현하기 위해 정책을 추진하기 위해 1) 청소년의 참여 보장, 2) 창의성과 자율성을 바탕으로 한 청소년의 능동적 삶의 실현, 3) 청소년의 성장 여건과 사회 환경의 개선, 4) 민주·복지·통일조국에 대비하는 청소년의 자질 향상을 추진 방향으로 규정하였다(동법, 2조2항).

이러한 이념을 기본으로 육성정책을 수립하는데, 여기서 '청소년육성'이라 함은 '청소년활동을 지원하고 청소년의 복지를 증진하며 사회여건과 환경을 청소년에게 유익하도록 개선하고 청소년을 보호하여 청소년에 대한 교육을 보완함으로써 청소년의 균형있는 성장을 돕는 것'을 말하며 이를 활동, 복지, 보호의 세 영역으로 세분하여 체계화하였다. 구체적으로 '청소년활동'은 '청소년의 균형있는 성장을 위하여 필요한 활동과 이러한 활동을 소재로 하는 수련활동·교류활동·문화활동 등 다양한 형태의 활동', '청소년복지'는 '청소년이 정상적인 삶을 영위할 수 있는 기본적인 여건을 조성하고 조화롭게 성장·발달할 수 있도록 제공되는 사회적·경제적 지원', '청소년보호'는 '청소년의 건전한 성장에 유해한 물질·물건·장소·행위 등 각종 청소년 유해환경을 규제하거나 청소년의 접촉 또는 접근을 제한하는 것'을 말한다(「청소년기본법」, 3조).

## (2) 청소년정책의 대상

이미 간략하게 언급했던 사항이지만, 청소년정책의 대상이 되는 청소년을 어떻게 규정할 것인가? 하는 점은 실제 많은 어려움이 따른다. 그리고 이러한 어려움은 실제 정책의 수립이나 수행뿐 아니라, 학술적으로도 여전히 많은 논란이 있다. 여기서 학술적 논란은 생략하고, 정책대상으로의 청소년을 현행 국내법을 중심으로 논의하면, 「청소년기본법」에서는 청소년을 9세 이상 24세 이하로 규정하고 있고, 관련법인 「활동지원법」 및 「복지지원법」도 이를 따르고 있다. 다만, 「청소년보호법」 및 「아동·청소년성보호법」에서는 만 19세 미만으로 별도로 규정하고 있다(「청소년보호법」 2조 및 「아동·청소년성보호법」, 2조).

동일한 "청소년"의 개념과 용어에서도 정책목표와 대상에 따라 이같이 그 규정을 달리하고 있다. 따라서 앞에서 논의한 영유아(「영유아보육법」, 만 6세 미만의 취학 전 아동), 아동(「아동복지법」, 18세 미만), 소년(「소년법」, 19세 미만), 미성년자(「민법」, 18세 미만) 등의 개념은 학술적인 것과 별도로 정책목표와 대상에 따라 그 규정을 달리 한다고 이해하면 될 것이다.

### (3) 청소년정책의 근거 법률, 조직, 인력, 및 재정

청소년정책을 실질적이고 효과적인 수행을 위해서는 정책의 주요 구성요소인 목표 및 이념, 대상을 구성하는 법률뿐 아니라, 이를 실행할 수단을 잘 갖추어야 한다. 그 수단으로 조직 및 인력, 물자, 비용, 강제력 등이 있다.

청소년정책의 기본이 되는 법률로 「청소년기본법」 및 관련 주요 5개 법률―「청소년보호법」, 아동·청소년의 성보호에 관한 법률(약칭: 「청소년성보호법」), 「청소년복지지원법」(약칭: 「청소년복지법」), 「청소년활동진흥법」(약칭: 「청소년활동법」), 학교 밖 청소년지원에 관한 법률이 있다.

조직 및 인력을 보면 우선 중앙정부에서 여성가족부의 청소년가족정책실내에 청소년정책관 산하에 5개 과가 주무부처이다. 이와 함께 담당공무원 및 민간인이 참여하는 〈청소년정책위원회〉, 〈청소년보호위원회〉, 그리고 청소년 전문가 및 청소년들이 직접 참여하는 〈청소년특별회의〉 등이 있다. 그 외에 지방에는 〈청소년육성위원회〉가 설치되고, 〈청소년육성 전담공무원 및 전담기구〉, 그리고 〈청소년지도위원〉들이 위촉되어 활동한다. 이와 함께 법률에 근거하여 설치·운영되고 있는 주요 기구로 중앙에 〈한국청소년활동진흥원〉, 〈한국청소년상담복지개발원(약칭, 청소년상담원)〉, 〈한국청소년정책연구원〉이 있다. 지방에는 「청소년기본법」에 근거한 〈방과 후 활동지원센터〉, 「청소년성보호법」에 기반하여 〈보호시설, 상담시설(해바라기센터), 지원센터, 및 성교육전담기관〉 등, 「청소년복지법」에 근거한 〈한국청소년상담복지개발원(약칭, 청소년상담원)〉, 지역사회 청소년통합지원체계 전담기관으로 〈청소년상담복지센터〉과 〈이주배경 청소년지원센터〉가 있다. 그 외에도 다양한 〈청소년복지시설(쉼터, 자립지원관, 치료재활센터, 회복지원센터)〉가 있다. 「활동진흥법」에 근거해서는 〈한국청소년활동진흥원〉 및 〈지방청소년

활동진흥센터〉, 그 외에 많은 〈청소년활동시설들(청소년수련관, 청소년수련원, 청소년문화의 집, 청소년특화시설, 청소년야영장, 유스호스텔)〉 및 청소년들의 다양한 교류 활동을 담당하는 〈청소년교류센터〉, 직접 설치하지는 않지만 많은 관련 기관이나 단체들에 대한 〈청소년 문화활동의 지원〉, 많은 〈청소년이용시설(문화시설, 과학관, 각종 체육시설, 평생교육기관, 자연휴양림, 수목원, 사회복지관 등)〉이 있다. 마지막으로 「학교밖청소년보호법」으로 하여 〈학교 밖 청소년 지원센터〉가 있다. 그 외에도 법률에 기반한 민간기관들이 있는데, 〈청소년단체협의회〉, 〈한국청소년수련시설협회〉 및 〈지방한국청소년수련시설협회〉 등이 있다.

그리고 인력으로는 한국청소년활동진흥원에서 관리하는 청소년지도사와 한국청소년상담복지개발원(청소년상담원)에서 관리하는 청소년상담사들이 이들 관련 시설이나 기관에서 많이 종사한다. 청소년지도사는 1993년 713명이 처음 배출된 이후 현재까지 총 58,019명(1급 1,972명; 2급 41,684명; 3급 14,363명)에 이르고, 청소년상담사는 이보다는 늦은 2003년 총 684명을 시작으로 현재까지 26,363명(1급 885명; 2급 9,382명; 3급 16,097명)에 이른다.

마지막으로 재정 및 예산을 보면 1995년 문화관광부 청소년국 당시 청소년예산은 일반회계 288억과 농특회계 2억, 청소년육성기금 143억, 균형발전특별회계 125억을 모두 합쳐 580억 정도였다. 이 예산은 점차 증가하여 2007년 국가청소년위원회 일반회계 353억과 청소년육성기금, 균특회계를 합쳐 총 1,533억으로 증가하였고, 2009년에는 아동예산과 합쳐져 총 3,009억원에 달했었다. 하지만 2010년 조직개편 후 청소년관련예산은 일반회계 193억, 광역특별회계 371억, 청소년육성기금 940억을 합쳐 1,504억으로 조정되었다. 정책수행에 있어 재정은 매우 중요한데, 청소년정책의 상당 부분은 일반예산보다 오히려 많은 부분을 청소년육성기금에 의존한다. 이는 「청소년기본법」 제53조에 근거하는데 주요 재원은 정부출연금(350억), 국민체육진흥기금 전입금(765.6억), 경륜사업수익금(4,568.2억), 복권기금전입금(8,410억), 이자수익 등(2,526.8억)으로 2020년까지 누계 조성규모는 1조 6620.7억원에 이른다. 이는 청소년정책의 효율적인 수행에 매우 유용하여 새로운 정책수립과 집행에 많은 참고가 되고 있다(여성가족부, 2021).

## 3 청소년 정신건강과 관련한 여러 관련 부처들의 정책들

청소년 정신건강을 별도로 수립하고 집행하는 경우는 세계적으로 드물고, 대부분이 아동·

청소년정신건강정책을 함께 다루고 있다. 우리나라의 경우도 여성가족부의 제6차 청소년기본5개년계획(2018-2022), 보건복지부의 제2차 정신건강복지기본계획(2021-2025)(보건복지부, 2021), 건강전반을 다루는 국민건강증진종합계획(HP 2030)(보건복지부, 2021)에서도 별도의 구분 없이 제시하고 있다. 따라서 청소년정신건강을 별도로 다루는 정책은 매우 찾아보기 힘들고, 따라서 그 논의가 매우 제한적일 수 있다. 하지만 청소년을 대상으로 하는 국가 정책의 속성 상 어느 한 부처가 이를 모두 다룰 수는 없고, 여러 부처에 나뉘어 다룰 수밖에 없고, 따라서 청소년정책에서 중앙정부의 20개 이상의 부처가 함께 하고 있다.

### (1) 일반적인 청소년정책 속에서의 청소년정신건강정책

우선 논의는 청소년정신건강정책에서 중심단어가 네 개의 합성개념으로 '청소년'+'정신'+'건강'+'정책'이 갖는 의미를 근거로 접근할 필요가 있다. 즉, 일반적으로 논의한 '청소년정책'의 하위개념으로 볼 것인지, 아니면 '정신건강 혹은 정신보건정책'에서 청소년을 다룰 것인지, 아니면 전반적인 '건강정책 혹은 청소년건강정책'에서 정신건강을 접근할 것인지에 따라 논의가 상당히 달라질 수 있기 때문이다. 또한 그에 따라 정책의 수립과 집행을 담당하는 주무부처가 달라지기 때문이다.

먼저 일반적인 청소년정책에서의 청소년정신건강정책을 살펴보면 아래 〈표 40-2〉와 같이 요약할 수 있다. 여기에서 청소년정책의 총괄격인 여성가족부 청소년가족정책실산하 청소년정책관은 5개 하위부서를 두고, 다양한 정신건강 관련 정책을 수행하고 있다. 가장 두드러진 것으로 일종의 기숙치료시설(residential treatment center)인 국립중앙청소년디딤센터 및 국립경상권청소년치료재활센터를 들 수 있다. 그 외에도 〈표 40-2〉에 제시한 것과 같이 '청소년보호'와 관련한 사항, '학교 밖 청소년'과 같이 위기에 처한 청소년들의 위기 상담 등이 있다. 물론 그 외에도 성폭력 등 피해 아동·청소년들을 위한 해바라기센터 운영도 대표적인 사례라고 할 수 있다. 그 외에도 교육부의 학생정서행동특성검사 사업 및 Wee센터 운영 등 여러 부처에서 수행하는 청소년 대상 정책가운데 일부가 정신건강정책과 연관된 것들이 상당히 있다. 이것 가운데 일부를 저자가 요약하였지만, 더 많은 부처들을 대상으로 살펴본다면 더 많은 연관된 정책들을 찾을 수 있을 것이다. 또한 최진응(2020)이 보고한 바와 같이 최근 IT산업의 발달과 연관하여 컴퓨터, 인터넷 및 모바일기기 사용과 관련한 다양한 부처들의 여러 청소년 대상정책들이 유사·중복되는 것이 지적되기도 한다.

**표 40-2. 일반적인 행정부처의 청소년 관련정책 속에서의 청소년정신건강 정책\***

| 부처 | 관련된 사업 혹은 기관/조직 |
|---|---|
| 여성가족부 | 청소년상담복지센터 |
| | 국립중앙청소년디딤센터/국립경상권청소년치료재활센터 |
| | CYS-Net 자살예방/1388 청소년 상담채널 |
| | 국립청소년인터넷드림마을(상설인터넷치유학교); 인터넷치유캠프 등 |
| | 해바라기센터(경찰청 등과 협력) |
| 교육부 | 학생정서행동특성검사 |
| | Wee클래스/Wee센터 |
| | 청소년건강행태온라인조사(질병관리청과 협력) |
| | 학생정신건강지원센터/자살과학생정신건강연구소 |
| 보건복지부 | 기초정신건강복지센터(아동·청소년 정신건강증진 사업) |
| | 중고등학생 음주, 흡연, 자살, 비만 예방 및 교육 |
| 국방부 | 국방헬프콜센터(자살, 성폭력 등 상담) |
| 고용노동부 | 학교 밖 청소년 대상 진로 특화프로그램(한국잡월드-한국청소년상담복지개발원 업무협약 체결) |
| 문화관광부 | 학교 밖 청소년 문화예술교육 지원사업 |
| 법무부 | 소년보호(소년분류심사원, 소년원), 청소년꿈키움센터 |
| 서울특별시(지방자치단체) | 아동·청소년 정신건강지원시설(아이존) |
| 과학기술정보통신부, 여성가족부, 교육부, 보건복지부, 방송통신위원회, 문화체육관광부, 사행산업통합감독위원회\*\* | 스마트폰 과의존 예방/상담, 청소년 과의존 진단·치유·치료 연계 서비스, 사이버폭력 예방중점학교 지원, 인터넷중독 전문상담서비스, 한국인터넷드림단/인터넷윤리교육, 게임과몰입힐링센터 프로그램지원, 도박문제 예방교육 |

\* 저자가 각 부처 및 관련 기관의 홈페이지에서 확인하였으므로, 관련 부처 홈페이지 참조 바람.
\*\* 최진응(2020)

## (2) 건강(보건) 내지 정신(건강/보건)에서의 청소년정신건강

여기에는 크게 두 가지 접근이 있다. 하나는 전반적인 건강 혹은 보건(health) 속에서 청소년정신건강을 접근하는 방식이다. 다른 하나는 정신건강(혹은 보건) 정책 속에서 청소년의 정신건강을 다루는 방식이다.

먼저 전자의 경우는 이미 논의한 바와 같이 국민건강증진종합계획(HP 2030)에서는 청소년과 관련한 특정 정책목표로는 남녀고등학생 및 군인들의 흡연율을 낮추는 것만이 특정되고 있다. 그 외에 총 400개의 정책지표 가운데 이들에게 해당하는 것으로 음주, 자살, 비만 정도가 설정되어 있다(보건복지부, 2021). 제2차 정신건강복지기본계획(2021-2025)에서도 비슷한데, 청소년들을 대상으로 수립하고 있는 정책 목표로 취약계층 지원 강화로 교육부가 중심이되어 위(Wee)클래스, 전문상담교사 활용, 학생정서행동특성검사를 통해 발굴 및 연계 활동을하는 것, '정신건강전문가 학교방문사업' 등이 있다. 주로 보건복지부는 〈정신건강복지센터〉를활용하여 대학교 학생상담센터 등에 대한 기술지원 및 지역서비스 연계, 여성가족부가 운영하는 〈학교 밖 청소년 지원센터〉와 〈정신건강복지센터〉와의 연계 활동이 추진되고 있다. 그 외에 고용노동부와 협력하여 근로자 대상 정신건강교육 등을 수행하는 정책, 국방부 및 병무청과 고위험군 관리 정책, 디지털기기 이용장애와 관련한 여러 기관들과의 협력 등 여러 연계사업들이 정책 목표가운데 하나로 수립되어 있다. 가장 괄목한 것으로 정신건강 실태조사의조사대상을 현행 만 18세 이상 성인 외에 소아·청소년을 추가하여 2년 주기로 실시하기로 한것이다(보건복지부, 2021).

하지만, 이와는 별도로 여성가족부에서는 '아동청소년 정신건강 증진을 위한 지원방안 연구 I (2011)'을 시작으로 '아동청소년 정신건강 증진을 위한 지원방안 연구 II (2012)', '아동청소 년 정신건강 증진을 위한 지원방안 연구 III (2013)'을 한국청소년정책연구원을 중심으로 수행하였다(모상현 등, 2013). 또한 한국 청소년 지표조사: 건강안전(보호)지표 개발연구(최인재 등, 2010)에서 신체건강 및 심리건강지표(우울감, 불안감, 적대감, 스트레스, 자아존중감, 자기효능감, 정서조절, 낙관주의 등)을 제작하기도 하였다.

## 4 요약 및 결론

현재 국내의 청소년정책을 주도하고 있는 부서는 여성가족부 청소년정책관실로 전반적인국가 청소년정책을 총괄하고 있다. 하지만 유치원 과정부터 대학교 과정까지 교육부가 실질적인 교육정책을 총괄하기 때문에 청소년 가운데 대부분을 차지하는 학생들은 교육부의 정책대상이 된다. 청소년이라고 하지만 법률에 따라 그 일부는 보건복지부의 아동정책 대상이 되기도 하고 때로는 사안에 따라 법무부, 노동고용부, 국방부 혹은 병무청, 과학기술통신부, 통일부, 안전행정부 혹은 경찰청 등 다양한 부처가 관여되기도 한다. 이러한 행정부뿐 아니라, 입원부인 국회, 사법부인 법원, 그 외에도 국가인권인원회, 중앙선거관리위원회 등 별도의 헌

법기관들 그리고 여러 지방자치단체들도 별도의 청소년 관련정책을 수립 혹은 수행하게 된다. 물론 그 외에 여러 다양한 영향력이 큰 기업, 교육기관, 민간기관들도 독자적으로 이들과 연관한 정책을 수행할 수 있다.

이런 사안들을 모두 파악할 수 없지만 청소년들을 이해하기 위해서는 이러한 거시적 관점에 대한 이해가 필요하다. 특히 앞으로 4차 산업혁명시대에 본격적으로 진입하면서 일어나는 변화들, 통일에 대비한 탈북청소년을 포함한 시대 변화에 따른 청소년에 대한 이해, 선거연령 하향화에 따른 청소년 참여의 확대, 세계화에 따른 이주 청소년 등 기존의 관점을 벗어난 다양한 이해를 필요로 한다. 지금까지 18세가 지나면 성인이 된다는 관점이 도전을 받으면서 청소년기의 연장 혹은 초기 성인기(emerging adulthood; Arnett, 2004)에 대한 논의 또한 최근에 등장하고 있어 청소년에 대한 이해 및 관점을 넓히고 새롭게 해야 만 할 것이다.

## 📖 참고문헌

김광웅, 이종원, 천정웅, 이용교, 길은배, 전명기, 정효진. 한국청소년정책 20년사−한국 청소년정책의 성과와 전망−(연구보고, 수시과제 09−R21). 서울:한국청소년정책연구원;2009.

모상현, 김형주, 이선영, 김정화, 윤경민. 아동 청소년 정신건강 증진을 위한 지원방안 연구 III : 총괄보고서. 서울:청소년정책연구원 연구보고서;2013.

박종삼, 이재창, 오익수, 박재황, 이숙영. 청소년상담정책론. 서울:한국청소년상담원;1999.

법제처 법령정보센터. 각 해당 법령들 www.law.go.kr.

보건복지가족부. 2009년 아동·청소년백서. 서울:보건복지가족부;2009.

보건복지부. 제2차 정신건강복지기본계획(2021−2025). [cited 2021 Mar 3 available from URL: http://www.mohw.go.kr/react/jb/sjb030301vw.jsp?PAR_MENU_ID=03&MENU_ID=032901&CONT_SEQ=364001.

보건복지부. 국민건강증진종합계획(HP 2030). [cited 2021 Mar 3 available from URL: https://www.khealth.or.kr/board/view?linkId=1002152&menuId=MENU00829.

소현숙. 1950년대 전쟁고아·부랑아 문제: 서울 지역을 중심으로. IN: 6·25전쟁과 1950년대 서울의 사회변동. 서울역사편찬원(편), 서울:서울역사편찬원;2018. pp215−267.

신정윤. 일제하 미성년자의 범죄문제와 조선총독부의 대책. 역사와세계, 2019;55:179−229.

안동현. 청소년과 관련한 국가정책. IN: 청소년정신의학. 대한소아청소년정신의학회(편), 서울:(주)시그마프레스;2012. pp671−682.

여성가족부. 2021년도 여성가족부 소관 예산 및 기금운용계획 개요. [cited 2021 Mar 22] available from URL: moge.go.kr/io/ind/io_ind_f034.do.

여성가족부. 제6차 청소년정책기본계획(2018-2022). [cited 2021 Feb 17] available from URL: http://www.mogef.go.kr/mp/pcd/mp_pcd_s001d.do?mid=plc502.

이해영. 정책학신론. 3판. 파주:학현사;2010.

이현동, 김영찬. 한국 청소년정책의 진단과 발전 방안. 교육문제연구 2019;25(1):29-51.

정효진. 한국 청소년정책담당 중앙행정기관의 역사적 변천과정에 관한 연구. 명지대학교 박사학위 청구논문, 2010.

조혜영. 한국의 청소년정책 중장기계획 변화 동형 분석과 과제. 인문사회 21, 2018;9(5):1125-40.

최인재, 이기봉, 김현주, 박경옥, 이명선, 이은경. 한국 청소년 지표 조사 : 건강안전(보호)지표(총괄 보고서). 서울:한국청소년정책연구원 연구보고서;2010.

최진응. 아동·청소년 인터넷 중독 대응정책 현황과 개선과제: 사업의 유사·중복성을 중심으로. 정책분석 모델개발 보고서. 2020, 국회입법조사처, www.nars.go.kr

한국청소년개발원(편). 청소년정책론. 서울:교육과학사;2003.

Arnett JJ. Emerging Adulthood: The Winding Road From the late Teens Through the Twenties. New York: Oxford University Press Inc.;2004.

Gilliam WS, Ziegler EF, Finn-Stevenson M. Child and family Policy: A Role for Child Psychiatry and Allied Disciplines. IN: Lewis's Child and Adolescent Psychiatry: A Comprehensive Textbook, 4th edition. Ed. by Martin A & Volkmar FR, Philadelphia: Lippincott Williams & Wilkins;2007. pp35-48.

United Nations. World Programme of Action for Youth. U.N. General Assembly in its resolutions A/RES/50/81 and A/RES/62/126 on 14 December 1996 and 18 December 2007. http://www.un.org/youth

# 청소년 법정신의학
## Adolescent forensic psychiatry

이철순

## 1 서론

　다른 연령대와 마찬가지로 청소년은 다양한 법적 상황에 직면할 수 있다. 이러한 과정에서 청소년의 발달적 특징을 이해하고, 청소년 인권을 보호하기 위한 노력의 하나로서 청소년 법정신의학의 중요성이 강조되며, 발전해 나가고 있다. 청소년 법정신의학 분야는 다양한 영역을 포함하고 있다. 민사상 문제로서 손상, 민사 계약, 민사적 책임능력, 장애, 특수교육 서비스 등이 포함된다. 형사적 문제로서 법정심리참여능력, 형사책임능력 등에서 성인과 다른 점을 고려해야 한다. 또한 부모의 이혼 과정 중 양육권, 입양, 비행 등의 문제에서 청소년 관련 법의학적 관점이 필요할 수 있다. 이 장에서는 청소년 진료 시 진료동의와 관련된 법적 문제, 연구 참여시 법적 문제 그리고, 청소년에 대한 법의학적 평가에 관하여 고찰하고, 청소년과 연관되는 형사와 민사적 문제들에 관련된 내용을 기술하고자 한다.

## 2 본론

### 1) 진료동의와 관련된 법적 및 윤리적 문제

　18세 이하 미성년 환자를 진료할 때 부모와 함께 거주하는지 항상 확인해야 하며, 만약 부모가 이혼 및 별거 상태에 있을 경우에는 어느 쪽이 양육권을 가지고 있는지를 확인해야 한다. 미성년 환자의 치료 전 뿐만 아니라 치료 중에라도 부모의 양육권 변화가 의심되면, 주치의는 즉시 이에 관한 사항을 분명하게 파악하여, 양육권 소지자로부터 진료 동의를 받은 후에 진료를 계속 해야 한다. 청소년은 진료를 희망하고, 의사는 진료의 필요성을 고려하지만 보호자가 진료 거절을 할 경우, 진료 가능 여부가 문제될 수 있다. 이 경우 보호자의 동의와 관련하여 법적 문제가 발생할 수 있다.

보호자의 진료거부가 유기, 방임 등을 포함한 아동학대에 해당할 경우의 법적 조치로서, 아동학대 처벌법은 가해자에 대한 조치와 피해자에 대한 조치를 따로 정하고 있다. 즉, 아동학대 처벌법 제 12조에 따라서, 피해자에 대한 응급조치로서 긴급치료가 필요한 피해아동을 의료기관에서 진료를 받게 할 수 있다. 이후, 친권자나 후견인인 아동학대 행위자의 친권을 제한 또는 정지시키며, 친권자 또는 후견인의 의사를 대신하는 결정을 하게 된다. 보호자의 진료거부가 아동학대에까지는 이르지는 않는 경우의 법적 조치로서 진료를 거부하는 친권자를 상대로 민법 제922조에서 정한 '친권자의 동의를 갈음하는 재판'이 가능하다. 법적 보호자가 없는 경우에 가능한 법적 조치로서 아동복지법상 '보호대상아동'에 해당하는 경우, 같은 법 15조의 보호조치에 따른 입원 가능하며, 시설에 있는 아동의 경우, '보호시설에 있는 미성년자의 후견직무에 관한 법률'에서 규율하고 있으므로, 법률에 따른 후견인의 동의를 받으면 된다 (정용신 2019).

과거에 비해 진료과정에서 환자 권리가 강조되고 있는 것은 분명하지만, 청소년이라는 상황에서는 선택을 결정하는 데 있어 스스로 판단 할 수 있는 능력이 부족할 수 있다. 청소년은 점진적으로 발달하고 있다는 것을 고려하며, 결정권이 존중될 수 있을지 고민해야 한다. 법률적으로 미성년자는 독자적으로 유효한 법률 행위를 할 수 없고, 법률 행위를 위해서는 법정 대리인의 동의를 얻어야 한다. 그러나, 청소년 진료와 관련해서 의사결정 과정의 동의, 허락 또는 거부는 청소년의 판단 능력을 고려하여 가장 적합한 방법으로 접근이 필요하다. 보호자 등 환자와 관련된 사람들의 선택이 상충되는 경우에는 의료인으로서 보편적 윤리에 근거하여 환자에게 최선을 이익이 돌아가도록 고려해야 한다(박준 동 2015). 이 상황에서 학대 등의 법적 민감한 부분이 있다면, 사회사업가 등이 포함된 법률 및 행정팀에게 의뢰하거나, 윤리 위원회 상정 등의 법률적 조언을 구해야 한다.

## 2) 연구에서 법적 문제

연구 및 임상시험은 다양한 위험과 안정성의 문제를 내포하고 있어 피험자를 보호하기 위한 제도가 반드시 필요하다. 하지만, 현행 임상 시험에 관한 법률은 의약 행정을 목적으로 한

약사법과 의료기기법에 근거를 두고 있어, 피험자 보호에는 한계가 있다. 또한, 미성년 피험자 대상의 임상시험은 '소아를 대상으로 하는 임상시험 평가 가이드라인'이나 '의약품 임상시험 관리기준' 등에서 일정 부분 규율하고 있으나, 법적 효력이 없는 권고사항이라는 점에서 법적 제한점이 있다(송영민 2016). 법적으로 충분한 설명에 의한 동의를 할 수 없을지라도 연구의 참여에 대한 동의나 이의를 제기할 능력이 있을 수 있으므로, 연구 대상자가 이해할 수 있는 수준으로 연구에 관한 정보를 제공해야 한다. 나이에 따라서 다양한 방식으로 승낙을 구할 수 있다. 6세 이하의 경우는 이해할 수 있는 수준으로 구두로 승낙을 얻도록 노력해야 하며 문서화는 면제가 가능하다. 7세부터 12세 경우, 쉬운 언어로 기술된 승낙을 문서로 받도록 권고하며, 13세 이상의 경우, 연구자는 문서화된 동의 양식을 제공하여 승낙을 구해야 한다.

## 3) 청소년에 대한 법의학 평가

청소년에 대한 법의학 평가는 가족, 청소년, 민사 및 형사 법원을 포함한 다양한 법적 환경에서 요청할 수 있다. 이혼 과정에서 법원은 양육권 문제에 대한 지원을 요청할 수 있다. 학대 및 방임의 경우에는 법의학 평가자 역할을 하는 정신과 전문의가 필요하면서 동시에 치료를 위한 정신과 전문의도 필요할 것이다. 또한, 청소년이 범죄로 인하여 체포되고, 구금 및 주거 시설에 수감되기도 하며, 그 과정에서 상해 및 정신적 외상 후유증 평가를 위한 정신과적 평가를 요청할 수 있다. 청소년 법의학 평가자의 역할은 정신질환을 치료하는 임상의사의 역할과 구별된다. 치료자로서 정신과 의사의 주된 의무는 환자를 보호하는 것이지만, 법의학 평가자의 의무는 평가를 요청한 사람이나 기관에 정신의학적 결과를 객관적으로 보고 할 책임이 있다. 법의학 평가에는 두 가지 중요한 특징을 포함하고 있다. 평가 대상과 치료적 관계가 없으며, 기밀유지에 대한 명확한 한계가 있다. 비록, 법의학 평가를 수행하는 정신과 의사는 임상의사와는 다른 역할에도 불구하고, 필요한 치료법을 알고 있어야 한다. 미국 소아정신과 의사 협회에서는 임상적 평가와 법의학적 평가를 다음과 같이 비교하며 차이를 두고 있다. 즉, 임상적 평가는 증상 및 고통 감소의 목적으로써 의사와 환자 관계를 유지하며, 일반적인 기밀유지를 지켜가면서, 진단과 치료 계획을 세워나가는 과정이다. 그 과정에서 정신상태검사 및 심리검사 결과를 참고하고 환자 보고 및 외부 정보를 고려해 나간다. 결과적으로 치료적 관계를 형성하면서 환자의 삶의 질을 증진시키는 것이다. 이에 반하여 법의학적 평가의 목적은 법적 질문에 답변을 하는 것이며, 주로 법원이나 변호사 등에 의하여 의뢰되고, 개인정보 보호에는 제한이 있다. 진단이 필수적인 것은 아니며, 반복적인 면담을 포함한 광범위한 자료 수집과 기록, 문서를 검토하게 되고, 결과적으로는 증언이나 리포트 등의 형식으로 질문에 답변을 하게 되는 것이다(American Academy of Child and Adolescent Psychiatry 2011).

법의학 평가 시작은 역할 설명부터 시작한다. 평가를 시작하기 전에 법의학 평가자는 다음 질문들을 고려할 수 있다(Peter 와 Elissa 2017).

1. 답변해야 할 법의학 질문은 무엇인가?
2. 평가 의뢰자는 누구인가?
3. 평가 대상은 누구인가?
4. 미성년자가 인터뷰를 하는 경우 평가에 대해 누가 사전 동의를 제공하였는가?
5. 평가에서 기밀 유지에 대한 제한은 무엇인가?
6. 보고서는 누구에게 발송되는가?

법원에서 미성년자에 대한 법의학 평가를 명령한 경우 부모의 동의가 필요하지 않다. 부모가 평가를 요청한 경우 평가자는 부모의 사전 동의를 얻어야 하며, 평가자는 청소년에게 발달적으로 적절한 용어로 평가의 성격을 설명하고 누구와 정보를 공유할 것인지 알려야 한다. 일반적으로 기밀 유지는 평가에 대한 법적 동의를 제공하는 사람 또는 기관에 의해 통제된다. 아동 학대를 의심하는 경우에는 청소년을 보호하기 위한 법적 및 윤리적 의무로서, 임상의사가 동의 당사자의 허락 없이 법의학적 관련 정보를 외부 기관에 알려야 할 때도 있다.

## 4) 법의학적 측면에서 외상후스트레스장애

정신 장애 진단 및 통계 매뉴얼 5판은 소아청소년의 외상후스트레스장애 진단 기준에 많은 변화가 있었다. DSM-5는 환자가 외상후스트레스장애를 갖거나, 갖지 않는 범주형 진단 시스템이지만, 실제로 증상은 연속선상에 있는 경우가 많다. 법의학 맥락에서 외상후스트레스장애 진단의 중요한 점은 정신 병리의 발달을 외상성 사건의 노출과 직접적으로 연결하는 것이다. 외상후스트레스장애는 일반적으로 소송을 제기하는 정신 건강 문제 중 가장 흔한 질환 중 하나이다. 진단은 법정에서 기능 상실의 유형적 증거, 범죄 혐의가 발생했다는 증거 및 민사 보상 결정 수단으로 사용될 수 있다. 청소년의 정신적 외상에 대한 법의학적 정신과 평가 구성요소로써 진단, 증상의 심각성, 정신병리로 이어진 원인적 트라우마 유무, 기존의 정신질환 식별, 외상 후 정신병적 동반 질환, 예후, 치료 권장 사항 등을 포함한다.

외상이 청소년에게 미치는 영향에 대한 법의학적 평가는 다양한 요인으로 인하여, 성인에 대한 외상의 영향을 평가하는 것보다 더 복잡하다(Frank 와 Stephen 2017). 첫째, 청소년이 겪은 일에 대한 명확한 기억을 얻는 것이 어려울 수 있다. 자신에게 일어난 일이 스스로에게 불리하거나 비난 받을 것이라고 생각하면 사건 관련 이야기를 할 가능성이 낮다. 때로는 청소년이 성인보다 더 암시적이기 때문에 기억을 왜곡하고 향후 평가를 오염시킬 수 있으므로, 평가자의 보고서를 신뢰할 수 없게 만들 수 있는 암시적인 질문을 하지 않도록 주의해야 한다. 둘째, 발달 단계가 다른 청소년은 동일한 트라우마에 매우 다른 방식으로 반응한다. 예를 들어 발달이 느린 청소년은 충격을 줄 수 있는 특정 위협이나 성행위에 대한 이해가 부족할 수 있으며, 부모가 보여주는 스트레스의 정도에 영향을 받은 후 트라우마에 대한 반응을 보일 가능성이 훨씬 높다. 외상에 대한 청소년의 반응을 평가하는 것 외에도 법의학 정신과 의사는 외상에 대한 부모의 반응을 평가해야 한다. 부모의 과잉 반응 또는 2차 이득을 위해 증상을 과장하는 부모의 의도 등 포함하여, 다양한 혼란스러운 변수를 고려해야 한다.

법의학 면담은 청소년의 정서적이고, 인지적인 발달 단계에 맞게 조정되어야 한다. 이것은 사건의 세부 사항을 연관시키는 능력을 결정하고, 증상이 발생하는 발달 상황을 특성화하고, 병리학적 행동과 비병리적 행동을 식별하고, 정확한 증언을 제공하는 능력을 평가하는 것에 광범위한 의미를 갖는다. 청소년은 무슨 일이 일어났는지 설명하기 어려울 수 있으며 당혹감, 수치심 또는 죄책감, 고통 예방을 위한 회피 등으로 말하지 않을 수 있다. 청소년이 겪을 수 있는 불편함에 대한 공감과 지지를 표현하고, 면담으로 인한 고통과 피로를 최소화하기 위해 노력하고, 평가의 성격을 설명하고, 면담이 끝날 때에 대한 느낌과 생각을 탐색하기 위한 시간을 남겨두는 것이 권고된다.

모든 법의학 평가에서 꾀병 문제를 고려해야 한다. 소아에서는 보상을 받기 위해 증상을 유지할 것이라는 증거는 거의 없으나, 나이가 들어감에 따라 변하며, 청소년은 이차적 이득을 위해 잘못된 정보를 제시할 가능성이 더 높다. 부모는 보상에서 경제적 이득을 얻거나, 양육권 분쟁에서 이기기 위해서 자녀의 트라우마 경험을 조작하거나, 정신적 피해를 유도할 수 있다. 따라서 청소년이 보고 한 기능 상실과 실제로 할 수 있는 기능 사이에 불일치가 있을 수 있으며, 가능하면 다양한 환경에서 청소년을 관찰해야 한다. 이런 측면에서 외래 진료 및 임상종합 심리검사만으로는 평가가 부족할 수 있으며 최소한의 입원 관찰이 필요할 수 있다.

법의학 임상의는 외상이 청소년의 미래 발달에 미치는 영향에 대해 질문을 받을 수 있다. 청소년기 외상 후 결과에 대한 그룹 데이터는 아동 반응의 폭이 다양하기 때문에 개별 사례에 적용하기 어려울 수 있다. 따라서 법의학 전문가는 정확한 예측을 내리는 데 어려움을 항상 인식하면서, 특정 사실 상황에 일반 발달 이론을 적용해야 한다. 따라서 발달, 신경 생물학, 가족 역학, DSM-5 내용, 외상후스트레스장애의 특징에 대한 지식을 통합해야 한다. 법의학 평가자는 성인이 되기 전에 트라우마에 노출된 청소년에게 정당한 보상을 받을 수 있도록 도울 뿐만 아니라, 치료를 안내하는 필수적인 역할을 하게 된다.

## 5) 법의학적 측면에서 자살

자살은 청소년의 주요 사망 원인이다. 치료 맥락에서 임상의는 위험이 가장 높은 청소년을 파악하고 적절한 조치를 취해야 한다. 법의학적인 맥락에서 자살 사건은 종종 법원 조사의 초점이며, 법의학 정신과 의사는 그러한 사건의 판결에 주요 역할을 하게 된다. 외래 환자 치료 상황에서 임상의가 청소년이 심각한 자살 위험에 처해 있다고 판단하면 임상의는 환자를 입원시키고 싶을 것이다. 현재 보호자 및 청소년의 동의를 받아서 입원을 하거나, 자타해 위험이 있다면 응급입원의 대상이 될 것이다. 청소년 우울증 환자를 치료할 때 발생할 수 있는 한 가지 딜레마는 청소년의 비밀 보장이 어느 정도 깨져야하고 부모에게 환자의 상태를 알려야 한다는 것이다. 따라서 치료를 시작할 때, 치료자가 부모에게 정보를 전달하는 조건에 대해 청소년 환자와 미리 논의하는 것이 필요하다.

외래 환자가 자살을 할 때, 자살이 예측 가능하였는지에 대한 질문은 자살 위험 평가의 적절성과 그 상황을 기록으로 남겼는지 여부로 이어진다. 부모가 환자를 보호하고 관리하기 위해 충분한 정보들이 제공되었는지도 중요하다. 미성년자가 자살할 때, 미성년자가 성인만큼 자기 통제 및 조절 등에서 미숙할 수 있다는 가정은 미성년자의 행동에 대한 책임을 감소시킨다. 그러므로 외래 환자로 자살 위험성이 있는 청소년을 평가할 때, 위험 관리 관점에서 평가 과정을 주의 깊게 문서화하고 어떤 위험 요소와 보호 요소가 평가되었는지 기록하는 것이 중요하다. 평가 과정은 지속적이어야 하며, 위험에 대한 지속적인 평가의 문서화가 필요하다. 위험 관리 관점에서 가장 어려운 환자는 장기 입원이 합리적인 선택이 아닌, 만성적인 자살 위험에 처한 환자(예, 비자살성 자해 시도를 반복하는 경계성 인격장애 성향이 있는 청소년)이다. 이러한 환자들에 대한 입원은 자살 위험시에도 입원 기간을 최소화해야 하며, 장기간의 입원치료에 얻는 이득은 없는 것으로 알려져 있다. 자기 파괴적인 자살 시도 행위는 환자 가족들의 불안을 고조시켜 정신과 의사의 치료에 대해 의문을 제기하게 만드는 상황을 만들기도 한다. 하지만 법원, 동료 검토자 및 관리 의료 기관은 일반적으로 문서화된 사실에 대한 합리적 고려를 기반으로, 지역 사회의 일반적인 치료 기준에 부합하는 임상 결정을 인정하는 편이다(Peter 2017).

## 6) 법적 심리 참여 능력(Competency to stand trial)

'책임 없는 자에게 형벌을 부과할 수 없다'는 형법의 기본원칙이며, 판단할 능력이 없는 자는 비난할 수 없기 때문에 형벌의 대상이 될 수 없다고 본다. 이에 따라, 정신장애로 인하여 범죄를 저지른 자는 법원의 판단에 의해 범죄행위에 대한 책임을 감면받을 수 있다. 형사사법체계에서 정신장애는 형벌을 감면받을 수 있는 요소가 되는 동시에 치료감호와 치료명령이라는 처분의 근거가 되기도 한다. 피고인의 형사책임능력에 대한 감정인의 의견과 법관의 판단이 일치하는 경우가 많으며, 정신의학적 증상인 판단력 이상이 감정인과 법관의 판단에서 중요한 인자가 될 수 있다(유진 2018).

재판을 받을 수 있으려면, 피고가 합리적인 정도의 이해를 가지고 변호사와 상의할 수 있는 충분한 능력과 소송 절차에 대한 사실적 이해를 가지고 있어야 한다. 국가는 재판을 견딜 수 있는 능력에 대한 법적 정의에 정신 질환 또는 발달 장애를 포함하는 등의 다양한 측면이 있다. 일반적으로 법정 심리 진행에 임할 때, 피고자가 성인이건 미성년자이건 피고인 자신, 검찰, 판사, 또는 변호사의 이의가 없는 한 피고인이 법정심리진행에 참가할 수 있는 능력이 있다고 간주한다. 정신 질환이나 발달 장애가 재판을 견딜 수 없는 것으로 판단되기에는 충분하지 않으나, 피고인의 법정 심리에서 능력 유무의 의문과 심리진행여부의 문제가 제기 되면, 미성년 피고들이 정신감정을 받아야 할 가능성이 높다. 그런 경우는 나이가 12세 이하로 어리거나, 정신질환 또는 지적 기능의 장애 및 이에 대한 치료를 받은 기록이 있을 경우, 경계선 수준의 지능지수나 지능능력 또는 학습장애의 진단 기록이 있는 경우, 법정 심리의 시작 이전에 기억력 결핍, 정신집중력의 문제들, 또는 현실 판단 능력의 현저한 장애 등이 포함된다(김승태 2012).

성인의 경우, 법정 심리 참여 능력에 위험 요인으로서 정신 장애, 발달 장애 및 발달 미성숙이 미치는 영향에 대한 이해는 많이 증가되었다. 하지만, 성인과 마찬가지로 청소년 또한 재판을 견딜 수 없는 심각한 인지 및 정신 장애를 가지고 있는 경우가 많다. 청소년에서 평가 시, 고려해야 할 위험 요소에는 연령, 지능, 정신 질환의 존재, 발달 장애의 존재 및 발달 지연 등이 포함된다(Eraka 와 Shawn 2017).

## 7) 청소년 유책성 평가

범죄에 대해 도덕적 또는 법적 책임을 져야 할 정도의 범죄적 과실은 처벌의 필수 전제이다. 과실 여부를 결정하는 것과 관련된 법의학 평가는 피고가 직면할 혐의 결정, 청소년을 성인 형사 법원에 면제할지 여부에 대한 결정, 협상 및 변론 교섭, 유죄 문제에 대한 재판을 포함하여 다양한 법적 절차 단계에서 사용될 수 있다. 청소년의 경우 책임을 무효화하는 방어는 일반적으로 성인이 사용하는 방어와 유사하지만, 부분적으로 책임을 줄이는 방어가 더 일반적이며 성인의 평가와 다르다.

범죄행위 당시의 정신장애에 의한 심실상실 또는 미약 등은 유책성을 낮추는 대표적인 요인이며, 나이 기준상 10세 미만에서는 인정하지 않는 나라들이 많다. 특히, 청소년의 유책성 감소를 위해서 평가하기 위한 중요한 요인으로서 미성숙(immaturity) 이 있으며, 미성숙과 관련되는 것은 충동성, 주변 동료 압력에 예민함, 위험 행동, 즉각적인 보상에 예민함, 공감하는 능력에 제한, 지능과 적응 기능의 문제 등이 포함된다(Peter 2017).

## 8) 자녀 양육권 분쟁

양육권 분쟁에서 정신과 평가자의 역할은 어렵고 복잡하다. 많은 이혼과 별거는 매년 수많은 자녀들에게 영향을 미치며, 소송과 관련된다. 평가 과정에서 다루어야 할 주요 질문은 부모와 자식 사이의 애착, 자녀에게 필요한 것은 무엇인지, 자녀가 선호하는 양육권은 무엇인지, 가족의 역동에 관한 것 등이다.

이러한 질문을 해결하기 위해 평가자는 부모와 자녀의 상호 작용을 직접 관찰하고, 자녀에 대한 "심리적 부모"의 주요 역할이 무엇인지 확인하려고 시도한다. 평가자는 그림과 같은 투사적 검사를 사용하거나, 자녀에게 가상의 질문을 하여, 힘든 상황에서 누구에게 가장 의지하는지 알아낸다. 평가자는 양육권 선호도에 대해 자녀에게 직접 질문할 수 있지만, 자녀의 대답의 신뢰도는 연령과 관련이 있다. 어린 자녀는 자신의 선호도를 표현하기보다 부모로부터 소외감을 두려워하는 방향으로 표현할 수 있다. 사춘기 청소년은 자신의 진정한 욕망을 더 잘 표현할 수 있지만 선택되지 않은 부모의 감정을 상하게 하는 것을 두려워 할 수 있다. 대체적으로 자녀가 12세 이상인 경우 청소년이 결정하는 선호도에 더 많은 가중치를 부여할 수 있으며, 실제로 평가자가 청소년의 선호도에 대해 질문하도록 권장하고 있다.

누가 더 나은 양육 기술을 가지고 있는지에 대한 명확한 구분이 없는 경우, 평가자는 자녀의 발달에 초점을 맞춰야 하고, 관련 없는 편견에 휘둘리지 않아야 한다. 평가자는 양육권이 없는 부모와 자녀의 관계를 촉진하기 위하여, 잠재적인 양육권 부모의 능력을 평가해야하며, 이런 주제는 이혼 후 자녀에게 긍정적인 결과를 가져올 수 있다. 또한, 평가자는 가족 역학에 대한 자녀의 잠재적 참여를 인식해야 한다. 자녀는 재결합을 바라는 마음으로 부모의 행동을 조종하고 영향을 미칠 수 있다.

자녀 양육권 분쟁에서 정신과적 평가를 수행하는 것은 어렵고 시간이 많이 걸리며 정서적으로 지칠 수 있는 과정이다. 평가자는 광범위한 인터뷰를 수행하고 청소년, 부모, 변호사 및 청소년에게 중요한 기타 성인과 효과적으로 협력해야 한다. 결과보고서를 작성할 때, 평가자는 개인적 편견이나 변호사의 설득력에 의해 편향되지 않도록 노력해야 한다. 평가의 증거에 근거를 두고 청소년에게 최선의 이익이 되는 것에 기반한 결정을 내려야 한다. 이 과정에서 평가자는 청소년의 필요를 옹호하는 입장을 유지해야 한다. 평가 과정은 청소년, 가족 및 정신과 의사에게 고통스러울 수 있지만, 평가자는 청소년의 발달을 위한 행복하고 건강한 환경을 제공하는 데 도움을 줄 수 있다.

## 3 결론

청소년 진료 시 치료동의와 관련된 법적 문제와 청소년에 대한 법의학적 평가, 청소년 외상후스트레스장애, 자살에 대한 법의학적 관점에 관하여 기술하였고, 형사와 민사적 문제들에 관련된 내용을 알아보았다. 오늘날 청소년을 둘러싼 사회문화적 환경은 빠르게 변하고 있다. 이러한 환경 변화와 함께 법적 문제가 청소년과 관련되는 경우가 많으며, 그 과정에서 청소년법 정신의학적 관점은 중요한 고려 사항이 될 수 있다. 법정 심리가 합리적으로 진행되기 위하여, 법원 관련 직종 사람들에게 도움이 될 수 있는 지식을 가지고 적절한 자문이 제공되어야 한다. 법정신의학 분야가 아직은 대부분의 청소년을 상담하는 전문가들에게 익숙하지 않은 영역이지만, 앞으로 좀 더 관심을 가져야 할 부분일 것이다.

## 참고문헌

김승태. 청소년 법정신의학. IN:청소년정신의학. 대한소아청소년정신의학회 (편), 서울:시그마프레스;2012:683−97.

박준동. 소아청소년 환자 진료에서의 윤리적 고려. 한국의료윤리학회지,2015;18(1):27−31.

송영민.미성년자 대상 임상시험에 관한 법적 문제점. 대한의료법학, 2016;17(2):125−144.

안동현, 황준원. 소아 법정신의학. IN:소아정신의학. 대한소아청소년정신의학회 (편), 서울:학지사;2014. 691−9.

유진. 법정에 선 정신장애: 형사책임능력에 대한 의료지식과 법적 결정. 형사정책연구, 2018; 29(3), 231−70.

정용신. 소아청소년 진료시 자기 결정권. 대한소아청소년 정신의학회 학술대회논문집, 2019. 14−42

최민영. 정신장애 범죄인의 책임능력 판단과 정신감정. 의료법학.2019;20(2): 83−107.

American Academy of Child and Adolescent Psychiatry. Practice parameter for child and adolescent forensic evaluations. J Am Acad Child Adolesc Psychiatry 2011; 50(12), 1299−312.

Eraka Bath, Shawn Sidhu. Juvenile competency to stand trial, competency attainment and remediation. IN: Richard Rosner, Charles L. scott, eds. Principles and practice of forensic psychiatry 3rd. Boca Raton: CRC Press; 2017. 481−90.

Frank K. Tedeschi, Stephen B.Billick. Posttraumatic stress disorder in children and adolescents. IN: Richard Rosner, Charles L. scott, eds. Principles and practice of forensic psychiatry 3rd. Boca Raton: CRC Press; 2017. 415−28.

Peter Ash, Elissa Benedek. Forensic Evaluations of children and adolescents. IN:Liza H.Gold, Richard L. Frierson, eds. Textbook of forensic psychiatry 3rd, Arlington:American Psychiatric Association Publishing; 2018. p537−77.

Peter Ash. Evaluating adolescent culpability IN: Richard Rosner, Charles L. scott, eds. Principles and practice of forensic psychiatry 3rd. Boca Raton: CRC Press; 2017. pp.429−40.

# 교육부 정신건강 정책
## Mental health policy of the ministry of education

홍현주

## 1 서론

대부분의 소아 청소년은 학교를 다니며 성장하고 학교에서 처음으로 정신건강 문제가 발견이 되는 경우가 많다. 따라서 학교를 기반으로 하는 정신건강 정책은 접근성이 우수할 뿐 아니라 정신건강에 대한 부정적인 편견을 최소화할 수 있다. 그러한 이유로 우리나라를 비롯하여 많은 나라들은 다양한 내용의 학교 기반 정신건강 정책들을 수행하고 있다.

우리나라의 경우, 소아 청소년의 정신건강 문제에 대한 관심이 증가하고 조기 발견과 조기 개입의 중요성이 대두되면서 2007년 학교 보건법이 개정되었고 학생들의 정신건강 관리에 대한 학교의 역할이 명기되었다. 이후 일부 학교를 대상으로 시범적으로 학생정신건강에 대한 선별평가가 시행되게 된다. 2011년 학교 폭력을 겪은 대구의 한 중학생이 자살을 한 이후 전 사회적으로 학생 자살과 정신건강에 대한 관심이 급증하였고 2012년 이후부터 모든 학교에서 학생정신건강선별평가가 시행되는 등 교육부 차원에서 보다 적극적으로 학생 정신건강 정책들을 수립하고 시행하게 된다. 특히 우리나라는 학생정서·행동특성검사라는 학교 기반 학생 정신건강선별평가를 기점으로 하여 이를 통해 선별된 정신건강 고위험군 학생들이 교육체계 속에서 체계적이고 전문적인 관리를 받을 수 있도록 다양한 정책들을 수립하고 시행해 온 점에 시사점이 있다. 정신건강 고위험군 학생의 경우 학교 내에서 기존의 학교 인력의 대응만으로는 한계가 있기에 학교-지역사회-전문가 간의 효과적인 연계체계 구축 및 전문가의 참여가 필수적이며 우리나라 현실에 적합한 관리 체계 구축에 대한 고민을 지속해 오고 있는 것이 현 상황이다. 이 장에서는 지금까지 우리나라에서 교육부의 학생건강정책과를 중심으로 시행해

오고 있는 우리나라 학생 정신건강 및 자살 예방 정책들의 역사와 그 내용들을 살펴보고자 한다.

## 2 교육부의 청소년 정신건강 정책의 역사와 현황

교육부는 학교 보건법 및 자살예방 및 생명 존중 문화 조성을 위한 법률을 근거로 학생과 교직원의 정신건강 증진 및 자살 예방을 위한 정책을 시행해 오고 있다. 관련 법령은 부록에 기술되어 있다. 현재 교육부의 학생 정신건강 증진 및 자살예방 정책의 주관 부서는 학생건강정책과이다. 우리나라에서 학생들의 정신건강 관리에 대한 학교의 역할이 법적으로 명기되기 시작한 것은 소아 청소년의 정신건강 문제에 대한 관심이 증가하고 조기 발견과 조기 개입의 중요성이 대두되면서 2007년 학교 보건법이 개정된 이후이다. 교육부 차원의 학생정신건강정책의 본격적 시작은 2008년으로 거슬러 갈 수 있다. 교육과학기술부(현 교육부)는 2008년 학생 자살 예방 및 정신건강증진 대책을 수립하고 시행하였는데 주 내용으로 학생정신건강 검진 사업을 확대하고 생명 존중 교육을 시행하는 것이었다.

시범적으로 시행되었던 학생정신건강 검진사업이 점차 확대되어 가던 중에 2011년 대구 중학생의 자살 사건은 우리나라 학생 정신건강 정책의 새로운 전환점이 되었다. 사회적으로 학생들의 정신건강과 자살에 대한 관심이 증가하였고 교육부 내에서 전문적 지원 체계 구축의 필요성이 제기되었으며 교육부 학생정신건강 정책을 지원하고 수행하는 새로운 기관들이 설립되었다. 2012년부터 2021년까지 한림대 자살과 학생 정신건강 연구소가 교육부의 학생정신건강 분야의 신규 정책 연구소로 지정이 되었고 교육부 학생정신건강의 실행 기관으로 2014년 학생정신건강지원센터가 출범하면서 보다 체계를 갖추어서 학생자살예방정책을 수립하고 시행할 수 있게 되었다.

현재 학생정서·행동특성검사로 불리어지는 학생정신건강검진은 2007년을 96개교를 시작으로 점차 확대되다가 2012년 이후 전체 학교를 대상으로 시행된다. 이 검사를 통해 자살 및 정신건강 고위험군(관심군)이 선별이 되며 학교는 2차 정밀진단을 위해 보호자에게 외부의 전문기관을 방문할 것을 권유하도록 되어 있다. 이 검사로 선별된 관심군의 2차 기관 연계율은 점점 증가하여 2017년도에는 75%에 이른다. 학생정서·행동특성검사는 교육부의 학생정신건강 정책의 기본 뼈대가 되고 있으며 이 검사가 본격화되면서 학교에서 발견된 정신건강 고위험군

**표 42-1. 교육부 학생정신건강 정책의 경과**

| 연도 | 교육부 학생정신건강 주요 정책 |
|---|---|
| 2012년 | 학생정서·행동특성검사 전면 확대 |
| 2012년 | 정책 중점 연구소 (자살과 학생 정신건강 연구소) 개소 |
| 2014년 | 학생정신건강지원센터 개소, 학교 응급심리지원(학교 위기개입)실시 |
| 2015년 | 학생 자살 사망자 DB구축 (심리 부검 및 학생 자살사망 보고서) 시작 |
| 2013-2016년 | 학생정신건강 지역협력 모델 구축·지원 사업 |
| 2016-2018년 | 정신건강 전문가 학교 방문 지원 사업 |
| 2017년 | 자살 위기 학생 치료비 지원 시작 |
| 2018년 | 청소년 위기문자 상담망 운용 시작 |
| 2021년 | 정신건강 전문가 학교 방문 지원 사업 재개 |

에 대한 체계적 관리의 필요성이 제기되었다. 2012년부터 교육청 차원의 정신건강 고위험군 관리 체계를 구축하는 '학생정신건강 지역 협력 구축 지원 사업', 2016년부터는 학교 내 미연계학생을 돕기 위한 '정신건강 전문가 학교 방문 사원 사업'이 시행되었다. 2017년부터는 생명보험사회공헌재단의 재정적 지원으로 자살 위기 학생들에게 치료비를 지원하기 시작했고 2018년부터는 일명 '다들어줄개'라는 이름의 청소년 위기 문자 상담망을 운용하였는데 이는 청소년들의 눈높이와 문화를 고려한 모바일 기반의 상담체계이다. 〈표 42-1〉에는 교육부 학생정신건강 정책의 경과가 기술되어 있다.

교육부는 자살 고위험학생들을 위한 관리 체계구축뿐 아니라 일반 학생들을 대상으로 하는 자살예방 교육도 강화해 왔다. 2016년부터 학교는 학생을 대상으로 하는 자살예방 교육을 4시간 이상 시행해야 하며 교원대상 자살 예방 연수(게이트 키퍼 교육 등)도 점점 강화되어 왔다. 2015년부터 학부모들에게도 정신건강에 대한 이해 및 인식 개선을 위해 매달 가정통신문 형식의 뉴스레터를 제공하고 있으며 2018년부터 교사들에게도 뉴스레터를 제공하고 있다. 대중가요나 영상매체의 자살 및 자해 관련 유해 정보 차단하기 위한 노력도 해왔으며 캠페인, 공모전, 음원 등을 통해 생명존중 문화 확산도 도모해 왔다.

과학적 자살예방정책 수립을 위한 근거 마련을 위해 교육부는 실시간으로 학생 자살사안을 모니터링하고 있으며, 2015년부터는 학생자살이 발생하면 학교는 일정 서식에 따라 교육청으로 보고하도록 되어 있는데 정책 연구소는 이 자료를 지속적으로 분석하고 있다. 또한 정책

연구소는 청소년 자살의 경로를 이해하기 위해서 소아청소년 자살자의 유가족을 면담하는 심리 부검도 시행하고 있다.

교육부는 매년 학생자살예방 대책을 수립하고 시행하고 있으며 2015년에는 관계부처 합동 학생자살예방 대책을 수립하고 추진하였고 2018년도 발표된 관계부처 합동 자살예방 국가 행동계획 속에는 학생을 대상으로는 교육부가 진행하고 있는 학생자살 예방정책들이 포함되었다.

## ③ 교육부 주요 학생 정신건강 정책

### 1) 학생정서·행동특성검사

2012년 이후 모든 학교에서 학생정서·행동특성검사를 시행하고 있으며 대상 학생의 대부분이 참여하고 있다. 이 검사의 절차는 아래 〈그림 42-1〉과 같으며 매년 초등학교 1, 4학년, 중학교 1학년, 고등학교 1학년이 대상이 된다. 초등학생은 부모가 평정하며 중고등학생은 학생 본인이 평정을 한다. 특정 점수 이상인 경우 학교 상담을 통해 확인 후 관심군(일반관리군, 우선관리군)으로 선별되며 학부모에게 Wee 센터나 정신건강복지센터 등의 전문기관에서의 심층평가를 권유하며 학교 내에서도 지속적으로 관리를 하게 된다(학생정신건강지원센터 2021).

현재 검사도구는 2017년에 개정된 도구인데 초등학생의 경우 CPSQ-II (Child Problem-Behavior Screening Questionnaire-2nd version)이며 중고등학생의 경우에는 AMPQ-III (Adolescent Personality and Mental Health Problems Screening Questionnaire, Third ver-

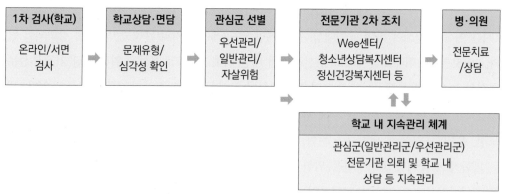

**그림 42-1. 학생정서·행동 특성검사의 검사 절차**

(2021 학생정서·행동특성검사 매뉴얼, 학생정신건강지원센터에서 인용)

sion)이다. 정서·행동문제와 성격특성 부분으로 나누어져 있으며 정서·행동특성 부분의 점수
가 높을수록 정서나 행동 상의 어려움이 많을 가능성을 의미하며 정서·행동문제 총점에 따
라 관심군과 정상군으로 판정된다. 관심군의 기준은 성별과 연령에 따라 달라지며 평균에서
1.5 SD(표준편차)를 벗어나는 경우에 해당한다(학생정신건강지원센터 2020). 초등학생은 자살
에 대한 별도의 항목은 없으나 중고등학생의 경우는 자살에 대한 평정도 이루어진다. 자살 고
위험군은 자살생각 관련 2개 문항으로 평정하며 심각하게 자살을 시도한 적이 있는 경우, 학
교에서 개별 면담 후 중간위험 이상인 경우는 관심군으로 선별되며 부모에게 통보하도록 되어
있다.

교사와 학부모는 학생 정서·행동특성검사에 대해 필요성과 만족도에 대해서 전반적으로
긍정적으로 평가하고 있으며 학생정신건강에 대한 관심이 증가하고 상태에 대해서 확인할 수
있게 된 것을 가장 큰 성과로 여기고 있다(김인태 등 2017). 2012년 학생정서·행동특성검사의
전면 시행 이후 검사도구 및 시행 체계는 지속적으로 개선되었고 이 검사는 학교를 기반으로
학생들의 정신건강에 대한 가장 기본적인 평가로 자리잡고 있다.

## 2) 학생정신건강 지역협력 모델 구축·지원사업

2012년 이후 교육청 차원에서 자살을 포함한 정신건강 고위험군 학생들의 관리체계를 구
축해야 한다는 인식이 증가하면서 2013년부터 2016년까지 학생정신건강 지역협력모델 구축·
지원사업이 시행되었다. 이 사업의 주요 내용은 아래 표에 기술되어 있다. 첫째 지역 특성에
기반한 효과적인 학교-지역사회 연계 체계를 구축하기 위해서 교육청 단위 지역정신건강 협의
체를 구성하고 학교 단위 자살 위기 관리 위원회를 구성한다. 둘째 정신건강 고위험군 학생
지원 및 위기관리 시스템을 구축하고 학교마음건강자문의사를 지정하여 사례회의, 자문, 교
육 등을 실시한다. 셋째 학생, 교사, 학부모 대상 프로그램을 시행하면서 학교의 역량을 강화
하는 것이었다. 이 사업은 점차로 전국의 교육청으로 확대되어 시행되면서 각 교육청들은 지
역여건을 반영하여 자살 및 정신건강 고위험군 학생들 다양한 형태의 관리 체계를 구성하게
된다. 즉, 교육청 사정에 따라 정신건강의학과 전문의를 직접 고용하기도 하였고 정신건강 관
련 전문 인력이 포함된 별도의 전담 체계를 구축하기도 하고 병원형 위센터를 확대하는 등 다
양한 체계를 갖추게 되었다.

**표 42-2. 학생정신건강 지역협력모델 구축·지원사업의 주요 사업 내용**

| 구분 | 내용 |
|---|---|
| 지역사회협력체계 구축 | 1) 교육청 단위 지역정신건강 협의체 구성 및 운영<br>2) 위기대응을 위한 지역별 핫라인 기관 지정<br>3) 학교 단위 자살위기관리위원회 구성 및 운영 |
| 학교 대응관리체계 구축 | 1) 고위험 학생 발견 및 지원관리체계 구축<br>2) 고위험 학생 상담 및 연계<br>3) 각 학교에 마음건강 자문의사지정 |
| 정신건강증진사업 | 1) 정신건강 담당교사 및 전체 교사 연수<br>2) 학생 정신건강 교육 및 예방 프로그램<br>3) 학부모 교육 및 상담 |

　　본 사업은 동일한 목표와 매뉴얼을 기반으로 중앙정부 차원에서 전국 단위의 학교 기반 정신건강 증진 모델로는 첫 번째 시도였다. 이 사업에 참여하였던 교사를 대상으로 한 조사에 의하면 정신건강 환경에 대한 인식이 긍정적으로 개선되었고(김진아 등 2015) 자살 및 정신건강 고위험군이 군의 학교 내 관리가 다양화되고 전문기관 의뢰가 개선되었음을 확인할 수 있었다(하경희 등 2016).

### 3) 정신건강 전문가 학교 방문 사업

　　교육체계 내에서 자살 및 정신건강 고위험군에 대한 관심이 증가하고 지역사회 전문기관으로의 연계가 활성화되기 시작했지만 여전히 학교 내에서는 미연계 학생들이 존재한다. 2017년도의 경우에도 학부모 거부 등의 사유로 여전히 연계되지 않은 학생이 약 25% 정도 되며 연계가 되었다고 하더라도 질이나 내용의 측면에서 만족스러운 수준이 아닌 경우도 많다. 이 학생들은 정신건강뿐 아니라 경제적, 가정적인 복합적인 문제를 가진 경우가 많기에 교육적인 개입과 더불어 의학적, 복지적 개입을 포함한 통합적인 도움이 요구된다. 이러한 배경에서 2016년부터 2018년까지는 정신건강 전문가 학교 방문 관리 사업이 시행된다. 정책 연구소가 이 사업을 위탁받아 중앙지원센터를 운영하였으며 지역별로 학생 정신건강 거점 전문병원에서 실행센터를 운영하고 지역별 센터는 2016년도에는 4개로 시작해서 2018년도에는 9개 센터로 확대되었다. 이 사업은 학교의 의뢰를 받아서 소정의 훈련을 받은 정신건강전문가가 학교를 방문해서 평가를 하고 정신건강의학과 전문의가 주재하는 사례회의를 통해 개입 방향을 정한 후 교사, 학부모, 학생을 대상으로 적절한 자문과 교육을 제공하고 해당 학생에게는 필요한 전문서

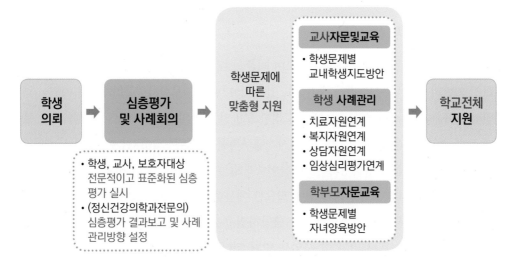

그림 42-2. 정신건강 전문가 학교 방문 사업의 개요

비스를 연계해 준다. 이 사업의 개요는 위 그림과 같다.

본 사업을 통해 지원받은 학생들은 정서행동 문제가 개선되었으며(오인수 등 2017) 현장에서는 이로 인해 학급 분위기가 개선되었고 교사가 학생지도 방안을 습득하면서 학교 내 학생의 정신건강 문제에 보다 효과적 대처가 가능해졌다고 보고하였으며 현장의 만족도가 높았다. 2019년부터 중단되었던 본 사업은 최근 정신건강 고위험군 학생에 대한 관심이 증가하면서 2021년부터 재개된다.

## 4) 자살 · 자해 학생 치료비 지원 사업

정신건강의학적인 치료가 필요한 학생 중 상당수는 경제적인 이유가 아닌 정신건강의학과 치료에 대한 부정적인 인식과 편견으로 인해 치료를 거부한다. 자해 및 자살 시도는 널리 알려진 자살의 위험요인이지만 상당수는 정신건강의학과 치료로 연결되지 못한다. 교육현장에서는 이러한 학생들에게 치료비를 지원해 주는 것은 정신건강의학과 치료의 문턱을 낮추는 효과가 있음을 보고하면서 교육청마다 제한적으로 치료비 지원을 했다. 이러한 배경에서 2017년부터 교육부는 생명보험사회공헌재단의 재정적 지원을 받아서 경제적 수준과 상관없이 자해 및 자살을 시도한 학생들에게 의료적 치료비를 지원하기 시작했다.

## 5) 청소년 위기문자 상담망

최근 청소년들의 문화가 변화하고 있으며 기존의 대면 상담은 서비스 접근성이 떨어지기에 온라인 기반의 상담 요구는 점차 증가하고 있다. 2017년 생명보험사회공헌재단의 지원이 더해지면서 교육부는 청소년들의 눈높이를 고려한 모바일 기반의 상담 서비스 체계를 새로 구축하게 된다. 2017년 운영 매뉴얼 및 상담 시스템구축을 시작했고 2018년 9월부터 모바일기반 24시간 청소년 위기문자 상담망(일명: 다들어줄개)을 시범운영한 이후 2019년 3월부터는 전국적으로 시행하게 된다. 교육부는 운영에 필요한 예산을 제공하고 있으며 사업 초기에 운영매뉴얼 개발 및 실제 운용은 정책연구소가 담당하였고 2019년 3월부터는 한국교육환경보호원 산하 청소년 모바일 상담센터가 이 사업을 맡게 된다. 관련 홈페이지는 www.teentalk.or.kr 이다.

본 서비스는 익명성 기반인 앱(다들어줄개 어플), 문자(1661-5004), 카카오톡('다들어줄개' 플러스 친구 추가), 페이스북('다들어줄개' 페이지)과 같은 다양한 경로를 통해 접근할 수 있다. 상담사들은 소정의 자격을 갖추고 관련 교육을 이수하여야 하며 내담자들의 자살 위험도 평가한 후 위기 상황에서는 119 및 경찰 출동까지 이루어진다.

## 6) 학교 기반 자살 예방 교육

2016년부터 학교는 학생을 대상으로 자살예방 교육을 4시간 이상 시행해야 하며 관리자를 포함하여 교원대상 자살 예방 연수(게이트 키퍼 교육 등)도 점점 강화되어 왔다. 시도 교육청 및 학생정신건강지원센터의 다양한 교육과정을 통해서 점점 많은 교사들이 교육을 받고 있으며 학생정신건강지원센터를 비롯한 여러 기관에서 다양한 자살 예방 교육 자료를 개발하고 보급해 왔는데 학생건강정보센터(http://schoolhealth.kr)는 관련 기관에서 개발한 각종 생명 존중 및 자살 예방 자료를 탑재하고 있어서 현장에서 편히 이용할 수 있도록 되어 있다. 정신건강 관련 교육은 일반교사, 상담 교사, 관리자뿐 아니라 예비 교원까지 교육과정에서 이수할 수 있도록 확대되어 왔으며 2020년부터는 지역 교육청을 대상으로 학생 자살예방 정책컨설팅도 시행하고 있다.

학부모들을 대상으로 정신건강 문제나 자살·자해에 대한 인식 개선 및 효과적인 대처를 위해 대한소아청소년정신의학회 및 대한신경정신의학회의 도움으로 2015년부터 다양한 내용의 학부모 정신건강 교육 컨텐츠로 구성된 뉴스레터를 가정통신문 형태로 제공하고 있으며 교사들에게도 자살 및 정신건강 문제의 이해과 대처를 높이기 위해 2018년부터 뉴스레터를 제공하고 있으며 이 자료도 학생건강정보센터(http://schoolhealth.kr)를 통해 접근가능하다.

## 4 교육부의 청소년 정신건강 지원 기관

### 1) 교육부 정책 중점 연구소

현재 한국 연구재단이 주관하는 정책중점 연구소 사업은 정부의 주요 정책과제를 집중적으로 연구하는 대학 부설 연구소를 지정·지원하여 정부 정책의 품질 제고 및 학술 연구를 실용화를 도모하기 위한 것이다. 2011년도에 학교 폭력 이후 한 중학생이 자살한 이후 전사회적으로 학생들의 정신건강과 자살에 대한 관심이 증가하였고 이후 출범한 박근혜 정부에서는 국정과제로 '학교폭력 및 학생위험 제로 환경 조성'이 포함되었다. 이러한 배경에서 2012년 학생 정신건강 영역의 신규 정책 연구소가 공모되었고 한림대 자살과 학생정신건강 연구소가 선정되어 2012년 10월부터 2021년 10월까지 교육부 정책중점연구소로 활동하고 있다.

자살과 학생정신건강 연구소는 다른 정책 연구소들이 인문사회관련 학과 소속인 것과는 달리 의과대학 소속의 대학 연구소로 정신의학, 심리, 사회복지, 교육 등 다학제적인 연구자들이 참여하고 있다. 최근 학생성신건강에 대한 관심이 증가하고 교육부의 학생정신건강 정책이 확대되면서 본 연구소의 역할도 확대되어 교육부 정책을 선도하는 다양한 연구수행과 함께 교육부의 주요 학생정신건강정책의 실행에 이르기까지 다방면의 활동을 수행해 왔다. 주요 역할로는 1) 학생 정서·행동 특성검사의 개선 및 현장 안착 2) 정신건강 고위험군학생들의 관리 체계 구축: 정신건강 지역사회 협력 체계 구축 지원 사업, 정신건강 전문가 학교 방문사업, 자살 및 자해 학생의 치료비 지원 사업, 청소년 위기 문자 상담망구축 등의 실행 및 관리 3) 근거 기반 자살 예방 정책 수립을 위한 데이터 베이스 구축: 소아청소년 자살자 심리 부검, 학생 자살 사망 및 시도사안 보고서 분석 4) 학생 자살 예방 교육의 방향성 제시 5) 공주 사대 부고 해병대 캠프 학생 사망, 세월호 사건, 포항 지진 등의 학생 위기 상황 지원 6) 교육부의 수시적 정책 요구에 대한 대응 7) 학술지 발표, 심포지엄 등을 통한 성과 확산 등으로 정리할 수 있다.

## 2) 학생정신건강 지원센터

학생정신건강 지원센터는 박근혜 정부의 주요 국정과제인 '학교폭력 및 학생위험 제로 환경 조성'을 시행하기 위한 방안의 일환으로 2012년 9월 한국뇌연구원 개원과 함께 그 산하에 개소되었다. 우리 사회의 주요 현안사항인 학교폭력, 인터넷(게임)중독, 성폭력 등 뇌와 연관된 사회 병리 현상에 대한 범사회적 대응방안 마련을 위한 전문연구센터를 운영하기 위한 목적으로 사회적 아젠다 관련 환경적 특성 조사 연구를 수행하고 정신보건 증진 프로그램 개발과 적용에 대한 교육훈련 사업을 하였으며 국내외 연구교류사업도 추진하였다.

2014년 2월부터는 교육부 학생정신건강지원센터로 소속기관 및 명칭이 변하였으며 공모를 통해 2014년부터 2019년 3월까지 경북대학교 병원에서 위탁운영하게 된다. 학생정신건강지원센터는 근거 중심의 사업기반을 통한 학생정신건강을 지원하고 단위학교 대상 역량강화 지원을 통한 학생정신건강 증진을 위해서 다양한 내용의 사업들을 수행하게 된다. 주요 내용으로는 전문가 양성을 위한 교육, 연수, 학교위기개입 지원, 학생정신건강 프로그램 개발, 온라인 전문의 상담체제 구축, 관계기관 네트워크, 연구 및 공동과제 발굴, 뇌발달 기반 학생정신건강 연구 등이었다. 2020년부터는 한국교육환경보호원으로 위탁기관이 변경되었으며 1) 국가 수준의 학생정신건강정책 표준화 도모 2) 현장성 및 전문성을 확보한 중재기관으로서의 역할 수행 3) 학교 공동체의 학생 정신건강 관리역량을 강화를 목적으로 다음 4가지 핵심 사업을 시행하고 있다. 1) 교사연수 및 학부모 연수를 통한 학생정신건강교육 연수 내실화 2) 생명존중 교육컨텐츠 개발, 교원 심리회복 컨텐츠, 뉴스레터발간 등을 통한 학생정신건강 조사·연구·개발 기능 강화 3) 학생정신건강검사(학생정서·행동특성검사)의 고도화 4) 재난 등 위기상황 현장지원 등이 여기에 해당한다. 학생정신건강지원센터는 2020년 코로나19 학교심리방역의 중심기관으로써의 역할 수행을 통해, 안정적인 조직 및 예산확보를 위한 법률적 근거마련을 위한 노력이 이루어지고 있다. 홈페이지는 www.smhrc.kr이다.

## 3) Wee 프로젝트

Wee 프로젝트는 학교, 교육청, 지역사회가 연계하여 학생들의 건강하고 즐거운 학교생활을 지원하는 다중의 통합지원 서비스망이다. 일차적인 대상은 학습부진 및 학교부적응 학생이지만 일반 학생들도 Wee 프로젝트를 통해 행복한 학교생활을 할 수 있도록 지원하고 있다. Wee 프로젝트는 각 학교에 설치된 상담실 'Wee 클래스', 교육청 등에 설치된 상담 지원 시설

학습부진, 따돌림, 대인관계 미숙, 학교폭력, 미디오 중독, 비행 등으로 인한 학교부적응 학생 및 징계대상자

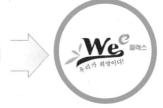

## 1차 Safe-net Wee클래스

- 단위학교에 설치
- 학교부적응 학생 조기발견·예방 및 학교적응력 향상 지원

단위학교에서 선도 및 치유가 어려워 학교에서 의뢰한 위기 학생 및 상담 희망 학생

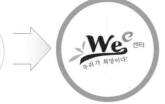

## 2차 Safe-net Wee센터

- 시·도 지역교육청 차원에서 설치
- 전문가의 지속적인 관리가 필요한 학생을 위한 진단-상담-치유 원스톱 서비스

- 심각한 위기상황으로 장기적인 치유 교육이 필요한 학생
- 학교나 Wee센터에서 의뢰한 학생 또는 학업중단자

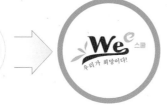

## 3차 Safe-net Wee스쿨

- 시·도 교육청 차원에서 설치
- 장기적으로 치유가 필요한 고위기군 학생을 위한 기숙형 장기위탁교육 서비스

단위학교·교육청의 학생 공감 프로그램과 서비스를 통해
학습부진 치유·위기학생 선도·진로개발·잠재력 발현으로 전인적 성장 도모

**그림42-3. Wee 프로젝트 체계도**

(www.wee.go.kr.에서 인용)

'Wee 센터', 보호, 장기적으로 치유 필요한 학생들을 위해 가정 및 학교 복귀를 지원하는 중장기 위탁 기관인 '가정형 Wee 센터, 상담을 비롯하여 사회적응프로그램들을 제공하는 대안교육기관 겸 중장기 위탁기관인 'Wee 스쿨' 등으로 구성되어 있다(그림 42-3).

이들 Wee 기관에는 임상심리사, 전문 상담 교사 등 상담 인력이 배치돼 있어 학생, 학부모가 전화나 직접 방문을 통해 상담을 신청할 수 있다. 담임교사 등을 통한 상담 의뢰도 가능하다. 홈페이지는 www.wee.go.kr이며 Wee 프로젝트를 소개하고, 상담방법과 지역별 기관을 검색할 수 있게 되어 있다.

교육부는 한국교육개발원 Wee프로젝트연구특임센터에 이 프로젝트를 위탁해 이 센터가 지금까지 프로젝트 운영 지원 및 연구 사업을 진행하고 있다. Wee 특임센터에는 Wee 프로젝

트 운영성과 분석 및 발전계획 수립, 컨설팅 지원 사업, 사업설명회 및 홍보, Wee 프로젝트 운영기관 종사자의 전문성 향상을 위한 연수사업, 온라인 상담 실시, Wee 프로젝트 사업을 위한 통합 네트워크 구축, Wee 프로젝트 종합정보시스템 구축 및 운영, 우수 운영 사례 발굴 및 분석 연구 등을 시행하고 있다.

최근 학생정신건강에 대한 관심이 증가하면서 학교 상담사 배치를 확충하여 학교 상담을 강화하고 전문성을 보강하기 위해 Wee 센터 자문의사 제도를 시행하면서 병원형 Wee 센터와 같은 다양한 형태의 기관들이 설치되고 있다. 병원형 Wee 센터는 대구를 시작으로 경기도, 전북 등으로 확대되었으며 사업의 내용은 지역마다 다소 차이가 있지만 병원과 연계해서 자살 및 정신건강 고위험군 학생의 관리가 이루어지기도 하며 입원 또는 낮병동처럼 병원 치료를 받으면서 심리 프로그램이나 대안교육을 이수받고 출석 인정을 받을 수도 있다.

## 5 결론

교육부의 청소년 정신건강정책은 2012년 전체 학교를 대상으로 학생정서·행동특성검사가 확대 시행된 것을 기점으로 하여 보다 적극적으로 학생 정신건강 정책들을 수립하고 시행하게 되었으며 정신건강 고위험군 학생에 대한 관리가 강화되었다. 이는 외국에 비해서 학생들의 정신건강관리에 대한 교육 체계에 바라는 국민들의 기대감이 높고 최근 청소년 자살이나 학교 내 학생들의 정신건강 문제들이 심각해진 상황과 관련이 있다. 이에 따라 정신건강의학과 의사들과 같은 정신건강전문가들의 학교 체계 내 참여가 점점 확대되어 왔으며 향후에는 이를 바탕으로 보다 많은 전문가뿐 아니라 가정, 지역사회도 같이 할 수 있는, 우리나라 현실에 적절하고 효과적이고 안정적인 관리 체계 구축이 되어야 할 것이다.

## 참고문헌

김인태, 방은주, 김가경, 홍현주. 부모와 교사의 평정에 기반한 학생 정서·행동특성검사에 대 한 인식 조사. 대한 소아청소년 정신의학 2017; 28(4). 260-7.

김진아, 하경희, 홍현주, 김희영. 2013 학생 정신건강 지역협력모델 구축·지원 사업 : 정신건강 고위험군 관리와 학교 내 정신건강 인식의 변화. 대한 소아청소년 정신의학2015; 26(3),94-103.

오인수, 홍현주, 강윤형, 임이랑. 정신건강 전문가의 학교방문 지원 서비스의 효과성 분석. 교 육문제연구 2017;30(3),227-58.

하경희, 김진아, 김우식, 홍현주, 김선연. 학생 정신건강 지역협력모델이 학교 정신건강 인식에 미치는 영향. 대한 소아청소년 정신의학 2016; 27(2),100-8.

학생정신건강지원센터(2021) 학생 정서·행동특성검사 및 관리 매뉴얼. (http://schoolhealth.kr)

PART 6

청소년 정신건강 지원체계

# 여성가족부 청소년지원체계
## Youth Support System of Ministry of Gender Equality and Family

장형윤

## 1 서론

우리나라에서 여성정책을 조정하고 총괄하는 역할은 1988년 설치된 정무장관 제2실부터 시작하여, 1998년 대통령소속 여성특별위원회를 거쳐 2001년 신설된 여성부에서 맡아왔다. 이후 통합적 가족정책을 수립하는 기능이 추가되어 여성가족부로 확대·개편되었으며, 현재 여성정책의 종합 및 여성의 권익증진 등 지위향상뿐만 아니라 가족정책, 건강가정사업을 위한 아동 업무 및 청소년의 육성·복지 및 보호 기능까지 함께 수행하고 있다.

여성가족부의 설립 목적은 1) 여성정책의 기획·종합 및 여성의 권익증진, 2) 청소년의 육성·복지 및 보호, 3) 가족과 다문화 가족정책의 수립·조정·지원, 그리고 4) 여성·아동·청소년에 대한 폭력피해 예방 및 보호이다. 여성가족부의 조직도 역시 이 네 가지 설립목적을 중심으로 여성정책국, 청소년가족정책실 산하 청소년정책관과 가족정책관, 그리고 권익증진국으로 이루어져 있다.

이번 장에서는 여성가족부에서 이루어지는 정책 중 청소년 정신건강과 관련된 부분을 소개하려고 한다. 일정 기간 이상 지속적이고 안정적으로 진행되는 정책 위주로 소개하였으나, 정책은 시대상황이나 운영목표 등에 따라 변동될 수 있으므로 실제 청소년 연계나 의뢰를 고려할 때에는 여성가족부나 기관에 직접 확인해 볼 것을 권고한다.

## ② 여성가족부의 청소년 정신건강 정책의 현황

여성가족부에서 청소년의 정신건강과 밀접하게 관련된 부서는 청소년정책관과 권익증진국이다. 청소년정책관에서 청소년의 육성·복지 및 보호를 이루어지는 사업으로는 ○ 청소년정책의 협의·조정, ○ 청소년 활동진흥 및 역량개발, ○ 유해환경으로부터의 청소년 보호, 그리고 ○ 위기청소년 등의 보호·지원이 있다. 권익증진국에서 여성·아동·청소년에 대한 폭력피해 예방 및 보호를 위해 추진하는 업무에는 ○ 성폭력·가정폭력 예방 및 피해자 보호, ○ 성매매 예방 및 피해자 보호, ○ 아동·청소년 등의 성보호, 그리고 ○ 이주여성·여성장애인 등의 권익보호가 있다.

### 1) 위기청소년 지원 정책

위기청소년이란 보호자가 없거나, 실질적으로 보호자의 보호를 받지 못하는 사회·경제적으로 어려움이 있는 청소년을 말한다. 여성가족부에서는 보호자가 없거나 실질적으로 보호자의 보호를 받지 못하는 청소년, 학교 밖 청소년, 그리고 비행·일탈 예방을 위하여 지원이 필요한 청소년에게 특별지원을 하고 있다. 청소년상담복지센터, 청소년 상담 채널, 지역사회 자원 등을 통해 위기청소년을 발견 및 구조하고 상담을 진행하고 있으며, 일시보호소를 운영하고 긴급지원 서비스를 제공하고 있다. 또한, 학업중단, 가출, 인터넷중독 등 위기청소년 및 그 가족에 대한 청소년상담 및 복지지원도 운영하고 있다.

정신건강 측면에서 이루어지는 구체적인 지원으로는, 연 200만원 내외의 진찰, 검사, 약제비, 수술비 등의 건강지원과 상담비, 심리검사비, 프로그램 참가비 등 월 20만원 이내의 상담지원이 있다. 이러한 지원을 받기 위해서는 대상자 가구 소득이 중위소득 72% 이하여야 한다.

### 2) 학교 밖 청소년 지원 정책

학교 밖 청소년이란, 3개월 이상 장기결석하거나 취학의무를 유예한 경우, 학교에서 제적·퇴학 처분을 받거나 자퇴한 경우, 그리고 상급 학교에 진학하지 않은 경우 등이 포함된다. 정부에서는 학교 밖 청소년 지원에 관한 법률을 통해 이들 청소년을 지원하고 있다. 학교 밖 청소년은 현재 약 40만 명에 이르는 것으로 추산되고 있으며, 매우 다양한 상황의 아이들로 이루어진 것으로 보고되고 있다. 여성가족부에서는 한국청소년상담복지개발원과 청소년지원센터「꿈드림」을 통해 이들을 지원하고 있으며, 상담지원, 교육지원, 직업체험 및 직업교육훈련지원, 자립지원, 건강검진 등이 이루어지고 있다.

### 3) 인터넷·스마트폰 과의존 청소년 지원 정책

인터넷·스마트폰 과의존 청소년을 발굴하기 위하여 여성가족부는 매년 학령전환기 청소년 (초4·중1·고1)을 대상으로 인터넷·스마트폰 이용습관 진단조사를 진행하고 있다. 이 조사를 통해 위험사용자군, 주의사용자군, 공존질환보유군으로 분류하여 그에 맞는 지원을 진행하고 있다. 한국청소년상담복지개발원에서는 청소년상담복지센터를 통해 11박 12일의 인터넷중독 기숙형 치료캠프, 2박 3일의 인터넷중독 혹은 스마트폰중독 청소년 가족치유캠프 등을 진행 하고 있으며, 청소년 미디어과의존 전담상담사를 청소년상담복지센터에 배치하고 있다.

### 4) 이주배경청소년 지원

여성가족부에서는 북한이탈·중도입국·다문화 등 이주배경청소년의 사회적응을 지원하는 정책도 진행하고 있다. 이주배경청소년지원재단 무지개청소년센터를 통해 맞춤형 정보에 대해 안내받을 수 있다. 02-722-2585로 연락하여 이주배경청소년의 심리·정서 상담 연계가 가능 하고 심리상담 및 심리치료 현장에서의 상담통역지원사의 지원도 가능하다.

### 5) 성매매 예방 및 피해자 보호

2020년 5월 청소년성보호법 개정안이 통과됨에 따라, 성매매에 유입된 아동·청소년은 더 이상 '성매매 대상아동·청소년'이 아니라 '피해아동·청소년'으로 규정된다. 즉, 성매매에 연루 된 아동·청소년을 소년원으로 보낼 수 있는 보호처분이 사라지고, 대신 이들을 보호·교육하 는 피해아동·청소년 지원센터가 새로 설치될 예정이다.

### 6) 성폭력 가해자 교정·치료 프로그램 운영

성폭력상담소나 청소년성문화센터에서는 가해자 교육이나 치료를 통보받은 대상청소년 등 을 대상으로 가해자 교정·치료 프로그램을 운영하고 있다. 개별 혹은 집단 상담으로 이루어지 고, 지역 교정기관의 의뢰를 받아 진행하게 된다.

## 3 여성가족부의 청소년 정신건강 지원 기관

### 1) 청소년상담복지센터

청소년상담복지센터는 청소년복지지원법 제29조에 의거해 설립된 청소년상담전문기관으로, 위기청소년 및 학교 밖 청소년을 포함하여 청소년 전반에 대한 지원을 수행하고 있다. 주요기능은 청소년과 부모에 대한 상담·복지지원, 상담·복지 프로그램의 개발 및 운영, 상담 자원봉사자와 청소년 지도자에 대한 교육 및 연수, 청소년 상담 또는 긴급구조를 위한 전화 운영, 청소년 폭력·학대 등으로 피해를 입은 청소년의 긴급구조, 법률 및 의료지원, 청소년의 자립능력 향상을 위한 자활 및 재활 지원이다. 전국 221개가 운영중이며, 주로 사단법인이나 비영리단체 등에서 수탁운영하고 있다.

### 2) 국립중앙청소년디딤센터

국립중앙청소년디딤센터는 정서·행동장애로 어려움이 있는 청소년에게 종합적·전문적 치료·재활 서비스를 제공하여 청소년의 정상적 생활 영위 및 건강한 성장을 도모하는 기관으로, 정서·행동장애로 어려움이 있는 만 9-19세 청소년을 대상으로 한다. 본 센터는 기숙형 보호시설로 4개월(디딤과정) 혹은 1개월(오름과정)의 기간동안 센터에서 생활하며 상담·치료, 보호, 교육 및 자립지도를 받을 수 있다. 정신의학전문의가 청소년을 진료하며, 상담사가 상주하여 청소년이 원할 때 상담이 가능하다. 또한 학습권 보장을 위한 대안 교육이 이루어지며, 직업교육, 진로탐색, 체험활동 등도 이루어진다.

우울, 불안, 비행, 품행장애, 주의력결핍과잉행동장애 등의 문제로 학교나 대인관계에서 어려움을 겪는 청소년이라면 유관기관을 통해 신청할 수 있다. 다만, 발달장애, 지적장애 및 기수료생은 지원대상에서 제외된다. 국민기초생활보장법에 따른 수급자, 차상위계층 본인부담경감대상자, 한부모가족지원대상 등의 청소년은 비용이 면제되며, 그 외 일반가정 청소년은 월 30만원을 부담해야 한다.

### 3) 국립청소년인터넷드림마을

국립청소년인터넷드림마을은 인터넷·스마트폰 과의존 청소년을 대상으로 심리·정서 상담, 대안활동 등을 제공하는 상설 인터넷 치유시설이다. 인터넷·스마트폰 이용습관 전수진단 결과 위험군 청소년을 대상으로 하며, 지역 청소년상담복지센터 및 학교 추천 청소년 대상으로 접수면접 및 심리검사를 통해 입소대상 청소년을 결정한다. 심리검사, 개인상담, 가족상담, 부모교육, 집단상담, 체험활동, 대안활동 등이 1-2주 일반프로그램 및 3-4주 심층프로그램을 통해 이루어진다.

## 4) 해바라기센터

성폭력·가정폭력·성매매 피해자 등에 대하여 피해자가 폭력 피해로 인한 위기상황에 대처할 수 있도록 지원하고 2차 피해를 방지할 수 있도록 지원하는 성폭력 피해자 통합지원센터이다. 전국에 39개소가 운영 중이며, 이 중 통합형(16개소)과 아동·청소년형(7개소)은 청소년 성폭력 피해자에게 성폭력 피해로 인한 정신과적 치료 및 심리적 후유증 치유를 위한 심리평가와 심리치료, 피해자 특성에 맞는 치료프로그램(놀이, 미술, 음악치료 등)를 제공한다. 더불어 상담지원, 수사지원, 의료지원, 법류지원 등도 받을 수 있다.

## 5) 청소년성문화센터

아동·청소년의 성보호에 관한 법률 제47조에 의거해 설립된 기관으로 아동·청소년이 다양한 도구와 매체를 활용하여 자기주도적으로 학습할 수 있는 상설 성교육 공간을 구축·운영하거나, 이동형 버스를 통해 건강한 성 가치관 정립을 지원하고 성범죄 피해로부터 예방을 하기 위한 활동을 한다. 전국적으로 고정형 47개소, 이동형 11개소가 운영 중이며, 일반 청소년을 위한 성교육 및 성범죄예방교육 뿐만 아니라 성폭력 가해자 교육 프로그램이나 장애인성인권교육 등도 운영하고 있다.

📖 **참고문헌**

여성가족부. 2021년 청소년 사업 안내. 2021.
여성가족부. 여성·아동권익증진사업 운영지침. 2020.
여성가족부. 해바라기센터 사업안내. 2021.
여성가족부 홈페이지. Available from URL: http://mogef.go.kr
한국여성인권진흥원. 2019 해바라기센터 연감. 2020.

# 보건복지부 청소년지원체계
## Ministry of Health and Welfare - Mental Health System

신윤미

## 1 서론

청소년 정신건강문제 해결에 대한 사회적 요구가 급증하는 데는 다음과 같은 이유가 있다. 1) 청소년기는 정신장애가 흔하게 발생하고 주요 정신질환(조현병, 조울증)의 위험성이 증가하는 시기이다. 2005년 시행된 국내 유병률 조사에 의하면 한 가지 이상의 정신질환을 경험하고 있는 소아청소년들이 전체의 26%에 해당한다. 2015년 청소년건강행태 조사 결과를 살펴보면, 스트레스 인지율이 남학생 29.6%, 여학생 41.7%, 우울감 경험률은 남학생 19.7%, 여학생 27.8%, 자살 생각률은 남학생 9.6%, 여학생 13.9%로 나타났다. 2) 급격한 사회 변화, 가정 파괴, 미디어의 발달 등으로 발생하는 인터넷 중독, 학교폭력 등을 포함하는 청소년기 정신장애는 훨씬 더 심각해질 것으로 예상된다. 3) 유아 및 소아시기에 시작된 정신병리가 청소년기까지 지속되며 다양한 적응장의 문제를 야기할 수 있다. 4) 청소년기에 발생한 품행장애, 우울장애는 성인기까지 지속되며 다양한 사회적 부적응문제를 발생시킨다. 5) 최근 들어 사망으로 인한 부담뿐 아니라 장애로 인한 손실까지 고려한 세계 질병부담연구에서는 정신질환으로 인한 부담이 전체 질병부담의 9.7%를 차지하는 것으로 나타나고 있다. 정신질환은 병을 경험하고 있는 개인뿐 아니라 가족의 삶, 사회적으로도 큰 부담을 주고 있다. Swensen 등은 주의력 결핍 과잉행동장애 아동 가족과 대조군과의 직접적 비용 손실(의료비), 간접적 비용 손실(실직, 결근)을 비교한 결과 대조군에 비해 환아군 가족이 연간 두 배 가까운 간접적 비용손실이 있다고 하였다(Swensen과Birnbaum 2003). 이 같은 상황에서 정신건강문제를 조기 발견하고 적절한 개입이 이루어지지 않게 되면 심각한 가정, 사회적 문제, 지역사회 및 국가보건체계에

막대한 경제적 손실로 이어질 수 있다. 따라서 국가 단위의 청소년 정신건강 수준을 파악하고, 정신건강 수준의 변화의 양상과 정책을 만들고 성과를 측정하고 있는 보건복지부의 역할은 중요하다고 할 수 있다. 외국의 경우 국가단위 및 지역단위 정신건강 계획을 수립할 때 영유아, 아동, 청소년을 대상으로 한 지표를 제시하여 정신보건정책 방향을 제시하고 있다. 우리나라는 이런 아동청소년 대상으로 한 정책을 제시한 것이 얼마 되지 않았다. 국민건강 증진차원에서 중장기적 보건계획을 마련하는 기관인 보건복지부는 청소년의 정신건강 증진에 대한 로드맵을 제시하고, 필요한 사항에 대해서는 관련 부처에서 협력할 수 있는 방안과 예산지원이 필요하다. 이번 장에서는 보건복지부 정책과 함께 실행기관인 정신보건센터의 역할 등에 대해 알아보고자 한다.

## 2 보건복지부의 청소년 정신건강 정책의 역사와 현황

### 1) 보건복지부 청소년 정신건강 정책 역사

1980년대 중반에 강화지역에 정신보건센터를 개설한 것이 국내 정신보건의 시작이다(민성길 1990). 1995년 「정신보건법」 제정 이후 정부의 노력과 시대적 흐름에 맞춰 지역사회정신보건사업에 대한 인식이 바뀌게 된다. 「정신보건법」의 제정은 지역사회정신보건으로서의 정책방향 변화뿐 아니라 국민 정신건강에 대한 국가적 책임을 강조하고 있다는 데에 의미를 찾을 수 있다. 효과적인 정신보건정책의 추진을 위해 중앙정부에 정신보건복지 서비스의 기획과 추진을 담당하는 정신보건과가 1997년 만들어지게 되고 1999년부터 정부는 16개 지자체에 정신보건센터를 설치·운영한다. 2003년에는 전국 53개 보건소에서 정신보건사업을 운영하도록 지원하며 지역사회정신보건사업의 틀이 마련되기 시작한다. 사회의 변화와 더불어 소아·청소년들의 정신건강서비스에 대한 요구도가 높아지고 정신보건센터의 숫자가 양적으로 증가하면서 중앙정부 주도가 아닌 각 정신보건센터의 역량에 따라 소아, 청소년 지역사회정신보건사업들이 시도되었다. 2002년 보건복지부는 정신보건센터에서 아동청소년정신보건사업을 선택사업으로 실시하면서 아동청소년정신건강서비스는 국가적 차원에서 운영되기 시작한다. 때를 맞추어 정신보건 역시 만성정신질환의 치료와 재활이라는 축에서 보편적 증진에 초점을 둔 예방과 증진으로 서비스의 방향이 변화된다. 2005년 서울특별시소아청소년광역정신건강증진센터가 개소하면서 국내에서 처음으로 공공기관에 의한 '아동청소년 대상 정서·행동 문제 및 정신장애에 대한 유병률 조사'가 실시된다. 서울시 만6세에서 17세의 소아청소년과 그 부모 총 2,672명을 대상으로 실시되었다. 행동장애의 비율이 상대적으로 높은 것으로 나타났고 아동의 자기보고를 통한 우울문제 또한 높은 수준이었다. 배은경은 한국공공 아동청소년정신건강서비스의 변천을 아래와 같이 정의하였다(배은경 2014).

| 태동기<br>(2001년 이전) | 1990년대 들어 민간 대학 중심의 학교정신건강시범사업이 시작되고 소수의 정신보건센터에서 아동청소년사업을 수행하는 등 자발적 움직임이 시작되었으나 이는 위탁기관, 센터장의 관심에 따라 영향을 받음.<br>이 시기는 아직 국가적 지원, 지침 없이 청소년정신건강서비스가 지원됨. |
| --- | --- |
| 형성기<br>(2002-2008년) | 2002년 국가적 차원의 아동청소년정신보건사업 지침과 국비예산을 토대로 정신보건센터에서 아동청소년정신건강서비스를 제공하기시작하였으며, 정신건강시범학교 운영 및 교육부와 복지부 주도의 대규모 선별사업이 고위험군 선별 및 조기개입을 중심으로 이루어져 예방에 초점을 둔 시기임. |
| 과도기<br>(2009년 이후) | 2009년 이후를 과도기로 구분한 이유는 아동청소년정신보건사업의 궁극적 목적이 '건강한 사회 구성원으로의 성장 발달 지원'(보건복지부, 2009)으로 명시되고 증진 차원의 학교 기반 정신건강시범사업이 시작되는 등 보다 적극적인 정신건강에 초점을 둔 공공 아동청소년정신건강서비스가 등장함과 동시에 행동선별검사의 전수조사 확대 및 축소, 지역별 아동청소년정신건강서비스의 차이가 심해지는 점을 고려함. |

## 2) 청소년 관련 정신보건법

「정신보건법」은 1995년 제정이후 단계적으로 지역정신보건사업에 대한 국가와 지방자치단체의 지원근거, 시설의 지정과 폐지관련 규정, 정신질환자의 불필요한 장기입원 억제와 인권보호강화를 기본으로 한 개정이 있었다. 2008년에는 입원요건을 강화하고 신체적 제한 등에 대한 근거를 명확히 하는 등 정신질환자에 대한 인권 침해를 예방하고 권익을 강화하는 방향으로 단계적으로 법 개정을 하게된다. 2015년 정신보건법개정안에서는 법 패러다임 변화를 명시적으로 반영하기 위해 「정신보건법」에서 「정신건강증진법」으로 명칭을 변경했고 중증질환자 중심이던 「정신보건법」을 모든 국민을 대상으로 한 정신건강증진 및 조기 정신 질환의 발견·치료 등을 중심으로 구성했다. 「정신보건법」 제4조의 3항에는 정신건강 촉진 관련 조항으로 국민 정신건강증진을 위한 거시 종합계획을 수립하고 실태조사, 지역사회 단위의 교육·상담·치료 등을 위한 법적 근거를 마련했으며 이에 따라, 국가 및 지자체는 1) 생애주기별 정신건강증진사업, 2) 지역사회 정신보건사업, 3) 정신질환의 치료 및 정신질환자의재활사업, 4) 정신질환에 대한 인식개선사업, 5) 정신질환자의 권익증진사업, 6) 정신질환에 대한지역사회조사 및 사업평가, 7) 그 밖에 정신건강의 증진을 위한 사업을 하게 된다. 이 규정 등에서 구체화되어 있지는 않지만 이를 통해 청소년 정신건강 증진의 개념을 도입해 볼 수 있을 것이다. 이상에서 살펴 본 것처럼 정신보건법상, 법 규정에 의해서 현재 문제가 되고 있는 청소년의 정신건강 증진을 위한 상담 등 전문 인력 배치, 입소, 요양 및 치료, 그리고 재활 및 사회복귀 지원 등을 포괄적으로 적용하기에는 많은 제한점이 있다. 특히, 아동·청소년의 정신건강을 위한 핵심 인프라의 하나로 정신보건센터가 중요함에도 불구하고 이에 대한 법적 근거가 부족하다.

### 3) 보건복지부 정신보건사업 정책

매해 보건복지부에서 발간되는 정신보건사업안내의 청소년정신보건사업 부분에서 정책적 방향을 일부 제시하고 있다. 그동안 정신보건사업안내에서 다루고 있는 청소년정신보건사업의 변경내용을 살펴보면 다음과 같다. 2002년 아동청소년정신보건사업 시작 당시 사업목적은 '지역사회 내 아동청소년 정신보건서비스 제공체계를 구축함으로써 아동청소년 정신질환의 예방, 정신질환 아동청소년의 조기발견·상담·치료·재활 및 사회복귀 도모'(보건복지부, 2002)로 명시되어 있다. 청소년 정신질환 예방, 조기발견, 상담, 치료, 사회복귀 도모의 1–3차 예방에 해당하는 개념을 명시하였고 정신질환이란 용어를 사용함으로써 질병을 치료한다는 것에 중점을 두고 있다. 2003년에는 아동청소년정신보건사업 목적 기술에서 '재활 및 사회복귀'를 삭제하고 '정신질환 아동청소년'을 '문제 아동청소년'으로 변경하여 정신질환 대신 청소년정신건강 서비스 대상을 2,3차에 초점을 맞추고 있음을 알 수 있다(보건복지부 2003).

2009년 보건복지부사업지침에서는 '문제 아동청소년' 부분이 삭제되고 '건강한 사회구성원으로 성장 발달 지원'이 추가되었다. 또한 사업 대상을 '지역 내 만 18세 이하 연령 아동청소년'[미취학 포함(보건복지부, 2009)]으로 명시하여 2, 3차 중심의 치료적 개념에서 예방적 개념의 1차 예방으로의 정신건강패러다임이 전환되고 있는 것을 시사하였다. 2010년 지침에서는 대상을 '지역사회 내 아동청소년 복지시설 입소 이용자', '아동청소년 정신건강 관계자'[부모, 교사, 시설 종사자 등(보건복지부 2010)]를 추가하여 대상자뿐 아니라 청소년을 둘러싼 학교, 가정의 환경적 개입을 중요성을 강조하였다. 2014년에는 '지역사회 내 취약계층 아동청소년'[북한이탈주민, 다문화가정, 조선가정, 한부모가정, 청소년쉼터(가출청소년 일시보호소), 공동생활가정, 아동복지시설 아동청소년 등]으로 명시하는 등 학교정신건강사업 중심의 서비스 제공에서 지역사회를 기반으로 하는 개입, 부모·교사 등 아동청소년을 둘러싼 미시체계 지원의 근거가 마련되는 변화가 나타났다.

## 3 보건복지부의 청소년 정신건강 지원 기관

### 1) 정신건강센터

정신보건사업은 「정신보건법」 제 13조(지역사회정신보건사업 등)에 의거하여 전국에 182개의 정신보건센터를 운영 중이다. 아동·청소년 정신건강센터에서는 지역 내 만 18세 이하 아동·청소년(미취학 아동 포함)을 대상으로 취약계층(북한이탈주민, 다문화가정, 조손가정, 한부모가 정, 청소년 쉼터 가출청소년, 일시보호소·공동생활가정·아동복지시설 아동·청소년 등) 및 초·중·고등학교(교육과학기술부 지정) 학생의 정신건강문제를 미리 발견하여 심층사정 평가하고, 개인상담 및 집단프로그램(우울·섭식장애, 온라인게임중독, 학교폭력 중재, 생활기술 훈련, 자살예방 프로그램 등)을 통해 사례를 관리하며, 치료연계와 진료(검사 및 치료)비를 지원한다.

아동·청소년 정신건강센터에는 지역 내 유관기관 간 연계체계를 구축하여 아동·청소년 정신건강협의체를 구성·운영하고 있다. 즉 지역 내 아동·청소년 정신건강 관련기관(정신의료기관 소아청소년정신과 전문의, 교육청, 학교, 복지시설, 지역아동센터, 청소년상담복지센터, 시·군·구 아동·청소년 복지담당 등)을 중심으로 한 아동·청소년 정신건강협의체를 구성하여 지역 내 연계체계를 구축하고 있으며 지역 내 교사, 학부모, 유관기관 대상 간담회를 개최하여 지역사회와의 협력체계를 유지하고 있다. 또한 지역 내 각 센터에는 지역 상황에 적합하게 정신과전문의, 정신보건간호사, 정신보건사회복지사, 정신보건임상심리사, 사회복지사, 임상심리사, 언어·학습·음악·미술치료사, 특수교사, 놀이치료사 등으로 구성, 운영되고 있다.

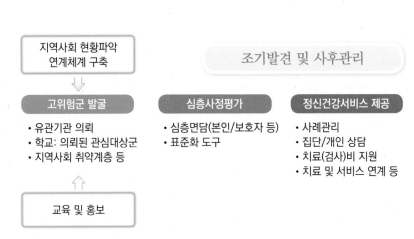

그림 44-1. 청소년정신보건사업체계

(보건복지부 2021)

▶ **청소년기 특화 사업**

청소년기에 발병하는 조기 정신증의 경우 뚜렷한 정신병적 증상이 발현하기 이전 2-5년간의 전구증상 등을 포함하게 된다. 이시기의 적절한 평가 및 조기 개입은 향후 예후 등에 중요한 영향을 미치는 것으로 알려져 있다. 일부 정신보건센터에서는 조기 정신증에 대한 체계적인 평가 및 개입이 이루어지고 있고 대표적으로 광주북구정신건강복지센터에서는 마인드링크(mindlink.or.kr) 특화사업을 시행하고 있다. 조기 중재 사업은 1) 지역사회기반 조기중재관리체계 구축사업 2) 조기중재등록회원 만성화 예방 및 사회복귀촉진을 위한 사업 3) 낙인 해소를 위한 홍보 및 조기 발견 치료 연계 활성화 등을 강조하는 정신건강접근성 강화사업으로 이루어지게 된다. 마인드링크에서 개발된 중재프로그램은 현재 150개 기관에서 사용 중이다(Kim 등 2020).

## 2) 지역아동센터

지역아동센터의 경우는 전국에 총 3,690개의 센터가 운영 중이다. 설치 근거는 「아동복지법」 제50조-제52조, 제54조-제75조(설치근거 제52조제1항제8호)에 따른다.

여기에서는 아동·청소년에게 급식제공, 영양결핍지원, 주거환경개선 및 위생지도를 통해 보호하고, 학습지도, 학습장애·학업부적응 지원, 숙제지도, 인성교육, 미술교육 등의 교육과 캠프, 공동체 프로그램, 문화체험, 놀이, 특별활동, 체육활동 등의 문화체험과 가정방문, 가족부모상담, 가족기능강화, 아동상담, 사례관리, 심리·정서·지지·상처치유, 아동의사결정 및 참여를 통한 활동으로 아동의 정서에 관련하여 지원을 하고 있다. 또한 결연후원, 지역사회연계, 후원자관리, 자원봉사자운영관리를 통해 지역사회와 연계활동을 하고 있다. 이러한 지원들은 주로 생활복지사와 아동복지교사를 통해 운영되고 있다.

신청은 보호자, 읍·면·동장 또는 지역아동센터 등은 돌봄 서비스 희망 아동에 대해 해당 보호자가 작성한 방과 후 돌봄 서비스 제공·변경 신청서를 시·군·구청에 제출하여야 특히, 사회복지담당공무원은 지역아동센터 및 민간사회복지기관, 학교 등과 적극 협력하여 지역아동센터 이용이 필요한 아동을 적극적으로 발굴하는 '찾아가는 복지'를 실천해야 한다. 지역사회의 교사, 사회복지사, 이·통·반장 등이 이용 대상 아동을 발굴·추천하는 경우 보호자와의 상담 등을 통해 신청 가능하며 신청 장소 및 기간은 주민등록상 주소지 관할 시·군·구청에서 연중 신청·접수를 받게 된다.

## 3) 자살예방센터

### ▶ 광역자살예방센터

광역 자살예방센터는 지역사회 내 자살예방사업을 기획 및 수립, 조정, 수행하는 기관으로 현재 전국 9개의 광역자살예방센터가 운영되고 있다. 광역자살예방센터는 다음과 같은 사업을 운영한다. 1) 지역사회 내 자살예방사업을 기획, 수립한다. 2) 지역사회진단 및 연구를 통해 현황 파악, 분석을 통해 지역 특성에 맞는 자살 예방사업을 개발하고 수행할 수 있는 근거를 마련한다. 3) 지역사회 인력 전문성 강화를 위한 교육 사업을 시행하고 생애주기별 자살예방 교육, 생명지킴이 양성 교육 및 매뉴얼을 제공한다. 4) 지역사회 내 자살예방을 위한 컨트롤타워 역할 수행하기 위한 지역사회 내 네트워크를 구축한다. 5) 지역사회를 대상으로 한 정신건강에 대한 편견 해소, 인식 개선 사업을 시행한다. 6) 지역특성을 고려한 자살 예방사업을 계획하고 수행하게 된다. 7) 정신건강위기 상담을 운영하여 고위험군에 대한 위기대응체계를 구축하고 조정한다. 핫라인 전화상담(전국 동일번호 1577-0199)과 보건복지부에서 자살예방 전문상담을 위해 개통한 보건복지 상담센터(129,1393)와의 협조체계를 구축 및 운영하고 있다. 이를 통해 응급상황일 경우 출동 서비스가 가능하도록 인근의 응급기관 등 협력기관들과 연계하는 업무를 수행한다.

### ▶ 기초 자살예방센터

전국 시군구 단위로 26개 기초자살예방센터가 있다. 구체적으로 수행하는 자살예방사업의 내용은 다음과 같다. 첫째, 자살 고위험군의 조기 발견과 개입에 필요한 인식개선사업을 추진한다. 대표적인 인식개선사업으로는 생명지킴이 양성 교육(보고·듣고·말하기 및 기타 보건복지부인증 프로그램 등)이 있다.

둘째, 지역 네트워크 및 유관기관 연계 강화를 통해 고위험군 조기 발견 및 연계 체계를 구축하고, 자살유족지원체계를 마련한다. 셋째, 자살 위기대응 및 사후관리체계를 마련한다. 전화 상담으로 연계된 자살위험군의 사후관리를 시행하고 있으며, 주민 센터 및 경찰서, 보건의료기관 등을 통한 의뢰 및 연계체계와 방문 및 전화 사례관리, 심리상담, 의료비, 치료 프로그램 제공 등을 통해 연계체계를 구축하여 자살시도자를 관리한다. 넷째, 자살수단 접근성을 차단하기 위하여 농약안전보관함을 보급 및 모니터링하고, 번개탄 판매업판매행태 개선 사업을 추진하고 있다.

## 참고문헌

민성길, 김한중, 오경자, 이혜련, 김진학, 신의진 등. 학교정신보건사업 모델개발: 1. 학교를 중심으로 한 초등학생들의 정서 및 행동문제에 관한 연구. 신경정신의학 1997;36:812-25.

보건복지부. 정신건강사업 안내 2002-2021.

보건복지부. 지역아동센터 지원사업안내. 2020.

배은경. 한국 공공 아동청소년정신건강서비스의 변천. 정신건강과 사회복지 2015; 43(2):283-312.

신윤미, 조선미, 정영기, 임기영, 송호정, 박진희. 오산시에서 시행한 4년간의 학교정신보건사업. 사회정신의학 2004;9:26-32.

안동현. 아동 및 청소년 정신보건사업과 체계 개발. 사회정신의학 2008; 6(1): 12-24.

양수진, 정성심, 홍성도. 주의력 결핍 과잉 행동 장애의 유병률과 관련 인자 : 서울시 학교 정신보건 사업. 대한신경정신의학 2006;45:69-76.

오영림. 아동, 청소년 정신건강 사정 및 정신보건 서비스, 한국정신보건사회복지협회 추계 학술 대회. 2009.

이선영, 김윤. 국가정신보건 정책의 발전방안. 정신건강 정책포럼 2008;2(1).

중앙자살예방센터. 자살예방백서. 2018.

정민정, 한성심. 아동, 청소년 정신건강의 정책분석을 통한 활성화 방안. 아동복지연구 2008;6(3): 71-98.

Hoagwood,K., Jensen,P., Petti, T. & Burns, B. Journal of American Academy of Child & Adolescent Psychiatry 1995; 35(8):1055-63.

Swensen, H.G. Birnbaum, K. Secnik, Attention-deficit/hyperactivity disorder: increased costs for patients and their families J Am Acad Child Adolesc Psychiatry 2003; 42: 1415-23.

SW Kim, JK Kim, HJ Lee, H Kim, JW Kim, JY Lee et al. Mindlink: A stigma-free youth-friendly community-based early-intervention centre in Korea Early Interv Psychiatry 2020; 24.

# 45

# 법무부 청소년지원체계
## Youth Support System of Ministry of Justice

배승민

우리나라의 법체계는 범죄자의 인권을 강화하고 보호하는 방향에서 이루어져왔기 때문에, 형사절차에서는 다양한 법적 근거와 제도로 범죄자의 인권을 보호해 왔으나 피해자 권리는 범죄자의 권리에 비하여 상대적으로 관심을 받지 못했다. 그러나 최근 법무연감에 따르면, 법무부는 '국민 모두가 수긍할 수 있는 공정한 법질서'를 위해 노력하고, 이를 위하여 '범죄 피해자 보호, 지원 체계를 강화'하며 '인권보호기관으로서의 본연의 기능에 충실'한 태도를 지키겠다고 밝힌 바 있다(법무연감 2020). 이러한 취지에서 취약 대상을 보호하고자 시행하는 제도의 예로 「전자장치부착법」과 미성년 대상 성폭력범죄자는 출소 후에도 보호관찰관이 24시간 일대일 집중관리를 하고, 안전한 학교 환경을 위해 보호관찰 중인 학생을 중점지도 대상으로 보는 '학생전담 보호관찰관 제도'를 들 수 있다.

이렇게 법무부가 점차 취약한 대상에 해당하는 노약자와 장애인에 대한 보호와 제도를 강화하고자 하나 부서의 특성 및 형사법의 한계상 청소년만을 전담하는 부서 없이, 해당 분야에 따라 산발적으로 지원하는 형태를 취하고 있다. 이는 2005년 제정된 범죄피해자보호·지원에 관한 일반법인 「범죄피해자보호법」이 기본 정책상 1) 손실복구지원, 2) 형사절차 참여보장 및 정보제공, 3) 사생활의 평온과 신변의 보호, 4) 교육·훈련, 5) 홍보 및 조사연구의 5가지로 구분하여, 지원을 위 기본정책의 틀 아래에서 수립, 시행하는 구조를 택하고 있어(범죄피해자 지원 길잡이 2020), 연령별로 다른 지원체계가 존재하지 않는 한계 때문으로 보인다.

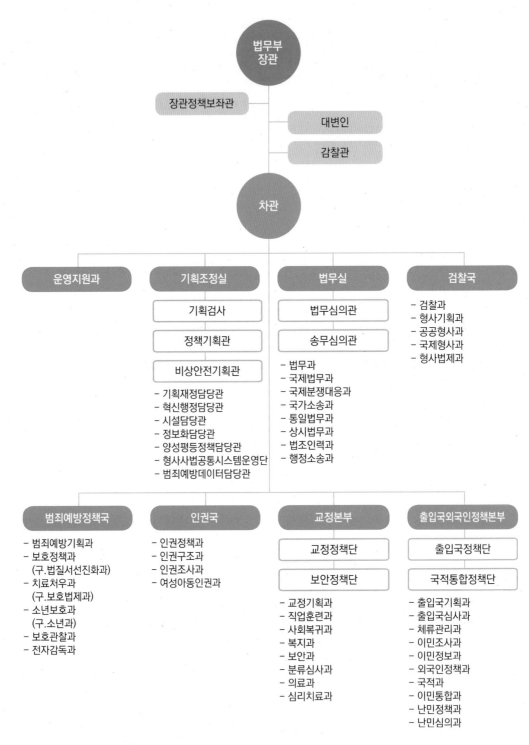

그림 45-1. **법무부 조직도**

출처: 법무부 홈페이지

이러한 한계 안에서 현재 법무부가 청소년을 지원할 수 있는 체계는 크게 1) 범죄의 행위 (가해)자에 해당하는 청소년, 2) 청소년 대상의 범죄 피가해 예방 사업, 3) 범죄의 피해를 입은 청소년, 4) 범죄 가해자(수용자)의 청소년 자녀 지원으로 나누어 볼 수 있다. 다만 우리나라에 서는 1번과 2번에 해당하는 지원이 한 사업에 혼재되어 있어, 본 장에서는 이를 함께 정리한 뒤 행위자 대상 항목을 추가로 정리하고, 나머지 항목을 세부적으로 살펴보고자 한다.

## 1 청소년 지원체계

법무부에는 본부 내에 기획조정실, 법무실, 검찰국, 범죄예방정책국, 인권국, 교정본부와 출입국 및 외국인 정책본부가 있다(그림 45-1). 이 중 앞서 언급한 바와 같이 청소년 연령의 대상자 지원을 전담하거나 담당하는 부서는 없다. 범죄예방정책국은 청소년 행위자나 청소년 범죄 예방 사업 등을 지원하고 인권국은 범죄피해자 중 청소년이 있을 때 이를 지원하는 등 각 부서의 역할에 따라 해당 대상자가 청소년일 경우 그를 포함하여 지원하는 형태이다. 그나 마 인권국 내에 여성아동인권과가 따로 있으나, 여기에서도 역시 청소년보다는 여성과 아동의 인권에 초점이 맞춰져 있어 청소년에 특화된 지원을 기대하기에는 한계가 있다. 각 부서별 세 부적인 역할은 앞서 언급한 지원분야에 따라 아래에 기술하겠다.

## 2 청소년 대상 지원사업

### 1) 청소년 범죄 행위자 대상 지원 및 청소년 대상 피·가해 예방사업

범죄의 행위자로 분류된 청소년은 현행 법 체계에 따라 처벌을 처벌을 받은 이후, 법무부 범죄예방정책국에서 이들에게 필요한 사회 복귀로 지원 및 사회적 보호를 위한 프로그램을 담당한다. 다만 이러한 프로그램들은 아직 체계적이고 고정된 형태로 시행되기보다 프로젝트 성으로 존재하며, 다양한 성격을 가진 청소년 집단을 일반화하여 하나의 대상으로 간주하고 진행되는 경향이 있다. 한 예로 범죄예방정책국에서 중심이 되어 진행하였던 '청소년 희망 브 릿지(희망걷기)' 사업은 소년원 출원생뿐 아니라 보호관찰 종료자들과 소외계층 청소년들 모두 를 대상으로 하였다. 즉 청소년 가해자를 세분화하여 접근하기보다, 위기 청소년, 비가해자 대상의 피가해 예방 사업 모두를 법무부 내 범죄예방정책국에서 담당하는 형태이다(법무연감 2020).

이러한 프로젝트성 지원보다 좀 더 체계화되어 진행되고 있는 것 중 하나는 사법적 처벌 대상에 해당하였거나 또는 이러한 법적 처벌은 진행되지 않았다고 하더라도 검찰, 법원에서 초기단계 비행청소년으로 의뢰된 청소년들을 대상으로 「소년법」 제67조의 2(비행예방정책)에 따라 시행되는 '청소년꿈키움센터'가 있다. 이 역시 주로 범죄예방정책국에서 관할하여 운영 중으로 2021년 2월 현재 전국 19개가 운영되고 있으며, 통학형 위탁 교육 형태로 진행된다. 교육 내용은 폭력 예방, 절도비행 예방, 교통안전 교육, 성비행 예방, 인터넷 및 약물중독 예방, 사이버범죄 예방 등으로 구성된 전문교육 프로그램과 모의법정, 진로지도, 봉사활동, 장애체험, 생활예절, 문화예술교육 등의 체험교육 프로그램 등이 있다. 교육 대상은 다음과 같다: 1) 법원에서 대안교육명령·수강명령 처분을 받은 청소년, 2) 검찰에서 교육조건부 기소유예 처분을 받은 청소년, 3) 학교에서 학교폭력, 부적응 등으로 특별교육이수 처분을 받은 학생, 4) 청소년 관련 시설·단체 등에서 의뢰한 위기청소년 등.

청소년꿈키움센터에서는 이러한 대상자에게 앞서 언급한 교육과 조사(보호처분결정 관련 조사 및 심리검사), 심리상담 등을 시행하며, 여기에 더해 보호자교육, 초·중·고교 학생, 아동·사회복지시설 청소년 등 대상의 법 교육, 교원 직무연수 등의 활동을 맡고 있다. 법무부는 이 센터의 기능을 '위기 및 초기 비행 청소년의 학교 및 사회적응과 재비행 방지를 목적으로 단기간 운영되는 문제유형별 전문교육 및 체험위주 인성교육 과정'이라고 밝히고 있다.

## (1) 청소년 범죄 행위자 대상 지원체계

본 업무는 법무부 내 범죄예방정책국의 담당으로, 청소년 행위자는 초기 비행단계에 해당하는 경우, 학교에서 특별교육 이수처분(근거법령 학교폭력예방 및 대책에 관한 법률 제 15조, 제 17조)을 통해 또는 검찰의 교육조건부기소유예(근거법령 소년법 제 49조의 3) 처분에 따라 위에 언급된 청소년비행예방센터(청소년꿈키움센터)의 지원을 받게 된다. 앞서 언급한 청소년 꿈키움센터는 그 목적과 활동에 적합한 다양한 직역의 전문가가 내부 인력구조상 상주하고 있다고 보기 어렵고, 지역마다 운영의 차이와 균질한 지원의 제공이 어렵다는 한계가 있다. 그럼에도 불구하고 법무부는 청소년꿈키움센터에서 시행하는 비행예방교육 수료인원의 수적 증가뿐 아니라 교육 수료자의 학업 및 취업생활 유지와 교육과정 만족도가 높아, 교육성과가 높다고 판단하고 있다.

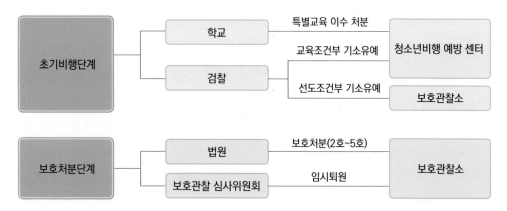

**그림 45-2. 소년사법체계도**

출처: 법무부 범죄예방정책국 홈페이지

검찰에서 선도조건부기소유예 처분(근거법령 소년법 제49조의 3등)을 받은 경우에는 보호관찰소 처분을 받게 된다. 초기 비행 단계를 넘어서는 경우 보호처분단계로 들어가 법원에서 보호처분을 받아서 또는 보호관찰 심사위원회에서 임시퇴원조치를 받은 경우도 마찬가지로 보호관찰소에서 지내게 된다. 이들에 대해서는 〈그림 45-2〉과 〈표 45-1〉, 〈표 45-2〉를 참조한다.

### ① 소년보호관찰

보호관찰관은 대상자와 수시로 면담하며 주거지 방문 등을 통해 긴밀하게 접촉하며 보호관찰 대상의 행동과 환경 등을 살펴 재범을 방지하는 역할을 한다. 이중에서도 청소년보호관찰의 경우에는 추가적으로 숙소 및 취업의 알선, 복학 및 검정고시 지원, 작업훈련 기회의 제공, 환경의 개선 및 멘토링 등의 지원으로 청소년의 원활한 사회복귀를 촉진하는 업무를 담당한다고 고지되어 있다. 그러나 이러한 원호성 조치는 상대적으로 지도감독에 비해 보조적으로 제시되어 주업무로 인식되고 있지 않는 한계점이 있다. 특히 한 명의 보호관찰관이 다양한 범죄의 행위자에게 지도감독과 원호, 은전조치 및 제재를 동시에 하는 형태를 감안해 볼 때, 청소년 특성에 맞는 세밀하고 적절한 지원이 이루어진다고 보기 어렵다.

**표 45-1. 초기비행단계**

| 집행기관 | 처분명 | 근거법령 | 내용 |
|---|---|---|---|
| 청소년꿈키움센터 | 특별교육이수처분 | 학교폭력예방 및 대책에 관한 법률 제15조·제17조 등 | 학교 측 의뢰로 교칙위반 학생에 대해 비행예방 교육 실시 |
| | 교육조건부기소유예 | 「소년법」 제49조의3 등 | 검찰청 기소유예 처분자에 대해 절도·폭력 등 비행예방 교육 실시 |
| 보호관찰소 | 선도조건부기소유예 | 「소년법」 제49조의 3 등 | 검찰청 기소유예 처분자에 대해 보호관찰, 교육, 상담 및 사회봉사 실시 |

출처: 법무부 범죄예방정책국 홈페이지

**표 45-2. 보호처분단계**

| 집행기관 | 처분명 | 근거법령 | 내용 |
|---|---|---|---|
| 보호관찰소 | 2호: 수강명령 | 「소년법」 제32조제1항 | 약물·성폭력·심리치료 등 전문교육 실시 |
| | 3호: 사회봉사명령 | | 무보수로 사회에 유익한 봉사활동 실시 |
| | 4호-5호: 보호관찰 ※4호:1년, 5호:2년 | | 재범방지를 위한 보호관찰관의 지도·감독 실시 |

출처: 법무부 범죄예방정책국 홈페이지

## ② 소년원 출원생 등 위기 청소년 지원

소년원 출원생은 법무부 산하의 한국소년보호협회에서 그 지원을 담당하고 있다. 이 단체는 1998년 법무부소년보호재단이라는 법인이 설립된 이후, 그에 의해 운영되고 있으며, 만 12세에서 만 22세 이하 소년원 출원생과 그 외 위기청소년(무의탁 청소년 중 자립지원이 필요한 청소년, 저소득층 및 국민기초수급대상 청소년)의 비행을 예방하고 건전한 사회정착을 위한다는 목적 하에 숙식제공, 직업훈련, 취업알선, 장학·돌봄 등을 지원한다. 여기에서는 전국에 8개의 청소년자립생활관에서 가정 내 거주가 어려운 출원생과 위기청소년들의 숙식과 생활을 지원하고, 청소년창업비전센터에서 교육을 담당하며, 창업보육기업으로 희망드림비지니스라는 사업명 아래 지역별 사업체들을 운영하는 형태를 취하고 있다. 또 모범 무의탁 출원생, 자립생활관 퇴소생 중 주거가 불안정하여 지원이 필요한 학생들의 학업지원이나 대학등록금 및 학원비를 지원하거나 일정기간 임대보증금 등을 지원하고, 안정적인 취업처나 창업을 지원하는 희망드림 프로젝트나 대상 청소년의 가족들을 대상으로 운영하는 가족캠프 등도 운영하고 있다.

## (2) 사회취약계층 대상 법문화교육

청소년 범죄 행위자 대상 지원과 범죄 피·가해 예방사업을 함께 진행하는 청소년꿈키움센터 외에 청소년 대상 법문화교육을 실시하는 곳으로, 대한법률구조공단을 통한 법 교육이 있다. 이를 위해 설립된 법문화교육센터에서는 다문화가족, 북한이탈주민을 대상으로 대한민국의 기본법질서, 기초질서 등에 관한 법 교육을 주로 실시하나, 취약계층 청소년 등 사회취약계층을 대상으로 한 맞춤형 법문화교육을 추진하고 있으므로, 이 역시 청소년 대상 지원체계에 일부 해당한다고 할 수 있다(법무연감 2020). 법무부 인권구조과의 보고에 의하면 2011년 개소 이후 실적은 지속적으로 증가하고 있는 추세이다.

## 2) 범죄 피해 청소년 대상 지원 체계

우리나라의 범죄피해자 지원체계 중 문제점으로 지목되는 것 중 하나는 피해자지원체계의 산발성과 이로 인한 통합적, 전문적 지원체계의 부재로, 이는 지원 대상이 청소년일 때 그 문제점이 더 두드러진다. 즉 기본적으로 학교폭력 피해자 지원제도는 교육부, 가정폭력범죄나 성폭력, 성매매 범죄의 경우 여성가족부, 아동학대범죄와 기타 가정폭력범죄 일부는 보건복지부에서 각각 나누어 담당하기 때문에 한 청소년을 대상으로 하더라도 각각의 주관부서가 개별적으로 산재되어 피해자 지원을 담당한다. 이러한 산발성과 통합적인 지원의 부재로 인해 여러 범죄가 동시에, 또는 반복적으로 발생하는 경우는 각 부서간의 지원이 혼재될 우려가 높고, 특히 학교 밖 청소년의 경우에는 일관되고 통합된 지원이 더욱 어렵게 된다. 법무부 역시 범죄피해 청소년을 단독으로 지원하는 체계는 없으나, 범죄피해자 지원센터를 통해 위탁 운영하는 범죄피해자 통합심리지원센터인 스마일 센터가 성인 피해자뿐 아니라 소아청소년을 지원하므로 범죄 피해 청소년이 해당 체계 속에서 포괄적으로 지원을 받을 수 있다. 최근에는 일련의 중대 아동학대 사건으로 인하여 법무부 내 아동인권보호 특별추진단이 결성되어(2021년 1월 22일 설치), 학대 사건의 발생 시 법무부에서의 직접적인 대응과 조치를 강화하고자 하는 움직임이 있어 이의 활동을 지켜볼 필요가 있겠다.

현행 지원 체계에서 청소년이 그 혜택을 받을 수 있는 항목을 살펴보면, 우선 범죄피해자지원센터에서는 손실복구 지원 명목으로 (긴급)경제적 지원으로, 학교에 재학 중인 피해자를 대상으로 학자금을 지원하고 있다(범죄피해자 지원 길잡이 2020). 추가적으로 5대 강력범죄(살인, 강도, 폭행, 강간, 방화)의 피해자이거나 피해자의 가족들이 받을 수 있는 심리치료 및 임시거주시설 제공과 신변보호의 서비스도 청소년이 해당 기준에 맞는 경우 제공받을 수 있다

(스마일센터 백서). 임시거주시설은 해당 지역의 스마일센터에 따라 약간의 기준 차이는 있으나 보호자가 같이 거주하는 경우 제공 가능하며, 미성년자에게 단독 임시거주 지원은 불가하나 친족 성폭력 피해 등 미성년자가 보호자로부터의 분리가 필요한 경우라면 친족성폭력, 가정폭력 피해자 대상의 쉼터나 장기 거주시설이 가능한 기관으로 연계 가능하다. 모든 범죄피해자 를 대상으로 하는 지원으로써 청소년도 혜택을 받을 수 있는 항목을 추가적으로 살펴보면, 생명 또는 신체를 해하는 범죄로 인해 사망, 장해, 중상해를 입은 피해자 또는 피해자의 유족은 범죄피해구조금을 받을 수 있으며 사망, 장해 전치 5주 이상의 상해 피해자의 경우 주거지원을 받을 수 있다. 다만 살인·강도·방화·강간·체포와 감금·약취와 유인에 관한 죄 및 보복범죄·아동학대범죄·성폭력 범죄의 처벌 등에 관한 특례법·아동청소년의 성보호에 관한 법률과 관련된 범죄의 피해자는 그 상해의 정도와 무관하게 지원 대상이 될 수 있고 성폭력 범죄의 처벌 등에 관한 특례법 상 카메라 등을 이용한 촬영물의 유포 및 아동청소년의 성보호에 관한 법률 상 아동·청소년 이용 음란물의 배포의 대상 피해자 역시 요건에 따라 주거지원 제도의 대상이 될 수 있다. 그 외에 범죄피해자지원센터에서는 대상에 따라 긴급구호, 신변보호, 치료비, 간병비, 취업지원비 등을 지원한다(범죄피해자 보호·지원에 관한 제 3차 기본계획).

피해자 국선변호사 제도 역시 청소년만을 위해 운영되지는 않으나, 검사가 성폭력 또는 아동학대 범죄 피해자를 위해 선정한 변호사로부터 지원을 받을 수 있다. 추가적으로, 진술조력인제도는 성폭력·아동학대범죄 피해를 당한 아동·장애인이 의사소통에 어려움이 있는 경우 전문 인력이 수사·재판과정에 참여하여 의사소통을 중개·보조하는 제도이다. 아동의 경우 13세 미만이 그 대상이나 장애가 있는 피해자의 경우에는 연령과 관계없이 그 지원 대상에 해당한다.

법무부에서 시행하는 또 다른 지원인 법률홈닥터 사업은 기초수급자, 다문화가족, 범죄피해자등 법률 복지 서비스를 필요로 하는 취약계층이 그 대상으로, 범죄피해와 관련된 법률문제 전반에 대해 해당 지역주민을 대상으로 순회 또는 예약 방문 상담 등의 형태로 지원하게 된다. 이 지원 역시 청소년만을 대상으로 하는 것은 아니나, 청소년 피해자의 가족 등이 이 제도를 이용하는 형태로 청소년이 간접적인 도움을 받을 수 있다(범죄피해자 지원 길잡이).

「범죄피해자보호법」 제 7조에 따라 운영되고 있는 스마일센터에서 지원하는 심리지원 형태는 역시 각 지역 센터와 치료 전문가의 세팅에 따라 다소 다를 수 있으나 기본적으로 트라우마 전문 심리치료에 해당하는 안구운동 민감소실 및 재처리 요법(EMDR, eye movement desensitization and reprocessing), 기타 외상 중심 인지행동치료와 변증법적 행동치료(DBT, dialectical behavioral therapy), 신체 기반 치료(sensorimotor psychotherapy, somatic experiencing) 등과 놀이치료, 가족 치료 등이 있다(스마일 센터 백서).

범죄피해자 지원 중 학교폭력 피해자 지원 시스템은 그나마 전적으로 청소년을 위한 시스템으로 볼 수 있겠으나 이 역시 법무부 단독의 체계로 보기 어렵다. 학교폭력은 학교장 자체 해결 요건이 안 되는 경우 등, 형사상 인사 책임이 발생할 경우 법원에서 사건해결이 이루어지게 되지만 이때에도 법원 소송상 피해자로 분류될 경우 일반적인 범죄피해자의 기준에 따라 지원할 뿐, 법무부보다는 주로 교육청의 학생위기상담지원사업이나 교육부 담당의 학교폭력 피해학생전담지원기관이 이를 담당한다.

### 3) 범죄 가해자(수용자)의 청소년 자녀 지원

### (1) 수용자 미성년 자녀 지원

수용자 미성년 자녀 보호체계 지원은 사회복귀와 교정관의 담당업무에 해당한다. 법무부는 2018년 '수용자 미성년 자녀 보호체계 구축방안'이라는 이름으로 부모의 수용생활로 인한 심리적, 경제적 어려움을 겪는 수용자 미성년 자녀에 대한 지원체계를 마련하였다. 여기에는 지방자치단체, 아동복지기관 등과의 협력및 지원프로그램 개발이 있으며, 수용자 미성년 자녀의 현실적인 어려움을 돕는 동시에 향후 부모의 범죄가 자녀에게 대물림되는 것을 방지하려는 목적을 갖고 있다.

구체적으로 진행되었던 프로그램들을 살펴보면, 어려운 환경에 있는 수용자 미성년자 자녀를 대상으로 교정위원, 직원회, 교화법인을 통해 지원하는 장학지원, 생계비지원, 학업지원, 상담 및 멘토링이 있다. 이러한 프로그램들 외에 하드웨어적인 개선안으로는 2011년 시범 실시된 교정시설의 가족접견실 구축 역시 미성년 자녀의 지원에 해당한다고 볼 수 있다. 이는 기존 사무실 형태의 가족접견실 대신 아동친화형 가족접견실 도입을 통해, 사회적 약자인 미성년 자녀가 교정시설에서 느낄 수 있을 위압감과 심리적 고통을 줄이려는 목적을 갖고 있으며, 법무부는 향후 이러한 아동친화형 가족접견실의 도입을 점차 확대할 예정이라고 밝힌 바 있다.

이러한 지원 프로그램들은 상대적으로 최근에서야 진행되고 있기 때문에 방향과 일관성에 있어 아직 미비한 부분이 있으나, 기존의 수용자 진술에 의존하고 있는 미성년 자녀 현황관리 업무를 행정안전부의 주민등록 자료 및 법원행정처의 가족관계 자료와 연동하여 보다 실질적이고 정확한 지원을 하고자 하는 노력을 기울이고 있는 중이다. 또한 어머니가 수용자인 경우, 모자관계의 유지를 위한 추가적인 프로그램의 개발과 추진을 고려하고 있다.

## (2) 출소자의 미성년 자녀 지원

법무부 보호정책과에서는 출소자의 사회적 역량 강화 및 환경적 안정을 통한 재범률 관리를 위한 사업 중 하나로 가정 해체 위기에 처한 출소자의 가족관계 회복과 출소자 자녀의 올바른 성장을 위해 법무보호가족교육원의 가족희망센터를 유치하였다. 2014년 경기도 오산에 처음으로 설립된 이 센터에는 전문 상담 인력이 배치되어 가족상담, 가족캠프, 가족교육, 문화체험 등의 프로그램을 운영하는 외에 심리상담 및 심리검사를 진행하고 있다. 또 갱생보호 사업에 대한 사회적 관심과 국민 참여를 높이고자 기획되어 2006년부터 시행중인 '허그(HUG) 후원의 날'은 2019년부터 '법무보호복지의 날'로 더 확대되어 출소자의 부정적 인식을 개선하기 위한 후원행사를 유치하고 있으며 여기에서도 출소자 자녀가 필요로 하는 상담이나 지원을 모색하고 있다. 그러나 이러한 프로그램은 아직 전국적으로 시행되고 있다고 보기 어렵고, 단기 행사로 제한적인 형태이다.

## 3 결론

청소년 시기는 그 특수성으로 인하여 범죄의 가해자나 피해자 또는 그 관련 대상자로, 범죄의 예방 대상으로서도 매우 주의 깊은 지원이 필요한 때이다(Marcus와 Justin 2015, Margaret과 Kristine 2019). 즉 임상에서 많은 청소년들이 범죄 가능성이 있는 행동에 노출되어, 범죄의 피해자 또는 가해자, 주변인으로서의 경험을 반복하거나 번갈아 경험하며 정신의학적으로도 우려되는 경과를 보이는 경우가 많다는 점을 고려할 필요가 있다(Menard 등 2015, Iratzoqui 2018). 특히 최근 들어 청소년 대상의 범죄(특히 성범죄) 양상이 급변함과 동시에 증가하고 있고, 이의 치료는 더욱 세심한 접근이 필요하다는 점을 고려해 볼 때(Barter와 Stanley 2016, Miller 등 2018) 이들을 직간접적으로 지원할 수 있는 법무부의 전문적인 지원은 매우 중요하다. 그러나 다양한 형태, 다각도의 세심한 지원이 필요할 청소년의 지원은, 현재 법무부 내 청소년 전담부서가 없고 유형별로 각각의 해당 부서에서 산발적으로 지원하고 있는 형태라는 점에서 알 수 있듯 전문성과 통일성 면에서 아쉬움이 있는 실정이다.

오늘날, 청소년이 연관된 범죄들의 양상은 매우 빠르고도 급격하게 그 양상이 바뀌고 있어 앞으로의 대처가 더욱 중요한 시점이다. 그러므로 이들을 대하는 정신건강의학과 전문의들에게 이러한 변화의 흐름을 주의 깊게 관찰하고 연구하며, 이러한 변화들이 청소년들과 그 주변 사회에 미치는 영향들을 파악하여 이러한 통찰을 전문가로서 국가와 지역사회에 봉사와 기여할 필요가 절실하다. 즉 앞으로 이러한 문제점의 개선과 해결을 위해 청소년과 그 주변관계 및 지역사회의 정신건강을 담당하는 정신건강의학과 의사들의 다각적인 역할이 매우 중요하겠으며, 관련 전문가들과의 통합적인 노력이 필요하겠다.

## 참고문헌

법무부 법무연감 2020. [cited 2021 Feb 5]. Available from URL: https://www.moj.go.kr/moj/422/subview.do?enc=Zm5jdDF8QEB8JTJGYmJzJTJGbW9qJTJGMTY3JTJGNTI2MTcxJTJGYXJ0Y2xWaWV3LmRvJTNGcGFzc3dvcmQlM0QlMjZyZ3NCZ25kZVN0ciUzRCUyNmJic0NsU2VxJTNEJTI2cmdzRW5kZGVTdHIlM0QlMjZpc1ZpZXddaW5lJTNEZmFsc2UlMjZwYWdlJTNNEMSUyNmJic09wZW5XcmRTZXElM0QlMjZzcmNoQ29sdW1uJTNEJTI2c3JjaFdyZCUzRCUyNg%3D%3D.

법무부 홈페이지. 조직과 기능. [cited 2021 Feb 5]. Available from URL: https://www.moj.go.kr/moj/265/subview.do

법무부 홈페이지. 범죄예방정책국 소개. [cited 2021 Feb 5]. Available from URL: https://www.cppb.go.kr/cppb/718/subview.do

법무부 홈페이지. 범죄피해자 보호·지원에 관한 제3차 기본계획 2019년도 시행계획(2017-2021) [cited 2021 Feb 5]. Available from URL: https://www.moj.go.kr/moj/140/subview.do?enc=Zm5jdDF8QEB8JTJGYmJzJTJGbW9qJTJGOTMlMkY0ODYwNTAlMkZhcnRjbFZpZXcuZG8lM0Y%3D

법무부. 범죄피해자 지원 길잡이 2020년 개정판. [cited 2021 Feb 5]. Available from URL: https://www.moj.go.kr/moj/418/subview.do?enc=Zm5jdDF8QEB8JTJGYmJzJTJGbW9qJTJGMTY0JTJGMjQxNTg0JTJGYXJ0Y2xWaWV3LmRvJTNG.

스마일센터 총괄지원단. 2020 스마일센터 백서. 서울;총괄지원단;2020. 20-33.

한국소년보호협회 홈페이지 [cited 2021 Feb 5]. Available from URL: https://www.kjpa.or.kr/

Margaret E Blaustein and Kristine M. Kinniburgh. 아동·청소년 외상치료의 새로운 전략. 서울:학지사;2019. 31-3.

Barter C, Stanley N. Inter-personal violence and abuse in adolescent intimate relationship: mental health impact and implications for practice. Int Rev Psychiatry 2016;28(5):485–503.

Iratzoqui A. Domestic violence and victim/offender overlap across the life course. Int J Offencer Ther Comp Criminol 2018;62(9):2801–16.

Markus A. Landolt and Justin A. Kenardy. Treating special population: children and adolescents. In: Ulrich Schnyder and Marylene Cloitre eds. Evidence based treatments for trauma-related psychological disorders. Springer;2015. 363–76.

Menard S, Covey HC, Franzese RJ. Adolescent exposure to violence and adult illicit drug use. Child Abuse Negl 2015;42:30–9.

Miller E, Jones KA, McCauley HL. Updates on adolescent dating and sexual violence prevention and intervention. Curr Opin Pediatr 2018;30(4):466–71.

# 부록

## ≫ 교육부 학생정신건강 정책 관련법

| 학교 보건법 제1조 (목적) | 이 법은 학교의 보건관리에 필요한 사항을 규정하여 학생과 교직원의 건강을 보호·증진함을 목적으로 한다. |
|---|---|
| 학교 보건법 제2조 (정의) | 이 법에서 사용하는 용어의 뜻은 다음과 같다.<br>1. "건강검사"란 신체의 발달상황 및 능력, 정신건강 상태, 생활습관, 질병의 유무 등에 대하여 조사하거나 검사하는 것을 말한다.<br>2. "학교"란 「유아교육법」 제2조제2호, 「초·중등교육법」 제2조 및 「고등교육법」 제2조에 따른 각 학교를 말한다.<br>3. "관할청"이란 다음 각 목의 구분에 따른 지도·감독기관을 말한다.<br>가. 「유아교육법」 제7조제1호에 따른 국립유치원 및 「초·중등교육법」 제3조제1호에 따른 국립학교: 교육부장관<br>나. 「유아교육법」 제7조제2호·제3호에 따른 공립유치원·사립유치원 및 「초·중등교육법」 제3조제2호·제3호에 따른 공립학교·사립학교: 교육감<br>다. 「고등교육법」 제2조에 따른 학교: 교육부장관 |
| 학교 보건법 제2조의 2<br>(국가와 지방자치단체의 의무) | 국가와 지방자치단체는 학생과 교직원의 건강을 보호·증진하기 위한 기본계획을 수립·시행하고, 이에 필요한 시책을 마련하여야 한다 |
| 학교 보건법 제7조<br>(건강 검사) | ① 학교의 장은 학생과 교직원에 대하여 건강검사를 하여야 한다.<br>② 학교의 장은 제1항에 따라 건강검사를 할 때에 질병의 유무 등을 조사하거나 검사하기 위하여 다음 각 호의 어느 하나에 해당하는 학생에 대하여는 「국민건강보험법」 제52조에 따른 건강검진 실시 기관에 의뢰하여 교육부령으로 정하는 사항에 대한 건강검사를 한다.<br>1. 「초·중등교육법」 제2조제1호의 학교와 이에 준하는 특수학교·각종학교의 1학년 및 4학년 학생. 다만, 구강검진은 전 학년에 대하여 실시하되, 그 방법과 비용 등에 관한 사항은 지역실정에 따라 교육감이 정한다.<br>2. 「초·중등교육법」 제2조제2호·제3호의 학교와 이에 준하는 특수학교·각종학교의 1학년 학생<br>3. 그 밖에 건강을 보호·증진하기 위하여 교육부령으로 정하는 학생<br>③ 학교의 장은 제2항에 따른 건강검사 외에 학생의 건강을 보호·증진하기 위하여 필요하다고 인정하면 교육부령으로 정하는 바에 따라 그 학생을 별도로 검사할 수 있다.<br>④ 학교의 장은 제1항과 제2항에도 불구하고 천재지변 등 부득이한 사유로 관할 교육감 또는 교육장의 승인을 받은 경우에는 교육부령으로 정하는 바에 따라 건강검사를 연기하거나 건강검사의 전부 또는 일부를 생략할 수 있다.<br>⑤ 제2항에 따라 건강검사를 한 검진기관은 교육부령으로 정하는 바에 따라 그 검사결과를 해당 학생 또는 학부모와 해당 학교의 장에게 알려야 한다.<br>⑥ 학교의 장은 제2조제1호의 정신건강 상태 검사를 실시함에 있어 필요한 경우에는 학부모의 동의 없이 실시할 수 있다. 이 경우 학교의 장은 지체 없이 해당 학부모에게 검사 사실을 통보하여야 한다.<br>⑦ 제1항과 제2항에 따른 건강검사의 시기, 방법, 검사항목 및 절차 등에 관하여 필요한 사항은 교육부령으로 정한다. |

| 학교 보건법 제7도의 2<br>(학생건강증진계획의 수립·<br>시행) | ① 교육감은 학생의 신체 및 정신 건강증진을 위한 학생건강증진계획을 수립·시행하여야 한다.<br>② 제1항에 따른 계획에는 제11조에 따른 학교의 장의 조치를 행정적 또는 재정적으로 지원하는 방안을 포함하여야 한다.<br>③ 학교의 장은 제7조에 따른 건강검사의 결과를 평가하여 이를 바탕으로 학생건강증진계획을 수립·시행하여야 한다.<br>④ 학교의 장은 제3항에 따라 건강검사의 결과를 평가하고, 학생정신건강증진계획을 수립하기 위하여 제15조제1항에 따른 학교의사 또는 학교약사에게 자문을 할 수 있다. |
|---|---|
| 자살 예방 및 생명존중문화<br>조성을 위한 법률 제4조<br>(국가 및 지방자치단체의<br>책무) | 국가 및 지방자치단체는 자살위험자를 위험으로부터 적극 구조하기 위하여 필요한 정책을 수립하여야 한다.<br>② 국가 및 지방자치단체는 자살의 사전예방, 자살 발생 위기에 대한 대응 및 자살이 발생한 후 또는 자살이 미수에 그친 후 사후대응의 각 단계에 따른 정책을 수립·시행하여야 한다. 이 경우 자살시도자 및 그 가족 또는 자살자의 유족을 보호하기 위한 방안을 포함하여야 한다. |
| 자살 예방 및 생명존중문화<br>조성을 위한 법률 제8조<br>(연도별 시행계획의 수립·<br>시행 등) | ① 보건복지부장관, 관계 중앙행정기관의 장 및 시·도지사는 매년 기본계획에 따라 자살예방시행계획(이하 "시행계획"이라 한다)을 수립·시행하여야 한다.<br>② 관계 중앙행정기관의 장 및 시·도지사는 다음 해의 시행계획 및 지난해의 시행계획에 따른 추진실적을 대통령령으로 정하는 바에 따라 매년 보건복지부장관에게 제출하고, 보건복지부장관은 매년 시행계획에 따른 추진실적을 평가한 후 그 결과를 제10조의2에 따른 자살예방정책위원회의 심의를 거쳐 확정하여야 한다.<br>③ 시행계획의 수립·시행 및 추진실적의 평가에 관하여 필요한 사항은 대통령령으로 정한다. |

## ≫ 여성가족부 소관 청소년 정신건강 관련법

| 법 | 약칭 | 여성가족부 |
|---|---|---|
| 청소년기본법 | | 청소년정책과 |
| 청소년활동 진흥법 | 청소년활동법 | 청소년활동진흥과 |
| 청소년보호법 | | 청소년보호환경과 |
| 청소년복지지원법 | 청소년복지법 | 청소년자립지원과 |
| 학교 밖 청소년 지원에 관한 법률 | | 청소년자립지원과 |
| 성매매방지 및 피해자보호 등에 관한 법률 | 성매매피해자보호법 | 권익기반과 |
| 성폭력방지 및 피해자보호 등에 관한 법률 | 성폭력방지법 | 권익지원과 |
| 아동·청소년의 성보호에 관한 법률 | 청소년성보호법 | 아동청소년성보호과 |
| 가정폭력방지 및 피해자보호 등에 관한 법률 | 가정폭력방지법 | 권익보호과 |
| 여성폭력방지기본법 | 여성폭력방지법 | 권익정책과 |

## ≫ 여성가족부 학생정신건강 정책 관련법

| 청소년 기본법 | |
|---|---|
| **청소년 기본법 제1조 (목적)** | 이 법은 청소년의 권리 및 책임과 가정·사회·국가·지방자치단체의 청소년에 대한 책임을 정하고 청소년정책에 관한 기본적인 사항을 규정함을 목적으로 한다. |
| **청소년활동 진흥법** | |
| **청소년활동 진흥법 제1조 (목적)** | |
| **청소년보호법** | |
| **청소년보호법 제1조 (목적)** | 이 법은 청소년에게 유해한 매체물과 약물 등이 청소년에게 유통되는 것과 청소년이 유해한 업소에 출입하는 것 등을 규제하고 청소년을 유해한 환경으로부터 보호·구제함으로써 청소년이 건전한 인격체로 성장할 수 있도록 함을 목적으로 한다. |
| **청소년보호법 제3장** | 청소년의 인터넷게임 중독 예방 |
| **청소년보호법 제27조 (인터넷게임 중독 등의 피해 청소년 지원)** | ① 여성가족부장관은 관계 중앙행정기관의 장과 협의하여 인터넷게임 중독(인터넷게임의 지나친 이용으로 인하여 인터넷게임 이용자가 일상생활에서 쉽게 회복할 수 없는 신체적·정신적·사회적 기능 손상을 입은 것을 말한다) 등 매체물의 오용·남용으로 신체적·정신적·사회적 피해를 입은 청소년에 대하여 예방·상담 및 치료와 재활 등의 서비스를 지원할 수 있다.<br>② 제1항에 따른 지원에 관하여 구체적인 사항은 대통령령으로 정한다. |

| 청소년보호법 제34조의2 (환각물질 중독치료 등) | ① 여성가족부장관은 다음 각 호의 사항을 지원하기 위하여 중독정신의학 또는 청소년정신의학 전문의 등의 인력과 관련 장비를 갖춘 시설 또는 기관을 청소년 환각물질 중독 전문 치료기관(이하 "청소년 전문 치료기관"이라 한다)으로 지정·운영할 수 있다. 이 경우 판별 검사, 치료와 재활에 필요한 비용의 전부 또는 일부를 지원할 수 있다.<br>1. 환각물질 흡입 청소년의 중독 여부 판별 검사<br>2. 환각물질 중독으로 판명된 청소년에 대한 치료와 재활<br>② 여성가족부장관은 환각물질 흡입 청소년에 대하여 본인, 친권자 등 대통령령으로 정하는 사람의 신청, 「소년법」에 따른 법원의 보호처분결정 또는 검사의 조건부기소유예처분 등이 있는 경우 청소년 전문 치료기관에서 중독 여부를 판별하기 위한 검사를 받도록 지원할 수 있다. 이 경우 검사 기간은 1개월 이내로 한다.<br>③ 여성가족부장관은 환각물질 중독자로 판명된 청소년에 대하여 본인, 친권자 등 대통령령으로 정하는 사람의 신청, 「소년법」에 따른 법원의 보호처분결정 또는 검사의 조건부기소유예처분 등이 있는 경우 청소년 전문 치료기관에서 치료와 재활을 받도록 지원할 수 있다. 이 경우 치료 및 재활 기간은 6개월 이내로 하되, 3개월의 범위에서 연장할 수 있다.<br>④ 여성가족부장관은 제2항 및 제3항에 따른 결정을 하는 경우에 정신과 전문의 등에게 자문할 수 있다.<br>⑤ 청소년 전문 치료기관의 장과 그 종사자 또는 그 직에 있었던 사람은 직무상 알게 된 비밀을 누설하여서는 아니 된다.<br>⑥ 제1항부터 제4항까지의 규정에 따른 청소년 전문 치료기관의 지정·운영, 중독 판별 검사 및 치료와 재활, 친권자 등의 신청 및 자문, 그 밖에 필요한 사항은 대통령령으로 정한다. |
|---|---|
| 청소년보호법 제35조 청소년 보호·재활센터의 설치·운영) | ① 여성가족부장관은 청소년유해환경으로부터 청소년을 보호하고 피해 청소년의 치료와 재활을 지원하기 위하여 청소년 보호·재활센터(이하 "청소년 보호·재활센터"라 한다)를 설치·운영할 수 있다.<br>② 여성가족부장관은 청소년 보호·재활센터의 설치·운영을 청소년 보호를 목적으로 하는 법인 또는 단체에 위탁할 수 있다. 이 경우 청소년 보호·재활센터의 설치·운영에 필요한 경비의 전부 또는 일부를 지원할 수 있다.<br>③ 청소년 보호·재활센터의 설치·운영에 필요한 세부사항은 대통령령으로 정한다. |

## 청소년복지 지원법

| 제1조 (목적) | 이 법은 「청소년기본법」 제49조제4항에 따라 청소년복지 향상에 관한 사항을 규정함을 목적으로 한다. |
|---|---|
| 제5조 (건강한 성장지원) | ① 국가 및 지방자치단체는 성별 특성을 고려하여 청소년의 건강 증진 및 체력 향상을 위한 질병 예방, 건강 교육 등의 필요한 시책을 수립하여야 하며, 보호자는 양육하는 청소년의 건강 증진 및 체력 향상에 노력하여야 한다.<br>② 국가 및 지방자치단체는 관련 기관과 협의하여 성별 특성을 반영한 청소년의 건강·체력 기준을 설정하여 보급할 수 있다.<br>③ 국가 및 지방자치단체는 여성청소년의 건강한 성장을 위하여 여성청소년이 생리용품을 신청하는 경우 이를 지원한다.<br>④ 제1항에 따른 시책의 마련, 제2항에 따른 건강·체력 기준의 설정·보급 및 제3항에 따른 생리용품 지원의 기준·범위, 방법, 신청 및 지급절차 등에 필요한 사항은 대통령령으로 정한다. |
| 제5장 | 위기청소년 지원 |
| 제13조 (상담 및 교육) | ① 국가 및 지방자치단체는 위기청소년에게 효율적이고 적합한 지원을 하기 위하여 위기청소년의 가족 및 보호자에 대한 상담 및 교육을 실시할 수 있다.<br>② 위기청소년의 가족 및 보호자는 국가 및 지방자치단체가 상담 및 교육을 권고하는 경우에는 이에 협조하여 성실히 상담 및 교육을 받아야 한다.<br>③ 국가 및 지방자치단체는 여성가족부령으로 정하는 일정 소득 이하의 가족 및 보호자가 제1항의 상담 및 교육을 받은 경우에는 예산의 범위에서 여비 등 실비(實費)를 지급할 수 있다. |

| 제14조 (위기청소년 특별지원) | ① 국가 및 지방자치단체는 대통령령으로 정하는 바에 따라 위기청소년에게 필요한 사회적·경제적 지원(이하 "특별지원"이라 한다)을 할 수 있다.<br>② 특별지원은 생활지원, 학업지원, 의료지원, 직업훈련지원, 청소년활동지원 등 대통령령으로 정하는 내용에 따라 물품 또는 서비스의 형태로 제공한다. 다만, 위기청소년의 지원에 반드시 필요하다고 인정되는 경우에는 금전의 형태로 제공할 수 있다.<br>③ 특별지원 대상 청소년의 선정 기준, 범위 및 기간과 그 밖에 필요한 사항은 대통령령으로 정한다. |
|---|---|
| **성폭력방지 및 피해자보호 등에 관한 법률** | |
| 제28조 (의료비 지원) | ① 국가 또는 지방자치단체는 제27조제2항에 따른 치료 등 의료 지원에 필요한 경비의 전부 또는 일부를 지원할 수 있다.<br>② 제1항에 따른 의료비용의 지원범위 및 절차 등에 필요한 사항은 여성가족부령으로 정한다. |
| **성매매방지 및 피해자보호 등에 관한 법률** | |
| 제23조 (의료비의 지원) | ① 국가 또는 지방자치단체는 제13조제3항 및 제18조제4호에 따라 상담소등의 장이 의료기관에 질병치료 등을 의뢰한 경우에는 「의료급여법」상의 급여가 지급되지 아니하는 치료항목에 대한 의료비용의 전부 또는 일부를 지원할 수 있다.<br>② 제1항에 따른 의료비용의 지원범위와 지원절차 등에 필요한 사항은 여성가족부령으로 정한다. |
| **가정폭력방지 및 피해자보호 등에 관한 법률** | |
| 제18조 (치료보호) | ① 의료기관은 피해자 본인, 가족, 친지나 긴급전화센터, 상담소 또는 보호시설의 장 등이 요청하면 피해자에 대하여 다음 각 호의 치료보호를 실시하여야 한다. 〈개정 2009. 5. 8.〉<br>1. 보건에 관한 상담 및 지도<br>2. 신체적·정신적 피해에 대한 치료<br>3. 그 밖에 대통령령으로 정하는 의료에 관한 사항<br>② 제1항의 치료보호에 필요한 일체의 비용은 가정폭력행위자가 부담한다.<br>③ 제2항에도 불구하고 피해자가 치료보호비를 신청하는 경우에는 국가나 지방자치단체는 가정폭력행위자를 대신하여 제1항의 치료보호에 필요한 비용을 의료기관에 지급하여야 한다.<br>④ 국가나 지방자치단체가 제3항에 따라 비용을 지급한 경우에는 가정폭력행위자에 대하여 구상권(求償權)을 행사할 수 있다. 다만, 피해자가 보호시설 입소 중에 제1항의 치료보호를 받은 경우나 가정폭력행위자가 다음 각 호의 어느 하나에 해당하는 경우에는 그러하지 아니하다.<br>1. 「국민기초생활보장법」 제2조에 따른 수급자(受給者)<br>2. 「장애인복지법」 제32조에 따라 등록된 장애인<br>⑤ 제3항의 비용을 지급하기 위한 절차, 제4항의 구상권 행사(行使)의 절차 등에 필요한 사항은 여성가족부령으로 정한다. |
| **아동·청소년의 성보호에 관한 법률** | |
| 제37조 (피해아동·청소년 등의 상담 및 치료) | ① 국가는 피해아동·청소년 등의 신체적·정신적 회복을 위하여 제46조의 상담시설 또는 「성폭력방지 및 피해자보호 등에 관한 법률」 제27조의 성폭력 전담의료기관으로 하여금 다음 각 호의 사람에게 상담이나 치료프로그램(이하 "상담·치료프로그램"이라 한다)을 제공하도록 요청할 수 있다.<br>1. 피해아동·청소년<br>2. 피해아동·청소년의 보호자 및 형제·자매<br>3. 그 밖에 대통령령으로 정하는 사람<br>② 제1항에 따라 상담·치료프로그램 제공을 요청받은 기관은 정당한 이유 없이 그 요청을 거부할 수 없다. |

## 》 보건복지부 정신보건법

| | |
|---|---|
| 정신건강복지법 제1조<br>(목적) | 이 법은 정신질환의 예방과 정신질환자의 의료 및 사회복귀에 관하여 필요한 사항을 규정함으로써 국민의 정신건강증진에 이바지함을 목적으로 한다. |
| 정신건강복지법 제2조<br>(기본이념) | ① 모든 정신질환자는 인간으로서의 존엄과 가치를 보장받는다.<br>② 모든 정신질환자는 최적의 치료와 보호를 받을 권리를 보장받는다.<br>③ 모든 정신질환자는 정신질환이 있다는 이유로 부당한 차별대우를 받지 아니한다.<br>④ 미성년자인 정신질환자에 대하여는 특별히 치료, 보호 및 필요한 교육을 받을 권리가 보장되어야 한다.<br>⑤ 입원치료가 필요한 정신질환자에 대하여는 항상 자발적 입원이 권장되어야 한다.<br>⑥ 입원중인 정신질환자는 가능한 한 자유로운 환경이 보장되어야 하며 다른 사람들과 자유로이 의견교환을 할 수 있도록 보장되어야 한다. |
| 정신건강복지법 제3조 2,3<br>(정의) | 2. "정신건강증진사업"이란 정신건강 관련 교육·상담, 정신질환의 예방·치료, 정신질환자의 재활, 정신건강에 영향을 미치는 사회복지·교육·주거·근로 환경의 개선 등을 통하여 국민의 정신건강을 증진시키는 사업을 말한다.<br>3. "정신건강복지센터"란 정신건강증진시설, 「사회복지사업법」에 따른 사회복지시설(이하 "사회복지시설"이라 한다), 학교 및 사업장과 연계체계를 구축하여 지역사회에서의 정신건강증진사업 및 제33조부터 제38조까지의 규정에 따른 정신질환자 복지서비스 지원사업(이하 "정신건강증진사업등"이라 한다)을 하는 다음 각 목의 기관 또는 단체를 말한다.<br>가. 제15조제1항부터 제3항까지의 규정에 따라 국가 또는 지방자치단체가 설치·운영하는 기관<br>나. 제15조제6항에 따라 국가 또는 지방자치단체로부터 위탁받아 정신건강증진사업등을 수행하는 기관 또는 단체 |
| 정신건강복지법 제4조<br>(국가와 지방자치단체의 책무) | ① 국가와 지방자치단체는 국민의 정신건강을 증진시키고, 정신질환을 예방·치료하며, 정신질환자의 재활 및 장애극복과 사회적응 촉진을 위한 연구·조사와 지도·상담 등 필요한 조치를 하여야 한다.<br>② 국가와 지방자치단체는 정신질환의 예방·치료와 정신질환자의 재활을 위하여 정신건강복지센터와 정신건강증진시설, 사회복지시설, 학교 및 사업장 등을 연계하는 정신건강서비스 전달체계를 확립하여야 한다.<br>③ 국가와 지방자치단체는 정신질환자등과 그 가족에 대한 권익향상, 인권보호 및 지원 서비스 등에 관한 종합적인 시책을 수립하고 그 추진을 위하여 노력하여야 한다.<br>④ 국가와 지방자치단체는 정신질환자등과 그 가족에 대한 모든 차별 및 편견을 해소하고 차별받은 정신질환자등과 그 가족의 권리를 구제할 책임이 있으며, 정신질환자등과 그 가족에 대한 차별 및 편견을 해소하기 위하여 적극적인 조치를 하여야 한다.<br>⑤ 국가와 지방자치단체는 정신질환자등의 적절한 치료 및 재활과 자립을 지원하기 위하여 정신질환자등과 그 가족에 대하여 정신건강증진사업등에 관한 정보를 제공하는 등 필요한 시책을 강구하여야 한다. |

| | |
|---|---|
| **정신건강복지법 제4조의 2 (정신보건사업계획의 수립)** | ② 제1항에 따른 국가정신보건사업계획 및 지역정신보건사업계획에는 다음 각 호의 사항이 포함되어야 한다.<br>1. 성별·생애주기별 정신건강증진사업<br>2. 지역사회 정신보건사업<br>3. 정신질환의 치료 및 정신질환자의 재활사업<br>4. 정신질환에 대한 인식개선사업<br>5. 정신질환자의 권익증진사업<br>6. 정신질환에 대한 지역사회조사 및 사업평가<br>7. 그 밖에 정신건강의 증진을 위한 사업으로서 대통령령으로 정하는 사업 |
| **정신건강복지법 제13조 (지역사회정신보건사업 등)** | ① 국가 및 지방자치단체는 보건소를 통하여 정신보건시설간 연계체계 구축, 정신질환의 예방, 정신질환자의 발견·상담·진료·사회복귀훈련 및 이에 관한 사례관리 등 지역사회정신보건사업을 기획·조정 및 수행할 수 있다.<br>② 국가 및 지방자치단체는 국·공립정신의료기관을 통하여 제1항의 규정에 의한 지역사회정신보건사업을 지원하고, 시·군·구(자치구를 말한다)간 연계체계 구축, 응급정신의료서비스 제공 등 광역단위의 사업을 수행하며, 그 밖에 지역사회정신보건사업의 활성화를 위하여 필요한 사업을 수행하여야 한다.<br>③ 국가 및 지방자치단체는 제1항 및 제2항의 규정에 의한 지역사회정신보건사업을 전문적으로 수행하게 하기 위하여 보건소 또는 국·공립정신의료기관에 정신보건센터를 설치하거나 그 사업을 대통령령이 정하는 기관 또는 단체에 위탁할 수 있다.<br>④ 보건소 또는 국·공립정신의료기관은 지역사회정신보건사업의 수행을 위하여 정신질환자를 관리하는 경우에는 본인 또는 보호의무자의 동의하에 행하여야 한다.<br>⑤ 보건소에는 대통령령이 정하는 바에 따라 제7조의 규정에 의한 정신보건전문요원을 둘 수 있다.<br>⑥ 제1항 및 제2항의 규정에 의한 지역사회정신보건사업의 집중적이고 전문적인 지원을 위하여 보건복지부장관은 중앙정신보건사업지원단을, 시·도지사는 지방정신보건사업지원단을 각각 설치·운영할 수 있다.<br>⑦ 제6항의 규정에 의한 중앙정신보건사업지원단 및 지방정신보건사업지원단의 직무범위 및 운영 등에 관하여 필요한 사항은 보건복지부령으로 정한다. |

## ≫ 청소년 유관단체 소개

### 전국 Wee 센터 현황 (2021.3.기준),
(2021년 학생정서·행동특성검사 매뉴얼에서 인용)

| 시도 | Wee센터 | 주 소 | 전화번호 |
|---|---|---|---|
| 서울 | 강남Wee센터 | 서울특별시 강남구 강남대로120길 33 (논현동) 강남Wee센터 | 02-3444-7887 |
| | 강동Wee센터 | 서울특별시 강동구 천중로 57 (천호동) | 02-6952-7901 |
| | 강북Wee센터 | 서울특별시 강북구 인수봉로37길 40 (수유동) 수유중학교 내 정보관 1층 강북Wee센터 | 02-6746-1900 |
| | 강서Wee센터 | 서울특별시 강서구 남부순환로 121 (공항동) 송정중학교 3층 | 02-2665-7179 |
| | 남부SOS통합Wee센터 | 서울특별시 금천구 남부순환로126길 25 (독산동) 금천문화예술정보학교 1층 | 02-864-8416 |
| | 남부Wee센터 | 서울특별시 영등포구 문래로 121 (문래동3가) 남부교육지원청 | 02-2677-7887 |
| | 남부교육지원청 꿈세움 Wee센터 | 서울특별시 구로구 경인로 320 (개봉동) 3층 꿈세움Wee센터 | 02-2625-9128 |
| | 노원Wee센터 | 서울특별시 노원구 동일로192가길 16 (공릉동) 공연초등학교 정보관 4층 | 070-4870-3248 |
| | 도봉Wee센터 | 서울특별시 도봉구 도봉로115길 16 (쌍문동) 신도봉중학교 정보관 2층 | 02-949-7887 |
| | 동대문Wee센터 | 서울특별시 동대문구 한천로6길 21 (장안동) 군자초등학교 | 02-6101-7887 |
| | 동작관악Wee센터 | 서울특별시 동작구 장승배기로10가길 35 (상도동) 동작관악교육지원청 별관2,3층 동작관악Wee센터 | 02-810-1722 |
| | 마음이랑 Wee센터 | 서울특별시 성동구 고산자로 280 (행당동) 성동광진교육지원청 106호 | 02-2282-6102 |
| | 마포Wee센터 | 서울특별시 마포구 와우산로23길 20-27 (서교동) 동관동 4층 | 02-390-2241 |
| | 밝음이랑Wee센터 | 서울특별시 관악구 남부순환로172길 97 (신림동) 남서울중학교 내 | 02-853-2460 |
| | 서대문Wee센터 | 서울특별시 서대문구 이화여대2길 15 (대현동) 서부교육지원청 4층 | 02-390-5585 |
| | 서울통합Wee센터 | 서울특별시 종로구 송월길 48 (신문로2가) 서울특별시교육청 별관 4층 | 02-3999-505 |
| | 서초Wee센터 | 서울특별시 서초구 남부순환로347길 69 (서초동) 서초문화예술정보학교 내 교육연수지원센터 1층 | 02-2088-2945 |
| | 성동광진Wee센터 | 서울특별시 광진구 군자로 74 (군자동) 장안초등학교 후관동 1층 | 02-2205-3633 |
| | 성북Wee센터 | 서울특별시 성북구 종암로 208 (하월곡동) 숭곡중학교 별관 성북강북교육지원센터 3층 | 02-917-7887 |
| | 송파Wee센터 | 서울특별시 송파구 양재대로 1242 (방이동) 오륜중학교 후관 4층 | 02-3431-7887 |
| | 양천Wee센터 | 서울특별시 강서구 양천로55길 56 (가양동) (구)공진중학교 밝은지혜관 3층 | 02-3661-5955 |
| | 위드위(WithWee)센터 | 서울특별시 서초구 서초대로46길 88 (서초동) 청예단빌딩 | 02-598-1610 |
| | 은평어울림Wee센터 | 서울특별시 은평구 통일로 650 (녹번동) 서울 어울초등학교 지하 1층 | 070-4160-5862 |
| | 종로Wee센터 | 서울특별시 종로구 자하문로36길 6-1 (청운동) | 070-8898-7760 |
| | 중랑Wee센터 | 서울특별시 중랑구 면목로23길 20 (면목동) 동부과학교육센터 4층 | 02-2233-7883 |
| | 중부Wee센터 | 서울특별시 용산구 두텁바위로 74 (용산동2가) 용산중학교 내 | 02-722-7887 |
| | 학업중단예방Wee센터 | 서울특별시 종로구 송월길 48 (신문로2가) 별관 4층 | 02-3999-098 |

| 시도 | Wee센터 | 주 소 | 전화번호 |
|---|---|---|---|
| 부산 | 남부교육지원청Wee센터 | 부산광역시 남구 못골로 29 (대연동) 부산남부교육지원청 5층 | 051-640-0205 |
| | 동래교육지원청Wee센터 | 부산광역시 연제구 연산동 955번지 연산중학교 묘봉관 2층 Wee센터 | 051-801-9190 |
| | 북부교육지원청Wee센터 | 부산광역시 북구 백양대로1016번다길 44 (구포동) 북부교육지원청 1층 | 051-330-1361 |
| | 서부교육지원청Wee센터 | 부산광역시 서구 꽃마을로 33 (서대신동3가) 서부교육지원청 5층 | 051-244-3266 |
| | 해운대교육지원청Wee센터 | 부산광역시 해운대구 세실로 137 (좌동) 해운대교육지원청 2층 Wee센터 | 051-709-0483 |
| 대구 | 경북Wee센터 | 대구광역시 북구 호국로 807 (학정동) | 053-326-9279 |
| | 남부교육지원청 제2Wee센터 | 대구광역시 달서구 월배로 303 (송현동) 대서중학교 내 3층 | 053-234-0191 |
| | 남부교육지원청Wee센터 | 대구광역시 달서구 명덕로 22-9 (두류동) 내당초등학교 본관 3층 | 053-234-0151 |
| | 달성교육지원청Wee센터 | 대구광역시 달성군 화원읍 비슬로506길 14 달성중학교 신관 1층 | 053-235-0060 |
| | 대구가톨릭Wee센터 | 대구광역시 남구 두류공원로17길 33 (대명동) 라파엘관 2층 | 053-654-1388 |
| | 대동Wee센터 | 대구광역시 동구 화랑로 169 (효목동) 대동병원 별관1층 | 053-746-7379 |
| | 동부교육지원청Wee센터 | 대구광역시 중구 관덕정길 35 (남산동) 동부교육지원청 동관 3층 | 053-232-0022 |
| | 동산Wee센터 | 대구광역시 중구 대봉로 260 (대봉동, 센트로팰리스아파트) 108동 202호 | 053-431-0288 |
| | 서부교육지원청 제2Wee센터 | 대구광역시 서구 달서로26길 25 (비산동) 후관동 내 1층, 서부제2위(Wee)센터 | 053-233-0028 |
| | 서부교육지원청Wee센터 | 대구광역시 북구 매천로2길 19-22 (팔달동) 팔달중학교 내 | 053-233-0023 |
| | 영남Wee센터 | 대구광역시 남구 현충로 170 (대명동) 영남대학병원 내 호흡기질환센터 맞은편 | 053-217-2323 |
| 인천 | 강화교육지원청Wee센터 | 인천광역시 강화군 강화읍 동문안길20번길 16 | 032-930-7820 |
| | 남부교육지원청Wee센터 | 인천광역시 중구 차이나타운로51번길 45 (송학동1가) 별관 1층 | 032-764-7179 |
| | 동부교육지원청Wee센터 | 인천광역시 남동구 인주대로 923 (만수동) 동부교육지원청 내 | 032-460-6371 |
| | 북부교육지원청Wee센터 | 인천광역시 부평구 부평문화로53번길 35 (부평동) 북부교육지원청 내 | 032-510-5467 |
| | 서부교육지원청Wee센터 | 인천광역시 계양구 장제로948번길 13 (병방동) 5층 | 032-555-7179 |
| | 인천광역시교육청Wee센터 | 인천광역시 남동구 문화로169번길 73 (구월동) 상담동 2층 | 032-432-7179 |
| 광주 | 동부교육지원청Wee센터 | 광주광역시 북구 서양로 111 (중흥동) 동부교육지원청 3층 | 062-605-5700 |
| | 서부교육지원청Wee센터 | 광주광역시 서구 상무번영로 98 (치평동) 서부교육지원청 내 | 062-600-9816 |
| | 서부교육지원청광산Wee센터 | 광주광역시 광산구 왕버들로322번길 6 (신창동) 광주교육지원센터 3층 | 062-974-0078 |
| 대전 | 대전시교육청 Wee센터 | 대전광역시 중구 문화로234번길 34 (문화동) 동부교육지원청 내 | 042-587-8819 |
| | 동부교육지원청Wee센터 | 대전광역시 중구 문화로234번길 34 (문화동) 동부교육지원청 Wee센터 | 042-229-1250 |
| | 서부교육지원청Wee센터 | 대전광역시 서구 계백로 1419 (도마동) 서부교육지원청 3층 | 042-530-1004 |
| 울산 | 강남교육지원청Wee센터 | 울산광역시 남구 돋질로91번길 34 (신정동) 별관 1층 | 052-700-5041 |
| | 강북교육지원청Wee센터 | 울산광역시 북구 산업로 1015 (연암동) 강북교육지원청 내 | 052-219-5655 |
| | 울산광역시교육청힐링Wee센터 | 울산광역시 울주군 언양읍 어음리 238-2 | 052-255-8190 |

| 시도 | Wee센터 | 주 소 | 전화번호 |
|---|---|---|---|
| 세종 | 세종시교육청 세종아람 Wee센터 | 세종특별자치시 도움1로 116 (종촌동) 종촌종합복지센터 2층 | 044-715-7979 |
| | 세종시교육청Wee센터 | 세종특별자치시 한누리대로 2154 (보람동) 세종시교육청 1층 | 044-320-2470 |
| 경기 | 가평교육지원청Wee센터 | 경기도 가평군 가평읍 향교로 17 가평교육지원청Wee센터 | 031-580-5174 |
| | 고양교육지원청Wee센터 | 경기도 고양시 일산동구 장대길 64-27 (장항동) | 031-901-9173 |
| | 광명교육지원청Wee센터 | 경기도 광명시 광명로 777 (광명동) 광명교육지원청 별관 1층 | 02-2610-1472 |
| | 광주하남교육지원청 Wee센터 | 경기도 광주시 광주대로 178 (송정동) 광주하남교육지원청 내 | 031-760-4092 |
| | 구리남양주교육지원청 Wee센터 | 경기도 남양주시 경춘로 520 (다산동) 구리남양주교육지원청 2층 Wee센터 | 031-550-6351 |
| | 군포의왕교육지원청 Wee센터 | 경기도 군포시 청백리길 17 (금정동) 군포의왕교육지원청 내 | 031-390-1143 |
| | 김포교육지원청Wee센터 | 경기도 김포시 김포한강1로98번길 35 (장기동) 고창초등학교 후관 4층 | 031-985-3986 |
| | 동두천양주교육지원청 Wee센터 | 경기도 동두천시 중앙로 110-32 (지행동) 동두천양주교육지원청 내 | 031-860-4356 |
| | 부천교육지원청Wee센터 | 경기도 부천시 계남로 219 (중동) 부천교육지원청 내 | 070-7099-2175 |
| | 성남교육지원청Wee센터 | 경기도 성남시 분당구 양현로 20 (서현동) 성남교육지원청 5층 | 031-780-2655 |
| | 수원교육지원청Wee센터 | 경기도 수원시 장안구 연무로 8 (연무동) 창용중학교 별관 3층 | 031-246-0818 |
| | 시흥교육지원청Wee센터 | 경기도 시흥시 마유로446번길 11-2 (정왕동) 시흥교육지원청 2층 | 031-488-2417 |
| | 안산교육지원청Wee센터 | 경기도 안산시 단원구 원곡초교길 9 (원곡동) 별관4층 | 031-508-5801 |
| | 안성교육지원청Wee센터 | 경기도 안성시 명륜길 82 (구포동) 안성교육지원청 별관 3층 | 031-678-5285 |
| | 안양과천교육지원청 Wee센터 | 경기도 안양시 동안구 관평로 210 (관양동) 안양과천교육지원청 5층 | 031-380-7063 |
| | 양평교육지원청Wee센터 | 경기도 양평군 양평읍 양근강변길 126 경기양평교육지원청 Wee센터 | 031-770-5630 |
| | 여주교육지원청Wee센터 | 경기도 여주시 청심로 181 (상동) 여주교육지원청 3층 | 031-883-2380 |
| | 연천교육지원청Wee센터 | 경기도 연천군 연천읍 연천로 356-1 연천교육지원청 4층 | 031-839-0144 |
| | 용인교육지원청Wee센터 | 경기도 용인시 수지구 대지로 128 (죽전동) 4층 | 031-889-5890 |
| | 의정부교육지원청Wee센터 | 경기도 의정부시 의정부1동 225-3 의정부교육지원청 별관1층 Wee센터 | 031-820-0093 |
| | 이천교육지원청Wee센터 | 경기도 이천시 증포동 375-11(경기도 이천시 이섬대천로 1311번 길 18) | 031-639-5638 |
| | 파주교육지원청Wee센터 | 경기도 파주시 금촌동 783 | 070-4918-2422 |
| | 평택교육지원청Wee센터 | 경기도 평택시 장당길 40 | 031-665-0806 |
| | 포천교육지원청Wee센터 | 경기도 포천시 군내면 호국로 1520 포천교육지원청 마홀나래관 2층 Wee센터 | 031-539-0026 |
| | 화성오산교육지원청Wee센터 | 경기도 오산시복삼미로 119 화성오산교육지원청 1층 Wee센터 | 031-371-0658 |

| 시도 | Wee센터 | 주 소 | 전화번호 |
|---|---|---|---|
| 강원 | 강릉교육지원청Wee센터 | 강원도 강릉시 노암동 노암등길 39 | 033-640-1280 |
| | 고성교육지원청Wee센터 | 강원도 고성군 간성읍 간성로 80 강원도고성교육지원청 Wee센터 | 033-680-6025 |
| | 동해교육지원청Wee센터 | 강원도 동해시 천곡동 117번지 동해교육지원청 3층 Wee센터 | 033-530-3035 |
| | 삼척교육지원청Wee센터 | 강원도 삼척시 청석로3길 32 (교동) 강원도삼척교육지원청 1층 Wee센터 | 033-570-5104 |
| | 속초양양교육지원청 Wee센터 | 강원도 속초시 미시령로 3336 | 033-639-6054 |
| | 양구교육지원청Wee센터 | 강원도 양구군 양구읍 관공서로 33 강원도양구교육지원청 Wee센터 | 033-482-8753 |
| | 영월교육지원청Wee센터 | 강원도 영월군 영월읍 영월로 1892 | 033-370-1163 |
| | 원주교육지원청Wee센터 | 강원도 원주시 단구로 151 | 033-760-5691 |
| | 인제교육지원청Wee센터 | 강원도 인제군 인제읍 인제로193번길 15 강원도인제교육지원청 Wee센터 | 033-460-1005 |
| | 정선교육지원청Wee센터 | 강원도 정선군 정선읍 봉양4리 9 정선Wee센터 | 033-562-5877 |
| | 철원교육지원청Wee센터 | 강원도 철원군 갈말읍 명성로179번길 27 철원Wee센터 | 033-452-1007 |
| | 춘천교육지원청Wee센터 | 강원도 춘천시 춘천로 145번길 18 춘천교육지원청 Wee센터 | 033-259-1660 |
| | 태백교육지원청 Wee센터 | 강원도 태백시 하장성1길 10 (장성동) 장성여자중학교 | 033-581-0804 |
| | 평창교육지원청Wee센터 | 강원도 평창군 평창읍 노성로 193-9 평창교육지원청 Wee센터 | 033-330-1794 |
| | 홍천교육지원청Wee센터 | 강원도 홍천군 홍천읍 꽃뫼로 95 홍천교육지원청 Wee센터 | 033-433-9232 |
| | 화천교육지원청Wee센터 | 강원도 화천군 화천읍 상승로 3길 22 화천Wee센터 | 033-441-9924 |
| | 횡성교육지원청Wee센터 | 강원도 횡성군 횡성읍 한우로 242번길 9호 | 033-340-0382 |
| 충북 | 괴산증평교육지원청 Wee센터 | 충청북도 괴산군 괴산읍 읍내로 3길 23 (괴산읍 서부리 508) | 043-830-5079 |
| | 단양교육지원청Wee센터 | 충청북도 단양군 단양읍 별곡리 단양교육지원청 맞춤형교육지원센터 내 Wee센터 | 043-420-6121 |
| | 보은교육지원청Wee센터 | 충청북도 보은군 보은읍 장신로 31 행복교육센터 | 043-540-5556 |
| | 영동교육지원청Wee센터 | 충청북도 영동군 영동읍 부용리 부용리 42-5번지 영동교육지원청 2층 Wee센터 | 043-740-7725 |
| | 옥천교육지원청Wee센터 | 충청북도 옥천군 옥천읍 삼양리 222-262 옥천교육지원청 1층 Wee센터 | 043-731-5062 |
| | 음성교육지원청Wee센터 | 충청북도 음성군 금왕읍 금석리 금석로 65-2 | 043-872-3351 |
| | 제천교육지원청Wee센터 | 충청북도 제천시 청전동 470 제천학생회관 1층 Wee센터 | 043-653-0179 |
| | 진천교육지원청Wee센터 | 충청북도 진천군 진천읍 읍내리 상산로48(읍내리 435-6) 진천교육지원청 별관 Wee센터 | 043-530-5361 |
| | 청주교육지원청Wee센터 | 충청북도 청주시 서원구 무신서로 485 청주교육지원청 별관 Wee센터 | 043-270-5853 |
| | 충주교육지원청Wee센터 | 충청북도 충주시 성내동 229번지 | 043-845-0252 |

| 시도 | Wee센터 | 주소 | 전화번호 |
|---|---|---|---|
| 충남 | 공주교육지원청Wee센터 | 충청남도 공주시 금성동 왕릉로 18 공주교육지원청 3층  Wee센터 | 041-850-2339 |
| | 금산교육지원청Wee센터 | 충청남도 금산군 금산읍 아인리 64-3 | 041-750-8813 |
| | 논산계룡교육지원청 Wee센터 | 충청남도 논산시 취암동 관촉로 253번길 | 041-730-7146 |
| | 당진교육지원청Wee센터 | 충청남도 당진시 대덕동 186 당진교육지원청 | 041-351-2534 |
| | 보령교육지원청 Wee센터 | 충청남도 보령시 대천2동 보령북로 169 보령교육지원청 별관 Wee센터 | 041-930-6380 |
| | 부여교육지원청Wee센터 | 충청남도 부여군 부여읍 가탑리 413-4(금성로69-10) 부여교육지원청 3층 Wee센터 | 041-830-8290 |
| | 서산교육지원청Wee센터 | 충청남도 서산시 읍내동 문화로 112( 576-14번지) 서산교육지원청 특수교육지원센터 2층 Wee센터 | 041-660-0347 |
| | 서천교육지원청Wee센터 | 충청남도 서천군 서천읍 충절로 97 서천Wee센터(서천외국어학습원1층) | 041-951-9435 |
| | 아산교육지원청Wee센터 | 충청남도 아산시 실옥동 158-7 아산교육지원청 3층 Wee센터 | 041-539-2480 |
| | 예산교육지원청Wee센터 | 충청남도 예산군 예산읍 역전로 126번길 14 | 041-330-3671 |
| | 천안교육지원청Wee센터 | 충청남도 천안시 서북구 광장로 239 천안교육지원청 지하1층 Wee센터 | 041-629-0401 |
| | 청양교육지원청Wee센터 | 충청남도 청양군 청양읍 학당리 중앙로 252 청양교육지원청 3층 청양Wee센터 | 041-940-4490 |
| | 태안교육지원청Wee센터 | 충청남도 태안군 태안읍 남문리 원이로 28 태안교육지원청 3층 Wee센터 | 041-670-8252 |
| | 홍성교육지원청Wee센터 | 충청남도 홍성군 홍성읍 충절로 998 | 041-630-5553 |
| 전북 | 고창교육지원청Wee센터 | 전라북도 고창군 고창읍 중앙로 258 (교촌리 76-4)  고창교육지원청 2층 Wee센터 | 063-560-1616 |
| | 군산교육지원청Wee센터 | 전라북도 군산시 조촌동 동초등학교 내 수기당 2층 Wee센터 | 063-450-2680 |
| | 김제교육지원청Wee센터 | 전라북도 김제시 요촌동 요촌북로 70 김제교육지원청 5층 Wee센터 | 063-540-2551 |
| | 남원교육지원청Wee센터 | 전라북도 남원시 동충동 192-4(용성초등학교 정문오른쪽) | 063-635-8530 |
| | 무주교육지원청Wee센터 | 전라북도 무주군 무주읍 단천로5길 22 무주교육지원청 신관 2층 | 063-324-3399 |
| | 부안교육지원청Wee센터 | 전라북도 부안군 부안읍 매창로 113 종합교육관2층 | 063-580-7448 |
| | 순창교육지원청Wee센터 | 전라북도 순창군 순창읍 장류로 383 순창교육지원청 3층 Wee센터 | 063-650-6322 |
| | 완주교육지원청Wee센터 | 전라북도 완주군 용진읍 지암로 65 완주교육지원청 별관 2층 완주교육지원청 Wee센터 | 063-270-7648 |
| | 익산교육지원청 제1 Wee센터 | 전라북도 익산시 중앙로 127 익산교육지원청 3층 Wee센터 | 063-850-8990 |
| | 익산교육지원청 제2 Wee센터 | 전라북도 익산시 신동 764-1 이리북일초등학교 후관 3층 Wee센터 | 063-852-4501 |
| | 임실교육지원청Wee센터 | 전라북도 임실군 임실읍 봉황로 247(이도리 142-10) | 063-640-3571 |
| | 장수교육지원청Wee센터 | 전라북도 장수군 장수읍 장수리 312 장수교육지원청 영재교육원 1층 Wee센터 | 063-350-5226 |
| | 전주교육지원청Wee센터 | 전라북도 전주시 덕진구 진북1길 11 (진북동) 진북초등학교 내 덕진위(Wee)센터 | 063-253-9214 |
| | 정읍교육지원청Wee센터 | 전라북도 정읍시 상동 충정로 93 | 063-530-3080 |
| | 진안교육지원청Wee센터 | 전라북도 진안군 진안읍 학천변길 47 | 063-430-6294 |

| 시도 | Wee센터 | 주 소 | 전화번호 |
|---|---|---|---|
| 전남 | 강진교육지원청Wee센터 | 전라남도 강진군 강진읍 금릉6길 8 | 061-430-1533 |
| | 고흥교육지원청Wee센터 | 전라남도 고흥군 고흥읍 등암리 백련장전길 36 | 061-830-2074 |
| | 곡성교육지원청Wee센터 | 전라남도 곡성군 곡성읍 곡성로 855 | 061-362-3994 |
| | 광양교육지원청Wee센터 | 전라남도 광양시 광양읍 우산길3 | 061-762-2821 |
| | 구례교육지원청Wee센터 | 전라남도 구례군 구례읍 구례 2길 21 | 061-780-6690 |
| | 나주교육지원청Wee센터 | 전라남도 나주시 성북동 60-2번지 | 061-337-7179 |
| | 담양교육지원청Wee센터 | 전라남도 담양군 창평면 의병로 173 창평초등학교 별관 영어타운 2층 | 061-383-7179 |
| | 목포교육지원청Wee센터 | 전라남도 목포시 교육로 5 (상동972) 목포교육지원청 2층 Wee센터 | 061-280-6490 |
| | 무안교육지원청Wee센터 | 전라남도 무안군 무안읍 승달로 63 무안교육지원청 3층 Wee센터 | 061-450-7025 |
| | 보성교육지원청Wee센터 | 전라남도 보성군 보성읍 송재로 161-8 3보향교육이음터 2층 | 061-850-6440 |
| | 순천교육지원청Wee센터 | 전라남도 순천시 연향동 연향2가 78번지 | 061-729-7779 |
| | 신안교육지원청Wee센터 | 전라남도 목포시 중동2가 165번길 25 신안교육지원청 Wee센터 | 061-240-3690 |
| | 여수교육지원청Wee센터 | 전라남도 여수시 관문동 1길 39번지 | 061-690-0833 |
| | 영광교육지원청Wee센터 | 전라남도 영광군 영광읍 중앙로 204 영광교육지원청 교육희망관 Wee센터 | 061-350-6645 |
| | 영암교육지원청Wee센터 | 전라남도 영암군 영암읍 망호리 753 영암교육지원청 2층 Wee센터 | 061-470-4135 |
| | 완도교육지원청Wee센터 | 전라남도 완도군 완도읍 개포로 114번길 30-12 완도교육지원청 3층 Wee센터 | 061-550-0575 |
| | 장성교육지원청Wee센터 | 전라남도 장성군 장성읍 방울샘길 22 | 061-390-6195 |
| | 장흥교육지원청Wee센터 | 전라남도 장흥군 장흥읍 64-17번지 장흥교육지원청Wee센터 | 061-860-1294 |
| | 진도교육지원청Wee센터 | 전라남도 진도군 진도읍 성내리 38-1 | 061-540-5115 |
| | 함평교육지원청Wee센터 | 전라남도 함평군 함평읍 중앙길164 기각리 892-3 | 061-320-6631 |
| | 해남교육지원청Wee센터 | 전라남도 해남군 해남읍 685-3 | 061-530-1147 |
| | 화순교육지원청Wee센터 | 전라남도 화순군 화순읍 진각로 159 화순교육지원청 3층 | 061-3703-7190 |
| 경북 | 경산교육지원청Wee센터 | 경상북도 경산시 갑제동 657-6 경산교육지원청 | 053-810-7508 |
| | 경주교육지원청Wee센터 | 경상북도 경주시 탑동 676-2 (탑리 5길 31) 경주Wee센터 (구, 오름초등학교 1층) | 054-743-7142 |
| | 고령교육지원청Wee센터 | 경상북도 고령군 고령읍 연조 1길 10 | 054-950-2592 |
| | 구미교육지원청Wee센터 | 경상북도 구미시 신평동 산 4-10번지 | 054-465-6279 |
| | 군위교육지원청Wee센터 | 경상북도 군위군 군위읍 군청로 204 (동부리230-2) | 054-380-8240 |
| | 김천교육지원청Wee센터 | 경상북도 김천시 성내동 김천교육지원청 3층 | 054-420-5288 |
| | 문경교육지원청Wee센터 | 경상북도 문경시 호계면 견탄리 500-5번지 | 054-550-5531 |
| | 봉화교육지원청Wee센터 | 경상북도 봉화군 봉화읍 봉화로 1202 봉화교육지원청Wee센터 | 054-679-1790 |
| | 상주교육지원청Wee센터 | 경상북도 상주시 중앙로 179 | 054-531-9940 |
| | 성주교육지원청Wee센터 | 경상북도 성주군 성주읍 주산로 71-4 (삼산리 432-3) | 054-930-2075 |
| | 안동교육지원청Wee센터 | 경상북도 안동시 옥야동 328-2 안동교육지원청 학교교육지원센터 2층 | 054-859-9501 |
| | 영덕교육지원청Wee센터 | 경상북도 영덕군 영덕읍 우곡리 524 (읍사무소1길) 32-15 영덕교육지원청 3층 Wee센터 | 054-730-8015 |
| | 영양교육지원청Wee센터 | 경상북도 영양군 영양읍 영양창수로 83 (동부리 96) | 054-680-2281 |

| 시도 | Wee센터 | 주 소 | 전화번호 |
|---|---|---|---|
| 경북 | 영주교육지원청Wee센터 | 경상북도 영주시 가흥로 165 영주교육지원청 Wee센터 | 054-630-4214 |
| | 영천교육지원청Wee센터 | 경상북도 영천시 화룡동 장수로 18-2 3층 영천 Wee센터 | 054-330-2328 |
| | 예천교육지원청Wee센터 | 경상북도 예천군 예천읍 중앙로 40-5 (남본리 222번지) | 054-650-2552 |
| | 울릉교육지원청Wee센터 | 경상북도 울릉군 울릉읍 약수터길 40 울릉교육지원청 Wee센터 | 054-790-3036 |
| | 울진교육지원청Wee센터 | 경상북도 울진군 근남면 진복1길 울진학생야영장 2층 울진Wee센터 | 054-782-9199 |
| | 의성교육지원청Wee센터 | 경상북도 의성군 의성읍 구봉길 168-7 의성교육지원청 정보교육관 1층 | 054-830-1125 |
| | 청도교육지원청Wee센터 | 경상북도 청도군 청도읍 남성현로 31 | 054-370-1194 |
| | 청송교육지원청Wee센터 | 경상북도 청송군 진보면 149 진보초등학교 후관 3층 Wee센터 | 054-874-9360 |
| | 칠곡교육지원청Wee센터 | 경상북도 칠곡군 왜관읍 중앙로 10길 33 칠곡교육지원청 3층 Wee센터 | 054-979-2129 |
| | 포항교육지원청Wee센터 | 경상북도 포항시 북구 동빈1가 (상호로 30) 포항중앙초등학교내 3층 | 054-244-2090 |
| 경남 | 거제교육지원청Wee센터 | 경상남도 거제시 고현동 433-1 거제교육지원청 별관·2층 Wee센터 | 055-636-9673 |
| | 거창교육지원청Wee센터 | 경상남도 거창군 거창읍 거함대로 3235 경상남도거창교육지원청 3층 거창 Wee센터 | 055-940-6191 |
| | 고성교육지원청Wee센터 | 경상남도 고성군 고성읍 성래로 79번길 10 2층 Wee센터 (구 고성도서관) | 055-673-3801 |
| | 김해교육지원청Wee센터 | 경상남도 김해시 삼안로 24번길 7 활천초등학교 서관 4층 | 070-8767-7571 |
| | 남해교육지원청Wee센터 | 경상남도 남해군 남해읍 화전로95번길 14 | 055-864-3653 |
| | 밀양교육지원청Wee센터 | 경상남도 밀양시 상남면 밀양대로 1524 영재교육원 1층 | 055-350-1494 |
| | 사천교육지원청Wee센터 | 경상남도 사천시 삼상로 85 사천교육지원청Wee센터 | 055-830-1544 |
| | 산청교육지원청Wee센터 | 경상남도 산청군 산청읍 친환경로2720번길 10 경상남도산청교육지원청 2층 Wee센터 | 055-970-3037 |
| | 양산교육지원청Wee센터 | 경상남도 양산시 물금읍 청룡로 53 | 055-379-3053 |
| | 의령교육지원청Wee센터 | 경상남도 의령군 의령읍 충익로 62 | 055-570-7131 |
| | 진주교육지원청Wee센터 | 경상남도 진주시 중안동 14-9 진주교육청 4층 | 055-740-2091 |
| | 창녕교육지원청Wee센터 | 경상남도 창녕군 창녕읍 창녕대로 135 | 055-530-3505 |
| | 창원교육지원청Wee센터 | 경상남도 창원시 의창구 중앙대로 228번길 3 창원교육지원청 후관 1층 Wee센터 | 055-210-0461 |
| | 통영교육지원청Wee센터 | 경상남도 통영시 광도면 죽림리 죽림2로 25-32 통영교육지원청 3층 Wee센터 | 055-650-8025 |
| | 하동교육지원청Wee센터 | 경상남도 하동군 하동읍 군청로 191 | 055-880-1952 |
| | 함안교육지원청Wee센터 | 경상남도 함안군 가야읍 함안대로 497 | 055-580-8048 |
| | 함양교육지원청Wee센터 | 경상남도 함양군 함양읍 함양로 1157 함양교육지원청Wee센터 | 055-960-2723 |
| | 합천교육지원청Wee센터 | 경상남도 합천군 합천읍 동서로 150 | 055-930-7060 |
| 제주 | 서귀포시교육지원청 Wee센터 | 제주특별자치도 서귀포시 토평로 43 | 064-730-8181 |
| | 제주시교육청Wee센터 | 제주특별자치도 제주시 이도이동 남광로 27번지 | 064-754-1252 |

## 》 청소년 유관단체 소개 (2021년 3월 기준)

### 1) 청소년상담복지센터

| 시도명 | 센터 | 센터수 |
|---|---|---|
| 서울 | 서울특별시, 노원구, 양천구, 영등포구, 동작구, 강남구, 중랑구, 강북구, 도봉구, 성동구, 금천구, 서대문구, 은평구, 서초구, 송파구, 마포구, 광진구, 강서구, 관악구, 동대문구, 용산구, 구로구, 강동구, 종로구, 성북구 | 25 |
| 부산 | 부산광역시, 영도구, 진구, 금정구, 북구, 해운대구, 수영구, 사하구, 남구, 기장군 | 10 |
| 대구 | 대구광역시, 달서구, 수성구, 서구, 중구, 동구, 남구, 북구, 달성군 | 9 |
| 인천 | 인천광역시, 연수구, 계양구, 동구, 남구, 서구, 부평구, 남동구, 중구 | 9 |
| 광주 | 광주광역시, 북구, 광산구, 남구, 서구 | 5 |
| 대전 | 대전광역시, 서구, 유성구 | 3 |
| 울산 | 울산광역시, 동구, 북구, 남구, 울주군 | 5 |
| 경기 | 경기도, 성남시, 의정부시, 안양시, 부천시, 광명시, 평택시, 동두천시, 안산시, 고양시, 구리시, 남양주시, 오산시, 시흥시, 하남시, 군포시, 의왕시, 용인시, 파주시, 이천시, 안성시, 김포시, 양주시, 여주군, 화성시, 광주시, 연천군, 가평군, 양평군, 포천시, 과천시, 수원시 | 32 |
| 강원 | 강원도, 강릉시, 원주시, 철원군, 영월군, 속초시, 정선군, 동해시, 태백시, 홍천군 | 10 |
| 충북 | 충청북도, 청주시, 충주시, 제천시, 단양군, 청원군, 영동군, 음성군, 옥천군, 진천군, 괴산군, 증평군, 보은군 | 13 |
| 충남 | 충청남도, 공주시, 금산군, 논산시, 당진군, 보령시, 부여군, 서산시, 서천군, 아산시, 예산군, 청양군, 태안군, 홍성군, 계룡시, 천안시 | 16 |
| 전북 | 전라북도, 전주시, 군산시, 익산시, 정읍시, 남원시, 김제시, 진안군, 완주군, 무주군, 장수군, 임실군, 순창군, 고창군, 부안군 | 15 |
| 전남 | 전라남도, 나주시, 목포시, 여수시, 해남군, 장흥군, 진도군, 순천시, 완도군, 광양시, 영광군, 화순군, 영암군, 보성군, 강진군, 담양군, 무안군, 장성군, 곡성군, 구례군, 고흥군, 함평군, 신안 | 23 |
| 경북 | 경상북도, 경산시, 경주시, 영주시, 영천시, 포항시, 김천시, 구미시, 문경시, 상주시, 울진군, 청송군, 칠곡군, 예천군, 성주군, 안동시, 의성군, 청도군, 고령군, 봉화군, 영덕군 | 21 |
| 경남 | 경상남도, 창원시창원, 창원시마산, 진주시, 창원시진해, 통영시, 사천시, 김해시, 밀양시, 거제시, 양산시, 의령군, 함안군, 창녕군, 고성군, 남해군, 하동군, 산청군, 함양군, 거창군, 합천군 | 21 |
| 제주 | 제주특별자치도, 서귀포시, 제주시 | 3 |
| 세종 | 세종특별자치시 | 1 |
| | 총 센터 수 | 221 |

## 2) 국립중앙청소년디딤센터

| 센터명 | 주소 | 연락처 |
|---|---|---|
| 국립중앙 청소년 디딤센터 | 경기도 용인시 처인구 남사읍 각궁로 252-76 | 031-333-1900 |

## 3) 국립청소년인터넷드림마을

| 센터명 | 주소 | 연락처 |
|---|---|---|
| 국립청소년인터넷드림마을 | 전라북도 무주군 안성면 장무로 1559-11 | 063-323-2646 |

## 4) 해바라기센터

| 센터명 | 주소 | 위탁병원 | 연락처 |
|---|---|---|---|
| **아동·청소년형** | | | |
| 서울 | 서울 마포구 백범로 23 구프라자 7층 (04108) | 연세의료원 | 02-3274-1375<br>F.02-3274-1377 |
| 대구 | 대구 중구 국채보상로 140길 32 2,3층(동인동2가 244-1) (41944) | 경북대병원 | 053-421-1375<br>F.053-421-1370 |
| 인천 | 인천 남동구 남동대로 769 2층 (21556) | 가천대 길병원 | 032-423-1375<br>F.032-432-1375 |
| 광주 | 광주 동구 제봉로 57 웰크리닉 4층 (61486) | 전남대병원 | 062-232-1375<br>F.062-232-1376 |
| 경기 | 경기 성남시 분당구 판교로 471 한화빌딩 5층 (13521) | 분당차병원 | 031-708-1375<br>F.031-708-1355 |
| 충북 | 충북 충주시 봉현로 222(교현동, 보성빌딩 4층) (27377) | 건국대 충주병원 | 043-857-1375<br>F.043-857-1380 |
| 전북 | 전북 전주시 덕진구 백제대로 751 뱅크빌딩 2층 (54906) | 전북대병원 | 063-246-1375<br>F.063-247-1377 |
| **통합형** | | | |
| 서울 | (본관)서울 종로구 대학로 101 서울대학교병원 함춘회관 지하1층 (03080) | 서울대병원 | 02-3672-0365<br>F.02-3672-0368 |
| | (별관)서울 종로구 대학로8가길 56 동숭빌딩 2층 (03086) | | 02-745-0366,0367<br>F.02-745-0368 |
| 서울중부 | 서울 중구 을지로 245(을지로 6가 18-79) (04564) | 국립중앙의료원 | 02-2266-8276<br>F.02-2276-2056 |
| 부산 | 부산 서구 구덕로 179 부산대학교병원 S동(융합의학연구동) 3층 (49241) | 부산대병원 | 051-244-1375<br>F.051-244-1377 |
| 대전 | 대전중구문화로282충남대학교병원본관2층 (35015) | 충남대병원 | 042-280-8436<br>F.042-280-8434 |
| 울산 | 울산 남구 월평로171번길 13 울산병원 8층 (44686) | 울산병원 | 052-265-1375<br>F.052-244-6117 |

| 경기남부 | (거점) 경기 수원시 영통구 월드컵로 179번길 7, 도병원약국 3층 (16502) | 아주대병원 | 031-217-9117<br>F.031-217-5198 |
|---|---|---|---|
| | (통합) 경기 수원시 영통구 월드컵로 164 (원천동,아주대학교병원내) (16499) | | *지속031-215-1117<br>F.031-214-9373 |
| | | | 응급031-216-1117<br>F.031-216-1109 |
| 경기북서부 | 경기 고양시 덕양구 화수로14번길 55 E관동, 명지병원 내 (10475) | 명지병원 | *통합031-816-1375<br>F.031-816-1399 |
| | | | 응급031-816-1374<br>F.031-810-7399 |
| 강원서부 | 강원춘천시 백령로 156 강원대학교 병원어린이병원 지하2층 (24289) | 강원대병원 | 033-252-1375<br>F.033-254-1376 |
| 강원동부 | 강원 강릉시 강릉대로419번길 42 강릉동인병원 별관 (25478) | 강릉동인병원 | 033-652-9840<br>F.033-652-9839 |
| 강원남부 | 강원 원주시 일산로 20 원주세브란스기독병원 문창모기념관 5층 (26426) | 원주세브란스기독병원 | 033-735-1375<br>F.033-742-1375 |
| 전남 | 전남 영광군 영광읍 신남로 265 영광기독병원 6층(57044) | 영광기독병원 | 061-351-4375<br>F.061-353-4375 |
| 전북서부 | 전북 익산시 무왕로 859 원광대병원 (54538) | 원광대병원 | 063-859-1375<br>F.063-859-1353 |
| 경북동부 | 경북 포항시 남구 대잠동길 17 포항성모병원성루가관 지하3층 (37661) | 포항성모병원 | 054-278-1375<br>F.054-278-1350 |
| 경남서부 | 경남 진주시 강남로 79 경상대학교병원 권역응급의료센터 3층 (52727) | 경상대병원 | 055-754-1375<br>F.055-754-1378 |
| 제주 | (본관) 제주 제주시 도령로 65, 2층(연동, 한라병원) (63127) | 한라병원 | 본관064-749-5117<br>F.064-749-6117 |
| | (별관) 제주 제주시 남녕로 5-3 3층 (63098) | | *별관064-748-5117<br>F.064-748-6117 |
| 경기중부 | (응급) 경기 부천시 원미구 조마루로 170, 향설관 지하2층(중동, 순천향대부천병원) (14584) | 순천향대부천병원 | 본관032-651-1375<br>F.032-651-1376 |
| | (지속) 경기 부천시 길주로 288, 다운타운빌딩 801호 (14548) | | *별관032-328-1375<br>F.032-328-1376 |

## 5) 청소년성문화센터

| 지역 | 기관명 | 연락처 | 주소 |
|---|---|---|---|
| 서울 | 광진청소년성문화센터 | 02-2204-3170 | 서울 광진구 구천면로 2. 광진청소년수련관 3층 |
| | 동작청소년성문화센터 | 02-823-7942 | 서울 동작구 여의대방로 20길 33, 1층(자유회관 1층) |
| | 드림청소년성문화센터 | 02-2051-1376 | 서울 강남구 삼성동 171-1 청소년드림센터 5층 524호 |
| | 중랑청소년성문화센터 | 02-2207-7480 | 서울 중랑구 면목로23길 20(면목4동 380번지) 서울과학전시관 동부분관 1층 |
| | 송파청소년성문화센터 | 02-3012-1318 | 서울송파구 중대로4길4, 송파청소년수련관 1층 |
| | 아하!청소년성문화센터 | 02-2677-9220 | 서울 영등포구 영신로 200 |
| | 창동청소년성문화센터 | 02-950-9650~4 | 서울도봉구노해로69길132, 창동청소년수련관 1층 |
| | 탁틴내일이동형청소년성문화센터 | 02-335-0017 | 서울 종로구 새문안로3길 3, 내일신문 지하2층 |
| 부산 | 부산광역시청소년성문화센터 | 051-303-9622 | 부산 사상구 모덕로 82 |
| | 늘함께청소년성문화센터 | 051-558-1224~5 | 부산광역시 동래구 중앙대로 1523 sk허브스카이 A3동 05,06호 |
| | 탄생의신비관청소년성문화센터 | 051-508-1808 | 부산 금정구 체육공원로 399번길 324(두구동) 부산지방공단스포원 내 |
| | 탄생의신비관이동형청소년성문화센터(1) | 051-508-1808,1802 | 부산 금정구 체육공원로 399번길 324(두구동) 부산지방공단스포원 내 |
| | 탄생의신비관이동형청소년성문화센터(2) | 051-508-1808,1802 | 부산 금정구 체육공원로 399번길 324(두구동) 부산지방공단스포원 내 |
| 대구 | 대구청소년성문화센터 | 053-653-7755 | 대구 달서구 앞산순환로 180 |
| | 대구아름청소년성문화센터 | 053-657-1388 | 대구 남구 명덕로 34길 16(대명동) 1층 |
| 인천 | 인천광역시청소년성문화센터 | 032-446-1318 | 인천 남구 매소홀로 618번지 문학경기장 내 축구장 1층 |
| | 부평구청소년성문화센터 | 032-500-2251~4 | 인천 부평구 체육관로 76 |
| 광주 | 광주광역시청소년성문화센터 | 062-522-1388 | 광주 북구 중가로 43, 7층 (유동, 광주 YWCA건물) |
| | 광산구청소년성문화센터 | 062-973-9553 | 광주 광산구 첨단중앙로 182번길 39 |
| 대전 | 대전광역시청소년성문화센터 | 042-222-8847~8 | 대전 중구 대종로 488번길 9 (은행동 142-6번지) 보육정보센터 3층 |
| | 대전서부청소년성문화센터 | 042-520-5088 | 대전 서구 배재로 155-40 배재대학교 국제교류관 501호 |
| 울산 | 울산시청소년성문화센터 | 052-256-1318 | 울산 남구 수암로 235번지 (야음동 459-7) 5층 |
| 경기 | 경기도청소년성문화센터 | 031-475-3253 | 경기 안산시 단원구 화랑로 260 |
| | 경기도이동형청소년성문화센터 | 031-405-3255 | 경기 안산시 단원구 화랑로 260 (초지동 666-1, 안산와~스타디움 3층) |
| | 경기북부청소년성문화센터 | 031-954-8050 | 경기 파주시 문산읍 임진각로 148-40 경기북부청소년성문화센터 |
| | 경기북부이동형청소년성문화센터 | 031-953-8052 | 경기 파주시 문산읍 임진각로 148-40 경기북부청소년성문화센터 |
| | 부천시청소년성문화센터 | 032-663-1318 | 경기 부천시 원미구 소사로 482, 부천종합운동장 내 |
| | 수원시청소년성문화센터 | 031-521-1590,1822 | 경기 수원시 장안구 송정로187번길 83(조원동,2층) |

| 경기 | 안양이동형성문화센터 | 031-360-3088 | 경기 안양시 동안구 경수대로 604, 대명빌딩 2층 |
|---|---|---|---|
| | 용인시청소년성문화센터 | 031-548-1318 | 경기 용인시 수지구 법조로 230 |
| | 화성시청소년성문화센터 | 031-8015-7405 | 경기 화성시 여울로 2길 33 문화동 2층 성문화센터팀 |
| 강원 | 강원도청소년성문화센터 | 033-255-6651 | 강원 춘천시 신샘밭로 89, 강원청소년수련관 내 2층 |
| | 강원이동형청소년성문화센터 | 033-255-6651 | 강원 춘천시 신샘밭로 89, 강원청소년수련관 내 2층 |
| | 강릉시 청소년상담복지센터 | 033-645-1318 | 강원 강릉시 종합운동장길 72-21, 청소년수련관 2층 |
| | 원주시청소년성문화센터 | 033-745-1318 | 강원원주시 서원대로 234, 청소년수련관 1층 |
| 충북 | 충청북도청소년성문화센터 | 043-258-8001 | 충북 청주시 상당구 목련로 27 |
| | 충북이동형청소년성문화센터 | 043-223-7953 | 충북 청주시 상당구 목련로 27 |
| | 충주시청소년성문화센터 | 043-856-7816 | 충북 충주시 중원대로 3324 충주시청소년수련관 1층 |
| 충남 | 충청남도청소년성문화센터 | 041-592-1388 | 충남 천안시 서북구 서부대로 766 |
| | 충남이동형청소년성문화센터 | 041-337-1585 | 충남 예산군 삽교읍 수암산로 203 |
| | 홍성청소년성문화센터 | 041-406-7000 | 충남 홍성군 홍성읍 내포로 140, 3층 |
| 전북 | 군산시 청소년성문화센터 | 063-463-1230 | 전북 군산시 청소년회관로 75 군산시청소년수련관 내 |
| | 익산시청소년성문화센터 | 063-834-1399,1355 | 전북 익산시 동서로 476-21 청소년수련관 2층 |
| | 전주시청소년성문화센터 | 063-251-1318 | 전북 전주시 완산구 서신로 61 2층 |
| | 정읍시청소년성문화센터 | 063-532-1388 | 전북 정읍시 정읍사로 547, 정읍시청소년수련관3층 |
| 전남 | 전라남도청소년성문화센터 | 061-554-1318 | 전남 완도군 군외면 삼두1길 215, 전남청소년수련원 내 1층 |
| | 목포시청소년성문화센터 | 061-272-1318 | 전남 목포시 양을로 397번길 68(상동) |
| | 순천시청소년문화센터 | 061-745-0222 | 전남 순천시 중앙3길 6-6 |
| | 여수시청소년성문화센터 | 070-7733-1319 | 전남 여수시 학동4서길 58-26 여수시청소년수련관 내 |
| 경북 | 경상북도청소년성문화센터 | 054-436-0218 | 경북 김천시 아포읍 대성지1길 593-43 경북청소년수련원 1층 |
| | 경북북부이동형청소년성문화센터 | 054-858-7179 | 경북 예천군 호명면 도청대로 53, A동 2층 (경북여성가족플라자) |
| | 경상북도 북부청소년성문화센터 | 054-858-7179 | 경북 예천군 호명면 도청대로 53, A동 2층 (경북여성가족플라자) |
| | 포항청소년성문화센터 | 054-246-1004 | 경북 포항시 북구 서동로 76, 포항YMCA 3층 |
| 경남 | 경상남도청소년성문화센터 | 055-832-9273 | 경남 사천시 문선4길 23 |
| | 경남이동형청소년성문화센터 | 055-711-1341 | 경남 창원시 의창구 사림로45번길 59 |
| | 창원시청소년성문화센터 | 055-716-0311 | 경남 창원시 의창구 두대로 97번지, 늘푸른전당1층 |
| 제주 | 제주시청소년성문화센터 | 064-728-3486 | 제주 제주시 사라봉동길 21-1 |
| | 서귀포시청소년성문화센터 | 064-760-6451 | 제주 서귀포시 중산간서로 97-1 서귀포시청소년수련관 |

# 전국 정신건강증진기관 현황 (2021.3.기준)

## 1. 광역 정신건강복지센터 설치 운영 현황

| 번호 | 시·도 | 시 설 명 | 개소년도 | 주 소 | 전화번호 |
|---|---|---|---|---|---|
| 1 | 서울 | 서울시 정신건강복지센터 | 2005 | 종로구 동숭3길 40 일석기념관 3,4층 | 02-3444-9934 |
| 2 | 부산 | 부산광역 정신건강복지센터 | 2010 | 남구 수영로 299 루미너스타워 12층 | 051-242-2575 |
| 3 | 대구 | 대구광역 정신건강복지센터 | 2012 | 남구 두류공원로 17길 33 대구가톨릭대학교병원 라파엘관 5층 | 053-256-0199 |
| 4 | 인천 | 인천광역 정신건강복지센터 | 2008 | 남동구 남동대로 774번길 24 가천대학교 뇌과학연구원 5층 | 032-468-9911 |
| 5 | 광주 | 광주광역 정신건강복지센터 | 2012 | 동구 제봉로 27 한일빌딩 5층 | 062-600-1930 |
| 6 | 대전 | 대전광역 정신건강복지센터 | 2013 | 중구 대종로 488번길 9 | 042-486-0005 |
| 7 | 울산 | 울산광역 정신건강복지센터 | 2015 | 남구 화합로 105 (달동) 로하스빌딩 2층 | 052-716-7199 |
| 8 | 경기 | 경기도 정신건강복지센터 | 2008 | 수원시 장안구 수성로 245번길 69 (정자동) 경기도의료원 2층 | 031-212-0435 |
| 9 | 강원 | 강원도광역 정신건강복지센터 | 2010 | 춘천시 춘천로 306-5 | 033-251-1970 |
| 10 | 충북 | 충청북도광역 정신건강복지센터 | 2013 | 청주시 서원구 1순환로 771 | 043-217-0597 |
| 11 | 충남 | 충청남도광역 정신건강복지센터 | 2011 | 홍성군 홍북면 충청남도대로 21 | 041-633-9183 |
| 12 | 전북 | 전라북도광역 정신건강복지센터 | 2012 | 전주시 덕진구 정여립로 1115 나눔둥지타운 407호 | 063-251-0650 |
| 13 | 전남 | 전라남도광역 정신건강복지센터 | 2014 | 나주시 산포면 세남로 1328-31 | 061-350-1700 |
| 14 | 경북 | 경상북도 정신건강복지센터 | 2015 | 경주시 동대로 87, 복지동 3층(석장동) | 054-748-6400 |
| 15 | 경남 | 경상남도 정신건강복지센터 | 2016 | 창원시 의창구 동읍 동읍로 457번길 48 | 055-239-1400 |
| 16 | 제주 | 제주특별자치도 광역정신건강복지센터 | 2014 | 제주특별자치도 제주시 아란13길 15 제주대학교병원 내 별관 2층 | 064-717-3000 |

## 2. 기초 정신건강복지센터

| 번호 | 시·도 | 시설명 | 개소년도 | 주소 | 전화번호 |
|---|---|---|---|---|---|
| 1 | 서울 | 종로구 | 2008 | 종로구 성균관로15길 10 | 02-745-0199 |
| 2 | | 중구 | 2006 | 중구 서소문로 6길 16 중림종합복지센터 3층 | 02-2236-6606 |
| 3 | | 용산구 | 2010 | 용산구 녹사평대로150 용산보건소 1층 | 02-2199-8340 |
| 4 | | 성동구 | 1998 | 성동구 행당로12 | 02-2298-1080 |
| 5 | | 광진구 | 2005 | 광진구 긴고랑로 110 중곡종합건강센터 4층 | 02-450-1895 |
| 6 | | 동대문구 | 2009 | 동대문구 홍릉로 81(청량리동) 홍릉문화복지센터 2층 | 02-963-1621 |
| 7 | | 중랑구 | 2005 | 중랑구 면목로 238 중랑구민회관 1층 | 02-3422-3804 |
| 8 | | 성북구 | 1998 | 성북구 화랑로 63 | 02-2241-6313 |
| 9 | | 강북구 | 1999 | 강북구 삼양로19길 154 삼각산분소 3층 | 02-985-0222 |
| 10 | | 도봉구 | 2006 | 도봉구 방학로3길 117(쌍문동) 도봉구보건소내 1층 | 02-900-5231 |
| 11 | | 노원구 | 1998 | 노원구 노해로 455, 인산빌딩 5층 | 02-2116-4591 |
| 12 | | 은평구 | 2008 | 은평구 연서로34길 11, 3층(불광동,보건분소) | 02-351-8680 |
| 13 | | 서대문구 | 1997 | 서대문구 연희로 290, 보건소별관 우리들 4층 | 02-337-2165 |
| 14 | | 마포구 | 2007 | 마포구 성산로4길 15 3층 | 02-3272-4937 |
| 15 | | 양천구 | 2009 | 양천구 목동서로 339 양천구보건소 지하1층 | 02-2061-8881 |
| 16 | | 강서구 | 1997 | 강서구 공항대로561강서구보건소 지하1층 | 02-2600-5926 |
| 17 | | 구로구 | 2007 | 구로구 새말로 60 | 02-861-2284~6 |
| 18 | | 금천구 | 2009 | 금천구 시흥대로 123길 11 5층 | 02-3281-9314 |
| 19 | | 영등포구 | 2006 | 영등포구 당산로123 영등포구보건소 4층 | 02-2670-4793 |
| 20 | | 동작구 | 2004 | 동작구 남부순환로2025 유창빌딩 2층 | 02-820-4072 |
| 21 | | 관악구 | 2008 | 관악구 관악로 145 3동 4층 | 02-879-4911 |
| 22 | | 서초구 | 2007 | 서초구 내곡동 염곡말길 9 느티나무쉼터3층 | 02-2155-8232 |
| 23 | | 강남구 | 1995 | 강남구 일원로9길 38 3층 | 02-2226-0344 |
| 24 | | 송파구 | 2005 | 송파구 양산로 5 송파구보건지소 2층 | 02-2147-030 |
| 25 | | 강동구 | 2007 | 강동구 성내로 45 | 02-471-3223 |
| 26 | 부산 | 중구 | 2013 | 부산 중구 중구로 70-1, 4층 | 051-257-7057 |
| 27 | | 서구 | 2013 | 부산 서구 부용로 30 서구보건소 202호 | 051-246-1981 |
| 28 | | 동구 | 2012 | 부산 동구 구청로 1. 동구청 동구의회 2층 | 051-911-4600 |
| 29 | | 영도구 | 2012 | 부산 영도구 동삼북로2, 주공1단지아파트 상가 2층 209호 | 051-404-3379 |
| 30 | | 부산진구 | 2005 | 부산 진구 시민공원로30<br>부산 진구청별관건강증진센터내2층 | 051)638-2662 |
| 31 | | 동래구 | 2005 | 부산 동래구 명륜로187번길 56 동래구보거소 4층 | 051-507-7306 |
| 32 | | 남구 | 2007 | 부산 남구 유엔평화로 4번길61 | 626-4660,1 |
| 33 | | 북구 | 2006 | 부산 북구 만덕대로 89번길 9북구보건소덕천지소 3층 | 051-334-3200 |
| 34 | | 해운대구 | 2011 | 부산 해운대구 양운로37번길 59 | 051-741-3567 |
| 35 | | 사하구 | 2010 | 부산 사하구 장림번영로 41 한국메디컬빌딩 5층 | 051-265-0512 |
| 36 | | 금정구 | 1997 | 부산 금정구 중앙대로 1777, 별관 5층 | 051-518-8700 |
| 37 | | 강서구 | 2014 | 부산 강서구 공항로811번길 10 강서구보건소3층 | 051-970-3417 |
| 38 | | 연제구 | 2007 | 부산 연제구 연제로2 연제구보건소2층 | 051-861-1914 |

| 번호 | 시·도 | 시 설 명 | 개소년도 | 주 소 | 전화번호 |
|---|---|---|---|---|---|
| 39 | 부산 | 수영구 | 2013 | 부산 수영구 수영로 637-5, 수영구보건소 2층 | 051-714-5681 |
| 40 | | 사상구 | 2008 | 부산 사상구 가야대로196번길 51 | 051-314-4101 |
| 41 | | 기장군 | 2013 | 부산 기장군 기장읍 용수로 11 정관지소4층 | 051-727-5386 |
| 42 | 대구 | 중구 | 2007 | 대구광역시 중구 태평로45, 중구보건소 3층 | 053-256-2900 |
| 43 | | 동구 | 2007 | 대구광역시 동구 동촌로79, 동구보건소 4층 | 053-983-8340 |
| 44 | | 서구 | 1999 | 대구광역시 서구 북비산로71길 7 | 053-564-2595 |
| 45 | | 남구 | 2004 | 대구광역시 남구 대명2동 연선길34 남구보건소 4층 | 053-628-5863 |
| 46 | | 북구 | 2005 | 대구광역시 북구 성북로 43, 4층 | 053-353-3631 |
| 47 | | 수성구 | 2000 | 대구광역시 수성구 수성로 213 | 053-756-5860 |
| 48 | | 달서구 | 2006 | 대구광역시 달서구 학산로 50 월성문화관 내 | 053-637-7852 |
| 49 | | 달성군 | 2007 | 대구광역시 달성군 옥포읍 비슬로 458길 6-2, 3층 | 053-643-0199 |
| 50 | 인천 | 중구 | 1999 | 인천광역시 중구 참외전로 72번길 21 중구보건소 5층 | 032-760-6090 |
| 51 | | 동구 | 2009 | 인천광역시 동구 인중로 377 2층 | 032-765-3690 |
| 52 | | 미추홀구 | 2007 | 인천광역시 미추홀구 독정이로 95 미추홀구청 3청사 2층 | 032-421-4045 |
| 53 | | 연수구 | 2008 | 인천광역시 예술로 20번길 15 | 032-899-9430 |
| 54 | | 남동구 | 2008 | 인천광역시 인주대로 819 문화빌딩 6층 | 032-465-6412 |
| 55 | | 부평구 (부평) | 2017 | 인천광역시 부평구 287, 보건소 별관2층 | 032-330-5602 |
| 56 | | 부평구 (삼산) | 2017 | 인천광역시 부평구 삼산동 평천로447 | 032-330-1371 |
| 57 | | 계양구 | 2008 | 인천광역시 계양구 장기서로 8 장기보건지소 3층 | 032-547-7087 |
| 58 | | 서구 | 2005 | 인천광역시 서구 탁옥로 39 서구보건소 4층 | 032-560-5006 |
| 59 | | 강화군 | 2001 | 강화군 강화읍 충렬사로 26-1 강화군보건소 | 032-930-4077 |
| 60 | | 옹진군 | 2020 | 인천시 미추홀구 매소홀로 120 옹진구보건소 | 032-899-3122 |
| 61 | 광주 | 동구 | 1999 | 동구 서남로 1 동구보건소 2층 | 062-233-0468 |
| 62 | | 남구 | 2004 | 남구 봉선로 1 남구청 5층 | 062-676-8236 |
| 63 | | 북구 | 2006 | 북구 북문대로 43, 2층 | 062-267-5510 |
| 64 | | 광산구 | 2007 | 광산구 상무대로 239-1 3, 4층 | 062-941-8567 |
| 65 | | 서구 | 2004 | 서구 운천로 172번길 32 상무금호보건지소 2층 | 062-350-4195 |
| 66 | 대전 | 동구 | 2011 | 동구 현암로 22 (삼성동) 동구보건지소 | 042-673-4619 |
| 67 | | 중구 | 2012 | 중구 수도산로 15 (대흥동) | 042-257-9930 |
| 68 | | 서구 | 2000 | 서구 만년로 74 서구보건소 6층 | 042-488-9742 |
| 69 | | 유성구 | 2008 | 유성대로 730번길 51, 유성구보건소 2층 | 042-825-3527 |
| 70 | | 대덕구 | 2000 | 대덕구 석봉로 8번길 55, 대덕구보건소 별관 2층 | 042-931-1671 |
| 71 | | 중구 | 2014 | 중구 외솔큰길 225(남외동) 중구보건소 3층 | 052-292-2900 |
| 72 | | 남구 | 1998 | 남구 삼산중로 132 남구보건소 3층(삼산동) | 052-227-1116 |
| 73 | | 동구 | 2006 | 동구 봉수로 155 동구보건소 3층 | 052-233-1040 |
| 74 | | 북구 | 2012 | 북구 산업로 1018 북구보건소 2층 | 052-288-0043 |
| 75 | | 울주군 | 2008 | 울주군 서항교1길 67-12 울주군보건소 2층 | 052-262-1148 |

| 번호 | 시·도 | 시 설 명 | 개소년도 | 주 소 | 전화번호 |
|---|---|---|---|---|---|
| 76 | 경기 | 수원시 행복 | 1996 | 수원시 장안구 송원로101, 1층 | 031-253-5737 |
| 77 | | 수원시아동청소년 | 2014 | 경기도 수원시 팔달구 동말로47번길 17 | 031-242-5737 |
| 78 | | 수원시성인 | 2008 | 수원시 팔달구 매산로 29 2층 | 031-247-0888 |
| 79 | | 수원시 노인 | 2001 | 수원시 영통구 영통로 396 4층 | 031-273-7511 |
| 80 | | 성남시 | 1999 | 성남시 수정구 수정로 218, 수정구보건소 5층 | 031-754-3220 |
| 81 | | 성남시 소아 | 2007 | 성남시 수정구 수정로 218, 수정구보건소 4층 | 031-751-2445 |
| 82 | | 고양시 | 1997 | 고양시 덕양구 고양시청로 13-6 현대빌딩 2층 (주교동) | 031-968-2333 |
| 83 | | 고양시 아동 | 2011 | 고양시 일산동구 중앙로 1228 (마두동) | 031-908-3567 |
| 84 | | 부천시 | 1999 | 부천시 성오로 172, 3층 | 032-654-4024 |
| 85 | | 부천시 아동 | 2018 | 경기도 부천시 경인옛로 73 소사어울마당 4층 | 032-654-4024 |
| 86 | | 용인시 | 1997 | 용인시 기흥구 신갈로 58번길 11 기흥구 보건소 3층 | 031-286-0949 |
| 87 | | 안산시 | 1997 | 안산시 단원구 화랑로 387 | 031-411-7573~4 |
| 88 | | 안양시 | 1998 | 안양시 만안구 문예로 48 안양시보건소 만안보건과 5층 | 031-469-2989 |
| 89 | | 남양주시 | 1997 | 남양주시 경춘로 1037 남양주시청 신관 1층 | 031-592-5891 |
| 90 | | 의정부시 | 1997 | 의정부시 범골로 131 의정부시보건소 3층 | 031-838-4181 |
| 90 | | 평택시 | 1997 | 평택시 평택5로 56 평택보건소 구관2층 | 031-658-9818 |
| 92 | | 시흥시 | 2004 | 시흥시 호현로 55 | 031-316-6661 |
| 93 | | 화성시 | 2005 | 화성시 향남로 470 화성종합경기타운 실내체육관 내 1층 | 031-352-0175 |
| 94 | | 광명시 | 2008 | 광명시 오리로 613, 광명시보건소 3층 | 02-897-7786 |
| 95 | | 파주시 | 2008 | 파주시 조리읍 봉천로 68 1층 | 031-942-2117 |
| 96 | | 군포시 | 2002 | 군포시 군포로 221 (부곡동) | 031-461-1771 |
| 97 | | 광주시 | 1997 | 광주시 파발로 194, 보건소 별관 2층 | 031-762-8728 |
| 98 | | 김포시 | 1998 | 김포시 사우중로 108, 보건소별관 2층 | 031-998-4005 |
| 99 | | 이천시 | 2006 | 이천시 이섭대천로 1119, 이천상공회의소 2층 | 031-637-2330 |
| 100 | | 구리시 | 1998 | 구리시 건원대로 34번길 84, 보건소 3층 | 031-550-2007 |
| 101 | | 양주시 | 2008 | 양주시 삼숭로61번길 10 | 031-840-7320 |
| 102 | | 안성시 | 2008 | 안성시 강변로74번길 18 | 031-678-5361 |
| 103 | | 포천시 | 2008 | 포천시 포천로 1612, 보건소 3층 | 031-532-1655 |
| 104 | | 오산시 | 1998 | 오산시 경기동로 59, 보건소 2층 | 031-374-8680 |
| 105 | | 하남시 | 1997 | 하남시 대청로 9, 우정빌딩 4층 | 031-790-6558 |
| 106 | | 의왕시 | 1997 | 의왕시 오봉로 34, 의왕시보건소 별관 1층 | 031-458-0682 |
| 107 | | 여주시 | 2007 | 여주시 세종로338번지 여주대학교 소통본부 2층 | 031-886-3435 |
| 108 | | 동두천시 | 1998 | 동두천시 중앙로 167 보건소 2층 | 031-863-3632 |
| 109 | | 양평군 | 2008 | 양평군 양평읍 양근리 마유산로 17 양평군보건소 1층 | 031-770-3526 |
| 110 | | 과천시 | 1998 | 과천시 관문로 69 보건소 1층 | 02-504-4440 |
| 111 | | 가평군 | 2008 | 가평읍 가화로 155-15 | 031-581-8881 |
| 112 | | 연천군 | 1995 | 연천군 전곡읍 은대성로 95 연천군보건의료원 내 | 031-832-8106 |
| 113 | 세종 | 세종 | 2012 | 세종시 조치원읍 수원지1길 16 (세종시립병원 2층) | 044-861-8521 |

| 번호 | 시·도 | 시 설 명 | 개소년도 | 주 소 | 전화번호 |
|---|---|---|---|---|---|
| 114 | 강원 | 춘천시 | 1998 | 춘천시 효제길 35 | 033-244-7574 |
| 115 | | 원주시 | 2007 | 원주시 원일로 139 시민문화센터 4층 | 033-746-0199 |
| 116 | | 강릉시 | 2007 | 강릉시 남구길23번길 24, 3.4층 | 033-651-9668 |
| 117 | | 동해시 | 2008 | 동해시 청운로 96 (쇄운동) | 033-533-0197 |
| 118 | | 태백시 | 2012 | 태백시 태백로 905 | 033-554-1278 |
| 119 | | 속초시 | 2011 | 속초시 중앙로 17번길 6 | 033-633-4088 |
| 120 | | 삼척시 | 2013 | 삼척시 척주로 76 | 033-574-0190 |
| 121 | | 홍천군 | 2008 | 홍천군 홍천읍 신장대로5 홍천군건강증진센터 2층 | 033-430-4035 |
| 122 | | 횡성군 | 2013 | 횡성군 횡성읍 횡성로 379 | 033-345-9901 |
| 123 | | 영월군 | 2015 | 영월군 영월읍 하송로 46-43 | 033-374-0199 |
| 124 | | 철원군 | 2014 | 철원군 갈말읍 군탄로 16 | 033-450-5104 |
| 125 | | 화천군 | 2014 | 화천군 화천읍 강변로 111 | 033-440-2863 |
| 126 | | 양구군 | 2013 | 양구군 양구읍 관공서로 42 | 033-480-2789 |
| 127 | | 인제군 | 2015 | 인제군 인제로 140번길 34 | 033-461-7427 |
| 128 | | 고성군 | 2014 | 고성군 간성읍 수성로 30 | 033-682-4020 |
| 129 | | 양양군 | 2013 | 양양군 양양읍 양양로 9-5, 2층 | 033-673-0197 |
| 130 | | 평창군 | 2017 | 평창군 평창읍 종부로 61 | 033-330-4833 |
| 131 | | 정선군 | 2017 | 정선군 정선읍 녹송로33 1층 | 033-560-2790 |
| 132 | 충북 | 청주시 상당구 | 2009 | 청주시 상당구 남일면 단재로 480 | 043-201-3122 |
| 133 | | 청주시 서원구 | 2012 | 청주시 서원구 구룡산로 235 (위너스빌딩 4층) | 043-291-0199 |
| 134 | | 청주시 청원구 | 2017 | 청주시 청원구 오창읍 과학산업3로 238 | 043-215-6868 |
| 135 | | 청주시 흥덕구 | 2017 | 청주시 흥덕구 비하로 15번길 16 | 043-234-8686 |
| 136 | | 충주시 | 2007 | 충주시 국원대로 78 2층 | 043-855-4006 |
| 137 | | 제천시 | 2005 | 제천시 의림대로 242 종합보건복지센터 3층 | 043-646-3075 |
| 138 | | 보은군 | 2008 | 보은군 보은읍 동광길 45 | 043-544-6991 |
| 139 | | 옥천군 | 2012 | 옥천군 옥천읍 관성로 53, 옥천체육센터 2층 | 043-730-2199 |
| 140 | | 영동군 | 2012 | 영동군 영동읍 반곡동길 7 | 043-740-5624 |
| 141 | | 증평군 | 2013 | 증평군 증평읍 보건복지로 64-1 | 043-835-4276 |
| 142 | | 진천군 | 2008 | 진천군.읍 중앙북1길 11-8 진천군보건소별관 2층 | 043-536-8387 |
| 143 | | 괴산군 | 2014 | 괴산군 괴산읍 읍내로2길 27-10 | 043-832-0330 |
| 144 | | 음성군 | 2008 | 음성군 금왕읍 금석로 74 | 043-872-1883 |
| 145 | | 단양군 | 2000 | 단양군 단양읍 별곡1로 17 | 043-420-3257 |
| 146 | | 청원구 | 2017 | 청원구 오창읍 과학산업3로 238 1층 | 043-215-6868 |
| 147 | | 흥덕구 | 2017 | 흥덕구 비하로 15번길16 | 043-234-8686 |
| 148 | 충남 | 천안시 서북구 | 2004 | 천안시 서북구 서부8길 29 구보건소 2층 | 041-578-9709 |
| 149 | | 공주시 | 2007 | 공주시 주미길 44 | 041-852-1094 |

| 번호 | 시·도 | 시 설 명 | 개소년도 | 주 소 | 전화번호 |
|---|---|---|---|---|---|
| 150 | 충남 | 보령시 | 2008 | 보령시 남포면 보령남로 234 | 041-930-4184 |
| 151 | | 아산시 | 1999 | 아산시 번영로 224번길 20 | 041-537-3453 |
| 152 | | 논산시 | 2007 | 논산시 논산대로 382 (관촉동) | 041-746-8121 |
| 153 | | 계룡시 | 2015 | 계룡시 장안로 54 | 042-840-3571 |
| 154 | | 당진시 | 2007 | 당진시 서부로 56 | 041-352-4071 |
| 155 | | 금산군 | 2007 | 금산군 금산로 1559 다락원스포츠센터 1층 | 041-751-4721 |
| 156 | | 부여군 | 2013 | 부여군 부여읍 성왕로 205 | 041-830-2483 |
| 157 | | 서천군 | 2001 | 서천군 서천읍 사곡길 26 | 041-950-6732 |
| 158 | | 청양군 | 2012 | 청양군 청양읍 칠갑산로7길 54 | 041-940-4557 |
| 159 | | 홍성군 | 2008 | 홍성군 내포136번길 30 | 041-630-9014 |
| 160 | | 예산군 | 2008 | 예산군 예산읍 아리랑로 147 | 041-339-8057 |
| 161 | | 태안군 | 2008 | 태안군 태안읍 서해로 1952 | 041-671-5395 |
| 162 | | 천안시 동남구 | 2017 | 동남구 버들로 40 영덕빌딩 1층 | 041-521-5011 |
| 163 | | 서산시 | 2017 | 충남 서산시 호수공원 6로 6 | 041-661-6592 |
| 164 | 전북 | 전주시 | 2000 | 전주시 덕진구 벚꽃로 55 덕진진료실 2층 | 063-273-6996 |
| 165 | | 군산시 | 1999 | 군산시 대야면 백마길 16 | 063-451-0363 |
| 166 | | 익산시 | 2000 | 익산시 무왕로 975, 익산시보건소 1층 | 063-841-4235 |
| 167 | | 정읍시 | 2007 | 정읍시 수성1로 61 정읍시보건소 2층 | 063-535-2101 |
| 168 | | 남원시 | 2010 | 남원시 동문로 42-1 | 063-625-4122 |
| 169 | | 김제시 | 2007 | 김제시 성산길 138 보건소 2층 | 063-542-1350 |
| 170 | | 완주군 | 2012 | 완주군 봉동읍 봉동동서로 89 | 063-262-3066 |
| 171 | | 진안군 | 2015 | 진안군 진안읍 진무로 1189 | 063-430-8579 |
| 172 | | 고창군 | 2009 | 고창군 고창읍 전봉준로 90 | 063-563-8751 |
| 173 | | 부안군 | 2014 | 부안군 부안읍 오리정로 124 | 063-581-5830 |
| 174 | | 무주군 | 2017 | 무주군 한풍루로 413 4층 | 063-320-8333 |
| 175 | | 장수군 | 2019 | 장수군 장수읍 장천로 255-10 | 063-350-2800 |
| 176 | | 순창군 | 2019 | 순창군 순창읍 순창로 127 | 063-650-5318 |
| 177 | | 임실군 | 2019 | 임실군 임실읍 호국로 1680 | 063-640-3123 |
| 178 | 전남 | 목포시 | 2007 | 목포시 석현로 48 하당보건지소 3층 | 061-270-4266 |
| 179 | | 여수시 | 2008 | 여수시 시청서4길 47 (학동) | 061-659-4255 |
| 180 | | 순천시 | 2007 | 순천시 석현동 중앙로 232 순천시보건소 3층 | 061-749-6695 |
| 181 | | 나주시 | 2004 | 나주시 풍물시장2길 57-32 나주시 보건소 2층 | 061-333-6200 |
| 182 | | 광양시 | 2007 | 광양시 광양읍 인덕로 1100 | 061-797-3778 |
| 183 | | 구례군 | 2012 | 구례군 구례읍 동편제길 30 | 061-780-2047 |
| 184 | | 고흥군 | 2008 | 고흥군 고흥읍 등암3길 5 | 061-830-6673 |
| 185 | | 장흥군 | 2007 | 장흥군 장흥읍 동교1길 13 | 061-862-4644 |
| 186 | | 강진군 | 2015 | 강진군 강진읍 목리길 11 | 061- 430-3570 |
| 187 | | 해남군 | 2010 | 해남군 해남읍 해남로 46 | 061-531-3768 |
| 188 | | 무안군 | 2015 | 무안군 무안읍 무안로 530 | 061-450-5052 |

| 번호 | 시·도 | 시 설 명 | 개소년도 | 주 소 | 전화번호 |
|---|---|---|---|---|---|
| 189 | 전남 | 함평군 | 2012 | 함평군 함평읍 중앙길 54-8 | 061-320-2512 |
| 190 | | 영광군 | 1999 | 영광군 영광읍 신남로 4길 17 | 061-350-5666 |
| 191 | | 장성군 | 2012 | 장성군 장성읍 청운11길 13번지 | 061-390-8373 |
| 192 | | 완도군 | 2008 | 완도군 완도읍 농공단지길 34 | 061-550-6745 |
| 193 | | 진도군 | 2014 | 진도군 진도읍 남동1길 40-9 | 061-540-6058 |
| 194 | | 보성군 | 2017 | 보성군 보성읍 송재로 153, 2층 | 061-850-5692 |
| 195 | | 곡성군 | 2017 | 곡성군 곡성읍 곡성로 854, 2층 | 061-360-7584 |
| 196 | | 담양군 | 2017 | 담양군 담양읍 완동길 10-11 2층 | 061-380-2972 |
| 197 | | 화순군 | 2018 | 화순군 화순읍 쌍충로 62 화순보건소 3층 | 061-374-4600 |
| 198 | | 영암군 | 2019 | 영암군 영암읍 오리정길 39 | 061-470-6028 |
| 199 | | 신안군 | 2020 | 신안군 압 해리 천사로 1004 | 061-271-1004 |
| 200 | 경북 | 포항시 남구 | 2001 | 포항시 남구 동해안로 6119 | 054-270-4091 |
| 201 | | 포항시 북구 | 1999 | 포항시 북구 삼흥로 98 | 054-270-4193 |
| 202 | | 경주시 | 2007 | 경주시 양정로 300 경주시보건소 2층 | 054-777-1577 |
| 203 | | 김천시 | 2007 | 김천시 체육공원길 21, 3층 | 054-433-4005 |
| 204 | | 안동시 | 2007 | 안동시 경동로 663 (남부빌딩 2층) | 054-842-9933 |
| 205 | | 구미시 | 2000 | 구미시 선산대로 111 | 054-480-4045 |
| 206 | | 상주시 | 2015 | 상주시 경상대로 3023 | 054-536-0668 |
| 207 | | 문경시 | 2015 | 문경시 신흥로 165, 2층 | 054-554-0802 |
| 208 | | 영천시 | 2009 | 영천시 조양공원길 21 (창구동) | 054-331-6770 |
| 209 | | 경산시 | 2005 | 경산시 남매로 158 | 053-816-7190 |
| 210 | | 칠곡군 | 2001 | 칠곡군 왜관읍 관문로 1길 30 | 054-973-2023 |
| 211 | | 봉화군 | 2017 | 봉화군 봉화읍 1203 3층 | 054-674-1126(7) |
| 212 | | 성주군 | 2017 | 성주군 성주읍 성밖숲길 12, 3층 | 054-930-8264(~7) |
| 213 | | 영주시 | 2017 | 영주시 영주로 159번길 73 영주시치매안심센터 2층 | 054-639-5728 |
| 214 | | 영덕군 | 2017 | 영덕군 영덕읍 경동로 8367, 3층 | 054-730-7161 |
| 215 | | 고령군 | 2018 | 고령군 대가야읍 왕릉로 56-8 | 054-950-7900 |
| 216 | | 구미시 선산 | 2018 | 구미시 선산읍 선주로 121 | 054-480-4377 |
| 217 | | 영양군 | 2018 | 영양군 영양읍 동서대로 82 | 054-680-5197 |
| 218 | | 예천군 | 2018 | 예천군 예천읍 충효로 424 | 054-650-8084 |
| 219 | | 울진군 | 2018 | 울진군 울진읍 읍내8길 61-8 | 054-783-1250 |
| 220 | | 의성군 | 2018 | 의성군 의성읍 안평의성로 1122-30 | 054-833-0046 |
| 221 | | 청도군 | 2018 | 청도군 화양읍 청화로 79-15 | 054-373-8006 |
| 222 | | 청송군 | 2018 | 청송군 청송읍 의료원길 19 | 054-870-7342 |
| 223 | | 군위군 | 2019 | 군위군 군위읍 군청로 70 | 054-380-7422 |
| 224 | | 울릉군 | 2020 | 울릉군 울릉읍 울릉순환로 396-18 | 054-790-6871 |

| 번호 | 시·도 | 시설명 | 개소년도 | 주소 | 전화번호 |
|---|---|---|---|---|---|
| 225 | 경남 | 창원시 창원 | 1999 | 창원시 의창구 중앙대로 162번길 9 (보건소 4층) | 055-287-1223 |
| 226 | | 창원시 마산 | 2001 | 창원시 마산합포구 월영동북로 15 | 055-225-6031 |
| 227 | | 창원시 진해 | 2007 | 창원시 진해구 중원동로 62 (서부보건지소 3층) | 055-225-6691 |
| 228 | | 진주시 | 2001 | 진주시 문산읍 월아산로 983 | 055-749-5774 |
| 229 | | 통영시 | 2008 | 통영시 안개4길 108 | 055-650-6158 |
| 230 | | 사천시 | 2008 | 사천시 용현면 시청로 77-1 (보건소 2층) | 055-831-2795 |
| 231 | | 김해시 | 2001 | 김해시 주촌면 주선로 29-1 (주촌건강생활지원센터 3층) | 055-320-5949 |
| 232 | | 밀양시 | 2012 | 밀양시 삼문중앙로 41 (보건소별관 2층) | 055-359-7078 |
| 233 | | 거제시 | 2007 | 거제시 수양로 506 | 055-639-6119 |
| 234 | | 양산시 | 2007 | 양산시 중앙로 7-32 (양산시보건복지센터 4층) | 055-367-2255 |
| 235 | | 의령군 | 2014 | 의령군 의령읍 의병로 8길 16 | 055-570-4093 |
| 236 | | 함안군 | 2003 | 함안군 가야읍 중앙남 4길 10 | 055-580-3201 |
| 237 | | 창녕군 | 2015 | 창녕군(읍) 우포2로 1189-35 | 055-530-6225 |
| 238 | | 고성군 | 2014 | 고성군 고성읍 남포로 79번길 103-3 (고성군보건소 2층) | 055-670 4057 |
| 239 | | 남해군 | 2013 | 남해군 남해읍 선소로 6 | 055-860-8785 |
| 240 | | 하동군 | 2008 | 하동군 하동읍 군청로 31 (읍내리) | 055-880-6647 |
| 241 | | 함양군 | 2015 | 함양군 함양읍 한들로 139 | 055-960-5358 |
| 242 | | 거창군 | 2013 | 거창군 거창읍 거함대로 3079 | 055-940-8383 |
| 243 | | 합천군 | 2007 | 합천군 합천읍 동서로39 | 055-930-4835 |
| 244 | | 산청군 | 2017 | 산청군 산청읍 중앙로 97 | 055-970-7591 |
| 245 | 제주 | 제주시 | 2000 | 제주시 연삼로 264 (제주보건소 2층) | 064-728-4074 |
| 246 | | 서귀포시 | 2001 | 서귀포시 중앙로101번길 52 (서홍동) | 064-760-6020 |

# 찾아보기

## 》 영문